普外科
急症处置与疾病治疗

（上）

吉文伟等◎主编

吉林科学技术出版社

图书在版编目（CIP）数据

普外科急症处置与疾病治疗/ 吉文伟主编. -- 长春：吉林科学技术出版社，2016.6
ISBN 978-7-5578-0925-6

Ⅰ．①普… Ⅱ．①吉… Ⅲ．①外科—疾病—诊疗 Ⅳ．①R605.97

中国版本图书馆CIP数据核字(2016) 第133383号

普外科急症处置与疾病治疗

Puwaike jizheng chuzhi yu jibing zhiliao

主　　编	吉文伟等
副主编	靳林上　文清云　阎　雷　雒润庆
	刘　奎　耿　林　邹　玮　陈喜全
出版人	李　梁
责任编辑	张　凌　张　卓
封面设计	长春创意广告图文制作有限责任公司
制　　版	长春创意广告图文制作有限责任公司
开　　本	787mm×1092mm　1/16
字　　数	995千字
印　　张	40.5
版　　次	2016年6月第1版
印　　次	2017年6月第1版第2次印刷

出　　版　吉林科学技术出版社
发　　行　吉林科学技术出版社
地　　址　长春市人民大街4646号
邮　　编　130021
发行部电话/传真　0431-85635177　85651759　85651628
　　　　　　　　　　85652585　85635176
储运部电话　0431-86059116
编辑部电话　0431-86037565
网　　址　www.jlstp.net
印　　刷　虎彩印艺股份有限公司

书　　号　ISBN 978-7-5578-0925-6
定　　价　160.00元

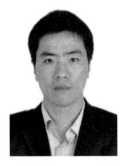

吉文伟

1982年出生。河南省南阳市中心医院普外科，主治医师。2008年毕业于华中科技大学同济医学院，硕士研究生学历。主要从事普外疾病的临床及基础研究，专长肝胆胰及疝疾病的诊治，特别擅长微创。在国内核心期刊发表论文8篇。

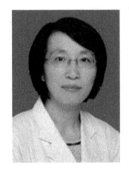

苏永红

1971年出生。中共党员，济南市槐荫人民医院暨济南市肛肠病医院，肛肠二科主任，山东大学医学院外科硕士，副主任医师。济南医学会肛肠分会委员，山东医师协会肛肠分会委员，首届国际盆底协会理事，济南市十佳医师，济南市巾帼建功标兵。从事肛肠外科专业20年，擅长各类肛周痔、裂、瘘、脓肿、直肠脱垂、藏毛窦、肛门瘙痒症、直肠粘膜松弛及前突等疾病的诊治及电子肠镜诊治，尤以脱垂型环状混合痔、复杂性肛周脓肿、瘘等病诊治有独到的经验，擅长结直肠息肉的电子肠镜下治疗。发表论文10余篇，省市科研立项3项，国家级专利1项，参编肛肠专业书籍2部。

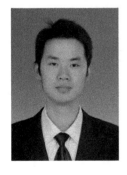

樊敦徽

1983年出生。甘肃省敦煌市医院普外科主治医师。2005年毕业于兰州大学临床医学，从事普外科工作多年，擅长普外科疾病的诊断及治疗。2014年获得"2013—2014年度甘肃省优秀普外科医师"，2015年在上海长征医院甲乳外科进修学习，2015年底获得甘肃省腹腔镜技能大赛团体一等奖，个人二等奖。

编 委 会

主 编 吉文伟　苏永红　樊敦徽
　　　　 刘　云　王雪平　胡德升

副主编 靳林上　文清云　阎　雷　雒润庆
　　　　 刘　奎　耿　林　邹　玮　陈喜全

编 委 (按姓氏笔画排序)

王立胜　东南大学医学院附属盐城医院
王雪平　石家庄市第一医院
文清云　湖北省荆州市中心医院
吉文伟　河南省南阳市中心医院
刘　云　甘肃省敦煌市中医医院
刘　奎　青岛市第八人民医院
刘学刚　衡水市第四人民医院
苏永红　济南市槐荫人民医院
邹　玮　襄阳市中心医院（湖北文理学院附属医院）
陈喜全　河南省南阳市第二人民医院
郑建兴　唐山市工人医院
赵轶峰　河北北方学院附属第一医院
胡德升　郑州大学附属郑州中心医院
耿　林　荆州市中心医院
阎　雷　荆州市中心医院
靳林上　焦作煤业（集团）有限责任公司中央医院
雒润庆　靖远煤业集团有限责任公司总医院
樊敦徽　甘肃省敦煌市医院

前　言

目前，随着医学科学技术的不断发展，相应的新知识、新技能不断涌现，普外科专业面临着难得的发展机遇，也存在诸多需要解决的问题。在临床工作中，如何更好地治疗普外科疾病，如何为病人减轻疾痛等问题已成为临床医师关注的焦点。为此，在参考大量国内外的文献的基础上，结合我们在实践中的认识和体会，编写了本书。

该书分为两篇，内容全面，涉及普通外科治疗的各个领域。第一篇为总论，详细介绍了普通外科的基础，如水、电解质与酸碱平衡、外科休克及外科微创手术技术等；第二篇则介绍了各种普外科疾病的流行病学、发病原因、诊断方法及外科治疗技术。本书注重临床诊断和处理，也注重实用性，注入新概念、新技术，以保证实用性为原则，以综合治疗为主线。与临床结合紧密，以疾病为中心，学以致用。

本书的内容主要来自目前的专业文献资料和有关专家在其专业领域的研究成果与临床实践经验，因此，在某些方面不免有其局限性，由于编写时间和篇幅有限，书中的缺点和疏漏亦在所难免，欢迎读者批评指正。

编　者
2016 年 6 月

目　录

第一篇　总论

第二篇　普外科常见疾病

总论

第一章 水、电解质与酸碱平衡

第一节 正常人体水和电解质的分布与调节

一、正常人体液和电解质分布

生命机体的细胞需要类似海洋的液体环境，并且需要保持相对的稳定。人体的新陈代谢是一系列复杂的、相互关联的生物物理和生物化学反应的过程，都是在体液中进行的，体液的含量、分布、渗透压、pH 值及电解质含量必须维持正常，才能保证生命活动的正常进行。水是人体内含量最多的成分，体内的水和溶解在其中的物质构成了体液（body fluid）。体液中的各种无机盐、低分子有机化合物和蛋白质都是以离子状态存在的，称为电解质（electrolate）。体内水的容量和分布以及电解质的浓度都由人体的调节功能加以控制以保持平衡，这种平衡对机体的正常代谢是必需的。

疾病和创伤以及手术或错误的治疗都会打破这种平衡，当机体的调节无法代偿时，便会发生水和电解质紊乱。它既是一种结果，也是一种病理状态，并且可以造成进一步的损害甚至危及生命，因此，作为临床医生一定要加以重视。

1. 体液的分布　正常成年男性的体液含量约占体重的 55% ~ 60%，其中 30% ~ 40% 分布在细胞内，称为细胞内液；约 20% 分布在细胞外，称为细胞外液。细胞外液中，血浆约占 5%，组织间液占 15%。细胞外液中，还有一部分通透细胞的液体，即消化道分泌液、脑脊液以及胸膜、腹膜、滑囊等处的液体。这一部分在不同的生理病理状态下容量变化很大，正常情况下约占体重的 1% ~ 3%。

体液的含量分布因年龄、性别和体型不同也有很大差异。人体内体液总量会随年龄增长而减少，新生儿、婴幼儿、学龄儿童体液总量分别占体重的 80%、70%、65%，主要是组织间液比重依次减少。脂肪比肌肉组织含水量少很多，肌肉含水约 75% ~ 80%，脂肪含水约 10% ~ 30%。一般情况下，女性脂肪含量较多，肥胖者体液含量较非肥胖者明显少，因此女性和肥胖者对失水疾病耐受性差。

2. 电解质在体液中的分布及含量　电解质在细胞内外分布和含量有明显差别。细胞外液中阳离子以 Na$^+$ 为主，其次为 Ca^{2+}；阴离子以 Cl$^-$ 最多，HCO$_3^-$ 次之。细胞内液阳离子主要是 K$^+$，阴离子主要是 HPO$_4^{2-}$ 和蛋白质离子。含量见表 1-1。

表 1-1 细胞内、外液主要电解质含量

	阳离子（mmol/L）			阴离子（mmol/L）	
细胞外液（血浆）	Na$^+$	Ca^{2+}	K$^+$	Cl$^-$	HCO$_3^-$
	142	5	5	104	24
细胞内液	K$^+$	Mg^{2+}		HPO$_4^{2-}$	蛋白离子
	146	26		100	65

无论是细胞内液还是细胞外液，阳离子所带的正电荷和阴离子所带负电荷总数相等，因而体液都呈电中性。表中 Na$^+$、Cl$^-$、HCO$_3^-$ 含量值最常用。

（1）钠：Na$^+$ 是细胞外液中的主要阳离子，只有 10% 的 Na$^+$ 存在于细胞内。正常成人每日的钠需要量为 6～10g。钠的吸收主要在胃肠道，大部分是由空肠吸收。钠从尿、汗、粪中排出，其中肾脏是主要调节器官。Na$^+$ 可以加强神经肌肉的兴奋性，更重要的是维持和调节渗透压。

（2）钾：K$^+$ 是细胞内液中的主要阳离子，只有 2% 的 K$^+$ 存在于细胞内。正常血浆中的钾离子含量为 3.5～5.5mmol/L，远低于细胞内的钾离子浓度。人体每日需摄入的钾大概在 3～4g，主要通过食物摄取。上消化道可以完全吸收钾，下消化道中存在着钾钠交换，因此，腹泻，长期应用泻药，经常灌肠，洗肠均可导致低钾。K$^+$ 的调节也是靠肾脏完成，肾小管本身就有排钾的能力。

K$^+$ 参与糖、蛋白质和能量的代谢，维持细胞内外的渗透压和酸碱平衡，维持神经肌肉的兴奋性，维持心肌的功能。

（3）镁：正常人体内镁的含量约为 1 000～2 000mEq/L，一半以上在骨骼中，血浆中仅有 1% 左右。干果、肉、奶、海产中含量丰富。镁的主要作用是激活 ATP 酶和其他酶，是一种重要的金属辅酶。镁缺乏可以导致在非中毒计量下洋地黄中毒，也可加强神经肌肉的兴奋性，常引起抽搐。

3. 人体每日水出入量（Daily water intake andexcretion） 正常人每日水的摄入量和排出量处于动态平衡。水的来源为饮水、食物。代谢水，又称内生水，是体内物质氧化生成的水。机体排水的途径包括：皮肤不感性蒸发，呼吸道蒸发，粪便排水及肾脏排水。一般情况皮肤、呼吸道及粪便排水相对恒定，随着饮水量的增减，肾脏排水相应变化，但总的摄入与排出大致相等（见表 1-2）。

表 1-2 正常成年人每日水的出入量

水的入量（ml）		水的出量（ml）	
饮水	1 000～1 300	皮肤不感性蒸发	500
食物含水	700～900	呼吸道蒸发	350
代谢水	300	粪便排水	150
		肾脏排水	1 000～1 500
总量	2 000～2 500		2 000～2 500

一般成人每日需水量为 30 ~ 40ml/kg，儿童要大得多，约 50 ~ 90mL/kg。每克食物氧化后的产水量见表 1 - 3。

表 1 - 3　每克食物氧化后的产水量

食物/g	氧化后产水量（ml）
糖	0.6
脂	1.1
蛋白质	0.3

水的排出主要通过以下几种途径：

（1）肾脏：肾脏每日可排除 1 000 ~ 2 000ml 尿，如果少于 400ml/d，称少尿，会影响代谢废物的排出。肾脏有时也会由于自身或中枢的问题排出大量的水和电解质造成严重的问题。

（2）肠道：正常大便中含水 50 ~ 200ml。每日消化液的分泌量很大，水量是血浆的 1 ~ 2 倍，但几乎被全部吸收。但发生呕吐、腹泻或肠瘘时，会导致严重的水电解质紊乱。

（3）皮肤分泌：一般情况下每日有 350 ~ 750ml 的不显失水，高温或病理状态下，可排汗数千毫升。

（4）肺脏：正常有 250 ~ 350ml 的水分丢失。在炎热干燥的沙漠，可在短时间内造成大量失水，甚至引起肺干燥而死亡。

4. 体内水交换及体液的渗透压（Water exchangeand fluid osmolality）　半透膜是渗透压存在的基本条件之一，那种只能由溶剂分子通过而溶质分子不能通过的隔膜叫半透膜。当水和溶液被半透膜分隔时，可以发现水通过半透膜进入溶液，这种现象叫渗透作用。当水和溶液用半透膜隔开时，由于溶液含有一定数目的溶质微粒，对水产生一定的吸引力，水即渗过半透膜而进入溶液，这种对水的吸引力叫作渗透压。

当不同的溶液被半透膜分隔时，溶质微粒少的溶液通过半透膜进入溶质微粒多的溶液内，直到半透膜两侧的溶液其溶质微粒浓度相等为止。尽管细胞内、外液电解质组成不同，但这两个体液间隙的总的电解质浓度大致上相等。这是因为将细胞内液与细胞外液分隔开的细胞膜也是一种半透膜，水能够完全通过。

（1）血浆和组织间液之间有毛细血管壁，除血浆蛋白质外，水和小分子溶质均可自由通过。因此，以血浆电解质代表细胞外液电解质，组织间液和血浆不同是血浆中含有蛋白质、形成血浆胶体渗透压。

（2）组织间液和细胞内液之间存在着细胞膜，细胞膜对水和小分子溶质（如尿素）可以自由通过。电解质虽然经常出入细胞，但其通过细胞膜并不自由，受多种因素制约，所以细胞内外离子成分差别很大。如细胞内主要为 K^+，细胞外主要为 Na^+，与细胞膜钠泵等结构作用有关。

（3）溶液的渗透压取决于溶质的分子或离子数目，体液内起渗透作用的溶质主要是电解质。细胞内、外的渗透压是相等的，当出现渗透压差别时，主要靠水的移动来维持细胞内、外液渗透压平衡。

5. 消化液在水、电解质平衡中的意义（Functions of gastrointestinal fluid in water and electrolyte balanc）　人体由消化道摄入水和电解质。在食物消化过程中消化道分泌大量消化液，成年人达 8 000mL/d，消化液完成消化功能后几乎全部重吸收。从表 1 - 4 可知，消化道各段分泌液所含电解质不同，胃液中主要含 Cl^-，HCO_3^- 为零，呈酸性；小肠中胰液、胆汁、肠液主要含 Na^+、HCO_3^- 为碱性；各阶段消化液中所含 K^+ 和血浆相近甚至明显高于血浆。在疾病状态下，如呕吐、腹泻、引流、造瘘等均会丢失大量消化液，导致水、电解质代谢紊乱。

表 1 - 4　血浆及消化液电解质含量（mmol/L）

	Na^+	K^+	Cl^-	HCO_3^-
血浆	10	3.5 ~ 5.5	104	23 ~ 28
唾液	10 ~ 40	26	10 ~ 30	< 10
胃液	20	10 ~ 20	150	0
胰液	140	5	40	110
胆汁	140	5	100	40
肠液	140	5 ~ 15	60 ~ 110	30 ~ 80

二、水、电解质平衡的调节

人体水、电解质平衡受神经和体液的调节，这种调节主要通过神经、激素控制水的摄入量和肾的排出量完成。

1. 渴觉中枢的作用　渴觉中枢位于下丘脑视上核侧面，它和渗透压感受器在空间上有部分重叠。渗透压感受器兴奋时，渴觉中枢也兴奋，产生渴感，机体主动饮水补充水的不足。此外有效血容量的减少和血管紧张素Ⅱ的增多也可以引起渴感。

2. ADH 的调节　当细胞外液渗透压升高时，刺激下丘脑视上核渗透压感受器，使 ADH 分泌增加；当血容量下降时，对容量感受器刺激减弱，使 ADH 分泌增加。肾脏远曲小管和集合管重吸收水增多，细胞外液渗透压下降，容量增加。相反，当渗透压下降，血容量增多时，可出现上述相反机制，使 ADH 分泌减少，肾远曲小管和集合管重吸收水减少；渗透压回升，血容量减少。

此外，动脉血压升高可通过刺激颈动脉窦压力感受器而反射性地抑制 AKH 的释放；疼痛刺激和情绪紧张可使 ADH 释放增多；血管紧张素Ⅰ增多也可刺激 ADH 的分泌。

3. 醛固酮的作用（Function of aldosterone）　醛固酮（aldosterone）是肾上腺皮质球状带分泌的盐皮质激素。醛固酮的主要作用是促进肾远曲小管和集合管对 Na^+ 的主动重吸收，同时通过 Na^+、K^+ 和 $Na^+ - H^+$ 交换而促进 K^+ 和 H^+ 的排出，所以说醛固酮有排钾、排氢、保钠的作用。随着 Na^+ 主动重吸收的增加，Cl^- 和水的重吸收也增多，可见醛固酮也有保水作用。

醛固酮的分泌主要受肾素 - 血管紧张素系统和血浆 Na^+、K^+ 浓度的调节。当失血等原因使血容量减少，动脉血压降低时，肾入球小动脉管壁的牵张感受器就因入球小动脉血压下降和血容量减少而受到刺激，近球细胞的肾素分泌增多。同时由于肾小球滤过率也相应减少，流经致密斑的 Na^+ 亦因而减少，这也可使近球细胞的肾素分泌增多。另一种完全相反的见解是，远曲小管起始部分肾小管液 Na^+ 浓度的增加，可刺激致密斑而使近球细胞分泌肾素增多。目前这两种看法都是肾素增多后，血管紧张素Ⅰ、Ⅱ、Ⅲ便相继增多，血管紧张素Ⅱ

和Ⅲ都能刺激肾上腺皮质球状带使醛固酮的合成和分泌增多。

此外，近球细胞处的小动脉管内有交感神经末梢支配，肾交感神经兴奋时能使肾素的释放量增加。肾上腺素和去甲肾上腺素也可直接刺激近球细胞，使肾素释放增加。

血浆 K^+ 浓度升高或 Na^+ 浓度降低，可直接刺激。肾上腺皮质球状带使醛固酮分泌增多；反之，当血浆 K^+ 浓度降低或 Na^+ 浓度升高时，醛固酮的分泌减少。

4. "第三因子"的作用　有人在用狗做的实验中观察到，当细胞外液容量增加时，血浆中出现一种抑制肾小管重吸收 Na^+ 从而导致尿钠排出增多的性质未明的物质，称为"钠激素"（natriuretic hormone）或"第三因子"。但这方面还有许多问题有待阐明，有些资料也未能证实这种物质的存在。

5. 心房利钠因子的作用　ANP 主要存在于哺乳动物，其中也包括人的心房肌细胞的细胞浆中。动物实验证明，急性的血容量增加可使 ANP 释放入血，从而引起强大的利钠和利尿作用。血容量增加可能是通过增高右心房压力，牵张心房肌而使 ANP 释放的。反之，限制钠、水摄入或减少静脉回心血量则能减少 ANP 的释放。

ANP 对水、电解质代谢有如下重要影响：

（1）强大的利钠、利尿作用。

（2）拮抗肾素－醛固酮系统的作用。

（3）ANP 能显著减轻失水或失血后血浆中 ADH 水平增高的程度。

6. 甲状旁腺激素的作用　甲状旁腺激素是甲状旁腺分泌的激素，它能促进肾远曲小管的集合管对 Ca^{2+} 的重吸收，抑制近曲小管对磷酸盐的重吸收，抑制远曲小管对 Na^+、K^+ 和 HCO_3^- 的重吸收。甲状旁腺激素还能促进肾小管对 Mg^{2+} 的重吸收。甲状旁腺激素的分泌主要受血浆 Ca^{2+} 浓度的调节：Ca^{2+} 浓度下降可使甲状旁腺激素的分泌增加，反之则甲状旁腺激素的分泌减少。

（吉文伟）

第二节　水钠代谢紊乱

一、脱水

脱水（dehydration）指体液容量减少，超过体重的 2% 以上。正常人血清钠 130 ~ 150mmol/L，血浆渗透压 280 ~ 310mmol/L。脱水即是失水，同时伴有失钠，水钠丢失比例不同。按照脱水时细胞外液渗透压不同分为三型：高渗性、低渗性、等渗性脱水。

（一）高渗性脱水

高血钠性体液容量减少又称高渗性脱水（hyper - tonic dehydration）：以失水多于失钠、血清钠浓度 >150mmOsm/L、血浆渗透压 >310mOsm/L 为主要特征。

1. 原因

（1）饮水不足：水源断绝，无水可饮；口腔、咽部食道疾病妨碍饮水；昏迷、极度衰竭，精神病患者不能饮水或拒绝饮水；渴感障碍：如有些脑部病变可损害渴觉中枢。高温特别是湿度大的环境下大量汗液丢失，由于汗是低渗液，失液后血液相对变成高渗。

（2）渗透性利尿：肾脏失水，见于尿崩症患者排出大量低渗尿，每日达 10~15L。使用大量脱水剂如甘露醇、高渗葡萄糖引起渗透性利尿。糖尿病非酮症酸中毒时，也可造成严重的高钠血症。

在临床实践中，高血钠性体液容量减少的原因常是综合性的，如婴幼儿腹泻时，高渗性脱水的原因除丢失肠液、摄入水不足外，还有发热出汗、呼吸增快等因素引起的失水过多。

2. 病理生理变化　失水多于失钠，细胞外液渗透压升高，是引起高渗性脱水病理生理变化的关键环节。

（1）细胞外液渗透压升高，刺激下丘脑渗透压感受器，ADH 释放增加使远曲小管和集合管重吸收水增多，引起尿量减少或无尿，尿比重升高。

（2）细胞外液渗透压升高，渴觉中枢兴奋，引起渴感，患者主动饮水。

（3）细胞外液渗透压升高，可使渗透压相对低的细胞内液向细胞外转移。

（以上均属机体适应代偿反应，通过少尿、口渴、细胞内液外移，使细胞外液得到补充，组织间液和血容量减少不明显，发生循环障碍少见，但到晚期严重时，也有血容量的减少。）

（4）早期、轻症患者因血容量减少不明显，醛固酮不增加，尿 Na^+ 增高；晚期、重症血容量减少，醛固酮增加、尿 Na^+ 减少。

（5）细胞脱水引起细胞代谢障碍，加之尿少，常伴发酸中毒、氮质血症、脱水热（汗腺功能障碍，皮肤蒸发水减少，散热受限，体温升高）。脑细胞脱水引起中枢神经系统症状。

3. 临床表现及诊断　早期由于细胞内水转至细胞外，患者血容量暂时可以稳定，晚期血压会下降。除昏迷患者和渴觉中枢异常的患者，一般都有烦渴的感觉，舌干，皱缩。严重患者会出现心动过速、体温上升、肌无力。神志可由兴奋转为淡漠、幻觉，最后昏迷死亡。

有明显失水或未进水病史结合临床表现不难做出诊断。对检验发现血钠高的患者要判断是否存在失水。体重未改变者应考虑水转移至第三间隙，体重减轻者应测定尿量及尿比重。对尿量不少、比重低的应考虑尿崩症，比重不低要注意有无应用利尿剂，未应用利尿剂，应注意有无严重的高血糖。

4. 防治原则　首先应防治原发疾病，解除病因。高渗性脱水时因血钠浓度高，所以应以补糖为主，先糖后盐。临床上常给予 5% 葡萄糖溶液，高钠血症严重者可静脉注射 2.5% 或 3% 葡萄糖溶液。应当注意高渗性脱水时血钠浓度高，但患者仍有钠丢失，故还应补充一定量的含钠溶液，以免细胞外液转为低渗。0.45% 氯化钠溶液是较理想的液体，在使用时以每小时血钠下降 1mmol/L 为好。快速补液可导致脑水肿，应予注意。

（二）低渗性脱水

因失钠多于失水造成，脱水的特征是血钠 <132mmol/L，细胞外液渗透压 <280mmol/L，有时血钠降低并不伴有失水，甚至体液过多造成血钠稀释，称之为低钠血症。

1. 原因

（1）有效容量减少伴随低钠血症：钠从肾或肾外丢失，以及细胞外液总量过多，或虽正常，但停留在组织间隙，或心脏不能提供有效的组织灌注，均可造成有效动脉血容量不足，引起抗利尿激素大量分泌，自由水大量重吸收，造成血钠下降。脱水后不恰当的液体治疗使血钠稀释也是常见的原因。经肾丢失常因应用利尿剂引起，肾外丢失常见为胃肠道引流、造瘘或大量腹泻，严重烧伤，以及大量胸腹水。

（2）ADH 分泌过高或作用过强：在有效循环容量充分的条件下出现的 ADH 过多分泌，又称为 ADH 不适当分泌（SIADH），常见于颅脑外伤、中枢神经系统疾病、肿瘤，创伤也可诱发。

2. 病理生理变化　　低渗性脱水失钠多于失水，细胞外液渗透压降低，是病理生理变化的关键环节。因此与高渗性脱水的病理生理变化相反。

（1）细胞外液渗透压低，ADH 释放减少，尿量不减，甚至还多，尿比重降低。

（2）渴觉中枢抑制，不饮水。

（3）细胞外液虽然丢失，因渗透压低，为维持渗透压平衡，细胞外液转向细胞内。可引起细胞水肿。通过适应、代偿、尿量多、不饮水、细胞外液转入细胞内细胞外液进一步减少。

（4）血容量减少、早期出现循环障碍；组织间液和血浆相比，缺乏蛋白、胶渗压低、减少更明显，临床出现皮肤弹性降低，眼眶和婴儿囟门下陷等脱水体征。循环血量下降，醛固酮增加，尿钠减少。

（5）细胞水肿，特别是脑水肿，影响中枢神经系统功能。

3. 临床表现及诊断　　当血钠＜120mmol/L 时大多数患者出现一系列症状，开始可有疲乏、恶心、呕吐等，继之出现神经精神症状如抽搐、谵妄、嗜睡、失眠等，腱反射迟钝，肌力减退，当血钠＜110mmol/L 时可出现意识丧失、木僵，血钠进一步下降，可因脑疝而死亡。

在慢性低钠过程中，脑细胞可将一部分离子转移至细胞外，某些氨基酸进行再组合，使细胞内渗透压下降，以适应低钠的环境，这可以解释有些慢性患者，如长期限盐的高血压患者或肿瘤晚期患者血钠很低却没有神经精神症状。

4. 治疗　　首先应积极处理原发病，除了急性发生的低渗脱水或严重的病例，多数患者预后不良是原发病造成的。

治疗以静脉输注含盐溶液或高渗盐水为主，辅以葡萄糖及胶体。补钠量可以按下面公式计算：

补钠量（mmol/L）＝142（mmol/L）－血钠测得值（mmol/L）×体重（kg）×0.6（女性为 0.5）

注：17mmol 钠$^+$相当于 1g 氯化钠。

根据计算的结果分次补充，第一天可先补失钠的一半，第二天补充余下的一半，补液的同时，还应补充患者的生理需要量。如果过快纠正低钠血症会造成严重的神经系统损害，主要为渗透性去髓鞘。

（三）等渗性脱水

水、钠等比例丧失，血 Na$^+$130～150mmol/L，细胞外液渗透压 280～310mmol/L。

1. 原因　　任何等渗体液丢失，在短期内均属等渗性脱水，这种脱水在外科患者最为常见。常见的原因有以下几种。

（1）消化液的急性丢失，如肠瘘、大量呕吐等。

（2）体液大量丢失在第三间隙，如胸腹腔、肠梗阻、大面积烧伤等。

（3）经肾丢失：①急性肾功能衰竭多尿期；②慢性肾功能衰竭；③利尿剂应用过量；④肾上腺皮质功能不全。

2. 病理生理变化　因首先丢失细胞外液，而且细胞外液渗透压正常，对细胞内液影响不大循环血量下降，使醛固酮和 ADH 分泌增加，肾脏对钠、水重吸收增加，尿量减少、细胞外液得到一定量补充。因此，兼有高渗性、低渗性脱水的临床表现等渗性脱水，若不及时处理，可因皮肤、呼吸道蒸发水分转为三型脱水：高渗性脱水，主要丢失细胞内液；低渗性脱水，主要丢失细胞外液，细胞内液并未丢失，甚至有增加；等渗性脱水，主要丢失细胞外液。

3. 临床表现及诊断　患者有恶心、乏力、厌食、少尿等表现，但不口渴。有脱水的容貌，如眼窝凹陷，舌、皮肤干燥，失去弹性。短期内失容量达到体重的 5%，可以出现休克的早期表现，如脉搏细速、肢端湿冷、血压下降。继续失容量，会有更严重的休克表现，同时可出现代谢性酸中毒，如丢失大量的胃液，可出现代谢性碱中毒。根据患者的病史结合实验室检查，不难做出正确的诊断。

4. 防治原则　在积极治疗原发病的基础上，针对性地补充缺少的细胞外液。主要应用 NaCl 溶液，对失容量 5% 的患者，可快速滴注生理盐水 3 000ml。还应补充每日的生理需要量，不能单纯输注葡萄糖溶液，以免引起低钠血症。如补充的盐水量较大，有可能引起高氯性酸中毒，可以使用平衡盐溶液补充。在容量恢复后，会出现稀释性的低血钾，因此，在尿量恢复到 40ml/h 后，开始补钾。

二、水中毒

肾脏排水能力降低时摄水过多，致使大量低渗体液潴留在细胞内外，称为水中毒（Water intoxlcation）。

1. 原因

（1）急性肾功能衰竭少尿期，慢性肾功能衰竭晚期，严重心力衰竭和肝硬化腹水伴肾血流减少，如果未加控制地输入大量水分，使水在体内潴留。

（2）肾脏排水功能降低：急性肾功能衰竭少尿期，慢性肾功能衰竭晚期，严重心力衰竭和肝硬化腹水伴肾血流减少，如果未加控制地输入大量水分，使水在体内潴留。

（3）低渗性脱水，输入大量水分，未补电解质。

2. 病理生理变化　上述原因，大量补水，电解质不足，细胞外液容量增加被稀释，血 [Na^+] 降低，渗透压下降，称为稀释性低钠血症。为了维持渗透压平衡，水向渗透压相对高的细胞内移动，直到细胞内、外渗透压达到新引起细胞水肿。

细胞水肿主要是脑水肿，脑细胞肿胀和脑间质水肿使颅内压升高，出现头痛、恶心、呕吐、淡漠、神志混乱，视神经盘水肿等，严重病例发生脑组织移位形成枕骨大孔疝或小脑幕裂孔疝导致呼吸，心跳停止。

3. 临床表现及诊断　急性水中毒发病急骤，很快出现颅压增高的表现如头痛、嗜睡、定向力丧失、谵妄，甚至昏迷。有脑疝发生时，有定位体征出现。慢性水中毒有无力、恶心、嗜睡等表现，应注意患者的体重有明显的增加。查体可发现患者的皮肤苍白湿润，唾液泪液增多，球结膜水肿。实验室检查可见：红细胞计数、血红蛋白量、压积都下降，红细胞平均容积增加，提示细胞内外的液量都增加。

4. 防治原则　防治原发病，轻症停止水分摄入，重症给予高渗盐水，迅速纠正脑水肿，静脉给予甘露醇或呋塞米促进体内水分排出。

对于水中毒的治疗，预防更为重要，对大手术的患者、休克的患者、严重创伤的患者，要密切注意液体出入量，避免过量。

三、水肿

过多的体液在组织间隙或体腔内积聚，发生在体腔内，称为积水（hydrops）。

（一）原因

正常人组织间液量相对恒定，依赖于体内外液体交换和血管内外液体交换的平衡。水肿的本质是组织间液过多，即以上平衡失调。

1. 血管内外液体交换失平衡（组织液的生成大于回流）　血浆和组织间隙之间体液的平衡主要受以下因素的影响。

（1）有效流体静压：毛细血管血压 - 组织间静水压（促使血管内液体向外滤出的力量）。

（2）有效胶体渗透压：血浆胶体渗透压 - 组织间胶体渗透压（促使组织间隙液体回到毛细血管内的力量）。

（3）淋巴回流：回流组织液 1/10。

如果上述任何因素发生改变即使组织液生成大于回流。

1）毛细血管血压升高：全身或局部的静脉压升高是毛细血管血压升高的主要原因。升高的静脉压逆向传递到小静脉和毛细血管静脉端，使毛细血管血压升高，有效流体静压随之升高，血浆滤出增多，且阻止静脉端回流，组织间液增多，如右心衰竭上、下腔静脉瘀血，静脉压升高。

2）血浆胶体渗透压下降：血浆胶体渗透压取决于血浆白蛋白含量，任何原因使血浆白蛋白减少，血浆胶渗压乃至有效胶体渗透压下降，组织液回流力量减弱，组织间液增加，如肝硬化患者肝脏合成白蛋白减少，肾病患者尿中丢失蛋白过多等。

3）微血管壁通透性增加：正常微血管壁只允许微量蛋白通过，血浆白蛋白含量 6 ~ 8g%，而组织间隙蛋白含量 1g% 以下。如果微血管壁通透性增加，血浆白蛋白减少，组织间隙蛋白增多，有效胶体渗透压下降，组织间隙水和溶质潴留。

引起微血管壁通透性增加的因素很多，如炎症时、炎症介质组胺、激肽使微血管壁内皮细胞微丝收缩，内皮细胞变形，细胞间隙增大；缺氧、酸中毒可使微血管基底膜受损等。

4）淋巴回流受阻：正常情况下，大约 1/10 的组织间液经淋巴回流，组织间隙少量蛋白经淋巴回流入血循环，即是组织液生成增多，淋巴回流可代偿性增加有抗水肿的作用。某些病理条件下，淋巴干道堵塞，淋巴回流受阻，不仅组织间液增多，水肿液蛋白含量增加，称为淋巴性水肿，如：丝虫病时，主要淋巴道被成虫堵塞，引起下肢、阴囊慢性水肿，乳癌根治术清扫腋窝淋巴结引起前臂水肿。

2. 体内、外液体交换失平衡（钠水潴留）　正常人钠水的摄入量和排出量处于动态平衡状态，故体液量维持恒定。钠水排出主要通过肾脏，所以钠水潴留基本机制是肾脏调节功能障碍。正常经肾小球滤过的钠、水若为 100%，最终排出只占总量的 0.5% ~ 1%，其中 99% ~ 99.5% 被肾小管重吸收、近曲小管主动吸收 60% ~ 70%，远曲小管和集合管对钠水重吸收受激素调节、维持以上状态为球管平衡，肾脏调节障碍即球管失平衡。

（1）肾小球滤过率下降：肾小球滤过率主要取决于有效滤过压，滤过膜的通透性和滤过面积，其中任何一方面发生障碍都可导致肾小球滤过率下降。在心力衰竭、肝硬化腹水等有效循环血量下降情况下，一方面动脉血压下降，反射性的兴奋交感神经；另一方面由于肾血管收缩、肾血流减少，激活了肾素－血管紧张素－醛固酮系统，进一步收缩入球小动脉，使肾小球毛细血管血压下降，有效滤过压下降；急性肾小球肾炎，由于炎性渗出物和肾小球毛细血管内皮肿胀，肾小球滤过膜通透性降低；慢性肾小球肾炎时，大量肾单位破坏，肾小球滤过面积减少，这些因素均导致肾小球滤过率下降，钠水潴留。

（2）近曲小管重吸收钠水增多：目前认为在有效循环血量下降时，除了肾血流减少，交感神经兴奋，肾素－血管紧张素－醛固酮激活外，血管紧张Ⅱ增多使肾小球出球小动脉收缩比入球小动脉收缩更为明显，肾小球毛细血管血压升高，其结果是肾血浆流量减少，比肾小球滤过率下降更显著，即肾小球滤过率相对增高，滤过分数增加。这样从肾小球流出的血液，因在小球内滤出增多，其流体静压下降，而胶体渗透压升高（血液黏稠），具有以上特点的血液分布在近曲小管，使近曲小管重吸收钠水增多。

（3）远曲小管、集合管重吸收钠水增多：远曲小管和集合管重吸收钠水的能力受 ADH 和醛固酮的调节，各种原因引起的有效循环血量下降，血容量减少，是 ADH、醛固酮分泌增多的主要原因。醛固酮和 ADH 又是在肝内灭活的，当肝功能障碍时，两种激素灭活减少。AlDH 和醛固酮在血中含量增高，导致远曲小管，集合管重吸收钠水增多，钠水潴留。

以上是水肿发病机制中的基本因素，在不同类型水肿的发生、发展过程中，以上因素先后或同时发挥作用。同一因素在不同类型水肿所起的作用也不同，只有对不同的患者进行具体分析，才能选择适宜的治疗方案。

（二）水肿的特点及对机体的影响

1. 水肿的特点

（1）水肿液的性状：组织间液是以血浆滤出的，含有血浆全部晶体成分。因为水肿发生原因不同，同是体腔积水蛋白含量不同，可分为漏出液和渗出液（见表1－5）。渗出液见于炎性水肿。

表1－5　漏出液和渗出液比较

	漏出液	渗出液
比重	<1.015	>1.018
蛋白量	<2.5g%	3~5g%
细胞数	<500/dl	多量白细胞

（2）皮下水肿特点：皮下水肿是水肿的重要体征。除皮肤鼓胀、光亮、弹性差、皱纹变浅外，用手指按压会出现凹陷，称凹陷性水肿或显性水肿。全身水肿患者在出现凹陷之前已有组织间液增多，可达原体重10%，这种情况称隐性水肿。为什么同是水肿表现为有凹陷或无凹陷，机理何在？这是因为在组织间隙分布着凝胶网状物，其化学成分为透明质酸，胶原及黏多糖等，对液体有强大的吸附能力和膨胀性，只有当液体积聚超过凝胶网状物吸附能力时，才游离出来形成游离的液体，游离液体在组织间隙有移动性，用手按压皮肤，游离液体从按压点向周围散开，形成凹陷。

（3）全身性水肿分布特点：不同原因引起的水肿，水肿开始出现的部位不同。心性水肿首先出现在低垂部位，肾性水肿最先出现在眼睑、面部，肝性水肿多见腹水。分布特点与重力效应，组织结构的疏密度及局部血流动力学等因素有关。

2. 水肿对机体的影响（Influnce of edematobody）　水肿对机体的影响，可因引起水肿的原因、部位、程度、发展速度、持续时间而异。一般认为，除炎性水肿有稀释毒素、输送抗体作用外，其他类型水肿和重要器官的急性水肿，对机体均有不良影响。

（1）影响组织细胞代谢：水肿部位组织间液过多，压迫微血管增大细胞与血管间物质弥散距离，影响物质交换，代谢发生障碍，局部抵抗力降低，易发生感染、溃疡，创面不易愈合。

（2）引起重要器官功能障碍：水肿发生于特定部位时引起严重后果，如咽喉部尤其声门水肿，可引起气道阻塞甚至窒息致死；肺水肿引起严重缺氧；心包积液，妨碍心脏的舒缩活动，引起心输出量下降，导致心力衰竭发生；脑水肿，使颅内压增高及脑功能紊乱，甚至发生脑疝，引起呼吸、心跳骤停。

（吉文伟）

第三节　钾代谢紊乱

钾代谢紊乱主要讨论细胞外液钾浓度异常，虽然人体钾主要分布在细胞内，但细胞外钾浓度在一定程度上能指示钾自稳调节状态，而且易于快速测定，已成为临床上电解质紊乱重要检测指标。

一、钾代谢及功能

1. 正常钾代谢

（1）摄入：天然食物含钾很丰富，人体通过膳食摄取钾盐。成人每日摄入量波动在 $50\sim200mmol$，90% 在肠道内吸收。

（2）分布：正常人体含钾量约 $50\sim55mmol/kg$，其中98%分布在细胞内，2%分布在细胞外，一般细胞外钾在合成代谢时进入细胞内，细胞内钾在分解代谢时释出细胞外。钾离子在细胞内、外平衡极为缓慢。同位素示踪发现，细胞内、外水平衡需 2h，而钾的平衡需 15h。

（3）排泄：钾主要排泄途径为肾，随尿排出的 K^+ 在80%以上。肾排钾过程大致分为三个阶段：肾小球滤过；近曲小管和髓祥重吸收滤过钾的 90%～95%；随着钾摄入量的变化，远曲小管和集合管在醛固酮作用下改变钾的排泌维持体钾的平衡；肠道排钾占 10%，汗液只含少量钾。

2. 钾的生理功能

（1）调节细胞内外的渗透压和酸碱平衡：钾是细胞内主要阳离子，对维持细胞内渗透压有重要意义，体液钾离子浓度和体液酸碱度相互影响，互为因果。

（2）参与物质代谢：细胞内一些与糖代谢有关的酶类，如磷酸化酶和含疏基酶等必须有高浓度钾存在才具有活性。糖原合成有一定量钾进入细胞内，分解时释出，其比例为 1g 糖原：$0.36\sim0.45mmol$ 钾，蛋白质合成时也需要钾，1g 蛋白质：30mmol 钾。能量生成过程中丙酮酸激酶活性也离不开钾。

（3）维持神经肌肉机能活动：钾可兴奋细胞的静息电位，主要取决于细胞膜对钾的通透性和膜内外钾的浓度差，安静时细胞内钾离子外移，形成内负外正极化状态，即静息电位，其大小影响动作电位生成及传布，维持着神经、肌肉的机能。

二、低钾血症

血清钾浓度低于 3.5mmol/L，称为低钾血症（hypokalemia）。

1. 原因

（1）钾摄入不足：人体钾的排出量和摄入量相关，即多进多排，少进少排，在不进时每日尿排钾也在 10mmol 以上。因疾病或治疗需要不能进食或禁食者，一周左右可发生低血钾。

（2）钾排出过多

1）经消化道失钾，消化液中的钾浓度和血清钾相近，甚至明显高于血清钾，因此频繁呕吐、严重腹泻、胃肠减压、胃肠瘘、胆瘘等患者，钾随消化液大量丢失。

2）经肾失钾，凡是能增强远曲小管排泌钾的因素均导致经肾失钾。应用噻嗪类利尿剂：依他尼酸、呋塞米等，由于它们皆抑制肾髓袢对氯钠的重吸收，使到达远曲小管钠离子增多，$K^+ - Na^+$ 交换量增加，钾随尿排出增多。醛固酮分泌增多，如原发肾上腺皮质肿瘤或应激所致继发性醛固酮增多均促进尿钾排出。

（3）钾离子进入细胞内增多：常见于应用胰岛素时，既促进糖原合成，又促进细胞摄钾。家族性周期性麻痹发作时，或急性碱中毒，均因钾离子急剧转入细胞内而致血钾浓度降低。

2. 对机体的影响　低钾血症对机体的影响取决于血清钾降低的速度和程度及持续的时间。

（1）对神经肌肉的影响

1）临床表现：轻度急性低钾血症患者仅仅感到倦怠和全身软弱无力，肌无力多起于下肢。重度肌无力波及上肢、躯干及呼吸肌，腱反射减弱甚至消失，更甚者呼吸肌麻痹引起呼吸衰竭。胃肠道平滑肌活动减弱，出现食欲不振，恶心、呕吐，肠鸣音减弱、腹胀，严重者发生麻痹性肠梗阻。

2）由于急性低钾血症，细胞外钾明显降低，而细胞内钾还没有明显减少，细胞内、外钾浓度差增大，使跨膜电位梯度增加，静息期细胞内钾外流增多，静息电位（Em）负值增大，与阈电位（Et）之间距离增大，需增加刺激强度才能引起细胞兴奋，即兴奋性降低，严重低血钾时甚至不能兴奋，即兴奋性消失。

（2）对心脏生理特性的影响

1）心肌兴奋性：急性低钾血症时，虽然细胞内、外钾浓度差增大，但此时心肌细胞膜对钾的通透性降低（与细胞膜钾通道功能有关），细胞内钾外流减少，静息电位负值变小（如 $-90mV$ 减到 $-80mV$），静息电位和阈电位距离变小，要达到阈电位，需刺激强度小，即兴奋性增高。

2）心肌传导性：传导性和心肌动作电位 0 相去极的速度和幅度有关，静息电位影响 0 相去极的速度和幅度，低血钾时心肌静息电位降低，心肌传导性降低。

3）心肌自律性：自律细胞自律性依赖舒张期钠内流自动去极化，低钾血症，膜对钾通透性降低，钾外流减小，钠内流相对加速，自动去极化加速，自律性增高。

4）心肌收缩性：心肌细胞外钾对钙的内流有抑制作用，低血钾，钙内流加速，使兴奋－收缩偶联加强，收缩性增强。

心肌自律性增强可出现窦性心动过速，异位起搏插入可出现期外收缩，兴奋性增高，复极3相延缓使超常期延长，所以容易发生心律失常。显示为S－T段压低，T波压低，平坦。

（3）对肾脏的影响：低钾血症造成肾的损害。形态学方面髓质集合管，小管上皮细胞肿胀，空泡变性等，长时间缺钾各段肾小管甚至肾小球出现间质肾炎；功能方面主要是对ADH反应性减弱，表现尿浓缩功能障碍：多尿，低比重尿。

（4）对酸碱平衡的影响：低钾血症易引起代谢性碱中毒。

3. 防治原则

（1）积极防治原发病。

（2）补钾：能口服尽量口服，病情危重或不能口服者静脉补钾。静脉补钾时浓度要低，速度要慢。严重缺钾（主要是细胞内钾不足）补钾要持续一段时间，使细胞内外 $[K^+]$ 达到平衡，尿少时不宜补钾，须每小时尿量30ml以上，一般用3~5g氯化钾加入100~1 500ml葡萄糖溶液中静滴，不宜超过1g/h。补钾时密切观察病情，防止高血钾发生。

三、高钾血症

血清钾高于5.5mmol/L，称为高钾血症（hyperkalemia）。

1. 原因

（1）肾脏排钾障碍：肾脏是最主要排钾器官，排钾障碍为肾小球滤过和远曲小管、集合管排泌受阻。

1）肾小球滤过率显著降低：急性肾功能衰竭少尿期、慢性肾功能衰竭晚期，大量失血、失液使血压显著降低，均引起肾小球滤过率明显降低，钾滤过减少。

2）远曲小管，集合管排泌钾受阻：钾的排泌受醛固酮调节，在肾上腺皮质功能不全（Addison病），醛固酮合成障碍（先天性酶缺乏）等，肾小管上皮细胞对醛固酮反应性降低均表现为远曲小管、集合管泌钾受阻和高钾血症。

（2）钾入量过多：静脉补钾过多过快，误输钾盐或输入库存较久的血（一般库存2周的血、血清钾浓度增加4~5倍）。

（3）细胞内钾释出至细胞外液

1）酸中毒：酸中毒时细胞内外离子交换，K^+ 释出入血，肾脏排泌钾减少，使血钾增高。

2）溶血、组织损伤、误输血型不合的血液，引起溶血；严重广泛的软组织损伤，如挤压综合征、大面积撕裂伤，肌细胞损伤释出大量的钾。

2. 对机体的影响

（1）对神经肌肉的影响

1）急性轻度高钾血症：由于细胞内外钾浓度差减小，静息电位负值变小与阈电位距离接近兴奋性升高。主要表现为感觉异常、肌肉疼痛、肌束震颤等症状。

2）急性重度高钾血症：随着细胞外钾浓度急剧升高，细胞内、外钾浓度差更小，静息期细胞内钾外流更少，静息电位接近阈电位，细胞膜快钠通道失活，神经肌肉兴奋性降低甚至消失。出现四肢软弱无力，甚至发生弛缓性麻痹。

（2）对心脏生理特性的影响

1）心肌兴奋性：急性轻度高钾血症心肌兴奋性增高，急性重度高钾血症兴奋性降低，即先增高后降低。

2）心肌自律性：高钾血症心肌细胞膜对钾的通透性增强，舒张期（复极 4 相）钾外流增加钠内流相对缓慢，自律细胞自动去极化减慢，自律性降低。

3）心肌收缩性：高血钾，复极 2 相钙内流减少，心肌细胞内钙减少，兴奋－收缩偶联减弱，心肌收缩性降低。

4）心肌收缩性：高血钾，复极 2 相钙内流减少，心肌细胞内钙减少，兴奋－收缩偶联减弱，心肌收缩性降低。

心肌自律性降低，可出现窦性心动过缓，窦性停搏；传导性降低，出现各种类型的传导阻滞以及因传导性、兴奋性降低出现心脏停搏。心电图显示为 P 波压低、R 波低、QRS 综合波增宽、T 波狭窄、高耸、Q－T 间期缩短等。

（3）对酸碱平衡的影响：高钾血症时，细胞外 K^+ 进入细胞内，细胞内的 H^+ 移至细胞外，导致代谢性酸中毒。由于细胞内的 H^+ 降低，肾脏远曲小管上皮排泌 H^+ 减少，使细胞外液的 H^+ 进一步增高。

3. 防治原则　因为高钾引起严重的心律失常危及生命，需紧急处理。

（1）使钾移入细胞内：给予胰岛素、葡萄糖，按 4g 葡萄糖 1U 胰岛素混合静滴，每 3～4h 静滴 25～50g 葡萄糖，8～16U 胰岛素。给予碱性溶液，先静脉注射 5% 碳酸氢钠溶液 60～100ml，在继续静滴 100～200ml。为了对抗钾的毒性，可静脉注射 10% 葡萄糖酸钙溶液 20ml，也可用 30～40ml 加入静脉内滴注。

（2）加速钾的排出：用阳离子交换树脂口服或灌肠，使钾从肠道排出或经人工肾，血液透析排钾。

（吉文伟）

第四节　镁代谢及其异常

镁在人体内的总量约为 21～28g，居构成机体元素的第 11 位。Mg^{2+} 是体内含量较多的阳离子（居第 4 位）。体内 57% 的镁存在于骨中，约 40% 存在于软组织中，其余存在于体液中。

一、镁代谢

1. 镁的吸收与排泄　镁存在于除脂肪以外的所有动物组织及植物性食品中，日摄入量约为 250mg，其中 2/3 来自谷物和蔬菜。小肠对镁的吸收是主动转运过程，吸收部位主要在回肠。每日镁的吸收量约为 2～7.5mg/kg 体重，未吸收部分随粪便排出，摄入量与排出量存在一定正比关系。消化液中也含有多量的镁，成人每日可从消化液的吸收过程中回收约 35mg 的镁。长期或短期大量丢失消化液是造成缺镁的主要原因，消化道手术或造瘘术后未及时补充镁，便会出现缺镁综合征。

体内镁的主要排泄途径是肾，每日经肾小球滤过镁 1.8g，再由肾小管（特别是髓袢）

将大部分滤过的镁重吸收，仅有 2%～5% 由尿排出。男性每日由尿排镁 100mg，女性为 90mg，分别相当于每排出 1mg 肌酐排出 0.068mg 及 0.076mg 的镁。镁的排泄量因摄入量不同及地区差异而不同。红细胞中的镁约为血清镁的 3 倍，故测血清镁时应防止溶血。

2. 血镁　血清镁：正常人血清镁约为 0.81mmol/L（0.75～1.00mmol/L），男性略高于女性。血清镁若低于 0.75mmol/L 即为低镁血症，高于 1.0mmol/L 即为高镁血症。血清镁有三种存在形式：Mg^{2+} 约占血清总镁量的 55%；与重碳酸、磷酸、柠檬酸等形成的镁盐约占 15%；蛋白结合镁约占 30%。前两类属于可滤过镁，离子镁具有生理活性，红细胞镁可作为细胞内镁的指标进行测定，其结果可用于了解镁在体内的动态，正常人每升红细胞中含镁 56mg。

3. 肌肉镁　在核细胞中存在的镁约在 80% 存在于肌肉中，肌肉是维持镁平衡的重要组织。急性镁缺乏实验所引起的低镁血症不波及肌肉镁。慢性镁缺乏患者虽然血镁在正常范围，但肌肉镁却显著降低。急、慢性高镁血症时肌肉镁均不增加。

镁一半以上沉积于骨中。Mg^{2+} 对神经、肌肉的兴奋性有镇静作用，血清 Mg^{2+} 与血清 Ca^{2+} 在生理作用上有相互拮抗的关系。Mg^{2+} 是近 300 种酶的辅助因子，Mg^{2+} 与 atp 分子的 β - 和 γ - 磷酸基构成螯合物，降低 atp 分子的电负性，参与一切需要 atp 的生化反应。Mg^{2+} 还通过与磷酸基的络合作用维持 dna 双螺旋的稳定性。Mg^{2+} 还参与维持 trna 和核蛋白体的构象。核蛋白体和 mrna 及氨基酰 trna 之间的相互作用需要 Mg^{2+}，Mg^{2+} 还参与氨基酸的活化、核蛋白体循环中转肽及核蛋白体移位等重要步骤。因此 Mg^{2+} 与体内重要的生物高分子蛋白质、核酸、酶的结构、代谢与功能都有密切关系，在维持机体内环境的相对稳定和维持机体的正常生命活动中起着重要的作用。

二、镁代谢异常

镁代谢异常包括低镁血症（包括镁缺乏）和高镁血症两方面。低镁血症时处于镁缺乏状态，其原因可能是镁摄取不足，吸收不良，由肾脏丧失，镁向细胞内移动，经消化道等途径丧失等。高镁血症的原因可能是外因或内因性镁负荷的增加或肾对镁排泄的障碍，较为多见的则是肾功能不全时投予镁制剂。

1. 低镁血症与镁缺乏症　低镁血症的发病原因较多，且常伴有其他电解质的紊乱。

（1）肾疾病：肾疾病可因肾小管对镁的重吸收能力降低而引起低镁血症，钠利尿同时也伴有镁排出增多。急性肾功能不全多尿期可出现低镁血症，髓袢利尿剂、噻嗪类利尿剂、渗透压利尿剂引起利尿时均可造成尿镁排出增多，因此，长期服用利尿剂的慢性心功能不全患者和高血压患者可同时发生镁与钾的缺乏。

（2）内分泌紊乱：原发性醛固酮症时尿中排镁增加。原发性甲状旁腺功能亢进时可出现症候性镁缺乏症，这是由于高钙血症导致肾保留镁的能力降低所致，此时尿镁的丢失增加。肠管对钙和镁的吸收具有相互竞争作用，肠管对钙的吸收增加，势必造成镁吸收的降低。糖尿病酸中毒用胰岛素治疗，由于镁向细胞内转移，可造成低镁血症。

（3）消化系统疾病：镁在小肠及一部分结肠被吸收。脂肪泻时由于消化管内的镁与脂肪结合成不能被吸收的碱性复合物而引起低镁血症。镁在肠管中吸收较慢，其吸收速度与镁在肠管中通过的时间及肠管内镁的浓度成比例关系。慢性腹泻、小肠切除均可因镁在肠管内通过时间过短而导致吸收减少。每升消化液中含镁 12mg，引流、瘘管等造成的消化液的丢失也是缺镁的重要原因。下消化道肠液中镁的浓度较高，溃疡性结肠炎、细菌性肠炎、蛋白－能量营养不良综合征以及长期服用泻剂都可引起镁的丢失过多。

此外，一些抗生素如庆大霉素可因肾的损害造成大量钾和镁的丢失；慢性酒精中毒可造成大量镁的丢失；各种原因引起的饥饿状态下，尿镁的排出并不因进食不足而减少，肾不具备防止体内镁丢失的防御机制。不含镁的高能量输液有症状性缺镁的可能，至少每日补充96mg 的镁才有可能抵消肾镁的丢失。

缺镁的主要表现是神经肌肉障碍和精神与行动的异常，表现为乏力、衰弱感、体温调节不良。严重时可有神经过敏、震颤、搐搦、肌肉痉挛、眼颤以及吞咽困难等。

尿镁含量测定发现，尿镁低于36mg/L（0.88mmol/L），用镁补充治疗，其尿镁也不增加时，可以协助诊断镁缺乏症。简化的镁平衡试验是：对患者做初步的肾功能检查后，静脉输入40mmol 硫酸镁（约4.8g），于60～90min 内输完，由注射开始收集48h 尿液。肾功能正常的患者，48h 内至少排出35mmol 的镁（约4.2g 硫酸镁）。患者体内缺镁时，排出量可低于25mmol（相当于3g 硫酸镁），这种方法可协助镁缺乏的诊断。

2. 高镁血症　肾功能不全（尿毒症）及急性肾功能不全少尿期，由于肾清除作用降低，血浆及红细胞内镁含量均增高，可出现高镁血症。当肌酐清除率在30ml/min 以下时，血镁含量显著增高。高镁血症的临床表现有心动过速、各种心传导阻滞、血压降低、腱反射消失、肌肉瘫软、嗜睡，重者转入昏迷。治疗高镁血症不外乎改善肾功能、加速镁的排泄，可用钠利尿剂以增加尿镁的排泄，还可给以葡萄糖钙等钙剂以与镁相拮抗。钙、镁两种离子由于化学上甚为接近，因此可与同一神经细胞的生化系统相互竞争，增加 Ca^{2+} 浓度就能排斥 Mg^{2+} 与该生化系统的结合，从而起到治疗的作用。

（吉文伟）

第五节　酸碱平衡及其调节

一、体液酸碱物质的来源

体液中的酸性或碱性物质主要是细胞在物质代谢的过程中产生的，少量来自食物。在普通膳食条件下，正常人体内酸性物质的生成量远远超过碱性物质的生成量。

1. 酸性物质的来源

（1）挥发酸（volatile acid）：指碳酸（H_2CO_3）。H_2CO_3 可转变成 CO_2 气体经肺排出体外，称为挥发酸。糖、脂肪和蛋白质氧化分解的终产物 CO_2 与 H_2O 在碳酸酐酶（carbonic anhydrase，CA）结合生成 H_2CO_3。正常成人在安静状态下，每天约生成 CO_2 300～400L，如全部生成 H_2CO_3 可释放出 15mmolH^+，成为体内酸性物质的最主要来源。

（2）固定酸（fixed acid）：指不能变成气体由肺呼出，只能经肾随尿排出的酸性物质，又称非挥发酸（unvolatile acid）。固定酸主要包括磷酸、硫酸、尿酸和有机酸。正常成人每日由固定酸释放出的 H^+ 约为 50～100mmol。

机体有时还会摄入一些酸性食物，包括服用酸性药物，如氯化铵、水杨酸等，成为体内酸性物质的另一来源。

2. 碱性物质的来源　体液中碱性物质的主要来源是体内生成的和食物中含的有机酸盐，

例如枸橼酸钠、苹果酸钠等，可在代谢过程中生成碳酸氢钠。

二、酸碱平衡的调节机制

机体不断生成或摄取酸碱物质，但体液的 pH 值却不发生明显变化，这是通过体液中的缓冲系统、肺和肾维持对酸碱平衡的调节。

1. 体液缓冲系统的组成

（1）碳酸氢盐缓冲系统：在细胞外液由 $NaHCO_3/H_2CO_3$ 构成，在细胞内液由 $KHCO_3^-/H_2CO_3$ 构成。其作用特点是：只缓冲碱和固定酸，不能缓冲挥发酸。

（2）开放性缓冲：通过肺和肾对 H_2CO_3 和 HCO_3^- 的调节使缓冲物质易于补充或排出，缓冲潜力大。

（3）缓冲能力强：是细胞外液含量最多的缓冲系统，其缓冲固定酸的能力占全血缓冲总量的 53%，是决定血液 pH 高低的主要缓冲对。血浆 pH 主要取决于血浆 HCO_3^- 与 H_2CO_3 的浓度比。

2. 呼吸在酸碱平衡中的调节作用　肺通过改变 CO_2 的排出量调节血浆碳酸浓度，以维持血浆 pH 相对恒定。

（1）呼吸运动的中枢调节：延髓呼吸中枢化学感受器对动脉血二氧化碳分压（$PaCO_2$）的变化非常敏感，$PaCO_2$ 升高可以增加脑脊液 H^+ 的含量，兴奋呼吸中枢使肺泡通气量增加。当 $PaCO_2$ 超过 5.32kPa（40mmHg）时，肺通气量可增加 2 倍；若增加到 8.3kPa（62.4mmHg）时，肺通气量可增加 10 倍，使 CO_2 排出量明显增加。但是，当 $PaCO_2$ 超过 10.7kPa（80mmHg）时，可因 CO_2 浓度过高产生中枢神经系统功能损伤，如呼吸中枢抑制等，称为二氧化碳麻醉（CO_2 necrosis）。

（2）呼吸运动的外周调节：主动脉体和颈动脉体的外周化学感受器可感受动脉血氧分压（PaO_2）、血 pH 和 $PaCO_2$ 的刺激。当 PaO_2 降低、pH 降低或 $PaCO_2$ 升高时，通过外周化学感受器反射性兴奋呼吸中枢，增加 CO_2 排出量。

正常情况下，中枢化学感受器的调节作用强于外周化学感受器的调节作用，通过中枢或外周的神经反射，肺可以迅速灵敏地调节血浆碳酸浓度，以维持 $NaHCO_3/H_2CO_3$ 的浓度比 20∶1。

3. 肾对酸碱平衡的调节　肾通过排泄固定酸和维持血浆 $NaHCO_3$ 的浓度对酸碱平衡进行调节。其主要的作用机制有以下几方面。

（1）肾小球滤液中的 $NaHCO_3$ 重吸收：血液中 $NaHCO_3$ 可自由通过肾小球，滤出的 $NaHCO_3$ 约 85%~90% 在近曲小管和髓袢被重吸收，其余部分在远曲小管和集合管被重吸收。正常情况下，随尿液排出体外的 $NaHCO_3$ 仅为滤出量的 0.1%。

（2）磷酸盐的酸化：正常人血浆中 Na_2HPO_4/NaH_2PO_4 的浓度比为 4∶1，近曲小管滤液中磷酸盐比例与血浆相同，主要为碱性磷酸盐。当原尿流经远曲小管和集合管时，由于上皮细胞不断向管腔内分泌 H^+，尿液 pH 降低。H^+ 与滤液中的 Na^+ 交换，将碱性 Na_2HPO_4 转变成酸性 NaH_2PO_4，并随尿液排出体外。回吸收的 Na^+ 与远曲小管上皮细胞内的 HCO_3^- 生成新的 $NaHCO_3$ 回流入血。

（3）氨的排泄：在肾小管上皮细胞内氨基酸分解，特别是谷氨酰胺在谷氨酰胺酶催化下产生氨（NH_3），NH_3 为脂溶性，生成后弥散入肾小管腔，与肾小管上皮细胞分泌的 H^+ 结合成铵（NH_4^+），NH_4^+ 为水溶性，不易通过细胞膜返回细胞内，以氯化铵形式随尿液排出体外。而上皮细胞内生成新的 $NaHCO_3$ 回流入血。

体液缓冲系统、肺和肾三者共同维持体液酸碱度的相对稳定性，它们在作用时间及程度上又各有特点，相互配合与补充，以保持 $NaHCO_3/H_2CO_3$ 的浓度比为 20 : 1。血液缓冲系统的反应最为迅速，一旦有酸性或碱性物质入血，缓冲物质就立即与其反应，将强酸或强碱中和转变成弱酸或弱碱，同时缓冲系统自身被消耗，故缓冲作用不易持久。肺的调节亦很迅速，通过改变肺泡通气量来控制血浆 H_2CO_3 浓度的高低，但仅对 CO_2 有调节作用，不能缓冲固定酸。细胞内液的缓冲作用强于细胞外液，约在 2~4h 开始发挥调节作用，通过细胞内外离子的转移来维持酸碱平衡，但常可引起血钾浓度的改变。肾的调节作用比较缓慢，常在酸碱平衡紊乱发生后数小时开始发挥作用，但持续时间较久，特别是固定酸的排出和 HCO_3^- 含量的恢复最终要靠肾来完成。

（吉文伟）

第六节　酸碱平衡紊乱的分类及常用检测指标

一、酸碱平衡紊乱的分类

尽管机体对酸碱负荷有强大的缓冲能力和有效的调节功能，但在病理情况下许多因素可以引起体液酸碱度稳定性的破坏，发生酸碱平衡紊乱。血液 pH 的高低取决于血浆 $NaHCO_3/H_2CO_3$ 的浓度比。根据其变化可以将酸碱平衡紊乱分为两大类：pH 降低称为酸中毒（acidosis），亦称酸血症（acidemia）；pH 升高称为碱中毒（alkalosis），亦称碱血症（alkalemia）。血浆 HCO_3^- 含量主要受代谢性因素的影响，由于 HCO_3^- 浓度原发性降低或增高引起的酸碱平衡紊乱，称为代谢性酸中毒（metabolic acidosis）或代谢性碱中毒（metabolic alkalosis）。而 H_2CO_3 含量主要受呼吸性因素的影响，由于 H_2CO_3 浓度原发性增高或降低引起的酸碱平衡紊乱，称为呼吸性酸中毒（respiratory acidosis）或呼吸性碱中毒（respiratory alka - losis）。另外，在单纯型酸中毒或碱中毒时，由于机体的调节，虽然体内酸性或碱性物质的含量已经发生改变，但是血液 pH 尚在正常范围之内，称为代偿性酸中毒或碱中毒。如果血液 pH 高于或低于正常范围，则称为失代偿性酸中毒或碱中毒，这可以反映机体酸碱平衡紊乱的严重程度。

在临床工作中，患者不但可能有单纯型酸碱平衡紊乱（simple acid - base disturbance），在同一患者体内还可能有两种或两种以上的酸碱平衡紊乱同时存在，称为混合型酸碱平衡紊乱（mixed acid - base disturbance）。

二、反映血液酸碱平衡的常用指标

1. pH

（1）概念：pH 为 H^+ 浓度的负对数。正常人动脉血 pH 7.35~7.45，平均为 7.4。

（2）意义：pH 的变化反映了酸碱平衡紊乱的性质及严重程度，pH 降低为失代偿性酸中毒；pH 升高为失代偿性碱中毒。但 pH 变化不能区分引起酸碱平衡紊乱的原因是呼吸性还是代谢性。pH 值在正常范围内，可表示酸碱平衡正常，亦可表示代偿性酸碱平衡紊乱或酸碱中毒相互抵消的混合型酸碱平衡紊乱。

2. 动脉血二氧化碳分压

（1）概念：动脉血二氧化碳分压（$PaCO_2$）是指物理溶解于动脉血浆中的 CO_2 分子所产生的张力。正常范围 4.4 ~ 6.25 kPa（33 ~ 47mmHg），平均为 5.32kPa（40mmHg）。$PaCO_2$ 乘以 CO_2 的溶解系数（$40 \times 0.03 = 1.2$mmol/L）等于血浆 H_2CO_3 浓度。

（2）意义：原发性 $PaCO_2$ 增多表示有 CO_2 潴留，见于呼吸性酸中毒，原发性 $PaCO_2$ 降低表示肺通气过度，见于呼吸性碱中毒。在代谢性酸碱中毒时，由于机体的代偿调节，$PaCO_2$ 可发生继发性降低或升高。

3. 标准碳酸氢盐和实际碳酸氢盐

（1）概念：标准碳酸氢盐（standard bicarbonate，SB）是指血液在 38℃，血红蛋白完全氧合的条件下，与 PCO_2 为 5.32kPa 的气体平衡后测得的血浆 HCO_3^- 含量。实际碳酸氢盐（actual bicarbonate，AB）是指隔绝空气的血液标本，在实际血氧饱和度和 PCO_2 条件下测得的血浆 HCO_3^- 浓度。正常人 SB 与 AB 相等，为 22 ~ 27mmol/L，平均为 24mmol/L。

（2）意义：代谢性酸中毒时，两者都降低；代谢性碱中毒时，两者都升高。在呼吸性酸碱平衡紊乱时，两者可不相等。AB ＞ SB 提示有 CO_2 潴留，为呼吸性酸中毒；AB ＜ SB 提示有 CO_2 排出过多，为呼吸性碱中毒。

4. 缓冲碱

（1）概念：缓冲碱（buffer base，BB）是指血液中一切具有缓冲作用的阴离子的总量。全血缓冲碱包括 HCO_3^-、Hb^-、Pr^-、HPO_4^{2-} 等，正常范围为 45 ~ 55mmol/L，平均为 50mmol/L。

（2）意义：代谢性酸中毒时，BB 减少；代谢性碱中毒时，BB 增加。当慢性呼吸性酸碱平衡紊乱时，由于肾的代偿调节，BB 可出现继发性升高或降低。

5. 碱剩余

（1）概念：碱剩余（base excess，BE）是指在 38℃，血红蛋白完全氧合，PCO_2 为 5.32kPa 的条件下，将 1L 全血或血浆滴定到 pH 7.4 所需要的酸或碱的毫克分子量，正常值为 0 ± 3mmol/L。

（2）意义：代谢性酸中毒时，缓冲碱减少，需用碱将血液滴定到 pH 7.4，BE 用负值表示。代谢性碱中毒时，缓冲碱增多，需用酸将血液滴定到 pH 7.4，BE 用正值表示。在慢性呼吸性酸或碱中毒时，BE 亦可出现代偿性升高或降低。

6. 阴离子间隙

（1）概念：阴离子间隙（anion gap，AG）是指血浆中未测定阴离子量与未测定阳离子量的差值。Na^+ 占血浆阳离子总量的 90%，称为可测定阳离子。HCO_3^- 和 Cl^- 占血浆阴离子总量的 85%，称为可测定阴离子。血浆未测定阳离子（undetermlned cation，UC）包括 K^+、Ca^{2+} 和 Mg^{2+}。血浆未测定阴离子（undetermined anion，UA）包括 Pr^-、HPO_4^{2-}、SO_4^{2-} 和有机酸阴离子。血浆中阳离子与阴离子总量相等，均为 15lmmol/L，从而维持电荷平衡。血浆阴阳离子平衡可表示为：

$Na^+ + UC = HCO_3^- + Cl^- + UA$

则阴离子间隙为

$AG = UA - UC$

$= Na^+ - HCO_3^- - Cl^-$

$= 140 - 24 - 104 = 12$mmol/L

正常范围为 10 ~ 14mmol/L。

（2）意义：AG 实质上是反映血浆中固定酸含量的指标，当 HPO_4^{2-}、SO_4^{2-} 和有机酸阴离子增加时，AG 增大。因而 AG 可帮助区分代谢性酸中毒的类型和诊断混合型酸碱平衡紊乱。

在上述各项指标中，反映血浆酸碱平衡紊乱的性质和程度的指标是 pH，反映血浆 H_2CO_3 含量的指标是 $PaCO_2$。SB 和 AB 虽各有特点，但都是反映血浆 HCO_3^- 含量的变化，BB 和 BE 的高低反映的是血液缓冲碱的总量。在临床工作中并不是每个患者都需要测定全部指标，因血浆的酸碱度取决于血浆 $NaHCO_3/H_2CO_3$ 的浓度比，故有选择的测定反映血浆 pH、H_2CO_3 及 HCO_3^-（或缓冲碱）变化的相应指标，就可以分析和判断酸碱平衡紊乱的原因和类型。

（吉文伟）

第七节　单纯性酸碱平衡紊乱

一、代谢性酸中毒

代谢性酸中毒是以血浆 HCO_3^- 浓度原发性减少为特征的酸碱平衡紊乱类型。根据 AG 的变化又可将其分为两类：即 AG 增大型（血氯正常型）代谢性酸中毒与 AG 正常型（高血氯型）代谢性酸中毒。

1. 代谢性酸中毒的原因

（1）AG 增大型代谢性酸中毒：其特点是因血中固定酸增加，AG 增大，血浆 HCO_3^- 浓度减少，血氯含量正常。其病因包括以下几种。

1）固定酸摄入过多：过量服用阿司匹林等水杨酸类药物，使血浆中有机酸阴离子增加。

2）固定酸产生过多：乳酸酸中毒（lactic acidosis），因血液中乳酸含量增加引起的代谢性酸中毒。各种原因引起的组织低灌注或缺氧时，例如休克、心力衰竭、缺氧、严重贫血、肺水肿等，糖酵解增强导致乳酸大量增加。酮症酸中毒（ketoacidosis），因血液中酮体含量增加引起的代谢性酸中毒，多发生于糖尿病、严重饥饿及酒精中毒时。因葡萄糖利用减少或糖原储备不足，使脂肪分解加速，产生大量酮体 β - 羟丁酸和乙酰乙酸等，可引起酮症酸中毒。

3）肾排泄固定酸减少：急性和慢性肾功能衰竭晚期，肾小球滤过率降低到正常值的 20% ~ 25% 以下，机体在代谢过程中生成的 HPO_4^{2-}、SO_4^{2-} 等不能充分由尿中排出，使血中固定酸增加。

（2）AG 正常型代谢性酸中毒：其特点是 AG 正常，血浆 HCO_3^- 浓度减少，血氯含量增加。其病因包括以下几种。

1）消化道丢失 HCO_3^-：胰液、肠液和胆汁中碳酸氢盐的含量均高于血浆，严重腹泻、小肠及胆道瘘、肠吸引术等均可引起 $NaHCO_3$ 大量丢失。

2）含氯酸性药物摄入过多：长期或大量服用氯化铵、盐酸精氨酸等含氯酸性药物，可引起 AG 正常、血氯增加型代谢性酸中毒。大量输入生理盐水，除可造成 HCO_3^- 稀释外，亦

可因生理盐水中 Cl^- 浓度高于血浆，引起 AG 正常型代谢性酸中毒。

3）肾脏泌 H^+ 功能障碍：当肾功能减退但肾小球滤过率在正常值的 25% 以上时，HPO_4^{2-}、SO_4^{2-} 等阴离子尚不致发生潴留，此时因肾小管泌 H^+ 和重吸收 HCO_3^- 减少而引起 AG 正常型代谢性酸中毒。

4）肾小管性酸中毒（renal tubular acidosis，RTA）：由于遗传性缺陷或重金属（汞、铅等）及药物（磺胺类等）的影响，使肾小管排酸障碍，而肾小球功能一般正常。近端肾小管性酸中毒（RTA - Ⅱ型）是由于近曲小管上皮细胞重吸收 HCO_3^- 的阈值降低，血浆 HCO_3^- 浓度超过 17mmol/L 则不能被重吸收而随尿排出，血浆 HCO_3^- 浓度降低；远端肾小管酸中毒（RTA - Ⅰ型）的发病环节是远曲小管泌 H^+。障碍，尿液不能被酸化，H^+ 在体内潴留，血浆 HCO_3^- 浓度降低。应用碳酸酐酶抑制剂：如乙酰唑胺可抑制肾小管上皮细胞内碳酸酐酶活性，使 H_2CO_3 生成减少，泌 H^+ 和重吸收 HCO_3^- 减少。

2. 机体的改变 代谢性酸中毒对机体的影响主要是引起心血管系统和中枢神经系统的功能障碍。

（1）心血管系统：血浆 H^+ 浓度增高对心脏和血管的损伤作用主要表现在以下几个方面。

1）心肌收缩力降低：H^+ 浓度升高除使心肌代谢障碍外，还可通过减少心肌 Ca^{2+} 内流、减少肌浆网 Ca^{2+} 释放和竞争性抑制 Ca^{2+} 与肌钙蛋白结合，使心肌收缩力减弱。

2）心律失常：酸中毒使细胞内 K^+ 外移，加之肾小管细胞泌 H^+ 增加，而排 K^+ 减少，故血钾升高。高血钾可引起心律失常，严重时可发生心脏传导阻滞或心室纤颤。

3）血管对儿茶酚胺的敏感性降低：H^+ 增高可使毛细血管前括约肌及微动脉平滑肌对儿茶酚胺的反应性降低，导致外周血管扩张，血压可轻度降低。

（2）中枢神经系统：代谢性酸中毒时中枢神经系统功能障碍的主要表现是抑制，如反应迟钝、嗜睡等，严重者可出现昏迷。其发生与下列因素有关。

1）H^+ 增多抑制生物氧化酶类的活性，使氧化磷酸化过程减弱，ATP 生成减少，脑组织能量供应不足。

2）酸中毒使脑内谷氨酸脱羧酶活性增高，抑制性神经递质 γ - 氨基丁酸生成增多。

3. 防治原则

（1）治疗原发病：去除引起代谢性酸中毒的病因是治疗的基本原则和主要措施，如纠正水、电解质紊乱，恢复有效循环血量和改善肾功能。

（2）碱性药物的应用：对严重的代谢性酸中毒患者可给予一定量的碱性药物对症治疗。碳酸氢钠因直接补充血浆缓冲碱，作用迅速，为临床治疗所常用。乳酸钠经肝脏代谢生成乳酸和 $NaHCO_3$，是作用较为缓慢的碱性药物，但对肝脏疾患和乳酸酸中毒患者慎用。

二、呼吸性酸中毒

呼吸性酸中毒（respiratorv acidosis）是以血浆 H_2CO_3 浓度原发性增高为特征的酸碱平衡紊乱类型。

1. 原因

（1）CO_2 排出减少：各种原因导致肺泡通气量减少，使 CO_2 排出受阻是引起呼吸性酸中毒的常见原因。

1）呼吸及中枢抑制：见于颅脑损伤、脑炎、脑血管意外、麻醉药或镇静药过量等；因呼吸中枢抑制使肺泡通气量减少，常引起急性 CO_2 潴留。

2）呼吸肌麻痹：见于急性脊髓灰质炎、重症肌无力、重度低钾血症或家族性周期性麻痹、脊髓高位损伤等。因呼吸动力不足而导致肺泡扩张受限，CO_2 排出减少。

3）呼吸道阻塞：见于喉头痉挛或水肿、异物阻塞气管等，因呼吸道严重阻塞常引起急性 CO_2 潴留。

4）胸部疾病：见于胸部创伤、气胸、大量的胸腔积液和胸廓畸形等。因胸廓活动受限而影响肺通气功能。

5）肺部疾患：见于肺炎、肺气肿、肺水肿、支气管哮喘和急性呼吸窘迫综合征等广泛肺组织病变时。由于肺泡通气量减少，使 CO_2 排出障碍。

（2）CO_2 吸入过多：较为少见。在通气不良的环境中，例如矿井塌陷等意外事故，因空气中 CO_2 增多，使机体吸入过多 CO_2。

2. 防治原则

（1）改善肺泡通气功能：治疗引起呼吸性酸中毒的原发病，尽快改善肺泡通气功能是防治呼吸性酸中毒的根本措施。例如排除呼吸道异物、控制感染、解除支气管平滑肌痉挛以及使用呼吸机等。

（2）使用碱性药物：对 pH 降低较为明显的呼吸性酸中毒患者可适当给予碱性药物，但呼吸性酸中毒患者使用碱性药物应比代谢性酸中毒患者更为慎重。因为 HCO_3^- 与 H^+ 结合后生成的 H_2CO_3 必须经肺排出体外，在通气功能障碍时，CO_2 不能及时排出，甚至可能引起 $PaCO_2$ 进一步升高。

三、代谢性碱中毒

代谢性碱中毒（metabolic alkalosis）是以血浆 HCO_3^- 浓度原发性升高为特征的酸碱平衡紊乱类型。

1. 原因

（1）消化道失 H^+：见于频繁呕吐以及胃液引流时，含丰富 HCl 的酸性胃液大量丢失。

（2）肾失 H^+：低氯性碱中毒：某些利尿剂（如噻嗪类、呋塞米等）可以抑制肾髓袢升支对 Cl^-、Na^+ 的重吸收。到达远曲小管的尿液流量增加，NaCl 含量升高，促进远曲小管和集合管细胞泌 H^+、泌 K^+ 增加，以加强对 Na^+ 的重吸收，Cl^- 以氯化铵形式随尿排出。H^+ - Na^+ 交换增强使 HCO_3^- 重吸收增加，引起低氯性碱中毒。

肾上腺皮质激素增多：肾上腺皮质增生或肿瘤可引起原发性肾上腺皮质激素分泌增多；细胞外液容量减少、创伤等刺激可引起继发性醛固酮分泌增多。醛固酮及糖皮质激素过多促使肾远曲小管和集合管 H^+ - Na^+ 交换和 K^+ - Na^+ 交换增加，HCO_3^- 重吸收增加，导致代谢性碱中毒及低钾血症。后者又促进碱中毒的发展。

缺钾性碱中毒：低钾血症是肾小管泌 H^+ 和重吸收 HCO_3^-，亦是引起代谢性碱中毒的重要原因和维持因素。机体缺 K^+ 时，细胞内 K^+ 外移以代偿血 K^+ 降低，细胞外液 H^+ 移入细胞，造成细胞外碱中毒和细胞内酸中毒。同时，因肾小管上皮细胞缺钾，使 K^+ - Na^+ 交换减少，代之以 H^+ - Na^+ 交换增强，H^+ 排出增多，HCO_3^- 重吸收增多，造成缺钾性碱中毒。

碱性物质摄入过多：常为医源性。口服或输入过量 $NaHCO_3$ 可引起代谢性碱中毒。摄入乳酸钠、乙酸钠、枸橼酸钠等有机酸盐，其在体内氧化可产生碳酸氢钠，1L 库存血中所含的枸橼酸钠约可产生 30mmol HCO_3^-，故大量输入库存血，尤其是在肾的排泄能力减退时，可引起代谢性碱中毒。

有效循环血量减少：呕吐或利尿引起的细胞外液容量减少，使有效循环血量不足，这是造成肾潴留 HCO_3^- 的主要刺激。

2. 机体的改变　代谢性碱中毒时的临床表现往往被原发疾病所掩盖，缺乏特有的症状或体征。在急性或严重代谢性碱中毒时，主要的功能与代谢障碍为中枢神经系统功能改变、神经肌肉应激性增高和低钾血症。

（1）中枢神经系统功能改变：血浆 pH 升高时，脑内 γ-氨基丁酸转氨酶活性增高而谷氨酸脱羧酶活性降低，使 γ-氨基丁酸分解增强而生成减少，γ-氨基丁酸含量降低，其对中枢神经系统的抑制作用减弱，出现烦躁不安、精神错乱、谵妄等中枢神经系统兴奋的表现。

（2）神经肌肉应激性增高：正常情况下，血清钙是以游离钙与结合钙形式存在的，pH 可影响两者之间的相互转变。Ca^{2+} 能稳定细胞膜电位，对神经肌肉细胞的应激性有抑制作用。急性代谢性碱中毒时，血清总钙量可无变化，但游离钙减少，神经肌肉应激性增高，表现为面部和肢体肌肉抽动、腱反射亢进及手足搐搦等。

碱中毒使氧解离曲线左移，血红蛋白和 O_2 的亲和力增加，在组织内 HbO_2 不易释放 O_2，可发生组织缺氧。

（3）低钾血症：碱中毒时，细胞外液 H^+ 浓度降低，细胞内 H^+ 外逸而细胞外 K^+ 内移，血钾降低；同时肾小管上皮细胞排 H^+ 减少，H^+-Na^+ 交换减少，而 K^+-Na^+ 交换增强，故肾排 K^+ 增加导致低钾血症。

3. 防治原则

（1）治疗原发病：积极去除引起代谢性碱中毒的原因及维持因素。

（2）输生理盐水：生理盐水含 Cl^- 量高于血浆，通过扩充血容量和补充 Cl^- 使过多的 HCO_3^- 从肾排泄，达到治疗代谢性碱中毒的目的。按照给予盐水后代谢性碱中毒能否纠正可将其分为：盐水反应性碱中毒（saline-responsive alkalosis）主要见于胃液丢失及应用利尿剂，有效循环血量减少、缺钾和缺氯是代谢性碱中毒的主要维持因素。盐水抵抗性碱中毒（saline-resistant alkalosis）主要见于醛固酮增多症、全身性水肿和严重低钾血症等，醛固酮增多和低钾是主要维持因素。给予生理盐水对前者有效，对后者无效。可给予醛固酮拮抗剂和碳酸酐酶抑制剂乙酰唑胺。乙酰唑胺抑制肾小管泌 H^+ 和重吸收 HCO_3^-，并增加 Na^+ 和 HCO_3^- 的排出，达到治疗碱中毒和减轻水肿的目的。

（3）给予含氯药物：对于严重的代谢性碱中毒患者，可给予少量含氯酸性药物，如 NH_4Cl 或 0.1mmol/L HCl，以消除碱血症对人体的危害。

四、呼吸性碱中毒

呼吸性碱中毒（respiratory alkalosis）是以血浆 H_2CO_3 浓度原发性减少为特征的酸碱平衡紊乱类型。

1. 原因　各种原因引起肺通气过度都可导致排出过多引起呼吸性碱中毒。

（1）低氧血症：初入高原时，由于吸入气中 PO_2 降低或肺炎、肺水肿等外呼吸障碍，使 PaO_2 降低，缺氧刺激呼吸运动增强，CO_2 排出增多。肺炎等疾患引起的通气过度还和刺激肺牵张感受器及肺毛细血管旁感受器有关。

（2）刺激中枢神经系统：脑血管意外、脑炎、颅脑损伤及脑肿瘤等中枢神经系统疾患可通过直接刺激呼吸中枢引起通气过度。特别是中脑和桥脑上部的损伤，可使控制通气的抑制通路受损。癔病发作时可引起精神性通气过度。

（3）机体代谢旺盛：见于高热、甲状腺功能亢进时及革兰阴性菌败血症患者，由于血温高和机体分解代谢亢进引起呼吸中枢兴奋，通气过度，使 $PaCO_2$ 降低。

（4）革兰阴性杆菌败血症：严重革兰阴性杆菌感染时，患者常可出现通气过度，可能与炎性产物刺激有关。

（5）药物及化学物质刺激呼吸中枢：水杨酸可通过血脑屏障，直接刺激呼吸中枢。大剂量应用水杨酸可兴奋呼吸中枢，增强肺通气量。增高的血氨亦可刺激呼吸中枢。

（6）呼吸机使用不当：使用呼吸机治疗通气障碍性疾病时，由于通气量过大而使 CO_2 排出过多。

2. 机体的变化　呼吸性碱中毒对机体的损伤作用与代谢性碱中毒相似，亦可引起感觉异常、意识障碍、抽搐、低钾血症及组织缺氧。但急性呼吸性碱中毒引起的中枢神经系统功能障碍往往比代谢性碱中毒更明显，这除与碱中毒对脑细胞的损伤有关外，还与脑血流量减少有关。$PaCO_2$ 降低可使脑血管收缩痉挛，脑血流量减少。据报道 $PaCO_2$ 下降 2.6kPa（20mmHg），脑血流量可减少 30% ~ 40%。

3. 防治原则　首先应积极治疗原发病和去除引起通气过度的原因，大多数呼吸性碱中毒可自行缓解。对发病原因不易很快去除或者呼吸性碱中毒比较严重者，可用纸袋罩于患者口鼻，令其再吸入呼出的气体（含 CO_2 较多），或让患者吸入含 5% CO_2 的混合气体，以提高血浆 H_2CO_3 浓度。对精神性通气过度患者可用镇静剂。

（吉文伟）

第八节　混合性酸碱平衡紊乱

混合型酸碱平衡紊乱可以有不同的组合形式，通常把两种酸中毒或两种碱中毒合并存在，使 pH 向同一方向移动的情况称为酸碱一致型或相加性酸碱平衡紊乱。如果是一种酸中毒与一种碱中毒合并存在，使 pH 向相反的方向移动，称为酸碱混合型或相消性酸碱平衡紊乱。

1. 呼吸性酸中毒合并代谢性酸中毒　呼吸性酸中毒合并代谢性酸中毒的原因和特点见表 1 - 6。

表 1 - 6　呼吸性酸中毒合并代谢性酸中毒的原因和特点

原因	表现
高热合并呕吐	PH 明显升高
肝硬化应用利尿剂治疗	$PaCO_2$ 降低
糖尿病酮症酸中毒合并肺部感染引起呼吸衰竭	血浆 HCO_3^- 升高
	血 K^+ 浓度降低

2. 呼吸性碱中毒合并代谢性碱中毒　呼吸性碱中毒合并代谢性碱中毒的原因和特点见表 1 - 7。

表1-7　呼吸性碱中毒合并代谢性碱中毒的原因和特点

原因	表现
慢性阻塞性肺疾患应用利尿剂	PH 不变，或略升高、降低
慢性阻塞性肺疾患合并呕吐	PaCO₂ 升高
糖尿病酮症酸中毒合并肺部感染引起呼吸衰竭	血浆 HCO_3^- 升高
	血浆 HCO_3^- 升高

3. 酸碱混合型

（1）呼吸性酸中毒合并代谢性碱中毒的原因和特点见表1-8。

表1-8　呼吸性酸中毒合并代谢性碱中毒的原因和特点

原因	表现
肾功能衰竭合并感染	PH 不变，或略升高、降低
肝功能衰竭合并感染	PaCO₂ 明显降低
水杨酸中毒	血浆 HCO_3^- 明显降低

（2）呼吸性碱中毒合并代谢性酸中毒的原因和特点见表1-9。

表1-9　呼吸性碱中毒合并代谢性酸中毒的原因和特点

原因	表现
肾功能衰竭出现频繁呕吐	pH 变化不这
剧烈呕吐伴有严重腹泻	血浆 HCO_3^- 变化不定

（3）代谢性酸中毒合并代谢性碱中毒的原因和特点：但是，在同一患者体内不可能同时发生 CO_2 过多又过少，故呼吸性酸中毒和呼吸性碱中毒不会同时发生。此外，在某些患者还可能发生：呼吸性酸中毒合并代谢性酸中毒和代谢性碱中毒；呼吸性碱中毒合并代谢性酸中毒和代谢性碱中毒的三重性酸碱平衡紊乱，使患者的病理生理变化更为复杂。

需要指出的是，无论是单纯性或是混合型酸碱平衡紊乱，都不是一成不变的，随着疾病的发展，治疗措施的影响，原有的酸碱失衡可被纠正，也可能转变或合并其他类型的酸碱平衡紊乱。因此，在诊断和治疗酸碱平衡紊乱时，一定要密切结合患者的病史，观测血 pH、$PaCO_2$ 及 HCO_3^- 的动态变化，综合分析病情，及时做出正确诊断和适当治疗。

（吉文伟）

第二章　外科休克

第一节　概述

休克是机体由于各种致病因素（感染性、创伤性、低血容量性、心源性及过敏等）引起有效血容量不足，心排血量降低，使生命重要器官的微循环灌流量急剧减少所引起的一系列代谢紊乱、细胞受损、脏器功能障碍为特征的综合征。临床主要表现为循环功能不全，低血压，心动过速，脉搏细弱，皮肤潮冷、苍白或紫绀，尿量减少，烦躁不安，反应迟钝，神志模糊，昏迷及代谢性酸中毒，甚或死亡。

一、病因

1. 心源性休克　心跳出量减少，见于急性心肌梗死、心力衰竭及严重心律失常等。
2. 低血容量性休克　回心血流量减少，见于出血、烧伤、失水而未补充、腹泻、呕吐、肠梗阻等。
3. 过敏性休克　多因Ⅰ型变态反应而发病，其过敏原有抗生素、生物制品、昆虫、食物及花粉等。
4. 感染性休克　尤其是革兰阴性杆菌败血症释放的内毒素，致血管扩张，回心血流减少，心排出量减少。
5. 血流阻塞性休克　系由于血循环严重受阻，致有效循环血量显著减少，血压下降。见于心包填塞、肺栓塞、心房黏液瘤、夹层动脉瘤、肥厚型心肌病等。
6. 神经源性休克　由于血管收缩机制减退所致，见于麻醉药、降压药过量，脊髓外伤，剧痛，直立性低血压等。
7. 内分泌性休克　见于肾上腺危象、甲状腺危象、垂体前叶功能减退症、低血糖等。

二、分类

近来主张以血流动力学分类代替以往的病因、病理或病程等分类法，分为以下四类。
1. 低血容量性休克　包括失血、失液、烧伤、过敏、毒素、炎性渗出等。
2. 心源性休克　包括急性心肌梗死、心力衰竭、心律失常、室间隔破裂等。
3. 血流分布性休克　包括感染性、神经性等。
4. 阻塞性休克　包括腔静脉压迫、心脏压塞、心房黏液瘤、大块肺梗死、肥厚型心肌病等。

上述分类较为简明，但由于休克病因不同，可同时具有数种血流动力学的变化，如严重创伤的失血和剧烈疼痛，可同时引起血流分布性及低血容量性休克，且在休克进一步发展时很难确切鉴别其类型。

三、发病机制

根据血流动力学和微循环变化规律，休克的发展过程一般可分为 3 期。

1. 休克早期　又称缺血缺氧期，此期实际上是机体的代偿期。微循环受休克动因的刺激使儿茶酚胺、血管紧张素、加压素、TXA_2 等体液因子大量释放，导致末梢小动脉、微动脉、毛细血管前括约肌、微静脉持续痉挛，使毛细血管前阻力增加，大量真毛细血管关闭，故循环中灌流量急剧减少。上述变化使血液重新分布，以保证心脑等重要脏器的血供，故具有代偿的意义。随着病情的发展，某些器官中的微循环动静脉吻合支开放，使部分微动脉血液直接进入微静脉（直接通路）以增加回心血量。此期患者表现为精神紧张、烦躁不安、皮肤苍白、多汗、呼吸急促、心率增速、血压正常或偏高，如立即采取有效措施，容易恢复，若被忽视，则病情很快恶化。

2. 休克期　又称瘀血缺氧期或失代偿期。此期系小血管持续收缩，组织明显缺氧，经无氧代谢后大量乳酸堆积，毛细血管前括约肌开放，大量血液进入毛细血管网，造成微循环瘀血，血管通透性增加，大量血浆外渗。此外，白细胞在微血管上黏附，微血栓形成，使回心血量明显减少，故血压下降，组织细胞缺氧及器官受损加重。除儿茶酚胺、血管加压素等体液因子外，白三烯（LTS）、纤维连接素（Fn）、肿瘤坏死因子（TNF）、白介素（IL）、氧自由基等体液因子均造成细胞损害，也为各种原因休克的共同规律，被称为"最后共同通路"。临床表现为表情淡漠、皮肤黏膜紫绀、中心静脉压降低、少尿或无尿及一些脏器功能障碍的症状。

3. 休克晚期　又称 DIC 期。此期指在毛细血管瘀血的基础上细胞缺氧更甚，血管内皮损伤后胶原暴露，血小板聚集，促发内凝及外凝系统，在微血管形成广泛的微血栓，细胞经持久缺氧后胞膜损伤，溶酶体释放，细胞坏死自溶，并因凝血因子的消耗而弥漫性出血。同时因胰腺、肝、肠缺血后分别产生心肌抑制因子（MDF）、血管抑制物质（VDM）及肠因子等有害物质，最终导致重要脏器发生严重损害、功能衰竭。此为休克的不可逆阶段，使治疗更为棘手。

以上指休克的一般规律，按临床所见，可因病因不同而各具特点。除低血容量性休克等有上述典型的微循环各期变化外，流脑败血症时 DIC 可很早发生，由脊髓损伤或麻醉引起交感神经发放冲动突然减少的血流分布性休克或大出血引起的低血容量性休克，一开始即可因回心血量突然减少而血压骤降。部分感染性休克由于儿茶酚胺等作用于微循环吻合支上的 β-受体而造成吻合支开放，早期可表现为高排低阻型（暖休克），以后则因 α-受体兴奋为主，表现为低排高阻型（冷休克）。

心源性休克一开始即因泵衰竭而血压明显降低，虽心源性休克也可有类似低血容量性休克的代偿期，但时间极短，故病情发展很快。此外，已受损的心肌通过交感兴奋、心率增快、收缩力增强，心肌代谢及氧耗也相应增高，而冠状动脉血流无明显增加，易使心肌损害的范围进一步扩大。除心律失常易于纠正外，心肌损害往往是不可逆的，特别是心肌梗死范围超过 40% 者，很多均死于心源性休克。

四、临床表现

休克是临床危急状态，在处理过程中首先必须严密观察病情变化。有生命中枢功能监测设备最为理想。定时测量体温、脉搏、呼吸、血压与出入液量，并准确做好记录，直至这些数据基本稳定在正常范围，才逐步延长测量时距。

一般认为，血压原来正常的成人，肱动脉收缩压下降到 ≤10.67kPa 时，指示有休克状态存在。但也不能一概而论，例如有些全身情况较差或恢复期的患者（尤其是女性），收缩压可保持在 10.67kPa 左右，而并无休克的临床表现。另一方面，有些休克前期的患者，机体代偿功能尚好，收缩压仍可保持在 12kPa 左右，而有面色苍白、表情紧张、焦虑不安、呻吟、呼吸浅速、脉搏细数、脉压缩小、四肢厥冷、尿量减少等休克症状，根据血压再结合临床上有引起休克原发病存在，可诊断为休克。休克前期症状主要为交感神经活动增强的表现，应有所认识。

实验室检查方面须做尿常规、血常规、血型鉴定、血浆 CO_2CP 测定与血非蛋白氮测定、红细胞压积测定等。严重病例宜做 CVP 监测和放置停留尿管，定时测量尿量与比重，作为治疗的指南。补液过程中还须做血钾、血钠与血氯化物测定。如有需要，做心电图描记与血气分析。

五、治疗

1. 一般治疗　应就地、就近抢救，避免远距离搬运。在无呼吸困难情况下，应让患者取平卧位，下肢轻度抬高，立即供氧。可采用鼻导管法，氧流量以 2~4L/min 为宜，缺氧或紫绀明显者可适当增加氧流量，必要时可采用面罩或正压供氧，亦可用高频喷射通气供氧。休克时肺属最易受害的器官，休克伴有呼吸衰竭者死亡率特别高，故应迅速保持呼吸道通畅，必要时采用气管插管、气管切开或以机械呼吸供氧及加强呼吸监护，一旦气道通畅，即以 5~10L/min 的流量供氧。在 ARDS 早期，往往通过有效供氧即可纠正动脉氧分压降低状态。血中乳酸含量的监测常可提示供氧是否合适或有效。对有剧痛者可用吗啡稀释后缓慢静脉注射，每次 2~4mg，必要时可重复。若注射后出现血压进一步下降、心动过缓、恶心、呕吐等不良反应时，可立即注射阿托品。应尽快建立静脉通道补充血容量，视病情应用血管活性药物。

2. 补充血容量及维持酸碱平衡　及时补充血容量恢复组织灌注是抢救休克的关键。无论何种休克均有血容量不足，故立即给患者补液以纠正低血容量十分重要。一般在前 30~60min 内快速输入液体 500~1 000ml（心源性休克、高龄和心肺功能不全者酌减），以提供有效循环血量及填充开放了的毛细血管容量。心源性休克的补液，除参考 CVP 外，还应以 PCWP 为准。若 PCWP<2kPa，可在 10~15min 内给液体 100ml，输液后若组织血流灌注改善及（或）血压回升，且 PCWP 仍<2kPa，则按上述方法重复输液，直至使 PCWP 达 2~2.4kPa；若病情不改善且 PCWP 超过 2.67kPa，或出现肺瘀血征象，则停止补液，并给予强心剂。其他类型的休克，只要 CVP<0.59kPa，即应补液，直至动脉压和组织血流灌注改善，CVP 升至正常为止。一般情况下，头 12h 可输液 1 500~2 000ml，24h 达 2 500~3 500ml。患者有呕吐、腹泻、大汗、高热及失血等，可酌情增加补液量，直至血容量基本补足，休克纠正。

酸中毒可致心肌收缩力降低和周围血管扩张，因而使心排血量和血压降低，并影响血管活性药物的疗效，还可诱发严重心律失常。因此，当动脉血 pH<7.30，且能排除呼吸性酸中毒时，应立即予以补碱，一般视临床情况可先静滴 4%~5% 碳酸氢钠液 200~300ml 以后

根据复查结果（pH 或 $CO_2 - CP$）决定是否再继续应用，但治疗中应防止矫枉过正。根据血电解质测定结果，调整各电解质浓度。关于补液的种类、胶体与晶体的比例，各家尚有争论。低分子右旋糖酐的作用众所周知；平衡液与输血为抗休克的良好补液组合，除严重代谢性酸中毒外，适当补液本身即可纠正休克及酸中毒；过量给予碳酸氢钠可损害组织的氧合作用并引起其他代谢和电解质失衡；极化液为急性心肌梗死常用药，能量补充对休克有帮助。

3. 血管活性药物的应用　在纠正血容量和酸中毒，并进行适当的病因治疗后血压等仍未稳定时，应及时采用肌变应力药物。血流分布性休克属低排高阻型时宜选用扩血管药物，神经性、过敏性休克时为保证心、脑等主要脏器的供血则以缩血管药物较妥，目前常两者同时合用。血管扩张剂适用于急性心肌梗死并发左心衰竭而无休克时，若已出现低血压或休克，则不能单独使用。对使用大剂量去甲肾上腺素、间羟胺的患者，尽管血压回升，但由于该类药物使外周血管收缩而影响组织血流灌注，事实上休克并无改善，此时并用血管扩张剂可望使病情改善。在使用血管扩张剂之前，须先纠正酸中毒和电解质紊乱；并且确认血容量已补足，以免由于血管扩张使心室充盈压降低而减少心排血量而加重休克。使用血管扩张剂后，若血压降低超过 2.67kPa；宜减慢滴速或暂停使用。血管收缩剂应在血容量补足而休克征象尚未改善甚或恶化时再考虑使用，剂量不宜过大，以免血管剧烈收缩，加重肾缺血和微循环障碍。血压不宜上升太高，原无高血压者，收缩压维持在 12～13.3kPa，高血压者维持在 13.3～16kPa，脉压差以 2.67～4kPa 为宜，切忌血压大幅度波动和骤升、骤降。

休克治疗在纠正心律失常、扩容、利尿的同时，应选用扩血管及正性肌力药物以减轻心脏前后负荷，常用者为多巴胺或多巴酚丁胺。后者主要兴奋 β_1 - 受体，提高心肌收缩力，增加心排量；也部分兴奋血管 β_2 - 受体使血管平滑肌舒张，若同时合并酚妥拉明效果更好。临床上常以间羟胺与多巴胺或多巴酚丁胺联用，间羟胺一般剂量为 20～100mg 加于 5% 葡萄糖液 100～500ml 内静滴；多巴胺一般剂量为 20～80mg 加于 100～500ml 液体内，以 5～15μg/（kg·min）静滴；多巴酚丁胺一般剂量为 250mg 加于 250～500ml 液体内，以 2.5～10μg/（kg·min）静滴。

4. 改善心功能　心功能障碍可引起休克，而休克亦可引起继发性心功能障碍，有时其因果关系较难分清。因此，对有心脏病、高龄或有心功能不全征象者，CVP、PCWP 升高，可酌情使用洋地黄类药物，但急性心肌梗死并心源性休克头 24h 内一般不宜用洋地黄。近年发现的非洋地黄非儿茶酚胺类的磷酸酯酶抑制剂可通过细胞内 CAMP 积聚及增加细胞质内钙离子而加强心肌收缩，故具有正性肌力和弛张血管平滑肌作用，且无增加心肌氧耗之弊，为抗心源性休克的理想药物。此类药以氨力农（氨双吡酮，氨吡酮，amrinone）为代表，国内已生产使用。此外，尚有作用更强的同类药如米力农（米利酮，氨吡酮 milrinone）为代表，国内已生产及使用。此外尚有、依诺昔酮（enoximone）、匹罗昔酮（piroximone）、伊马唑旦（imazodan）等。

5. 抗菌药物　除感染性休克及开放性骨折、广泛软组织损伤、内脏穿孔等应给予抗生素外，一般不作常规应用。但上述疾病在未查明病原前，可根据临床表现以判断其最可能的病原菌而采用有效的广谱抗生素，其种类、剂量、投药方法必须按患者年龄、肝肾功能等而个别化。

6. 肾上腺皮质激素　主要用于感染性、心源性及难治性休克。激素可稳定细胞膜，使溶酶体膜的稳定性增加而不易破裂，从而防止具有活性的水解酶释入血流，严重扰乱代谢，造成不可逆性休克。大剂量激素有扩血管作用，可改善微循环，增加心排出量；能降低血细胞和血小板的黏附性；改善肺、肾功能等作用。一般宜大剂量短疗程应用，如地塞米松20～60mg/d，分次静脉推注，疗程1～3d。

7. β-内啡肽阻滞剂　该药于20世纪80年代起应用于临床，目前国内已能生产。曾有人报道，纳洛酮有降低周围血管阻力、提高左心室收缩压及增高血压作用，从而可提高休克存活率，然而De Maria等认为迄今无肯定效果。

8. 其他抗休克药物　由于微循环衰竭及细胞受损受多种因素的影响，1，6-二磷酸果糖（FDP）能增加心排量，改善细胞代谢，在提高抗休克能力方面已取得较好效果。此外，在抗休克治疗中除采取有效方法迅速恢复组织灌流外，正在寻找对某些介质（因子）的免疫干预或阻断特殊介质等方法，其中如磷脂酶抑制剂、环氧化酶抑制剂、TXA_2合成酶抑制剂、氧自由基清除剂、Fn替代制剂、抗TNF抗体、钙离子拮抗剂等，此类药物有的已用于临床。

9. 外科治疗　对引起休克的外科疾病，可紧急手术治疗。但术前须先纠正缺氧及水、电解质与酸碱平衡失调，以确保麻醉和手术安全。主动脉内气囊反搏术适用于急性心肌梗死、乳头肌断裂或室间隔穿破等所致的休克，可起到暂时稳定病情的作用，以便赢得时间做紧急冠状动脉造影等检查和手术治疗。

10. 病因治疗　及时而有效的病因治疗是休克抢救能否成功的关键。如感染性休克应积极治疗基础疾病和使用有效的抗生素；出血性休克应止血、输血和治疗原发疾病；心肌梗死并发休克应积极治疗心梗；DIC休克应用肝素；过敏性休克应脱离过敏原并使用抗过敏药物；心包填塞并发休克应立即行心包穿刺抽液等。

11. 防治并发症　休克最常见和最重要的并发症有急性肾衰竭、ARDS、心力衰竭及中枢神经系统损害，及时识别上述并发症，并及早进行防治是休克治疗成败的关键之一。

（刘　云）

第二节　感染性休克

感染性休克（infectious shock）亦称中毒性休克或败血症性休克，是由病原微生物（包括细菌、病毒、立克次体、原虫与真菌等）及其代谢产物（包括内毒素、外毒素、抗原抗体复合物）在机体内引起的一种微循环障碍及细胞与器官代谢、功能损害综合征。

一、病因

感染性休克常见于革兰阴性杆菌感染（败血症、腹膜炎、坏死性胆管炎、绞窄性肠梗阻等）、中毒性菌痢、中毒性肺炎、暴发型流行性脑脊髓膜炎、革兰阳性球菌败血症、暴发型肝炎、流行性出血热、厌氧菌败血症（多发生于免疫功能抑制的慢性病患者，如肝硬化、糖尿病和恶性肿瘤等以及免疫功能缺陷的患者）和感染性流产等。

二、发病机制

感染性休克发病机制尚不十分明确，病原微生物及其毒素等产物作为动因，可激活宿主一系列体液和细胞介导系统，产生各种生物活性物质，后者相互作用，相互影响，引起微循环障碍和（或）细胞与器官代谢、功能损害。

1. 微循环障碍的发生与发展　微生物及其毒素等产物（主要为内毒素）可激活补体、激肽、凝血、纤溶等体液系统，导致血管扩张、循环血容量不足和低血压；后者通过压力感受器激活神经内分泌 – 交感肾上腺髓质系统（在应激状态下亦可直接被激活），分泌大量儿茶酚胺，使微血管张力发生明显改变，最后导致 DIC 和继发性纤溶，引起出血，心排血量进行性降低、低血压，形成恶性循环，使休克向纵深发展。

感染性休克依血流动力学改变不同可分为两种类型：①暖休克或高动力型（高排低阻型）：其特点是外周血管扩张，四肢末端温暖干燥，心排血量增加或正常，一般发生于早期或轻型患者。此型如不及时纠正，最终发展为冷休克。②冷休克或低动力型（低排高阻型）：最常见，其特点是心排血量降低，外周阻力增高，动脉血压下降，静脉瘀血。它的发生与内毒素直接使交感 – 肾上腺髓质系统兴奋，内毒素使血小板、白细胞等释放生物活性物质，损伤血管内皮，激活凝血因子Ⅻ，从而促进激肽形成与 DIC 形成等有关。

2. 细胞损害和器官功能衰竭　细胞损害可继发于微循环灌注不足所引起的组织细胞缺血缺氧；但亦可为原发性，既可是休克动因如内毒素直接引起细胞损伤，使细胞膜通透性增加，细胞内 K^+ 逸出，而细胞外 Na^+ 和水进入细胞，从而使 $Na^+ - K^+ - ATP$ 酶活性增加，功能增强，大量消耗 ATP 终至耗竭并导致 Na^+、水在细胞内潴留，引起细胞肿胀和线粒体肿胀，ATP 生成减少，更加重钠、水在细胞内潴留，形成恶性循环；又多是由内毒素激活白细胞所产生的活性氧（氧自由基）、单核 – 巨噬细胞被激活所产生的肿瘤坏死因子（TNF）、白细胞介素 1（IL – 1）以及抗原抗体复合物激活补体等诱致 TNF 与 IL – 1 二者可相互诱生，也可自身诱生。细胞损害常先累及胞膜，胞膜磷脂在磷脂酶 A_2 的激发下形成花生四烯酸，后者经环氧化酶或脂氧化酶的代谢途径分别产生前列腺素类，包括血栓素（TXA_2）、前列环素（PGI_2）、PGE_2、白三烯（LT）等。上述产物可影响血管张力、微血管通透性，激活血细胞，造成细胞和组织损伤，在休克的发生发展中起重要作用。细胞损伤后释放的溶酶体酶、心肌抑制因子（MDF）等毒性肽与其他介质是使休克恶化的重要原因。

垂体在微生物及其毒素如内毒素激发下分泌 ACTH，同时亦激活内啡肽系统，β – 内啡肽释放增加，它能抑制交感神经活动，使血压降低；而脑内的促甲状腺激素释放激素系统则和内啡肽系统起生理性拮抗作用。

在全身微循环障碍的基础上，各器官组织的功能和结构均可发生相似的病理生理改变，但在不同病例可有所侧重，从而导致 ARDS、急性肾衰竭、心功能不全、肝功能损害、脑水肿、胃肠道出血与功能紊乱等。

3. 休克时的代谢、电解质和酸碱平衡变化　在休克应激情况下，糖和脂肪分解代谢亢进，初期血糖、脂肪酸、三硝酸甘油等均见增加，随休克进展、糖源耗竭而转为血糖降低、胰岛素分泌减少，在缺血缺氧情况下 ATP 生成减少，影响胞膜钠泵功能，致细胞内外离子分布失常，Na^+ 与水进入细胞内，K^+ 则流向细胞外；细胞或胞膜受损时，发生 Ca^{2+} 内流，胞液内钙超载可产生许多有害作用，如活化磷脂酶 A_2，激活花生四烯酸代谢，导致低血糖，参与血小板凝集，触发再灌注损伤，增加心肌耗氧量等，直至造成细胞死亡。休克初期可因细菌毒素对呼吸中枢的直接影响或有效循环血量降低的反射性刺激而引起呼吸增快、换气过度，导致呼吸性碱中毒；继而因脏器氧合血液灌注不足，生物氧化过程发生障碍，三羧酸循环受抑制，ATP 生成减少，乳酸形成增多，导致代谢性酸中毒；休克晚期，常因中枢神经系统或肺功能损害而导致混合性酸中毒。可出现呼吸幅度与节律的改变。

三、临床表现

感染性休克必须具备感染和休克两方面的表现。

1. **休克早期** 突然出现寒战、高热，或高热患者体温骤降或不升；继而出现烦躁不安、过度换气伴呼吸性碱中毒和精神状态改变。面色苍白、口唇和四肢轻度发绀、湿冷；可出现胃肠道表现如恶心、呕吐；血压可正常或稍低或稍高，脉压变小；呼吸、脉搏增快；尿量减少。眼底检查可见动脉痉挛现象，此期为低排高阻型休克（冷休克）。少数可表现为皮肤温暖、肢端色泽稍红、浅静脉充盈、心率无明显增快，血压虽偏低但脉压稍大，神志清楚，临床上称之为暖休克。

2. **休克发展期** 患者意识不清，出现谵妄、躁动，甚至昏迷，呼吸浅速，心音低钝，脉搏细数，按压稍重即消失，收缩压降至10.67kPa以下，甚至测不出，脉压小。皮肤湿冷、发绀，常有花斑纹，尿少甚至无尿。

3. **休克晚期** 可出现DIC和重要脏器功能衰竭。DIC表现为顽固性低血压广泛出血（皮肤黏膜和内脏）。急性肾衰竭表现为尿量明显减少或无尿，血尿素氮和血钾升高。急性心功能不全者呼吸增快、发绀、心率加速，心音低钝，可有奔马律、心律失常；亦有心率不快或相对缓脉，出现面色灰暗，肢端发绀，中心静脉压和肺动脉楔压升高，分别提示右心和左心功能不全；心电图示心肌损害，心律失常改变。ARDS表现为进行性呼吸困难和紫绀，吸氧不能使之缓解，呼吸频数，肺底可闻及细湿啰音或呼吸音减低。X线胸片示散在小片状浸润影，逐渐扩展、融合，形成大片实变；血气分析 $PaO_2 < 5.26kPa$。脑功能障碍引起昏迷，一过性抽搐、肢体瘫痪及瞳孔、呼吸改变等。肝功能衰竭引起肝昏迷、黄疸等。

四、辅助检查

1. **血象** 白细胞计数大多增多，伴核右移现象，但白细胞也可正常，甚至减少。可见到中毒性颗粒及中性粒细胞中胞浆空泡形成。血红蛋白和红细胞压积增高，提示血液有浓缩现象。血小板常减少。

2. **病原体检查** 为明确病因诊断，尽可能在应用抗生素前常规进行血或其他体液、渗出液及脓液培养（包括厌氧菌培养），并做药敏试验，鲎溶解物试验（LCT）有助于内毒素的检测。

3. **尿常规和肾功能检查** 测定尿比重、血尿素氮、肌酐等，以便及时了解肾功能。

4. **血液生化检查** 常测者为二氧化碳结合力，有条件时应做血气分析，以及时了解酸碱平衡情况。血乳酸含量测定有预后意义，严重病例多明显升高。可有电解质紊乱，血钠多偏低，血钾高低不一。

5. **血清酶的测定** 血清转氨酶、肌酸磷酸激酶、乳酸脱氢酶及其同工酶等，反映脏器、组织损害情况。酶值明显升高，预后不良。

6. **有关DIC检查** 血小板计数、纤维蛋白原、凝血酶原和凝血酶时间等测定及血浆鱼精蛋白副凝（3P）试验等。

五、治疗

感染性休克必须早期诊断及时治疗，争取在短时间内使微循环得到改善，保证重要器官功能迅速恢复，尽快脱离休克状态。在积极治疗感染的同时，应采取如下综合措施。

1. **使气道通畅和给氧** 感染性休克患者，即使无紫绀，亦应吸氧，可用鼻导管或面罩加压输入，如分泌物较多、严重缺氧时需气管插管给氧。必要时可考虑气管切开或采用人工呼吸机给氧。

2. **控制感染** 感染性休克应积极控制感染，发现脓肿应及时引流。使用抗生素前应进行细胞学检查，在未明确致病菌前，只能从临床经验判断不同脏器感染的常见致病菌。选用抗生素以静脉给药为宜，剂量需较大。为了更好地控制感染，抗生素可以联合应用，但一般二联已足，严重感染亦可三联及四联，并根据致病菌选用抗菌谱较广的药物。待细菌培养得到结果后再进行调整。抗菌药物的应用原则是：正确选择、恰当组合、剂量要大、静脉滴注、集中给药、注意肝肾功能。根据患者的年龄、体重、肝肾功能、药物的抗菌性，适当调整抗菌药物的种类及剂量。抗生素选择情况见表 2-1。

表 2-1 感染性休克时抗生素选用参考表

细菌	革兰染色	首选药物
葡萄球菌	+	青霉素 G
耐青霉素金黄色葡萄球菌	+	新青霉素 II、III
溶血性链球菌	+	青霉素 G
肠球菌	+	青霉素 G+链霉素
肺炎双球菌	+	青霉素 G
肺炎杆菌	-	庆大霉素或卡那霉素
产气荚膜杆菌	+	青霉素 G
炭疽杆菌	+	青霉素 G
结核杆菌		链霉素或异烟肼
脑膜炎双球菌	-	磺胺嘧啶或青霉素 G
淋病双球菌	-	青霉素 G
流感杆菌	-	氯霉素
大肠杆菌	-	卡那霉素或庆大霉素或磺苄西林
绿脓杆菌		脱氧卡那霉素
		庆大霉素+呋布西林、磺苄西林
肺炎产气杆菌	-	多黏霉素或庆大霉素
痢疾杆菌	-	磺胺药+TMP、氯霉素
沙门菌	-	氯霉素
奇异变形杆菌	-	卡那霉素
其他变形杆菌	-	卡那霉素

感染性休克患者应用抗生素时必须注意肾功能情况，当肾功能减退时经肾排出的抗生素其半衰期明显延长，使其血中浓度增高，不仅加重肾脏负担引起肾衰竭，还可损害各脏器和神经系统，故应选用适当的抗生素和调整抗生素的剂量。对轻度肾功能损害者，应用原量的 1/2，中度损害者给 1/2～1/5 量，重度损害者给 1/5～1/10 量。

3. **补充血容量** 补充血容量是治疗感染性休克的重要措施，只有补足血容量才能保证氧和血液对组织器官的有效灌注，改善微循环及心输出量，纠正休克。补液时应在中心静脉压监测下，于开始 2h 输液 1 000～2 000ml，应双管滴入，争取在 1～2h 获效。如血压在 10.6kPa 左右，先输液 1 000ml，严重患者 24h 输液量常需 3 000～4 000ml 以上，并根据心、肾功能调节输液速度，依据电解质及酸碱平衡情况配合使用液体。

（1）低分子右旋糖酐：是一种合成的胶体溶液，有吸收血管外液的作用，是休克早期扩容的良好溶液。可以第 1h 快速输入 100～150ml，以后缓慢输液，24h 维持总量在 10～15ml/kg，最好不超过 1 000ml/d。该药主要通过提高血浆渗透压而达到增加血容量的目的，作用维持 8h，它能降低血液黏稠度、红细胞压积，减少血小板吸附和聚集，改善微循环的淤滞，增加静脉回流。但需注意过敏反应，对有心脏病、肾功能不全、严重失水状态或血小板减少者慎用，以免加重病情。

（2）血浆代用液：以羧甲淀粉（706）临床常用，为支链淀粉衍生物，有较好的扩容效果，使用时有过敏反应，需做过敏试验。

（3）平衡盐液：可使用林格液、碳酸氢钠溶液（林格液与等渗碳酸氢钠 2 ：1），或生理盐水、碳酸钠溶液，5% 葡萄糖盐水溶液等。

（4）血浆或清蛋白：对于患者体力、抗病力基础较差者适当输血浆或清蛋白，特别是严重贫血及低血容量者，尤应考虑使用。

4. 纠正酸中毒 感染性休克常有明显的酸中毒，纠正酸中毒可改善微循环，防止弥散性血管内凝血的发生和发展，并可增强心肌收缩力，提高血管活性药物的效应。如休克状态持续 2h，血 pH<7.2，或静脉滴注血管活性药物而升压反应不佳，均应考虑伴有代谢性酸中毒的可能，应立即测定血浆二氧化碳结合力，根据临床表现静脉滴注碱性药物。一般轻度酸中毒在 24h 内需 5% 碳酸氢钠 250～400ml，重症酸中毒患者需 60～800ml，不宜 >1 000ml，可分为 2～3 次用；儿童患者用 5% 碳酸氢钠 5ml/kg，若用后仍未纠正，在 4～6h 后再输碱性溶液一次，用量为上述剂量的一半。乳酸钠溶液不宜用于乳酸性酸中毒和感染性休克病例。三羟甲基氨基甲烷（THAM）大量快滴引起呼吸抑制和低血压，亦可导致低血糖和高血钾，所以较少采用。

5. 应用血管活性药物 休克患者血容量补足而血压仍未回升，组织灌注仍无改善甚或恶化者，即需采用血管活性药物。此类药物的正性肌力作用能升高心跳血量，选择性扩张血管，重新分配血液到受损器官内。缩血管药物的作用使血压升高，缺血区灌注改善。常用有价值的药物如下。

（1）α-受体阻滞剂：通过解除小动脉及小静脉的痉挛，减少外周阻力，增加血管床容量，减少中心静脉血液，减轻肺水肿和肾脏并发症。适用于重症或晚期休克病例。

1）酚苄明：用量 0.5～2.0mg/kg，加入 10% 葡萄糖液 250～500ml 静滴，1～2h 滴完，作用持续 48h。

2）苄胺唑啉：它能对抗休克时伴发的血管收缩作用，促使血管扩张及增加组织灌流量，但必须在补充血容量后应用。剂量为 0.2～1.0mg/min，即 3～20μg/（kg·min）。

（2）β-受体兴奋剂

1）异丙肾上腺素：具有扩张血管作用，舒张微循环小动脉及小静脉括约肌，使周围血管阻力减低；加强心肌收缩力，使心跳出量增加。用量为 0.2～1.0mg，加入 500ml 葡萄糖溶液中，2～4μg/min 静滴。在充分补充血容量及纠正酸中毒的条件下，对低排高阻型休克有较好的疗效。

2）多巴胺：广泛用于治疗休克，对心脏直接兴奋 β-受体，对周围血管有轻度收缩作用，对心脏血管及冠状动脉有扩张作用，用药后心肌收缩力增强，心跳出量增多，肾血流量和尿量增加。平均剂量 10 ~ 20μg/（kg·min）。

3）多巴酚丁胺：作用于心肌 β_1 - 受体，使心输出量增加，且与剂量成正比，外周动脉收缩作用极微弱。用法：一般用量 10μg/（kg·min）。血管活性药物的应用原则是温暖型休克使用血管收缩剂，冷湿型休克使用血管扩张剂，在特定条件下可联合使用。如多巴胺与间羟胺、酚妥拉明与去甲肾上腺素或间羟胺合用。

（3）莨菪类药物：莨菪类药物在国内已广泛应用于感染性休克的急救治疗。该药能阻断 M 和 α - 受体在应激状态下的全部不利效应，减少细胞耗氧量，节约能量，供给 β - 受体更多的 ATP，充分发挥 β - 受体效应使血管平滑肌舒张，有助于改善微循环和内脏功能。常用药物为阿托品及东莨菪碱，剂量应根据病情酌情调整。

6. 纳洛酮的应用　该药是 20 世纪 80 年代推出的试用抗休克的新型药物，主要用于常规综合治疗无效的难治性休克所引起的持久性低血压，可获得显著疗效，特别适用于基层医院。对休克一时不能确定病因又没有更多的治疗措施时，应用纳洛酮可升高患者的血压，增加心肌收缩力，提高患者的生存率。成人初次剂量为 10μg/kg，必要时 2 ~ 3min 重复一次，半衰期 30 ~ 40min，故应重复或持续给药。

7. 肾上腺皮质激素　感染性休克患者应用激素可改善肺、肾功能，对微循环有稳定作用，且能稳定溶酶体膜，保持细胞完整性，亦有抗炎、抗过敏作用，从而提高患者生存率。一般常用氢化可的松 0.2 ~ 0.6g/24h 或地塞米松 20 ~ 40mg/24h。皮质激素可引起电解质紊乱、感染扩散、双重感染和溃疡病等，故疗程不宜超过 3 ~ 5d，休克纠正后应尽早停用。

8. 增加心肌收缩力和心跳量　发现有急性肺水肿或心衰征象时，可选用快速作用的毛花苷 C 0.4mg 置于 20 ~ 40ml 葡萄糖溶液中静注，同时应用呋塞米 20 ~ 40mg 静注，并减慢输液速度。

9. 自由基清除剂　腺苷脱氨酶抑制剂（EHNA）、别嘌呤醇、甘露醇、辅酶 Q_{10}、维生素 C 和维生素 E 等均有一定清除自由基的作用，值得注意的是，在中药丹参、川芎、赤芍、红参、山莨菪碱等中发现有清除自由基、保护细胞代谢的作用。

10. 防治 DIC　除积极治疗原发病和解除微循环障碍，改善毛细血管灌注量外，应及早应用肝素。一般成人首剂 50mg 加于 5% 葡萄糖液 100 ~ 250ml 中静滴，4h 滴完，间隔 2h 再重复应用 1 次，肝素一般在 4 ~ 6h 内排泄完。肝素与双嘧达莫合用可取得协同作用，双嘧达莫剂量成人为 50 ~ 150mg，每 6h 一次，静脉缓注。当有继发性纤溶发生严重出血时，在使用肝素后可静脉滴入 6 - 氨基己酸每次 4 ~ 6g，6 ~ 8h 一次，或用对羧基苄胺每次 100 ~ 200mg 静推。

（刘　云）

第三节　心源性休克

心源性休克（cardiogenic shock）系指由于严重的心脏泵功能衰竭或心功能不全导致心排血量减少，各重要器官和周围组织灌注不足发生的一系列代谢和功能障碍综合征。

一、病因

急性心肌梗死（AMI）为最常见的病因，据报道 AMI 患者中 15% 发生心源性休克。其他少见的原因有严重心律失常、急性心包填塞及肺梗死、心肌炎或心肌病、心房黏液瘤、心脏瓣膜病和恶性高血压等。

二、发病机制

1. **心室肌广泛破坏**　使心室搏血功能急性衰减，心输出量和血压随之下降，引起：①冠状动脉灌注压下降。②心率加快，心脏舒张期缩短，冠状动脉灌注时间缩短。因此，冠状动脉灌注量相应降低，严重者梗死区缺血加重，整个心脏供血亦减少，心肌代谢全面恶化导致心肌无力，心输出量进一步下降。据病理学研究，左室心肌体积 40% ~ 50% 破坏或广泛心内膜下梗死均可发生心源性休克。

2. **心输出量减少**　左室残留血量增多，则左心室舒张期压力和容积均增加，左心室壁张力因而增高，导致冠状动脉灌注阻力增加；心肌耗氧量增多。在二者作用下，心肌缺血加重，心肌收缩力进一步减弱，心输出量更趋减少。

3. **兴奋交感 - 肾上腺髓质系统**　血中儿茶酚胺水平增高，全身（除脑和心外）小动脉、微动脉、后微动脉和前毛细血管均处于紧缩状态，以维持一定的血压水平，保证心、脑的血供。但随着休克的发展，全身组织毛细血管灌注减少，缺氧代谢产物积聚，以及肥大细胞在缺氧时释出组胺，使前毛细血管及后微动脉转为舒张，但微静脉与小静脉对缺氧及酸中毒的耐受性较强，始终处于紧缩状态，因而出现毛细血管前阻力降低，毛细血管后阻力增高，血液"灌"而不"流"，滞留于真毛细管网内。这样一方面血管容量大大增加，回心血量因而减少；另一方面全身器官组织发生滞留性缺氧，毛细血管内静水压增高，加上缺氧的毛细血管通透性增加，血浆渗出于组织间隙，回心血量更为减少，有效循环血量不足，心输出量乃进一步下降。

4. **肺血管栓塞**　当大块栓子堵塞肺动脉主干及其分支，肺血管发生反射性痉挛，使肺动脉阻力和肺循环压力急剧增高，导致右心室无法排出从体循环回流的血液，产生右心室扩张和右心功能不全，继而使心排量急剧下降。由于动脉血氧分压降低，冠状动脉反射性痉挛和右心腔压力增高影响冠脉血流，加重心肌缺血缺氧，进一步加剧心功能不全，导致泵衰竭。一部分伴有左心衰竭的患者，在心输出量下降、左心室舒张末期压力升高后，左心房压力继而升高，肺部淤血，甚至肺水肿，可以严重影响肺部气体交换，导致全身严重缺氧，其结果将加重心肌缺氧、无力，心输出量又将下降。近年来一些学者发现，各类型休克晚期患者，由于缺氧、酸中毒、溶酶体裂解，血浆中出现大量心肌抑制因子和溶酶水解酶。这些物质（尤其是前者）是很强的心肌毒素，各类型休克晚期患者出现心力衰竭，可能与此有关。

在上述一系列的变化中，心肌的缺氧损伤，全身缺氧及因此而引起的酸中毒，心房、心室的扩大和张力增高，血中脂肪酸、儿茶酚胺及其他血管活性物质的增多，水与电解质平衡紊乱等，都可引起心律失常。其中严重的心律失常如果不是迅速致命的话，也往往使输出量进一步下降及心肌耗氧量显著增加，使病情恶化。临床上，一些患者在发病初期一般情况尚好，但是由于上述恶性循环的影响，冠状动脉血供每况愈下，梗死区逐渐扩大，终于导致心源性休克，或者在心源性休克形成后，由于恶性循环，病情不断恶化，终至休克不可逆。

三、临床表现

心源性休克是临床上较为严重的病症，主要表现为动脉血压下降而导致各组织器官血流灌注不足，从而产生相应的症状和体征。临床上，在有原发性心脏病变的基础上，特别是在心肌梗死急性期，出现以下情况，应考虑有心源性休克。

1. 低血压　收缩压 <10.7kPa，或至少比原值低 4.0kPa，原有高血压者，其收缩压要下降 10.7kPa 以上。

2. 组织器官血流量低灌注表现　①尿量减少，<20ml/h。②意识状态改变，如烦躁、淡漠、反应迟钝等。③皮肤湿冷、苍白。④脉搏细数。以上症状，尤其是低血压，应注意排除其他可引起血压降低的情况，如失血、脱水、血管迷走神经反射、药物反应等。这些情况纠正后，血压很快即可恢复正常。

四、治疗

1. 一般治疗

（1）吸氧与对症治疗：病情严重者，应使气道畅通，一般给予鼻导管或面罩吸氧。适当给予镇静剂，疼痛者可给吗啡或哌替啶止痛。消除恶心、呕吐，保持大便通畅，发热者应予物理或药物降温。尽快建立静脉输液通道。

（2）低血压的治疗：严重低血压可迅速引起脑、心肌的不可逆性损害。治疗首先要恢复灌注压，患者取平卧位，稍抬高下肢，同时用多巴胺或去甲肾上腺素等药物迅速增加全身阻力，加强心肌收缩力，提高中心灌注压。

（3）纠正酸碱平衡失调：休克时组织灌注不足和缺氧、无氧代谢，使乳酸堆积引起酸中毒，严重者（pH <7.2）可抑制心肌收缩力，使血管对升压药物不敏感，易诱发心律失常。此时宜用碳酸氢钠纠正，并反复测定动脉血 pH，如有严重的呼吸性碱中毒可用镇静剂。

（4）心律失常的处理：心律失常是心源性休克的附加因素之一，快速性心律失常可使心功能恶化，加重心肌缺血性损害。当血流动力学急剧恶化时宜电击复律，一般可先用抗心律失常药。显著心动过缓伴低血压及低心排出量大多由迷走神经张力增高引起，可用阿托品 1.5 ~2.0mg 静注，如无反应或出现高度房室传导阻滞伴起搏点较低时，应安置起搏器。

2. 补充血容量　心源性休克患者因微循环障碍、血流淤滞及血浆渗出等，可继发血容量不足，故应予适量补液。补液种类可酌情选用血浆、全血、低分子右旋糖酐。逐步小量地增加液体输入量，对估价容量疗法的效果极为有益，开始在 5 ~10min 内输入液体 50 ~100ml，在持续血流动力学监测下，观察组织灌注的改善情况（一般获得最大心排出量须使其 PCWP 在 1.9 ~2.4kPa），若有效，又无肺水肿迹象方可继续输液。另外，应同时测定血浆胶体渗透压，对调节输液量极有价值，因为肺水肿的发生不单决定于肺静脉压，且与胶体渗透压有密切关系，故一般 PCWP 达到或超过胶体渗透压即可能发生肺水肿，一般输液后 CVP 保持在 0.78 ~1.18kPa，则可停止补液。

3. 血管活性药物的应用　应在补足血容量的基础上，使用血管活性药物，以维持动脉收缩压在 12kPa 或平均压在 10.6kPa 左右。

（1）先用血管升压药：首选多巴胺从 1μg/（kg·min）静脉滴注开始，以后每 5 ~10min 增加 1μg/（kg·min），直至升压满意或达 10μg/（kg·min）。多巴胺具有选择性收缩周围（如皮肤、骨骼肌等）血管和扩张重要内脏（如脑、肾、冠状动脉等）血管的作用。本药小剂量 [5~10μg/（kg·min）] 应用时，主要兴奋 β-肾上腺素能受体，有正性肌力作用，使心排血量增加和心室充盈压降低，平均每分钟可用 300~600μg；大剂量 [>20μg/（kg·min）] 应用时，主要兴奋 α-肾上腺素能受体，可加强血管收缩和提高灌注压。如多巴胺不能维持足够的灌注压，可给予间羟胺 8~15μg/（kg·min）静脉滴注，或多巴胺与间羟胺并用，如仍无效可给小剂量去甲肾上腺素 1~5μg/min 治疗。去甲肾上腺素小剂量应用时能增加心排血量伴以轻度血管收缩，但较大剂量时，外周阻力明显增加，心排血量减少。多巴酚丁胺是一种具有 α 和 β 肾上腺素能作用的拟交感神经药，对心脏的正性肌力作用较多巴胺强。该药 10~40μg/（kg·min）静滴，能增加心排血量和收缩压，降低肺动脉楔嵌压而不伴有室性早搏或心脏损伤，一般用量 5~15μg/（kg·min）。氨力农（氨吡酮）为新型正性肌力药物，具有正性肌力作用及负性扩张血管作用。该药首剂用 0.75~1.5mg/kg，3~5min 后加量 0.75mg/kg。24h 最大量达 18mg/kg，与多巴胺联用对心源性休克有良效。

（2）扩血管药物：临床出现肺水肿及微循环血管痉挛，左室舒张终末压（前负荷）升高及心室后负荷恶化，心肌耗氧剧增时，应用血管扩张药是有效的。常用于治疗心源性休克的扩血管药物有：①硝酸甘油、异山梨酯扩张小静脉，降低前负荷，对急性肺水肿可获速效，以 5~10mg 加入 5% 葡萄糖液 250ml 中静脉缓慢滴注。②酚妥拉明、苯苄胺扩张小动脉，降低后负荷，酚妥拉明以 30~50mg 加入 5% 葡萄糖液 100ml 中静滴，滴速为 0.1~1.0mg/min。③硝普钠、哌唑嗪降低心脏的前后负荷，均衡地扩张动静脉。硝普钠：以 5~10mg 加入 5% 葡萄糖液 100ml 中静滴，滴速 20~100μg/min。应注意避光静滴。

血管升压药和扩血管药物的选择及配伍原则可概括如下：①一般病例，收缩压 ≥10.67kPa 者，首选多巴胺（轻症亦可试用美芬丁胺），视血压反应再考虑加用去甲肾上腺素或间羟胺。②血压急剧下降至 10.67kPa 以下时，应首选去甲肾上腺素或间羟胺，使收缩压提升至 12.0kPa 左右。③有左心衰竭或（及）外周血管阻力明显增高者，应加用苄胺唑啉或硝普钠。扩血管药物亦可与洋地黄及利尿剂同时联用。但必须注意，前述药物特别是硝酸甘油、硝普钠可使血压骤降，需与多巴胺联用。亦有报道单独用酚妥拉明后发生猝死者。使用时，必须在血流动力学严密监测下进行，并在泵衰竭及心源性休克给予一般治疗无效时方予采用，不作首选。

4. 洋地黄类药物的应用　用于心源性休克不仅无益，可能有害。洋地黄静注可使外周血管及冠状动脉发生暂时性收缩，使后负荷增加，冠状动脉供血减少，对急性心肌梗死后头 24h，应用洋地黄导致严重心律失常的潜在危险性较大，可能出现冠状动脉及全身小动脉收缩，血压急剧上升，病情迅速恶化。

有肺水肿而无心律失常者，一般主张用毒毛花苷 K，首剂 0.25mg，加在 50% 葡萄糖液 20~40ml 中缓慢静脉注射，每隔 2~4h 可再用 0.125mg，第一天总剂量不宜超过 0.5mg。合并阵发性室上性心动过速或房性早搏，多主张用毛花苷 C，首剂 0.4mg，每 4~6h 可再用 0.2mg，第一天总量不宜超过 0.8mg。有人认为，要扭转心肌梗死并发的室上性阵速，洋地黄用量往往较大，故主张先用电转复，再用洋地黄维持量控制发作，用洋地黄后再做电转复则属禁忌。

5. 高血糖素的应用　高血糖素具有增强心肌收缩力、加快心率的作用，虽然这种作用不很强，但它不增加心肌应激性，不诱发心律失常，在洋地黄中毒时仍可应用，β-受体阻断剂过量者，高血糖素最适宜。因此，心肌应激性增高及洋地黄中毒时亦可用之。高血糖素对肾小管有直接作用，能利尿及利钠，同时给予氨茶碱可增强强心利尿作用，应补充钾盐以防止低血钾。不良反应为恶心、呕吐。用法：高血糖素 10mg 加 5% 葡萄糖液 100ml 静脉滴注，速度 4mg/h，如效果欠佳，可临时静脉注射 5mg，或增大滴注浓度，最大量为 20mg/h。

6. 肾上腺皮质激素　激素通过稳定溶酶体膜及轻度 α - 受体阻滞作用而缩小心肌梗死面积，改善血流动力学异常，并可改善微循环及心脏传导功能，增加心排出量，在严重休克患者可短期大剂量应用。如地塞米松 10～20mg 或氢化可的松 200～300mg 静滴，连用 3d。

7. 心肌保护药　能量合剂和极化液对心肌具有营养支持和防止严重快速心律失常作用，而 1，6 - 二磷酸果糖（FDP）在心源性休克中具有较好的外源性心肌保护作用。剂量可加大，且无明显不良反应。

8. 辅助循环装置

（1）主动脉内气囊反搏术：在心源性休克应用最多。该方法将一带气囊的导管经股动脉送至降主动脉，气囊与泵相连，用体外控制系统和心电图同步装置控制气囊的启闭，于心脏舒张期向气囊内充气 30～40ml，左室射血前放出气体。气囊充气时提高舒张期灌注压，增加冠状动脉血流量；气囊放气时降低后负荷，增加心排出量。目前认为，该方法可获得暂时的血流动力效应，但对患者的长期存活影响甚微。

（2）体外反搏：最大优点是非侵入性，但一般认为其疗效较主动脉内气囊反搏差，目前国内较少应用。

（3）转流术：全心肺转流用于治疗心源性休克，但细胞破坏和非搏动性血流灌注，限制了该法的应用；部分转流术包括左房 - 动脉转流和左室 - 动脉转流。但因技术复杂，并发症多和价格昂贵而未广泛开展。

9. 急症外科手术　外科手术包括心肌血管的重建、左室室壁瘤的切除、二尖瓣置换以及室间隔穿孔的修补。其目的在于纠治心脏的机械性损害，增加缺血心肌的血流量。

（刘　云）

第四节　神经源性休克

神经源性休克是中枢神经系统功能障碍所致的低血压。常见于创伤后的患者，可伴有低血容量、张力性气胸或心脏压塞等其他问题。主要机制是交感神经系统功能障碍，结果血管广泛扩张，血容量相对不足。

一、病因

常见病因有脊髓麻醉、脊髓损伤、过敏性休克和晕厥（血管 - 迷走神经反应）。严重大脑、脑干或脊髓的损伤，是血管扩张与收缩之间的平衡障碍引起的低血压。与低血容量性休克不同，神经源性休克者血容量正常。

二、临床表现

皮肤色泽和温度几乎无变化，毛细血管再充盈正常，精神状态表现不一，但一般正常。

三、治疗

要排除其他原因所致的休克。必要时补充容量，用血管收缩剂。一般不需手术处理。可将患者置于 Trendelenburg 体位，补液，给予拟交感药物。

（刘 云）

第五节 低血容量性休克

低血容量性休克（hypovolemic shock）是指体内或血管内大量丢失血液、血浆或细胞外液，引起血容量减少，血流动力学失衡，组织灌注不足而发生的休克。

一、病因

低血容量性休克多为大量出血（内出血或外出血）、失水（如呕吐、腹泻、糖尿病、尿崩症、肾上腺皮质功能不全、肠梗阻、胃肠瘘管）、失血浆（如大面积烧伤、腹膜炎、创伤及炎症）等原因使血容量突然减少所致。此时静脉压降低，回心血量减少，心排血量降低，周围血管呈收缩状态。

二、发病机制

低血容量性休克，由于有大量出血和血浆丢失，使血容量丧失，组织破坏，分解产物释放和吸收，损伤部位出血、水肿和渗出，使有效血循环量大为减少。这种从血管内渗到组织间隙的体液，虽然在体内，并不能参加到有效循环中去，等于血容量的损失。同时，受伤组织逐渐坏死和分解，代谢产物产生，使儿茶酚胺、肾素－血管紧张素、组胺、激肽及各种蛋白酶的释放增多，引起微血管扩张和管壁通透性增加，使有效血容量进一步减少，组织更加缺血、缺氧，从而产生更多代谢性血管抑制物质，如乳酸、丙酮酸等，形成恶性循环，而加重休克的发展。

三、临床表现

按休克的严重程度，一般可分以下三种，但其间无明确分界线。

1. 轻度休克 表现为苍白，皮肤冷湿，先自四肢开始，然后遍及全身，口唇和指甲床略带青紫。患者发冷和口渴，尿少而浓，收缩压偏低，脉压减小。这主要是皮肤、脂肪、骨骼肌等非生命器官和组织灌注减少所致，相当于 10%～20% 的血容量丢失。

2. 中度休克 上述情况加重，血压下降，收缩压可为 8～10.6kPa，脉压小，尿量 < 0.5ml/（kg·h），提示患者有显著肾血流量不足。此时肝、肾、胃肠道等生命器官血流灌注减少，相当于 20%～40% 的血容量丢失。

3. 重度休克 病情更重，血压显著下降，收缩压 < 8kPa，无尿，此时由于心、脑灌注减少，出现烦躁不安、易激动，以后可昏迷、呼吸急促、心律失常，以至心脏骤停，相当于 40%～50% 以上的血容量丢失。

四、治疗

低血容量性休克的关键治疗是充分补液，输液的快慢、多少直接影响治疗效果及成败。同时根据输液对象年龄，即青年、成年或老年，是否有潜在性心、肝、肺、肾等疾患，决定补充血液、血浆扩张剂及电解质。

1. 补液

（1）输血：低血容量性休克，以失血性休克最常见，输血前应先估计失血量。可先触摸颈动脉搏动，如能触及，则收缩压不低于 8kPa，股动脉搏动为 9.33kPa，肱动脉为 10.66kPa，动脉压为 12kPa 及脉率 >120～140 次/min，则提示有较大量出血。血红蛋白 < 60g/L 时，要尽可能迅速充分输血，以利止血和纠正休克。大量失血者尽量输全血，常需 1 000ml 或更多。严重失血经输血无效或动脉失血者，可先动脉输血，输血量在 2 500ml 以内，可采用血库贮存的枸橼酸血，每输完 1 000ml，静注 10% 葡萄糖酸钙 10ml 和枸橼酸，超过 2 500ml 时，应改用新鲜肝素血。

（2）补晶体溶液：低血容量性休克多数提倡用晶体溶液如生理盐水、复方氯化钠溶液、5% 葡萄糖盐水或盐平衡液。使用晶体液不仅补充血容量，且补充组织间液的缺失。近年来多应用高张盐液作容量复苏或补充急性创伤和术中出血，一般可用 7.5% 盐液或以 6% 右旋糖酐 - 70 制备的 7.5% 盐液 3～4ml/kg，有良好的效果。

但补液时要根据病情注意以下情况：①高热 >39℃ 持续 24h 无汗者，大量水分从肺呼出，水分丧失达 2 000ml，而无电解质丧失，适当补充葡萄糖液即可。②患者出大汗时，24h 盐类损失约相当于 500ml 生理盐水的盐量，应加 10% 氯化钾 5ml。③患者呕吐时，平均每吐出 1 000ml 呕吐物补充 5% 葡萄糖液、生理盐水各 500ml，另加 10% 氯化钾 20ml。④患者腹泻时，平均每排出 1 000ml，补 10% 氯化钾 20ml。

（3）补多糖类血浆代用品：早期扩容、快速输入、容量补充是治疗低血容量性休克的重要环节。在紧急情况下，如暂无血源，可迅速选用以下液体。

1）低分子右旋糖酐：是休克早期扩容的良好溶液。可第一小时快速输入 100～150ml，以后缓慢输注，24h 维持总量在 10～15ml/kg，最好不超过 1 000ml/d。

2）血浆代用品：以 706 代血浆为临床常用，409、403、404 代血浆及海藻酸钠均有扩容作用，对出血性及创伤性休克疗效均较好。但应用时需做过敏试验。

3）人血胶体物质及水解蛋白：血浆、冻干血浆、人血清蛋白等是生理胶体液，能提高血浆渗透压而起到扩容作用，能有效和相当持久地维持血容量，又能补充蛋白质，故适用于各型休克、血浆蛋白过低及营养不良者。另外，对休克患者禁食已超过 3d，休克基本缓解，用水解蛋白每日从静脉输入 500～1 000ml，可供蛋白代谢，并在体内参与氨基酸代谢，直接产生能量。

2. 补充电解质及纠正酸中毒 由于输液量过大致电解质紊乱时，应根据实验检查输入钾、钠、氯、镁及氯化物等。若测定二氧化碳结合力较低，出现酸中毒时，可同时输入 5% 的碳酸氢钠，其原则是少量多次给予。

3. 血管活性药物的应用 如血容量已补足，血压不回升，特别是出现少尿或无尿时，可选用多巴胺或异丙肾上腺素静脉滴注，以加强心肌收缩力，降低外周阻力，增加心排血量和微循环血流量。但对于低血容量性休克早期不宜使用血管活性药物。

4. 纠治诱发因素　应及时治疗导致低血容量性休克的诱发因素，根据不同的病因，做出相应的处理。

（1）抗休克裤：抗休克裤目前广泛应用于创伤、出血性休克的急救转运。通常认为对头、胸部外伤引起的出血性休克不宜使用，对心包填塞和张力性气胸等则禁忌使用。

（2）氧自由基清除剂：休克时组织缺氧可产生大量氧自由基（OFR），它作用于细胞膜的类脂，使其过氧化而改变细胞膜的功能，并能使中性粒细胞凝聚造成微血管的损害。血管内皮细胞、线粒体膜的损害以及溶酶体膜的溶解都与 OFR 有关。在实验性休克中使用的 OFR 清除剂有：超氧化物歧化酶（SOD）、过氧化氢酶（CAT）、维生素 C 和 E、谷胱甘肽等。

（3）激素：肾上腺上皮质激素可改善微循环，保护亚细胞结构，增强溶酶体膜的稳定性，并有抗心肌抑制因子的作用。对重度休克可静滴氢化可的松 $50 \sim 100mL/kg$ 或地塞米松 $1 \sim 3mg/kg$。

（4）ATP – MgC/Z：应用 ATP – MgC/Z 能提高实验动物的生存率。其抗休克作用在于直接为细胞提供能量。两者合用可防止 ATP 被血中二价离子螯合，降低 ATP 降解速率而防止单独应用 ATP 引起的降压反应。

（5）其他：前列环素（PGI_2）具有扩张血管和抑制血小板凝集作用，故可用来辅助抗休克。内源性鸦片物质如内啡肽有降血压作用，纳洛酮有拮抗作用，也可用于抗休克，剂量 $0.06mg/kg$，可增加心排血量 30%。

必须强调指出，上述一些综合治疗的原则，应根据具体情况灵活运用，一些客观检查的结果，需正确地加以解释，做到治疗及时、正确而有效。

（刘　云）

第三章 外科急腹症

第一节 概述

外科急腹症是指非创伤性、以急性发作腹痛为患者主诉或主要临床表现并需即刻处理的腹部外科疾患，大多需要在诊断时立即给予外科治疗。临床特点：①先腹痛后发热。②起病急骤，剧痛或持续性腹痛伴呕吐 6h 以上，或呕吐物含粪便。③剧烈腹痛伴血便。④阵发性腹痛且肛门停止排便排气。⑤转移性腹痛。⑥有消化道溃疡病史，突发上腹疼痛，伴休克或消化道出血。⑦腹式呼吸受限或消失，腹部压痛、反跳痛、腹肌紧张等。⑧上腹部膨隆，可见胃型、肠型，腹部可触及包块或索状物。⑨叩诊肝浊音界缩小或消失，或腹部有移动性浊音；腹腔穿刺有血性或脓性液体等。因此，正确的认识和区分各科急腹症，形成规范的、系统的急腹症诊治理念是非常必要的，以免造成误诊误治。

一、病因及发病机制

（一）病因

1. 炎症　在临床上最多见，如急性阑尾炎，急性胆囊炎等。一般起病比较缓慢，腹痛为持续性，开始较轻，逐渐加重。疼痛区固定在病灶处，白细胞，体温均增高，腹膜刺激症状明显，同时随病变的加重而逐渐扩大。

2. 穿孔　临床上有胃十二指肠溃疡穿孔，外伤性肠穿孔及病理性（伤寒，痢疾、蛔虫等）肠穿孔。

3. 出血　此类病变如肝、脾，肠系膜血管破裂，子宫外孕破裂等。发病突然，多有外伤史。病人常有急性贫血和出血性休克表现。腹痛及腹膜刺激症状不如穿孔性急腹症严重。发病后不久腹腔内可叩出移动性浊音。腹膜后严重损伤，包括肾挫伤或破裂以及巨大的腹膜后血肿。

4. 梗阻　肠梗阻，胆道梗阻（如蛔虫、结石）以及尿路梗阻（结石）。起病急骤，腹痛剧烈，为绞痛性伴有阵发性加剧，病人一般无腹膜刺激征象。由于梗阻的器官不同，病人可有肠蠕动亢进、黄疸、血便等特殊表现。

5. 血管栓塞　主要是肠系膜动脉栓塞。症状同急性绞窄性病变，但起病突然，绞痛明显，易导致休克。常有明显的腹膜刺激征，肠鸣音减弱或消失，腹胀显著，一般无包块触及。

（二）发病机制

任何形式的刺激达到一定强度，均能引起腹痛。目前认为，炎症、组织坏死、缺血缺氧等情况下，组织可释放一些物质来刺激痛觉感受器而引起疼痛，如乙酰胆碱、5－羟色胺、组胺、缓激肽、前列腺素以及组织损伤时产生的酸性产物等，其中缓激肽是疼痛的强刺激物。此外，还可能继发局部平滑肌的收缩而引起疼痛。

1. 痛觉感受器 痛觉感受器是游离的神经末梢，分布于身体的各个组织器官，在皮肤各层、小血管、毛细血管、腹膜脏层和壁层、黏膜下层、内脏器官等处的游离神经末梢存在着接受刺激而产生痛觉信号的换能装置，称为痛觉感受器。神经末梢与组织液直接接触，接受化学物质的刺激，产生的痛觉信号通过传入神经纤维传到大脑皮质的特定位置，便产生痛感。按部位可以分为表面痛（腹壁皮肤）、壁膜痛（壁层腹膜）、深部躯体痛（骨膜、肌肉、结缔组织）和内脏痛。腹膜内与痛觉有关的受体包括：①空腔脏器壁内受体或称张力受体，主要感受张力、牵拉和肌肉强力收缩。②浆膜、腹膜壁层和腹内实质脏器包膜内受体和系膜受体，感受牵拉、扭曲等机械刺激。③黏膜受体，感受化学物质的刺激，如胃酸、肠液等。

2. 痛觉的传导通路 信号经 3 个层次的神经元将冲动信号传递至大脑皮质。①Ⅰ级神经元（从腹部器官到脊髓）：腹部组织和器官的痛觉传入神经纤维经局部内脏神经进入交感神经链，上升到一定的脊髓节段，会同来自腹壁的感觉神经纤维将痛觉的信号传导至脊髓背根神经节内的各自神经元。②Ⅱ级神经元（连接脊髓和脑干）：Ⅰ级神经元的突触在脊髓后角的灰质内，经过替换神经元（Ⅱ级神经元）将痛觉信息传入丘脑或脑桥及延髓内网状结构中。③Ⅲ级神经元（连接脑干和皮质）：丘脑内的部分神经元细胞将信息传至大脑皮质的躯体感觉区。网状结构的神经细胞将信息传至额叶及边缘系统。

由于神经传导的特殊性，腹部及盆腔脏器的疼痛反映到体表，常呈一定的脊髓节段性分布。一般来说支配腹部皮肤感觉的脊髓节段为胸 5～腰 1。这些器官引起的腹痛主要在腹中线剑突至脐周围的范围。另外，腹部多数器官，如胃、小肠、肝、胆、胰的神经分布呈双侧对称性，其疼痛多在腹中线；而肾、输尿管、卵巢的神经分布主要在侧面，其疼痛也多为一侧性。

3. 疼痛的不同层次调节机制

（1）局部刺激的强度需超过感受器的阈值。

（2）脊髓内刺激和抑制因素的交互作用：在脊髓后角的灰质内，有一个脊髓的调控中心。该处的一种神经细胞称"传送细胞"，传送细胞的活动成为控制痛觉传送的"阀门"，直接影响到痛觉信息传递至灰质内；另有一种细胞称为"中间神经元"，刺激中间神经元细胞可抑制传送细胞的活动而关闭"阀门"，阻止疼痛的传送。

（3）大脑皮质内部因素：中脑和延髓网状结构内的一些神经元的神经纤维可下传冲动到脊髓后角的灰质内，释放一些神经介质或激素，如释放内啡肽，激活中间神经元抑制疼痛的传导。这类神经元及其下行的神经纤维称为痛觉"下行性抑制系统"，这体现了高级神经中枢在痛觉方面对低级神经中枢的调控。

二、临床表现

（一）症状

1. 腹痛

（1）腹痛发作的缓急：包括诱因、起病缓急、症状出现的先后次序及演变过程。如饱食后腹痛应考虑胃肠道溃疡穿孔、胆囊炎或胰腺炎；剧烈活动后腹痛应疑为肠扭转；炎症疾病开始腹痛多较轻，逐渐加重；而肠道穿孔、梗阻或脏器破裂多是突然发病，且腹痛开始即非常剧烈。炎症病变所致疼痛多局限在病灶周围，而穿孔、出血等多迅速累及全腹，并出现腹膜刺激征。

（2）腹痛性质：分为隐痛、钝痛和绞痛。腹痛的性质在鉴别诊断上有重大意义，往往表示病变的不同性质。①持续性钝痛或隐痛多为腹内炎症或出血对腹膜刺激所致。②阵发性绞痛多为空腔脏器梗阻或痉挛。③持续性疼痛伴有阵发性加剧者，多由于梗阻伴有炎症或绞窄。如绞窄性肠梗阻一般先有梗阻的阵发绞痛，发生血运障碍后转为持续疼痛伴阵发行加剧。

（3）腹痛部位：腹痛固定的部位多为病变器官所在处。如右下腹痛多见于阑尾炎；脐周痛多为肠炎、肠梗阻等；右上腹痛多为急性胆囊炎、胆石症及肝破裂等。但是，由于病变器官与邻近脏器的关系和神经分布特点，以及病变发展的不同阶段，疼痛的程度和范围有所差异，腹痛开始的部位不一定反映病变脏器所在部位，如转移性腹痛见于急性阑尾炎，放射到腹股沟的阵发性绞痛可能为输尿管结石。

（4）腹痛程度：一般炎症引起的疼痛多较轻；管腔梗阻的绞痛比较剧烈；胃肠道穿孔、急性胰腺炎等引起腹痛非常剧烈；宫外孕破裂的患者疼痛剧烈同时可伴有休克。

2. 恶心、呕吐　最常见的非特异性消化道症状，常由于消化道受炎症、出血、梗阻等因素影响而出现，也可由严重腹痛本身所致。除胃、十二指肠溃疡穿孔突发剧烈腹痛很少伴恶心、呕吐外，无恶心者均需考虑病变可能在腹部的泌尿、生殖系统等非消化道系统器官，或非腹部器官病变。恶心不伴呕吐或呕吐轻且少提示发病早期、病情较轻或病变不在胃肠道；恶心伴较多呕吐常见于胃肠道疾病所致。

应询问呕吐发生的时间、呕吐物性质和量、呕吐发生周期以及呕吐与其他消化道症状之间的关系。胃肠道梗阻时呕吐是重要的鉴别诊断依据。高位梗阻呕吐出现早，呕吐频繁，呕吐物内见未消化的食物残渣，呕吐后腹痛可暂时缓解。此外，十二指肠乳头以上的完全梗阻呕吐物内无胆汁，乳头以下部位梗阻呕吐物内可见胆汁。低位肠梗阻，腹痛发生早期可无呕吐，晚期出现呕吐量大，呕吐物开始为被消化的食物，后期可见粪水样呕吐物，并有粪臭味。胆石症、急性胆囊炎、阑尾炎、急性胃肠炎、心肌梗死等也可伴呕吐，次数可多可少，呕吐物一般不多。呕吐物含血液时应考虑可有胃肠道出血表现的疾病或胆道出血。

3. 停止排便排气　是否有排便排气，大便性状、量、次数等变化。停止排气排便是完全性肠梗阻的重要标志；频繁多次大量水样便提示急性胃肠炎；排果酱样便是小儿肠套叠的典型表现；排便时肛门下坠或里急后重需要考虑肠炎或痢疾，也可能是盆腔炎症或盆腔积血的表现。

4. 发热　感染性疾病一般都伴有不同程度的发热，应询问发热的时间、最高体温、体温的变化规律，外科急腹症一般发热在腹痛后出现。如急性阑尾炎和急性胆囊炎一般在腹痛6~8h后出现，未经有效治疗体温渐高，提示已经出现化脓性感染。

5. 其他　需要注意的是患者有无黄疸、贫血表现、有无泌尿系统结石或感染征象。患者出现胸闷、气短、心慌、心律失常、咳嗽、血痰时需要排除肺炎和心肌梗死等。

（二）体格检查

1. 全身情况　常规检测患者的生命体征，应注意患者有无休克、脱水症状，有无其他疾病的明显症状，对鉴别诊断都有帮助。特别需要注意的是，需要结合病史，重点注意有无特殊体征。如疑有胆道疾病者，应观察皮肤、巩膜有无黄染；疑有肠梗阻者，应观察腹部有无陈旧性手术切口瘢痕等。

2. 腹部检查

（1）视诊：包括腹部皮肤、外形、蠕动波、呼吸形式、有无胃肠型。腹部皮肤手术瘢痕提示既往手术史。全腹膨隆是低位肠梗阻、麻痹性肠梗阻的表现。局部膨隆或不对称膨隆可见于肠扭转、闭襻性肠梗阻、腹腔或腹膜后肿瘤等。胃型和胃蠕动波是幽门梗阻的特征性体征；腹式呼吸减弱或消失是腹膜炎的表现。

（2）听诊：包括不同部位的肠鸣音、振水音和血管杂音。肠鸣音的频率、音调有助于判断胃肠道运动功能的状态。肠鸣音亢进、音调高、有气过水声提示机械性肠梗阻。肠鸣音减弱（<1次/分钟）或消失（多部位检查，<1次/3分钟）多见于急性腹膜炎、绞窄性肠梗阻、肠系膜血管栓塞等，是肠麻痹的表现。

（3）叩诊：包括全腹叩诊、移动性浊音、叩击痛的检查。叩诊应从不痛的部位开始，最后检查疼痛部位。全腹叩诊鼓音见于肠梗阻特别是麻痹性肠梗阻。下腹部耻骨上大片实音区提示急性尿潴留。移动性浊音阳性提示腹腔游离液体，是腹腔内有较大积液或积血的表现。肝脾浊音界消失提示胃肠道穿孔。

（4）触诊：包括腹部压痛、反跳痛、肌紧张的部位、范围和程度；腹部包块部位和性质的检查等。触诊时让患者腹部放松，从怀疑病变所在或疼痛最重处的对侧开始，按顺序逐渐移动到腹部其他位置，最后检查病变所在或最痛的位置，注意与其他部位的对比。

3. 盆腔及直肠、阴道检查　急腹症病人应常规进行直肠指检，注意直肠内有无肿物、粪块、肠壁有无触痛、指套有无血迹和黏液等。诊断不明时要考虑生殖系统检查，男性检查睾丸是否正常，前列腺有无肿大、压痛等。女性检查有无子宫颈、阴道出血或其他液体，双合诊检查有无子宫和附件压痛。

（三）实验与辅助检查

1. 实验室检查

（1）血液检查：如血常规检查发现有白细胞总数和中性粒细胞增多者提示急性炎症；红细胞数和血红蛋白量有明显下降或复查有进行性下降者提示内出血。

（2）尿液检查：肾挫伤和尿道结石病人常有血尿。疑有急性胰腺炎者，血和（或）尿淀粉酶值可有明显升高。

（3）粪便检查：肠道炎症性疾病粪便常规检查时可见红细胞和白细胞。大便隐血实验阳性提示胃肠道或胆道系统出血；血样便多见于急性出血性坏死性肠炎、腹型紫癜、小儿肠套叠、肠系膜血管栓塞、结直肠肿瘤出血等。

2. X线检查　胃肠道穿孔的病人可发现膈下游离气体，但无膈下游离气体者也不能完全排除穿孔。肠梗阻时可见肠腔内有气液平面或充气扩大的肠襻。尿道结石或胆道结石有时可见结石阴影，特别通过尿路静脉造影更可确诊。疑有肠套叠者，应作钡剂灌肠或空气造影，可见典型的杯状充盈缺损。

3. 超声检查　B超或三维彩超检查是肝、胆、胰、脾、肾、输尿管、阑尾、盆腔内病变迅速评价的首选方法。在鉴定有无结石、腹内有无游离液体、管腔有无扩张或气液平面等情况中具有重要意义。

4. 诊断性腹腔穿刺　可在右下腹或左下腹进行腹腔穿刺，若抽得不凝血或脓性渗液时即可确诊。如穿刺所得为血性渗液，则在急腹症病例一般提示有某种绞窄性或出血性病变存在，在慢性病例则可能为癌肿或结核。疑有宫外孕破裂时可经阴道后穹窿进行穿刺。腹腔穿刺最好在 B 超监视引导下操作，以免穿破肠壁或其他实质脏器。

5. CT　CT 在诊断腹腔积血、积液、实质脏器破裂等方面具有一定的优势。CT 扫描对急性腹膜炎有着比腹部 X 线平片明显的优势，可显示增厚的腹膜及脂肪，肠曲间的炎症粘连、肠壁增厚及腹水，对于腹水局限化及合并腹腔脓肿的定位较为准确。CT 能清晰显示动脉瘤的部位、大小、形态、有无钙化等，当动脉瘤破裂时可见高密度血肿影，CT 值为 60 ~ 90HU，动脉强化扫描还可显示其血流动力学特征。另外，CT 对尿路结石所致的梗阻性急腹症诊断敏感性、特异性均很高，且能明确显示结石大小、部位及梗阻程度以及合并的尿路扩张、积水等情况。CT 能对异位妊娠破裂的诊断提供有价值的依据，可以显示附近区域有界限模糊的包块或宫体之外的胎位。

6. 磁共振成像（MRI）　是利用人体原子核在磁场内共振所产生的信号经计算机重建成像的一种新技术。由于 MRI 具有软组织分辨率高及定位定性诊断准确可靠等诸多优点，在腹部急症的诊断中已得到广泛认可。虽然，许多急腹症通过普通 X 线、CT、超声检查可得到确诊，但与 MRI 相比，在大多数病变的定性、定位诊断方面（胃肠道穿孔和梗阻除外），MRI 的敏感性和准确性更高。

三、诊断

外科急腹症的诊断是一个辩证思维、归纳总结的过程，应遵循"定性、定位、定因"及对症候群"一元化"解释原则，不要过分依赖复杂的检查。因此，急诊诊断思路是：①有无急腹症，是否需要紧急处理。②是哪一类急腹症。③病因是什么。

（一）有无急腹症，是否需要紧急处理

根据病史和临床表现，判断患者是否是急腹症一般不困难，关键是认真询问病史包括性别、年龄、既往史、发病诱因以及腹痛与伴随症状的关系等，仔细观察患者病情的变化，临床上，尚未明确是否存在外科情况，是否需要紧急处理前，应禁用麻醉性镇痛剂，以免掩盖病情，延误诊断和治疗。

（二）是否是外科急腹症

（1）腹痛：是最先出现的主要症状，发热等其他症状一般多发生在腹痛之后。

（2）腹痛性质：①腹痛持续性存在于病程的始终。②腹痛呈突发性或持续性，或短期阵发，或持续伴阵发性加剧。③腹痛程度随病程进展持续加剧。④部位明确而固定，局部压痛并拒按。⑤腹肌强直和反跳痛等腹膜刺激征。⑥其他体征如肠鸣音亢进或减弱/消失、气过水声、移动性浊音等。

（3）实验室及辅助检查有阳性发现。

（4）一般性镇痛和解痉治疗无效。

（三）病因诊断

外科急腹症常见病因包括炎症、穿孔、梗阻、出血和血管性因素，通过询问病史、体格检查、实验室及辅助检查可以明确病因。随着科学技术的发展，先进医疗设备的进步，对外科急腹症的定位、定性诊断有了很大帮助。

四、治疗

外科急腹症的病因繁多，病情变化迅速，腹腔内各脏器多层次紧密毗邻，临床表现复杂，同时病人对疼痛的反应和对腹痛耐受差异很大，致使部分病人难以迅速确诊。因此，首先应确定有无外科急腹症，如确诊为外科急腹症，是否需要急诊手术，或是先采用非手术治疗。手术治疗和非手术治疗两者不是对立的，而是相互联系、相互补充，相互支持的不同治疗方式。

（一）抢救生命第一

对危及患者生命的外科急腹症，必须分秒必争地进行抢救，维持呼吸循环功能的稳定。对腹腔内的大出血、穿孔、破裂或坏死等要首先处理。如同一病人有多种病情存在，应分清主次缓急，首先处理危及生命的疾病。如颅脑腹部多发伤患者出现脑疝时，应先处理颅脑损伤，再处理腹部损伤；如闭合性腹部损伤内出血合并肢体骨折，应先处理腹部损伤，再处理肢体骨折。

（二）诊断未明确的处理

首先评估病人的全身情况，再对腹部情况进行判断，病人是否属于危重情况，是否需要急诊手术等。对于病程较早、腹膜刺激征不明显，或就诊较晚，经治疗腹膜炎局限者，或腹腔内出血，血压稳定，无继续出血征象，或病情危重，全身条件极差，合并有其他脏器严重疾病不能耐受手术者，应采用非手术治疗。严密观察病人症状和体征的变化，对诊断不明的急腹症病人，切忌主观片面，应密切观察，辅以必要的检查。

因此，应动态观察病情变化，并辅以直肠指诊、妇科双合诊/三合诊、腹腔穿刺、血常规、尿常规、生化、X线、B超等检查，特别是对老、幼、孕妇或异位阑尾炎；较轻的肝、脾破裂；不典型的急性胃肠道穿孔；易被忽略的妇女嵌顿性斜疝或股疝；以及肠绞痛后尚可排便的肠梗阻如肠套叠、不全性肠梗阻或高位肠梗阻等更为重要。一般观察24h，如病情不见好转、病情恶化、腹痛腹胀加重、腹膜炎进一步发展，则为急腹症危重情况，应立即外科手术治疗。

（三）确诊外科急腹症的处理

（1）对于全身情况稳定并诊断明确的外科急腹症者，应尽快完成术前检查和准备，施行急诊手术治疗。

（2）对于全身情况较差者应于术前进行重症监护，进行有创或无创的血流动力学及心肺功能监测。给予吸氧，药物和液体治疗以纠正电解质紊乱、扩容、纠正低蛋白血症及抗感染等。在全身情况改善后尽早手术。

（3）对于失血性休克且抗休克治疗无效情况下可边继续抗休克治疗边手术。

（4）对于腹腔出血未得到有效控制情况下，休克常难以纠正，等待血流动力学稳定而延误手术时间可能使患者病情进一步恶化，更增加手术风险，甚至错过手术时机，应当机立断尽早手术止血。

（刘 云）

第二节 常见外科急腹症的鉴别诊断

急腹症是外科常见疾病，但引起急腹症的原因复杂，表现各异。从外科临床的角度来考虑，一般最简单的是将其分为"外科急腹症"和"非外科急腹痛"，前者是指需要外科处理或进行紧急手术，病人需要收入外科病房，而后者一般包括内科急腹症、妇产科急腹症及儿科急腹症三大类。

一、内科急腹症

许多内科疾病均可引起类似外科急腹症的腹痛症状，如急性胃肠炎、肋间神经痛、膈胸膜炎、急性心肌梗死、糖尿病酮症酸中毒、腹型紫癜、腹型风湿热、铅中毒、急性铊中毒、肝性血卟啉病、肺炎球菌肺炎、泌尿系统结石、急性附睾炎、睾丸扭转等均可引起不同程度的腹痛。一般来说，内科急腹症具有下述临床特点：

（1）仔细体检，常可发现引起腹痛的内科疾病本身固有的症状和体征。

（2）经全面检查及动态观察并无外科或妇产科等急腹症的证据。

（3）常先有发热，后有腹痛。

（4）腹痛程度一般较轻，呈一过性或不规则。腹痛部位不局限，常弥散而不固定。

（5）腹痛剧烈，但腹膜刺激征轻微，腹部多柔软，无腹肌紧张，无固定压痛及反跳痛。或腹痛发作时腹部可有压痛及肌紧张，疼痛缓解后则消失或明显减轻。

（6）特殊检查可发现引起腹痛的内科疾病的阳性发现。

二、妇产科急腹症

妇产科常见急腹症有异位妊娠、急性盆腔炎、卵巢及卵巢肿瘤蒂扭转、排卵期卵巢滤泡或黄体破裂、子宫内膜异位症、流产、宫外孕、子宫破裂、输卵管卵巢脓肿及脓肿破裂。妇产科急腹症的临床表现和体征可与一些外科急腹症相似，如急性阑尾炎、溃疡病急性穿孔等，容易发生混淆，造成鉴别上的困难，但妇产科患者多有特殊病史、症状及体征。掌握这些特点有助于我们提高鉴别能力，并做出正确的诊断。

（一）年龄

在诊断妇科疾病时有较大参考价值。生育年龄的妇女，如停经后出现下腹痛，多考虑与妊娠有关的疾病，如流产、异位妊娠等；年轻或未婚妇女以痛经、卵巢蒂扭转可能性大；年龄较大的妇女则多考虑炎症、肿瘤等。

（二）症状、体征

1. 腹痛的特点 妇产科疾病所致腹痛，多自下腹部开始。如宫外孕破裂开始多为一侧下腹部突然发生撕裂样疼痛，当腹腔内出血较多时，疼痛加剧，并波及到整个下腹部或全腹。

2. 腹痛与月经周期之间的关系 月经期患过上呼吸道感染或有过性生活者，多为急性盆腔炎发作的诱因。卵巢滤泡破裂多发生在排卵期；黄体破裂多发生在月经周期的最后一个星期；宫外孕有停经史及早孕反应。如患者在短期闭经后，出现阴道不规则流血，并有蜕膜管型排出，可作为诊断宫外孕的重要依据。

3. 腹痛与发热、休克及其他症状的关系　一般情况下，腹痛伴有发热多以炎症性疾病居多如急性盆腔炎等。腹痛伴有休克症状多以出血性疾病为主如异位妊娠破裂出血。此时，临床表现和体征可与一些外科急腹症相似，需要与相关妇产科急腹症相鉴别。

4. 重视检查　重视腹部检查及妇科检查结果，可能会发现极具诊断价值的阳性体征。妇产科疾病的表现可与下腹部器官病变所致临床表现非常相似，所以必须高度重视对急腹症的患者腹部检查及妇产科专科检查。要做到仔细、全面、耐心，在体检过程中可能会收集到极具诊断价值的阳性体征，如进行腹部体检时发现患者出现右下腹疼痛，仔细检查可能会发现患者麦氏点疼痛最明显，可伴有压痛、反跳痛，此时可考虑急性阑尾炎的诊断。

三、儿科急腹症

儿科急腹症起病急骤、变化快、病情复杂、且较严重。儿科急腹症与成人急腹症不同，具有各自的特点。

（一）年龄特点

不同年龄的小儿，其好发急腹症的种类也不同。如新生儿期以先天性消化道畸形常见。8～12月的幼儿，突发哭闹，阵发性发作应考虑肠套叠。4～5岁及学龄儿童则以急性阑尾炎、蛔虫性肠梗阻、胆道蛔虫多见。

（二）小儿急腹症的病理特点

小儿发生急腹症的原发器官和病因，除阑尾炎外，与成人有较大区别。小儿急腹症以小肠为主，如肠套叠、急性坏死性小肠炎、嵌顿性腹股沟疝等。小儿肠壁较薄，通透性高，肠壁炎症易扩散至浆膜，肠内细菌易侵入腹腔。由于大网膜发育不完善，脏器穿孔后大网膜不能现成有效包裹，易使感染扩散发展为弥漫性腹膜炎。

（三）小儿急腹症临床特点

婴幼儿不会诉说腹痛，常表现为哭闹不安、拒动、强迫体位等，因此，对于突然发生的阵发性哭闹或与嗜睡交替出现、哭闹时拒食反抗者，应引起重视。小儿急腹症除大部分以剧烈哭闹为突出表现外，还可伴有恶心、呕吐、排便异常等消化道症状。如成人阑尾炎时常有恶心，很少呕吐，但小儿常有呕吐出现。由于小儿各个系统发育不完善及小儿急腹症的病理特点，全身中毒症状往往比局部症状更为明显，表现为精神萎靡、面色苍白、可无高热等。同是一种急腹症，如用成人发展规律去分析，往往会估计错误。

小儿除在解剖、生理、病理及临床表现等方面与成人不同外，多数患儿不能诉说自己的病情和检查不合作，也是与成人不同的重要特点。由于患儿不会诉说病情，临床医生及家长所获得的资料很难满足诊断需要。因此，尽量掌握各年龄段小儿腹痛特点，仔细观察病情变化，认真查体，并尽力争取患儿合作，以求获得真实可靠的临床资料，尽可能做出正确的诊断，减少漏诊、误诊。

（刘　云）

第四章 普通外科微创手术

第一节 腹腔镜胆囊切除术

胆囊切除术是外科的常见手术。据统计,美国每年约施行 30 万例胆囊切除术,而且每年约新增加 100 万例有症状或无症状的胆囊结石患者。我国胆囊结石的发病率也很高,占人口的 8%～10%。随着 B 超检查这一无创性诊断方法的不断发展,胆结石的发现日益增多,其中许多是无症状的隐匿性结石。胆囊切除术已逐渐成为安全易行的手术,外科医师对胆囊切除术的指征也渐趋放宽。随着电子科技在医学领域的广泛应用及迅速发展,腹腔镜胆囊切除术(laparoscopic cholecystectomy, LC)诞生。1987 年 Mouret 在法国里昂首次成功地施行腹腔镜下切除胆囊,为胆囊切除术开辟了新途径,也成为微创外科手术的先驱。实践证明,LC 与传统的胆囊切除术(OC)相比,具有创伤小、痛苦轻、术后恢复期短等优点,这一技术已在世界范围内广泛推广,成为治疗胆囊疾病的一种安全有效的新方法。

一、适应证

LC 手术的适应证范围与术者的操作器械水平、手术经验有密切的关系,除怀疑或术前证实为胆囊恶性疾病外,LC 适应证与 OC 基本相同。

(一) 无症状的胆囊结石

包括单发和多发结石。

1. 巨大结石 胆囊结石癌变率大约为 2%,但癌变与结石的大小有关系,大于 2cm 的结石是癌变的危险因素,对巨大的胆囊结石,不管有无症状均应施行 LC。

2. 多发性小结石 小结石容易通过胆囊管排入胆管引起严重的胆绞痛并发症,若小结石通过 Oddis 括约肌,可造成 Oddis 括约肌的损伤,会导致良性纤维性狭窄。如果小结石不能从胆管排除,可引起梗阻或急性梗阻性胆管炎,阻塞胰管时会引起胆源性胰腺炎。

(二) 有症状的胆囊结石

包括急、慢性胆囊炎并胆囊结石或继发性胆总管结石者。

1. 慢性胆囊炎并胆囊结石 由于可发生反复胆绞痛,是 LC 手术最佳适应证。

2. 急性胆囊炎并胆囊结石 胆囊结石并发急性胆囊炎在症状发作 72h 内可以积极施行胆囊切除术,或急性胆囊炎经过治疗后症状缓解有手术指征者。

3. 继发于胆囊结石的胆总管 结石胆囊内多发性小结石易于并发胆总管结石,发生率约 6%～19.5%,并随患者年龄的增加而增加。

(三) 有并发症的胆囊结石

包括有糖尿病、心血管疾病及病毒性肝炎等。

1. 合并糖尿病　糖尿病患者抵抗力较差，若有胆囊结石时，易合并不可控制的胆囊感染。当胆囊结石合并糖尿病时，不管有无症状，都应在糖尿病得到控制时才施行胆囊切除术。

2. 合并心血管疾病　凡合并冠心病、风心病等疾病时患者心血管功能均较差，胆绞痛的发作，通过神经反射，诱发或加重心绞痛的发作和心脏负担，应在纠正心功能后尽早切除胆囊。

3. 合并病毒性肝炎　合并病毒性肝炎等有肝功能反复异常而胆绞痛的发作者，会增加肝脏负担，转氨酶升高，可在肝功能恢复正常的情况下尽早切除胆囊。

（四）胆囊息肉样病变

胆囊息肉样病变又称"胆囊隆起样病变"，是向胆囊内突出的局限性息肉样隆起性病变的总称，多为良性。

1. 分类　一般分为肿瘤性息肉样病变和非肿瘤性息肉样病变两大类。

（1）肿瘤性息肉样病变：包括腺瘤和腺癌。

（2）非肿瘤性息肉样病变：大部分为此类。常见的有炎性息肉、胆固醇息肉、腺肌性增生等。

2. 治疗　对胆囊息肉样病变的治疗原则是：

（1）良性者：可定期随诊观察，视病情发展再作处理决定。

（2）对息肉样病变大于 10mm 者：特别是单发、宽蒂者，短期内增大迅速者，伴有胆囊结石或有明显临床症状者，影像学检查疑为恶变者等，主张行胆囊切除术。如高度怀疑恶变、可能或确诊胆囊癌者，不宜选择 LC，应施行开腹根治性胆囊切除术，将胆囊管上下的疏松组织与肝床上的纤维脂肪组织一并清除。

二、禁忌证

（1）疑有胆囊癌病变者。

（2）未治疗的胆总管结石症合并有原发性胆管结石及胆管狭窄或梗阻性黄疸者。

（3）腹腔内有严重感染及腹膜炎者。

（4）有中上腹部手术史，疑有腹腔广泛粘连者。

（5）妊娠期急性胆囊炎，妊娠小于 3 个月或大于 6 个月者。

（6）肝功能严重障碍者。

（7）出血性疾病有出血倾向或凝血功能障碍者，重度肝硬化伴门脉高压者。

（8）严重心肺功能不全，有严重心肺等重要脏器功能障碍而难以耐受全身麻醉及手术者。

（9）胆囊萎缩伴急性胆囊炎者。

（10）膈疝。

三、术前准备、麻醉与体位

（一）术前准备

LC 的术前准备，主要是按全麻要求进行。其他与一般开腹胆囊切除手术相同。

1. 术前检查　术前应全面进行检查。根据病史、症状、全面查体及实验室、放射影像学检查结果进行综合分析，对将要实施 LC 的术式、步骤、手术难度作出正确的评估和决策。

2. 心理准备　掌握好 LC 适应证。解除患者思想顾虑。

（二）麻醉

采用气管内插管全麻。

（三）体位

随着腹腔镜的广泛开展，多常规采用仰卧位方法。在麻醉完成后，头部抬高 10°～20°，右侧肢体抬高 15°。使患者的内脏受引力作用，向左下方移位，以利于暴露胆囊。术者站于患者左侧。

四、手术方法

（一）穿刺部位

用尖刀在脐上或下缘作一长约 11mm 的切口，切开皮肤和皮下，插入气腹针，建立人工气腹，维持压力在 1.73～2.0kPa，插入直径 11mm 套管针，置入腹腔镜探头，探视腹腔及脏器情况，了解胆囊周围结构，对 LC 进行可行性估计。如可行 LC 手术时，则行 3 个穿刺点，实施辅助套管的插入。在剑突下腹白线右侧纵行切开皮肤 11mm，在腹腔镜的监视下，将套管锥旋转穿入腹腔，为第 2 个穿刺点，为术者的主操作孔，选用各种器械进行操作。于右腋前线肋下皮肤作 5mm 的小切口，插入 5mm 套管，为第 3 个穿刺点（AA），置入有齿爪钳，夹住胆囊腹部并向上牵引，以利胆囊管显露。也可行第 4 个穿刺点（MC），即在二、三套管针之间，右锁骨上线肋缘下 2～4cm 处切开皮肤 5mm，插入直径 5mm 的套管针，置入无齿抓钳。

（二）操作步骤

一般分四步，具体为：

1. 处理 Calot 三角　胆囊与横结肠或大网膜如有粘连时应予以分离。从 AA 套管孔置入抓钳，夹住胆囊底部向右上牵引，以利胆囊管显露。MC 套管孔置入无损伤抓钳，夹住胆囊壶腹向右上方，显露好 Calot 三角区。术者须辨清胆囊管、肝总管与胆总管间的关系。在主操作孔置入分离钳或电凝钩，分离 Calot 三角处脂肪组织及粘连，应紧靠胆囊壶腹部游离。解剖出胆囊壶腹变细的部位，再向胆总管方向分离，达到足够长的胆囊管。在胆囊管上放置钛夹 3 枚，靠近胆总管处放 2 枚，近胆囊处放 1 枚。于近胆囊放置钛夹处剪断胆囊管。在夹闭钛夹时，必须要看到钛夹的头端，以免胆囊管夹闭不住。电凝电切勿接触钛夹，以防止导电引起胆囊管残端坏死，造成术中术后胆瘘。胆囊管剪断后，在三角区用分离钳或分离钩游离出胆囊动脉，钛夹钳夹住后从中间剪断，且勿将动脉周围组织剥离太净，以防钛夹夹闭时因组织过少，而造成钛夹脱落，引起术中、术后出血。

2. 剥离胆囊　将胆囊管与胆囊动脉处理完成后，将胆囊颈向上提起，此时可显露肝胆囊床。使胆囊浆膜处于伸展紧张状态，用电凝铲或电凝钩从胆囊颈部向底部切开胆囊两侧浆膜，一直分离到胆囊底部，逐渐将胆囊自胆囊的肝床上剥离下来，出血点用电凝止血，用生理盐水冲洗胆囊床和肝下区。

3. 取出胆囊　从剑突下套管置入抓钳，夹住胆囊管残端，将胆囊拉至管口内，连同套管一起拖出。若胆囊有过多的胆汁而扩大，可先剪开胆囊用插入的吸引管将胆汁吸出，使胆囊体积缩小，以利于取出整个胆囊。如结石较大，当胆囊颈拖出腹壁外时，可伸入钳子直接将结石夹碎，然后逐一取出。在取石过程中，勿戳穿胆囊壁，以免结石或胆汁落入腹腔和伤口造成污染。

4. 缝合皮肤切口　检查、吸净腹腔内之瘀血、液体残留后，拔出腹腔镜，排出腹内CO_2气体。仔细将切口皮下缝合或透气胶布黏合即可。

五、术后处理

（一）术后护理

尽管本手术的最大特点为手术后护理简单，疼痛少、进食早（第2天开始进流质饮食）、活动早（当天下午可下床活动）、出院快（手术后2~3d即可出院），但应严格观察患者的术后病情变化、腹痛情况、生命体征、引流物的质和量，发现病情变化及时处理。

（二）处理并发症

术后早期并发症主要是胆管损伤、胆瘘。其症状是腹胀痛，黄疸。一旦发现，应及早处理，以免造成不良后果。

六、腹腔镜胆囊切除术并发症的预防

LC是安全、有效的手术方法，但是LC具有一定的潜在危险性。其并发症的发生率为2%~5%。在LC开展比较早和好的医院，并发症发生率却低于1%。手术操作引起的并发症主要有胆道损伤、胆瘘、出血、大脏器损伤等。预防并发症最重要的是正确选择病例，无禁忌证。只要操作正确，术中高度注意，大部分并发症可以避免。

（一）胆管损伤

胆管损伤是指胆管的完整性受到破坏，是胆囊切除术最灾难性的并发症。除胆瘘造成胆汁性腹膜炎外，还可导致继发性胆管狭窄等。

1. 胆管损伤的部位与发生率　OC误伤胆管最常见的部位是伤及肝总管、右肝管，而LC胆管损伤的部位以胆总管最常见。是误把胆总管作为胆囊管处理。一组文献报道胆管损伤459例，LC胆管损伤率为0.59%，其中胆总管为271例（0.35%），胆囊管94例（0.12%），变异胆管48例（0.06%），肝总管38例（0.05%），右肝管8例（0.01%）。另一组12 164例LC报道，胆管损伤42例，发生率为0.35%。

2. 胆管损伤的原因　胆管损伤的常见原因为：

（1）Calot三角严重粘连：结缔组织增生引起局部解剖变异，手术分离困难，易引起肝（胆）总管损伤。

（2）Calot三角解剖变异：LC时，胆囊向右上方被牵拉，致使Calot三角解剖位置改变，肝总管与胆囊管夹角变小，易将胆总管误认为较长的胆囊管钳夹或剪伤。

（3）手术失误：解剖Calot三角时过多使用电凝电切，容易引起肝（胆）总管灼伤或胆囊管残端坏死。

（4）出血：分离Calot三角时遇到明显的出血，因盲目电凝或乱上钛夹而造成胆管损伤。

3. 预防　预防的方法包括解剖清晰，操作分离精细，术中胆管造影等。

LC 时解剖胆囊管必须遵循胆道外科早已确定的原则：①术野暴露清晰：操作必须在清晰的视野下进行，镜头要清晰，焦距要合适，持镜者及时调整视野远近，确保 LC 在最佳视野下操作。②精细解剖：即使显露肝总管、胆总管、胆囊管的交接部，也必须看清三者的关系，才能切断胆囊管；如果三者间的关系不清，则宜采用逆行切除或顺逆相结合的胆囊切除法。必要时术中经胆囊或胆囊管行胆囊造影，也有助于防止发生胆管损伤。

（二）胆瘘

胆瘘是指胆管的完整性尚存，但有胆汁流出，可继发于胆管损伤、胆囊管残端瘘或迷走胆管漏胆汁等。

1. 胆瘘的部位和发生率　胆瘘最常见的发生部位是胆囊管、胆囊床迷走胆管、胆总管、肝管等。Molfe 报道发生率为 0.25% ~1.31%。

2. 胆瘘的原因　胆瘘的常见原因为：

（1）钛夹因素：常因胆囊管过粗，使钛夹钳夹不全或钛夹滑脱。

（2）电凝因素：电凝、电切时接触钛夹导电致胆囊管残端坏死。

（3）迷走反射因素：胆囊床迷走胆管渗漏。

3. 合理选用止血方法　在分离胆囊管时尽可能的少用电凝，以免损伤胆总管，用钛夹夹闭胆囊管时，一定要看到钛夹的头端，以免胆囊管夹闭不全。对个别因炎症水肿或过粗的胆囊管，最好采用 Reader 结扎或缝扎，对较短的胆囊管应靠近壶腹部上钛夹。

（三）出　血

LC 术中或术后大出血常因处理胆囊血管不完善，或损伤了其他较大的血管所致。这是 LC 严重的并发症之一。

1. 出血的部位和发生率　LC 术中出血一般分为渗血、小动脉出血、大动脉出血和静脉出血。小动脉出血的部位多为胆囊动脉或肝右动脉，其次为穿刺损伤腹壁血管、网膜血管，甚至有时损伤腹主动脉、下腔静脉、门静脉及髂血管等引起大出血，有导致死亡的报道。Deziel 统计 77 604 例 LC 血管损伤并发大出血 193 例（0.25%）。

2. 出血的原因　常见原因有：

（1）Calot 三角区出血：据 Deziel 统计 LC 并发大出血的 193 例中，Calot 三角区出血率占 62%，其中胆囊动脉出血占 22.8%，还有少数的静脉损伤出血占 1.4%。胆囊动脉出血多因胆囊动脉解剖结构和位置变异，术中关闭不完全；或胆囊动脉周围组织游离过于彻底，仅剩单根的动脉不易被钛夹夹紧，致钛夹易滑脱后出血。慢性或萎缩性胆囊炎，肝门区和 Calot 三角区粘连严重；或胆囊急性炎症期，胆囊和 Calot 三角区水肿充血，均导致解剖结构不清，分离组织时易损伤胆囊动脉。肝动脉出血多为肝右动脉解剖位置变异，分离 Calot 三角不清，致使损伤肝动脉，导致大出血。

（2）胆囊床出血：变异的胆囊动脉沿胆囊床进入胆囊壁，或异常增粗的血管交通支，因电凝不完全离断后回缩入肝组织内，而发生难以控制的大出血。

（3）肝组织损伤出血：分离 Calot 三角区及肝门区时，或分离胆囊时撕裂肝组织，一般电凝肝包膜或浅表的肝组织即能止血，但伴有肝硬化时，止血比较困难。

（四）大脏器损伤

这也是 LC 严重的并发症之一，发生率为 0.14% ~ 0.2%。

1. 胃肠损伤　LC 在内脏损伤中尤以胃肠道损伤较为多见，引起胃肠道损伤的原因有手术器械因素和技术性因素；前者由于腹腔镜观察视野局限和器械性能问题容易损伤或灼伤邻近器官；后者常表现为：

（1）腹腔内粘连及内脏下垂，穿刺手法不对或皮肤切口过小，穿刺用力过猛而损伤内脏。

（2）胆囊与邻近器官严重粘连，在勉强分离过程中，误将粘连的肠壁与粘连的结缔组织分离，造成胃肠损伤。

（3）在 LC 术中过分牵拉胆囊，撕裂肝脏、横结肠或十二指肠。

2. 肝损伤肝　意外损伤应仔细检查，若伤口深，用可吸收纤维素或微纤维包裹。术后注意引流管引流物的质和量。

（五）其他严重并发症

LC 也可能发生其他并发症。

（1）腹腔脓肿。

（2）切口疝。

（六）复杂病例并发症的预防

特殊病例并发症应采取如下措施：

1. 急性结石性胆囊炎　病变多由胆石嵌顿于胆囊管或胆囊颈引起，此时由于胆囊较大伴充血、水肿、胆囊壁增厚，Calot 三角缩短，解剖不清。可先在胆囊底部穿刺减压。如嵌顿结石近胆囊颈时，可用无损伤抓钳挤压胆囊颈内嵌顿的结石，使其松动退回胆囊，以便于夹持胆囊颈，显露 Calot 三角。对嵌顿于胆囊管近端的结石，应先切开胆囊管去除结石后再上钛夹。要确保胆囊管残端管长度大于 3mm，以免钛夹滑脱或伤及胆总管。如胆囊周围粘连严重，必要时可在适当位置放置第 5 个套管以协助显露。

2. 萎缩性结石性胆囊炎　因胆囊纤维萎缩，在分离胆囊周围粘连时，应紧贴胆囊壁进行；胆囊管内有结石嵌顿者，应逆行切除胆囊。若 Calot 三角粘连严重，解剖不清，可切开胆囊，去除结石，切除游离的胆囊壁，用电灼破坏残留在肝床上的黏膜组织，在胆囊颈处缝合或夹闭胆囊管。由于萎缩性胆囊炎的胆囊管常完全闭锁，若未能找到胆囊管，又无胆瘘者，可不必处理胆囊管，但必须置放引流管。

3. 有上腹部手术史　有过上腹部手术史的患者，原腹壁切口多有致密粘连，腹腔内其他处多为疏松的蜡状粘连。腹壁上第一个穿刺点应在远离原切口的部位最好 5cm 以上，必要时作直视下置入气腹针和套管针。

（靳林上）

第二节　腹腔镜腹股沟疝修补术

腹腔镜腹股沟疝修补（laparoscopic repair of inguinal hernia，LRIH）于 1982 年由 Ger 首先报道，1990 年 Schultz 报道了一组 LRIH 的经验，取得了满意的效果。LRIH 因其具有创伤

小、术后疼痛轻、恢复快以及复发率低等优点而逐渐得到人们认可。

一、适应证与禁忌证

（一）适应证

目前，腹腔镜疝修补术主要适用于可复性疝、复发性疝、双侧疝、难复性疝等。小儿腹股沟疝只需行疝囊高位结扎、内环口关闭术。

（二）禁忌证

包括绝对禁忌证和相对禁忌证。

1. 绝对禁忌证　以下为腹腔镜腹股沟疝修补术禁忌。

（1）合并有重要器官功能不全，难以耐受麻醉者。

（2）阻塞性肺气肿伴有高碳酸血症者。

（3）出血性疾病以及凝血功能障碍者。

（4）肝硬化腹水及有出血倾向者。

（5）合并妊娠者。

（6）绞窄性疝或合并有肠穿孔者。

2. 相对禁忌证　嵌顿性疝等患者不适宜行腹腔镜手术。

（1）过度肥胖者。

（2）嵌顿性疝。

（3）难复性疝。

（4）局部皮肤感染、尿道感染、肺感染者。

（5）曾有下腹部手术史者。

二、术前准备

1. 置尿管　术前应放置尿管，其他同开放性手术，无需特殊准备。

2. LRIH　一般选用全麻，IPOM（腔内置网法）可采用硬膜外麻醉。

三、手术方法

临床上常用的 LRIH 术式主要有以下三种。

（一）经腹膜外腹股沟疝修补术（transabdominal preperitoneal repair，TAPP）

是目前应用最多的一种方法。成人疝存在腹股沟区组织的薄弱因素，高位结扎疝囊后，将补片假体堵塞疝孔，予以加强。补片假体种类有聚丙烯、聚酯、聚四氟乙烯等，目前较多采用聚丙烯。

1. 患者体位和术者位置　患者取仰卧位，头低足高。监视器放于手术台尾部。术者一般站在患者的患侧，一助和持镜者立于对侧。

2. 建立气腹　于脐下作 10mm 的皮肤切口，用 Veress 针在脐下缘建立 CO_2 气腹，压力维持在 1.73kPa。

3. 切口　在连接腹腔镜装置后，在脐部切口插入 10mm 套管针置入腹腔镜，检查腹腔，在患侧锁骨中线与脐水平线的交点处作另一个 10mm 穿刺孔，在健侧锁骨中线与脐水平线的交点处作第 3 个 5mm 穿刺孔。

4. 检查　认清解剖标志后,确定疝类型。腹腔镜入腹后,首先观察到的解剖标志为脐韧带,分清腹壁下动脉、输精管、精索血管,识别疝囊口位置,确定疝的类型及有无复合疝。

(1) 直疝的特点:分离 Cooper 韧带后,若为单纯直疝时,内环解剖结构正常。

(2) 斜疝的特点:分离内环处探索,显示周围结构。

5. 处理疝囊　直疝和较小的斜疝,可先用抓齿钳将疝内容物拖回腹腔,再由一助用抓齿钳拖回疝囊底;而较大的斜疝可于内环口水平,将疝囊与精索分离后横断疝囊。

6. 切开腹膜及分离腹膜前间隙　在疝环口的上缘作一腹膜上横切口,进入腹膜前间隙,进行充分的腹膜前分离,解剖出疝囊、输精管、精索动静脉等,如果层次正确,分离容易且不出血。

7. 置网固定　将聚丙烯矩形状补片(普里灵网片,6cm×7cm 一片)剪成合适的尺寸网片,并卷成一卷,经 10mm 穿刺孔送入腹腔,经腹膜切口辅佐固定于腹横筋膜的后面,其大小应能覆盖内环、Hassebach 三角及股环内口,上界超过腹横肌弓状下缘,下界超越股管内口处,用连发钉合器将补片钉合固定于 Cooper 韧带及腹横肌下缘、腹直肌背面外缘。

8. 缝合关闭腹膜口　补片固定后,应缝合腹膜,使补片与腹腔隔开,以免术后补片与肠管形成粘连。

9. 解除气腹及缝合切口　探查腹腔内无出血,解除气腹,用可吸收线皮内缝合两个 10mm 切口。

(二) 腔内置网腹股沟疝修补术

是一种操作简单的腹腔镜疝修补方法,主要包括内环口荷包缝扎和补片覆盖两个步骤。术前无须放置尿管。

1. 麻醉　采用硬膜外麻醉。

2. 手术体位与术者位置　患者取平卧位,足高头低。术者站在患者左侧,一助持镜立于头侧,监视器放于患者足侧。

3. 建立气腹　方法同 TAPP。

4. 切口　接腹腔镜装置,脐部下缘作一 10mm 切口穿刺置入腹腔镜,在患者左侧锁骨中线与脐水平线的交点处作 10mm 穿刺孔,作为主操作。

5. 检查　辨认疝囊开口位置后确定疝类型。腹腔镜下探查腹腔,了解有无复合疝及其他病变存在,确认腹内重要解剖标志,找到疝囊开口,确定疝的类型。

6. 内环口关闭　腹腔镜下找到患侧内环口,在内环口体表投影处戳一小孔(2~3mm),先后从同一戳孔穿入带线针和针钩,与操作钳配合分别缝合内环口内半周腹膜和外半周腹膜,带线针缝合时把缝线带入腹腔,针钩缝合时又把缝线从腹腔带出,收紧内环口荷包缝线,关闭内环口,线结缚在戳口处皮下。

7. 置网后固定　将矩形状补片(聚丙烯)剪成合适的尺寸,并卷成一卷,经 10mm 穿刺孔送入腹腔,展平补片,直接覆盖于腹膜内表面,覆盖斜疝及直疝的缺损部位,用连发钉合器固定数针。

8. 解除　气腹及皮内缝合切口。

（三）完全腹膜外腹腔镜疝修补术

该法被认为是一种最合理且值得推广的方法，手术原理与 TAPP 相同，与 TAPP 区别在于手术过程中不进入腹腔，而是在腹膜前间隙内潜行分离。因整个 TEP 过程均在腹膜外进行，可减少损伤腹腔内脏器的风险，且补片不会与肠管粘连，避免了小肠术后粘连和腹壁疝形成，具有较显著的优点，但其技术要求较高，要在紧靠腹膜层形成一个腹壁操作间隙，操作时难度较大，故通常在熟练掌握 TAPP 的基础上采用。

1. 患者体位及术者位置　同 TAPP。

2. 解剖腹膜外间隙　目前腹膜外间隙气腔的建立有两种方法，一是穿刺针直接穿刺，直达腹膜外间隙后充气，但有时穿刺针很难一次达到正确层次；二是开放分离法，通过脐下切口 1cm，深达腹直肌前鞘，切开腹白线，在腹直肌和其后鞘之间钝性向下分离，越过弓状线，即可达腹膜外间隙。

3. 腹膜外间隙的分离　找到正确解剖层次后，将腹膜前空间有选择地分离、扩开，分离通常用特制的气囊套管，也可以用 Foley 尿管进行此操作，经充分的腹膜前分离后，插入 10mm 套管针，导入腹腔镜，充入 CO_2 气体，在腹腔镜直视下，于脐耻线的上 1/3 和中 1/3 各置入 10mm 和 5mm 穿刺鞘。

4. 认清解剖标志后寻找疝囊　分离中应特别注意各解剖标志，如腹壁下动脉、内环口、腹横肌弓状下缘、Cooper 韧带、精索等，通常在近内环口处显露精索以帮助寻找疝囊。

5. 处理疝囊　如果疝囊小而空虚则不必打开疝囊，用腔内打结法或用 Roeder 结结扎疝囊颈；如果疝囊进入阴囊，则不必将疝囊完全剥离出，可在疝囊颈部结扎，然后剪断，将疝囊体和底留在腹股沟管内。

6. 置入补片并固定　方法同 TAPP。

7. 解除　气腹、皮内缝合腹部切口。

四、术后并发症及防治方法

（一）并发症

LRIH 大多数并发症在传统腹股沟疝修补（OHR）术中也同样可以遇见，包括比较多见的阴囊积血、顽固性神经痛，罕见的膀胱、结肠、髂外血管损伤及植入假体感染。另外一些并发症为 LRIH 独有，如戳孔引起的肠损伤、阴囊气肿，IPOM 和 TAPP 术后还有引起粘连性肠梗阻的报道。

（二）并发症的防治

并发症有疝复发、神经损伤、膀胱损伤、血管损伤及血肿等，应注意防治。

1. 疝复发的防治　LRIH 术后复发率为 0～1%，复发原因多与操作失误有关，如补片钉合不牢固导致移位、补片面积太小等。随着手术熟练程度的提高以及技术的不断改进，复发率呈明显下降趋势。

2. 神经损伤的防治　LRIH 易发生损伤的神经为生殖股神经、髂腹股沟神经、股外侧皮神经。损伤的原因主要为：一是局部解剖不熟悉，在手术区域内不能正确辨认神经组织及其走行。二是手术操作不熟练。要防止髂腹股沟神经的损伤，应避免内环口外侧骨盆内筋膜上的钉子过深，股外侧皮神经和生殖股神经损伤的预防在于输精管部位的钉合不应低于髂股管水平。

3. 膀胱损伤的防治　膀胱损伤在 LRIH 中并不常见，在 TAPP 操作中切开腹膜时注意不要超过中线，否则就有损伤膀胱的可能。

4. 血管损伤及血肿的防治　防治的关键在于正确辨认腹壁下动脉和输精管，避免在 Has – sebach 三角内钉钉。血肿的防治在于局部的彻底止血，防止渗血。

五、术后管理

术后要注意以下方面。

（1）术前留置尿管的患者如无排尿困难，术后可即时拔除尿管。

（2）术后 6h 即可进食。

（3）术后 24h 内给予预防性抗生素。

（4）1 周后即可恢复正常工作。

自腹腔镜疝修补术开展以来，作者对 LRIH 与 OHR 和开放性无张力疝修补进行了临床随机对照研究，结果发现 LRIH 最突出的优点是创伤小、痛苦小、术后恢复快，在并发症方面与开放性手术无明显差别，术后复发率为 0 ~ 1%，明显低于 OHR，稍高于开放性无张力疝修补术。相信随着腹腔镜技术的进一步完善和腹腔镜器械的不断改进，术后复发率将会进一步降低，手术费用也会降低，腹腔镜疝修补术必将会被越来越多的患者和医师所接受。

（靳林上）

第三节　腹腔镜结肠癌根治术

腹腔镜手术已成为现代外科的重要组成部分。首例腹腔镜结直肠手术为 1991 年由 Scalarides 报道的腹腔镜结肠脂肪瘤切除手术，同年，Cooperman 完成了首例腹腔镜右半结肠切除。研究表明，与开腹手术相比，腹腔镜手术治疗结直肠良性疾病具有疼痛轻、恢复快、缩短住院日、较好美容等优点，但也有学者认为腹腔镜还有学习操作时间长、手术时间长、较高的手术费用、并发症发生率高等不足。在结、直肠恶性肿瘤方面争论也较大，有人认为腹腔镜手术在结、直肠癌治疗方面存在穿刺孔复发、淋巴结清扫不足、切缘不足、结扎水平不够等问题，影响了腹腔镜在结、直肠肿瘤方面的应用。近年来随着腹腔镜手术经验积累、操作技术提高和腹腔镜器械进步（尤其超声刀的应用），克服了既往的一些不利，腹腔镜手术在结、直肠肿瘤方面的优点也越来越明显。

一、结肠癌的临床表现和诊断

结肠癌是常见的消化道恶性肿瘤，在我国仅次于胃癌、肺癌，发病率约 10 ~ 40/10 万，发病年龄多在 40 岁以上。发病原因不十分清楚，但与家族性息肉病、结肠腺瘤、结肠血吸虫病、高脂饮食、溃疡性结肠炎等有密切关系。临床表现有排便习惯、性状改变，腹部隐痛，粪便带血黏液，腹部肿块，不全梗阻，贫血乏力，低热。主要通过结肠镜确诊，直肠指诊可检出 80% 的直肠癌。

二、适应证

Dukes，A、B、C 期患者。Dukes A、B 期患者采用腹腔镜手术方法已得到大多数同行的认同，Dukes C 期患者是否可行腹腔镜手术仍有争议。

三、禁忌证

腹腔镜结肠手术的禁忌证为：
（1）严重心肺肝肾等重要脏器功能不足者。
（2）某些晚期肿瘤，淋巴结广泛转移，腹腔镜下清扫困难者。
（3）邻近器官侵犯，需行联合脏器切除者。
（4）肿瘤太大，直径大于 8cm 者。
（5）腹腔内有广泛粘连，分离困难者。
（6）严重脓毒血症者。
（7）孕妇。
（8）合并肠梗阻或穿孔者。
（9）凝血机制障碍者。
（10）肥胖为相对禁忌证。

四、术前准备

1. 评估　与开腹手术一样，腹腔镜手术亦需对患者进行术前的评估和准备，术前需了解各重要脏器的功能状况。行 B 超、CT、IVP 检查，了解邻近脏器有无受累，肝有无转移，淋巴结转移情况，得出综合结果，判断腹腔镜手术的可行性。

2. 定位　病灶定位也是一重要步骤，较大的病灶，因多已侵犯浆膜，可在术中通过观察浆膜而确认病灶。对较小的未侵及浆膜的病灶，可术前通过结肠镜行肿瘤远侧缘黏膜下注射亚甲蓝溶液定位。但亚甲蓝容易褪色，目前多采用术中肠镜定位。

3. 肠道准备　肠道准备也是必不可少的，方法与开腹手术基本相同，包括肠道清洁和口服抗生素。肠道清洁采用术前晚全肠道冲洗，即用 20% 甘露醇溶液 500ml、5% GNS 1 000ml 和 5% GS1 000ml 术前晚 8 点口服，如患者已有不全性肠梗阻，则改用清洁灌肠的方法，以免引起急性肠梗阻。口服的抗生素主要有甲硝唑、新霉素、庆大霉素、磺胺等。术前放置胃管和导尿管以减少胃和膀胱损伤。

五、腹腔镜右半结肠切除术

（一）麻醉
气管插管全麻。
（二）体位
仰卧位，头低足高 15°～20°，手术台向左侧倾斜 10°～20°，并可根据手术需要而调节手术台倾斜方向和角度。术者及持腹腔镜者站于患者左侧，另一助手站于患者右侧。
（三）套管针插入位置
根据术前检查和探查结果，结合腹壁情况选择各套管穿刺点，值得注意的是穿刺部位虽然无固定的模式，但穿刺时应尽量避免两个穿刺点与病变在一条直线上，一般采用 4 孔法，有两种常用方式。

1. 方式一　A 孔，脐下 10mm，进腹腔镜。B 孔，左上腹 10mm，进超声刀。C 孔，左下腹 5mm，进操作钳。D 孔，右下腹 10mm，进操作钳。

2. 方式二　A 孔，脐下 10mm，进腹腔镜。B 孔，左下腹 10mm，进超声刀。C 孔，脐耻之间 5mm，进操作钳。D 孔，右中腹 10mm，进操作钳。可根据肿瘤位置决定穿刺部位。如考虑术中需改变观察角度和操作位置时，应全部使用 10cm 套管。

（四）手术操作

1. 探查　建立气腹，置入 30°斜视腹腔镜探查腹腔，了解病变的位置、大小、与周围器官的关系，了解淋巴结转移情况及其他脏器的情况，估计腹腔镜手术的可行性，确定肠管切除的范围。

2. 游离右侧结肠　在横结肠和回肠末端用布带结扎阻断肠管，防止肿瘤播散。术者右手拿超声刀，左手用无创伤肠钳将盲肠牵向左上方，助手反向牵拉腹膜，先剪开回盲部外侧 1~2cm 腹膜，因此处的解剖间隙容易辨认，向上解剖至肝曲，将升结肠从腹后壁游离，清除腹后壁的脂肪组织，至腰部肌肉前面，肌纤维清楚可见，如果癌肿浸透肠壁或侵入周围组织，可用超声刀切除受侵的组织如腰肌、肾周脂肪囊。要注意辨认输尿管和精索（卵巢）血管，防止损伤。切断肝结肠韧带，注意勿损伤十二指肠，一旦肝区解剖完成后，将手术床头抬高，同时将体位改为右前斜位，助手将胃向上牵拉，术者左手将网膜牵拉，右手拿超声刀于胃网膜右动脉下方，切除右半结肠韧带。如为肝曲癌，则靠胃侧切断胃网膜右动脉各分支，并在根部上双重钛夹后切断胃网膜右动脉，以避免出血。此时，右半结肠已经游离，将结肠系膜拉紧，辨认系膜的各血管支并予以分离，根部上钛夹后分别切断升结肠动脉、回结肠动脉、结肠中动脉右侧分支，注意清除外科干的淋巴结，如行扩大右半结肠切除时，则同时于结肠中动脉根部钛夹夹闭后切断。根部切断右半结肠系膜。亦可用 Endo-GIA 切割吻合器切断血管及系膜，至此，整个右半结肠很容易提出腹外。

3. 取出病变肠段　将 D 孔向上延长至 3~5cm，用塑料袋隔离保护切口后，取出游离好的病变肠段。

4. 切除吻合　按常规手术方法行体外的肠管切除吻合，吻合方法有 3 种。

（1）端端吻合。

（2）端侧吻合：先用吻合器行回结肠端侧吻合，再用直线形切割缝合器闭合横结肠残端。

（3）侧侧吻合：用直线型切割缝合器行回结肠侧侧吻合后，再用直线形切割缝合器关闭残端。缝合部分系膜，将吻合后的肠段回纳腹腔，缝合小切口，重建气腹，检查腹腔内有无出血，缝合关闭余下肠系膜裂孔。如条件许可，亦可行完全腹腔镜右半结肠切除，即游离完毕后，用 Endo-GIA 切割吻合器在设定切线处横断横结肠和回肠，于回肠及结肠残端各切开一小口，插入 Endo-GIA 两臂行回结肠侧侧吻合，再用 Endo-GIA 切割吻合器关闭切口。扩大右下腹切口 3~5cm，切除标本放进塑料袋内完整取出。

5. 缝合戳口　冲洗腹腔，右上腹放置引流，取出套管，皮下缝合戳口。

六、腹腔镜左半结肠切除术

（一）麻醉

气管插管全麻。

（二）体位

截石位，头低足高 15°～20°，手术台向右侧倾斜 10°～20°，并可根据手术需要而调节手术台倾斜方向和角度。术者及持腹腔镜者站于患者右侧，另一助手站于患者左侧。

（三）套管针插入位置

原则同上，一般采用 4 孔法。A 孔，脐下 10mm，进腹腔镜。B 孔，右上腹 5mm，进操作钳。C 孔，右下腹 10mm，进超声刀。D 孔，左下腹 10mm，进操作钳。并可根据肿瘤位置调整穿刺部位。

（四）手术操作

1. 探查　建立气腹，置入 30°腹腔镜探查腹腔，了解病变的位置、大小、与周围器官的关系，了解淋巴结转移情况及其他脏器的情况，确定肠管切除的范围。

2. 游离左侧结肠　在病变远、近端用布带结扎阻断肠管，防止肿瘤播散。助手提起外侧腹膜，术者右手拿超声刀，左手用无创伤肠钳将乙状结肠、降结肠牵向对侧，剪开外侧 1～2cm 腹膜，向上解剖至脾曲，分离腹后壁，清除腹膜后的脂肪组织，显露出左侧腰大肌，将降结肠从腹后壁游离，结肠后的疏松分离亦可用分离钳钝性分离。注意找出输尿管、精索或卵巢血管，防止损伤。将降结肠牵向下方，切断脾结肠韧带，松解脾曲，注意勿暴力牵拉，以免损伤脾脏。一旦脾区解剖完成后，将手术床头抬高，同时将体位改为左前斜位，助手将横结肠向下牵拉，术者左手将胃向上方牵拉，右手拿超声刀于胃网膜右动脉下方切除右半胃结肠韧带，胃结肠韧带内的小血管一般可用超声刀切断，无需结扎或钛夹夹闭，至此左半结肠已经游离。将结肠系膜拉紧，剪开肠系膜下动脉前方的腹膜，辨认并分离系膜的各血管支，于其根部上钛夹后分别切断降结肠动脉、乙状结肠动脉 1～2 支及系膜，如为乙状结肠肿瘤，亦可于肠系膜下动脉根部上双重钛夹后，切断或用 Endo - GIA 切割吻合器切断。右下腹换用 12mm 套管，用 Endo - GIA 切割吻合器于肿瘤远端切线处（一般距肿瘤 10cm）切断乙状结肠。

3. 取出病变肠段　将 D 孔向上延长至 3～5cm，用塑料袋隔离保护后，取出游离好的病变肠段。

4. 切除吻合　近端距肿瘤 10～15cm 以上切断肠管，移去标本。残端荷包缝合埋入环型吻合器的抵钉座（钉钻头），肠管回纳腹腔，缝合小切口，重建气腹，经肛门插入吻合器的主体，在无肠管扭转、无张力情况下进行吻合，检查腹腔内有无出血，缝合关闭肠系膜裂孔。如吻合口距肛门 25cm 以上，则完全游离肠管后，于延长的 D 孔处取出病变肠段，按常规手术方法行体外的肠管切除吻合。

5. 缝合戳口　大量蒸馏水冲洗腹腔，盆腔放置引流，取出套管，皮下缝合戳口。

七、腹腔镜横结肠癌切除术

(一) 麻醉

气管插管全麻。

(二) 体位

仰卧位，双腿分开 30°~45°，头高足低 15°~20°，并可根据手术需要而调节手术台倾斜方向和角度。分离右半胃结肠韧带时，术者站于患者左侧，分离左半胃结肠韧带时，术者则站于患者右侧，持腹腔镜者站于患者两腿间，另一助手站于术者对侧。

(三) 套管针插入位置

一般采用 4 孔法。A 孔，脐下 10mm，进腹腔镜。B 孔，右中腹 10mm。C 孔，左中腹 10mm。D 孔，剑突与脐间 10mm。可根据肿瘤位置调整穿刺部位，并可根据实际情况调换超声刀及操作钳甚至腹腔镜的位置。

(四) 手术操作

1. 探查 建立气腹，置入 30°腹腔镜探查腹腔，了解病变的位置、大小、与周围器官的关系，了解淋巴结转移情况及其他脏器的情况，确定肠管切除的范围。

2. 游离横结肠 术者先站于左侧，行右半横结肠的分离，在病变远、近端用布带结扎阻断肠管，防止肿瘤播散。助手用无创肠钳将胃牵向上方，术者左手将网膜向对侧牵引，右手用超声刀，在胃网膜血管下方胃结肠韧带无血管区剪一小口，打开网膜腔，沿胃大弯网膜血管弓下方切开右侧胃结肠韧带，松解肝曲，注意勿损伤十二指肠及胆管。术者与第一助手调换位置，站于右侧，切开左侧胃结肠韧带，松解脾曲，提起横结肠，辨认横结肠系膜的血管，横结肠系膜根部分离，结肠中动脉根部上钛夹后切断，并切断横结肠系膜，亦可用 Endo-GIA 切割吻合器于根部将结肠中动脉连同系膜一起切断。

3. 取出病变肠段 扩大 D 孔约 3~5cm，用塑料袋保护切口后取出已游离病变肠段。

4. 切除吻合 在体外距肿瘤 10~15cm 切除肠段，并行肠管端端吻合，缝合关闭肠系膜裂孔。

5. 缝合戳口 吻合后肠段回纳腹腔，缝合小切口，重建气腹，检查腹腔内有无出血，冲洗腹腔，放置引流，取出套管，皮下缝合戳口。

八、手助腹腔镜结肠癌切除术

腹腔镜结、直肠切除已得到广泛的发展，积累了大量的经验，但由于没有手的操作，缺乏了手的灵巧和触觉，而手助技术正好弥补了这一缺陷。在手的帮助下可触摸肿瘤边界而定位，可轻易推开小肠，进行钝性分离，控制活动性大出血，而这种出血若在腹腔镜手术中往往是中转开腹的指征。

(一) 适应证

凡结肠癌需行右半结肠切除、横结肠切除、左半结肠切除和全结肠切除的患者均适合行手助式腹腔镜切除术。由于盆腔空间太小，乙状结肠及直肠切除（包括直肠的经腹会阴联合切除）不太适合手助腹腔镜切除术。

（二）禁忌证

同腹腔镜结肠癌切除。

（三）麻醉

气管插管全麻。

（四）体位

截石位，头高足低 15°～20°，并可根据手术需要而调节手术台向左或右侧倾斜的方向和角度。如为右半结肠切除，术者及持腹腔镜者站于患者左边，术者站于头侧，左手伸入腹腔，右手持超声刀，如为左半结肠切除，术者及持腹腔镜者站于患者右边，术者站于头侧，右手伸入腹腔，左手持超声刀。

（五）套管针插入及手伸入腹腔的位置

脐上 10mm 小孔进腹腔镜，下腹正中 6～7cm 切口进手指，脐与剑突间 10mm 进超声刀。

（六）手术操作

1. 探查　建立气腹，置入 30°腹腔镜探查腹腔，初步了解病变的位置、大小、与周围器官的关系，了解淋巴结转移情况及其他脏器的情况，估计腹腔镜手术的可行性。

2. 游离结肠　于下腹正中作一纵向切口，切口安置保护性牵开器，手部安置手术密封套袖，并黏附在牵开器周围，在手的帮助下再次探查，确定肠管切除的范围，上腹穿刺置入超声刀。用手推开肠管，食、中指挑起腹膜或网膜，使之保持张力，在指间剪开组织，结肠后可用手钝性分离。清扫血管周围的淋巴脂肪组织前，可用手先触摸确定血管位置，大血管根部切断时要双重钛夹夹闭后再切断。如行全结肠切除，分离完一侧术者再到对侧，换另外一只手进行操作。

3. 切除吻合　病变肠段完全游离后，经下腹切口取出，在体外进行肠段切除吻合，缝合关才肠系膜裂孔。

4. 缝合戳口　吻合后肠段回纳腹腔，缝合切口，重建气腹，检查腹腔内有无出血，冲洗腹腔，放置引流，取出套管，皮下缝合戳口。

九、注意事项

最主要是防止出血和误伤输尿管等，具体注意事项为：

1. 保留血管蒂　肠系膜大血管根部切断时，应清除血管根部周围的脂肪、淋巴组织，并上三重钛夹，在第 2、3 个钛夹间切断。尽量不要用 Endo - GIA 切割吻合器切断，因难以达到根治效果，除非肿瘤早期患者。根部切断处应保留 1～1.5cm 血管蒂，以避免出血。

2. 解剖层次要清楚　腹膜后分离时要先显露输尿管，以免损伤。

3. 肠管血运良好　肠吻合前要确认吻合肠管血运良好，保证吻合后无扭转、无张力。

4. 中转开腹　术中如有难以控制的大出血、其他重要脏器损伤时，应及时中转开腹，切勿腹腔镜下勉强处理。

十、术后处理与并发症的防治

(一)术后处理

术后处理十分重要,一定要做到:

(1)术后禁食、胃肠减压持续2~3d,以防肠胀气。

(2)输液以维持水电解质平衡。

(3)预防性全身给予抗生素。

(4)有肛门排气后,即可给予饮食,一般在术后第2~4天。

(5)早期起床活动。

(二)并发症的防治

腹腔镜结肠癌根治术有多种并发症,主要注意防治以下并发症。

1. 损伤　包括血管、空腔脏器、实质脏器的损伤,损伤原因既有穿刺引起,又有由器械及操作引起,预防措施包括穿刺时严防暴力;若腹内移动器械时应在腹腔镜监视下;分离结肠时解剖层次要清楚;使用无创器械牵引时,且勿牵引过度引起损伤;对于小血管的出血可通过压迫、电凝、钛夹钳夹等方法止血,大血管损伤应即刻中转开腹;对于空腔脏器小的穿孔也可镜下修补,较大的穿孔亦应即刻中转开腹手术。

2. 气体栓塞　是腹腔镜极少见但极其严重的并发症,栓塞的血管有肺动脉、脑动脉和冠状动脉,是气腹针穿入血管或 CO_2 通过断裂的静脉进入下腔静脉所致。术中需密切监测 $PaCO_2$ 以便发现早期征象。

3. 梗阻　由吻合口狭窄、肠扭转、内疝引起,因而选择吻合器要适中,吻合前要检查吻合肠段是否扭转、血运是否不足。腹腔镜术后系膜裂孔不关闭,有引起内疝危险,应尽量缝合关闭。

4. 吻合口漏　主要原因有吻合口血运不良、吻合口有张力和局部感染等,预防措施是游离结肠要充分,保证无张力吻合;不要损伤残端结肠的动脉弓,保证吻合口有充分的血液供应;术中注意不要损伤肠管,污染腹腔;还要注意一点,使用吻合器吻合者要熟悉吻合器的性能。

5. 穿刺口肿瘤种植复发　自从 Alexander 等报道首例 Dukes C 期患者行腹腔镜辅助右半结肠切除术后穿刺口复发后,逐渐有许多这方面的报道。Wexner 和 Cohen 报道穿刺口复发率为 1.5%~21.0%,大多数文献报道其复发率超过 4%。近年来,由于采取了有效的预防措施,其复发率已降至 0~1.1%。腹腔镜术后穿刺口肿瘤种植复发的原因不十分清楚,主要可能有以下几方面:①肿瘤细胞从手术操作中脱落播散,包括套管和器械的进出、标本的取出,这是最主要的原因。②局部创伤,肿瘤细胞通过血液循环播散至创口。③患者抵抗力降低、局部充血营养丰富,促使肿瘤细胞的种植生长。④腹腔内游离的肿瘤细胞因气腹创造的压力阶梯播散至穿刺口。预防措施有穿刺口要适中,避免套管在腹壁中移动,必要时用缝线加以固定;注意无瘤技术;取标本时要用塑料袋隔离保护切口;术后用大量氟尿嘧啶溶液冲洗腹腔;手术完毕应先放出气体再拔套管等。

(靳林上)

第四节　腹腔镜直肠癌切除术

腹腔镜直肠癌切除术包括直肠前切除术（Dixon 术）和经腹会阴直肠肛管联合切除术（Miles 术）。依手术原则又分为根治性切除和姑息性切除两种，其肿瘤的治疗原则与开腹手术完全相同。

一、发展史

（一）首倡

直肠前切除术由 Cripps 1897 年首倡。当时仅为单纯的病灶切除，由于手术的安全性和癌的根治性不彻底等原因，未能被推广。1908 年，Miles 报道经腹会阴直肠切除术（Miles 术）治疗直肠癌，效果较为满意，被作为治疗直肠癌的标准术式，而广泛用于临床。但手术遗留的人工肛门，给患者带来了终身生活的不便。为此，Dixon 1939 年再次对直肠癌患者实施改革型直肠前切除术，在对癌根治的同时，追求保持排便功能。不仅保留肛管和提肛肌，而且还要保留直肠下段的感觉和排便反射，能使大部分术后患者具有控制排便和排气的功能。由于手术使很少一部分患者在齿状线以上保留的直肠较短，使直肠的感觉减弱，对排便和控制液体粪便的能力暂时减退，一般经过半年时间的适应和锻炼之后，其功能逐渐改善和恢复。因其手术治疗的临床效果、观察患者的 5 年生存率与 Miles 术相似，迄今 Dixon 术仍被认为是治疗直肠癌、保留肛门功能的最理想术式。欧美、日本采用此种术式的直肠癌病例已达 50%～70%。

（二）发展

Dixon 术根据吻合口部位的不同，分为低位前切除术（吻合口位于腹膜返折部位以下）和高位前切除术两种方法。以往前者只限于上段直肠癌（肿瘤下缘距肛缘 12cm 以上者）。近 10 余年来，由于吻合器的广泛使用、手术经验的积累、麻醉及手术管理水平的提高、并发症的减少、放疗技术的不断改进、直肠癌病理学研究的深入发展等，使手术的适应证不断扩大到中、下段直肠癌。但保肛手术的前提仍是肿瘤必须得到彻底根治。

二、手术适应证与禁忌证

（一）适应证

主要为早期癌和进展期癌，晚期癌只能行姑息性手术。

1. 早期癌　Dukes A、B 期的结、直肠癌是腹腔镜手术的最佳手术指征。
2. 进展期癌　肿瘤横径 <6cm、肿块不固定的 Dukes C 期患者。
3. 晚期癌　Dukes D 期的患者可行姑息性切除。
4. 中转手术指征　为了保证手术的安全性，对腹腔镜手术外科医师要求必须熟悉中转开腹的指征。对于术前估计中转手术可能性较大的患者（如多次手术史、过度肥胖等），应直接选择开腹手术，避免不必要的尝试。

（1）肿瘤过大。

（2）肿瘤浸润小肠并形成内瘘。

（3）腹腔广泛粘连。

（4）手术困难：包括术中出血止血难、术野不清、操作困难、耗时过长等。

（二）禁忌证

有绝对禁忌证和相对禁忌证。随着医师手术经验的积累以及腹腔镜设备、器械的不断更新，某些禁忌证也将会逐步转为适应证。

1. 绝对禁忌证　以下患者为手术绝对禁忌证。

（1）不能耐受全麻及腹腔镜手术者：如严重的心、肺、肝、肾等脏器疾病，腹膜广泛转移的恶性肿瘤。

（2）伴有并发症：如肠梗阻、明显腹胀，或肿瘤穿孔并发腹膜炎。

（3）肿瘤过大：其横径大于6cm，且肿块已固定或侵犯邻近器官。

（4）肿瘤转移：肿瘤已侵犯其他脏器并形成内瘘。

2. 相对禁忌证　以下患者为相对禁忌证，在一定条件下可变为适应证。

（1）出血倾向。

（2）过度肥胖和腹腔广泛粘连（如腹内手术史）。

（3）巨大膈疝或腹外疝。

（4）结肠解剖异常。

三、术前准备

同常规开腹手术。

四、麻醉和人工气腹压

采用气管插管麻醉，人工气腹压维持在13mmHg以下。

五、手术方式

（一）直肠前切除术（Dixon手术）

1. 手术指征　直肠癌根治术和姑息性手术的指征分别为：

（1）直肠癌根治术：适于直肠上段癌；而直肠中、下段癌若经充分游离直肠后，其癌肿下缘距齿状线大于5cm，在切除足够的癌肿远端肠段和直肠系膜后（对于分化良好的低度恶性肿瘤、隆起型肿瘤、肿瘤占直肠小于1/2周、Dukes A 或 B 期癌，在不牵拉肠管的情况下应切除2~3cm；而对于中高度恶性肿瘤、溃疡型肿瘤、肿瘤大于1/2肠周、Dukes C 期癌，应切除5cm），提肛肌上方直肠残留在2cm者，可做 Dixon 术；切除肿瘤肠段后，无直肠残留者可做结肠肛管吻合或拖出吻合。对于肿瘤侵及肠壁全层或浸出肠壁外、位于腹膜返折部或返折部以下的进展期癌，术中探查其侧方（髂总、髂内、髂外血管周围及闭孔）有肿大淋巴结者，应同时施行侧方淋巴结清除术。对 Dukes C 期患者术前应先辅助放疗。

（2）直肠癌姑息性手术：对于癌灶距肛门6.0cm 以内、全身状态较好、探查时发现已有肝脏或其他部位远隔脏器广泛转移，但局部尚能切除者施行姑息性手术。如局部可能复发者应选择 Hartmann 术式。

2. 手术体位　截石位，右侧大腿略放平（便于超声刀操作），头低15°~30°，略倾右侧。

3. 穿刺孔（Trocar）安置　一般采用 4 孔法。

（1）A 点：于脐上 2cm 置入 10mm Trocar，入腹腔镜头。

（2）B 点（主操作孔）：在右下腹两髂前上脊水平以下，并以肿瘤位置而定，置入 12mm Trocar，此孔定位是否准确，将直接影响到手术的操作能否顺利进行。

（3）C 点（副主操作孔）：于脐下 2cm、右腹直肌外缘处置入 5mm Trocar。

（4）D 点：在平脐、左腹直肌外缘处置入 5mm 或 10mm Trocar，先作副操作孔，然后扩大切口，取出肿瘤肠段标本。

4. 操作步骤及注意事项

（1）探查病灶：观察判定有无癌性腹水、腹膜种植转移；按次序探查有无转移灶（可用腹腔镜超声探头检查肝脏），检查全部结肠有无多原发癌灶；沿腹主动脉前、肠系膜下血管根部将乙状结肠向上拉紧，轻轻探查局部病灶，与骶骨及侧盆壁是否有固定，以决定肿瘤切除的可能性和应采取的手术方式，至于最后采取何种术式，有时则需要在直肠全游离至提肛肌平面之后才能决定。

（2）小肿瘤的定位：对直径小于 2cm、未侵犯肠管浆膜的癌肿在术中用肠镜定位，是准确测量肿瘤下切缘的最可靠方法。位于腹膜返折以上 5cm 的肿瘤，经肛门将纤维结肠镜头抵至肿瘤下缘，以顶起肠管，可在腹腔内透过肠壁见到结肠镜头端的冷光源，在此上钛夹以标记肿瘤下缘。位于腹膜返折以下的肿瘤，可先将直肠系膜和直肠前壁分离至肛提肌水平，再用上述方法定位。对于术前肠镜检查时，内镜不能通过肿瘤狭窄肠段、近段结肠情况不明的患者，术中还要常规做肿瘤近段肠管的肠镜检查，避免漏诊多原发大肠癌。

（3）直肠腔内化疗：通过肛管将胶管插入直肠 15cm，灌注氟尿嘧啶 0.5g 溶液 50ml。

（4）手术操作过程：①结直肠的分离如为女性，经耻骨上将直针穿入腹腔，于双子宫角下方，穿绕子宫阔韧带，再由内向外穿出腹壁，于耻骨上打结，悬吊起子宫，显露盆腔视野。用超声刀分离乙状结肠左侧腹膜，沿两输尿管内侧及直肠旁沟，分别向下分离直肠两侧腹膜，至盆底腹膜返折处会合；于骶骨岬水平锐性分离骶前间隙，特别注意应紧贴直肠系膜进行分离，暴露附着于表面的双侧腹下神经，再沿神经表面向下分离，直至癌肿下缘下方 5cm 的直肠系膜，保留直肠系膜的完整性。在癌肿上方扎一布带，并牵拉直肠，使直肠两侧韧带处产生一帐篷样外观，再紧贴双侧腹下神经及盆神经，向下分离至肿瘤下方 5cm，可避免损伤输尿管及髂血管。对直肠上段癌，直肠前后壁游离和双侧的侧韧带切断，一般不需要达到提肛肌平面，游离至癌灶下缘约 5cm，为系膜预定切断线，约 2.0～3.0cm 为肠管预定切断线。而对中、下段直肠癌，直肠远端必须充分游离，直肠后方也要达到耻骨直肠肌水平，分离出完整的直肠系膜。直肠前方的游离，男性要达到前列腺尖部，女性也要将直肠阴道间隙 2/3 以上分开。侧方游离到完全切断直肠两侧侧韧带，使位于骶前屈曲的直肠得以伸直，一般能上移至少 3.0cm，以便顺利地完成吻合。在肠吻合之前，将降结肠脾曲完全游离，使吻合后的肠管无张力。对于姑息性切除的病例，病灶以下直肠段的游离可相应的短一些，且肠系膜下血管亦不需要高位结扎。②肠系膜下血管的处理于骶骨岬水平，沿腹主动脉右侧向上分离后腹膜，至十二指肠水平部下缘，清除腹主动脉及肠系膜下动脉根部周围的脂肪和淋巴组织，将肠系膜下动脉根部"脉络化"，距离腹主动脉约 1cm 处，先上钛夹后，再切断肠系膜下动脉，静脉同样在根部处理，此时要注意保护好中结肠和降结肠之间的 Riolan

动脉弓。③保留直肠段的准备距离肿瘤下缘约2cm处，用肠钳夹住直肠，经扩肛后用1/10的安尔碘溶液冲洗远段直肠。④结肠及直肠（肛管）的吻合距离肿瘤下缘约3cm处远段直肠，用切割缝合器切断肠管，约5cm处切断直肠系膜，用分离钳夹紧近段直肠断端，扩大左下腹套管孔，用塑料袋保护切口，将病变肠段取出体外切除，距肿瘤上缘约10cm处切断乙状结肠，分离其系膜及血管，要特别保护好降结肠的边缘动脉弓。近端结肠做荷包，置入圆形吻合器的抵钉座后放回腹腔，重新建立气腹，从肛门伸入吻合器身与抵钉座接合，检查近段结肠无扭转、吻合肠管无张力时，旋紧吻合器后击发，行结肠直肠端端吻合。检查两吻合圈是否完整，必要时行预防性结肠造口。⑤骶前放置引流吻合完成后，用灭菌蒸馏水充分冲洗盆腔创面，用氟尿嘧啶溶液0.5g浸泡30min。于吻合口后方、骶前放置双腔胶管引流，或安置一根多孔双套管引流管，引流管的另一端经主操作孔引出体外。盆底腹膜不需要缝合。因为在腹腔镜下缝合盆腔腹膜是一件非常费时间的事，而且缝合不可靠。

（二）经腹会阴联合切除术（Miles手术）

1. **手术指征** 对保留肛门括约肌手术以外的直肠癌施行Miles术有以下指征。

（1）肛管及肛门周围癌。

（2）直肠下段癌侵及提肛肌者，会阴部、肛管及包括其周围保肛术有癌残留者。

（3）癌肿下缘距肛缘5cm以下，肿块大于3cm者。

（4）术后盆底部有可能残留者。

2. **手术体位** 截石位，双大腿尽量外展（右大腿略放平），与腹部呈135°角，骶后垫10cm厚软垫。

3. **穿刺孔（Trocar）安置** 一般采用4孔法。①A、B、C孔同直肠前切术。②D孔：在脐下3cm、左腹直肌外缘处置入5mm或10mm Trocar，先作副操作孔，然后扩大切口，取出肿瘤肠段标本，并以此孔作人工肛门。

4. **操作步骤** 手术分为腹部和会阴两个手术组施行，分别介绍如下。

（1）腹腔镜部手术组：①探查先置入腹腔镜头，探查肝脏有无异常及转移灶。自盲肠仔细检查全结肠及直肠中上段，有无多原发癌灶、其他腺瘤和息肉等。对于术前结肠镜检查时，内镜不能通过肿瘤狭窄肠段、近段结肠情况不明的患者，在切断乙状结肠后，行术中纤维结肠镜检查。沿腹主动脉前的肠系膜下血管、乙状结肠系膜根部检查有无肿大淋巴结。暴露好盆腔，检查盆底腹膜有无种植、有无子宫卵巢或膀胱浸润转移；癌肿位于腹膜返折以上或返折以下、是否浸及浆膜或浆膜外，了解肿瘤大小、活动度、侵及深度以及与周围组织是否有浸润或浸润的程度，直肠下段癌与输尿管、膀胱、精囊、前列腺、女性的子宫颈、阴道等临近组织有无浸润，与骶骨及侧盆壁有无浸润或固定，以确定肿瘤能否切除。特别注意，当探查发现肿瘤与骶骨或盆壁已固定时，可中转开腹手术，并在手术台上进行双合诊检查。方法如下：术者右手在腹腔，左手指行肛诊，女性可增加阴道指诊，配合检查，双手上下、左右检查癌的活动度。经上述检查，证明确实不能行肿瘤全切除术时，亦可行大部切除，对残存病灶，术中可置镭针或插置导管，或放银夹标记术后放疗。②直肠分离决定行Miles手术后，腹腔内的直肠分离同直肠前切除术。③乙状结肠的切断于乙状结肠距肛缘25cm左右切断，保留的长度以经腹膜拉出至腹壁造口无张力为度。也不宜过长，以免因肠襻扭曲，术后排气排便不畅。对于术前肠镜检查时，内镜不能通过肿瘤狭窄肠段、近段结肠情况不明的患者，此时要进行肿瘤近段肠管的肠镜检查，避免漏诊多原发大肠癌。然后将乙状结肠自其边缘动脉弓向内 1~2cm 处，切断肠系膜及其所属血管。手术过程中必须保证乙状结肠保留段边缘动脉弓的完整和不受损伤。④腹壁造口在 D 点处，用有齿组织钳垂直提起皮肤，切除直径 3cm 的圆形皮肤，用电刀向下切除脂肪。十字切开腹外斜肌腱膜，依次切断腹直肌、腹内斜肌及腹横肌，注意仍保持直径 3cm 的通道。钳夹乙状结肠断端，拉出腹壁造口外。用肠钳经 B 孔将乙状结肠近端在腹腔内夹住，以防止肠内容物外溢。用盐水棉球擦拭净断端。以可吸收线行断端全层与造口皮下间断缝合，间距 0.5cm。在肠管拉出造口过程中，系膜缘始终朝向内或下方，避免扭转或有张力。向上外侧牵拉左腹壁切口，向下轻拉乙状结肠，避免肠管折叠，使断端与造口皮肤在同一平面。乙状结肠与左侧腹膜不需缝合。

（2）会阴部手术组：①封闭肛门当腹腔镜组分离直肠侧韧带时，即开始会阴部手术。消毒前用一小块干纱布塞入肛门内，避免封闭肛门时流粪水。再次行会阴部消毒、铺巾，以10 号丝线在肛门周围皮下做荷包缝合，收紧后肛门即封闭。②会阴切口前起会阴中心点，两侧经坐骨结节内侧，后达尾骨尖连成椭圆形切口线。切开皮肤皮下后，换用电刀向深处切开两侧及后方的脂肪。注意结扎肛门动脉，以免出血。助手向外牵拉皮肤，术者将肛门向对侧牵引，紧贴同侧坐骨结节内侧进行切割，尽可能多地清除坐骨直肠窝内脂肪和淋巴结，达提肛肌筋膜。应注意两侧斜上方（2 点和 10 点位）各有一组来自阴部内动脉的直肠血管，应予分离、切断、结扎，否则电刀切断后血管回缩入脂肪，出血点不易看到，致较多出血。然后将肛门上提，电刀向后切割脂肪及切断尾骨尖前方的肛尾韧带。③切开盆底肌肉在尾骨尖右前上方用止血钳向前穿透提肛肌，将深筋膜扩开，术者左食指于此处插入，向左右挑起肛提肌及其深筋膜，止血钳连续分段刺入、钳夹、切断，在靠近盆壁附着处结扎牢，直达前列腺附近。④肛管直肠前壁的游离将肛门的下皮缘向上牵引，即暴露出会阴浅横肌下缘。向上分离显露，及切断肛门外括约肌深部向前交叉的纤维，即可显露会阴深横肌，并继续向上游离。左手伸入食脂、中指、无名指抵住腹腔镜组分离完的前列腺尖部与直肠前壁的间隙，由外切断耻骨直肠肌和直肠尿道肌。至此直肠前壁已完全游离，标本由会阴部整块拖出。手术过程中应注意避免损伤尿道膜部（置导尿管）、前列腺或阴道后壁。游离要始终在 Denonxillier 筋膜两层之间进行。⑤会阴切口的处理会阴组检查盆腔及会阴切口周围有无出血，小出血点电凝止血，较大出血点可结扎或缝扎。用灭菌蒸馏水冲洗盆腔和会阴切口 3 遍并吸净。置双腔引流管于骶前，引流管由会阴部切口旁引出。会阴组行皮下脂肪和皮肤两层间断缝合。会阴和盆腔创面如有广泛渗血，可用纱布条带填塞，会阴创口不予缝合，以达到压迫止血目的。会阴部外置无菌棉垫或纱布压迫紧后胶布固定。⑥腹腔组检查钳夹引流管，重新建立气腹。检查盆腔创面有无活动性出血，用氟尿嘧啶溶液 0.5g 浸泡 30min。盆底腹膜不需要缝合，将造口腹腔内的乙状结肠推至左侧腹壁，再解除气腹。会阴切口旁引流管接吸引器，观察引流物，以明确有无活动性出血。

六、术后处理

（一）体位

患者回病房后取头低位，立即测血压、脉搏，以后每小时测 1 次。8h 以后待血压、脉搏平稳后改半卧位。

（二）一般处理

给予禁食、抗感染、加强支持治疗。此间每日静脉补充必需量的液体、糖、电解质和各种维生素，酌情补充蛋白质。

（三）持续胃肠减压

直至肠蠕动恢复或肛门排气。肠功能完全恢复后拔除胃管，改进全流食，2～3d 后进半流食，1 周后进普食，以少渣饮食为宜。

（四）观察引流物

骶前引流管接持续负压吸引器，充分地引流出盆腔的渗血和渗液。注意观察引流液的颜色和量，以判断有无出血或渗血。出血较多者应用止血药，同时予以输血并严密观察。大量出血者应立即开腹手术止血。术后 3～4d，每日引流量小于 30ml 时，可将引流管拔除。

（五）留置导尿管

Miles 术后多有暂时性排尿功能障碍。留置尿管可防止尿潴留，保存膀胱壁张力，有利于逼尿功能的恢复。留置尿管最好用 Foley 导尿管。回病室后立即接无菌尿袋或无菌集尿瓶，每日更换一次，同时消毒尿道外口防止泌尿系感染。导尿管需 7d 更换一次。术后 1 周后左右可钳夹闭管。每 4h 开放一次。若 2～3h 有尿意感，开放排尿量在 200～300ml 或留置导尿中尿管周围有尿液溢出，均表明排尿功能已趋恢复，此时拔管多可自行排尿。

（六）乙状结肠造口的处理

人工肛门一期开放，有利于粪便排出。

1. 感染的预防　术后 1 周内勤查人工肛门黏膜的血运情况，有无出血、缺血、坏死、回缩或感染等。一般 4～5d 排便较稀，注意及时清除，保护伤口，防止感染。

2. 炎症的处理　粪液刺激人工肛门周围皮肤可产生皮炎，此时涂敷氧化锌软膏有保护作用。黏膜接触出血或糜烂，可涂敷凡士林基质的抗生素软膏并注意局部清洁。

七、术中注意事项及主要并发症的处理

（一）术中注意事项

腹腔镜直肠癌切除术必须注意以下方面。

1. 严格执行无瘤术　由远至近由外向内探查，最后探查癌灶的大小、病灶与周围脏器的关系，以及浸润深度。取肿瘤标本的切口要用塑料袋保护好，防止瘤细胞脱落种植。

2. 避免术中癌细胞经血流及淋巴引流扩散　探查癌灶时要轻柔，勿用器械直接钳夹肿瘤，切忌强力牵拉肿瘤附近组织。手术开始时，首先自肠系膜下动脉根部和肠系膜下静脉切断结扎阻断血流。

3. 彻底清除周围淋巴结　从肠系膜下动脉根部切断，并清扫其周围淋巴结（达第三站）要视为常规，两侧直肠侧韧带要靠近盆壁根部切断。会阴部手术按标准切除皮肤、皮下脂肪、彻底清除两侧坐骨直肠窝内的淋巴结及其脂肪。

（二）主要并发症的防治

腹腔镜直肠癌手术有以下主要并发症，应予防治。

1. 术中并发症的防治　包括皮下气肿、高碳酸血症、出血和误伤等。

（1）皮下气肿和高碳酸血症：皮下气肿是腹腔镜手术常见的并发症，与腹压过高、气腹针穿刺失误、穿刺孔切口过大、手术时间过长和技术性原因有关。肿瘤患者大多老龄，皮

肤和皮下组织松弛、弹性差。作者在术中作皮肤穿刺切口时，根据患者的具体情况应略有调整，特别对于老龄妇女，切口要相对缩小。随手术时间的延长，皮下气肿的发生率增高，这与操作次数增多，套管与腹膜间的间隙逐渐增大有关。用丝线缝合固定穿刺套管后，其发生率可明显下降。皮下气肿常可出现高碳酸血症及酸中毒，严重时会导致患者心肺功能障碍而无法坚持手术。通过调整呼吸机、暂时解除气腹等方法，绝大部分患者可以顺利完成手术。皮下气肿和高碳酸血症重在预防和早期处理，术后轻中度的皮下气肿和一过性高碳酸血症无须特别处理，给予吸氧和调整呼吸机即可。严重的患者应使用呼吸机加压给氧，直至皮下气肿吸收，心肺功能恢复正常为止。

（2）骶前静脉丛出血：①骶前静脉出血的原因癌肿巨大或过于肥胖致盆腔狭窄，手术操作空间小，或肿癌浸润骶前筋膜使解剖层次不清，术中器械刺破骶前静脉丛及其静脉；骶前分离直肠后壁时，尤其远侧骶前过深地贴近骨面进行；术者用器械在直肠后侧进行盲目钝性分离，触到纤维束带仍强行分离，将骶前筋膜，直肠－骶骨筋膜及其下部的静脉一同从骶椎骨上撕裂；会阴组术者用手或钳伸入肛门、直肠后侧进行盲目分离时，用力不当将直肠－骶骨筋膜从其远侧骶椎附着处撕脱；会阴手术组分离时过深地沿着尾、骶骨面，以致掀起或撕裂骶前筋膜，损伤骶前静脉丛及与之相连的骶椎椎体静脉而出血；自会阴切口拉出远端直、乙状结肠标本或用纱布擦拭用力时，擦破骶前静脉丛或框体静脉；腹腔镜头离开手术野时器械直接刺破盆腔静脉。②骶前出血的预防术者应熟悉解剖，骶前分离应始终准确地在骶前筋膜与直肠深筋膜之间进行，即沿腹下神经丛浅面进行游离；为了扩大骶前深部的视野，使骶前分离整个过程均在腹腔镜头直视下进行，或游离骶前同时行两侧侧韧带切断、结扎有助于视野开阔；在骶前手术操作时应谨慎、准确、轻柔。擦拭盆腔积血时亦应注意勿引起擦伤。沿着尾、骶骨面向上分离勿过深。肛提肌上筋膜切开应在腹腔组术者引导下进行，避免由于骶前筋膜掀起而出血；腹腔镜手术组人员要配合熟练、默契。③骶前止血具体措施a. 配备良好的吸引装置，吸清积血，显露出血点；b. 骶前细小静脉出血，可用小纱布压迫常能达到止血目的，不采用缝扎；c. 如果出血难止则果断中转开腹手术，在直视下采取各项止血措施：粗口径骶椎椎体静脉出血时，首先吸净积血，直视下用手指压迫出血点暂时止血，然后用不锈钢止血钉置入出血部位或骨孔内，此方法简便、有效、易行；或碎裂骨孔紧压骨松质，随即涂抹骨蜡阻断脊椎内静脉的血供以达到止血目的；骨面渗血可用电灼或置肌块电灼、冷冻方法进行止血；多处骶前出血或骶前广泛渗血，用纱布填塞盆腔止血效果很好。忌盲目钳夹和反复多次缝扎，避免骶前静脉更广泛撕裂而加重出血。结扎髂内动脉无助于止血；结扎双侧髂内静脉往往加重出血。

（3）输尿管损伤及其处理：直肠癌切除术中偶尔可发生输尿管损伤，常见有以下原因：①左侧输尿管距肠系膜下血管较近，如不分离推向外侧，处理血管时会被超声刀或电刀损伤；②输尿管入盆腔处，尤其左侧输尿管，在分离切断直肠周围组织时易被切断；③游离切断两侧侧韧带时，不注意输尿管走行，易将同侧输尿管切断；④显露输尿管时损伤伴行血管，致术后发生瘘及坏死。如术中发现误切输尿管可横行缝合。若已断离，吻合后置支架管引流，两周后拔掉支架管。远端损伤可行输尿管膀胱吻合术。

（4）后尿道损伤及其处理：会阴组手术操作不注意解剖层次，分离肛管直肠前壁切断直肠尿道肌时有可能损伤男性患者的尿道膜部。因此术前留置导尿，术中以导尿管为标志，可防止损伤尿道膜部。如误伤，立即用3~0号肠线横行间断缝合，并留置导尿管2周左右。

2. 术后并发症的防治　术后并发症常见有吻合口瘘、肠梗阻、尿潴留和肿瘤种植等。

（1）吻合口瘘：是术后最主要的并发症。其发生原因可能与吻合口位置低、远段直肠后壁血运不良或吻合器操作不熟练等因素有关。预防可常规放双胶管（粗细两管）至盆底（吻合口旁），并保持引流通畅。一旦发生吻合口瘘，用细管冲洗、粗管作持续引流。

（2）肠梗阻：①原因 a. 因小肠在术中浆膜损伤或有积血，相互粘连。亦可粘连于盆底创面引起粘连性肠梗阻。b. 乙状结肠保留过长，在腹腔内扭曲成角。或因小肠进入左侧结肠旁沟压迫成角而致肠梗阻。c. 腹壁造口处腹膜创缘未与乙状结肠管壁和系膜闭合，小肠由此钻入形成内疝（造口旁疝）。d. 结肠脾曲没有充分松解、局部成角。e. 在腹腔镜下缝合盆腔腹膜非常费时间，而且缝合不可靠。万一盆底腹膜缝合处因术后剧烈咳嗽、腹胀、增加腹压，或被肠管的重力撕裂，或闭合不全，小肠滑入骶前创腔易致嵌顿而形成肠梗阻。笔者不主张缝合盆底腹膜。②预防术中充分游离脾曲。腹壁造口大小要合适。解除气腹前，将造口腹腔内的乙状结肠推至左侧腹壁。术后早期活动。

（3）术后尿潴留的预防：Miles 术后部分患者出现不同程度的尿潴留，是由于损伤了腹下神经、骨盆神经丛。一般经 3～4 周的中药治疗，膀胱排尿功能均可恢复。

（4）穿刺孔肿瘤种植：目前很多文献报道通过必要的保护措施，腹腔镜手术的结直肠肿瘤切除并不增加切口的肿瘤复发率。笔者认为手术必须按无瘤操作原则去做：将穿刺套管固定在腹壁上，以免反复脱出污染切口；勿直接钳夹肿瘤，可牵拉肠管结扎带来移动肿瘤段肠管；肿瘤肠段取出时切口应足够大，以免挤压肿瘤，并用塑料袋隔离；解除气腹时让气体从套管内排出后再拔取套管；缝合切口前先用蒸馏水和氟尿嘧啶液冲洗。以上述方法操作，可减少切口的肿瘤种植。

（吉文伟）

第五节　腹腔镜胆总管探查术

Halsted 曾经指出：任何胆道手术基本上都可称为胆道探查术，具体式式往往取决于探查结果。1889 年瑞士 Ludwig Courvoisier 成功施行了首例开腹胆总管切开取石术，从此开腹胆总管切开取石术一直作为治疗胆总管结石的标准式式。一个世纪以后，随着腹腔镜技术的迅速发展，1990 年 4 月首例腹腔镜胆总管探查术（laparoscopic common bile duct exploration，LCBDE）得以成功开展，1991 年 Jacobs 等、Petelin 及 Philips 等先后报道了成功开展 LCBDE 的经验，1992 年国内张诗诚及胡三元等亦先后开展了 LCBDE。

一、手术特点

（一）对技术及器械要求高

胆总管结石的外科治疗主要包括开腹胆总管探查术（open common bile duct exploration，OCBDE）、内镜括约肌切开术（endoscopic sphincterotomy，EST）及 LCBDE。虽然选择何种治疗方法目前尚有争议，但是 LCBDE 以其微创、损伤小、恢复快、保持 Oddi 括约肌完整及避免 EST 所引起的并发症等优点，逐渐地被外科医师接受。治疗胆囊结石合并胆总管结石，腹腔镜胆囊切除术（laparoscopic cholecystectomy，LC）与 LCBDE 一次完成，避免 LC 及 EST 多次手术、FST 取石不成功给患者所带来的生理、心理及经济上的不利影响。然而，LCBDE

对技术及器械的要求较高，而且术后需较长时间留置 T 管，以保证 T 管周围窦道的形成。

（二）分类

LCBDE 一般分为腹腔镜经胆囊管胆总管探查术（laparoscopic transcystic common bile duct-texploration，LTCBDE）和腹腔镜胆总管切开术（laparoscopic choledochotomy，LCD）两大类。由于 LTCBDE 较多地受胆囊管解剖变异及技术设备等诸多因素的限制，因此国内大多采用 LCD，本节将重点讨论 LCD。

二、胆总管结石的诊断

胆总管结石占胆石症患者的 5% ~ 10%，占胆囊切除患者的 10% ~ 15%。据美国国家健康研究所（NationalInstitutes of Health）统计，全美每年发现大约 5 万例胆总管结石患者。如果按国内普查胆石症的平均检出率为 5.6%，胆囊结石合并胆总管结石占胆石症患者的 11%，那么我国患胆总管结石的病人数应为美国的 100 倍以上。胆总管结石的诊断大多在术前已经明确，而腹腔镜胆道造影及腹腔镜 B 超等术中诊断则弥补了术前诊断的不足。

（一）术前诊断

1. 临床表现　主要表现为腹痛、发热及黄疸，上述 Charcot 三联症是胆总管结石继发梗阻性胆管炎的典型表现。严重者表现为急性梗阻性化脓性胆管炎，需作解除梗阻及胆道引流紧急处理。胆总管结石的临床表现主要取决于继发梗阻及感染的程度，其诊断符合率仅约 45%。

2. 实验室检查　部分胆总管结石患者的肝功能检查表现为转氨酶、碱性磷酸酶及直接胆红素等指标升高，其中多项指标升高的诊断符合率明显高于单项指标升高。继发胆管炎可引起血象升高，继发胆源性胰腺炎可引起血尿淀粉酶升高。

3. 影像学检查　主要包括 B 超和直接胆道造影。

（1）B 超：常规 B 超对胆总管结石的诊断符合率仅为 55%，因为胆总管中下段往往受十二指肠腔气体的影响。常规肝胆胰 B 超检查应特别注意胆总管的直径及异常回声以决定是否进一步直接胆道造影。

（2）直接胆道造影（ERCP 或 PTC）：虽然临床表现、肝功能酶学指标及常规 B 超为诊断提供了重要依据，但尚不足以诊断胆总管结石。胆总管结石的诊断主要依赖于直接胆道造影，其诊断符合率高达 80% ~ 95%。尽管如此，胆囊切除术中仍然发现 4% ~ 5% 的所谓隐匿性胆总管结石，这种胆总管结石术前无任何临床表现，肝功能酶学指标及影像学检查亦无异常发现，大多是经胆囊管跌落至胆总管的低密度小结石。20 世纪 90 年代初期欧洲及日本的一些中心在 LC 术前常规作胆道造影检查，结果显示 80% ~ 95% 的 ERCP 正常，因此 ER-CP 适应于具有临床表现、肝功能酶学指标升高及 B 超显示胆总管扩张等情况。值得注意的是直接胆道造影检查的技术水平，因为假阴性结果往往导致漏诊，而假阳性结果将导致毫无必要的胆总管探查。

（二）术中诊断

1. 腹腔镜胆道造影　1934 年 Mirizzi 首次进行术中胆道造影以后，阴性的胆总管探查从 50% 下降到 6%。20 世纪 90 年代初腹腔镜胆道造影技术的开展，不仅有利于发现胆道解剖异常及 LC 术中胆管损伤，而且有助于诊断隐匿性胆总管结石。然而，腹腔镜胆道造影受胆囊管解剖变异、对技术及器械设备要求较高及阴性率高等因素所限制。目前对是否常规行腹腔镜胆道造影尚无统一标准。对于术前怀疑而未确诊的胆总管结石可以选择腹腔镜胆道造影。

2. 腹腔镜 B 超　在腹腔镜胆道造影开展以后，超声技术及设备开始应用于腹腔镜外科，使腹腔镜 B 超在胆总管结石的诊断方面扮演与腹腔镜胆道造影同样重要的角色，初步报道结果显示，其特异性高达96%以上。采用 7.5MHz 线阵腹腔镜探头直接扫描胆总管全程，向腹腔注入生理盐水充当介质，以避免探头压扁胆总管及减少腹腔气体的影响，可获得较高分辨率的图像；采用数码图像整合器（digital video mixer）可将腹腔镜和 B 超图像分别显示于同一显示器，达到"画中画"的效果。腹腔镜 B 超操作简便、安全、省时，可作为术中常规检查。

三、腹腔镜胆总管切开术

（一）适应证

（1）胆总管直径≥10mm。

（2）原发性或继发性胆总管结石，全身情况良好者。

（3）胆总管结石继发急性梗阻性化脓性胆管炎，通过经皮肝穿胆道引流（PTBD）或 EST 鼻胆管引流，全身情况好转者。

（4）胆道蛔虫。

（5）简单的左右肝管结石或肝总管结石。

（6）LTCBDE 失败者。

（7）EST 失败者。

（二）禁忌证

（1）胆总管直径＜10mm。

（2）胆总管结石合并急性梗阻性化脓性胆管炎，全身情况差，不能耐受手术者。

（3）复杂的肝胆管结石。

（4）先天性胆道畸形。

（5）胆道肿瘤。

（6）重要脏器功能不全或凝血功能障碍，不能耐受手术者。

（7）既往有上腹部手术史，估计腹腔粘连严重者。

（三）术前准备

1. 术前检查　以明确诊断，了解全身及重要脏器情况以正确选择手术适应证。

2. 控制感染　对胆总管结石合并胆道感染的患者，应根据胆道感染致病菌多为肠道阴性杆菌及厌氧菌的特点，合理选择生物利用度高、副作用低的敏感抗生素；对没有合并胆道感染的患者，也应常规给予预防性抗生素；对合并急性梗阻性化脓性胆管炎的患者，可通过 PTBD 或 EST 并放置鼻胆管引流紧急处理，待感染控制、全身情况好转后再行 LCD。

3. 支持疗法　纠正贫血及低蛋白血症，纠正水电解质紊乱及酸碱平衡失调。

4. 护肝利胆　静脉输注 GIK 溶液及支链氨基酸，补充维生素 B、C，特别是维生素 K，口服护肝利胆药物。

5. 备皮　范围与开腹手术相同，注意彻底消毒脐部皮肤。

6. 交叉配血　手术一般不需输血，但应常规准备浓缩红细胞或全血。

7. 放置胃管及尿管

8. 麻醉前用药　术前 30 ~ 60min 肌注咪唑唑仑 2 ~ 3mg，东莨菪碱 0.3mg。

（四）手术步骤

1. 麻醉　一般采用气管插管全身麻醉。

2. 体位　患者取反 Trendelenburg 位（头高足低仰卧位），稍向左倾斜。

3. 人工气腹及"4 孔法"　放置套管、器械与 LC 基本相同，但最好使用 30°腹腔镜、一次性多口径的操作套管。

4. 胆总管辨认及切开　先切除并取出胆囊，但国外多数作者主张先不切除胆囊以留作牵引。穿刺胆总管抽出胆汁或穿刺孔有胆汁溢出即确认为胆总管。解剖胆囊管直至胆总管，用电钩切开胆总管前壁浆膜 1 ~ 2cm，电凝胆总管前壁小血管，注意保护胆总管前壁变异的胆囊动脉或肝右动脉。直接牵引胆囊或在胆总管前壁缝吊两针作为牵引，以钩状胆总管切开刀或微型尖刀挑开胆总管前壁，改用微型剪刀纵向延长其切口，至能够置入胆道镜取出结石为度，切口过长易造成出血、缝合困难及术后胆漏、胆管狭窄等并发症。胆总管壁多因炎症充血水肿，切开其前壁时应注意避免用力过度而伤及后壁和门静脉，胆总管切缘的出血点可用电凝或压迫止血。

5. 胆总管探查及取石　位于胆总管切口附近的结石，可用抓钳向胆总管切口挤压并直接取出，或用吸引器直接吸出。依次向胆总管上下段插入尿管或气囊导管，注入生理盐水反复冲洗胆道，可将大部分小结石冲出。用气囊导管或药物（胰高血糖素、硝酸甘油）扩张胆总管壶腹部，有助于小结石排入十二指肠。然而最直观、最有效的方法是采用纤维胆道镜探查及网篮取石，经右肋下锁骨中线套管置入胆道镜，依次向胆总管上下段探查，发现结石后以网篮套住取出，如难以套住亦可将结石推入十二指肠。对于难以取出的大结石或嵌顿性结石，可用抓钳直接抓碎，或采用激光碎石、液电碎石后逐步取出。检查取出结石的大小及数量，与术前、术中胆道造影及 B 超所显示的结果是否符合。

6. 胆总管缝合及 T 管引流　T 管的放置及胆总管的缝合是手术最关键、最困难的一步，需要精湛的技术和极大的耐心。根据胆总管直径的大小选择口径合适的 T 管，T 管的短臂宜修剪成较短的沟槽状，经剑突下套管将 T 管放入腹腔，将 T 管的两短臂耐心地依次放入胆总管切口的上下两端。以带细针的 1 号丝线或 4 - 0 可吸收缝线（Vicryl 或 Maxon 线），缝线宜剪短至 10 ~ 15cm，并以液状石蜡浸泡，间断缝合胆总管切口，边距及针距分别约 1mm 及 3mm，腹腔内器械打结。为简便操作，Philips 主张将 T 管放置于胆总管切口的最远端，在 T 管近端紧贴 T 管缝合一针固定，在胆总管切口的最近端缝合一针，然后在两针牵引线之间间断缝合胆总管切缘；Hunter 则主张将腹腔镜置于剑突下套管，而将持针器置于脐下套管，持针器与胆总管方向平行易于缝合胆总管切口。可经 T 管注入生理盐水检查胆总管缝合处有无渗漏。T 管长臂自右肋下锁骨中线之戳孔引出，Winslow 孔置腹腔引流管自右肋下腋前线之戳孔引出。冲洗腹腔并清点器械后，拔除各套管结束手术。

（五）术后处理

1. 麻醉后管理　术后将患者送入麻醉复苏室，密切监护心率、呼吸、血压及尿量等指标，老年或有心脏疾病的患者需继续心电监护，发现异常情况及时处理。患者清醒后即可拔除气管插管。大多数患者不需术后镇痛。

2. 术后管理

（1）注意观察生命体征、腹部体征及引流管情况：术后 24h 内禁食、胃肠减压、静脉补液，维持水电解质及酸碱平衡。对于合并胆道感染的患者应根据胆汁培养的结果选用抗生素，对于合并黄疸的患者应加强护肝利胆、营养支持及制酸剂保护胃黏膜等治疗。

（2）胃管及尿管：由于麻醉、手术时间较长，术中胆总管切开及胆汁污染腹腔等因素，一般术后需要胃肠减压，待有肛门排气且无腹胀、呕吐即可拔除胃管，给予流质饮食，并逐步恢复普通饮食。术毕患者清醒后即可拔除尿管。

（3）腹腔引流管：注意保持引流管通畅，观察引流液的性质和引流量。一般术后 48 ~ 72h 引流量逐渐减少至数毫升，可拔除腹腔引流管。如引流量多应尽快查明原因，如为腹腔活动性出血或大流量胆漏等情况应开腹探查处理。

（4）T 管：术后 7 ~ 10d 若 T 管造影显示胆管无梗阻，则可间歇性夹闭 T 管，以利于患者术后恢复。T 管引流不畅时应通过 T 管造影查明原因加以处理：T 管堵塞应予冲洗，T 管折叠应予重新调整。由于腹腔镜手术损伤小，不利于腹腔粘连，从而影响 T 管周围窦道的形成，T 管的拔除时间相应延迟，一般在术后 1 ~ 2 个月。

3. 并发症的防治

（1）出血：术中止血不严、损伤变异的胆囊动脉及肝右动脉等是造成出血的主要原因，因此术中解剖细致以避免损伤上述结构及彻底止血，是防止出血的基本措施。腹腔如有活动性出血应尽快开腹止血处理。

（2）胆漏：由术中缝合胆总管不严、损伤胆管及拔除 T 管过早所致。术中应避免过度解剖及电凝胆总管壁，经 T 管注入生理盐水检查胆总管缝合处有无渗漏，术后应适当延迟拔除 T 管的时间。小流量胆漏通过充分的腹腔引流多能自愈，大流量胆漏可通过内镜胆管内支架引流或鼻胆管引流处理，必要时需开腹处理。

（3）胆管残留结石：术中应检查取出结石的大小和数目，与影像学检查结果是否一致，尽量彻底取出结石。胆管残留结石可留待术后 EST 取石或 6 周后经 T 管窦道胆道镜取石。

（4）胆管狭窄：胆总管不扩张及缝合过多易造成胆管狭窄，可采用内镜胆管内支架及球囊扩张处理，严重者需内引流手术治疗。

（5）腹腔感染：腹腔残留结石、胆漏及腹腔冲洗不彻底均易导致腹腔感染，取尽腹腔残留结石、彻底冲洗腹腔、充分腹腔引流及根据胆汁培养结果合理应用抗生素，是防治腹腔感染的有效方法。

（6）其他的腹腔镜并发症：腹腔脏器损伤、伤口感染及皮下气肿等并发症的防治与 LC 相同。

（刘　云）

第六节　腹腔镜肝脏手术

自 1991 年 Reich 首先报道腹腔镜肝脏肿瘤切除术以来，目前腹腔镜技术已用来治疗肝囊肿、肝脓肿、肝包虫病、肝外伤以及肝脏良性肿瘤和恶性肿瘤等。由于肝脏是实质性器官，血运十分丰富，目前尚无有效控制出血的方法。对腹腔镜肝切除技术要求非常高，因此腹腔镜切肝手术还未达到开腹手术时的满意程度。但随着腹腔镜器械的不断改进，以及外科医师腹腔镜手术技术经验的积累，腹腔镜在肝脏手术中的应用会越来越普及。下面分别介绍腹腔镜下的肝囊肿手术、肝脓肿引流术、肝叶切除术、肝破裂修补术和肝动脉结扎术。

一、腹腔镜肝囊肿手术

（一）肝囊肿开窗术

自1991年首次报道腹腔镜肝囊肿开窗引流术以来，由于腹腔镜囊肿开窗术的治疗效果不亚于开腹手术，且手术创伤小、安全、可靠、恢复快、住院时间短，目前已成为肝囊肿的首选治疗方法。

1. 适应证和禁忌证　凡位于肝表面单纯性肝囊肿均可适用。禁忌证主要根据肝囊肿性质和全身情况而确定。

（1）适应证：①有症状的先天性、单纯性单发或多发肝囊肿，直径大于5cm；②创伤性肝囊肿；③囊肿不与胆管相通；④边缘性囊肿浅部囊壁离肝表面1cm以内；⑤无急性感染和出血。

（2）禁忌证：①肿瘤性、寄生虫性肝囊肿；②中心性位置深的囊肿；③多发性肝囊肿伴有肾功能不全者；④有出血倾向，凝血机制障碍者。

2. 术前准备　根据B超或影像学确定诊断，明确肝囊肿的部位、数量和大小，并排除其他肝胆疾病的可能。像开腹手术一样进行全面的化验检查和重要脏器的功能测定，并给予全麻术前用药。

3. 麻醉及体位　麻醉采用气管内插管全麻。体位一般取头高足低15°平卧位，术者位于患者左侧，在术中可根据病灶部位，随手术需要向左、右倾斜手术床，以利于手术操作及术野的暴露，也可以采取截石位，术者位于患者两腿之间。

4. 穿刺部位　根据情况可选用3孔法或4孔法进行手术操作。通常右肝囊肿穿刺部位A点位于脐下缘，B点位于剑突下，C点位于右锁骨中线肋缘下2cm处，必要时增加D点，位于右腋前线肋弓下2cm处；左肝囊肿的C点改为左锁骨中线肋缘下2cm处，D点位于右腋前线肋弓下2cm处。对于腹腔镜技术熟练者，亦可根据操作习惯选择穿刺部位，但原则是穿刺点的选择应有利于接近病变，方便操作为目的。

5. 手术方法　在脐下缘作10mm切口，置入气腹针，确认其在腹腔内后，连接自动气腹机，建立CO_2气腹后维持1.7kPa左右的压力，拔出气腹针，用10mm套管针缓慢穿刺成功后，经鞘放入腹腔镜，直视下分别于右锁骨中线、右腋前线（或左锁骨中线，右腋前线）作5mm切口，置入5mm套管针及抓持钳，剑突下作10mm切口，置入10mm套管针、止血钳、电钩、电铲或电剪等。首先探查腹腔内脏器，然后仔细检查肝脏，囊肿常突出肝表面而呈现蓝色。清楚了解囊肿的位置、大小及数目，用穿刺针穿刺出囊肿清亮透明囊液以证实诊断。用电凝钩于囊肿最薄或最低处开一小口，将吸引器插入囊腔内，吸净囊液，用分离钳夹起囊壁，用电凝钩或刀剪去除囊肿盖顶，尽量多地去除囊壁组织，敞开囊腔。囊壁边缘小的血管可用电凝止血，遇到较大的血管出血可用钛夹钳夹。剩余的囊腔用3%的碘酒或无水乙醇烧灼，也可用电铲电灼囊壁，以减少残囊腔壁继续分泌。最后，视囊腔的大小用大网膜组织填入或置入引流管，从腋前线穿刺孔引出。

（二）腹腔镜肝包虫内囊摘除术

肝包虫病是我国北方地区的一种严重寄生虫病，是因感染寄生虫－肝包虫的虫卵后，在肝脏中形成的寄生虫头节囊肿。已证实我国有感染病例的省、市和自治区达 23 个，外科手术是治疗肝包虫病唯一有效的治疗方法，任何药物治疗都不能达到治愈的目的。近年我国学者在严格掌握适应证的条件下，配合口服杀虫剂，用腹腔镜微创手术的方法行肝包虫内囊摘除术，证明既是一种有效、安全、简便、痛苦少、创伤小、住院时间短的方法，又能预防肝包虫病复发。

1. 适应证与禁忌证　腹腔镜肝包虫内囊摘除术的适应证与禁忌证很明确。

（1）适应证：任何位于肝表面、腹腔镜能够达到并能有效行肝包虫内囊摘除术的肝包虫病患者。

（2）禁忌证：①肝内型肝包虫病；②复发性肝包虫病；③位于右肝膈面近第二肝门的肝包虫病；④继发感染的肝包虫病；⑤伴有出血性疾患，凝血功能障碍者。

2. 术前准备　首先应经 B 超或影像学检查，明确肝包虫病的部位、数量、大小，并进行定位和行体表投影标记，以利于术中寻找囊肿。其他准备同一般肝包虫病开腹手术前准备。

3. 麻醉及体位　与肝囊肿开窗术相同。

4. 穿刺部位　与肝囊肿开窗术相同。

5. 手术方法　在脐下缘作 10mm 切口，建立 CO_2 气腹后维持 1.7kPa 左右的压力，用 10mm 套管针穿刺成功后，经鞘放入腹腔镜，直视下分别于右锁骨中线、右腋前线或左锁骨中线、左腋前线作 5mm 切口，置入 5mm 套管针及抓持钳，剑突下作 10mm 切口，置入 10mm 套管针及相应器械。探查腹腔内脏器，观察肝脏，确定肝包虫的部位、大小、数量及腹腔和术区的粘连状况。先经剑突下的套管将 4～6 块干纱布送入腹腔，分别置入囊肿周围及所在肝叶的上下间隙，经吸收器三通管推注少量灭活剂（20% 高渗盐水或 10% 福尔马林液），将纱布喷淋浸湿。在腹腔镜直视下选择肝包虫囊于肝表面最突出的部位，用三管接 PTC 穿刺针或粗针头，经皮对囊肿垂直进行穿刺，负压吸出肝包虫内囊液。注入抽出量 1/3 的灭活剂，留置 5～10min 杀灭头节后抽出。此时另一套管中放入另一吸引器，紧对着穿刺附近吸引，反复用大量生理盐水或甲硝唑溶液冲洗囊腔，直至液体清亮，用电凝钩切开肝包虫外囊，吸引管进入囊腔吸出粉皮样内囊、子囊和孙囊等。吸引时切莫将囊液流入腹腔。尽量切除不带肝组织的外囊壁，用高频电凝进行彻底止血。最后将腹腔镜送入囊腔内，观察检查有无残存包虫成分、渗血及胆漏等，敞开外囊，囊腔内置引流管一根，依包虫的通畅引流部位从相应腹壁位置引出，注意保持引流通畅，妥善固定，解除气腹，拔除各套管，结束手术。术后可酌情给予抗生素。

二、肝脓肿引流术

1994 年 Cappuccino 等首先报道腹腔镜肝脓肿置管引流术，由于具有创伤小、安全、痛苦少、恢复快、冲洗彻底、引流通畅等优点，认为此术式优于 CT 或 B 超介导的肝脓肿穿刺引流术和开腹肝脓肿引流术。

（一）适应证与禁忌证

腹腔镜肝脓肿引流术的适应证和禁忌证都很明确。

1. 适应证　以下病情非常适合应用腹腔镜手术。

（1）肝脓肿穿刺引流不畅或效果差。

（2）肝囊肿合并感染。

（3）肝脓肿直径 5cm 以上，基本液化，脓肿 3 个以下，脓肿位置表浅。

（4）肝脓肿患者病情危重，无法耐受剖腹手术者。

2. 禁忌证　以下情况腹腔镜手术有限制。

（1）直径过小，多发性肝脓肿。

（2）位于肝深部，腹腔镜难以接近的脓肿。

（3）脓肿尚未液化。

（二）术前准备

肝脓肿患者术前一般情况多较差，应积极改善全身情况、加强营养、纠正贫血和水电解质紊乱，针对肝脓肿的类型，合理使用大剂量有效抗生素或抗阿米巴药物，注射维生素 K，纠正凝血机能障碍。经 B 超或影像学检查明确脓肿部位、大小、数量，全面化验检查和重要脏器的功能测定。

（三）麻醉和体位

同肝囊肿开窗术。

（四）穿刺部位

同肝囊肿开窗术，但通常采用 3 孔法。

（五）手术方法

气腹、穿刺套管针和腹腔镜探查等基本操作，同腹腔镜肝囊肿开窗。采用 30°腹腔镜从 A 点插入探查，寻找肝脓肿位置，可用一根平头操纵杆向后下压住肝脏膈面，若表面充血、隆起或膈面粘连处多为肝脓肿所在处，用电灼分离粘连，直至病变区域。如肝表面隆起、操作杆施压后有明显凹陷的，则可确定为脓肿表面。在脓肿最薄处电灼一小孔，立即将导尿管送入脓腔内，充盈导尿管水囊，适当拉紧尿管，尽量吸尽脓液后，用大量过氧化氢和抗生素冲洗脓腔，直至吸出液体无脓为止。如果在冲洗过程中有脓液污染腹腔，则用生理盐水冲洗腹腔至清洁。术后继续支持治疗，全身给予抗生素，必要时可作脓腔冲洗。

三、肝叶切除术

自 1991 年 Reich 首先报道腹腔镜肝脏肿瘤切除术以来，由于腹腔镜器械的不断改进以及临床经验的积累，腹腔镜用于肝叶切除已较前普及，但仍处于探索阶段，进展缓慢，其技术有待进一步发展提高。

（一）适应证和禁忌证

腹腔镜肝叶切除术适应证及禁忌证较明确。

1. 适应证　包括肝脏恶性肿瘤和非变性的良性肿瘤。

（1）位于左肝外叶、右肝前叶下段 7cm 以内的良性肿瘤及 5cm 以内的恶性肿瘤。

（2）患者肝功能正常，心、肺、肾等重要脏器功能正常。

（3）无上腹部手术史。

2. 禁忌证 包括肿瘤很大、黄疸和肝硬化等。

（二）术前准备

除了常规检查外，术前准备应做到：

1. 精确定位病灶 应作 B 超、CT、MR 或血管造影，以明确肝脏脓肿的位置、大小、边界、包膜情况，以及肿瘤与大血管的关系。应排除肝内卫星灶、肝外肿瘤的肝脏转移、肝门淋巴结肿大以及门静脉癌栓方可施行腹腔镜肝叶切除术。

2. 准备重点 重点检查肝功能，根据肝细胞储备功能情况决定切肝范围，行必要的心、肺、肾功能检查，术前备血，插胃管，插导尿管。

3. 特殊设备 优化腹腔镜，腹腔镜肝外科手术器械，常规开腹器械等。

4. 快速输血准备

（三）麻醉与体位

同腹腔镜肝囊肿开窗术。

（四）手术方法

1. 腹腔镜肝叶切除术断肝的方法有多种 ①水刀断肝；②超声刀断肝；③用 Endo - GIA 断开；④缝扎后断肝；⑤微波凝固后断肝；⑥钳夹法断肝；⑦分离器断肝等。目前腹腔镜断肝方法还未有统一标准，究竟采用哪种方法更合适，需要探索。

2. 手术步骤 建立气腹、穿刺套管针和腹腔镜探查等基本操作，同腹腔镜肝囊肿开窗术。找到病灶后，距肿瘤边缘 2cm 处用电凝钩灼开肝包膜，以剑突下套管送入 3.0 ~ 2.5 型内镜式胃肠离断吻合器（Endo - GIA），沿预定切线插入肝实质中分次切断肝组织，如有肝硬化，每次离断肝组织厚度不宜超过 1cm，肝内血管同时夹闭及切断。切除肿瘤后肝切面电凝止血，用止血纱布覆盖。或用腹腔镜专用微波针沿肝切线每 1cm 插入肝组织内固化 15s，见肝组织固化变白后，再用电凝钩分离肝组织，遇到较粗血管用钛夹夹闭后剪断，直至肿瘤切除或用大圆针距肿瘤边缘 2cm 缝扎肝组织一周，再用电凝刀切开离断肝组织，遇较粗血管用钛夹夹闭后剪断，直至肿瘤切除。或用超声刀沿肝切线将肝组织切碎并吸出，仅保留血管和胆管，钛夹夹闭或结扎后切断。亦可用分离器或水刀等断肝，切下的肝肿瘤置入塑料袋中，延长腹壁切口至相应大小将肿瘤取出，肝断面喷洒 F - TH 胶，并覆盖大网膜，置双套管引流。

四、腹腔镜肝破裂修补术

（一）适应证和禁忌证

若为 Ⅰ ~ Ⅱ 级肝外伤，腹腔镜治疗效果可靠；若肝Ⅲ级破裂，或合并肝胆管破裂的，暂为禁忌。具体指征为：

1. 适应证 浅表的肝实质裂伤，出血不剧烈，不伴有出血性休克，血压稳定或经处理后稳定，无其他部位复合伤者。

2. 禁忌证 肝损伤严重，出血剧烈，尾状叶破裂，有血性腹膜炎体征，有休克征象或合并其他部位损伤者。

（二）术前准备

全面细致地全身检查，排除复合伤的可能，预防性应用抗生素，积极备血，输液，稳定血压，纠正水电解质紊乱和酸碱失衡，插胃管、导尿管，并作好随时开腹手术的准备。

（三）手术方法

麻醉和体位同腹腔镜肝囊肿开窗术，腹腔镜下肝破裂的手术方式较多。根据肝损伤的部位确定主辅操作孔位置。探查肝脏损伤情况，了解裂口位置、大小、深度及出血程度，并必须同时探查脾脏等其他腹腔内脏器是否有损伤。吸净腹腔内积血和血块，冲洗肝脏裂口后，对裂伤处实施电凝止血或大圆针带 10 号线缝扎止血，裂口内可注入生物胶再覆盖止血纱布。

五、腹腔镜肝动脉结扎术

（一）适应证与禁忌证

1. 适应证　无法手术切除的中晚期肝癌，肝功能 Child 分级为 A 级，无腹水或少量腹水，无上腹部手术史，肝动脉造影显示肝固有动脉及左右肝动脉走向正常者。

2. 禁忌证　严重肝硬化伴门脉高压，门静脉癌栓和肝功能明显受损，肿瘤累及肝门或有上腹部手术史者。

（二）术前准备

除常规检查外，重点检查肝功、AFP。肝功能损害者须术前护肝治疗，B 超及影像学检查明确肿瘤大小、数量、位置，常规行肝动脉造影，插胃管。

（三）手术方法

麻醉、体位及穿刺管部位同腹腔镜肝囊肿开窗术。良好的暴露肝十二指肠韧带是手术成功的关键。先轻轻挑起肝脏，向下推十二指肠球部，显露肝十二指肠韧带后辨认胆总管，在其左侧浆膜下电灼分离出肝固有动脉，用钛夹夹闭。若肿瘤位于半肝，可于左、右肝动脉分叉处分离出肝左、右动脉，用钛夹夹闭患侧肝动脉。分离中遇到淋巴结，可将其切除。如需肝动脉插管注药，可在胃窦部下方找到胃网膜右动、静脉，穿刺套内置入腹腔镜血管钳，钳夹胃网膜，将胃网膜及胃网膜右动脉一并拖出腹腔外，撤气腹后，用常规手术方法在腹腔外经胃网膜右动脉行肝动脉插管，经药泵注入无菌亚甲蓝，见肝脏染色再行肝动脉丝线结扎，药泵埋于皮下。亦可将肝圆韧带剪断，游离后拉出腹腔外，用 3～4 号胆道探子探通肝圆韧带内闭塞的脐静脉，导管插入静脉内直至门静脉，注入无菌亚甲蓝见肝脏显影后，结扎脐静脉，药泵埋于皮下。

六、腹腔镜肝脏手术并发症的防治

（一）肝囊肿手术并发症及防治

常见的并发症有囊肿复发和顽固性腹水。

1. 囊肿复发　肝囊肿开窗术中见多房性囊肿，由于术中没将中隔穿通或开窗时囊壁切除太少，或囊肿位于膈顶部，虽然开窗足够大，但由于被膈肌覆盖粘连，术后均可能造成囊肿复发。

（1）预防：多房性囊肿应尽可能多地切除中隔；囊顶应尽量多地切除，充分敞开囊腔，囊壁用无水乙醇，或 3% 碘酒擦拭或电铲烧灼，破坏囊壁细胞，减少分泌。位于膈肌顶部的肝囊肿考虑到开窗术效果差时不宜使用腹腔镜手术。

（2）治疗：复发囊肿根据其不同部位给予不同的处理。位于肝脏面的囊肿可再次开腹手术，充分切除囊壁或囊中膈后用无水乙醇，或3%碘酒擦拭或电铲电灼囊壁，再将大网膜填入囊腔内固定，以利囊液吸收。位于膈肌顶部的囊肿再手术的效果仍然差，可在B超引导下行囊肿穿刺，吸尽囊液后注入无水乙醇，破坏囊壁细胞，可使囊肿明显缩小。

2. 顽固性腹水　顽固性腹水主要发生在多囊肝开窗引流后的患者。由于开窗后解除了囊肿内的高压，囊壁内皮细胞分泌增加，加上开窗的囊肿数目多，使大量囊液流入腹腔，引起顽固性腹水。另外，多囊肝患者多因肝功能受损而血浆蛋白合成障碍，手术打击使蛋白进一步降低，低蛋白血症促使顽固性腹水形成。

（1）预防：术前护肝治疗，输注白蛋白，使蛋白尽量接近正常；术中尽可能多地破坏囊壁细胞，以减少细胞的分泌。

（2）治疗：关键是加强护肝治疗，输注白蛋白，将血浆白蛋白维持在正常范围，根据病情选用口服或静脉利尿药，将尿量维持在 1 500 ~ 2 000ml/d。如果肝功能正常，利尿药效果差，腹水使患者腹胀得难以忍受，可行腹腔穿刺，每日缓慢排放腹水 1 500 ~ 2 000ml。

（二）肝包虫内囊摘除术并发症及防治

囊肿随时有穿破的危险，囊肿从肝上取下后，易溢入腹腔，造成种植。

腹腔内包囊虫种植肝包虫内囊摘除术中，因对囊肿穿刺时穿刺点旁边的纱块隔离不彻底，使未被杀死的子囊和头节随囊液溢出流入腹腔，不仅可能引起过敏，数月后尚可在腹腔内形成新的囊肿，称为继发性棘球蚴病。

（1）预防：关键是防止包囊虫液溢至腹腔，穿刺时除严格用纱块保护外，尚可在纱块上浸湿灭活剂，在吸尽囊液后，需用 10% 甲醛液冲洗囊腔才可将外囊切开。内囊应彻底摘除干净，并反复用甲醛纱布擦洗囊壁，以防止活的头节残留而继发感染。

（2）治疗：一旦明确继发性棘球蚴病的诊断，必须尽早手术，彻底地清除腹腔内的内囊和囊肿液，并用 10% 甲醛液冲洗灭活。

（三）肝切除并发症及治疗

最主要的并发症是出血，其次是胆漏和肝功能损害。

1. 出血　由于肝脏血运丰富，且无确切有效的控制出血的方法，分离肝实质时，将较粗的血管剪破，极易大出血；当钛夹夹闭血管不牢固而松脱时，亦可导致出血；当切除肝肿瘤后，因肝切面无法缝合拉拢，肝断面的小血管亦可以出血。

（1）预防：防止大出血的关键是术者应熟悉肝内血管的解剖，对血管的走向必须心中有数，对于门静脉的各分支及左静脉，也可用内镜胃肠离断钉合器（Endo - GIA）离断或双重缝扎切断，其他血管亦应在钛夹牢固夹闭后再切断。

（2）治疗：术中大出血，应在充分暴露的情况下，先用钳夹住，再经另一操作孔置入有效器械，确切止血，切记不能在血泊中盲目钳夹，以免造成更大的出血。如果不慎将瘤体弄破时，可立即将微波固化针刺入瘤体，进行固化止血或尽量快速切除瘤体，一旦不能有效止血，应立即中转开腹手术。如为肝切面的渗血，用氩激光刀止血或电灼止血效果都比较好，也可将止血纱块压紧肝切面止血。术后密切观察生命体征及腹腔引流管引流量，一旦出现影响血压甚至休克的大出血，即应开腹手术。

2. 胆漏　主要由于肝切面小胆管未夹闭，或术中血凝块阻塞未于当时发现，术后腹腔引流管引出胆汁样液体，量少引流通畅时，患者无明显不适感，量多或引流不通畅时，可出现腹膜炎体征。

（1）预防：术中仔细检查肝切面有否胆漏，可疑者用生理盐水冲洗干净后，用白净纱块压迫局部，仔细查看纱块颜色，一旦有胆漏，应用细针线缝扎，局部置管引流。

（2）治疗：对手术后胆漏，症状轻微、压痛部位局限者，可采取保守治疗，关键是保持腹腔引流管通畅。术后较早出现症状，并出现弥漫性腹膜炎体征者，应在积极纠正水电解质和酸碱平衡紊乱的同时，尽早开腹手术治疗。

3. 肝功能损害　当严重肝硬化患者接受腹腔镜肝切除术时，由于麻醉、手术刨伤打击和出血等因素，术后可能引起肝功能损害。

（1）预防：关键是严格掌握手术指征，术前准备完善，对于严重肝硬化、肝功能受损明显和合并严重食道静脉曲张者，不宜接受切肝手术。

（2）治疗：术后给予人体白蛋白、支链氨基酸、利尿剂和降转氨酶、降黄疸药物，保持水电解质平衡，避免使用对肝脏有损害的药物，一般通过系统的护肝治疗，肝功能均可以恢复正常。

（刘　云）

第七节　粘连性肠梗阻的腹腔镜松解术

采用腹腔镜行肠梗阻粘连松解术，避免了开腹所需的大切口，对患者侵袭小，术后痛苦少，且并发症少，患者术后恢复快，可早期下床活动。由于是小切口，利于腹部美观。同时肠管暴露于外界干燥空气少，减少了对肠管的刺激，再发生粘连性肠梗阻的机会大大减少。故腹腔镜松解术是粘连性肠梗阻的首选治疗方法。

一、粘连性肠梗阻的临床表现和诊断

粘连性肠梗阻是由于粘连带的压迫、牵拉等所致，约占所有肠梗阻的20%～40%，多由腹部手术后、炎症、创伤、积血、异物刺激等引起，肠道功能紊乱、暴饮暴食等常可诱发。广泛性粘连常引起单纯性或不完全性肠梗阻，局限性粘连易致肠管扭曲成角引起绞窄性肠梗阻或内疝。主要临床表现有腹痛、腹胀、呕吐，肛门停止排便、排气等，体查时腹部可见肠型和蠕动波，腹部有轻压痛，肠鸣音亢进，有气过水音或金属音，腹部透视或立位片见阶梯状阴影或扩张的伴有液气平面的小肠肠袢对诊断有重要意义。

二、适应证

轻、中度腹胀的粘连性肠梗阻。

三、禁忌证

目前认为腹腔镜肠梗阻手术的禁忌证有：

（1）绞窄性肠梗阻。

（2）恶性病变所致粘连。

（3）多次开腹小肠外排列。

（4）腹腔严重感染。

（5）结核性腹膜炎进展期。

（6）凝血机制障碍。

四、术前准备

（1）纠正水、电解质和酸碱平衡的紊乱。

（2）行腹部平片及 B 超检查，对梗阻的部位及性质作出初步判断。

（3）放置胃管和导尿管以减少胃和膀胱损伤。

五、麻醉

气管插管全麻。

六、体位

仰卧位，根据术中需要取头高或足高 15°~20°，手术台向左侧或右侧倾斜 10°~20°，尽量抬高粘连处体位，如果既往是行上腹部手术，术者站在患者足侧；如果既往是行下腹部手术，术者则站于患者头侧。

七、套管针插入位置

第 1 孔如采用常规腹腔镜置入法应尽可能选在远离原切口疤痕的脐孔周围，为了避免损伤腹内肠管，距疤痕至少 5cm 以上，亦可采用直视开放置入法。腹腔镜进腹后，首先探查腹内粘连部位情况，根据腹内情况及术中需要来精心设计操作孔，对薄的膜状粘连，可先行分离，扩大视野，操作孔一般打 2~3 个，粘连广泛和暴露困难者可适当增加穿刺点。

八、手术操作

1. 探查　建立气腹，置入 30°腹腔镜探查腹腔，了解粘连的范围、性质，确定引起梗阻的部位，腹腔内粘连多在原切口疤痕处。

2. 分离粘连　用无损伤钳牵引粘连组织，使其保持一定的张力，然后用超声刀或电凝钩、电凝剪进行分离，如为束带，则以剪断。以钝性和锐性相结合分离小肠、网膜与腹壁粘连、小肠与小肠粘连，分离粘连过程不能操之过急，用电凝钩钩起组织不宜太多、太厚，以能透过组织看到电凝钩并钩起的组织的确无血管、胆管、肠管等重要组织为原则。应遵守宁伤腹壁勿伤肠管的原则，肠管出血不要用电凝，以压迫止血为主。要边分离边检查肠管有否损伤，小肠间团状致密粘连，可不作分离，如为梗阻所在，应及时中转开腹手术，以免导致肠穿孔发生。梗阻解除后，吸净腹腔内渗液，再次仔细检查腹腔，排除其他疾病，观察无肠管损伤后，大量温生理盐水冲洗腹腔，吸尽冲洗液结束手术。

九、术后处理

（1）密切观察引流管的引流液情况，注意腹膜炎并发症的发生。

（2）禁食、胃肠减压直至肛门恢复排气。

（3）输液以维持水、电解质平衡。

（4）预防性全身给予抗生素。

（5）早期起床活动，防止再度粘连。

（刘 云）

第二篇

普外科常见疾病

第五章　甲状腺疾病

第一节　甲状腺功能亢进症

甲状腺功能亢进症（以下简称甲亢）系指因甲状腺分泌过多而引起的一系列高功能状态，是仅次于糖尿病的常见内分泌疾病，有 2%～4% 的育龄妇女受累。其基本特征包括甲状腺肿大，基础代谢增加和自主神经系统的紊乱。根据其病因和发病机制的不同可分为以下几种类型：①弥漫性甲状腺肿伴甲亢：也称毒性弥漫性甲状腺肿或突眼性甲状腺肿，即 Graves 病，占甲亢的 90%，为自身免疫性疾病。②结节性甲状腺肿伴甲亢：又称毒性多结节甲状腺肿，即 Pummer 病。患者在结节性甲状腺肿多年后出现甲亢，发病原因不明。③自主性高功能甲状腺腺瘤或结节：病灶多为单发，少见多发，呈自主性且不受促甲状腺素（TSH）调节，病因也不明确。④其他原因引起的甲亢：包括长期服用碘剂或乙胺碘呋酮等药物引起的碘源性甲亢；甲状腺滤泡性癌过多分泌甲状腺素而引起的甲亢；垂体瘤过多分泌 TSH 而引起的垂体性甲亢；肿瘤如绒毛癌、葡萄胎、支气管癌、直肠癌可分泌 TSH，所以称之为异源性 TSH 综合征，卵巢畸胎瘤（含甲状腺组织）属异位分泌过多甲状腺素；甲状腺炎初期因甲状腺破坏造成甲状腺激素释放过多可引起短阵甲亢表现；最后还有服用过多甲状腺素引起的药源性甲亢等。

在这些类型的甲亢中以前三者特别是 Graves 病比较常见且与外科关系密切，所以本节予以重点讨论。

一、弥漫性甲状腺肿伴甲亢

弥漫性甲状腺肿伴甲亢即 Graves 病，简称 GD，是由自身免疫紊乱而引起的多系统综合征，包括高代谢、弥漫性甲状腺肿、眼征等。

（一）病因及发病机制

该病以甲状腺素分泌过多为主要特征，但 TSH 不高反而降低，所以并非垂体分泌 TSH 过多引起。在患者的血清中常能检出针对甲状腺的自身抗体，该抗体可缓慢而持久地刺激甲状腺增生和分泌，以前曾称之为长效甲状腺刺激物（LATS），也有其他名称如人甲状腺刺激素（HTS）、甲状腺刺激蛋白（TSI）。这些物质对应的抗原是甲状腺细胞上的 TSH 受体，起到类似 TSH 的作用，可刺激 TSH 受体引起甲亢。进一步研究表明 TSH 受体抗体 TRAb 是一种多克隆抗体，可分为以下几种亚型：①甲状腺刺激抗体（TSAb）或称甲状腺刺激免疫球蛋白（TSI）主要是刺激甲状腺分泌。②甲状腺功能抑制抗体（TFIAb）或称甲状腺功能抑制免疫球蛋白（TFII），又称甲状腺刺激阻断抗体（TSBAb）。③甲状腺生长刺激免疫球蛋白（TGSI），与甲状腺肿大有关。④甲状腺生长抑制免疫球蛋白（TG II）。这些克隆平衡一旦被打破，占主导地位的抗体就决定了临床特征。如 GD 患者治疗以前的 TRAb 阳性为 60% ~ 80%，而 TSAb 阳性率达 90% ~ 100%，如果该抗体阳性孕妇的新生儿发生 GD 的可能性增加。故认为 GD 患者的主导抗体是 TSAb，当然也有其他抗体存在。在主导抗体发生转变时，疾病也随之发生转变，如 GD 可转变为慢性甲状腺炎（HD），反之也一样。由于检测技术原因目前临床仅开展 TRAb 和 TSAb 的检测。

甲状腺自身免疫的病理基础目前尚不明了，可能与以下因素有关：

1. 遗传因素　在同卵双胎同时患 GD 的达 30% ~ 60%，异卵双胎同时患 GD 的仅 3% ~ 9%。在 GD 患者家属中 34% 可检出 TRAb 或 TSAb，而本人当时并无甲亢，但今后有可能发展为显性甲亢。目前认为一些基因与 GD 的高危因素有关，包括人类白细胞抗原（HLA）基因 DQ、DR 区，如带 $HLA - DR_3$，抗原型的人群患 GD 的危险性为其他 HLA 抗原型人群的 6 倍。$HLA - DQAO_1^{0501}$ 阳性者对 GD 有遗传易感性。近年来对非 HLA 基因如肿瘤坏死因子 β（TNF - β）、细胞的 T 细胞抗原（CTLA₄）、TSH 受体基因的突变和 T 细胞受体（TCR）等基因同 GD 遗传易感性之间的关系正引起人们的注意。但研究表明组织相容性复合体（MHC）系统可能只起辅助调节作用。

2. 环境因素　包括感染、外伤、精神刺激和药物等。在 GD 患者中可检出抗结肠炎耶尔森菌（yersimia enteroeolitica）抗体，耶尔森菌的质粒编码的蛋白与 TSH 受体有相似的抗原决定簇（"分子模拟学说"）。该抗原是一种强有力的 T 细胞刺激分子即超抗原，可引起 T 细胞大量活化。但其确切地位仍不明了，也有可能是继发于 GD 免疫功能紊乱的结果。

3. 淋巴细胞功能紊乱　GD 患者甲状腺内的抑制性环路很难启动与活化，不能发挥免疫抑制功能，导致自身抗体的产生。在甲状腺静脉血中 TSH 抗体的活性高于外周血，提示甲状腺是产生其器官特异自身抗体的主要场所。而且存在抑制性 T 细胞功能的缺陷。

（二）诊断与鉴别诊断

1. 摄 ^{131} 碘率　正常值 3h 为 5% ~ 25%，24h 为 20% ~ 45%。甲亢患者摄 ^{131} 碘率增高且高峰提前至 3 ~ 6h。女子青春期、绝经期、妊娠 6 周以后或口服雌激素类避孕药也偶见摄 ^{131} 碘率增高。摄 ^{131} 碘率还因不同地区饮水、食物及食盐中碘的含量多少而有差异。甲亢患者治疗过程中不能仅依靠摄 ^{131} 碘率来考核疗效。但对甲亢放射性 ^{131} 碘治疗者摄 ^{131} 碘率可作为估计用量的参考。缺碘性、单纯性甲状腺肿患者摄 ^{131} 碘率可以增高，但无高峰提前。亚急性甲状腺炎者 T_4 可以升高但摄 ^{131} 碘率下降呈分离现象。这些均有利于鉴别诊断。

2. T_3、T_4 测定　可分别测定 TT_3、TT_4、FT_3 和 FT_4，其正常值因各个单位采用的方法和药盒不同而有差异，应注意参照。TT_4 可作为甲状腺功能状态的最基本的一种体外筛选试验，它不受碘的影响，无辐射的危害，在药物治疗过程中可作为甲状腺功能的随访指标，若加服甲状腺片者测定前需停用该药。但是凡能影响甲状腺激素结合球蛋白（TBG）浓度的各

种因素均能影响 TT_4 的结果。对 T_3 型甲亢需结合 T_3 测定。TT_3 是诊断甲亢最灵敏的一种指标。甲亢时 TT_3 可高出正常人 4 倍，而 TT_4 只有 2 倍。TT_3 对甲亢是否复发也有重要意义，因为复发时 T_3 先升高。在功能性甲状腺腺瘤、结节性甲状腺肿或缺碘地区所发生的甲亢多属 T_3 型甲亢，也需进行 TT_3 测定。TBG 同样会影响 TT_3 的结果应予以注意。为此，还应进行 FT_4、FT_3 特别是 FT_3 的测定。FT_3 对甲亢最灵敏，在甲亢早期或复发先兆 FT_4 处于临界时 FT_3 已升高。

3. 基础代谢率（BMR）　目前多采用间接计算法（静息状态时：脉搏 + 脉压 − 111 = BMR），正常值为 − 15% ~ + 15%。BMR 低于正常可排除甲亢。甲亢以及甲亢治疗的随访 BMR 有一定价值，因为药物治疗后 T_4 首先下降至正常，甲状腺素外周的转化仍增加，T_3 仍高故 BMR 仍高于正常。

4. TSH 测定　可采用高灵敏放免法（HS − TSH IRMA），优于 TSH 放免法（TSHRIA）因为前者降低时能帮助诊断甲亢，可减少 TRH 兴奋试验的使用。灵敏度和特异度优于 FT_4。

5. T_3 抑制试验　该试验仅用于一些鉴别诊断。如甲亢患者摄 [131] 碘率增高且不被 T_3 抑制，由此可鉴别单纯性肿。对突眼尤其是单侧突眼可以此进行鉴别，浸润性突眼 T_3 抑制试验提示不抑制。而且甲亢治疗后 T_3 能抑制者复发机会少。

6. TRH 兴奋试验　该试验也仅用于一些鉴别诊断。甲亢患者静脉给予 TRH 后 TSH 无反应；若增高可除外甲亢。该方法省时，无放射性，不需服用甲状腺制剂，所以对有冠心病的老年患者较适合。

7. TRAb 和 TSAb 的检测　可用于病因诊断和治疗后预后的评估，可与 T_3 抑制试验相互合用。前者反应抗体对甲状腺细胞膜的作用，后者反映甲状腺对抗体的实际反应性。

（三）治疗

甲亢的病因尚不完全明了。治疗上首先应减少精神紧张等不利因素，注意休息和营养物质的提供。然后通过以下三个方面，即消除甲状腺素的过度分泌、调整神经内分泌功能以及一些特殊症状和并发症的处理。消除甲状腺素过度分泌的治疗方法有三种：药物、手术和同位素治疗。

1. 抗甲状腺药物治疗　以硫脲类药物如甲基或丙硫氧嘧啶、甲巯咪唑和卡比马唑为常用，其药理作用是通过阻止甲状腺内过氧化酶系抑制碘离子转化为活性碘而妨碍甲状腺素的合成，但对已合成的激素无效，故服药后需数日才起作用。丙硫氧嘧啶还有阻滞 T_4 转化为 T_3、改善免疫监护的功能。药物治疗的适应证为：症状轻，甲状腺轻至中度肿大；20 岁以下或老年患者；手术前准备或手术后复发而又不适合放射治疗者；辅助放射治疗；妊娠妇女，多采用丙硫氧嘧啶，该药通过胎盘的能力相对小些。而不用甲巯咪唑，因为甲巯咪唑与胎儿发育不全有关。希望最低药物剂量达到 FT_4、FT_3 在正常水平的上限以避免胎儿甲减和甲状腺肿大，通常丙硫氧嘧啶 100 ~ 200mg/d。这类药物也可通过乳汁分泌，所以必须服药者不能母乳喂养。如果症状轻又没有并发症，可于分娩前 4 周停药。

治疗总的疗程为 1.5 ~ 2 年。起初 1 ~ 3 个月予以甲巯咪唑 30 ~ 40mg/d，不超过 60mg/d。症状减轻，体重增加，心率降至 80 ~ 90 次/min，T_3、T_4 接近正常后可每 2 ~ 3 周降量 5mg 共 2 ~ 3 个月。最后 5mg/d 维持。避免不规则停药，酌情调整用量。

其他药物：β − 阻滞剂普萘洛尔 10 ~ 20mg，tid，可用于交感神经兴奋性高的 GD 患者，以改善心悸心动过速、精神紧张、震颤和多汗。也可作为术前准备的辅助用药或单独用药。对于甲亢危象、紧急甲状腺手术又不能服用抗甲状腺药物或抗甲状腺药物无法快速起效时可用大剂量普萘洛尔40mg，qd，快速术前准备。对甲亢性眼病也有一定效果。但在患有支气管哮喘、房室传导阻滞、心衰的患者禁用，Ⅰ型糖尿病患者慎用。普萘洛尔对妊娠晚期可造成胎儿宫内发育迟缓、小胎盘、新生儿心动过缓和胎儿低血糖，增加子宫活动和延迟宫颈的扩张等不良反应，因此只能短期应用，一旦甲状腺功能正常立即停药。

在抗甲状腺药物减量期加用甲状腺片40~60mg/d或甲状腺素片50~100pμ/d以稳定下丘脑-垂体-甲状腺轴，避免甲状腺肿和眼病的加重。妊娠甲亢患者在服用抗甲状腺药物也应加用甲状腺素片以防胎儿甲状腺肿和甲减。甲状腺素片还可以通过外源性T4抑制TSH从而使TSAb的产生减少，减少免疫反应。T4还可使HLA-DR异常表达减弱。另外可直接作用于特异的B淋巴细胞而减少TSAb的产生，最终使GD得以长期缓解、减少复发。

2. 手术治疗 手术能快速有效地控制并治愈甲亢，但仍有一定的复发率和并发症，所以应掌握其适应证和禁忌证。

（1）手术适应证：甲状腺肿大明显或伴有压迫症状者；中至重度以上甲亢（有甲亢危象者可考虑紧急手术）；抗甲状腺药物无效、停药后复发、有不良反应而不能耐受或不能坚持长期服药者；结节性肿伴甲亢或甲亢伴肿瘤者；胸骨后甲状腺肿伴甲亢；中期妊娠又不适合用抗甲状腺药物者。若甲状腺巨大、伴有结节的甲亢孕妇常需大剂量抗甲状腺药物才作用，所以宁可采用手术。

（2）手术禁忌证：青少年（<20岁），轻度肿大，症状不明显者；严重突眼者手术后突眼可能加重手术应予以考虑；年老体弱有严重心、肝和肾等合并症不能耐受手术者；术后复发因粘连而使再次手术并发症增加、切除腺体体积难以估计而不作首选。但对药物无效又不愿意接受放射治疗者有再次手术的报告，术前用超声检查了解两侧腺体残留的大小，此次手术腺叶各留2g左右。

（3）术前准备：术前除常规检查外，应进行间接喉镜检查以了解声带活动情况。颈部和胸部摄片了解气管和纵隔情况。查血钙、磷。为了减少术中出血、避免术后甲亢危象的发生，甲亢手术前必须进行特殊的准备。手术前准备常采用以下两种准备方法即：

1）碘剂为主的准备：在服用抗甲状腺药物一段时间后患者的症状得以控制，心率为80~90次/min，睡眠和体重有所改善，基础代谢率在20%以下，即可开始服用复方碘溶液又称卢戈（lugol）液。该药可抑制甲状腺的释放，使滤泡细胞退化，甲状腺的血运减少，腺体因而硬化变小，使手术易于进行并减少出血量。卢戈溶液的具体服法有两种：①第一天开始每日3次，每次3~5滴，逐日每次递增1滴，直到每次15滴，然后维持此剂量继续服用。②从第一天开始即为每次10滴，每日3次。共2周左右，直至甲状腺腺体缩小硬化、杂音和震颤消失。局部控制不满意者可延长服用碘剂至4周。但因为碘剂只能抑制释放而不能抑制甲状腺的合成功能，所以超过4周后就无法再抑制其释放，反引起反跳。故应根据病情合理安排手术时间，特别对女性患者注意避开经期：开始服用碘剂后可停用甲状腺片。因为抗甲状腺药物会加重甲状腺充血，除病情特别严重者外，一般于术前1周停用抗甲状腺药物，单用碘剂直至手术。妊娠合并甲亢需手术时也可用碘剂准备，但碘化物能通过胎盘引起胎儿甲状腺肿和甲状腺功能减退，出生时可引起初生儿窒息。故只能短期碘剂快速准备，碘剂不超过10d。术后补充甲状腺素片以防流产。对于特殊原因需取消手术者，应该再服用抗甲状腺药物并逐步对碘剂进行减量。

2）普萘洛尔准备：普萘洛尔除可作为碘准备的补充外。对于不能耐受抗甲状腺药物及碘剂者，或严重患者需紧急手术而抗甲状腺药物无法快速起效可单用普萘洛尔准备。普萘洛尔不仅起到抑制交感兴奋的作用，还能抑制 T_4 向 T_3 的转化。β-乐克同样可以用于术前准备，但该药无抑制 T_4 向 T_3 转化的作用，所以 T_3 的好转情况不及普萘洛尔。普萘洛尔剂量是每次 40~60mg，q6h。一般在 4~6d 后心率即接近正常，甲亢症状得到控制，即可以进行手术。由于普萘洛尔在体内的有效半衰期不满 8h，所以最后一次用药应于术前 1~2h 给予。术后继续用药 5~7d。特别应该注意手术前后都不能使用阿托品，以免引起心动过速。单用普萘洛尔准备者麻醉同样安全、术中出血并未增加。严重患者可采用大剂量普萘洛尔准备但不主张单用（术后普萘洛尔剂量也应该相应地增大），并可加用倍他米松 0.5mg，q6h，和碘番酸 0.5mg，q6h。甲状腺功能可在 24h 开始下降，3d 接近正常，5d 完全达到正常水平。短期加用普萘洛尔的方法对妊娠妇女及小孩均安全。但前面已提及普萘洛尔的不良反应，所以应慎用。以往认为严重甲亢患者手术会引起甲状腺素的过度释放，但通过术中分析甲状腺静脉和外周静脉血的 FT_3、FT_4 并无明显差异，所以认为甲亢危重病例紧急手术是可取的。

（4）手术方法：常采用颈丛麻醉，术中可以了解发音情况，以减少喉返神经的损伤。对于巨大甲状腺有气管压迫、移位甚至怀疑将发生气管塌陷者，胸骨后甲状腺肿者以及精神紧张者应选用气管插管全麻。

1）手术方式：切除甲状腺的范围即保留多少甲状腺体积尚无一致的看法。若行次全切除即每侧保留 6~8g 甲状腺组织，术后复发率为 23.8%；而扩大切除即保留约 4g 的复发率为 9.4%；近全切除即保留 <2g 者的复发率为 0。各组之间复发时间无差异。但切除范围越大发生甲状腺功能减退即术后需长期服用甲状腺片替代的概率越大。如甲状腺共保留 7.3g 或若双侧甲状腺下动脉均结扎保留 9.8g 者可不需长期替代。考虑到甲状腺手术不仅可以迅速控制其功能，还能使自身抗体水平下降，而且甲减的治疗远比甲亢复发容易处理，所以建议切除范围适当扩大即次全切除还不够，每侧应保留 5g 以下。当然也应考虑甲亢的严重程度、甲状腺的体积和患者的年龄。巨大而严重的甲亢切除比例应该大一些，年轻患者考虑适当多保留甲状腺组织以适应发育期的需要。术中可以从所切除标本上取同保留的甲状腺相应大小体积的组织称重以估计保留腺体的重量。但仍有误差，所以有作者建议一侧行腺叶切除和另一侧行大部切除。

2）手术步骤：切口常采用颈前低位弧形切口，甲状腺肿大明显者应适当延长。颈阔肌下分离皮瓣，切开颈白线，离断颈前带状肌。先处理甲状腺中静脉，充分显露甲状腺。离断甲状腺悬韧带以利于处理上极。靠近甲状腺组织妥善处理甲状腺上动静脉。游离下极，离断峡部。将甲状腺向内侧翻起，辨认喉返神经后处理甲状腺下动静脉。保留约 5g 甲状腺组织，其余予以切除。创面严密止血后缝闭。另一侧同样处理。也可行一侧腺叶切除，一侧保留 10g 左右甲状腺组织，但腺叶切除应避免喉返神经损伤以外，还应避免损伤甲状旁腺。若被误切应将其切成 1mm 小片种植于胸锁乳突肌内。缝合前放置皮片引流或负压球引流。缝合带状肌、颈阔肌及皮肤。

3）术后观察与处理：严密观察患者的心率、呼吸、体温、神志以及伤口渗液和引流液。一般 2d 后可拔除引流，4d 拆线。

4）术中意外和术后并发症的防治：①大出血：甲状腺血供丰富，甲亢以及抗甲状腺药物会使甲状腺充血，若术前准备不充分，术中极易渗血。特别在分离甲状腺上动脉时牵拉过度，动作不仔细会造成甲状腺上动脉的撕脱。动脉的近侧端回缩，位置又深，止血极为困难。此时应先用手指压迫或以纱布填塞出血处，然后迅速分离上极，将其提出切口，充分显露出血的血管，直视下细心钳夹和缝扎止血。甲状腺下动脉出血时，盲目的止血动作很容易损伤喉返神经，必须特别小心。必要时可在外侧结扎甲状颈干。损伤甲状腺静脉干不仅会引起大出血，还可产生危险的空气栓塞。因此，应立即用手指或湿纱布压住出血处，倒入生理盐水充满伤口，将患者之上半身放低，然后再处理损伤的静脉。②呼吸障碍：术中发生呼吸障碍的主要原因除双侧喉返神经损伤外，多是由于较大的甲状腺肿长期压迫气管环，腺体切除后软化的气管壁塌陷所致。因此，如术前患者已感呼吸困难，或经 X 线摄片证明气管严重受压，应在气管插管麻醉下进行手术。如术中发现气管壁已软化，可用丝线将双侧甲状腺后包膜悬吊固定于双侧胸锁乳突肌的前缘处。在缝合切口前试行拔去气管插管，如出现或估计术后会发生呼吸困难，应即作气管造口术，放置较长的导管以支撑受损的气管环，待 2～4 周后气管腔复原后拔除。术后呼吸困难的原因有：血肿压迫、双侧喉返神经损伤、喉头水肿、气管迟发塌陷、严重低钙引起的喉肌或呼吸肌痉挛等，应注意鉴别及时处理。③喉上神经损伤：喉上神经外支（运动支）与甲状腺上动脉平行且十分靠近，如在距上极较远处大块结扎甲状腺上血管时，就可能将其误扎或切断，引起环甲肌麻痹，声带松弛，声调降低。在分离上极时也有可能损伤喉上神经的内支（感觉支），使患者喉黏膜的感觉丧失，咳嗽反射消失，在进流质饮食时易误吸入气管，甚至发生吸入性肺炎。由于喉上神经外支损伤的临床症状不太明显，易漏诊，其发生率远比人们想象的要多，对此应引起更大的注意。熟悉神经的解剖关系，操作细致小心，在紧靠上极处结扎甲状腺上血管，是防止喉上神经受伤的重要措施。④喉返神经损伤：喉返神经损伤绝大多数为单侧性，主要症状为声音嘶哑。少数病例双侧损伤，除引起失声外，还可造成严重的呼吸困难，甚至窒息。术中喉返神经损伤可由切断、结扎、钳夹或牵拉引起。前两种损伤引起声带永久性麻痹；后几种损伤常引起暂时性麻痹，可望手术后 3～6 个月内恢复功能。术中最易损伤喉返神经的"危险地区"是：甲状腺腺叶的后外侧面；甲状腺下极；环甲区（喉返神经进入处）。喉返神经解剖位置的多变性是造成损伤的客观原因。据统计，仅约65%的喉返神经位于气管食管沟内。约有4%～6%病例的喉返神经行程非常特殊，为绕过甲状腺下动脉而向上返行，或在环状软骨水平直接从迷走神经分出而进入喉部（所谓"喉不返神经"）。还有一定数量的喉返神经属于喉外分支型，即在未进入喉部之前即已经分支，分支的部位高低和分支数目不定，即术者在明确辨认到一支喉返神经，仍有损伤分支或主干的可能性。预防喉返神经损伤的主要措施是：熟悉喉返神经的解剖位置及其与甲状腺下动脉和甲状软骨的关系，警惕喉外分支，随时想到有损伤喉返神经的可能；操作轻柔、细心，在切除甲状腺腺体时，尽可能保留部分后包膜；缺少经验的外科医生以及手术比较困难的病例，最好常规显露喉返神经以免误伤。为了帮助寻找和显露喉返神经，Simon 提出一个三角形的解剖界标。三角的前边为喉返神经，后边为颈总动脉，底线为甲状腺下动脉。在显露颈总动脉和甲状腺下动脉后，就很容易找到三角的第三个边，即喉返神经。一般可自下向上地显露喉返神经的全过程。喉返神经损伤的治疗：如术中发现患者突然声音嘶哑，应立即停止牵拉或挤压甲状腺体；如发声仍无好转，应立即全程探查喉返神经。如已被切断，应予缝接。如被结扎，应松解线结。如手术后发现声音嘶哑，经间接喉镜检查证实声带完全麻痹，怀疑喉返神经有被切断或结扎的可能时，应考虑再次手术探查。否则可给予神经营养药、理疗、禁声以及短程皮质激素，严密观察，等待其功能恢复。如为双侧喉返神经损伤，应作气管造口术。修补喉返神经的方法可用 6 - 0 尼龙线行对端缝接法，将神经断端靠拢后，间断缝合两端之神经鞘数针。如损伤神经之近侧端无法找到，可在其远端水平以下相当距离处切断部分迷走神经纤维，然后将切断部分的近端上翻与喉返神经的远侧断端作吻合。如损伤神经之远侧端无法找到，可将喉返神经之近侧断端埋入后环状肌中。如两个断端之间缺损较大无法拉拢时，可考虑作肋间神经移植术或静脉套入术。⑤术后再出血：甲状腺血管结扎线脱落以及残留腺体切面严重渗血，是术后再出血的主要原因。一般发生于术后 24 ~ 48h 内，表现为引流口的大量渗血，颈部迅速肿大，呼吸困难甚至发生窒息。术后应常规在患者床旁放置拆线器械，一旦出现上述情况，应马上拆除切口缝线，去除血块，并立即送至手术室彻底止血。术后应放置引流管，并给予大量抗生素。分别双重结扎甲状腺的主要血管分支，残留腺体切面彻底止血并作缝合，在缝合切口前要求患者用力咳嗽几声，观察有无因结扎线松脱而产生的活跃出血，是预防术后再出血的主要措施。⑥手足抽搐：甲状旁腺功能不足（简称甲旁减）是甲状腺次全切除后的一个常见和严重并发症。无症状而血钙低于正常的亚临床甲旁减发生率为 47%，有症状且需服药的为 15%。但永久性甲旁减并不常见。多因素分析提示，甲亢明显、伴有甲状腺癌或胸骨后甲状腺肿等是高危因素。主要是由于术中误将甲状旁腺一并切除或使其血供受损所致。临床症状多在术后 2 ~ 3d 出现，轻重程度不一。轻者仅有面部或手足的针刺、麻木或强直感，重者发生面肌及手足抽搐，最严重的病例可发生喉痉挛以及膈肌和支气管痉挛，甚至窒息死亡。由于周围神经肌肉应激性增强，以手指轻扣患者面神经行径处，可引起颜面肌肉的短促痉挛（雪佛斯特征 chvostek sign）。用力压迫上臂神经，可引起手的抽搐（陶瑟征 trousseau sign）。急查血钙、磷有助诊断，但不一定等报告才开始治疗。治疗方面包括限制肉类和蛋类食物的摄入量，多进绿叶菜、豆制品和海味等高钙、低磷食品。口服钙片和维生素 D_3，后者能促进钙在肠道内的吸收和在组织内的蓄积。目前钙剂多为含维生素 D 的复合剂，如钙尔奇 D 片等。维生素 D_3 的作用在服用后两周始能出现，且有蓄积作用，故在使用期间应经常测定血钙浓度。只要求症状缓解、血钙接近正常即可，不一定要求血钙完全达到正常，因为轻度低钙可以刺激残留的甲状旁腺代偿。在抽搐发作时可即刻给予静脉注射 10% 葡萄糖酸钙溶液 10ml。对手足抽搐最有效的治疗是服用双氢速固醇（A. T. 10）。此药乃麦角固醇经紫外线照射后的产物，有升高血钙含量的特殊作用，适用于较严重的病例。最初剂量为每天 3 ~ 10ml 口服，连服 3 ~ 4d 后测定血钙浓度，一旦血钙含量正常，即应减量，以防止高血钙症所引起的严重损害。有人应用新鲜小牛骨皮质在 5% 碳酸氢钠 250ml 内煮沸消毒 20min 后，埋藏于腹直肌内，以治疗甲状旁腺功能减退，取得了一定的疗效，并可反复埋藏。同种异体甲状旁腺移植尚处于实验阶段。为了保护甲状旁腺，减少术后手足抽搐的发生，术中必须注意仔细寻找并加以保留。在切除甲状腺体时，尽可能保留其背面部分，并在紧靠甲状腺处结扎甲状腺血管，以保护甲状旁腺的血供。还可仔细检查已经切下的甲状腺标本，如发现有甲状旁腺作自体移植。⑦甲状腺危象：甲状腺危象是指甲亢的病理生理发生了致命性加重，大量甲状腺素进入血液循环，增强了儿茶酚胺的作用，而机体却对这种变化缺乏适应能力。近年来由于强调充分做好手术前的准备工作，术后发生的甲状腺危象已大为减少。手术引起的甲状腺危象大多发生于术后 12 ~ 48h 内，典型的临床症状为 39 ~ 40℃ 以上的高热，心率快达 160 次/min、脉搏弱，大汗，躁动不安、谵妄以至昏迷，常伴有呕吐、水泻。如不积极治疗，患者往往迅速死亡。死亡原因多为高热虚脱、心力衰竭、肺水肿和水电解质紊乱。还有少数患者主要表现为神志淡漠、嗜睡、无力、体温低、心率慢，最后昏迷死亡，称为淡漠型甲状腺危象。此种严重并发症的发病机制迄今仍不很明降，但与术前准备不足，甲亢未能很好控制密切相关。治疗包括两个方面：降低循环中的甲状腺素水平：可口服大剂量复方碘化钾溶液，首次60滴，以后每4~6h 30~40滴。情况紧急时可用碘化钠0.25g溶于500ml葡萄糖溶液中静脉滴注，q6h。24h内可用2~3g。碘剂的作用是抑制甲状腺素的释放，且作用迅速。为了阻断甲状腺素的合成，可同时应用丙硫氧嘧啶200~300mg，因为该药起效相对快，并有在外周抑制T_4向T_3转化的作用。如患者神志不清可鼻饲给药。如治疗仍不见效还可考虑采用等量换血和腹膜透析等方法，以清除循环中过高的甲状腺素。方法是每次放血500ml，将其迅速离心，弃去含多量甲状腺素的血浆，而将细胞置入乳酸盐复方氯化钠溶液中再输入患者体内，可以3~5h重复1次。但现已经很少主张使用。降低外周组织对儿茶酚胺的反应性：可口服或肌注利血平1~2mg，每4~6h1次；或用普萘洛尔10~40mg口服q4~6h或0.5~1mg加入葡萄糖溶液100ml中缓慢静脉滴注，必要时可重复使用。哮喘和心衰患者不宜用普萘洛尔。甲亢危象对于患者来说是一个严重应激，而甲亢时皮质醇清除代谢增加，因此补充皮质醇是有益的。大量肾上腺皮质激素（氢化可的松200~500mg/d）作静脉滴注的疗效良好。其他治疗包括吸氧、镇静剂与退热（可用氯丙嗪），补充水和电解质，纠正心力衰竭，大剂量维生素特别是B族维生素以及积极控制诱因，预防感染等。病情一般于36~72h开始好转，1周左右恢复。⑧恶性突眼：甲亢手术后非浸润性突眼者71%会有改善，29%无改善也无恶化。实际上在治疗甲亢的三种方法中，手术是引起眼病发生和加重概率最小的。但少数严重恶性突眼病例术后突眼症状加重，还可逐渐引起视神经萎缩并易导致失明。可能是因为甲亢控制过快又未合用甲状腺素片、手术时甲状腺受损抗原释放增多有关。治疗方法包括使用甲状腺制剂和泼尼松，放射线照射垂体、眼眶或在眼球后注射质酸酶，局部使用眼药水或药膏，必要时缝合眼睑。如仍无效可考虑行双侧眼眶减压术。

5）甲亢手术的预后及随访：①甲亢复发：抗甲状腺药物治疗的复发率>60%。手术复发率为10%左右，近全切除者则更低。除甲亢程度与甲状腺体积外，药物、放射或手术治疗结束后TRAb或TSAb的状况也影响预后。无论何种治疗甲状腺激素水平改变比较快，TRAb或TSAb改变比较慢，如果连续多次阴性说明预后好或可停用抗甲状腺药物；如再呈阳性提示GD复发的可能性增加，TSAb阳性复发率为93%，阴性则为17%。该指标优于TRH兴奋试验。甲亢复发随时间延长而增多，可最迟在术后10年再出现。即使临床无甲亢复发，仍有部分患者T_3升高、TRH兴奋试验和T_3抑制试验存在异常的亚临床病例。因此应该严密随访。适当扩大切除甲状腺并加用小剂量甲状腺素片可减少复发，达到长期缓解的目的。②甲状腺功能减退：术后甲减的发生率为6%~20%，显然与残留体积有关。另外与分析方法也有关。因为除临床甲减患者外，还有相当一部分亚临床甲减即尚无甲减表现，但TSH已有升高，需用甲状腺素片替代。如儿童甲亢术后45%存在亚临床甲减。永久性甲减多发生在术后1~2年。

3. 放射性^{131}碘治疗　甲状腺具有高度选择性聚^{131}碘能力，^{131}碘衰变时放出γ和β射线，其中β射线占99%，β射线在组织的射程仅2mm，故在破坏甲状腺滤泡上皮细胞的同时不影响周围组织，可以达到治疗的目的。

（1）适应证和禁忌证：目前放射性^{131}碘（RAI）治疗GD是一种安全有效和可靠的方

法，许多中心已将其作为一线首选治疗，特别是对老年患者。并认为 RAI 治疗成年 GD 患者年龄并无下限。已有报道 RAI 不增加致癌危险，对妇女不增加胎儿的致畸性。但毕竟存在放射性，必须强调其适应证：年龄在 25 岁以上，近放宽至 20 岁；对抗甲状腺药物过敏或无效者；手术后复发；不能耐受手术者；^{131}碘在体内转换的有效半衰期不小于 3d 者；甲亢合并突眼者（但有少部分加重）。RAI 的禁忌证包括：年龄小于 20 岁；妊娠之前 6 个月和哺乳期最好不要使用该方法；有严重肝肾疾病者；WBC 小于 $3 \times 10^9/L$ 者；重度甲亢；结节性肿伴甲亢而扫描提示结节呈"冷结节"者。

（2）RAI 治疗的预后：RAI 治疗后 70%～90% 有效，疗效出现在 3～4 周后，3～4 个月乃至 6 个月后可达正常水平。其中 2/3 的患者经一次治疗后即可痊愈，约 1/3 需 2 次或 3次。甲减是 RAI 治疗的主要并发症，第一年发生甲减的可能性为 5%～10%，以后每年增加 2%～3%，10 年后可达 30%～70%。因为 RAI 治疗后甲状腺激素和自身抗原会大量释放，加用抗甲状腺药物并避免刺激与感染以防甲亢危象。RAI 是发生和加重眼病的危险因素，抗甲状腺药物如甲巯咪唑以及短期应用糖皮质激素 [0.5mg/（kg·d）] 2～3 个月可减少眼病的加重。15% 眼病加重者可进行眼眶照射和大剂量糖皮质激素。

二、结节性毒性甲状腺肿

本病又称 Plummer 病，属于继发性甲亢，先发生结节性甲状腺肿多年，然后逐渐出现功能亢进，其发病原因仍然不明。多见于中老年人，由于甲状腺素的分泌增多，加强了对垂体前叶的反馈抑制作用，突眼罕见。症状较 GD 轻，但可突出于某一器官，尤其是心血管系统。消耗和乏力较明显，可伴有厌食如无力型甲亢。扪诊时甲状腺并不明显肿大，但可触及单个或多个结节。甲状腺功能检查诊断：Plummer 病的可靠性不如 Graves 病，甲状腺功能常在临界范围。TRH 兴奋试验在老年患者中较 T_3 抑制试验更为安全。同位素扫描提示摄碘不均且不浓聚于结节。

Plummer 病一般应采用手术治疗，特别是疑有甲状腺癌可能的病例。对伴有严重的心、肾或肺部疾患的患者，亦可考虑作同位素治疗，也有作者将 RAI 治疗列为首选，但所需剂量较大，约为治疗 Graves 病的 5～10 倍。

三、毒性甲状腺腺瘤

毒性甲状腺腺瘤亦称高功能腺瘤，指甲状腺体内有单个（少见多发）的不受脑垂体控制的自主性高功能腺瘤，而其周围甲状腺组织则因 TSH 受反馈抑制呈相对萎缩状态。发病机制不明。发病年龄多为中年以后，甲亢症状一般较轻，某些仅有心动过速、消瘦、乏力和腹泻。不引起突眼。

早期摄 ^{131}碘率属正常或轻度升高，但 T_3 抑制试验提示摄 ^{131}碘率不受外源性 T_3 所抑制，TRH 兴奋试验无反应。T_3、T_4 测定对诊断有帮助，特别是 T_3。因为此病易表现为 T_3 型甲亢，TRAb、TSAb 多为阴性有助于与 GD 鉴别。同位素扫描可显示热结节，周围组织仅部分显示或不显示（给予外源性 TSH10 国际单位后能重新显示，以鉴别先天性—叶甲状腺）。毒性甲状腺腺瘤也有恶性可能应行手术治疗，术前准备同 Graves 病，但腺体切除的范围可以缩小，作病变一侧的腺叶切除即可。RAI 治疗剂量应较大。

（吉文伟）

第二节　甲状腺功能减退症

甲状腺功能减退症（hypothyroidisrn，简称甲减，又称甲低）是由于甲状腺激素合成和分泌减少或组织利用不足导致的全身代谢减低综合征。临床甲减的患病率为1%左右，女性较男性多见，随年龄增加患病率上升。

因甲状腺激素与个体生长和发育有关，故甲减如发生在个体成长以前与发生在个体发育成熟以后的影响显著不同。发生在个体成长以前者如未及时给予甲状腺制剂作替代治疗，将造成永久性的发育不良而再给予任何治疗都不能奏效。故临床上常将甲减分为3个基本类型：①成年型甲状腺功能减退。②幼年型甲状腺功能减退。③克汀病，地方性甲状腺肿流行区的婴幼儿甲减称"地方性克汀病"。有关甲减的详细论述属内分泌学、儿科学范畴，故本章只作概括性介绍。

一、分类

（一）根据病变发生的部位分类

1. 原发性甲减　原发性甲减（primary hypothyroidism）是由于甲状腺腺体本身病变引起的甲减。此类甲减占全部甲减的95%以上。原发性甲减的病因中自身免疫、甲状腺手术和甲亢[131]I治疗后三大原因占90%以上。

2. 中枢性甲减　中枢性甲减（central hypothyroidism）又称继发性甲减（secondary hypo-thyroidism），是由于下丘脑和垂体病变引起的促甲状腺激素释放激素（TRH）或者促甲状腺素（TSH）产生和分泌减少所致的甲减，其中由下丘脑病变引起TRH缺乏的甲减称"三发性甲减"（tertiary hypothyroidism）。垂体外照射、垂体大腺瘤、颅咽管瘤及产后大出血是中枢性甲减的较常见原因。

3. 甲状腺激素抵抗综合征　甲状腺激素抵抗综合征（resistance to thyroid hormones）是由于甲状腺激素在外周组织实现生物效应障碍引起的甲减。

（二）根据病变的原因分类

例如药物性甲减、术后或[131]I治疗后甲减、特发性甲减、垂体或下丘脑肿瘤手术后甲减等。

（三）根据甲状腺功能减低的程度分类

临床甲减（overt hypothyroidism）和亚临床甲减（subclinical hypothyroidism）。

二、成年型甲状腺功能减退症

成年型甲减是在成年期发生的甲状腺功能低下，又称黏液性水肿、Gull病。在临床上虽不如甲亢多见，但也并不罕见。黏液性水肿（myxedema）一词与成年型甲减不能等同。成人甲减中仅部分（约<50%）严重甲减患者才有黏液性水肿的表现。成年型甲减多为后天性，多见于甲状腺手术后、[131]I治疗后或药物治疗后，也可见于某些甲状腺疾病后。女性发病率较男性约高4倍。

（一）病因

本病的基本病因是由于甲状腺功能不足。导致甲状腺功能不足的原因是多方面的，现归类如下：

1. 甲状腺组织的毁损

（1）甲状腺组织萎缩：自发性或原发性。

（2）甲状腺组织毁损

1）手术切除过多。

2）^{131}I治疗过度。

3）急性化脓性甲状腺炎。

4）甲状腺肿瘤、结核。

（3）甲状腺病变

1）慢性甲状腺炎。

2）产后甲状腺炎。

3）甲状腺肿晚期。

2. 甲状腺功能减退

（1）甲状腺素合成障碍

1）使用抗甲状腺药过量。

2）缺碘过度。

（2）垂体功能衰退

1）自发性甲状腺萎缩：多为自身免疫反应的结果，如亚急性甲状腺炎、淋巴细胞性甲状腺炎、产后甲状腺炎等未经治疗，任其发展，其终末状态则为甲状腺萎缩。甚至毒性甲状腺肿发展到晚期亦可出现甲状腺萎缩，最终形成黏液性水肿。应该指出的是，甲状腺萎缩仅指其形态和结构方面的相对状态而言，实际上不少萎缩的甲状腺仍可以扪及，甚至可以稍显肿大。切片可见若干滤泡仍属正常，但其功能则处于衰退或衰竭状态。

2）继发性甲状腺功能不足：常继发于甲状腺手术后、^{131}I治疗后，由于甲状腺切除过多或^{131}I治疗剂量过大所致。其病程进展较自发性萎缩为快，且多伴有肌肉疼痛和皮肤感觉异常。也可以由于甲状腺癌、甲状腺结核、甲状腺梅毒、甲状腺真菌病等，病变毁损甲状腺组织而导致甲状腺功能不足。结节性甲状腺肿的晚期常并发甲减。

3）药物性甲状腺功能不足：抗甲状腺药服用过量，或时间过长，可以形成甲状腺功能不足。长期服用大剂量碘剂能导致甲状腺肿及功能不足，因为高浓度碘反而能抑制甲状腺对碘的摄、储功能。长期缺碘也能引起甲状腺功能不足，甚至发生黏液性水肿。

4）垂体性甲状腺功能不足：不论何种原因引起的垂体毁损或萎缩，都会导致各个靶子内分泌腺的功能衰退，主要是甲状腺、肾上腺和性腺。其中甲状腺功能不足的表现往往最为突出，称"继发性（垂体性）黏液水肿"。这种患者除甲状腺功能不足症状外，在一定程度上尚有其他内分泌激素缺乏现象，可以推断其基本病变在垂体。偶尔垂体的病变也可能单纯导致TSH分泌不足，因而形成纯粹的甲状腺功能不足。

（二）临床表现

由于甲状腺的潜力很大，仅小部分组织就能产生足量的内分泌激素以维持其功能，所以临床上往往在甲状腺遭受损害以后隔很长时间（若干月或年）才逐渐出现症状，患者往往不自觉。在甲状腺功能不足症状产生前，多数有先驱症状。但如系手术切除过多、^{131}I 治疗过量所致的甲减，则出现症状的时间较早。

一般基础代谢降至 -20% 左右则出现轻微症状。最普遍的症状是：出汗减少，不耐寒冷，喜居暖室，爱穿厚衣。性格习惯也有改变，患者显得性格柔和，智力迟钝，动作缓慢，身倦乏力，经常便秘或月经过多。耳朵失聪、头发易掉、语言粗重、面肿目眩、脸色苍白、体重增加都可能是起病初期的症状。

当基础代谢降至 -30% 以下时，体征和症状都将变得更加明显，其中最突出的是非凹陷性的黏液性水肿。黏液性水肿是甲减的典型症状，表示本病已发展到较重阶段。此时患者仍然可能自我感觉良好，脾气很好，从不发怒，不过精力减退，日常很少工作，喜居暖室，特别在冬天常整天蛰居火旁，在盛暑却反觉舒适。如未经及时治疗，可进入本病的终末期，所谓黏液性水肿恶病质期。此时不仅患者的一般症状和体征都更加明显，而且由于组织生长缓慢，出现一系列特殊体征，如舌头变得厚而肿，皮肤变得燥而粗，头发干枯，活动减少，反应迟钝。最终可因继发性感染（肺或肾），或衰竭过甚、昏迷而死亡。一般未经治疗的患者自症状开始至死亡可长达 10~15 年。不过，就目前医疗水平及医疗知识的普及，典型的自然过程已极为罕见。

成年型甲减在各系统、脏器的症状和体征表现如下：

1. 一般状貌　黏液性水肿多为颈项短粗而腹部膨隆的矮胖体型者，很少瘦长型的人。体重因体液增多而增加。头面部病变最为显著：面目水肿，形如满月，但不似肾炎患者明显。整个面部皮肤因水肿而显得厚实，又不像肢端肥大症那样肥厚。皮色苍白，略显微黄，呈老象牙色，面颊中部可呈粉红色。眼睑狭小，眼皮水肿，上睑下垂，下睑水肿似含有一包水样。眉毛外侧部分常稀疏。眼球可稍突出，但眼球运动一般无障碍。鼻子较阔，口唇较厚，耳垂较大，前额和鼻翼旁的皱纹较深。舌头明显肥大，常致运转不灵而言语不清，舌面光滑，舌色红润，与苍白的面色恰成对照。如患者贫血严重，舌色也可变白。

患者在静居时常面无表情，反应迟钝，动作缓慢，非常软弱，性格温婉，与人交谈常面露微笑，似小孩天真状。声音嘶哑、低沉，言语谨慎、缓慢，咬字不准、发音模糊，似醉汉，这多系舌头较大，口唇较厚，腭垂、鼻腔和咽喉的黏膜水肿所致。发音和语言方面的特殊表现，可视为本病特征。有经验的临床专家在听到患者讲话后，便能做出对本病的诊断。

2. 皮肤及其附件　皮肤寒冷而干燥，尤以四肢为明显。皮肤很少汗腺和皮脂腺的分泌，所以皮肤经常粗糙而有脱屑，并有细小皱纹。皮下组织很厚，皮肤移动度小，似有水肿而无压陷性，但下肢有时也可有压陷性水肿。皮下脂肪常有增加，甚至形成团块，尤以锁骨上部位为多。皮肤受伤后，愈合能力差。手足因黏液性水肿而显得特别宽阔，但骨骼并无增大而可与肢端肥大症相区别。指甲厚而脆，生长缓慢。毛发燥而少，易折断，男性胡须很少。

3. 骨骼和肌肉　早期，肌肉可略显僵硬，甚至强直，稍感疼痛，用甲状腺制剂治疗后可迅速恢复。黏液性水肿患者可有肌肉的普遍肥大，同时有动作迟慢和易感疲倦现象，称"Hoffmann 综合征"。但不像真正的肌僵直症那样有典型的肌电图变化。

关节一般无变化，偶尔可有增生性关节炎，有时则可因关节软骨萎缩而有萎缩性关节炎。偶尔可有关节僵化和运动不灵现象，在口服甲状腺制剂后可迅速恢复正常。

4. 精神和神经　患者常面呈微笑，表情似很得意。回答问题缓慢，但理解力正常，答语正常。记忆力减退，注意力和思考能力下降，情绪和应激性降低，反应时间明显延长。少数患者有神经过度和忧虑不安现象，在晚期病例可发生精神病态。

患者嗜睡，经常在火炉旁或暖室中瞌睡；易倦，往往常在不该睡的场合假寐。这表明黏液性水肿已达严重程度，或为黏液性昏迷的前兆，但真正昏迷者少见。

在神经方面，除软弱外，一般无典型的运动障碍，有时可出现共济失调、意向性震颤、眼球震颤以及更替性运动困难。也有小脑萎缩而致眩晕者。

感觉障碍少见。但麻木、刺感、异常的痛感较为普遍，特别在外科手术或^{131}I治疗后的甲减患者较为常见，发病率可达80%。由于皮下黏液水肿，可压迫周围神经发生麻痹现象，特别是腕部的正中神经压迫症状较为多见。可以发生耳聋或眩晕，但在应用甲状腺制剂治疗后可显著恢复。

5. 呼吸和循环　肺功能一般无明显减退，但每分钟呼吸和肺灌注量都减少，对CO_2的刺激反应减弱，可产生CO_2滞留黏液性水肿性昏迷也可能就是CO_2中毒现象。一般甲减患者常感气急，并常有明显循环减退现象：体温降低，神经应激性减弱，心率减慢，周围血流量减少。黏液性水肿本身不致引起心脏病变，也不会引起心力衰竭，但黏液性水肿患者的心脏变化与充血性心力衰竭相似，心脏扩大，心包、胸膜和腹膜腔有渗液，心率和周围循环缓慢，心排血量减少，而血压大致正常。近代研究认为，单纯甲减不致引起心力衰竭，因此甲减患者如伴有心力衰竭症状，应疑有其他心脏病变同时存在。此时对黏液性水肿的治疗应极为慎重，因为用甲状腺制剂治疗后，新陈代谢迅速增加，有可能导致严重的心力衰竭，也可伴发心肌梗死和脑梗死。黏液性水肿患者易致动脉粥样硬化，大多数见于60岁左右的病例。甲状腺制剂治疗时较易发作心绞痛，需对其剂量进行个体化给予，每个患者有自己的耐受量（药阈）。

6. 消化系统　严重黏液性水肿患者，消化道可有显著变化。牙齿和牙龈受影响，舌头干燥、肥厚，口、舌、咽的黏膜经常异常干燥。胃肠道黏膜萎缩，肠壁苍白肥厚，缺乏弹性，形如柔软的皮革。肠道常胀气，特别是结肠有时明显胀大，甚至有误诊为巨结肠症而行盲肠造瘘术者。消化功能常处于抑制状态。患者食欲不振，胆囊活动受抑制，可胀大。

7. 泌尿生殖系统　因通常饮水不多，故尿少。肾功能可出现某些异常，肾血流量和肾小球滤过功能减退。性功能减退，男性勃起功能障碍，女性月经失调。不论男女，因性欲减退常致不育。尚能怀孕分娩者，所生婴儿大都近于正常，有时骨骼发育仍较迟缓。成年以前，男性睾丸发育不全；成年以后，则睾丸的生精小管退化。女性患者绝经前月经过多，有时甚严重而屡屡需作刮宫手术。少数病患者可出现闭经，但在适当替代疗法后可恢复正常。

8. 血液系统　约半数的黏液性水肿患者可有贫血，为造血功能低下性贫血。但贫血程度不与基础代谢率成正比。其贫血的原因是由于代谢降低，血氧减少，骨髓受到抑制。少数黏液性水肿患者还可能并发Addison恶性贫血。

（三）诊断

1. 病史　详细地询问病史有助于本病的诊断。如甲状腺手术、甲亢^{131}I治疗；Graves病、桥本甲状腺炎病史和家族史等。

2. 临床表现　本病发病隐匿，病程较长，不少患者缺乏特异症状和体征。症状主要表现以代谢率减低和交感神经兴奋性下降为主，病情轻的早期患者可以没有特异症状。典型患者畏寒、乏力、手足肿胀感、嗜睡、记忆力迟钝、声音嘶哑、听力障碍，面色苍白、颜面和（或）眼睑水肿、唇厚舌大、常有齿痕，皮肤干燥、粗糙、脱皮屑、皮肤温度低、水肿、手脚掌皮肤可呈姜黄色，毛发稀疏干燥，跟腱反射时间延长，脉率缓慢。少数病例出现胫前黏液性水肿。本病累及心脏可以出现心包积液和心力衰竭。重症患者可以发生黏液性水肿昏迷。

3. 实验室诊断　血清 TSH 和总 T_4（TT_4）、游离（FT_4）是诊断甲减的第一线指标。原发性甲减血清 TSH 增高，TT_4 和 FT_4 均降低。TSH 增高，TT_4 和 FT_4 降低的水平与病情程度相关。血清总 T_3（TT_3）早期正常，晚期减低。因为 T_3 主要来源于外周组织 T_4 的转换，所以不作为诊断原发性甲减的必备指标。亚临床甲减仅有 TSH 增高，TT_4 和 FT_4 正常。

甲状腺过氧化物酶抗体（TPOAb）、甲状腺球蛋白抗体（TgAb）是确定原发性甲减病因的重要指标和诊断自身免疫甲状腺炎（包括慢性淋巴细胞性甲状腺炎、萎缩性甲状腺炎）的主要指标。一般认为 TPOAb 的意义较为肯定。日本学者经甲状腺细针穿刺细胞学检查证实，TPOAb 阳性者的甲状腺均有淋巴细胞浸润。如果 TPOAb 阳性伴血清 TSH 水平增高，说明甲状腺细胞已经发生损伤。我国学者经过对甲状腺抗体阳性、甲状腺功能正常的个体随访 5 年发现，当初访时 TPOAb > 50IU/ml 和 TgAb > 40IU/ml 者，临床甲减和亚临床甲减的发生率显著增加。

4. 其他检查　轻、中度贫血，血清总胆固醇、心肌酶谱可以升高，部分病例血清催乳素升高、蝶鞍增大，需要与垂体催乳素瘤鉴别。

（四）鉴别诊断

最难区别的是并非甲减而系神经质的患者。神经质者，一般都呈体态略胖的中年女子，经常有头晕、易倦、嗜睡、便秘、抑郁或神经质等表现，而在体格检查时不能发现任何甲减的典型症状。患者 BMR 可能偏低，但 PBI 浓度、摄 ^{131}I 率、T_3 及 T_4 浓度仍属正常。其他如慢性肾炎、恶性贫血病者也应与甲减进行鉴别。肾性水肿是全身性的，其皮肤紧张而具压陷性，虽血清胆固醇浓度也可较高，BMR 和 PBI 也可能较低，但摄 ^{131}I 率正常甚至偏高。恶性贫血患者常有舌头痛、胃无酸现象。

继发性甲减与原发性甲减的鉴别诊断可以从以下几个方面考虑：

1. 病史　妇女的月经史非常重要。原发性甲减患者常月经过多。如青年妇女在分娩后不能泌乳，并随即有绝经现象（即所谓席汉综合征）是垂体损害的表现；如不伴一般的绝经期症状（面颊潮红、性情暴躁）者则更有可能；有难产产后大出血史，以后不能哺乳或伴有永久性停经、性欲减退现象者，也有垂体损害可能。不论男女，在头部受伤后有头痛、视力丧失者，表示蝶鞍有损伤可能，伤后有性欲减退亦是。黏液性水肿患者在施行甲状腺制剂替代治疗效果不显著或有不良反应者，也应疑为垂体性黏液性水肿。

2. 体格检查　垂体性黏液性水肿患者体重常有减轻。皮肤冷，但不干燥。颜面皱纹多，显得苍老。腋窝、阴部、颜面部毛发、眼睫毛掉光，但剩余毛发并不粗糙反而显纤软。舌头不大，声音不浊，心影缩小。女性的乳房、阴道黏膜、子宫以及男性的睾丸常有萎缩。血压一般偏低。

3. 实验室检查　垂体性黏液性水肿的各种甲状腺功能检查与原发性甲减同样是明显降低，BMR、PBI、摄 ^{131}I 率也均降低，故鉴别意义不大。但原发性甲减 TSH 值常明显升高，而垂体性黏液性水肿患者的 TSH 较正常值为低。血清胆固醇，原发性者常增高，而垂体性者常降低。血糖测定，原发性者罕见降低，而继发性者明显降低。肾上腺皮质激素测定和生殖腺功能测定对两者的鉴别也常有帮助。如为垂体性黏液性水肿，"水盐"内分泌测定及血清钠、氯浓度均较低，做 Kepler 利尿试验和 Cutler – Power – Wilder 禁盐试验不正常，常有肾上腺皮质功能衰退的典型表现，尿中 17 – 羟皮质素含量测定几乎为 0。胰岛素耐受试验时，垂体性黏液性水肿患者常有胰岛素过敏和低血糖现象，小剂量的胰岛素注射也能导致血糖迅速而持续地下降，甚至有发生胰岛素休克和昏迷的危险。此外，卵巢促卵泡激素的尿排出量有时对诊断也有帮助。

对少数患者根据病史、体格检查及上述实验室检查仍不能鉴别时，TSH 刺激试验可能提供帮助。垂体性黏液性水肿患者，一般在连续 3 天肌内注射 10U TSH 以后，应能使^{131}I 的吸收率恢复正常。而原发性甲减患者对此试验无反应。但值得注意的是，如垂体性甲减患者病期已久，其甲状腺已纤维化，TSH 试验可能无反应，而原发性甲减者有时也可能对 TSH 有反应，因其残余甲状腺组织可能尚有一定功能。

对垂体性黏液水肿患者与原发性黏液性水肿同时伴有肾上腺皮质功能不全者可通过做 ACTH 试验作鉴别。单纯性垂体性黏液性水肿患者，在 ACTH 注射后各种试验可发现其肾上腺皮质功能已有所改善，而同时伴有肾上腺皮质功能不全的原发性黏液性水肿患者则无任何反应。

（五）治疗

1. 治疗目标　临床甲减症状和体征消失，TSH、TT_4、FT_4 值维持在正常范围。左甲状腺素（$L-T_4$）是本病的主要替代治疗药物。一般需要终身替代；也有慢性淋巴细胞性甲状腺炎所致甲减自发缓解的报道。近年来一些学者提出应当将血清 TSH 的上限控制在 < 3.0mIU/L。继发于下丘脑和垂体的甲减，不能把 TSH 作为治疗指标，而是把血清 TT_4、FT_4 达到正常范围作为治疗的目标。

2. 治疗剂量　治疗的剂量取决于患者的病情、年龄、体重和个体差异。成年患者 $L-T_4$ 替代剂量 50 ~ 200μg/d，平均 125μg/d。按照体重计算的剂量是 1.6 ~ 1.8μg/（kg·d）；儿童需要较高的剂量，大约 2.0μg/（kg·d）；老年患者则需要较低的剂量，大约 1.0μg/（kg·d）；妊娠时的替代剂量需要增加 30% ~ 50%；甲状腺癌术后的患者需要剂量约 2.2μg/（kg·d），以抑制 TSH 在防止肿瘤复发需要的水平。T_4 的半衰期是 7 天，所以可以每天早晨服药 1 次。甲状腺片是动物甲状腺的干制剂，因其甲状腺激素含量不稳定和 T_3 含量过高已很少使用。

3. 服药方法　起始的剂量和达到完全替代剂量所需时间要根据年龄、体重和心脏状态确定。<50 岁、既往无心脏病史患者可以尽快达到完全替代剂量；>50 岁患者服用 $L-T_4$ 前要常规检查心脏状态，一般从 25 ~ 50μg/d 开始，每天 1 次口服，每 1 ~ 2 周增加 25μg，直至达到治疗目标。患缺血性心脏病患者起始剂量宜小，调整剂量宜慢，防止诱发和加重心脏病。理想的 $L-T_4$ 服药方法是在饭前服用，与其他药物的服用间隔应当在 4 小时以上，因为有些药物和食物会影响 T_4 的吸收和代谢，如肠道吸收不良及氢氧化铝、碳酸钙、硫糖铝、硫酸亚铁、食物纤维添加剂等均可影响小肠对 $L-T_4$ 的吸收；苯巴比妥、苯妥英钠、卡马西平、利福平、异烟肼、洛伐他汀、胺碘酮、舍曲林、氯喹等药物可以加速 $L-T_4$ 的清除。甲减患者同时服用这些药物时，需要增加 $L-T_4$ 用量。

4. 监测指标　补充甲状腺激素，重新建立下丘脑－垂体－甲状腺轴的平衡一般需要 4 ~ 6 周的时间，所以治疗初期，每间隔 4 ~ 6 周测定相关激素指标。然后根据检查结果调整 L－T_4 剂量，直到达到治疗目标。治疗达标后，需要每 6 ~ 12 个月复查 1 次有关激素指标。

（六）预防

碘摄入量与甲减的发生和发展显著相关。我国学者发现碘超足量［尿碘中位数（MUI）200 ~ 299μg/L］和碘过量（MUI≥300μg/L）可以导致自身免疫性甲状腺炎和亚临床甲减患病率和发病率的显著增加，促进甲状腺自身抗体阳性人群发生甲减；碘缺乏地区补碘至碘超足量可以促进亚临床甲减发展为临床甲减。所以，维持碘摄入量在尿碘 100 ~ 199μg/L 安全范围是防治甲减的基础措施。特别是对于具有遗传背景、甲状腺自身抗体阳性和亚临床甲减等易感人群尤其重要。

掌握甲状腺手术中甲状腺的切除量是预防成人甲减的关键问题之一。一般而言，腺体增大越明显，保留的甲状腺组织可适当多一些；相反，甲状腺组织增大不明显而功能亢进症状又较严重者，保留的腺体要适当少一些。但切除量应个体化，这需要手术医师积累丰富的经验。甲状腺癌、结节性甲状腺手术时，要按甲状腺癌的术式原则进行，结节性甲状腺肿切除量亦比较多，故术后常规服用甲状腺片不仅可以预防复发，尚可预防术后甲减的主要措施，甲状腺癌术后需终身服用，除了预防甲状腺癌复发外，尚可预防术后甲减。结节性甲状腺肿的本质是甲状腺功能不足，故术后常规服用甲状腺片不仅可以预防复发，且可避免术后甲减。在施行^{131}I治疗时，应按^{131}I治疗操作常规，剂量要掌握准确。对使用药物治疗甲亢者，其药物剂量要进行个体化定量，特别是维持量的确定要准确；服药治疗的时间也要十分注意，适时而止，既可避免复发或治疗不彻底，又可防止后续的甲减出现。当甲状腺手术后、^{131}I及药物治疗后患者有轻微的甲减表现，即应做 T_3、T_4 等有关检查，以便及时发现和治疗后续甲减，万不可等到患者发展到黏液性水肿方始治疗。

三、幼年型甲状腺功能减退症

发生在成熟前儿童期的甲状腺功能低下称"幼年型甲状腺功能减退症"（简称幼年型甲减）。本病发病年龄越早越像克汀病，发病年龄晚则像成年型甲减。

幼年型甲减病因复杂，可能是散发性克汀病患者早期处于甲状腺功能代偿状态，随年龄增长，甲状腺功能失去代偿而发病。也可能成年型甲减发病较早，在儿童期发生所致。故其病因与成年型甲减的病因类似。

本病的临床表现与起病的年龄和发育情况有密切的关系，幼儿发病者除体格发育迟缓和面容改变不如克汀病显著外，其余均和克汀病类似，有较明显的神经系统发育障碍。其主要临床表现为：智力低下，生长发育迟缓，身材矮小，牙齿萌出及更换较晚，面容幼稚，表情呆滞，多毛，反应迟钝，少语、声细，少动，少食，怕凉，体重迅速增加，皮肤粗糙，脱屑，性腺发育迟缓等。

2 ~ 3 岁后中枢神经系统基本发育成熟，此后到青春发育期发病，大多数似成年型甲减，但智力偏低，发病年龄低越早越明显，伴有不同程度的生长阻滞和青春期延迟，偶见性早熟和乳汁分泌，可能和 TRH 促进催乳素分泌有关。垂体性甲减，一般病情较轻，部分有性腺发育不良或不发育。幼年型甲减的实验检查方法和结果与克汀病及成年型甲减相同。

幼年型甲减也应强调早期诊断和早期治疗，以免影响儿童的发育，治疗原则如克汀病和黏液水肿相同，一般患者智力发育影响较小，长期服药体格和性腺均可得到正常发育，预后较佳。

其具体治疗方法主要是补充甲状腺激素，用法同克汀病。一般用药半个月后症状便可得到改善，但神经系统症状恢复较慢，坚持长期服药，可恢复正常的体格发育，性腺发育也可以恢复。但要注意用药不可过量。

四、克汀病

克汀病（Cretinism disease）是发生在胚胎期或新生儿期的甲状腺功能低下。因为此种患儿又矮又呆傻，又称呆小症，亦即Fagge病。此病分为地方性和散发性两种。地方性克汀病发生在地方性甲状腺肿的流行区，发生的主要原因是胚胎期和新生儿期严重缺碘。散发性克汀病其发病地区是散发性的，主要原因是先天性甲状腺发育异常，多与遗传因素有关，有的是因为母亲妊娠期服用过多的抗甲状腺药或放射性碘，有的则是甲状腺本身病变所致。

（一）临床表现

本病的典型表现是呆、小、聋、哑、瘫。克汀病患儿有一种特有的傻相：头大额低短，脸宽而苍白；眉间宽、眼裂狭窄，眼睛小；鼻梁下陷，鼻翼肥厚，鼻孔向前；唇厚，张口伸舌，舌体肥大，经常流涎；皮肤干燥，头发稀枯等。患儿智力发育障碍。轻者智力低下，仅能写简单数字，理解力差，动作迟钝，不能入学学习；再重者为痴呆，饮食、大小便能自理，但无语言表达及劳动能力；最重者为白痴，生活完全不能自理，饮食，大小便，穿衣等均需他人照顾。患儿发育迟缓；听力减退，半聋或全聋；声音嘶哑，言语不清，半哑或全哑；可有瘫痪，爬行、步态不稳，行走如鸭步。

（二）实验室检查

摄^{131}I率低，呈"碘饥饿"状态；BMR下降；血浆蛋白结合碘测定减少；T_4偏低或降至正常以下；T_3有的降低，有的正常，有的可有代偿性增高；TSH一般增高，也可正常，当甲状腺功能减退明显时，血清TSH增高尤为明显。

（三）诊断

在婴幼儿时期，本病诊断颇难，因各种症状不明显，各项检查也较为困难，故易漏诊。当年龄较大，临床表现典型者，则诊断并不困难。其诊断标准是：

1. 必备条件

（1）出生、居住于低碘地方性甲状腺肿流行地区。

（2）有精神发育不全，主要表现为不同程度的智力低下。

2. 辅助条件

（1）神经系统症状

1）不同程度的听力障碍。

2）不同程度的语言障碍。

3）不同程度的运动神经障碍。

（2）甲状腺功能减退症状

1）不同程度的身体发育障碍。

2）不同程度的克汀病形象：如傻相、面宽、眼距宽、鼻梁塌、腹部膨隆等。

3）不同程度的甲减表现：如黏液性水肿，皮肤、毛发干燥，X线骨龄落后和骨骺愈合延迟，PBI降低，血清 T_4 降低，TSH增高。

有上述的必备条件，再具有辅助条件中神经系统症状或甲状腺功能低下症状任何一项或一项以上，而又可排除分娩损伤，脑炎、脑膜炎及药物中毒等病史者，即可诊为地方性克汀病；如有上述必备条件，但又不能排除引起类似本病症状的其他疾病者，可诊断为可疑患者。

地方性克汀病治疗越早，疗效越好，因而早期诊断特别在婴幼儿时期的早期诊断十分重要。若能密切细致地观察婴幼儿的行为，并结合必要的体格检查和实验室检查，常能发现克汀病患儿。下面提出早期的诊断要点：

1. 行为 患儿常表现为异常安静，吸乳无力，笑声微弱、嘶哑，动作反应迟钝，不活泼，无表情，对周围事物淡漠，常有便秘。

2. 体格检查 患儿的发育落后于实际年龄，如抬头、颈部运动、坐、站及走均晚；前囟门闭合迟，出牙迟；全身肌肉张力低，尤其是肩部肌肉松弛；腹部膨隆，有时有脐疝；皮肤粗糙，常呈灰白或黄色。有人提出跟腱反射的半松弛时间的延长，可作为甲减的早期诊断指标。

3. 实验室检查 X线骨龄检查，尤其是新生儿应该有股骨远端的骨骺出现，若无则对此病的早期诊断有很大的价值。最有诊断意义的检查是新生儿及婴幼儿血清 T_4 及TSH的测定。T_4 低于正常值、TSH高于正常值，甲减诊断即可成立。

（四）鉴别诊断

首先应注意与散发性克汀病进行鉴别。散发性克汀病又称先天性甲状腺功能减退，首先是发生在非地方性甲状腺肿流行区，但在地方性甲状腺肿流行区也可以发生，故应与地方性克汀病鉴别。散发性克汀病患者的甲状腺变小或缺乏，30%~70%为异位甲状腺。其原因可能是先天性或自身免疫抗体或某些毒性物质破坏甲状腺组织所致。这类患者有明显的甲状腺功能减退，甲状腺摄[131]I率很低，甲状腺扫描甲状腺图形变小或缺如或有异位甲状腺。散发性克汀病智力低下不如地方性克汀病明显，甲减症状则明显，常有黏液性水肿，T_3、T_4、PBI明显降低，TSH增高；体格发育障碍，身体矮小，骨化中心生理迟缓，骨骺碎裂，骨骺延缓闭合等均明显；一般无声哑，几乎没有地方性克汀病那些神经肌肉运动障碍。此外，尚需与Pendred综合征（先天性耳聋）、唐氏综合征、一般聋哑患者、垂体侏儒症、维生素D缺乏病（佝偻病）、苯丙酮尿症，Laurence - Moon - Biedl综合征以及Gargoylism病等相鉴别。

（五）治疗

对克汀病应早期治疗，治疗越早，效果越好。延误治疗会使神经系统受到损害，体格发育受到影响。

1. 补碘 其方法同地方性甲状腺肿。

2. 口服甲状腺片 即替代疗法。

开始用足量的1/3，后逐渐增大，每1~2周增加1次。1岁以下小儿每次增加6mg，1岁以上每次增加剂量以15mg为限，至症状显著改善。此剂量可为持续量长期服用，要注意剂量的个体化原则。

3. 左甲状腺素（levothy roxin，L－T₄）治疗　80% T₄ 被吸收，在外周组织中根据需要转化有代谢活性的三碘甲腺原氨酸（T₃）。T₄ 的生物半衰期约 7 天。2~3 天才显示作用，作用持续 4 周。为了确保左甲状腺素（优甲乐）吸收理想，宜在早餐前约 30 分钟空腹服用。开始剂量 25μg/d，以后增至 100~200μg/d，作为长期治疗。如果单用左甲状腺素疗效不够，必要时可补充小剂量的 L－T₃。80%~100% 的 T₃ 被吸收，收效较快，生物半衰期约 1 天，作用持续时间约 10 天。因为含 T₃ 制剂导致血中非生理所需的 T₃ 高浓度，所以现在只在例外情况下使用。通常替代疗法必须实施终身，原则上无禁忌证，预后极好。妊娠期机体对激素的需求增大 40%，应对 T₄ 剂量作相应调整。此外，妊娠期应补充碘 100mg/d，以预防婴儿缺碘。

4. 其他治疗　对 16 岁以上的女性患者，应加服己烯雌酚，口服 1~2mg/d，连服 22 天，停药 1 周，一般服用半年或 1 年，可使生殖腺发育成熟，月经来潮。对男性青年患者可用甲睾酮或丙酸睾酮，3 次/d，口服 5~10mg/次。此外，要注意增加营养，补充维生素 A、维生素 B、维生素 C 和钙剂，多吃含蛋白质丰富的食物，对儿童的体格和智力发育是有益的。

（六）预防

（1）在地方性甲状腺肿流行区，长期食用碘盐，或者给予其他供碘措施。积极防治地方性甲状腺肿，以防止新的典型克汀病的发生。

（2）对流行区的孕妇及哺乳期妇女，可口服碘化钾，还可以补充一定量的甲状腺激素如口服甲状腺片。从小剂量开始，先给全量的 1/4，密切观察，若无不适症状，脉搏 < 90 次/min，连日加量，于 2 周内达到 150~200mg/d。从怀孕开始服用，直到哺乳结束。

（3）给孕妇肌内注射碘油：在流行区，给孕妇一次性肌内注射碘油 2ml。碘供应的有效期为 3~5 年，这 2ml 碘油已足够怀孕期及哺乳期母亲以及胎儿、婴儿所需要的全部碘量。此法简便易行，特别适用于地广人稀的偏僻山区，是预防地方性克汀病的良好方法。

（吉文伟）

第三节　甲状腺肿

甲状腺肿（goiter）是一种最为常见的甲状腺疾病。一般的甲状腺肿称"单纯性甲状腺肿"。单纯性甲状腺肿是指由于某些因素导致的不伴有甲状腺功能紊乱的甲状腺肿大。它分为两类：一类是集中在某些地区，呈流行性发生，因其具有地方性，故称"地方性甲状腺肿"，俗称"大脖子病"；另一类是在非流行区域散发性发生的病例，称"散发性甲状腺肿"。单纯性甲状腺肿的甲状腺肿大是属代偿性的肿大，而没有甲状腺功能的改变，即没有毒性，故又称无毒性甲状腺肿（avirulent goiter）。

（一）病因

引起单纯性甲状腺肿的病因包括：①甲状腺激素原料（碘）缺乏。②甲状腺激素合成和分泌障碍。③甲状腺激素的需要量增高。

1. 缺碘　碘缺乏是引起单纯性甲状腺肿的主要因素。由于土壤、饮水和食物中含碘不足，当地居民长期缺碘而导致甲状腺肿大。因为是碘缺乏所致，故又称缺碘性甲状腺肿（iodin－deficiency goiter）。此种缺碘性甲状腺肿的病变晚期，其滤泡常明显扩大充满胶质，故又称胶性甲状腺肿（colloid goiter）。

地方性甲状腺肿在世界各地流行极为广泛，几乎任何一块大陆都有大小不等的流行区域。以亚洲、非洲和拉丁美洲的某些地区流行最为严重。大部分发生在山丘地带，在平原地区的散发病例则各国都有。如瑞士、挪威、印度、新西兰、阿根廷、智利等国的山丘地带都是著名的流行区。平原地区如美国的大湖区和非洲的刚果盆地也严重流行。在我国，流行地区几乎遍布大半个中国。云南、贵州、四川、西藏、陕西、山西、甘肃、青海、内蒙古、河南、河北、湖南、湖北、吉林、山东、浙江、福建、安徽和台湾等省、区都有流行区域。由于这些地区的饮水和食物中缺碘，体内吸碘减少，血中甲状腺激素浓度因之降低，通过神经－体液调节途径，使垂体分泌多量的促甲状腺激素，促使甲状腺肿大。这种肿大是甲状腺的代偿性肿大，是甲状腺功能不足的表现。流行地区的患病率常超过3%，在7~14岁的少年儿童中患病率可达20%，女孩可达30%以上。多发生在15~30岁之间，一般女性多于男生，男性以15~25岁发病率最高，女性在15~40岁处于高峰。

实际上，碘太多也可以引起甲状腺肿。过多的碘使甲状腺中的碘有机化过程或偶合过程发生障碍。可以争夺过氧化酶上的活性基，碘的氧化机会增多，但酪氨酸被氧化的机会减少，使碘的有机化程度降低，因而高碘能阻抑甲状腺激素的合成，又能抵制甲状腺激素的释放。如大量碘剂治疗支气管哮喘，患者出现甲状腺肿大，甚至伴有黏液水肿；日本北海道和我国台湾养殖海带的渔民所患的甲状腺肿便是如此。这种高碘所致的甲状腺肿，无论是散发性或地方性均称"高碘性甲状腺肿"（hyperiodine goiter）。如以往饮用高碘深井水的河北黄骅县海滨地区和山东庆云县居民，在停止饮用这种高碘深井水后，地方性甲状腺肿明显好转。

碘元素是人体不可缺少的营养物质，碘缺乏时机体会出现一系列的障碍。机体缺碘的时期、程度不同，机体表现的障碍性质也程度不同。由于缺碘而造成的障碍称"碘缺乏病"（iodine deficiency disorders，IDD）。

碘缺乏病是一种危害人类健康的疾病。1960年WHO首先提出地方性甲状腺肿是全球性疾病，1990年国际防治碘缺乏病委员会（ICCIDD）报道，全世界15.72亿人口（占世界人口28.9%）生活在碘缺乏地区，6.55亿人患甲状腺肿，1 120万人患克汀病，4 300万人有不同程度智力障碍。1970—1980年我国内地碘缺乏病的普查结果表明，有29个省市、自治区存在碘缺乏病，病区人数4.25亿。全国1 762个县有碘缺乏病，累计查出地方性甲状腺肿患者3 500万，克汀病患者25万。

2. 致甲状腺肿物质 近年来发现许多致甲状腺肿物质（goitrgen），如食物中的萝卜、花椰菜、空心菜、白菜、大头菜、油菜籽、豆类、核桃、木薯等含有某些物质（主要含硫脲），这些物质可以抑制甲状腺激素的合成，引起血中甲状腺激素减少，大量食用这些食物便可能发生甲状腺肿。

某些细菌或其代谢产物有致甲状腺肿作用，当饮用被此类细菌污染的水后，便可能引起甲状腺肿。

某些药物亦有致甲状腺肿作用。如对氨柳酸、碳酸锂、四环素、硫脲嘧啶类药能抑制甲状腺激素的合成，过氯酸盐、硝酸盐能阻止甲状腺摄碘，洋地黄能影响甲状腺碘的浓聚，秋水仙碱可以抑制甲状腺激素的分泌，吗啡与氯普吗嗪可以抵制TRH的分泌。这些药物都可以引起甲状腺肿大。近年来，治疗精神病用碳酸锂有较好疗效，但服用后发现甲状腺肿患者日益增多,而在停药后2~3个月甲状腺肿可自行消退,故认为锂是一种致甲状腺肿的物质,其作用机制复杂,但主要是抑制甲状腺激素的分泌。

某些微量元素与甲状腺肿形成有关。如地方性甲状腺肿流行越严重的地区,土壤与食物中锰含量就越多。锰不仅可以促进土壤中的碘被冲刷掉,它还可以抑制碘在甲状腺肿中的蓄积。镁、铜、铁、铅都可能有致甲状腺肿作用。钴能促进甲状腺激素的合成,钙和镁可以抑制碘的吸收,氟和碘在体内有拮抗作用,饮水中锰、钙、氟含量高而钴缺乏时,均可以引起甲状腺肿。

3. 甲状腺激素需要量增加　在青春发育期、妊娠期、哺乳期、绝经期对甲状腺激素的需要量大大增加。在青春发育期,由于新陈代谢旺盛,机体对甲状腺激素需要量增加,机体相对缺碘,腺垂体分泌促甲状腺激素的反馈性分泌相应增加,甲状腺组织增生,腺体肿大。这种甲状腺肿大是代偿性的,属生理范围的变化,甲状腺也仅是弥漫性的轻度增大,在成年或妊娠后可自行缩小。在青春期发生的这种甲状腺肿大,称"青春期甲状腺肿"(puberty goiter),发生在妊娠期、哺乳期、绝经期这些生理变化时期的甲状腺肿称"生理性甲状腺肿"。青春期甲状腺肿发病率女孩多于男孩,特别是爱挑食的女孩,从食物中吸碘减少。女性体内雌激素也可以使甲状腺含碘率降低,使青春期更易发生碘供应不足而发生甲状腺肿大。过了青春发育期,人体的生长发育高潮一过,新陈代谢渐趋平稳,甲状腺激素的需要量相应减少,需碘量减少,进普通饮食,食物中的碘量足够,甲状腺肿便自行逐渐恢复。

引起甲状腺肿的原因除了上述因素外,某些传染病、肺炎、疟疾等也可以诱发甲状腺肿。精神因素也常是甲状腺肿的诱因。有些甲状腺肿患者往往有家族性,可能是甲状腺激素合成酶有缺陷,甲状腺滤泡合成甲状腺激素受阻,甲状腺组织代偿性增生而引起甲状腺肿大。

(二) 临床表现

单纯性甲状腺肿除仅有甲状腺肿大外,一般无全身症状,也没有因甲状腺功能改变而带来的相关症状和体征。

1. 青春期甲状腺肿或生理性甲状腺肿　除患者自觉或被他人发现脖子稍有增粗外,一般无症状。甲状腺外诊甲状腺可扪及,为弥漫轻度增大,轮廓清楚,左右叶对称,或右叶较左叶稍大,表面光滑无结节,质地软。无震颤及血管杂音。摄^{131}I率正常,T_3、T_4、FT_3、FT_4测定正常,SPECT甲状腺扫描甲状腺双叶稍增大。

2. 弥漫性甲状腺肿　随甲状腺肿大程度不一而可有不同的临床表现。轻度者一般无症状,仅觉颈部增粗或轻度颈部增大,轮廓清楚,表面光滑无结节,质地软或稍硬,无震颤及血管杂音,摄^{131}I率正常,T_3、T_4、FT_3、FT_4测定正常,SPECT甲状腺扫描显示双叶甲状腺体积明显增大。

较大的弥漫性甲状腺肿可因甲状腺肿大压迫邻近器官而引起有关的症状和体征,如呼吸困难。

3. 结节性甲状腺肿　甲状腺明显增大,双叶或一叶可扪及一个或多个大小不等,质地不一的结节。依结节的多少和大小不一,患者往往可表现一些临床症状和体征。巨大的结节性甲状腺肿,主要表现为压迫临近器官而出现的压迫症状。颈静脉受压,可出现面颈部充血;压迫气管或气管移位、软化、弯曲、狭窄而影响呼吸,如活动时气促,甚或休息、睡眠时也感呼吸困难,甚至可并发肺气肿、支气管扩张,继而发生肺循环障碍,久而导致右心肥大和扩张；压迫食管可出现持续性吞咽困难；压迫喉返神经可出现声嘶、痉挛性咳嗽。当喉返神经麻痹后，则可出现严重的嘶哑与失声；当颈交感神经受压时，可出现霍纳综合征，出现同侧瞳孔缩小，眼球内陷，上睑下垂，睑裂缩小，面色红润而干燥，鼻黏膜出血，鼻道阻塞，眼内压降低等。病程长久的巨大结节性甲状腺肿，甲状腺可以垂到颈下、胸前。有的向胸骨后延伸，构成胸骨后甲状腺肿（retrosternal thyroid）。胸骨后甲状腺肿可压迫颈深部大静脉而引起头颈部静脉回流障碍，出现面部青紫、肿胀及颈部表浅静脉扩张。胸骨后甲状腺肿达到一定程度时，可以挤压肺，造成肺膨胀不全，压迫气管引起气管狭窄，致使呼气时带笛鸣音。所以当甲状腺肿患者有哮鸣时，要考虑有无胸骨后甲状腺肿。当用力咳嗽强力呼气时，腺体可由胸骨后上升到颈部，表现为突出的肿块，利于诊断。做 X 线检查时，让患者用力咳嗽，可以看到胸骨后甲状腺向上移动的阴影。

结节性甲状腺肿可能并发甲亢（10%～15%），也可以恶变（4%～7%）。临床诊断中应予注意。

（三）诊断

1. 青春期甲状腺肿

（1）发生于青春发育期，特别是女性。

（2）甲状腺肿大：甲状腺看不见但易扪及，或者看得见也摸得着。双叶对称，峡部肿大较明显，质地柔软如海绵状，无结节、无触痛、无震颤、无血管杂音。

（3）甲状腺肿大程度有自发性波动，可能与情绪波动和月经周期有关；身体发育、智力成长正常。

（4）血清 T_3、T_4、FT_3、FT_4 测定正常，摄^{131}I 率正常，甲状腺 SPECT 检查或 B 超检查显示甲状腺弥漫性增大，但无结节。

2. 弥漫性甲状腺肿

（1）自觉颈部增粗持续时间较长。

（2）甲状腺弥漫性肿大：一般达 II 度以上肿大，左右叶对称或右叶比左叶更显著。甲状腺外形无明显改变，表面光滑或轻度隆起，质地柔软或稍硬，无明显结节、无触痛、无震颤、无血管杂音。

（3）血清 T_3、T_4、TSH 测定正常，摄^{131}I 率正常，甲状腺 SPECT 检查或 B 超检查显示，甲状腺弥漫性增大，但无结节。

3. 结节性甲状腺肿

（1）年龄常超过 30 岁，颈部增粗时间较长。有些患者发现有某个结节突然增大且伴有胀痛。

（2）甲状腺肿大，多为双叶不对称。甲状腺可扪及 2 个以上结节，结节大小不一，质地不一，光滑，无触痛。有时结节界限不清，甲状腺表面仅有不规则或分叶感觉。巨大的结节性甲状腺肿或胸骨后甲状腺肿可以出现与相邻器官受压的症状和体征。

（3）血清 T_3、T_4、FT_3、FT_4 测定正常，摄^{131}I 率正常。但如合并有甲亢时，则这些检查会有相应的改变。甲状腺 SPECT 显示甲状腺多个结节。甲状腺 B 超可显示甲状腺结节的数目、大小、有否囊性变或钙化。

（4）巨大结节性甲状腺肿应行颈胸部 X 线检查，以了解有否胸骨后甲状腺肿，气管受压、移位及结节钙化情况。

4. 地方性甲状腺肿　除了上述弥漫性甲状腺肿或结节性甲状腺肿的甲状腺检查特点外，主要是生长或长期居住在甲状腺肿流行区，有长期缺碘史。T_3 正常或升高，T_4 正常或偏低，血清 T_3/T_4 比值升高。TSH 正常，严重缺碘时 TSH 升高。24 小时尿碘排泄降低（正常值 > 100μg）。甲状腺吸 ^{131}I 率增高，高峰值提前，但可为外源性甲状腺激素所抑制。

（四）鉴别诊断

甲状腺肿最重要的是与颈前区非甲状腺疾病如颈前区脂肪过多、颈部黏液水肿及颈前区其他肿块性病变（如上前胸纵隔伸出前颈部的畸胎瘤）等进行鉴别。鉴别的要点是：甲状腺及甲状腺的结节或肿块可随吞咽而上下移动。鉴别有困难时，甲状腺 SPECT 检查或甲状腺 B 超检查便可明确。其次与甲状腺其他疾病进行鉴别。例如，甲状腺峡部的结节要与甲状舌管囊肿或异位甲状腺进行鉴别；弥漫性甲状腺肿要与亚急性甲状腺炎或淋巴细胞性甲状腺炎进行鉴别；结节性甲状腺肿的单个结节型、腺瘤型、囊肿型要与甲状腺肿瘤进行鉴别，但这种鉴别通过甲状腺外诊或 SPECT、B 超均难确定，有赖于手术切除的病理学检查。

（五）治疗

1. 青春期甲状腺肿或生理性甲状腺肿　无须特殊治疗，无须服药，更不宜手术。除给予劝慰外，可嘱多食含碘丰富的食物，如海带、紫菜、海蜇等海产食物，并坚持食用碘盐。

2. 弥漫性甲状腺肿　根据患者年龄及其他具体情况，有两种治疗方案。

（1）年龄 < 20 岁的弥漫性甲状腺肿患者以内科治疗为主，不宜手术。因为手术不仅妨碍甲状腺的功能，而且复发率高。可给予小剂量的甲状腺素片服用，以抑制腺垂体促甲状腺激素的分泌，其疗效较为满意。常用剂量为甲状腺素片 40mg/次或左甲状腺素片 50μg/次，1 次/d。用药前应检查 T_3、T_4、FT_3、FT_4、TSH。3 ~ 6 个月为 1 个疗程。每月应复查 1 次 T_3、T_4 等，以调整剂量，让患者保持这些检查项目的正常高值较为恰当。单用碘、左甲状腺素片或碘与左甲状腺素片联用 3 种疗法，通常 6 ~ 12 个月内可使甲状腺体积缩小 25% ~ 30%。在治疗常用碘 100 ~ 200mg/d 预防复发。Meng 认为，对于青少年患者，优先使用碘疗法；而对于成人，宜选择联合疗法。碘和左甲状腺素片最佳联用剂量比是 2：1。单独使用左甲状腺素片是无意义的。

（2）年龄 > 35 岁的弥漫性甲状腺肿患者因病程长，甲状腺肿大明显，往往 II 度以上，且多有程度不等的压迫症状，影响患者的生活和工作，或者明显影响患者的仪容者，可行双叶甲状腺次全切除术。

3. 地方性甲状腺肿

（1）口服甲状腺制剂：甲状腺素片或左甲状腺素片。口服这些制剂时，要由小剂量开始，逐渐加量，对于有心血管疾病者，年老患者，使用时要慎重。

（2）口服碘化物或碘化物注射：有些作者对甲状腺结节内注射的方法容易引起感染或神经损伤，发生粘连，给以后手术造成困难，故不宜使用。

4. 结节性甲状腺肿

（1）手术指征：一般宜外科手术治疗。对甲状腺外诊未扪及明确结节，仅在甲状腺 B 超检查发现甲状腺有小结节者，且甲状腺肿大不明显时，可先试行内科治疗，试服甲状腺素片或左甲状腺片（左甲状腺素片每 50μg 相当于甲状腺素片 40mg），40mg/次，1 ~ 2 次/d。服药期间，应每月随诊复查 1 次，了解甲状腺恢复情况。当甲状腺外诊，甲状腺肿大达 II 度以上，可以扪及明确甲状腺结节者，一般选用手术治疗，特别是对单结节型、腺瘤型、囊肿型的结节性甲状腺肿。

有下列情况之一的结节性甲状腺肿，应及时手术治疗：①胸骨后甲状腺肿。②继发性甲亢。③临床疑有恶变。④对邻近器官有压迫引起临床症状。⑤结节巨大者，影响患者生活和工作。⑥单个结节，且直径 >2cm。

近年来，有作者提出结节性甲状腺肿是甲状腺癌的癌前期病变，结节性甲状腺肿的恶变率达3% ~5%，故而对结节性甲状腺肿的手术指征有放宽之势。

（2）手术术式：结节性甲状腺肿手术，为不规则甲状腺切除，要根据术中对甲状腺的检查情况来灵活确定。一般来说是施行双叶甲状腺次全切除术。

1）如术中发现结节集中在一叶，另一叶完全正常者，可以作该叶的全切、近全切除或次全切除加峡部切除，对侧如检查确无结节者，则不必处理。

2）如双叶均有大小不等结节者，则可作双叶的次全切除或一叶的近全切、对侧叶的大部分切除或次全切除。

3）如结节集中在一叶，另一叶仅为单个结节者，则可能作一叶的次全切除，另一叶的单个结节可行结节剜出术。

因为结节性甲状腺肿的本质是甲状腺功能低下，如手术时保留甲状腺组织过少，术后甲状腺激素将进一步减少，TSH 分泌量更多，容易引起结节性甲状腺肿的复发。故结节性甲状腺肿手术总的原则是：所有的结节一定要全部切除，正常的腺体能保留者尽量保留。不必追求规范的术式。采用不规范切除，术式灵活，操作简便，节省时间，并发症少，复发率亦低。不规则甲状腺切除术式的原则有：

1）单个或少数几个结节，或结节较集中者可行甲状腺部分切除术。

2）多发性、弥漫性结节限于一叶者，可行该腺叶切除或大部分切除，剩余组织中若有残留结节，再予以个别摘除。

3）如遇巨大结节性甲状腺肿，不易显露时，可先纵行切开甲状腺组织，在囊内将较大结节摘除，缩小甲状腺体积，便于操作。

4）紧贴甲状腺固有膜游离甲状腺，操作在被膜内进行，甲状腺上、下动脉是否需要结扎，可视结节的部位、大小及腺叶切除的多少而定，一般以能控制切面出血、术野清晰为准。结节性甲状腺肿术后复发率较高，因此，术中一定仔细检查保留的腺体内有否小结节残存，此种残存的小结节是术后复发的根源。同时坚持术中快速切片检查。

（3）术后治疗和随访：结节性甲状腺肿术后复发率高，且因大部分甲状腺组织被切除，故术后一定要常规服用甲状腺素片。用法：甲状腺素片40mg/次，1 次/d；或左甲状腺素片50μg/次，1 次/d。在术后出院时即开始服用，至少1 年以上。满1 年以后，逐步试行减少服药剂量，应缓慢停药，顿然停药，导致结节复发。在服药期间应定期（1~3 个月）检查T_3、T_4、FT_3、FT_4、TSH，根据其结果适当调整用药量。

对结节性甲状腺肿手术治疗后的病例，应长期进行随访，定期门诊复查。复查的主要内容是进行术后药物剂量的调整指导，检查有否复发结节。术后复发的主要原因是术中结节切除不彻底或术后未常规服用甲状腺素片。

结节性甲状腺肿术后复查发现有复发性结节者，应作甲状腺 B 超检查及甲状腺 SPECT检查。对其小结节者，可以服用甲状腺素片治疗观察，结节可能消失。但遇到较大的结节，特别是凉—冷结节者，宜再手术切除。

（六）预防

随着对地方性甲状腺肿的普查和防治工作的全面深入开展，单纯性甲状腺肿的发病率有所降低。预防单纯性甲状腺肿的发生要从病因方面入手，要注意合理的膳食，清洁的饮用水和良好的生活卫生条件；要避免使用引起甲状腺肿大的药物。

1. 多食含碘食物　如海带、海蜇、海参、紫菜等海产品，以及豆类、大白菜、菠菜、鸡蛋、山药、芹菜、柿子、枣等含碘量较高，经常食用可以补充当地水和食物中的碘缺乏，起到预防作用。

2. 食用碘盐　我国自 1996 年起立法实行全民食盐加碘。目前国家标准（GB5401 - 2000）规定的食盐加碘剂量是（35 ± 15）mg/kg。据 2005 年国家监测报告资料，全国碘盐覆盖率94.9%，合格碘盐食用率90.2%，甲状腺肿患病率5.0%（触诊法）、4.0%（超声检查法）。我国内地 31 个省、直辖市和自治区平均尿碘中位数（MUI）246.3μg/L，其中 2 个省 MUI ＜100μg/L；8 个省的 MUI 处于 100 ~ 200μg/L；16 个省 MUI 处于 200 ~ 300μg/L；5 个省 MUI ＞300μg/L。理想的成人碘摄入量150μg/L，MUI 应当控制在 100 ~ 200μg/L 之间。一般来说，弥漫性甲状腺肿经持续补碘 6 ~ 12 个月，甲状腺肿可回缩至正常，少数需要数年时间，但结节一般不会因补碘而消失。对甲状腺肿大明显者可以加用左甲状腺素治疗。对于甲状腺肿明显、有压迫症状者可以采取手术治疗。

（吉文伟）

第四节　甲状腺炎

甲状腺炎是一类累及甲状腺的异质性疾病。由自身免疫、病毒感染、细菌或真菌感染、慢性硬化、放射损伤、肉芽肿、药物、创伤等多种原因所致甲状腺滤泡结构破坏，其病因不同，组织学特征各异，临床表现及预后差异较大。患者可以表现甲状腺功能正常，一过性甲状腺毒症或甲状腺功能减退，有时在病程中 3 种功能异常均可发生，部分患者最终发展为永久性甲减。

甲状腺炎可按不同方法分类：按发病缓急可分为急性、亚急性及慢性甲状腺炎；按组织病理学可分为化脓性、肉芽肿性、淋巴细胞性、纤维性甲状腺炎；按病因可分为感染性、自身免疫性、放射性甲状腺炎等。

甲状腺炎性疾病较少见，但有其重要性。如急性化脓性甲状腺炎临床表现多样，易误诊，又因其发病急骤，如处理不及时，常可致命。慢性淋巴细胞性甲状腺炎常可遇到，与甲状腺癌有时鉴别困难。产后甲状腺炎尚未被临床医师所重视，但实际发病率不低。除化脓性甲状腺炎属于真正的炎症性疾病外，其他各种所谓甲状腺炎，并非真正的普通炎症，多为自身免疫性疾病，将其也归于甲状腺炎症性疾病，实有不尽合理之处。

一、急性化脓性甲状腺炎

急性化脓性甲状腺炎（简称急性甲状腺炎）是由化脓性细菌如葡萄球菌、链球菌、肺炎球菌等感染所引起的甲状腺的急性炎症，在甲状腺炎中最为罕见。由于急性化脓性甲状腺炎除局部有炎症体征外，尚有一般炎症的全身表现，往往由于抗生素的普遍使用，致使部分病例在尚未确诊前便好转治愈，其实发病率并不低。

（一）病因

多数由口腔或颈部其他软组织化脓性感染直接扩展到甲状腺；少数是败血症、细菌经由血液播散到甲状腺；也有的是由于对甲状腺进行穿刺检查或注射治疗并发的感染；也有找不出感染灶或无法明确感染来源者。

（二）病理

本病分弥漫型和局限型两种。如发病前甲状腺是正常者，则多为弥漫型；如有甲状腺瘤或结节者，则多为局限型。病变早期，有典型的多核白细胞和淋巴细胞浸润，以后炎症逐渐消退而出现纤维组织增生，或者组织发生坏死形成甲状腺脓肿。脓肿形成后，先局限在腺体内，未经及时治疗者，脓肿可以向周围组织穿破而出现严重并发症，如气管、食管瘘；脓肿如向前方穿破颈前肌群至皮下，可形成皮下脓肿。

（三）临床表现

本病具有化脓性感染的共同特点，全身表现为寒战、高热、心率加快、乏力、全身不适等急性炎症感染的全身症状。局部则表现为甲状腺表面皮肤红肿、热、痛、腺体增大等。患者颈部往往前屈、偏向患侧，头颈转动困难。在头后仰或吞咽时出现"喉痛"，有时伴有耳、下颌或头枕部放射痛。严重者出现相应的压迫症状。可以形成脓肿，因位置较深，其浅表组织常有浸润硬结现象，脓肿的波动感不明显。实验室检查白细胞总数及中性粒细胞增高；颈部正侧位有时可发现感染灶。颈部 B 超检查提示甲状腺炎症性改变，甚或发现脓肿；SPECT 检查甲状腺放射线分布普遍稀疏，失去甲状腺正常轮廓。

（四）诊断与鉴别诊断

如果临床医师对急性化脓性甲状腺炎有所认识，根据其临床表现及有关检查，对急性化脓性甲状腺炎的诊断并不困难。但因本病罕见，有些症状易致误诊，如误诊为中耳炎、下颌骨髓炎等，故有时诊断比较困难，一般自起病之日至确诊往往需要 10 余天，也有迟达 1~2 个月后才做出准确诊断者。最好行甲状腺 FNAC 检查，可早日获得确诊。

（五）治疗

早期行抗感染治疗，包括局部理疗和全身抗感染治疗。在行甲状腺 FNAC 检查时，除可确诊外，尚可同时取样做细菌培养及药物敏感试验，根据药敏合理选用抗生素。一般宜静脉给药，选用广谱抗生素。

要保证甲状腺局部的休息。早期宜用冰敷。如经 B 超证实已有脓肿形成者，则应在 B 超引导下谨慎进行脓肿穿刺抽脓或引流，亦可行切开排脓。但切排时不同于一般的体表脓肿，出血多，易伤及重要组织，故宜收入院在手术室插管全身麻醉下进行。切排前在 B 超下定好切口位置，切开排出脓液后，于脓腔低位放置一小硅胶管作术后持续引流，大部分切口可作一期缝合，一般在切排后 2~4 周内痊愈。

如为甲状腺结节、甲状腺瘤所致的局限型继发感染，则在炎症控制后再行包括腺瘤（结节）在内的患侧叶甲状腺次全切除术，术中应坚持作快速切片排除恶性病变或特殊性感染。

二、亚急性甲状腺炎

亚急性甲状腺炎（subacute thyroiditis）又称病毒性甲状腺炎、亚急性肉芽肿性甲状腺炎、（假）巨细胞甲状腺炎、非感染性甲状腺炎、移行性甲状腺炎，假结核性甲状腺炎（De Quervain）等。因其病程比急性甲状腺炎长，又不像慢性甲状腺炎那样迁延，故称亚急性甲状腺炎。本病呈自限性，是最常见的甲状腺疼痛性疾病。因本病症状一般不突出，诊断也无肯定性依据，故易误诊和漏诊。此病多由甲状腺的病毒感染引起，以短暂疼痛的破坏性甲状腺组织损伤伴全身炎症反应为特征，持续甲减发生率一般报道小于10%，明尼苏达州一项160例28年随访研究达到15%。国外文献报道本病占甲状腺疾患的0.5%～6.2%，年发病率为4.9/10万，男女发病比例为1：4.3，30～50岁女性为发病高峰。多种病毒如柯萨奇病毒、腮腺炎病毒、流行性感冒病毒、腺病毒感染与本病有关，也可发生于非病毒感染（如Q热或疟疾等）之后。遗传因素可能参与发病，有与HLA－B35相关的报道。各种抗甲状腺自身抗体在疾病活动期可以出现，可能继发于甲状腺滤泡破坏后的抗原释放。

（一）病因

本病的确切病因尚不清楚，已知病毒感染是其主要原因，多继发于上呼吸道感染，流行性感冒，病毒性流行性腮腺炎之后。在流行性腮腺炎流行季节，往往本病患者增多。患本病的同时，患者可同时发生腮腺炎、睾丸炎等。其他如风湿热、某种链球菌感染、甲状腺外伤、甲状腺放射性损害、某种过敏或免疫反应也可能为致病原因。

（二）病理

由于病毒等感染，破坏了部分甲状腺滤泡，释出的胶体引起甲状腺组织内的异物样反应。病变的甲状腺明显肿大，可同时累及两叶，但多数为一叶或一叶的某一部分较为明显。病变组织明显水肿，颜色苍白或淡黄，质地坚实甚至发硬，与周围正常甲状腺组织分界不清，易误诊为甲状腺癌。术中见甲状腺与周围组织有粘连，硬结的甲状腺苍白色、边界不清，肉眼观察与甲状腺癌很难区别。切片上的特征是：此病的甲状腺有亚急性和慢性炎症表现，白细胞浸润，实质组织退化和纤维组织增生。组织切片上除白细胞和纤维组织外，可见到许多吞有胶体颗粒的巨细胞，在退化的甲状腺滤泡周围有肉芽肿样组织形成。

（三）临床表现

常在病毒感染后1～3周发病，有研究发现该病有季节发病趋势（夏秋季节，与肠道病发病高峰一致），不同地理区域有发病聚集倾向。起病形式及病情程度不一。

1. 上呼吸道感染前驱症状　肌肉疼痛、疲劳、倦怠、咽痛等，体温不同程度升高，起病3～4天达高峰。可伴有颈部淋巴结肿大。

2. 甲状腺区特征性疼痛　逐渐或突然发生，程度不等。转颈、吞咽动作可加重，常放射至同侧耳、咽喉、下颌角、颊、枕、胸背部等处。少数声音嘶哑、吞咽困难。

3. 甲状腺肿大　弥漫或不对称轻、中度增大，多数伴结节，质地较硬，触痛明显，无震颤及杂音。甲状腺肿痛常先累一叶后扩展到另一叶。

4. 与甲状腺功能变化相关的临床表现

（1）甲状腺毒症阶段：发病初期50%～75%的患者体重减轻、怕热、心动过速等，历时3～8周。

（2）甲减阶段：约25%的患者在甲状腺激素合成功能尚未恢复之前进入功能减退阶段，出现水肿、怕冷、便秘等症状。

（3）甲状腺功能恢复阶段：多数患者短时间（数周至数月）恢复正常功能，仅少数成为永久性甲状腺功能减退症。整个病程6~12个月。有些病例反复加重，持续数月至2年不等。有2%~4%病例复发，极少数反复发作。

（四）实验室检查

1. 红细胞沉降率（ESR）　病程早期增快，>50mm/h 时对本病是有利的支持，ESR 不增快也不能除外本病。

2. 甲状腺毒症期　甲状腺毒症期呈现血清 T_4、T_3 浓度升高，甲状腺 ^{131}I 摄取率降低（常低于2%）的双向分离现象。血清 T_4/T_3 比值常 <20。随着甲状腺滤泡上皮细胞破坏加重，储存激素殆尽，出现一过性甲减，T_4、T_3 浓度降低，促甲状腺素（TSH）水平升高。而当炎症消退，甲状腺滤泡上皮细胞恢复，甲状腺激素水平和甲状腺 ^{131}I 摄取率逐渐恢复正常。

3. 甲状腺细针穿刺细胞学检查（FNAC）　早期典型细胞学涂片可见多核巨细胞，片状上皮样细胞，不同程度炎性细胞；晚期往往见不到典型表现。但甲状腺 FNAC 检查不宜作为诊断本病的常规检查。

4. 甲状腺放射性核素显像（^{99m}Tc 或 ^{123}I）　早期甲状腺无摄取或摄取低下对诊断有帮助。

5. 其他　早期白细胞可增高。甲状腺过氧化物酶抗体（TPOAb）、甲状腺球蛋白抗体（TgAb）阴性或水平很低。均不作为本病的诊断指标。血清甲状腺球蛋白（Tg）水平明显增高，与甲状腺破坏程度相一致，且恢复很慢。Tg 不作为诊断必备的指标。

（五）诊断

根据急性起病、发热等全身症状及甲状腺疼痛，典型性牵涉痛，甲状腺肿大且质硬，结合 ESR 显著增快，血清甲状腺激素浓度升高与甲状腺 ^{131}I 摄取率降低的双向分离现象可诊断本病。

详细询问病史，根据发病经过，诊断本病并不难。起病前，患者往往有流行性感冒或上呼吸道感染的前驱症状，如发热，周身不适，咽痛，颈部胀痛等。患者常有体温增高，使用抗生素治疗而疗效不明显。过一段时间后（1~2天或2~3个月，平均为2周左右），甲状腺出现肿胀、较硬，并有压痛。甲状腺肿大程度不一，一般为正常甲状腺的2~3倍，有的甚至达6~7倍。开始累及一叶的部分或一叶，继而便累及两叶。典型病例，疼痛可常波及颈前、患侧耳后、颞枕部和下颌、咽喉，甚至同侧手臂，并在咳嗽、咀嚼和吞咽动作、后仰时疼痛加重，少数病例也可以出现声嘶或吞咽困难。

检查甲状腺虽有不同程度的肿大，较硬，压痛，但肿大的甲状腺与周围组织并不粘连，压迫症状不明显，也无颈部淋巴结肿大。

实验室检查白细胞计数正常，甚至略低。血沉则显著增快，常有异常增快，往往超过炎症病变的应有范围，可达 80~100mm/h。甲状腺摄 ^{131}I 率显著降低，BMR 可略增高，TT_3、TT_4、FT_3、FT_4 亦可略增高。甲状腺 SPECT 检查常不显影。

根据上述病程患者在1~2周前有上呼吸道感染或腮腺炎史，此后出现甲状腺肿大、较硬、胀痛，且疼痛波及患侧耳、颞枕部，伴有体温增高、血沉增快、BMR 略有增高而甲状腺摄 ^{131}I 率显著降低的"分离"现象，则本病诊断比较明确。

（六）鉴别诊断

需要与本病鉴别的有急性化脓性甲状腺炎、慢性淋巴细胞性甲状腺炎、结节性甲状腺肿、慢性纤维性甲状腺炎、甲状腺癌等。慢性淋巴细胞性甲状腺炎的 TPOAb 及 TgAb 检测常增高，而亚急性甲状腺炎则增高不明显。需要注意的是，亚急性甲状腺炎可与甲状腺癌并存。特别注意以下几个方面：

1. 急性化脓性甲状腺炎　甲状腺局部或邻近组织红、肿、热、痛及全身显著炎症反应，有时可找到临近或远处感染灶；白细胞明显增高，核左移；甲状腺功能及 ^{131}I 摄取率多数正常。

2. 结节性甲状腺肿出血　突然出血可伴甲状腺疼痛，出血部位伴波动感；但无全身症状，ESR 不升高；甲状腺 B 超检查对诊断有帮助。

3. 慢性淋巴细胞性甲状腺炎　少数病例可有甲状腺疼痛，触痛，活动期 ESR 可轻度升高，并可出现短暂甲状腺毒症和 ^{131}I 摄取率降低，但无全身症状，血清 TgAb、TPOAb 滴度增高。

4. 无痛性甲状腺炎　本病是慢性淋巴细胞性甲状腺炎的变异型，是自身免疫甲状腺炎的一个类型。有甲状腺肿，临床表现经历甲状腺毒症、甲减和甲状腺功能恢复 3 期，与亚急性甲状腺炎相似。鉴别点本病无全身症状，无甲状腺疼痛，ESR 不增快，必要时可行甲状腺 FNAC 检查鉴别，本病可见局灶性淋巴细胞浸润。

5. 甲亢　碘致甲亢或者甲亢时 ^{131}I 摄取率被外源性碘化物抑制，出现血清 T_4、T_3 升高，但是 ^{131}I 摄取率降低，需要与亚急性甲状腺炎鉴别。根据病程、全身症状、甲状腺疼痛，甲亢时 T_4/T_3 比值及 ESR 等方面可以鉴别。

（七）治疗

早期治疗以减轻炎症反应及缓解疼痛为目的。轻症可用阿司匹林（1~3g/d，分次口服）以及非甾体消炎药（如吲哚美辛 75~150mg/d 分次口服）、环氧酶-2 抑制药。糖皮质激素适用于疼痛剧烈、体温持续显著升高、水杨酸或其他非甾体消炎药治疗无效者，可迅速缓解疼痛，减轻甲状腺毒症症状。初始泼尼松 20~40mg/d，维持 1~2 周，根据症状、体征及 ESR 的变化缓慢减少剂量，总疗程 6~8 周以上。注意过快减量、过早停药可使病情反复。停药或减量过程中出现反复者，仍可使用糖皮质激素，同样可获得较好效果。

甲状腺毒症明显者，可以使用 β 受体阻滞药。由于本病并无甲状腺激素过量生成，故不使用抗甲状腺药治疗。甲状腺激素用于甲减明显、持续时间久者；但由于 TSH 降低不利于甲状腺细胞恢复，故宜短期、小量使用；永久性甲减需长期替代治疗。

本病在湘雅二医院属于门诊治疗，服用泼尼松常可获满意疗效。方案是泼尼松，5mg/次，4 次/d，2 周后减量，全程 1~2 个月，或 10mg/次，3 次/d，10 天后减量，每周减5mg，至停药。同服甲状腺素片 40mg（或左甲状腺素片 50μg），1 次/d，疗效更佳。本病易复发，对反复复发者有作者提出可予放疗，则可获持久效果。本病抗生素治疗无效。

三、慢性淋巴细胞性甲状腺炎

慢性淋巴细胞性甲状腺炎（chroinic lymphocytic thyoiditis，CLT）又称桥本甲状腺炎

(Hashimoto's thyroiditis，HT）。由日本学者 Hashimoto 于 1912 年首先报道。当时桥本将此病命名为淋巴性甲状腺肿（struma lymphomatosa）。目前临床常称此病为桥本病（Hashimoto's disease）或桥本甲状腺炎、桥本甲状腺肿。临床上本病常可遇到。本病是自身免疫性甲状腺炎（autoimmune thyroiditis AIT）的一个类型。

按照自身免疫性甲状腺炎（AIT）出现甲减的病例计算，国外报道 AIT 患病率占人群的 1%～2%，发病率男性 0.8/1 000，女性 3.5/1 000。也有报道女性发病率是男性的 15～20 倍，高发年龄在 30～50 岁。如将亚临床患者包括在内，女性人群的患病率高达 1/30～1/10，且随年龄增加而患病率增高。

（一）病因和发病机制

本病的发生是遗传和环境因素共同作用的结果。目前公认的病因是自身免疫，主要为 1 型辅助性 T 淋巴细胞（TH₁）免疫功能异常。可与其他自身免疫性疾病如恶性贫血、干燥综合征、慢性活动性肝炎、系统性红斑狼疮（SLE）等并存。患者血清中出现针对甲状腺组织的特异性抗体（TgAb 或 TPOAb）和甲状腺刺激阻断抗体（TSBAb）等。甲状腺组织中有大量淋巴细胞与浆细胞浸润。促使本病发生的机制迄今尚未明确。可能缘于 T 淋巴细胞亚群的功能失平衡，尤其是抑制性 T 淋巴细胞的遗传性缺陷，使其对 B 淋巴细胞形成自身抗体不能发挥正常抑制作用，由此导致甲状腺自身抗体的形成。抗体依赖性细胞毒作用（ADCC），抗原 - 抗体复合物激活自然杀伤（NK）细胞作用，补体损伤作用以及 TH₁ 型细胞因子的作用均参与了甲状腺细胞损伤的过程。

（二）病理

甲状腺多呈弥漫性肿大，质地坚韧或呈橡皮样，表面呈结节状。镜检可见病变甲状腺组织中淋巴细胞和浆细胞呈弥漫性浸润。腺体破坏后，一方面代偿地形成新的滤泡，另一方面破坏的腺体又释放抗原，进一步刺激免疫反应，促进淋巴细胞的增殖，因而，在甲状腺内形成具有生发中心的淋巴滤泡。甲状腺上皮细胞出现不同阶段的形态学变化，早期有部分滤泡增生，滤泡腔内胶质多；随着病变的进展，滤泡变小和萎缩，腔内胶质减少，其上皮细胞肿胀增大，胞质呈明显的嗜酸染色反应，称"Askanazy 细胞"或"Hurthle 细胞"，进而细胞失去正常形态，滤泡结构破坏，间质有纤维组织增生，并形成间隔，但包膜常无累及。

（三）临床表现

本病主要见于中年妇女，平均年龄为 40～50 岁。男女之比为 1∶10～1∶20。本病起病隐匿，进展缓慢。有部分患者觉颈部增粗外，可无任何症状。多数的患者有颈部不适感，或常有咽部不适或轻度咽下困难，有时有颈部压迫感，偶有局部疼痛与触痛。个别病例则可有呼吸困难或吞咽困难。病程发展缓慢，少数病例在病程早期可有轻度甲亢表现，后期则多数病例（50%）有甲减现象。检查甲状腺呈弥漫性肿大，对称，或呈分叶状或结节性肿大，以峡部最明显，质地大多韧硬，表面平滑。与周围组织无粘连。在病程后期，整个甲状腺可呈多结节感，甚至发生萎缩现象，并出现黏液性水肿。甲状腺部位可有疼痛或压痛。颈淋巴结多不肿大，甲状腺轮廓清楚，与周围组织器官无粘连。随病程延长，甲状腺组织被破坏，出现甲减，患者表现为怕冷、心动过缓，便秘甚至黏液水肿等典型症状及体征。少数患者可以出现甲状腺相关眼病。

本病与 Graves 病可以并存，称"桥本甲状腺毒症"（Hashitoxicosis）。血清中存在甲状腺刺激抗体（TSAb）和 TPOAb，组织学兼有 HT 和 Graves 病两种表现。临床上表现为甲亢和甲减交替出现，可能与刺激性抗体或阻断性抗体占主导作用有关。甲亢症状与 Graves 病类似，自觉症状可较单纯 Graves 病时轻，需正规抗甲状腺治疗，但治疗中易发生甲减；也有部分患者的一过性甲状腺毒症源于甲状腺滤泡破坏，甲状腺激素释放入血所致。

本病患者也可同时伴有其他自身免疫性疾病。本病可以成为内分泌多腺体自身免疫综合征 II 型的一个组成成分，即甲减、1 型糖尿病、甲状旁腺功能减退症、肾上腺皮质功能减退症。近年来还发现了与本病相关的自身免疫性甲状腺炎相关性脑炎（桥本脑病）、甲状腺淀粉样变和淋巴细胞性间质性肺炎。

（四）辅助检查

1. 血清甲状腺激素和 TSH　根据甲状腺破坏的程度可以分为 3 期。早期仅有甲状腺自身抗体阳性，甲状腺功能正常；以后发展为亚临床甲减（FT_4 正常、TSH 升高），最后表现为临床甲减（FT_4 减低，TSH 升高）。部分患者可出现甲亢与甲减交替的病程。

2. 甲状腺自身抗体　TgAb 和 TPOAb 滴度明显升高是本病的特征之一。尤其在出现甲减以前，抗体阳性是诊断本病的唯一依据。日本学者发现 TPOAb 的滴度与甲状腺淋巴细胞浸润的程度密切相关。TgAb 具有 TPOAb 相同的意义，文献报道本病 TgAb 阳性率为 80%，TPOAb 阳性率为 97%，但年轻患者抗体阳性率较低。

3. 甲状腺超声检查　本病显示甲状腺肿，回声不均，可伴多发性低回区域或甲状腺结节。

4. 甲状腺 FNAC 检查　诊断本病很少采用，但具有确诊价值，主要用于本病与结节性甲状腺肿等疾病相鉴别。

5. 甲状腺 [131]I 摄取率　早期可以正常，甲状腺滤泡细胞破坏后降低。伴发 Graves 病可以增高。本项检查对诊断并没有实际意义。

6. 过氯酸钾释放试验　50%~70% 的 HT 患者为阳性，提示本病甲状腺存在碘有机化障碍。由于本试验具有较高的假阳性率，临床不推荐常规使用。

7. 甲状腺放射性核素显像　可显示不规则浓集与稀疏，或呈"冷结节"改变。

（五）诊断

凡是弥漫性甲状腺肿大，质地较韧，特别是伴峡部、锥体叶肿大，不论甲状腺功能有否改变，均应怀疑本病。如血清 TPOAb 和 TgAb 阳性，诊断即可成立。甲状腺 FNAC 检查有确诊价值。伴临床甲减或亚临床甲减进一步支持诊断。

在甲状腺探查术中，如发现甲状腺组织呈淡红色或深黄棕色，表面略呈分叶或结节状，质地硬韧而有弹性，缝合或切割时出血少，则应想到为桥本甲状腺炎的可能。此时，应仅作峡部切除送快速切片检查，待确诊后再决定进一步术式。

值得临床医师注意的是，本病可以与其他甲状腺疾病共存。特别是与甲状腺癌共存，给临床诊断带来颇为棘手的问题，使不少临床医师难以做出决策性的治疗措施，或盲目手术，或任意扩大手术范围，从而给患者造成难以估量的并发症。

（六）鉴别诊断

1. 结节性甲状腺肿　有地区流行病史，甲状腺功能正常，甲状腺自身抗体阴性或低滴度，甲状腺 FNAC 检查有助鉴别。可以见淋巴细胞浸润，少量的滤泡上皮细胞表现为 Hurth-

le 细胞的形态；结节性甲状腺肿则为增生的滤泡上皮细胞，没有淋巴细胞浸润。

2. 甲状腺癌　甲状腺明显肿大，质硬伴结节者需要与甲状腺癌鉴别。但是分化型甲状腺癌多以结节首发，不伴甲状腺肿，抗体阴性，甲状腺 FNAC 检查结果为恶性病变；本病与甲状腺淋巴瘤的鉴别较为困难。

（七）治疗

1. 随访　如果甲状腺功能正常，随访则是本病处理的主要措施。一般主张每半年到 1 年随访 1 次，主要检查甲状腺功能，必要时可行甲状腺超声检查。

2. 病因治疗　目前尚无针对病因的治疗方法。提倡低碘饮食。文献报道左甲状腺素（L - T_4）可以使甲状腺抗体水平降低，但尚无证据说明其可以阻止本病病情的进展。

3. 甲减和亚临床甲减的治疗　L - T_4 替代治疗，具体方法见"甲状腺功能减退症"相关内容。

4. 甲状腺肿的治疗　对于没有甲减者，L - T_4 可能具有减小甲状腺肿的作用，对年轻患者效果明显。甲状腺肿大显著、疼痛、有气管压迫，经内科治疗无效者，可以考虑手术切除。术后往往发生甲减，需要甲状腺激素长期替代治疗。

5. TPOAb 阳性孕妇的处理　对于妊娠前已知 TPOAb 阳性的妇女，必须检查甲状腺功能，确认甲状腺功能正常后才可以怀孕；对于妊娠前 TPOAb 阳性伴临床甲减或者亚临床甲减的妇女，必须纠正甲状腺功能至正常才能怀孕；对于 TPOAb 阳性、甲状腺功能正常的孕妇，妊娠期需定期复查甲状腺功能，一旦发生甲减或低 T_4 血症，应立即给予 L - T_4 治疗，否则会导致对胎儿甲状腺激素供应不足，影响其神经发育。应当强调的是，由于妊娠的生理变化，妊娠期的甲状腺功能指标的参考值范围发生变化，需要采用妊娠期特异性的参考值范围。一般认为妊娠的血清 TSH 参考值范围是：妊娠 1～3 个月 0.3～2.5mIU/L；妊娠 4～10 个月为 0.3～3mIU/L。

对诊断较为明确者，在门诊治疗，一般不宜手术切除。治疗方法是给予甲状腺制剂作替代治疗，甲状腺素片 40mg（或左甲状腺素片 50μg），1 次/d。几个月内便可使甲状腺恢复至正常大小。对发病较急，局部有明显疼痛或压痛者，可加服免疫抑制药，如泼尼松 15～30mg/d，逐日减量至停服。可使局部不适迅速减轻，可能还会抑制抗体的产生，从而减少损害，取得长久疗效。湘雅二医院对本病的门诊治疗，则根据本病的不同病期给予不同的治疗，收到满意效果，且复发率低。在急性期（早期），伴有甲亢，并以 T_3、T_4、FT_3、FT_4 测定，其中有 1～2 项增高者，则先给予抗甲状腺药如丙硫氧嘧啶 50～100mg/d，同时服用泼尼松片 5～10mg，3 次/d，连服 7～15 天，暂不服用甲状腺素片。待 7～15 天后复诊，如甲亢症状消失，且复查 TT_3、TT_4、FT_3、FT_4 恢复正常者，则停服抗甲状腺素药，改服甲状腺素片 40mg（或左甲状腺素片 50μg），1 次/d，维持 1～2 个月，而泼尼松片则按前段剂量递减直至停服。

本病为自体免疫性疾病，主要表现为甲状腺滤泡上皮的破坏，且为增生纤维组织代替，淋巴细胞浸润，残存的滤泡上皮在 TSH 的刺激下增生，进而发展为永久性甲减。本病在自然发展过程中有一定的自愈率，任何不适当的手术都将促使甲减的发生。因此，一般应避免手术切除。如呈永久性甲减，则需终身服用甲状腺素片。但在某些情况下，对其诊断则难以把握，且有与甲状腺癌共存的可能。

崔志刚等在报道确认的 64 例慢性淋巴细胞性甲状腺炎时，提出对本病进行临床分期，根据临床分期来选择治疗方案。该作者提出的分期如下：

1. 早期　临床表现无特异性。术中特点为病变组织中等硬化，与正常腺体界限不甚清楚，切面颜色呈粉红色或粉白色，切割时出血较正常腺体少。病理改变具慢性淋巴细胞性甲状腺炎的典型表现。此期病程较短，一般在1年左右，药物治疗效果满意。

2. 中期　术中病变特点介于早期和晚期之间，病理形态方面可见早、晚病变混合存在。一般病程多在1~3年，药物治疗有效。

3. 晚期　术中病变组织特点为质地坚韧，与正常腺体界限较清楚，组织切面灰白或白色，切割时不易出血。病理改变为滤泡萎缩、破坏、纤维化，甚至小叶结构完全消失，病变中很少有功能滤泡。病程多在3年以上，药物治疗仅能控制临床症状及肿块的增长。

上述分期主要以术中发现及病理学检查为依据，对在手术进行中，或已经拟定对甲状腺病施行甲状腺探查术的患者是适宜和合理的。但尚未解决是否需要进行手术探查的问题。公认的手术探查指征有：

（1）已明确诊断为慢性淋巴细胞性甲状腺炎，甲状腺肿大明显，特别是峡部特别肥厚而患者已出现气管压迫症状者，可行甲状腺峡部切除，以解除呼吸道的压迫症状。

（2）甲状腺可扪及明确单发结节（或称肿块），经各种检查包括FNAC检查仍不能明确诊断，特别是不能排除甲状腺癌者，则应尽早行甲状腺探查术。目的在于排除癌肿，先仅作包括结节在内的一叶甲状腺大部分切除送快速切片，等待快速切片检查结果再决定进一步术式。在切片结果尚未报告前，决不可任意扩大甲状腺切除范围，以免引起术后严重的或永久性甲减。

（3）对明显的多发结节且有临床症状，SPECT扫描可见冷结节，B超检查亦有多个结节，疑有恶性病变共存者，宜行甲状腺手术探查。术中可先对可疑恶变结节行结节切除，送快速切片，根据快速切片结果决定进一步术式。

（4）在药物治疗过程中，虽各方面症状及体征明显消失，但出现甲状腺结节，甚至结节越来越明显者，宜及时行甲状腺探查，以防延误甲状腺癌的诊治。

四、甲状腺结核

甲状腺结核是甲状腺慢性特殊感染性疾病之一，系由结核分枝杆菌引起的特异性感染，为临床罕少见甲状腺疾病，1857年由Lehrt于尸检时发现。国内近几年报道增多，邓晓刚等曾一次报道过24例，占其甲状腺手术总数的0.99%。其他多系个案报道，湘雅二医院亦曾遇到过1例。

（一）病因

本病系由结核分枝杆菌侵入甲状腺所致。其侵入途径有两种情况：一种是体内其他部位并无结核病灶，结核分枝杆菌仅侵入甲状腺组织而引起甲状腺的部分或全部甲状腺防卫反应；另一种是体内其他部位有结核病灶，通过血液途径，结核分枝杆菌侵入甲状腺组织，引起甲状腺的结核病变。一般是在机体抵抗力降低的情况下发病，与体内其他部位如肺结核致病情况相似。但对引起甲状腺结核的详细途径及个体成因尚不十分清楚，有待进一步探讨。

（二）临床表现和分类

本病多见于青壮年，以女性居多。患者往往有甲状腺部位的疼痛不适。甲状腺外诊：甲状腺弥漫性或局限性肿大、触痛，质地较硬，表面不平整，甚至可以扣及结节。TT_3、TT_4、FT_3、FT_4测定可正常或偏低。甲状腺B超可显示双叶或一叶增大，光点增粗，甚或有无包膜的结节。SPECT检查显示甲状腺一叶或双叶增大，放射性密度普遍降低。有结节者可显示为凉结节或冷结节。体内其他部位有结核病灶者可显示相应部位的症状，有粟粒性肺结核者则往往有全身性结核中毒症状。少数病例无任何全身及局部症状，仅表现为甲状腺结节。

本病临床上分为3类：

1. 粟粒性结核　为全身粟粒性结核的一部分，甲状腺无明显肿大，局部症状亦不明显，因而不易被发现，迄今文献报道的此类患者都是尸检发现证实的。

2. 伴有干酪坏死和寒性脓肿的结核　在手术过程中可以看到干酪样物质或寒性脓肿，此类甲状腺结核临床上较多见。

3. 弥漫性纤维性结核　甲状腺明显增大，表面不光滑，呈结节状，临床表现与单纯性甲状腺肿相似。

湘雅二医院将甲状腺结核分为原发性与继发性两类及弥漫型与结节两型较适合临床实际。原发性甲状腺结核系指体内他处并无结核病灶而仅表现为甲状腺腺体的结核病灶，患者多无全身症状而仅表现为甲状腺的局部体征；继发性甲状腺结核则为甲状腺结核继发于体内其他结核病灶所致，除甲状腺结核症状及体征外，尚有全身结核的中毒症状和体征。弥漫型甲状腺结核系指甲状腺一叶或双叶甲状腺弥漫性肿大，而结节型甲状腺结核，表现为甲状腺某一叶有明确的结节可扣及。原发性、结节型甲状腺结核与外科临床关系较为密切。

（三）诊断和鉴别诊断

本病诊断比较困难。所见报道的甲状腺结构病例几乎都是在甲状腺手术时，经病理切片确诊而发现。术前诊断较为困难。Goldfarb等提出甲状腺结核必须具备以下3点方能确诊：

（1）在甲状腺腺体内发现有结核分枝杆菌。

（2）经病理学检查证实。

（3）甲状腺腺体外有结核病灶：但临床事实证明，不少甲状腺结核患者，在甲状腺外并未发现结核病灶而经病理切片证实为甲状腺结核。故上述3点作为甲状腺结核的诊断的必备条件值得商讨。我们认为：只要在甲状腺腺体内查出结核分枝杆菌或经甲状腺病理切片证实为结核者即可确诊为甲状腺结核。

如体内某处有结核病灶而甲状腺出现肿大者，应疑为甲状腺结核，以下几点有助于甲状腺结核的诊断：

（1）多见于青壮年，以女性居多。

（2）一般起病缓慢，病史较长，患者常未能及时就诊。

（3）很少单独存在，往往是全身结核的一部分，患有肺结核或颈淋巴结结核的患者同时并有甲状腺肿块时，应想到甲状腺结核的可能。

（4）病程中患者自觉疼痛，部分患者有压迫感，肿物和皮肤粘连，局部有轻度压痛。

（5）患者有低热、乏力、盗汗等全身结核症状，白细胞增高和血沉加快等改变。在遇到甲状腺肿块时，作为临床医师应想到也有甲状腺结核的可能性。特别是原发性结节型甲状腺结核，在术前难以确诊，其临床表现酷似亚急性甲状腺炎、慢性淋巴细胞性甲状腺炎、结节性甲状腺肿、甲状腺癌，故鉴别诊断有时比较困难。所见报道的甲状腺结核多因疑为甲状腺癌而施行甲状腺手术而确诊。在鉴别诊断中，甲状腺FNAC检查具有重要意义。

（四）治疗

继发性弥漫型甲状腺结核不宜手术，应按结核的治疗原则进行抗结核治疗。特别对合并有粟粒性肺结核者应列为手术禁忌。原发性弥漫型甲状腺结核亦不宜手术治疗，应先行抗结核治疗，但对峡部肿大明显、有压迫气管导致呼吸道梗阻者，可考虑在抗结核治疗的基础上行峡部切除。原发性结节型甲状腺结核如经甲状腺 FNAC 检查确诊者，可先行抗结核治疗观察。但如经甲状腺 FNAC 检查不能明确诊断，特别是临床上可扪及明显甲状腺肿块者，经 B 超检查有明确结节，或经 SPECT 检查有冷结节者，应及时行甲状腺探查术。在施行甲状腺探查时，宜先作结节所在腺叶的包括结节在内的部分或次全腺体切除，送快速切片检查。峡部也应予以切除。经切片确诊为结核者，则不必再扩大甲状腺腺体切除范围。术毕切口反复冲洗，甲状腺床内置入链霉素，常规放置引流，切口可一期缝合。本病多能一期愈合，很少形成瘘管及溃疡。术后应坚持抗结核治疗 1 年以上。如术前疑及甲状腺结核而又需行甲状腺探查术者，则宜于术前抗结核治疗 1 周后再施甲状腺探查术。

（吉文伟）

第五节　甲状腺腺瘤

甲状腺腺瘤是起源于甲状腺滤泡细胞的良性肿瘤，临床上比较常见，好发于甲状腺功能活动期，常发生在 40 岁以下，以 20 ~ 40 岁最多见，男女发病率比例大约为 1 : 5。甲状腺腺瘤的病因未明，可能与性别、遗传因素、放射线接触、TSH 过度刺激等有关。

一、病理改变

甲状腺腺瘤大体形态上一般为单发的圆形或椭圆形肿块，包膜完整，表面光滑，质韧，多数直径在 1 ~ 5cm，大者可达 10cm，部分可呈囊性。切面因组织结构不同，而呈黄白色或黄褐色，瘤体可发生坏死、纤维化、钙化或囊性变。常有较薄且完整的包膜。镜下观察发现，由于甲状腺腺瘤组织学类型不同，可分为滤泡状腺瘤、乳头状腺瘤和不典型腺瘤。它们具有某些共同的组织学表现，又具有各自不同的病理特点。

1. 共同的组织学表现

（1）常为单个结节，有完整的纤维包膜；

（2）肿瘤的组织结构与周围甲状腺组织不同；

（3）瘤体内部结构具有相对一致性（变性所致改变除外）；

（4）对周围组织有挤压现象。

2. 各种腺瘤的组织学特点

（1）滤泡状腺瘤：滤泡状腺瘤是最常见的一种甲状腺良性肿瘤，根据肿瘤的组织形态又分为以下几种。

1）胚胎型腺瘤：由实体性细胞巢和细胞条索构成，无明显的滤泡和胶体形成。瘤细胞多为立方形，体积不大，细胞大小一致。胞浆小，嗜碱性，边界不甚清晰；胞核大，染色质多，位于细胞中央。间质很少，多有水肿。包膜和血管不受侵犯。

2）胎儿型腺瘤：主要由体积较小而均匀一致的小滤泡构成。滤泡可含或不含胶质。滤泡细胞较小，呈立方形，胞核染色深，其形态、大小和染色可有变异。滤泡分散于疏松水肿的结缔组织中，间质有丰富的薄壁血管，常见出血和囊性变。

3）胶性腺瘤：又叫巨滤泡性腺瘤，最多见，瘤组织由成熟滤泡构成，其细胞形态和胶质含量皆和正常甲状腺相似。但滤泡大小悬殊，排列紧密，亦可融合成囊。

4）单纯性腺瘤：滤泡形态和胶质含量与正常甲状腺相似。但滤泡排列较紧密，亦可呈多角形，间质很少。

5）嗜酸细胞瘤：又称 Hürthle 细胞瘤。瘤细胞大，呈多角形，胞浆内含嗜酸颗粒，排列成条或成簇，偶成滤泡或乳头状。

（2）乳头状腺瘤：良性乳头状腺瘤少见，多呈囊性，故又称乳头状囊腺瘤。乳头由单层立方或砥柱状细胞覆于血管及结缔组织构成。细胞形态和正常静止期的甲状腺上皮相似。乳头较短，分支较少，有时见乳头中含有胶质细胞。乳头突入大小不等的囊腔内，腔内有丰富的胶质。瘤细胞较小，形态一致，无明显多形性的核分裂象。甲状腺腺瘤中，具有乳头状结构者有较大的恶性倾向。

（3）不典型腺瘤：不典型腺瘤较少见。腺瘤包膜完整，质地坚韧，切面细腻而无胶质光泽。镜下细胞丰富，密集，常呈片块状，巢状排列，结构不规则，多不形成滤泡。间质甚少，细胞具有明显的异形性，形状、大小不一致，可呈长方形、梭形；胞核也不规则，染色较深，亦可见有丝分裂象，故常疑为癌变，但无包膜，血管及淋巴管浸润。

二、临床表现

病程缓慢，多数在数月到数年甚至更长时间，因稍有不适而发现或无任何症状而被发现颈部肿物。多数为单发，圆形或椭圆形，表面光滑，边界清楚，质地韧实，与周围组织无粘连，无压痛，可随吞咽上下移动。肿瘤直径一般在数厘米，巨大者少见。巨大瘤体可产生邻近器官受压征象，但不侵犯这些器官。有少数因瘤内出血瘤体会突然增大，伴胀痛；有些肿块会逐渐吸收而缩小；有些可发生囊性变，病史较长者，往往因钙化而使瘤体坚硬；有些可发展为功能自主性腺瘤，而引起甲状腺功能亢进。各项功能检查多正常，甲状腺同位素扫描多为温结节，也可以是热结节。颈部 X 线正侧位片，若瘤体较大，可见气管受压或移位，部分瘤体可见钙化影像，甲状腺淋巴管造影显示网状结构中有圆形充盈缺损，边缘规则，周围淋巴结显影完整。

部分甲状腺腺瘤可发生癌变，癌变率为 10% ~ 20%。具有下列情况者，应当考虑恶变的可能性。

（1）肿瘤近期迅速增大。

（2）瘤体活动受限或固定。

（3）出现声音嘶哑、呼吸困难等压迫症状。

（4）肿瘤硬实，表面粗糙不平。

（5）出现颈部淋巴结肿大。

三、诊断

甲状腺腺瘤的诊断可参考以下要点。

（1）颈前单发结节：少数亦可为多发的圆形或椭圆形结节，表面光滑，质韧，随吞咽活动，多无自觉症状。

（2）甲状腺功能检查正常。

（3）颈部淋巴结无肿大。

（4）服用甲状腺激素 3~6 个月后肿块不缩小或突出更明显。

四、鉴别诊断

甲状腺腺瘤主要与结节性甲状腺肿相鉴别。后者虽有单发结节但甲状腺多呈普遍肿大，在此情况下易于鉴别。一般来说，腺瘤的单发结节生长期间仍属单发，而结节性甲状腺肿，在非流行地区多考虑为甲状腺腺瘤。在病理上，甲状腺腺瘤的单发结节有完整包膜，界限清楚。而结节性甲状腺肿的单发结节无完整包膜，界限也不清楚。甲状腺腺瘤还应与甲状腺癌相鉴别，后者可表现为甲状腺质硬结节，表面凹凸不平，边界不清，颈淋巴结肿大，并可伴有声嘶，霍纳综合征等。

五、治疗

甲状腺腺瘤有癌变的可能，并可引起甲状腺功能亢进症，故应早期手术切除。手术是最有效的治疗方法。无论肿瘤大小，目前多主张做患侧腺叶切除术，而不宜行腺瘤摘除术。其原因是临床上甲状腺腺瘤和某些甲状腺癌，特别是和早期甲状腺癌难以区别，另外，约25%的甲状腺腺瘤为多发，临床上往往仅能查到较大的腺瘤，单纯腺瘤摘除会遗留小的腺瘤，日后造成复发。

（吉文伟）

第六节　甲状腺癌

据我国 1992 年的资料，甲状腺癌约占全身全部癌肿的 1.5%，占甲状腺全部肿瘤的2.7%~17.0%。在甲状腺恶性肿瘤中，腺癌占绝大多数。据上海医科大学附属中山、华山医院统计，两院于 1975—1985 年共收治甲状腺疾患 6 432 例，其中甲状腺肿瘤 4 363 例，甲状腺癌占 435 例，为甲状腺全部肿瘤的 10.1%。

一、甲状腺乳头状癌

甲状腺乳头状癌（Papillary thyroid carcinoma，PTC）是最常见的甲状腺恶性肿瘤，占甲状腺癌的 50%~90%。在美国 >1cm 乳头状癌发病率为 5/10 万，<1cm 的微小癌发病率为1/10 万。世界不同地区尸检甲状腺乳头状癌发生率为 4%~36%，我国微小癌多在因良性肿瘤手术或体检时偶然发现，表明甲状腺乳头状癌恶性程度低，可以长期处于隐匿状态，而不发展为临床肿瘤。

（一）临床表现

甲状腺乳头状癌患者以女性多见，男性与女性之比为 1∶2.9，年龄 6~72 岁，中位年龄 36 岁，20 岁以后患者明显增多，50 岁以后患者明显减少，年轻女性患者预后明显好于年长者。

患者多以颈部无痛性肿块（甲状腺肿块或淋巴结肿大）就诊。由于甲状腺乳头状癌恶性程度低，肿块生长慢，多无不适。病史可数月至数年，甚至长达数十年。大多数肿瘤直径

1~4cm，质硬，不规则，边界不清楚，无压痛，活动度尚好，少数与气管粘连固定。部分患者肿块呈囊性，易误诊为良性病变。乳头状癌多单发，少数呈多个病变，并可累及峡部或对侧。部分患者可以出现局部压迫和浸润现象，出现声嘶和（或）呼吸困难。1/3 的患者存在颈淋巴结肿大。李树玲 1992 年对 371 例甲状腺乳头状癌行系统性病理检查，其淋巴结转移率约 83.8%。一般年龄越小，原发灶越大，颈淋巴结转移率越高。颈淋巴结常见部位是同侧气管旁、颈深中、颈深下和颈深上区，晚期可至上纵隔。首次治疗时远处转移率为 1%~7%。

详细的病史采集和体格检查对诊断有很大的帮助，在病史采集中需要和以下疾病鉴别 ①桥本甲状腺炎：甲状腺多呈弥漫性、对称或不对称肿大，质地较硬。②亚急性甲状腺炎多为一侧甲状腺肿块，质硬，伴疼痛和压痛。

甲状腺乳头状癌的临床分期除依据 TNM 外，还需依据患者年龄是否 >45 岁而定，因为年龄越大预后越差。当患者年龄 <45 岁，任何 T，任何 N，M_0 时，为 I 期；M_1 时，为 II 期。当患者年龄 ≥45 岁，T_1、N_0、M_0 时，为 I 期；$T_{2\sim4}$、N_0、M_0 时，为 II 期；任何 T，N_1、M_0 时，为 III 期。任何 T，任何 N，M_1 时，为 IV 期。

（二）诊断方法

1. 细针吸取细胞学检查　常作为甲状腺结节鉴别诊断的首选方法，诊断的敏感性和特异性高达 90% 以上。操作简单、安全，并发症少。细胞学诊断的前提是要获取足够诊断性细胞，对囊性或混合性肿块需穿刺于囊壁实性组织中，吸取细胞，也可用粗针抽净囊内液体，通过离心或纱布过滤收集其中组织细胞。有时也用传统带芯粗针穿刺活检以获取组织行病理检查，提高诊断的准确性，由于出血、喉返神经损伤和肿瘤播散等并发症较多，粗针穿刺活检运用受到限制。对那些诊断不明确的患者，应结合临床检查，对低危患者密切观察随访，对高危患者行术中快速病检。

2. 超声　超声检查简捷、方便、无损伤。乳头状癌有其特征性声像图，对有经验的超声诊断医师，诊断率可达 80%。乳头状癌可表现为实性恶性病变，声像图呈现边界不清楚、形态不规则、回声不均质的肿块，可伴点状或颗粒状钙化斑，部分患者有小无回声液化区。囊性和实性的混合病变，可以是良性病变如腺瘤囊内出血和乳头状囊腺瘤，也可以是恶性病变，常见于甲状腺乳头状癌。后者常呈边界不清楚，形态不规则，一个或多个液化区，无回声区内有强回声突起，实性区不均质，可有微小钙化斑点。

甲状腺癌彩色多普勒血流成像表现形式多样，肿瘤周边见较丰富血流，可见小动脉血流进入肿瘤内。

3. 甲状腺影像学检查　甲状腺组织能特异摄取 ^{131}I 及 ^{99m}Tc，通过单光子发射型计算机断层摄影术（SPECT）显示甲状腺的位置、形态大小以及甲状腺内放射性分布情况，判断甲状腺病变。由于甲状腺结节与周围正常甲状腺组织摄取放射性核素能力不同，甲状腺癌的摄取能力很低，通常表现为冷结节或凉结节。然而许多良性结节如甲状腺腺瘤囊性变、囊内出血和亚急性甲状腺炎急性期也可呈冷结节。因此，不能单纯根据甲状腺核素显影的结果判断甲状腺结节的性质。

4. 甲状腺功能检查　包括测定血清 TSH、T_3 和 T_4。甲状腺癌的患者，很少有 TSH、T_3 和 T_4 异常，但 TSH 异常也不能完全排除甲状腺结节是癌的可能性。有时淋巴细胞性甲状腺炎表现为一侧甲状腺质硬肿块，易与甲状腺癌混淆。血 TG 和 TM 抗体水平检查有助于淋巴细胞性甲状腺炎的诊断。

5. 核素检查 滤泡细胞来源的甲状腺癌能产生过量的 Tg 并向血循环增加释放储存的 Tg。但许多甲状腺良性肿瘤和疾病也有血清中 Tg 升高。所以 Tg 不能作为特异性肿瘤标志物用于甲状腺结节的定性诊断。Tg 主要用于滤泡和乳头状甲状腺癌全甲状腺切除术后的检查。通常甲状腺全切或残余腺体^{131}I 内切除后，甲状腺体已不存在，血清中不再出现 Tg，若测得 Tg 升高，表明体内癌复发或转移。如行^{131}I 全身显像检查为阴性，可进一步行 PET（正电子放射断层成像）检查，对 PET 阳性者转移灶需经 CT 或者 MRI 证实后给予外放疗。患者口服左甲状腺素时，测得 Tg 阴性，不能说明肿瘤不存在（因 TSH 的含量对 Tg 的测定有明显影响）。对腺叶切除的患者，动态观察 Tg，若逐渐上升，应警惕癌的复发或转移。

6. X 线、CT、磁共振检查 均有助于甲状腺癌的诊断以及详细了解肿瘤侵犯周围器官和远处转移的情况。

7. 病理活检 对诊断不明可切除的甲状腺结节，可行腺叶或部分腺叶切除，术中冷冻切片。有时也取颈部转移淋巴结和甲状腺外浸润的癌组织做冷冻切片，确定组织类型，判断原发部位。甲状腺肿块部分切除不宜采用，易发生出血和肿瘤播散，对巨大甲状腺肿块无呼吸困难者，可谨慎行针吸活检。

（三）治疗

甲状腺乳头状癌生长缓慢，但仍属致命性疾病，病变大多局限于颈部，治疗以手术为主。首次治疗恰当，可提高治愈率。

目前，对甲状腺乳头癌的手术范围仍存在争议。如全甲状腺切除或近全甲状腺切除和选择性颈淋巴清除适应证问题，影响其决定的因素有性别、年龄、病变大小及数目、部位、腺外侵犯程度等，现分别介绍原发癌及颈部淋巴结转移的外科治疗、^{131}I 治疗、外放射治疗及内分泌治疗。

1. 原发灶的外科治疗

（1）病变限于一侧腺体：目前争论的基本术式有①一侧甲状腺腺叶切除合并峡部切除。②甲状腺全切或近全切除。

支持甲状腺全切或近全切除的理由是①甲状腺乳头状癌经常是多中心，对侧腺叶切除标本常发现癌。②全甲状腺切除是较安全的，并发症少，永久性甲状腺功能低下发生率可少于 1%。③术后有利于^{131}I 治疗和甲状腺球蛋白测定。④能降低复发率及提高生存率。

赞同腺叶切除的依据有：①虽然病理检查甲状腺乳头状癌常见多灶性，但临床一侧腺叶切除后对侧复发并不多见。②这种亚临床多灶性癌可长期处于隐性状态，一旦出现，一般并不影响手术彻底性和预后。③全甲状腺切除发生永久性甲状腺功能低下的风险较大，约 3%，可给患者带来永久性痛苦。④腺叶切除与全甲状腺切除或近全切除的复发率和病死率，统计学无显著差异。如 Nguyen 研究结果显示在低危患者中，全甲状腺切除与一侧腺叶切除疗效相同。Wanebo 研究报告，所有高、中、低危患者的生存率与手术范围大小无关。

当前，多数学者赞同对一侧腺叶直径 <2cm 或冷冻切片肿瘤包膜完整者，特别是年轻的女性患者，可行腺叶合并峡部切除；对较大病灶（>2cm）、多发病灶、肿瘤侵犯甲状腺被膜旁组织、过去有颈部放射病史、伴有对侧甲状腺疾病以及有远处转移者可行全甲状腺或近全切除，术前超声和 CT 检查有助于做出治疗计划。

（2）肿瘤累及双侧腺体：甲状腺乳头状癌侵犯双侧甲状腺是全甲状腺或近全甲状腺切

除的适应证。手术时在病变较轻侧甲状腺上极背面甲状旁腺区，可保留少许正常甲状腺组织及血供。下极紧贴甲状腺分离，也可保留少许下极正常甲状腺组织，防止甲状旁腺功能低下。

（3）肿瘤位于甲状腺峡部：通常行连同甲状腺峡部的双侧甲状腺部分切除（双侧腺叶前内侧部分，约占腺叶1/3）。也可将肿瘤偏向的一侧作腺叶切除，对侧行部分切除。对体积较大病变行近全甲状腺切除或全甲状腺切除。

（4）肿瘤侵犯腺外组织：甲状腺乳头状癌侵犯腺外组织并不少见，是影响预后因素之一。由于本病很少血行转移，如能将甲状腺连同受累组织一并彻底切除，患者可获较长期生存。

甲状腺与周围组织粘连有两种情况：一种是癌周纤维组织粘连，通过仔细分离，粘连器官多能保留；另一种是癌侵犯。此情况多需行连同粘连组织和器官的甲状腺全切或近全切除。

癌固定于气管较常见。多数是纤维组织粘连，可以从气管表面锐性分离开。少数侵犯气管壁者，可切除部分气管。缺损较小者，可用自身软骨或带状肌锁骨头骨膜等方法修复。缺损较大者，行气管永久造口术。

对侵犯一侧喉返神经严重，无法分离者，可将其切除。双侧喉返神经切除或受损伤，需行气管切开，预防呼吸困难。对甲状软骨严重侵犯者，可行全喉切除。

颈段食管受侵多在浅表肌层，可连同浅肌层切除。对穿透性小缺损可缝合数针关闭缺口，术后延迟进食。肿瘤与颈动脉粘连多可钝性分离开，如动脉壁明显受侵可行姑息切除，残留肿瘤术后给予放疗。

李树玲总结外科治疗1 001例乳头状中，49例未能将肿瘤完整切除，10年带瘤生存率为65.3%，可见对甲状腺乳头状癌，尽量切除肿瘤，患者可带瘤长期生存。

2. 颈淋巴结转移癌的外科治疗

（1）临床颈淋巴结阳性：临床已出现颈淋巴结转移而原发灶可以切除时，应行转移灶加原发灶的联合根治术，称为治疗性颈清扫术。颈部经病理证实为转移性甲状腺癌，即使甲状腺未发现结节，也应行同侧联合根治术。如为双侧颈淋巴结转移，可同时或分期行颈淋巴结清扫术，应保留一侧的颈内静脉，双侧颈内静脉损伤易发生颅内高压。甲状腺癌颈清范围为Ⅱ区（颈深上）、Ⅲ区（颈深中）、Ⅳ区（颈深下）、Ⅵ区（气管旁）和Ⅴ区（颈外侧）淋巴结。有时要行前上纵隔淋巴结清扫，扩大性颈清而不行工区、颏下、颌下的淋巴结清扫，因甲状腺癌极少转移到Ⅰ区淋巴结。

据1991年美国头颈外科及肿瘤学会分类，颈清扫术分为以下几点。①根治性颈清扫术：即连同胸锁乳突肌、颈内静脉、副神经的颈大块切除术，主要用于头颈鳞癌（全颈清Ⅰ~Ⅴ区）。因甲状腺淋巴结转移癌较少穿破淋巴结包膜，颈淋巴结清扫术后较少复发，且患者常为年轻女性，为减少外形及功能的破坏，这种术式很少使用，除非转移癌广泛侵犯周围组织。②改良性功能性颈淋巴结清扫术：即在彻底清除转移癌的前提下，保留胸锁乳突肌、颈内静脉、副神经甚至颈丛神经等。这种术式的优点是术后头面部血运及淋巴回流不受影响，较少有头面部肿胀，不影响上臂的抬举，颈部外形改变不明显，且远期疗效不逊于根治性颈淋巴结清扫术。目前甲状腺癌颈淋巴结清扫术大多用此术式。③分区性颈淋巴结清扫（Selective neck dissection）：可分四个亚区即肩胛舌骨肌上清扫术（Supraomohyoid ND Ⅰ~Ⅲ

区)、侧颈清扫术（Lateral ND Ⅱ～Ⅳ区）、前颈清扫术（Anterior compartment ND Ⅵ区）、后侧颈清扫术（Posterolateral ND Ⅱ～Ⅴ区＋枕淋巴结）。甲状腺癌通常行前、侧颈清扫术。

（2）临床颈淋巴结阴性（cNo）：患者就诊时颈部没有肿大淋巴结，现有的诊断手段如有经验的医师触诊、B超、CT、RI及PET等检查均不能证实有淋巴结转移，临床颈淋巴结阴性的颈清称选择性颈清扫术（Elective ND），在这种情况下是否行颈淋巴结清扫仍有分歧。

1）有主张仅切除原发灶，待颈部出现肿大的淋巴结且疑为转移时，行颈淋巴结清扫术。主要根据：一是有资料认为本病发生颈淋巴结转移并不影响预后；二是临床颈淋巴结阴性者，以后出现颈淋巴结转移仅为7%～15%，出现后再手术对预后无明显影响。

2）主张常规行颈淋巴结清扫术的根据：一是淋巴结转移癌也是治疗失败的因素之一；二是本病较易发生颈淋巴结转移，cNo的患者中有46%～72%存在隐性淋巴结转移癌；三是仅作腺叶切除者，20%～24%将出现颈淋巴结转移；四是选择性颈清术疗效优于治疗性颈清术；五是有些转移癌可能发展成难以切除的转移癌，出现远处转移或转变成未分化癌。

3）20世纪90年代以后，头颈外科的肿瘤医师认为对cNo的患者也要进行必要的处理，以免漏掉那些亚临床转移或潜在转移的患者。目前的方法有：一是分区性颈淋巴结清扫术（Selective neck dissection）。甲状腺肿瘤的第一站淋巴结引流区Ⅵ区（喉返神经、气管前淋巴结）和Ⅲ区（颈内静脉中组淋巴结）比较肯定，在行原发灶手术时比较容易探寻，可以在原发灶手术时同时进行（局限性）分区性颈淋巴结清扫，这被认为是一种根治性手术。即甲状腺癌患者作原发灶手术时，同时清除Ⅵ区淋巴结，如Ⅵ区淋巴结有转移，进行Ⅱ～Ⅳ区淋巴结清扫。一般原发灶大，甲状腺外组织受侵，颈淋巴结转移率较高；二是前哨淋巴结检测（Sentinel nodebiopsy）。前哨淋巴结检测是为了确定第一站引流淋巴结情况，方法是在原发肿瘤周围注射核素或染料，手术寻找有放射性或有染料的淋巴结，取出做病检，观察有无转移。根据乳腺癌及一些头颈肿瘤患者做前哨淋巴结检测的经验来看，这对判断病例有无转移是一个比较理想的方法。但是也存在一些技术上的难点及仪器、费用的限制，而且术中探查前哨淋巴结非常方便，因此临床较少运用此方法。

（3）改良性功能性颈淋巴结清扫术分为以下几个步骤：①单臂弧形切口：自乳头始沿斜方肌前缘垂直蛇形向锁骨上2cm横行至对侧锁骨上。②于颈阔肌下锐性分离皮瓣，上至下颌骨下方1cm（避开面神经下颌缘支），内至颈中线，下至锁骨上。在颌骨下和锁骨上结扎颈外静脉上下端。③保留副神经：在斜方肌前缘寻找副神经，沿其向内上方分离，近胸锁乳突肌发出分支，主干沿该肌深面上行，注意保护伴行血管。沿椎前筋膜由外向内清除锁骨上和颈外侧结缔组织和淋巴结（深面是斜角肌、提肩胛肌和头夹肌），保留颈横动脉，保护膈神经和臂丛神经。④保留胸锁乳突肌和颈内静脉，分2块切除颈淋巴结（范围由上至二腹肌后腹和颌下区，下至锁骨上，内至胸锁乳突肌前，外至斜方肌前缘）。第一是切开胸锁乳突肌前后缘，将其游离悬吊，拉向内侧。耳大神经根据情况给予保留。切开血管鞘，仔细分离颈内静脉，识别和保护内侧的颈动脉、深层的迷走神经和交感神经干。清除颈内静脉外侧的颈深中、下区和部分上区结缔组织和淋巴结，将其连同颈外侧区副神经旁结缔组织和淋巴结一并切除。清扫颈内静脉角淋巴结时，注意结扎胸导管或淋巴管。第二是将胸锁乳突肌拉向外侧，清除颈深上区颈内静脉旁以及颌下区组结缔组织和淋巴结，保留颌下腺，舌骨上区不做选择性清扫。⑤切除甲状腺和清扫气管旁和气管前淋巴结。切开颈白线至甲状腺包膜拉开带状肌，显露喉返神经，清除气管食管沟和气管前淋巴结，将其连同一侧甲状腺叶一并切除或分块切除（带状肌也可切除以便暴露气管旁淋巴结）。⑥仔细止血，检查有无淋巴液漏。锁骨上和气管旁置负压引流管，2 层缝合切口，伤口适当加压包扎。

（4）术中并发症及其处理

1）颈内静脉损伤：静脉壁一般较薄，而转移淋巴结多位于颈内静脉周围，在剥离时易发生静脉撕裂。颈内静脉损伤后容易形成空气栓塞。应立即压迫止血，吸除积血，看清出血部位，尽量修复血管；一侧颈内静脉不能保留者可切除，双侧颈内静脉切断可引起颅内高压。

2）颈动脉损伤：动脉壁厚不易损伤。甲状腺乳头状癌侵犯动脉壁少见，多发生于晚期病变。当肿瘤与动脉严重粘连，强行分离时，撕破外膜和内膜引起大出血。一旦发生，保持镇静，先压迫止血，快速输液输血，待血压稳定后清除淤血，明视下钳夹止血，争取修复血管。在无法修复情况下才不得已进行结扎。结扎颈总动脉有时能造成偏瘫，甚至死亡。

3）神经损伤：一是迷走神经，迷走神经位于颈动脉鞘内，颈动脉和颈内静脉后方。该神经较大，损伤少见。多发生于肿瘤与血管粘连，在切除颈内静脉时，未将其充分游离，迷走神经显示不清，将其钳夹或切断。迷走神经损伤可引起循环和呼吸障碍。循环障碍表现为心动过速，心动过缓，甚至心跳停止。呼吸障碍表现为胸闷或呼吸困难。双侧迷走神经切断，后果严重，甚至死亡。二是面神经下颌缘支，该神经自腮腺前下端穿出后，沿颈阔肌深面横行。一般在下颌骨下缘下方 1cm 处通过。分离皮瓣至颌下时，位置宜略深，以免损伤该神经。三是喉返神经，多在清除气管旁淋巴结和腺叶切除时发生。只要显露清楚，仔细操作，该神经损伤较少发生。四是副神经，该神经位于二腹肌深面和颈内静脉外侧，沿胸锁乳突肌深面下行分支支配该肌后，在该肌上中 1/3 处进入颈外侧后，再沿斜方肌前缘下行入斜方肌，一般在清除颈外侧区和颈深上区淋巴结时，需保护好该神经和血供。该神经损伤后表现为耸肩时，头转向对侧区。五是膈神经，由第 2、3、4 颈神经前支组成，在前斜角肌前椎前筋膜深面垂直下行。颈清时，沿椎前筋膜表面解剖不宜损伤。损伤一侧神经引起同侧膈肌麻痹，对呼吸不产生重大影响，对老年人要警惕坠积性肺炎发生。六是颈神经皮支在胸锁乳头肌后缘中点，穿出深筋膜分布于浅筋膜和皮肤，在清扫颈外侧区淋巴结时，常需将其切断，造成颈部皮肤感觉麻木。七是交感神经干，位于颈动脉鞘深面，在清扫动脉鞘深面淋巴结时易损伤。损伤后引起 Horner 综合征（同侧眼睑下垂、瞳孔缩小、眼球内陷和额部与胸壁无汗或少汗）。

4）胸导管损伤：胸导管从后纵隔沿锁骨下动脉上升至锁骨上 3～5cm 时，横过左颈动脉鞘后侧，在斜角肌内缘形成向内下弯曲的胸导管弓进入左锁骨下静脉与左颈内静脉交角。在清除颈根部颈动脉鞘后和颈静脉角处淋巴结时，易损伤胸导管，形成乳糜漏。主要发生于左侧，少数也可发生于右侧。预防方法是清除静脉角淋巴结时动作轻柔，先钳夹后切除。手术结束时仔细检查有无淋巴液流出，置负压引流。

（5）术后并发症及其处理

1）出血：多发生于术后 24h 内，出血量较大时，可引起窒息，一般需进手术室清创止血。少量出血可通过伤口加压止血。

2）声门水肿：可发生于气管插管时损伤声门黏膜或术中损伤喉返神经，声门麻痹。声门水肿可导致窒息，表现为烦躁不安，呼吸困难，应给予地塞米松，氧气吸入，做气管切开准备。

3）乳糜瘘：多发生于术后 2 ~ 3d，引流管内引流出乳白色液体，少则 100ml 以内，多则 4 000ml。若不及时治疗会造成大量淋巴液丢失，引起患者脱水、低钠、低氧、低蛋白血症及严重营养不良，甚至衰竭死亡。处理方法有：一是进食输液；二是每天肌注阿托品不超过 3mg；三是伤口加压包扎；四是负压引流；五是打开伤口重新结扎缝合；六是乳糜漏处填塞。

4）肩综合症状：多由于损伤副神经或该神经的血供，引起斜方肌瘫痪、萎缩，造成耸肩不能或耸肩无力，垂肩；肩部其他肌肉功能失调，产生肩部和上肢的疼痛、麻木，甚至有肩部僵直等一系列表现。部分患者甚至认为肩部后遗症比切除肿瘤本身更令人困扰。预防的方法是：手术时不要过度牵拉副神经，更不能分离过净，保护其血供，使神经不致缺血。术中将切断的神经行端端吻合。术后采用理疗，配合功能锻炼来改善肩部症状。

3. ^{131}I 治疗　摄碘是甲状腺组织特有的功能，通过甲状腺残留癌和（或）转移癌对 ^{131}I 的摄取，对癌细胞放射性杀伤，而对周围组织影响较小，达到其治疗目的。通常甲状腺癌组织并不像正常甲状腺组织有较强的摄碘功能，为了增强转移灶的聚碘能力，最有效的方法是行全甲状腺切除或近全切除，对残存的少量甲状腺组织可采用 ^{131}I 放射去除。在甲状腺功能低下状态下，滤泡癌和乳头状癌摄碘率增高。给予 ^{131}I 示踪量（3mCi），通过全身扫描以及尿中 ^{131}I 排泄率等剂量测定来了解转移灶对 ^{131}I 聚集力，用计算机制定治疗计划和用药剂量。治疗前需停用水溶性造影剂和左甲状腺素 6 周，停用三碘甲状腺原氨酸 2 周，禁用含碘食物和抗生素至少 1 周。

一般滤泡癌和乳头状癌摄碘率较高，髓样癌很差，未分化癌几乎不摄碘，而同一病理类型癌摄碘率也常有差异。临床上主要用于滤泡癌和乳头状癌转移灶的治疗。

^{131}I 治疗滤泡癌和乳头状癌在理论上是合理的。但治疗是否延长生存期，正反两方面的报道均有。由于治疗在成人中远期和近期并发症少，运用仍较普遍。常见并发症有：骨髓抑制、生殖功能抑制、涎腺肿胀，弥漫性肺转移者可出现放射性肺炎和肺纤维化，当累积量超过 0.5Ci 时，白血病发生率增加。

^{131}I 治疗对肺的小转移灶疗效较好，对体积较大的转移灶和骨转移者疗效差，后者常用手术或外放疗。^{131}I 对未分化癌、髓样癌和恶性淋巴瘤无效。

治疗期间患者需隔离至身体 ^{131}I 负荷减少。

无甲状腺残留的患者行 ^{131}I 治疗后，需对血清 Tg 和 TSH 进行监测。当 Tg 阴性说明身体无产生 Tg 的功能性癌组织。如果 Tg 出现，则意味着有转移灶形成，需进一步检查治疗。当患者口服左甲状腺素时，血清 Tg 阴性，并不能说明肿瘤组织不存在，只有当患者未口服左甲状腺素和 TSH 升高时，Tg 才是功能性肿瘤组织存在的敏感标志。

^{131}I 的重复治疗是否延长生存期仍无定论。^{131}I 累积剂量较大时的安全性也是影响重复治疗的因素。通常再次治疗需间隔至少半年。

4. 外放射治疗　甲状腺乳头状癌、滤泡癌和髓样癌均首选手术治疗。由于对放射线敏感性差，放射治疗效果差。对甲状腺乳头状癌和滤泡癌术后微小残留或复发转移灶可行 ^{131}I 治疗。但遇以下情况可考虑外放射治疗：①病变穿透被膜并侵及邻近器官，术后局部复发危险性大。②肿瘤肉眼残存明显，手术不能切除，单靠放射性核素治疗不能控制者。③术后残存病灶不吸碘，手术不能切除者。

放射靶区通常包括双颈部和上纵隔，放射剂量约 DT60 ~ 70Gy。由于颈部脊髓耐受量仅为 45Gy，如何避开颈髓使放疗变得复杂。较常采用照射技术有：①两前斜野交角楔形照射。②X 线与电子线混合照射，先用高能 X 线前后大野轮照或单前野 X 线照射，DT36Gy 时颈前中央挡铅继续 X 线照射，挡铅部分用合适能量的电子线照射，以保证靶区足够剂量，又使脊髓受量处于安全剂量范围。③小斗篷野照射，它是一种前后野对穿技术，均用高能 X 线，前野颈髓不挡铅，后野颈髓挡铅，两野每日均照，前后野剂量比例为 4：1。剂量参考点选在颈椎体前缘。当 DT40Gy 时，将下界移至胸骨切迹，改为双侧水平对穿或两前斜野楔形照射。

5. 内分泌治疗 分化型甲状腺癌在 TSH 升高时，可生长、产生和分泌 Tg，并摄取更多的碘。相反对 TSH 抑制，可阻止肿瘤的生长和降低 Tg。有些报告提示，用左甲状腺素抑制 TSH 产生，能降低分化型甲状腺癌的术后复发率。通常给予左甲状腺素片 0.2～0.3mg/d 或甲状腺片 40mg/次，2～3 次/d。对血清 TSH 进行监测，以调节左甲状腺素剂量，使 TSH 稍低于正常值。

对那些手术和（或）^{131}I 治疗较彻底、无临床肿瘤残存证据、^{131}I 显像阴性和血清无 Tg 存在的患者，TSH 抑制治疗是否有益仍存在争议。治疗的副作用有焦虑、烦躁、骨质疏松和心动过速等并发症。此治疗对未分化癌无效。

6. 化学治疗 化学治疗主要用于不可手术或远处转移的晚期患者，常用的方案有多柔比星（50mg/m^2）+顺铂（80mg/m^2）联合化疗。美国东南癌症研究协作组 1986 年总结的 22 例甲状腺癌用此方案化疗，仅 2 例达临床 PR（Partial response），疗效差。

二、甲状腺滤泡癌

甲状腺滤泡癌（Follicular thyroid carcinoma，FTC）较乳头状癌少见，占分化型甲状腺癌的 5%～10%。本病多见于碘缺乏地区，随着食物中供碘的改善、诊断标准的改变以及乳头状癌发病的增加，近年来滤泡癌有减少的趋势。

（一）临床表现

滤泡癌可以发生于任何年龄，以 50 岁左右居多，比乳头状癌发病年龄平均高 10 岁。男女之比为 1：2.2，患者多以甲状腺无痛性肿块前来就诊。病史可达数月或数年，肿块生长慢，大小一般为数厘米，比乳头状癌稍大。除岛状癌外，颈部淋巴结转移少见，不足 5%。少数患者以肺或骨转移前来就诊。一般报告远处转移率为 15% 左右。

（二）诊断方法

穿刺细胞学检查不能鉴别滤泡腺瘤和高分化滤泡癌，诊断主要依靠病理检查确诊。超声和 ^{131}I 检查对较早期滤泡癌无特异性。^{131}I 检查主要用于术后了解残余甲状腺和转移灶摄碘情况，有助于 ^{131}I 的治疗。Tg 测定可用于术后随访，滤泡癌术后 Tg 应恢复正常，随访中当 Tg 出现升高，常提示癌转移或复发。广泛浸润型滤泡癌病理诊断并不难，对微小浸润型滤泡癌的诊断，则需在可疑肿瘤周边多取材，并仔细观察确定是否有血管侵犯及包膜是否完整。最近有人应用单克隆抗体 Mo-Ab47 对标本行甲状腺过氧化酶（TPO）免疫组化检查，有助于滤泡腺瘤和滤泡癌的鉴别。滤泡癌颈部淋巴结转移的诊断需排除滤泡型乳头状癌；勿误诊为异位滤泡腺瘤。

（三）治疗

原发灶的治疗基本上同乳头状癌。对于体积较大和伴血管侵犯的滤泡癌、嗜酸细胞型滤泡癌或岛状癌和年龄 >50 岁患者行近全甲状腺切除还是必要的，有利于^{131}I 治疗。

颈淋巴结的处理与乳头状癌不同，滤泡癌淋巴结转移少见（岛状癌除外），一般不作选择性颈清术，除非颈部出现淋巴结转移。

滤泡癌的^{131}I 治疗、外放射治疗、内分泌治疗和化疗与乳头状癌基本相同。

三、甲状腺髓样癌

甲状腺髓样癌（Medullary thyroid carcinoma，MTC）最早由 Hazard 于 1959 年所描述，源于甲状腺滤泡旁细胞即 C 细胞恶性肿瘤。C 细胞为神经内分泌细胞，属 APUD 细胞，其主要特征为分泌降钙素及多种物质包括癌胚抗原，并产生淀粉样物。甲状腺髓样癌较少见，占甲状腺癌的 3% ~10%，属中度恶性。

（一）分类和临床表现

本病除合并内分泌综合征者外，一般临床表现与其他甲状腺癌相似，表现为生长缓慢的颈部肿块，包括颈淋巴结的肿大和质硬的甲状腺肿块，有时以远处转移为首发症状。

根据临床特征，本病分为散发型和家族型两大类，后者又分多发性内分泌瘤 2A 型（Multiple endocrine neoplasm type 2A，MEN 2A）、MEN 2B 型及不伴多发性内分泌瘤的家族性甲状腺髓样癌。散发型占 80% ~90%，年龄在 50 岁左右，病变多为单发；10% ~20% 为家族型，大多年龄较小，在 20 岁左右，病变为两侧多发，诊断时颈淋巴结转移较少，且预后较好。肿瘤可侵犯甲状腺的其他部分及颈淋巴结转移，也可通过血液转移到肺、骨和肝脏。

1. MAN 2A 型 由 Simple 首次描述，较多合并单或双侧嗜铬细胞瘤及甲状旁腺功能亢进症，患者多有家族史，检测血清降钙素，在 C 细胞增生阶段就可早期检测到甲状腺髓样癌的存在。嗜铬细胞瘤常为双侧且分泌儿茶酚胺。在髓质细胞增生阶段较少出现临床症状，当儿茶酚胺分泌异常增高时，才会出现心悸、神经质症状发作、出汗、头痛等症状，伴肾上腺素分泌增多。甲状旁腺功能亢进 10% ~20% 有明显症状，较少形成腺瘤。本型可合并皮肤苔藓淀粉样变，多发于家族性患者，在出现甲状腺髓样癌之前，在患者背部皮肤发生苔藓淀粉样变，有痒感，可作为复发的标志。

2. MAN 2B 型 是 1966 年首先由 Williams 描述，为甲状腺髓样癌合并嗜铬细胞瘤及多发神经节瘤综合征，为常染色体显性遗传病。多发神经节瘤综合征包括舌背或眼结膜神经瘤、唇变厚、marfanoid 体型及胃肠道黏膜多发神经节瘤等。甲状腺髓样癌合并 MAN 2B 型，一般较 2A 者进展快，转移早，易扩展到颈部以外组织。病变组织中淀粉样沉积物较少。原发癌多为双侧，约半数合并双侧嗜铬细胞瘤。

除此之外，甲状腺髓样癌患者可见合并一些其他与内分泌有关的症状，如腹泻及库欣综合征等。有 20% ~30% 的本病患者有顽固性的腹泻，发生转移者则超过 40% 有腹泻，多为水样腹泻，每日数次乃至 10 余次，腹泻时伴面部潮红、心悸等。肠吸收功能一般不受影响。腹泻与肿瘤生长关系密切，肿瘤彻底切除后，腹泻消失，出现复发或转移时，腹泻又出现。甲状腺髓样癌合并库欣综合征较少见，其表现同其他 APUD 的异位肿瘤一样。腹泻可能由肿瘤分泌前列腺素、肠肽或 5 – 羟色胺引起。库欣综合征与肿瘤分泌 ACTH 有关。髓样癌细胞能产生降钙素，但血钙降低不甚明显，难以查出，为甲状旁腺代偿所致。

（二）诊断

临床所见病例大多数为散发型，合并内分泌综合征者属少数，多数病例在初诊时与其他类型甲状腺癌无明显差别，均需要术后病理检查才能确诊。

散发型与家族型甲状腺髓样癌的鉴别较为困难，应根据年龄、病变范围、是否合并内分泌综合征、基因检测和甲状腺髓样癌家族史等特点综合确定。患者有甲状腺癌家族史、高血压、甲状旁腺功能亢进症及泌尿道结石应怀疑 MAN 2A 综合征；MAN 2B 型髓样癌患者除有甲状腺癌家族史、高血压外，常伴多发神经节瘤综合征。

基因检测和降钙素的检测具有诊断意义？对临床考虑为本病和（或）伴有甲状腺髓样癌家族史者，应行基因检测和降钙素检测以尽早明确诊断。术后降钙素的监测对复发有重要参考意义。

1. 基因检测　在有家族型髓样癌或 MEN－2 家族史的患者中，超过90%存在10号染色体短臂的原癌基因（RET）突变，此项监测准确性高，并已用于临床。RET 突变阴性可免行其他检查。文献报道对遗传型 MTC 家庭成员必须进行 DNA 检测，一旦 RET 有突变都必须及早行预防性手术，因为，有研究显示突变 RET 基因携带者预防性手术至少示 C 细胞增生（MTC 癌前病变）。至于突变 RET 基因携带者发展成 MTC 的年龄，比例有差异，多数研究认为突变基因携带者95%～100%将发展成 MTC，年龄一般在30岁以前，同时研究也认为散发型 MTC 中有7%～20%患者为遗传型 MTC，因此散发型 MTC 也应检测 RET 原癌基因。高危人群的基因测定能排除降钙素激发试验假阳性的干扰，确认降钙素不升高的 MTC 患者，克服降钙素测定在观察遗传型 MTC 亲属高危人群的局限性。

2. 血清降钙素测定　放免法测定血清降钙素值对诊断及随访甲状腺髓样癌非常重要。甲状腺髓样癌 1/3～2/3 的患者基础血清降钙素增高。激发测定可提高阳性率，用钙盐或五肽胃泌素静脉注入以激发降钙素的分泌，甲状腺髓样癌患者在 1～3min 内出现高峰。一般正常人血降钙素低于 0.1～0.2ng/ml，如超过 0.6ng/ml，则应考虑 C 细胞增生或甲状腺髓样癌。测定降钙素可以证实术前诊断，评估疾病预后以及肿瘤切除术后的残留和复发。所有临床上证实为散发性甲状腺髓样癌患者基础降钙素水平都升高。

3. 癌胚抗原测定　对甲状腺髓样癌无特异性，但90%的甲状腺髓样癌患者高于正常随着疾病的发展，癌胚抗原与降钙素不断增高。有报告术后癌胚抗原的水平比降钙素更能反映肿瘤残留和复发。所以 CEA 可以作为辅助诊断及观察治疗效果之用。

4. 影像学诊断

（1）颈胸部平片：能发现甲状腺肿块及受压迫的周围器官。可在原发肿瘤或转移灶如颈、纵隔淋巴结、肺、肝中看到不规则的钙化。

（2）核医学检查：^{99m}TcDMSA 是目前最广泛应用于显示隐匿性或转移性 MTC 的放射性同位素，它的敏感性各家报道不一，为23%～95%。放射性碘标记扫描对早期病变的定位价值不明显，仅表现为低功能结节。如发现双侧或多个结节，应当注意有家族性甲状腺髓样癌的可能。扫描也可用于术后患者及术后血清降钙素仍升高者的检查。

（3）超声检查：能够发现许多 <1cm 的肿块。在超声检查发现有颈部转移患者中，仅有30%的患者可以触摸到。超声图像的特点是：在钙化及淀粉沉积的地方有明亮的回声，与周围组织相比，肿瘤组织呈低回声。

5. 细针穿刺细胞学检查　能触摸到或超声发现的肿瘤，可以用细针穿刺。MTC 的细胞学特征是以梭形细胞为主、有淀粉样变物质的存在，确诊率为 23% ~ 77%。为了进一步提高细针穿刺细胞学检查的准确率，日本的 Takano 等将传统的肿瘤细针穿刺细胞学检查与基因诊断技术联合应用。他们用细针穿刺甲状腺肿瘤，取得的肿瘤组织送细胞学检查，再将针内残留的极少量组织利用反转录多聚酶链式反应技术（RT - PCR）检查 RET、降钙素和 CEA 基因的 mRNA，共计 35 例，其中 11 例同时检测到上述 3 种 mRNA，其他标本检查均阴性。出现阳性结果的 11 例标本均被细胞学和病理学检查诊断为髓样癌，诊断正确率 100%。FNA 是术前诊断 MTC 的一种行之有效的方法，确诊率较高，若辅助以降钙素测定、免疫组化、电镜及 CEA、降钙素 mRNA 的测定，则将进一步提高术前诊断率。

（三）治疗

1. 外科治疗　甲状腺髓样癌以外科手术治疗为主。

（1）散发型甲状腺髓样癌的外科治疗：甲状腺髓样癌绝大多数是散发型，其中大多为单侧发生，双侧发生率为 5% ~ 30%，可施行患侧甲状腺叶合并峡部切除术，但术中要探查对侧腺体，倘发现多癌灶，则行肿瘤与部分腺体一并切除。要注意保留甲状旁腺。如术中发现颈淋巴结转移，则行颈淋巴结清扫。

（2）家族性甲状腺髓样癌的外科治疗

1）预防性手术：遗传型 MTC 家属中 RET 原癌基因突变者，90% 以上以后要发展成 MTC，因此一旦检测 RET 阳性则需早期预防性手术以提高疗效。一般认为甲状腺无病灶，降钙素正常者在 6 岁时行全甲状腺切除术。当甲状腺有病灶，或有降钙素升高者或年龄 > 10 岁时应行全甲状腺切除 + 中央区淋巴结清扫，不必行颈淋巴结清扫术，因为基因携带者在 10 岁前很少有颈淋巴结转移。自 15 岁起颈淋巴结转移率明显升高，因此当患者 > 15 岁，有降钙素增高，或怀疑颈淋巴结转移者应行全甲状腺切除 + 中央区 + 双颈淋巴结清扫术。对于 MENIIb，已经发现有侵袭性 MTC 发生在初生婴儿，因此有研究认为不受年龄限制，一旦确诊尽早行全甲状腺切除术。

2）家族性甲状腺髓样癌患者几乎都是多中心和双侧的：如手术过于保守，则复发率很高。因此，国内外较多学者主张对甲状腺髓样癌患者应行全甲状腺切除或近全切除术。保留甲状旁腺。对家族性患者，即使对侧触不到肿块，也可能有 C 细胞增生，主张行患侧腺叶峡部及对侧甲状腺上 2/3 切除保留甲状旁腺。对家族性患者，术前应查明有无合并嗜铬细胞瘤，如有合并，应先予切除，再行甲状腺手术。家族性患者，即使术前未发现甲状旁腺功能亢进症状，术中也应探查双侧甲状旁腺，如发现肿大，应一并切除。如多个甲状旁腺均有肿大，可只留下一个的 1/4。

2. 颈淋巴结的外科处理　MTC 有早期区域淋巴结转移倾向，总转移率 50%，因此 MTC 区域淋巴结处理极为重要。本病颈淋巴结的外科处理，与分化型甲状腺癌的颈淋巴结处理原则相同。对颈淋巴结阴性者不一定行颈清扫术。国外学者认为，有颈淋巴结转移或原发灶 > 2cm 者则同侧改良性颈清扫，有纵隔转移则行纵隔清扫。

3. 肿瘤残余核复发的二次手术问题　术后随访已有颈淋巴结转移的 MTC 患者，若发现血清 CT 持续增高，提示 MTC 复发或有残留的肿瘤组织。因此，应强调术后监测血清 CT。虽同为甲状腺癌，但 MTC 不同于 PTC 和 FTC，后者有吸碘功能，对术后残留的 PTC 或 FTC 组织可用放射性内照射辅助治疗，而 MTC 则必须再次手术治疗。发现血清 CT 持续增高时，应行颈部影像学定位检查，以利再次手术。可选用 X 线、CT、MRI、B 超等影像学检查。当临床或影像学无明显可检测病灶时，对是否选择手术处理治疗存在争议。许多研究表明广泛区域再手术既不能彻底消除颈和纵隔的微灶转移，也不能消除远处隐匿性转移可能。1993年 Moley 等研究显示这类患者再手术仅引起 1/3 患者降钙素降至正常，而 1995 年 Marzano 等报道首次手术后未生化治愈（降钙素未降至正常），即使再手术也不可能达到生化治愈。同时有许多研究表明 MTC 是发展缓慢的肿瘤，MTC 术后即使有降钙素增高但预后良好，他们认为术后仅有降钙素升高，无临床或影像学显示病灶者可采用观察保守处理。但另一些外科医生不支持这种观点，他们倡导广泛区域淋巴结清除以使降钙素降至正常水平，防止今后呼吸和吞咽功能障碍以提高生存质量。

4. 辅助治疗

（1）外放射治疗：过去认为 MTC 对放疗无效。近年来文献报道对术后残留、切缘阳性、广泛纵隔转移引起食管、气管侵犯者，术后补充放射虽不提高生存率，但能提高局控率，这对减少颈部复发引起的上消化道和气道梗阻，提高患者的生活质量有重要意义。外放射野从乳突到气管隆嵴，剂量 40GY/20 次，采用 APPA 野，但疗效有争议。1996 年 Brierley 报道 40 例镜下或外科医生估计有镜下残留的甲状腺髓样癌患者，25 例接受术后补充放疗者10 年局控率为 86%，而 15 例未接受术后补充放射者的 10 年局控率为 52%。由于各研究之间疗效差异大，加上权衡放疗后纤维化，再手术难度等，放疗在 MTC 治疗中的作用尚待进一步研究。

（2）化学治疗：MTC 是病程缓慢肿瘤，肝肺转移无全身治疗者能存活数年，因此化学治疗在 MTC 的早期治疗中无作用。多项研究中化疗仅用作快速进展的有远处转移 MTC 的姑息治疗。常用药物有多柔比星（ADM）、顺铂（DDP）、氟尿嘧啶（FU）、链佐星，药物单独运用或联合常用药物运用。1985 年 Skimooka 等报道单用阿霉素部分有效率不超过 15% ~ 20%，与顺铂或链佐星素联合应用也未见提高疗效。Schlumberger 等采用 FU 和达卡巴嗪与 FU 和链佐星交替使用治疗 20 例远处转移 MTC 患者，3 例部分有效（肿瘤退缩 50% 以上），11 例长期生存。化学治疗对晚期 MTC，尤其在无特殊有效控制手段情况下可作为一种姑息治疗方法。

（3）放射性核素治疗：与分化型甲状腺癌不同，[131]I 对 MTC 无治疗作用。文献报道用[186]Re（V）DMSA 治疗后虽病灶或基础降钙素无明显变化，但患者腹泻次数不同程度的减少，也说明治疗后体内肿瘤负荷有所减少，同时治疗时肿瘤大小无变化，停止治疗后肿瘤增大明显，也说明[186]Re（V）DMSA 对 MTC 有抑制作用。关于[186]Re（V）DMSA 的运用前景有待进一步研究。

（樊敦徽）

第七节　甲状腺腺瘤切除术

（一）适应证

经临床诊断为甲状腺良性肿瘤。

（二）术前准备

按甲状腺手术术前常规检查项目完成相关检查。

（三）麻醉和体位

1. 麻醉　气管内插管全身麻醉或颈神经丛阻滞。

2. 体位　甲状腺手术常规体位。

（四）基本术式

肿瘤侧甲状腺叶部分切除＋峡部切除。

（五）手术步骤

1. 切口　取低衣领式皮肤切口。

2. 探查　显露出双叶甲状腺后，对甲状腺先行探查。先探查健侧叶，后探查患侧叶。

3. 松解悬韧带　从甲状软骨下方开始，游离、松解患侧悬韧带，直达患侧腺叶上极处（图 5 － 1）。

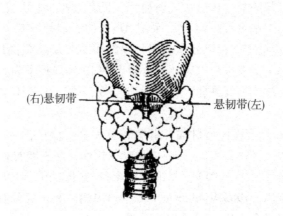

（右)悬韧带　　　　　　　悬韧带(左)

图 5 － 1　松解悬韧带

4. 处理上极　充分游离患侧腺体叶外侧，术者右手持直角钳从上极内侧伸向外侧，以左手示指从外侧引导直角钳，从患侧上极后方引入 7 号丝线 1 根，尽量靠近腺体上极，在膜内进行上极结扎 1 次，以此作牵引，将上极轻轻向前下方牵引；同法再在此线上方引入 1 根 7 号丝线结扎，于两线间上 1 把弯柯克钳，并于钳近侧切断上极，以 4 号丝线紧贴弯柯克钳下贯穿缝合 1 针，作 8 字形打结，然后用直角钳夹住上极远端（保留端），以 4 号丝线再结扎 1 次，保留端之上极定会结扎牢固、可靠（图 5 － 2）。

5. 分离、切断峡部　用弯钳从气管前方、峡部后方逐步钝性分离出峡部（图 5 － 3）。于峡部左、右侧并紧靠左、右叶各用 7 号丝线结扎，然后于两线间紧靠线结处切断峡部（图 5 － 4）。在切断峡部前，应于切断处下方垫以一钳，以防伤及气管。在分离峡部时，平面要适当，尽量保留气管前筋膜。

6. 处理中静脉及下极血管　上极切断结扎后，峡部亦已离断，患叶腺体即已有一定的游离度，紧贴腺体被膜结扎、切断甲状腺中静脉及下极血管（图 5 － 5、图 5 － 6）。在处理下极血管时，应紧贴下极被膜进行，勿远离下极，以免伤及喉返神经（图 5 － 7）。如血管较粗，则以缝扎或双重结扎为宜。

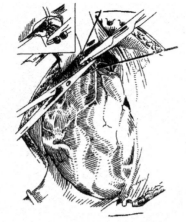

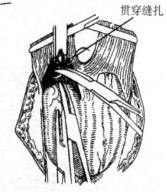

贯穿缝扎

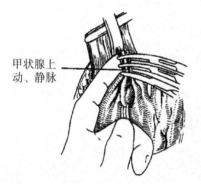

甲状腺上
动、静脉

图5-2 处理上极

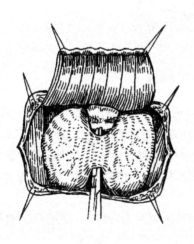

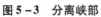

图5-3 分离峡部

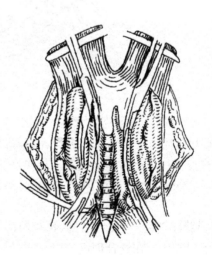

图5-4 切断峡部

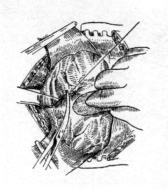

图5-5 处理中静脉

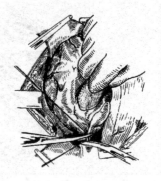

图5-6 处理下极血管

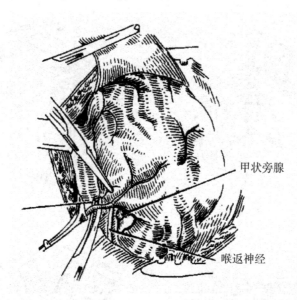

甲状旁腺

喉返神经

图5-7 处理下极方法

7. 切除患侧腺体 根据瘤体大小，决定患侧腺叶的切除量，要求切缘距结节（肿块）1cm以上。在切除时，可于两钳间进行，即弯柯克钳在下，直柯克钳在上（图5-8）。切下标本立即送快速切片进行病理学检查。如快速切片报告为恶性病变，则应按甲状腺癌术式完成根治性切除；如为良性病变，则要求再次对保留腺体及健侧腺体进行仔细探查，以防遗漏病变。

8. 缝合甲状腺创面 对保留的患侧叶创面用4号丝线作间断内翻缝合，对健侧叶近峡部的创面亦予以缝合。在缝合创面时注意勿过深，以免伤及喉返神经。

9. 放置引流管 用小号医用硅胶管，一端剪去半边管壁，形成一槽式引流管，置入患侧腺窝内，从切口下方正中（胸骨凹上）另戳小孔引出，引流管出口处用4号丝线缝扎固定1针，如果切除腺体量不多，止血非常彻底，术者自觉无后顾之忧，也可以不放置引流管。

10. 缝合切口

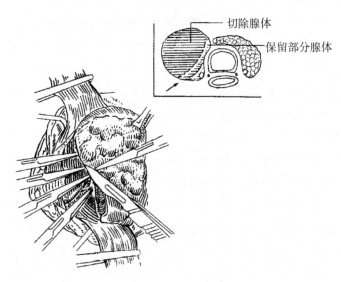

切除腺体

保留部分腺体

图 5 - 8　切除甲状腺

（六）术后处理

（1）如麻醉采用颈神经丛阻滞，术后患者取高坡卧位。

（2）手术当天禁食，禁饮，勿下床，勿咳嗽。并输液、吸氧、心电监护，可适当给予抗生素，可使用预防用抗生素。

（3）术后第 1 天停吸氧，可开始进食流质。术后第 1、第 2 天继续输液。术后第 3 天停止输液，进食半流质或普食。

（4）有引流管者，术后第 2 天拔除。

（5）术后第 5 天拆除切口医用尼龙线或胶纸。

（6）术后第 6 天出院休息，嘱术后 1 个月门诊复查，复查内容包括 FT_3、FT_4、TSH。

（7）术后一般无须服用甲状腺素片。但如腺体切除较多，可服用甲状腺素片，40mg/次，1 次/d，或左甲状腺素片，50μg/次，1 次/d，以清晨空腹服用为佳，用药量应根据复查的 FT_3、FT_4、TSH 结果调整。

（8）终身随访。

（七）手术经验和探讨

（1）自 20 世纪 70 年代末、80 年代初开始，甲状腺腺瘤的单纯腺瘤剜除术的术式已基本被摒弃，一般均行患侧甲状腺部分切除术，甚至患侧甲状腺次全切除术。有学者提出，对甲状腺腺瘤的切除，除了完整切除腺瘤外，应连同腺瘤周围的正常腺体切除 1 ~ 2cm。

（2）术中应坚持行快速切片病理学确诊，不可盲目自信临床经验而妄下诊断，以防失误。术后则常规行标本石蜡切片病理学检查。

（3）如快速切片报告为乳头状腺瘤，则可适当扩大切除范围，因乳头甲状腺瘤与甲状腺乳头状癌有时很难区别，特别是快速切片尚难作出肯定性诊断。

（刘　云）

第八节 甲状腺癌根治术

（一）适应证

（1）甲状腺肿块疑为甲状腺癌者。

（2）诊断为甲状腺癌而无颈淋巴结广泛转移者。

（3）在施行甲状腺手术中"意外"确诊为甲状腺癌者。

（二）术前准备

施行彩超等检查，以了解颈部淋巴结情况。

（三）麻醉

以气管内插管全身麻醉为宜，少数患者亦可采取颈神经丛阻滞。

（四）基本方式

患侧腺叶全切除术＋峡部切除术＋对侧叶次全切除术＋患侧颈鞘探查术。

（五）手术步骤

（1）甲状腺探查：显露双叶甲状腺后，先仔细探查健侧叶是否有结节，然后探查患侧。如临床高度疑为恶性病变。则按由健侧到患侧程序操作。

（2）游离松解健侧悬韧带，处理健侧上极，再依次处理健侧中静脉及下极血管。

（3）切断峡部。

（4）做健侧叶次全切除术，创面缝合。

（5）游离和松解患侧悬韧带，处理患侧腺叶上极、中静脉、下极血管。充分游离患侧叶甲状腺，遇有与肿块粘连的颈前肌群，可以连同部分肌肉一并切除，完整切除腺叶，注意保护腺体后方被膜，将切下之健侧甲状腺组织及患侧腺叶全部标本送快速切片检查以确诊。

（6）打开患侧颈鞘，沿患侧颈内（颈总）动脉途径，仔细探查患侧颈鞘，如有肿大的淋巴结或可疑淋巴结样组织（包括脂肪样组织），则一一切除干净。在进行颈鞘探查操作时，勿损伤颈内静脉、迷走神经，左侧者勿损伤胸导管。颈鞘探查中切下之全部组织，术后送病理学检查，以了解颈鞘淋巴结是否转移。

（7）常规于患侧甲状腺窝内放置引流管，从切口下方另戳口引出。常规缝合切口。注意：打开之颈鞘不必缝合，但需注意彻底止血。

（六）术后处理

（1）坚持终身服药，终身随访。

（2）对未孕女性，应嘱其在妊娠前、妊娠期、产后坚持监测 FT_3、FT_4、TSH。新生儿应在产时抽取其脐带血检查甲状腺功能，以便早期发现新生儿甲状腺功能减退。

（七）手术经验和探讨

（1）改良甲状腺癌根治术适用于经术前临床及 B 超等检查证实颈部无淋巴结肿大者，或术前未疑及甲状腺癌而术中快速切片"意外"证实为甲状腺癌者。如果术前临床及 B 超等检查证实甲状腺肿块同侧颈部有多个肿大淋巴结者，则宜施行颈廓清术（甲状腺癌根治性颈淋巴结清扫术或甲状腺癌功能性颈淋巴结清扫术）。

（2）改良甲状腺癌根治术术后远期颈淋巴结复发率相对较高，但对患者损伤小，基本不影响美容。术后患者颈淋巴结复发者，经 B 超证实，且临床可以明确扪及肿大淋巴结者可作颈淋巴结切除术（俗称"摘桃术"），局部麻醉或颈神经丛阻滞下将肿大的淋巴结切除。如甲状腺并无复发征象者，则甲状腺可不必再作手术处理。

（3）甲状腺乳头状癌患者，无颈淋巴结肿大，健侧叶并无病变者，如已施行患侧全切除术或近全切除术＋峡部切除术，则可不必再扩大手术切除范围，术后定期观察，终身随访。

（刘　云）

第六章　乳腺疾病

第一节　乳腺炎性疾病

乳腺炎性疾病种类很多，包括乳头炎、乳晕炎和乳腺炎。其中乳腺炎可分为非特殊性乳腺炎和特殊性乳腺炎。非特殊性乳腺炎包括急性乳腺炎、慢性乳腺炎和乳腺皮脂腺囊肿，而特殊性乳腺炎包括乳腺结核、乳腺结节病、乳腺寄生虫病、乳腺真菌病、乳腺传染性软疣、乳腺硬皮病及乳房湿疹等。绝大多数乳腺特殊性炎症病例是全身性疾病在乳腺的局部表现。

一、乳头炎

乳头炎（Thelitis）一般见于哺乳期妇女，由于乳头皲裂而使致病菌经上皮破损处侵入所致。有时糖尿病患者也可发生乳头炎。早期表现主要为乳头皲裂，多为放射状小裂口，裂口可宽可窄，深时可有出血，自觉疼痛。当感染后疼痛加重，并有肿胀，因乳头色黑充血不易发现，由于疼痛往往影响授乳。患者多无全身感染中毒症状，但极易发展成乳腺炎而使病情加重。

治疗上首先要预防和治疗乳头皲裂，经常清洗乳头、乳腺（不用碱性大的肥皂），保持乳房清洁；停止授乳，减少刺激，局部外用油质软膏；当发展为乳头炎后，应局部热敷，外用抗生素软膏，全身应用有效抗生素。

二、乳晕炎

乳晕炎（Areolitis）多为乳晕腺炎。正常乳晕有三种腺体，即汗腺、副乳腺、特殊皮脂腺即乳晕腺，又称 Montgomery 腺。乳晕腺有 12～15 个，在乳头附近呈环状排列，位置比较浅在，往往在乳晕处形成小结节样凸起，单独开口于乳晕上。乳晕腺发炎即为乳晕腺炎，在妊娠期间乳晕腺体显著增大，导管扩张，皮质分泌明显增加，这时乳晕腺导管容易发生堵塞和继发感染，可累计一个或多个腺体，形成脓包样感染，最后出现白色脓头形成脓肿，细菌多为金黄色葡萄球菌。如感染继续发展也可形成浅层脓肿。炎症多限于局部，很少有全身反应。

在妊娠和哺乳期应随时注意乳头及乳晕处的清洁，经常以肥皂水和清水清洗局部，以预防感染。避免穿着过紧的乳罩，产后初期乳汁不多时，勿过分用力挤乳。如已发生感染，早期可用碘附消毒乳晕处皮肤，涂以抗生素软膏，并结合热敷、电疗等物理疗法。如出现白色脓头，可在无菌条件下，用针头刺破，排出脓性分泌物，以后用碘附消毒局部皮肤，数天即可痊愈。如已形成脓肿，则必须切开引流。

三、急性乳腺炎

(一) 病因

1. **乳汁淤积和细菌感染**　患者多见于产后哺乳的妇女，其中尤以初产妇为多。大都是金黄色葡萄球菌感染，链球菌少见。往往发生在产后第 3～4 周，也可以见于产后 4 个月，甚至 1 年以上，最长可达两年，这可能与延长哺乳期限有关。江氏认为初产妇缺乏哺乳经验，易致乳汁淤积，而且乳头皮肤娇嫩，易因乳儿吮吸而破裂，病菌乘隙而入。由于病菌感染最多见于产后哺乳期，因而称为产褥期乳腺炎。由于近年计划生育一胎率增高，刘金波认为初产妇占 90%。急性乳腺炎的感染途径是沿着输乳管先至乳汁淤积处，引起乳管炎，再至乳腺实质引起实质性乳腺炎。另外，从乳头皲裂的上皮缺损处沿着淋巴管到乳腺间质内，引起间质性乳腺炎。很少是血性感染，而从临近的皮肤丹毒和肋骨骨髓炎蔓延所致的乳腺炎更为少见。长期哺乳，母亲个人卫生较差，乳汁淤积，压迫血管和淋巴管，影响正常循环，对细菌生长繁殖有利，也为发病提供了条件。患者感染后由于致病菌的抗药性，炎症依然存在时，偶可发展成哺乳期乳腺脓肿，依其扩散程度和部位可分为皮下、乳晕下、乳腺内和乳腺后脓肿等类型。

2. **乳房外伤**　乳房受创伤后，可导致脂肪坏死和乳房血肿，为细菌繁殖提供了场所。创伤后 1 周至数月可出现感染表现，病理表现为炎性细胞浸润。此类病因导致的乳腺炎有增加的趋势，应引起重视。

3. **乳房整形美容**　随着注射隆乳术在临床应用的逐渐增多，注射隆乳术后哺乳期急性乳腺炎也时有发生。这与普通乳腺炎在临床表现、B 超所见以及治疗上均有不同。隆乳术后由于乳房高压、乳管损伤等导致乳管阻塞或扭曲更加严重，引起的感染较普通哺乳期乳腺炎更为严重。

(二) 病理

急性乳腺炎有以下不同程度的病理变化，从单纯炎症开始，到严重的乳腺蜂窝组织炎，最后形成乳腺脓肿。必须注意乳腺脓肿可能不止一个。感染可以从不同乳管或皲裂进入乳腺，引起两个或两个以上不同部位的脓肿，或者脓肿先在一个叶内形成，以后穿破叶间的纤维隔而累及邻近的腺叶，两个脓肿之间仅有一小孔相通，形成哑铃样脓肿。如手术时仅切开了浅在的或较大的脓肿，忽视了深部的较小的脓肿，则手术后病情仍然不能好转，必须再次手术；否则坏死组织和脓液引流不畅，病变有变成慢性乳腺脓瘘的可能。

急性乳腺炎可伴有同侧腋窝的急性淋巴结炎，后者有时也可能有化脓现象。患者并发败血症的机会则不多见。

(三) 临床表现

发病前可有乳头皲裂现象或有乳汁淤积现象，继而在乳腺的某一部位有胀痛和硬节，全身感觉不适，疲乏无力，食欲差，头痛发热，甚至寒战高热。部分患者往往以发热就诊查体时才发现乳腺稍有胀痛和硬结。此时如未适当治疗，病变进一步加重，表现患侧乳腺肿大，有波动性疼痛。发炎部位多在乳腺外下象限，并有持续性寒战高热，检查可见局部充血肿胀，皮温增高，触痛明显，可有界限不清之肿块。炎症常在短期内有蜂窝组织炎形成脓肿。患侧淋巴结可肿大，白细胞计数增高。脓肿可位于乳腺的不同部位 (图 6-1)。

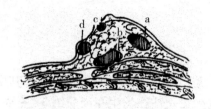

图6-1　各种乳腺脓肿的位置
a. 乳腺内脓肿；b. 乳腺后脓肿；c. 乳晕皮
下脓肿；d. 乳腺皮下脓肿

脓肿位置越深，局部表现越不明显（如波动感）。脓肿可向外破溃，亦可传入乳管，自乳头排出脓液。有时脓肿可破入乳腺和胸大肌间的疏松组织中，形成乳腺后脓肿。

（四）诊断

1. 临床表现　患者感觉乳腺疼痛，局部红肿、发热，可有寒战、高热，脉搏快，患者腋窝淋巴结肿大、压痛。脓肿形成后有波动感。发生在哺乳期的急性乳腺炎诊断比较容易，所以应做到早期诊断，使炎症在初期就得到控制。隆乳术后出现乳房红肿疼痛者也应注意检查是否合并感染。

2. 实验室检查　血常规检查白细胞计数增高。

3. 乳腺B超　较表浅的脓肿可触及局部波动感，深部脓肿往往发现困难，需要辅助检查证实。B超检查简便易行、诊断准确率高、无创，为首选方法。

4. 穿刺检查　疑有脓肿形成时可用粗针穿刺证实，是传统的切实可靠的方法。

（五）鉴别诊断

1. 炎性乳腺癌　本病是一种特殊类型的乳腺癌。多发生于年轻妇女，尤其在妊娠或哺乳时期。由于癌细胞迅速浸润整个乳腺，迅速在皮肤淋巴结内扩散，因而引起炎症样改变。然而炎性乳腺癌的病变范围广泛，往往累及整个乳腺1/3～1/2以上，尤其下半部为甚。其皮肤颜色为一种特殊的暗红或紫红色。皮肤肿胀，呈橘皮样。患者的乳腺一般并无明显的疼痛和压痛，全身炎症反应如体温升高，白细胞计数增加及感染中毒症状也较轻，或完全缺如。相反，在乳腺内有时可触及不具压痛的肿块，特别是同侧腋窝淋巴结常有转移性肿大。但是，早期的炎性乳腺癌往往被误诊为乳腺炎，对应用抗生素无效的乳腺炎应及时进行进一步检查，以明确诊断。

2. 晚期乳腺癌　浅表的乳腺癌因皮下淋巴管被癌细胞阻塞可有皮肤水肿现象，癌组织坏死后将近破溃时，其表面皮肤也常有红肿现象，有时可被误诊为低度感染的乳腺脓肿。然而晚期乳腺癌一般并不发生在哺乳期，除了皮肤红肿和皮下硬结以外别无其他局部炎症表现，尤其没有乳腺炎的全身表现。相反晚期乳腺癌的局部表现往往非常突出，如皮肤粘连、乳头凹陷、乳头方向改变等，都不是急性乳腺炎的表现。腋窝淋巴结的转移性肿大也较乳腺炎的淋巴结肿大更为明显。

不管是炎性乳腺癌还是晚期乳腺癌，鉴别诊断主要在于病理诊断。为了避免治疗上的原则性错误，可切取小块组织或脓肿壁做病理检查即可明确诊断。

（六）预防

减少急性乳腺炎发病率重在预防。妊娠期至哺乳期的乳房保健非常重要，特别对那些乳头凹陷妇女，要特别关照她们的孕、产期乳房保健。保持乳头清洁，经常用温水清洗乳房，并涂以润肤霜；但不宜用酒精、刺激性强的肥皂及其他清洁剂，否则，可导致乳头、乳晕皮肤变脆，发生皲裂，为细菌侵入提供可乘之机。乳头平坦、凹陷孕妇更应注意，在妊娠期反复轻柔挤捏、提拉乳头，使其隆起，个别需手术矫正。哺乳时应养成良好的哺乳习惯，定时哺乳，每次应吸净乳汁；不能吸净时用吸乳器吸出。另外，不应让婴儿含着乳头睡觉。有乳头破损或皲裂时应停止授乳，并用吸乳器吸出乳汁，局部涂抗生素软膏，待伤口愈合后再哺乳。另外，乳房外伤、乳房的整形美容手术等引起急性乳腺炎病例有增加趋势，应引起注意。

（七）治疗

患侧乳腺应立即停止授乳，并用吸乳器吸净乳汁。关于停止授乳曾有不同意见，有人认为，这样不仅影响婴儿的营养，且提供了一个乳汁淤积的机会。但是停止授乳不一定要终止乳汁分泌，可应用吸奶器将乳汁吸净，使其不至于淤积乳内，而加重感染。而只是在感染严重或脓肿引流后并发乳瘘时才终止乳汁分泌。终止乳汁分泌可用炒麦芽 60g，水煎服，每天 1 剂，连服 2~3d；或口服己烯雌酚 1~2mg/次，3 次/d，2~3d；肌肉注射 E_2，2mg/d，不超过 3d 后减量或改小量口服药至收乳为止。

乳房以乳罩托起，应当努力设法使乳管再通，可用吸乳器或细针探通，排空乳腺内的积乳，并全身给予有效、足量抗生素，这样往往可使炎症及早消退，不至于发展到化脓阶段。值得注意的是注射式隆乳术后，哺乳期急性乳腺炎，因乳腺后间隙形成一纤维包膜及假体牵拉、损伤血管等原因，血供受到影响，抗生素很难足量达到病变部位，控制感染效果不佳，使大部分患者均需切开引流。同时进行脓液细菌培养及药敏试验，根据试验结果选用合适的抗生素。

在炎症早期，注射含有 100 万 U 青霉素的 0.9% 氯化钠注射液 10~20ml 于炎症周围组织，每 4~6h 重复，能促使炎症消退。

已有脓肿形成，应及时切开引流。乳腺脓肿切开引流的方法主要根据脓肿的位置而定：①乳晕范围内的脓肿大多比较表浅，在局部麻醉下沿乳晕与皮肤的交界线做弧状切口，可不伤及乳头下的大导管。②较深的乳腺脓肿，最好在浅度的全身麻醉下，于波动感和压痛明显处，以乳头为中心、乳晕以外做放射状切口，可不伤及其他正常组织。同时注意切口应有适当的长度，保证引流通畅。通常在脓肿切开脓液排出以后，最好再用手指探查脓腔，如脓腔内有坏死组织阻塞，应将坏死组织挖出，以利引流；如发现脓腔壁上有可疑的洞孔，应特别注意邻近的组织内有无其他脓肿存在；必要时可将腺叶间的纤维间隔用食指予以挖通或扩大，使两个腔合为一个腔，可避免另做一皮肤切口；但如脓腔间的纤维间隔较坚实者，则不易用强力做钝性分离，只可做另一个皮肤切口，以便于做对口引流。③脓腔在乳腺深面，特别是在乳腺下部，则切口最好做在乳腺和胸壁所形成的皱襞上，然后沿着胸大肌筋膜面向上、向前探查，极易到达脓腔部位；此种切开引流即通畅，愈合后也无明显的瘢痕，但对肥大而悬垂的乳房不适用。

另外有人报道应用粗针穿刺抽脓的方法治疗乳腺脓肿，其方法为：确定脓肿部位，用

16号针头刺入脓腔尽力吸尽脓汁。脓腔分房者或几个脓腔者可改变进针方向不断抽吸。此后每天抽吸1次。70%患者经3~5次穿刺即可治愈。3%~5%的患者并发乳瘘。此方法简便易行，可在不具备手术条件的卫生所或家庭医生均可施行。

乳腺炎是理疗的适应证之一。所用的物理因子品种繁多，有超短波、直流电离子导入法、红外线、超生磁疗等。和春报道应用超短波和超声外加手法挤奶治疗急性乳腺炎201例有效率（Response rate）99.5%，他们认为发病后炎性包块不大且无波动时，及时进行理疗，一般均可促使其炎症吸收，关键在于解除炎症局部的乳汁淤积问题。采用超短波、超声波或两者同时应用，可使肿胀消退，闭塞的乳管通畅，排除感染的乳汁，使炎症逐渐消失。

急性乳腺炎，我国传统医学称其为"乳痈"，在治疗方面积累了丰富的经验，清淡饮食加以清热解毒之中药有较好的作用。应使用有效、足量的抗生素，同时以中药辅助治疗可促进病情好转。可应用方剂：蒲公英30g，紫花30g，地丁30g，黄芩10g，皂角刺10g，柴胡10g，青皮10g，全瓜蒌15g，远志12g。热盛者加连翘15g，气虚者加黄芪15g。祖国医学博大精深，有效方剂众多，不再赘述。

中西医结合治疗急性乳腺炎是最好的治疗方法。

四、慢性乳腺炎

慢性乳腺炎（Chronic mastitis）临床表现多不典型，红、肿、热、痛等较急性乳腺炎轻，多数表现有局部肿块。病程较长，有的经久不愈，甚至时好时坏，时轻时重。临床表现为慢性乳腺炎症性疾病者，其病理诊断可分为慢性乳腺炎、乳房脂肪坏死、肉芽肿性乳腺炎、淋巴细胞性乳腺炎、血管性乳腺炎、非特异性乳腺炎等，这些疾病在临床是难以鉴别的。病理类型的不同表示炎症发展过程中的组织学改变不同，也预示着其病因不同。因此，其治疗方法亦不同，在有条件情况下应早期进行病理学诊断。感染性慢性乳腺炎由急性乳腺炎治疗不当或不充分转变而来，也有一开始发病就为慢性乳腺炎，但不多见。

其治疗主要是抗生素结合物理疗法配以中药治疗效果好。应尽可能对病原菌及其对抗生素的敏感性做出鉴定，选择敏感药物治疗，并应用两种或两种以上抗生素联合应用。对以肿块为主要表现者，应手术切除病变，并进行病理组织学检查。

五、乳房皮脂腺囊肿

乳房皮脂腺囊肿（Sebaceous cyst）即乳腺皮肤区皮脂腺囊肿，当其继发感染时可误认为是乳腺脓肿，也可由于患处发红、变硬而疑为炎症样乳腺癌。乳房皮脂腺囊肿主要是在发病部位有一缓慢增大的局限性肿物，体积一般不大，自皮肤隆起，质韧、硬如橡皮，呈圆形，与表面皮肤粘连为其特点。仔细检查可见隆起中央部位被堵塞的腺口呈一小黑点。周围与正常组织分界明显，无压痛，无波动，与深层组织无粘连，故可被推动。皮脂腺囊肿内含有丰富的皮脂等营养物质易继发感染；继发感染后囊肿迅速肿大，伴红、肿、热、痛，触之有波动感。继续发展可化脓破溃，形成溃疡或窦道。

乳房皮脂腺囊肿应手术切除，以避免发生感染，尤其在哺乳期发生感染，可能引起急性乳腺炎或影响喂奶。手术必须将囊壁完全切除，以免复发。皮脂腺囊肿的微创摘除术在疾病治疗的同时缩小了局部疤痕。继发感染者先行切开引流，并尽量搔刮囊肿壁，减少复发机会。有时囊壁经感染后已被破坏，囊肿不再复发。对囊肿复发者仍应手术切除。

六、乳腺结核

在我国，乳腺结核约占乳腺疾病的 1%。南非和印度多见，约占 2.8%。本病可见于任何年龄，最年轻者为 6 个月婴儿，最老者为 73 岁，但以 20～40 岁、婚后已生育妇女多见，平均年龄为 31.5 岁。男性乳腺结核更为少见，占 4%～5%。

(一) 病因

乳腺结核可分为原发性和继发性两类，原发性乳腺结核除乳腺病变外，体内别无结核病灶，近年报道的乳腺结核病例原发性占多数。继发性乳腺结核，患者有其他慢性结核病灶存在，然后在出现腋窝淋巴结结核或胸壁结核之后出现乳腺结核。

有关乳腺结核的感染途径各家意见不一，归纳起来有几种可能：①直接接触感染，结核菌经乳房皮肤破损处或经乳头，沿着乳管到达乳房。②血行感染，其原发病灶多在肺或淋巴结等处。③邻近组织、器官结核病灶的蔓延，最常来自肋骨、胸骨、胸膜、胸腔脏器或肩关节等处。④淋巴系统感染，绝大多数乳房结核病例，都伴有同侧腋窝淋巴结结核。故来自该处的可能性最大，也可从颈、锁骨上、胸腔内结核病灶沿着淋巴管逆行至乳房。

在上述几种感染途径中，以后两种，特别是逆行淋巴结感染途径最为常见。此外，乳房外伤、感染、妊娠和哺乳，也与诱发本病有关。

(二) 病理

乳腺结核的早期病变比较局限，常呈结节型；继而病变向周围扩散，成为融合型，有邻近结节融合成为干酪样液化肿块，乳腺组织从而遭到广泛破坏，有相互沟通的多发脓肿形成，最终破溃皮肤，构成持久不愈的瘘管。有的病例特别是中年妇女患者，则以增殖性结核病变居多，成为硬化型病变，其周围显示明显的纤维组织增生，其中心部显示干酪样液化物不多；有时候由于增殖性病变邻近乳晕，故可导致乳头内缩或偏斜。镜下可见乳腺内有典型结核结节形成。

(三) 临床表现

病变初起时，大多表现为乳腺内的硬结，1 个或数个，触之不甚疼痛，与周围正常组织分界不清，逐渐与皮肤粘连。最常见于乳腺外上象限，常为单侧性，右侧略多见，双侧性少见。位于乳晕附近的病变，尚可导致乳头内陷或偏斜。发病数月后肿块可软化形成寒性脓肿。脓肿破溃后发生 1 个或数个窦道或溃疡，排出混有豆渣样碎屑的稀薄脓液。若结核病破坏乳管，可从乳头溢出脓液。可继发细菌感染。多数患者患侧腋窝淋巴结肿大。乳腺结核不伴有肺等其他部位结核患者，缺乏如低热、乏力、盗汗及消瘦等全身结核中毒症状的表现。

(四) 诊断

早期乳腺结核不易诊断，常误诊为乳腺癌，术中病理活组织检查时才能确诊。晚期有窦道或溃疡形成后，诊断不难。窦道口或溃疡面呈暗红色，潜行性皮肤边缘和松脆、苍白的肉芽组织，镜检脓液中见坏死组织碎屑而无脓细胞，脓液染色后有时可找到结核杆菌，这些都有助于乳腺结核的诊断。李晓阳报道：仅以临床表现诊断乳腺结核其误诊率高达 80%，多数在肿块切除后，病理检查证实。

(五) 鉴别诊断

乳腺结核除要注意与结节病、真菌性肉芽肿、丝虫病性肉芽肿、脂肪坏死和浆细胞性乳腺炎等鉴别外，首要的问题是应与乳腺癌相鉴别，其鉴别点为：①乳腺结核发病年龄较轻，较乳腺癌患者年轻 10～20 岁。②乳腺结核肿块发展较快，由于炎症性反应肿块常与皮肤粘连，但很少引起橘皮样变，病情继续发展可形成局部溃疡，并有窦道深入到肿块中心，有时可深入 5cm 以上。③乳腺肿块以外，乳腺结核患者常可见其他的结核病灶，最常见的是肋骨结核、胸膜结核、肺门淋巴结结核，此外颈部和腋窝的淋巴结核也属常见，身体其他部位的结核如肺、骨、肾结核亦非罕见。④除窦道中有干酪样分泌物以外，乳腺结核乳头有异常分泌之机会亦较乳腺癌为多。⑤乳腺结核即使已经溃破并有多量渗液，也不像乳腺癌那样有异常恶臭。⑥要想到乳腺结核可并发乳腺癌，据统计，约 5% 乳腺结核可同时并发乳腺癌，两者可能是巧合的。重要的可靠的诊断是结核菌和活体组织检查。另外，乳腺结核也要注意与其他表现为乳腺肿块的疾病鉴别，如结节病、真菌性肉芽肿、脂肪坏死和浆细胞性乳腺炎等炎症鉴别。

（六）治疗

合理丰富的营养，适当的休息。全身应用足量全疗程抗结核药物。对局限于一处的乳腺结核可行病灶切除。若病变范围较大，则最好将整个乳腺连同病变的淋巴结一并切除，手术效果与原发结核病灶的情况有关，多数患者恢复良好。术后应进行正规、足疗程抗结核治疗，以防复发。

七、乳腺结节病

乳腺结节病（Sarcoid of breast）十分少见，一般继发于全身结节病。结节病为原因不明的多系统肉芽肿病变，多见于年轻人。我国结节病过去发病率低，但近年来有增多趋势，所以日益受到重视。

结节病的病理特征为非干酪性肉芽肿，肉芽肿中心为巨噬细胞、上皮细胞和巨细胞，后者由两个或两个以上巨噬细胞融合而成。肉芽肿周围部分为淋巴细胞或少数浆细胞。

临床上乳腺结节病主要表现为乳腺的肉芽肿性肿块，但无特异性。乳腺结节病的确诊常依赖于病理活组织检查。另外，Kveim 试验有助于诊断，本试验系应用结节病患者的结节组织的提取物注射至其他结节患者的皮内，阳性者在 4～6 周后于注射局部可发生小结节，活检为肉芽肿改变，Kveim 试验阳性率与应用的结节组织有关，用标准方法制备的结节组织在结节病的患者中平均阳性率可达 80%，其结果也与病变结节的活动性有关。本病还可有免疫障碍，表现为延缓型变态反应的抑制及免疫球蛋白的增高或异常。

在治疗上应该指出的是，并非所有的结节病患者均需治疗，一些患者常在两年内缓解。但乳腺结节病由于不易与其他病鉴别，常需行病变局部切除，手术后常规活组织检查。全身治疗首选药物为肾上腺皮质激素，当激素无效或禁忌时，其他可供选择的药物为苯丁酸氮芥，氨甲喋呤、硫唑嘌呤及氯喹。

八、乳腺寄生虫病

乳腺寄生虫病（Parasitosis of breast）临床上很少见，国内报道仅 430 余例。由于人们认识不足，临床上常被误诊误治。

（一）乳腺丝虫病（Filariasis of breast）

丝虫病多流行于我国东南沿海以及长江流域湖泊地区，经蚊虫叮咬传染。研究发现，在丝虫病流行区乳腺为丝虫感染的常见部位。乳腺丝虫病到 2000 年国内报道 419 例患者，以成年女性多见，发病年龄 16 ~ 70 岁，以 30 ~ 49 岁多见。

本病的基本病理变化，是丝虫成虫寄生于乳腺淋巴管内引起的肉芽肿性淋巴管炎，表现为淋巴管内外膜炎，形成嗜酸性肉芽肿，最后发展成闭塞性淋巴管炎。进行病理学检查时，在病变的淋巴管内常可见到丝虫成虫的横切面，有时见到数量不等的微丝蚴。

临床表现为单发性结节或硬结，但亦有 2 ~ 3 个结节者。结节多位于乳腺的外上象限皮下或浅表乳腺组织，其次为中央区或外下象限，右侧较左侧多见。结节从黄豆大到鸡蛋大，一般约蚕豆大小，生长速度较慢。多数患者结节表面皮肤无改变，少数患者有橘皮样变、湿疹或水泡，多数患者无压痛，少数患者表现轻压痛、活动受到一定限制，位置较浅的结节与皮肤粘连。部分患者伴有同侧腋窝淋巴结肿大，个别者可并发急性化脓性乳腺炎。

本病可误诊为乳腺炎性肿块、乳腺小叶增生、乳腺结核、乳腺囊肿或纤维囊性乳腺病等，尤其是局部皮肤有橘皮样变和同侧腋窝淋巴结肿大时，更易被误诊为乳腺癌。因此，在丝虫病流行区对成年妇女进行乳房检查时如触到皮下结节，应想到丝虫病的可能。对乳腺肿块用小细针穿刺涂片或乳汁涂片可查到微丝蚴。

乳腺丝虫病形成乳腺结节、肿块者首选切除肿块，术后再进行药物治疗，预防复发。乳腺丝虫病一般对枸橼酸乙胺嗪治疗反应良好，多数患者服用枸橼酸乙胺嗪后肿块消失。所以，对乳腺丝虫病结节的患者首选枸橼酸乙胺嗪、卡巴肿联合治疗。术前应用枸橼酸乙胺嗪治疗可避免术后形成新的结节。术后应将标本送病理检查，因极少数患者可存在乳腺肿瘤。

（二）乳腺包虫病（Echinococcosis of breast）

包虫病是棘球绦虫的幼虫（棘球蚴）在人体内寄生引起的疾病，又称棘球蚴病。乳腺包虫病很少见。占人体包虫的 0.27% ~ 1%。

患者在临床上多无自觉症状，常因乳腺包块而就诊。肿块生长缓慢，但在妊娠后期和哺乳期加快生长，肿块为囊性，活动度大，包膜完整，不与皮肤粘连。如果肿块位置表浅可压迫乳房皮下静脉而引起静脉曲张。

超声波检查显示回声不均的圆形肿块，内有多个大小不等的囊，可见典型的液平。乳腺钼靶片可见圆形或椭圆形、边界整齐光滑的包壳状影像。如进行包虫病免疫学试验阳性者，则具有较大的诊断价值。对疑诊患者切忌穿刺，以防棘球蚴液外流引起种植复发以及严重的甚至致死的变态反应。

本病主要是手术治疗。将囊肿及囊壁完整地切除，术中应保护周围皮肤及乳腺组织，避免内囊破裂。如不慎将破内囊应将囊液吸净，取出内囊，并用 10% 甲醛溶液反复涂擦外囊的内壁以破坏囊壁的生发层。如已误行穿刺，则应将穿刺经过之皮肤与乳腺组织连同囊肿一并切除。

（三）乳腺裂头蚴病（Sparganosis of breast）

人体感染裂头蚴有以下 3 种方式：局部贴敷生蛙肉；吞噬生的或未熟的蛙肉；饮用生水如湖塘水。

乳腺裂头蚴病主要表现为乳腺肿块，肿块多为圆形，核桃或鸡蛋样大小，少数为条索样或不规则形、质硬、边界不清，常与周围组织粘连，多无明显压痛。有时可伴有腋窝或锁骨上淋巴结肿大。在病变早期，肿块常具有迁移性局部瘙痒或具有虫爬感。本病在临床上易被误诊为乳腺肿瘤或炎性包块。

治疗方法以手术为主。必须将整个虫体特别是头节取出，方能根治。在找不到虫体时要注意是否有虫体迁移的隧道。有时沿隧道切开可找到虫体。

（四）乳腺肺吸虫病（Paragonimiasis of breast）

肺吸虫也可寄生在乳腺引起乳腺肺吸虫病。患者均有生食或半生食蟹史。

主要表现为乳房皮下肿块，肿块多具有游走性，常为单个，偶可多个成串。肿块表面皮肤正常，初期时质软，后期稍硬。局部可有微痒或微痛等症状。部分患者伴有全身症状，如低热、咳嗽、厌食、乏力及盗汗等。周围血嗜酸性粒细胞多明显升高，常在 10% 以上。对疑诊患者应进行肺吸虫抗原皮内试验，若为阳性，则具有较大的价值。

治疗本病的首选药物是硫氯酚 $50 \sim 60mg/$（$kg \cdot d$），3 次/d，每日或隔日给药，20d 为 1 个疗程。多数患者的肿块可在用药 1~2 个疗程后消失。

（五）乳腺血吸虫病（Schistosomiasis of breast）

乳腺血吸虫病多有血吸虫病史或疫水接触史，常无自觉症状，主要表现为乳腺肿块，对疑诊患者进行粪检、毛蚴软化试验或免疫学试验，有助于诊断。然而由于血吸虫病的刺激，患者可伴发乳腺癌，已报道的两例乳腺血吸虫病均合并乳腺癌。因此，对疑诊患者应尽早行手术切除。

（六）乳腺蜱感染

蜱属昆虫，以各种脊椎动物为宿主，暂时体外寄生，是自然疫源性疾病的重要媒介，危害人类的主要方式是传播病原体引起疾病。人被蜱叮咬多发生于暴露部位，寄生于乳腺实属罕见。被蜱叮咬部位充血、水肿、炎性细胞浸润等，形成界限不清的肿块，如局部红肿不明显，易忽视其瘙痒症状，而与乳腺癌相混淆。

九、乳腺真菌病

凡侵犯乳房皮肤、皮下组织及乳腺组织的各种真菌所引起的疾病为乳腺真菌病（Mycotic disease of breast）。乳腺真菌病通常属于深部真菌病。

（一）病因

深部真菌病常在人体免疫功能有相当缺陷的全身性疾病如各种严重感染、恶性肿瘤、血液病、糖尿病、肝硬化等的基础上发生，因此，多见于老年人。

近年来由于肾上腺皮质激素、免疫抑制剂、抗肿瘤药物、放疗等的广泛采用，使人体免疫力进一步受到抑制，因而给真菌的入侵创造了更多的有利条件。有些真菌也可在体内寄生，在一般情况下不足为害，但当广谱抗生素的应用而导致菌群失调时，则这些真菌又乘机繁殖而造成二重感染。

（二）病理

乳腺真菌病的病理变化并无特异性。早期一般呈急性或慢性炎症改变，晚期多为肉芽肿病变。镜检可见真菌菌丝及孢子以及脓肿间的炎症渗出，病灶中血管充血和出血，并有浆液，纤维蛋白渗出物与大量中性粒细胞、单核细胞浸润。

（三）临床表现

1. 乳腺念珠菌病（Moniliasis of breast） 念珠菌性糜烂可发生于乳房下皱襞处，另外，可发生在身体其他皮肤皱褶部位。可表现为潮红糜烂及有浸渍发白的皮屑，边界常较清楚，有膜状鳞屑。极少数可表现为念珠菌性肉芽肿，难与其他肿物鉴别。

2. 乳腺隐球菌病（Cryptococcosis of breast） 乳房皮下可有丘疹、结节等改变，可随病损扩大而出现小脓肿或溃疡；自觉症状并不严重，但病程漫长。

3. 乳腺放线菌病（Actinomycosis of breast） 放线菌病是一种慢性化脓性和肉芽肿性疾病，以多发生瘘管，排出含硫黄颗粒的脓液为特点。初时为一皮下结节，逐渐增大，继而形成脓肿，伴局部热、痛。脓肿破溃后流出稀薄脓液，周围又有新结节及脓肿产生。脓肿间相互沟通，形成窦道及瘘管，愈合后留下紫红色瘢痕。

4. 乳腺组织胞浆菌病（Histoplasmosis of breast） 表现为溃疡、肉芽肿、结节、坏死性丘疹或脓肿。局部淋巴结明显肿大，并有液化性坏死。一般无全身症状。

（四）实验室检查

1. 直接检查 本法最为简便。取相应标本如脓液、分泌物等做成悬浊液或涂片，加10%氢氧化钾液，或用革兰染色；置于显微镜检查，可见到不同形态的孢子或菌丝。根据孢子的大小、形态、数目、出芽情况，位于细胞内外等，以及菌丝的排列、数目、宽度、分隔分支等情况，可以鉴别各种真菌。

2. 培养 可采用不同种类的培养基在不同条件下培养出真菌。

3. 病理活组织检查 对乳腺真菌病的早期确诊和进行积极的治疗有重要意义。真菌病的组织反映并无特异性，因此，仍需凭真菌在组织内的形态而做出诊断。

4. 免疫学试验 包括皮肤试验、补体结合试验、凝集试验、间接荧光抗体试验、琼脂弥散试验等，可有助于诊断。

（五）诊断

对乳腺真菌病的确诊除临床表现外，更有赖于实验室检查的结果。

（六）治疗

1. 一般治疗 加强营养，给予适量 B 族维生素和维生素 C，慎用皮质激素以及免疫抑制剂，增强抵抗力，避免二重感染。积极治疗全身性疾病。

2. 病原治疗 根据不同真菌可选用青霉素、四环素、磺胺药、两性霉素 B、球红霉素、5-氟尿嘧啶、克霉唑、大蒜素、曲古霉素等。

3. 手术切除 对界限清楚的真菌性肉芽肿可手术切除。

十、乳房传染性软疣

乳房传染性软疣（Molluscum of contagiosum of breast）是由传染性软疣病毒引起，传染性软疣病毒属于痘疮病毒组，大小在 $230\sim330\mu m$，为椭圆形或砖形，系感染人体的大型病毒。不能在鸡胚中生长，将皮损内容物挤出，涂于玻片镜检，可见软疣小体，芦戈染色为暗褐色，用亮结晶蓝染色为青褐色。本病潜伏期 2～3 周。可自体接种或传染他人。流行病学证实，该病的传播与温暖潮湿的气候有关。除乳房外还好发于躯干、四肢、阴囊及睑缘处。

本病好发于青年。近年来该病已成为人类免疫缺陷病毒感染者中常见的一种感染疾病。初起为粟粒大半球形丘疹，可增至绿豆大，呈灰白、乳白、微红或正常皮肤色。表面有蜡样光泽，中心有脐窝，可以从中挑出或挤出白色物质，为受病毒侵犯的变性上皮细胞所构成。

损害数目多少不定，散在分布，自觉微痒，经过缓慢，抓后基底红肿，疣部有脓及结痂。潜伏期 2~6 个月。

治疗：避免搔抓，防止扩散。对于免疫力正常的人，乳房传染性软疣是一种自限性疾病，典型的单个皮损多在 2 个月内消退。对长期不愈，或自身传染者，主要清除局部病灶为主，包括电烧灼、冷冻、刮除等，并辅以药物治疗，提高全身免疫力。

十一、乳房硬皮病

硬皮病是以皮肤及胶原纤维硬化为特征的慢性疾病。病程缓慢，可分为局限性和系统性硬皮病两型。两型之间的关系密切。乳房硬皮病（Scleroderam of breast）是全身疾病的局部表现。女性多见。乳房硬皮病属局限性硬皮病，预后较好。本病病因不十分清楚。有人认为与自身免疫有关。本病的病理变化具有特征性，主要表现为胶原纤维硬化变性与多数小血管壁增厚硬化，因而管腔狭窄或闭塞。

（一）临床表现

病变的特点是皮肤有局限性硬化，可呈点滴状、片状。除乳房外硬皮病还好发于颈部、面部、腹部、背部及臀部。皮损初发时为淡红色或紫红色片状，可为一两块或多块。边缘清楚，可略高于皮肤，逐渐扩大，数周后皮损从中心逐渐变硬，呈黄色或象牙色，有的则较凹陷，光滑发亮，无皱纹，与皮下组织紧紧相连，触之硬韧，表面干燥，无汗，毫毛脱落。周围留有红色或淡红色晕环，此种晕环的出现，表示病变正在扩张活动，当病情稳定或趋向愈痊时，晕环即逐渐消失。本病病程缓慢，经 1~2 年后皮损萎缩变薄，并常发生色素沉着。患部一般没有自觉症状，有时有轻微痒感或刺痛感，有些病例可自行缓解，但偶可转化为系统性硬皮病。对局限性硬皮病患者应检查是否同时存在系统性硬皮病。

（二）诊断

此病多见于女性。病程长，一般无自觉症状。乳房皮肤局限性发硬、紧绷感，颜色黄白并有蜡样光泽，周围有一淡红色晕环等特点，不难诊断。必要时可做皮肤活检。

（三）治疗

口服维生素 E，每天 30~50mg，亦可用氯喹、胎盘组织液、丹参注射液、毛冬青注射液肌注。

局部可用碘离子透入疗法，或用透明质酸酶 150U 注入皮损中，每日 1 次，共 10 次，亦可用皮质类固醇激素混浊液皮损内注射。蜡疗、热浴、按摩亦可试用，音频电疗有一定效果。

中医治则为祛风除湿，温经通络，和营活血，健脾软坚，应根据各个患者情况进行辨证施治。

十二、乳房湿疹

乳房湿疹（Eczema mammae）是乳房皮肤的一种过敏性炎性疾病，通常以红斑、渗液、结痂和并发皲裂为主要特征，是哺乳期妇女较常见的疾病。

（一）病因

湿疹的发病原因是很复杂的，它的发生一般认为和变态反应有关。由于致敏因子比较多，往往不易查清，但致敏因子不是在每个人身上都引起湿疹，所以，有人认为发生湿疹的患者具有一定的湿疹素质，这种素质可能与遗传因素有关。精神因素对于湿疹的发病有密切关系，如精神紧张、失眠、劳累、情感变化等，都可使湿疹的病变加重和痒感加剧。

（二）临床表现

男女都可以发生乳房湿疹，但以哺乳期妇女最为多见。病变通常是两侧对称性分布。皮肤损害可累及乳头、乳晕和乳房皮肤。湿疹按发病过程，可分为急性、亚急性和慢性 3 种。

1. 急性湿疹　乳房皮肤上先出现多数密集的粟粒大小红斑、丘疹，基底潮红，轻度水肿，湿疹很快变成球疱疹或小水疱，可糜烂形成点状渗出结痂等，损害呈多样性。病变中心部较重，边缘轻，易向周围扩大蔓延，因此，外围常有散在小丘疹、丘疱疹等而使境界不清。

自觉症状有瘙痒和疼痛等，瘙痒的程度以病期、病情轻重、病变部位及患者的耐受性而有所不同。

热水洗烫、用力搔抓、不适当的外用药等，均可使本病恶化及痒感加剧。急性湿疹若处理适当可渐消退。但常易移行为亚急性或慢性湿疹。

2. 亚急性湿疹　当急性湿疹的红肿、渗出等急性炎症减轻后，病变以小丘疹为主，或尚残留少数丘疱疹，小水疱及糜烂面，并有结痂及鳞屑，此时痒感仍甚剧烈。病程可达数周，易慢性化，若处理不当可再呈急性病变。

3. 慢性湿疹　湿疹长期反复发作，但炎症逐渐减轻，患部皮肤变厚浸润，粗糙，色素沉着，部分呈苔藓化。这时皮损多比较局限，有搔痕、点状渗出、血痂及鳞屑。瘙痒呈阵发性，遇热或入睡时加重。慢性病程常达数月或更久，处理适当可逐渐好转及痊愈，若再受刺激可急性化。

（三）诊断

湿疹的皮肤损害为多形性，分布对称，急性时有渗出，易反复发作，常呈慢性经过，瘙痒剧烈，一般不难诊断。

（四）鉴别诊断

急性湿疹需和接触性皮炎相鉴别。慢性皮疹需和神经性皮炎鉴别。当病变为一侧性尤其是久治不愈的患者，则需与 Paget's 病鉴别，必要时应切取少许全厚皮肤做病理检查。

（五）治疗

应去除一切可疑的致病因素，避免各种外伤刺激，如热水烫洗、用力搔抓，过多使用肥皂、不适当的外用药等。应避免过劳及精神紧张，避免辛、辣、腥、膻等食物。保持皮肤清洁，避免继发感染。

1. 内用疗法　可给抗组织胺药物和镇静剂。对乳房急性或亚急性湿疹可选用静脉注射钙剂，硫代硫酸钠等。皮质类固醇激素对严重或顽固疾病可以缩短应用。但应严格选择病例。有继发感染时，可并用有效的抗生素治疗。

2. 外用疗法

（1）急性湿疹：无渗出的可用炉甘石洗剂等，也可用 3% 硼酸溶液或 3% 马齿苋煎液做冷湿敷。有渗出时，也可采用上述溶液湿敷，当渗液减少后，可外用 20%～40% 氧化锌油。

（2）亚急性湿疹：有少量渗出的可继续湿敷，干燥结痂后，选用乳剂、油剂或糊膏等。

如3%~5%的黑豆馏油糊膏、糠馏油糊膏、皮质类固醇激素乳剂等。有感染时可在上述药物中加入新霉素或氯霉素。

（3）慢性湿疹：可食用焦油类药物，黑豆馏油、煤焦油等软膏。含有抗生素的皮质类固醇软膏也可应用。

十三、乳腺的其他炎性疾病

（一）乳晕下慢性复发性脓肿

本病是一种与哺乳无关的特殊型慢性低度感染。常在乳晕或其皮下形成一个小脓肿，往往自行破溃后炎症即行消退，但几个月之内又同样复发；或小脓肿破溃后形成一个窦道，窦口封闭时炎症又再复发。本病主要是发生于青年或中年妇女，但其发病原因与哺乳无关。病菌一般是经由乳晕的汗腺或皮质腺深入到皮下，化脓以后蚀破了乳头根部的一两个大导管，因此，即使在脓肿引流以后炎症能够暂时消退，但由于细菌可从乳管的乳头开口处重新进入原先所在部位的纤维组织中，感染又可重新急性发作，对于此种病变，单纯切开引流不能取得永久疗效，必须在炎症静止期中将皮下的纤维组织连同与之相通的有关导管一并切除，方能有效。

（二）乳房皮肤的类肉瘤

本病非常罕见，即使在类肉瘤比较多见的北欧地区，也少有报道。病变初起时表现为小块皮肤的湿疹样变，然后范围逐渐扩大，有时可累及整个乳腺。皮肤增厚而硬韧，颜色潮红，表面粗糙，有微小的浅表溃疡，有臭味的分泌物和痂皮。病理切片主要为炎性肉芽肿，往往形成结节，其中可见巨细胞，但与结核结节无关。类肉瘤病变有时可累及淋巴结和肝、脾、肺等内脏组织。

（樊敦徽）

第二节　乳腺增生症

乳腺增生症（Mazoplasia）又称乳腺结构不良症（Mammary dysplasia），是妇女常见的一组既非炎症亦非肿瘤的乳腺疾病。常有以下特点：在临床上表现为乳房周期性或非周期性疼痛及不同表现的乳房肿块。组织学表现为乳腺组织实质成分的细胞在数量上的增多，在组织形态上，诸结构出现不同程度的紊乱为病理改变。本病好发于30~45岁的中年妇女，而且有一定的恶变率。

本病与内分泌失衡有着密切关系。多数学者同意称本病为乳腺结构不良症，也是世界卫生组织（WHO）所提倡的名称。从临床习惯上，一些学者称"乳腺增生症"或"纤维性囊性乳腺病"。文献中名称繁多，很不统一，造成临床诊断标准的不一致，临床医师对恶变尚缺乏统一诊断标准。尤其是临床表现，尚没有一个明确指征为诊断依据。因此，在治疗中所用方法也较混乱，治疗效果也欠满意，故对预防早期癌变，尚没一个可靠的措施。因本病的不同发展阶段有一定癌变率，如何预防癌变或早期发现癌变而进行早期治疗，尚待进一步研究。

一、发病率

Haagen Sen 报道，本病占乳腺各种疾病的首位。Frantz 等（1951）在 225 例生前无乳腺病史的女尸中取材检查，镜下 53% 有囊性病。蚌埠医学院（1979）报道 2 581 例乳房肿块的病理学检查，发现该病 636 例，占全部的 25.85%。北京中医学院（1980）报道 519 例乳腺病中，该病有 249 例，占 48%。河南医学院附一院（1981）门诊活检 1 100 例各种乳房疾病中，乳腺结构不良症 260 例，占 26%。栾同芳等（1997）报道的 3 361 例乳房病中，乳腺增生及囊性乳房病 600 例，分别占全部病例的 17% 和 9%。足以证明，该病是妇女乳房疾病中的常见病。因本病有一定癌变率，因此应引起医师的注意。近些年来，随着人们的物质及文化生活水平的提高，患者逐年增多，且发病年龄有向年轻化发展趋势。有人称其为妇女的"现代病"，是中年妇女最常见的乳腺疾病，30～50 岁达最高峰，青春期及绝经后则少见。欧美等西方国家，有 1/4～1/3 的妇女一生中曾患此病。从文献报告的尸检中，有乳腺增生的妇女占 58%～89%。在乳腺病变的活检中，乳腺增生症占 60%。我国报道的患病率因资料的来源不同，>30 岁妇女的发生率为 30%～50%。有临床症状者占 50%。河南医科大学附一院近 5 年间（1991—1996），从门诊 248 例乳痛及乳房肿块患者中（仅占乳房疾病就诊者的 1/20）做病理学检查，其中 151 例有乳腺不同程度的增生，有 12 例不典型增生至癌变。发病率为 58%，较 16 年前（1981）有明显的上升，是原来的 2 倍左右。尽管这种诊断方法是全部乳腺疾病患者的一部分，但也说明了一个问题，从病理学检查中已有半数患者患此病。城市妇女的发病率较农村高，可能与文化知识及对疾病的重视程度乃至耐受程度有关。这些也引起医师对该病的重视。

二、病因和发病机制

本病的病因虽不完全明了，但目前从一些临床现象的解析认为与内分泌的失衡有密切关系，或者说有着直接关系。

1. 内分泌失衡　尽管乳腺增生症的病因尚未完全探明，但可以肯定，与卵巢内分泌激素水平失衡有关是个事实，其原因是：

（1）乳房的症状同步于乳腺组织变化，即随月经周期（卵巢功能）的变化而变化。也即随体内雌激素、孕激素水平的周期变化，发生周而复始的增生与复旧。乳腺增生症的主要组织学变化就是乳腺本质的增生过度和复原不全。这种现象必然是由于雌激素、孕激素比例失衡的结果。

（2）从发病年龄看，患者多系性激素分泌旺盛期，该病在青春前期少见，绝经后下降，与卵巢功能的兴衰相一致。

（3）从乳腺病变在乳房上不规律的表现，也说明是受内分泌影响引起。乳腺组织内的激素受体分布不均衡，而乳腺增生在同一侧乳房上的不同部位可表现为程度上的不一致，病变位置每人也不相同。主要表现了激素水平的波动后乳腺组织对激素敏感性的差异，决定着增生结节的状态及疼痛的程度。生理性反应和病理性结构不良的分界，取决于临床上的结节范围、严重性和体征的相对固定程度。然而两者往往很难鉴别，也往往要靠活检来鉴别。

（4）切除实验动物的卵巢，乳房发育停止，而给动物注射雌激素可诱发乳腺增生，目前无可靠依据来说明乳腺增生症患者体内雌、孕激素的绝对值或相对值比正常女性为高。

性激素对引起本病的生理机制主要表现在性激素对乳腺发育及病理变化均起主导作用。雌激素促进乳管及管周纤维组织生长，黄体酮促进乳腺小叶及腺泡组织发育。正常的乳腺组织结构，随着月经周期激素水平变化，而发生着生理性增生–复旧这种周期性的变化。如雌激素水平正常或过高而黄体酮分泌过少或两者之间不平衡，便可引起乳腺的复旧不完全，组织结构发生紊乱，乳腺导管上皮和纤维组织不同程度的增生和末梢腺管或腺泡形成囊肿。也有人认为，雌激素分泌过高而孕激素相对减少时，不仅刺激乳腺实质增生，而且使末梢导管不规则出芽，上皮增生，引起小管扩张和囊肿形成。也因失去孕激素对雌激素的抑制性影响而导致间质结缔组织过度增生与胶原化及淋巴细胞浸润，并认为这种增生与复旧的紊乱，就是该病的基础。另外，近年来许多学者注意到催乳素、甲基嘌呤物与乳腺增生症的关系。因此，目前认为这种组织形态上的变化，并非一种激素的效应所为而是多种内分泌激素的不平衡所引起。

2. 与妊娠和哺乳的关系

（1）多数乳腺增生症患者发生在未哺乳侧，或不哺乳侧症状偏重。

（2）未婚未育患者的乳腺增生症（尤其是乳痛症），在怀孕、分娩、哺乳后，病症多可缓解或自愈。

3. 精神因素　此类患者往往以性格抑郁内向或偏激者为多。部分患者诉说，每遇生气乳房就痛且有硬块出现，心情好时症状减轻，局部肿块变软。这也说明本症与精神情绪改变有关。

三、病理

由于本病组织形态改变较为复杂，病理分类意见纷纭，迄今尚未统一。

正常时，乳腺组织随卵巢周期性活动而有周期性变化，经前期表现为乳腺上皮增生，小管或腺泡形成、增多或管腔扩张，有些上皮呈空泡状、小叶间质水肿、疏松。月经期表现为管泡上皮细胞萎缩脱落，小管变小乃至消失，间质致密化并伴有淋巴细胞浸润。月经结束后，乳腺组织又进入新的周期性变化。如果雌激素分泌过多或孕激素水平低下而使其相对过多时，则刺激乳腺实质过度增生，表现为导管不规则出芽，上皮增生，引起小导管扩张而囊肿形成，同时间质结缔组织增生、胶原化和炎性细胞浸润等。上述病理变化常同时存在，但由于在不同个体、不同病期，这些病变的构成比例不同而有不同的病理阶段和不同的病理改变。

乳腺增生症是有着不同组织学表现的一组病变，尽管其病理分型不同，病因都与卵巢功能失调有关，各型都存在着管泡及间质的不同程度的增生为病理特点。各型之间都有不同程度的移行性病理改变，此点亦被多数医师认为是癌前病变。为了临床分类及诊断有一明确概念，按王德修分类意见，使临床与病理更为密切结合，可将本病分为乳腺腺病期和乳腺囊肿期2期，对临床诊治实属有利。

1. 乳腺腺病（Adenosis）　是乳腺增生症的早期，本期主要改变是乳腺的腺泡和小导管明显的局灶性增生，并有不同程度的结缔组织增生，小叶结构基本失去正常形态，甚者腺泡上皮细胞散居于纤维基质中。Foote、Urball 和 Dawson 称"硬化性腺病"，Bonser 等称"小叶硬化病"。根据病变的发展可分3期：即小叶增生、纤维腺病和硬化性腺病。有文献报道，除小叶增生未发现癌变外，后2期均有癌变存在，该现象有重要临床意义。

（1）乳腺小叶增生：小叶增生（或乳腺组织增生）是腺病的早期。该期与内分泌有密切关系，是增生症的早期表现。主要表现为小叶增生，小叶内腺管数目增多，因而体积增大，但小叶间质变化不明显。镜下所见：主要表现为小叶数目增多（每低倍视野包括5个以上小叶），小叶变大，腺泡数目增多（每小叶含腺泡30个以上）。小导管可见扩张。小叶境界仍保持，小叶不规则，互相靠近。小叶内纤维组织细胞活跃，为成纤维细胞所构成。小叶内或周围可见少数淋巴细胞浸润，使乳房变硬或呈结节状。临床特点是乳腺周期性疼痛，病变部触之有弥漫性颗粒状感，但无明显硬结。此是由于在月经周期中，乳腺结缔组织水肿，周期性乳腺小叶的发育与轻度增生所引起，是乳腺组织在月经期、受雌激素的影响而出现的增生与复旧的一个生理过程，纯属功能性，也可称生理性，可恢复正常。因此，临床上肿块不明显，仅表现为周期性乳痛。甚者，随月经周期的出没，乳房内的结节出现或消失。本期无发生恶变者，但仍有少数发展为纤维腺病。

（2）乳腺纤维腺病（乳腺病的中期变化）：小叶内腺管和间质纤维组织皆增生，并有不同程度的淋巴细胞浸润，当腺管和纤维组织进一步灶性增生时，可有形成纤维瘤的倾向。早期小管上皮增生，层次增多呈2～3层细胞甚至呈实性增生。同时伴随不同程度的纤维化。小管继续增多而使小叶增大，结构形态不整，以致小叶结构紊乱。在管泡增生过程中，由于纤维组织增生，小管彼此分开，不向小叶内管泡的正常形态分化。形成似囊样圆腔盲端者，称"盲管腺病"（Blunt ductal adenosis）。此期的后期表现是以小叶内结缔组织增生为主，小管受压变形分散。管泡萎缩，甚至消失，称"硬化性腺病"。在纤维组织增生的同时，伴有管泡上皮增生活跃，形成旺炽性硬化性腺病（Norjd schemsing adenosis）。另有一种硬化性腺病是由增生的管泡和纤维化共同组成界线稍分明的实性肿块，称"乳腺腺瘤"（Adenosistumor of breast）。发病率低，约占所有乳腺病变的2%。因此，临床上常见此型腺病同时伴发纤维腺瘤存在。

（3）硬化性腺病（又称纤维化期）：乳腺腺病的晚期变化，由于纤维组织增生超过腺管增生，使腺管上皮受挤压而扭曲变形，管泡萎缩消失，小叶轮廓逐渐缩小，乃至结构消失。而仅残留萎缩的导管，上皮细胞体积变小，深染严重者细胞彼此分离，很似硬癌，尤其冷冻切片时，不易与癌区分。本病早期有些经过一定时期可以消失，有些可发展成纤维化，某些则伴有上皮明显乳头状增生的该病理改变尤其值得注意，多数医师正视此为癌前期病变。

纤维腺病与纤维腺瘤病理上的区别点是：后者有包膜，小叶结构消失，呈瘤样增生。与硬癌的区别点是：硬癌表现小叶结构消失，癌细胞体积较大，形态不规则，有间变核分裂易见，两者较易区别。有学者（1998）从176例乳腺结构不良中发现，乳腺腺病期的中期（纤维性腺病）及晚期（硬化性腺病），均有不同程度癌变（其癌变率为17%）。该两期应视为癌前病变，临床上已引起足够重视。

2. 乳腺囊性增生病（Cystic hyperplasia）　与前述的乳腺组织增生在性质有所不同，前者是生理性改变，后者是病理性而且是一种癌前状态。根据Stout的1 000例材料总结，本病的基本病变和诊断标准是：导管或腺泡上皮增生扩张成大小不等的囊或有上皮化生。本期可见肿瘤切面为边界不清或不整的硬结区。硬结区质硬韧，稍固定，切面呈灰白色伴不规则条索状区。突出的特点是囊肿形成。囊肿小者直径在2mm以下，大者1～4cm不等，有光滑而薄的囊壁，囊内充满透明液体或暗蓝色、棕色黏稠的液体。后者称为蓝顶囊肿（所谓Bloodgood cyst蓝顶盖囊肿），镜下可见囊肿由中小导管扩张而来。上皮增生发生于扩张的小囊内，也可发生于一般的导管内。为实体性增生（乳头状增生），导管或扩张的小囊上皮细胞可化生。显微镜下，囊性上皮增生的病理表现如下：

（1）囊肿的形成：主要是由末梢导管高度扩张而成。仅是小导管囊性扩张，而囊壁内衬上皮无增生者，称"单纯性囊肿"。巨大囊肿因其囊内压力升高而使内衬上皮变扁，甚至全部萎缩消失，以致囊壁仅由拉长的肌上皮和胶原纤维构成。若囊肿内衬上皮显示乳头状增生，称乳头状囊肿。增生的乳头可无间质，有时乳头上皮可呈大汗腺样化生，末端小腺管和腺泡形成囊状的原因可能有以下2种说法：①因管腔发炎，致管周围结缔组织增生，管腔上皮脱落阻塞乳管所致。②乳管及腺泡本身在孕激素作用下上皮增生而未复原所致。但多数认为囊性病变可能是乳管和腺泡上皮细胞增生的结果。作者有同样看法。

（2）导管扩张：小导管上皮异常增生，囊壁上皮细胞通常增生成多层，也可从管壁多处作乳头状突向腔内，形成乳头状瘤病（Papiuomatosis），也可从管壁一处呈蕈状增生。

（3）上皮瘤样增生：扩张导管或囊肿上皮可有不同程度的增生，但其上皮细胞均无间变现象，同时伴有肌上皮增生。上皮增生有以下表现：

1）轻度增生者上皮细胞层次增多，较大导管和囊肿内衬上皮都有乳头状增生时，称"乳头状瘤"。

2）若囊腔内充满多分支的乳头状瘤，称"腺瘤样乳头状瘤"。

3）复杂多分支乳头的顶部相互吻合后，形成大小不一的网状间隙，称"网状增生"或"桥接状增生"。

4）若上皮细胞进一步增生，拥挤于囊腔内致无囊腔可见时，称"腺瘤样增生"。

5）增生上皮围成孔状时，称"筛状增生"。

6）上皮细胞再进一步增生而成实体状时，称"实性增生"。

上皮瘤样增生的病理生理变化：雌激素异常刺激→乳腺末梢导管和腺泡增生成囊肿→囊内液体因流通不畅→淤滞于囊肿内，囊液中的刺激物→先引起上皮的脱落性增生→再促使增生的上皮发生瘤化→进一步可演变为管内型乳癌（原位癌）→癌由管内浸及管周围组织→浸润性癌。

乳头状瘤可分为：①带蒂型（细胞多为柱状，排列整齐），多系良性，但也有可能恶变。②无蒂型（细胞分化较差，排列不整齐），多有恶变倾向。

有人认为小囊肿易恶变，而大囊肿却不易。可能是因为大囊肿内压力较高，上皮细胞常挤压而萎缩，再生力较差之故。但事实上在大囊肿周围常伴有小囊肿。故除临床上不能触及的小囊肿以外，一切能触及的乳腺囊性增生病，都有恶变可能，对可疑的病变应行活检。

（4）大汗腺样化生：大汗腺细胞样的化生，也是囊性病的一种特征。一般末端导管的上皮是低立方状，一旦化生为汗腺核细胞，其上皮呈高柱状，胞体大，小而规则的圆形核位于基底部，细胞质丰富，嗜酸性，伴有小球形隆出物的游离缘（Knobby free mar‑gins），称"粉红细胞"（Dink cell），这些细胞有强烈的氧化酶活性和大量的线粒体，是由正常乳腺上皮衍生的，而且具有分泌增生能力。不同于大汗腺细胞。大汗腺细胞核化生的原因不明，生化的意义也不了解。Speet（1942）动物实验研究认为此种化生似与癌变无关。乳腺囊性增生病中的乳头状增生与管内乳头状瘤的增生不同之处是，前者发生于中小导管内，而后者则是发生在大导管内，且多为单发性。

根据王德修的病理分类，我们将分类、病理、临床表现作对照分析（表6-1）。

表6-1 乳腺增生症分类、病理与临床特点

分类分期	主要病理改变	主要临床表现	与恶变关系
乳腺小叶增生（腺病早期）	1. 小叶数目增多，小叶管泡增生，小叶增大，小叶形状稍不规则 2. 小叶内结缔组织不增多或只有轻度增多 3. 小叶内或小叶周围淋巴细胞浸润	平均年龄为33.6岁，主要以27岁以前，周期性乳痛，肿块随月经周期出没，软，非固定性，痛为主诉，双侧乳房	目前无见恶变报道
乳腺腺病期 纤维腺病期（腺病中期）	1. 在小叶增生基础上，小叶管泡继续增生，以结缔组织增生最明显 2. 小叶增大，形态不规则，小叶轮廓不清 3. 纤维腺病的晚期阶段，小叶内的结缔组织增生更为明显 4. 小叶内的淋巴细胞的浸润程度不一	平均年龄为37.2岁，乳痛存在，为周期性肿块，中硬，有立体感，条索状，双侧乳房或一侧，表现轻重不一，多在外上象限，月经后肿块软而小，但仍在	有不同程度的恶变（在作者1998年报道的176例中，中期和晚期各1例恶变）
纤维化期（腺病晚期）	此期由纤维病变发展而来，其主要形态是纤维化管泡萎缩，小叶的轮廓有时存在，有时消失，管及管泡大部分消失或完全消失，仅残存一些萎缩的导管	平均年龄40.1岁，乳痛不显著，周期性乳房变化不明显，肿块较硬，为三角形、条索状的片状或颗粒结节，常为一侧，有较硬结节位于肿块之中	
乳腺囊肿期	1. 主要病在小导管，尤其靠近小叶的末梢导管，来自大导管的极少见 2. 也有管泡形成囊肿 3. 也有来自大汗腺化生的导管形成囊肿（又称盲端导管） 4. 囊肿的上皮可呈增生萎缩、大汗腺样化生或泡沫状改变，囊肿周围的小导管可呈各种类型的上皮增生，有的甚至发展成癌	以肿块为主，病史长，肿块硬、突出、界清、有孤立灶性结节，多在外上象限，年龄多在40岁以上	作者1998年总结176例乳腺结构不良中，囊增生病9例，由增生间变过渡为癌，占5.1%（9/176）

阚秀等对乳腺增生症的病理组织形态及其分类进行长期研究认为：乳腺增生症是乳腺组织多种既有联系又各具特征的一组病变。有学者根据300例乳腺增生症的病史及病理切片的复习结果，将乳腺增生症分为单纯性增生和非典型增生两大类。

1. 单纯性增生病变 又分为4组病变，即囊肿病、腺病、一般性增生及高度增生。

（1）囊肿病：囊肿病不包括乳头下大中型导管扩张及积乳囊肿。仅指肉眼囊肿，囊肿肉眼可见，直径>0.3cm。显微囊肿，指在小叶内发生的腺泡导管化并扩张形成的微小囊肿，囊壁被覆低立方上皮，囊内充以淡粉色蛋白液体。有的形成大汗腺囊肿或乳头囊肿。还有的囊内充以大量泡沫细胞或脂性物质为脂性囊肿。

（2）腺病：分5种形式。

1）旺炽型腺病：小叶在高度增生的基础上，相互融合，界限不清，形态不一。肌上皮细胞增生明显。

2）硬化型腺病：在旺炽型腺病的基础上，纤维组织增生，腺体变硬。

3）纤维硬化病：在硬化型腺病的基础上进一步发展，腺体萎缩变小，甚或大部分消失。肌上皮细胞可残存甚或增生。纤维组织高度增生玻璃样变，也可形成一团局限性硬结。

4）结节性腺病：在增生扩大的小叶基础上，腺上皮及肌上皮细胞明显增生，纤维间质明显减少，形成一团细胞密集结节。主要成分为肌上皮细胞，腺体可完整或残缺不全。

5）腺管腺病（又称盲管腺病）：小叶腺泡导管化、扩大、增生，形成一团小导管。被覆的立方上皮、肌上皮细胞明显增生。常有向囊肿或纤维腺瘤转化的趋势。有的高度增生呈现搭桥倾向。

（3）一般性增生：包括下列病变。

1）小导管扩张或轻度增生，多为老年人，乳腺萎缩，仅表现为小导管轻度增生及扩张，细胞层次增多。

2）小叶增生症：小叶变大，每一小叶腺泡数目可 >30 个；小叶数目增多，有时数目不多，但腺上皮细胞增生活跃，细胞变大，数目增多，核深染。此类病变最为多见。

3）大汗腺样化生：多是数个小导管或腺泡大汗腺样化生。细胞大，细胞质呈红色颗粒状。细胞质游离面可见顶浆分泌小突起。

4）肌上皮增生症：大部分腺泡或导管肌上皮细胞增生明显。增生的肌上皮细胞体积大。细胞质透明，核小、染色深。

5）泌乳腺结节：腺体呈哺乳期或妊娠期形态。腺体增生扩大，间质极少，腺体呈背靠背状。上皮细胞立方状，细胞质富于脂性分泌物呈泡沫状或透明。

6）纤维腺瘤变：在小叶增生或腺病的基础上，局部小叶增生、伸长、分支及出现分节现象。似管内纤维腺瘤的表现。

（4）高度增生：包括下列两种形式。

1）搭桥现象：小导管或腺泡导管化生，上皮增生，部分上皮层次增多向管腔内乳头状伸出，互相连接形成搭桥状，致使导管腔隙变小变窄，但不形成真正的实性及筛孔。

2）导管内乳头状瘤病：多数小叶内导管上皮增生蜷曲、弯折，间质伸入，形成典型的导管内乳头状瘤（但上皮层次不增多）。

2. 非典型增生　分轻（Ⅰ级）、中（Ⅱ级）、重（Ⅲ级）3级。表现为 4 种形式，4 种病变，出现 2 种特殊细胞。

（1）4 种形式：实性、筛状、乳头状、腺管样。

（2）4 种病变

1）导管扩张变大。

2）细胞增大可有一定的异型性。

3）细胞极性紊乱但仍可辨认出排列秩序。

4）肌上皮细胞显示减少但总会有残留。

（3）2 种细胞

1）淡细胞：体积大，细胞质呈粉红色，核圆，核膜清楚染色质细，染色淡，可见核仁。

2）暗细胞：体积小，细胞质较窄，核小圆形，染色质粗，染色深，核仁分明显。

关于非典型增生的处理原则：可看出非典型增生Ⅰ级实为单纯性向非典型增生的过渡形

式，无明显临床意义，良性增生症中发生率亦达 16%，因此切除活检后，无须临床再做特殊处理。Ⅱ级为临界性病变，需密切随访，可 3～6 个月检查 1 次，必要时行 X 线摄片，超声波断层及针吸细胞学等进一步检查。Ⅲ级与原位癌有移行。不可避免会包括一部分原位癌，尽管有人主张，以往所谓原位癌不是癌，是一种良性小叶新生的增生病变。我们认为，仍以乳腺单纯切除较为稳妥。以癌前病变的观点，慎重地对待非典型增生患者，尤其高危人群更应慎重。

四、乳腺组织增生症

乳腺组织增生症（Mazoplasia）又称乳痛症（Mastodynia），是乳腺结构不良症的早期阶段，是一种因内分泌失衡引起的乳腺组织增生与复旧不良的生理性改变。临床表现以乳痛为主，病理改变主要是末端乳管和腺泡上皮的增生与脱落，目前未发现有癌变的报道。

（一）发病率

本病为妇女常见病，发病年龄多为 30～50 岁，青少年及绝经后妇女少见。男性极少见。近期文献报道有乳腺增生的妇女为 58%～89%。城市患病率高于农村。

（二）临床表现

本病系乳腺结构不良症的早期阶段，主要是乳腺组织增生，如小叶间质中度增生，如小叶发育不规则、腺泡或末端乳管上皮轻度增生。

1. **好发年龄**　多见于中年妇女（30～40 岁），少数在 20～30 岁之间，并伴有乳房发育不全现象。青春期前和闭经期少见。发病缓慢，多在发病 1～2 年后开始就医。

2. **本病与月经和生育的关系**　此类患者月经多不规则，经潮期短，月经量少或经间期短等。多发生于未婚或未育及生育而从未哺乳者。

3. **周期性乳痛**　周期性乳痛及乳胀是本病的特点。

（1）疼痛出现的时间：乳痛为本病的主要症状，常随月经周期而出现经前明显乳痛，经潮至症状锐减或消失，少数患者也有不规律的疼痛。乳痛多在月经来潮前 1 周左右出现且渐加重，月经来潮后渐缓解至消失，此乃本病的特点。

（2）疼痛的性质：多为间歇性、弥漫性钝痛或针刺样痛，亦有表现为串痛或隐痛，甚者有刀割样痛，多数为胀痛或钝痛。有些表现为自觉痛，亦有表现为触痛或走路衣服摩擦时疼痛。乳房也可以有压痛，或上肢过劳后疼痛加重现象。

（3）乳痛的部位：位于一侧乳房的上部外侧或乳尾部位，甚至全乳痛。单侧或双侧，以双侧为多见，有时也可仅有乳房的部分疼痛，也可伴患侧胸部疼痛且疼痛常放射到同侧上肢、颈部、背部及腋窝处。其疼痛程度不一致，多发生在乳房外上象限及乳尾区。疼痛发生前乳房无肿块及结节。

（4）乳痛的原因：在月经周期中，乳腺小叶受性激素影响，在月经前乳腺小叶的发育和轻度增生，乳腺结缔组织水肿，腺泡上皮的脱落导致乳腺管扩张而引起，纯属生理性，可以恢复正常。此种现象在哺乳期、妊娠期或绝经后减轻或消失。

4. **乳痛与情绪改变的关系**　本病的症状及乳房肿块，多随月经周期、精神情绪改变而改变。如随愁怒、忧思、工作过度疲劳，甚至刮风、下雨、天阴、暑湿等气候改变而加重；经期或心情舒畅以及风和日暖气候则症状减轻或消失。此乃本病的特点。

与乳痛症的相关特点：

（1）疼痛原因：与性激素有直接关系。

（2）好发年龄：30~40岁妇女。

（3）疼痛出现时间：月经前7天左右。

（4）疼痛性质：慢性钝痛及刺痛。

（5）疼痛部位：乳房上部或外侧，一侧或双侧。

（6）疼痛、触痛及可变的乳房结节为本病三大主要表现。

5. 乳房检查

（1）乳头溢液：有些患者偶尔可见乳头溢出浆液性或牙膏样分泌物。

（2）乳房的检查：乳房外形无特殊变化，在不同部位可触及乳腺组织增厚，呈颗粒状，多个不平滑的结节，质韧软，周界不清，触不到具体肿块。增厚组织呈条索状、三角形或片状非实性。月经来前7天以内胀硬较明显，月经后渐软而触摸不清。多为触痛，有时月经来前出现疼痛时，多伴有乳房肿胀而较前坚挺，触诊乳房皮温可略高。乳房触痛明显，乳腺内密布颗粒状结节，以触痛明显区（多为外上象限）最为典型，但无明显的肿块可触及，故有人称"肿胀颗粒状乳腺"（Swollien granular breast）、"小颗粒状乳腺"（Sinail granula reast）。月经来潮后，症状逐渐消失，待月经结束后，多数患者症状完全消失，乳房触诊为原样。

（三）诊断

1. 症状和体征　周期变化的疼痛、触痛及结节性肿块。

2. 物理检查

（1）B超检查：乳痛症者多无明显改变。

（2）X线检查：乳痛症乳腺钼靶摄片常无明显改变，在腺病期、囊性增生症期，增生的乳腺组织呈现边缘分界不清的棉絮状或毛玻璃状改变的密度增高影。伴有囊肿时。可见不规则增强阴影中有圆形透亮阴影。也可行B超定位下的囊内注气造影。乳腺钼靶摄片检查的诊断正确率达80%~90%。

（3）红外线透照检查：由于乳腺组织对红外光的吸收程度不同，透照时可见黄、橙、红、棕和黑各种颜色。乳腺腺病一般情况下透光无异常，增生严重者可有透光度减低，但血管正常，无局限性暗影。

（4）液晶热图检查：该检查操作简便、直观、无创伤性，诊断符合率可达到80%~95%，尤适用于进行乳腺疾病的普查工作。

（5）乳腺导管造影：主要适用于乳头溢液患者的病因诊断。

（6）细胞学检查：细针穿刺细胞学检查对病变性质的鉴别诊断有较大的价值，诊断符合率可达80%~90%。对有乳头溢液的病例，行乳头溢液涂片细胞学检查有助于确定溢液的性质。

（7）切取或切除活体组织检查：对于经上述检查仍诊断不清的病例，可做病变切取或切除行组织学检查。乳腺增生症大体标本中：质韧感，体积较小，切面常呈棕色，肿块无包膜亦无浸润性生长及坏死出血。

有下列情况者应行病变切取或切除活体组织检查，以确定疾病性质：①35岁以上，属乳腺癌高危人群者。②乳腺内已形成边界清的片块肿物者。③细胞学检查（穿刺物、乳头溢液等）查见不典型增生的细胞。

此外，CT、MRI等方法可用于乳腺增生症的检查，有些因为可靠性未肯定，尤其CT价值不大，以B超及红外线透照作为乳腺增生症的首选检查方法为妥。除少数怀疑有恶性倾向的病例外，35岁以下的病例钼靶摄影一般不做常规应用。对临床诊断为乳腺增生症的患者，应嘱患者2~3个月复查1次，最好教会患者自我检查乳房的方法。

（四）治疗

1. 内科治疗　迄今为止，对本病仍没有一种特别有效的治疗方法。根据性激素紊乱的病因学理论，国外一直采用抑制雌激素类药物的治疗方案。目前对本病的治疗方法都只是缓解或改善症状，很难使乳腺增生后的组织学改变得到复原。

（1）性激素类：以往对乳腺增生症多采用内分泌药物治疗，尽管激素治疗开始阶段多会有较好的效果，但由于乳腺增生症患者多有内分泌激素水平失衡因素，现投入激素，应用时间及剂量很难恰如其分适合本病需要，往往有矫枉过正之弊。应用不当，势必会更加重这种业已失衡的状态，效果必然不甚满意。同时乳腺癌的发生与女性激素有肯定关系，甚至增加乳腺癌发生机会。因此，目前应用激素类药物作为治疗本病的已很少作为常规用药。此类药物应用主要机制是利用雄激素或孕激素对抗增高了的雌激素。

以调节体内的激素维持平衡减轻疼痛，软化结节。该类药物早在1939年Spence就试用雄性激素（睾酮），Atkins也报道了本药作用。因恐导致乳腺癌的发生，临床应用应谨慎。下面介绍常用药物：

1）黄体酮：一般在月经前2周用，每周注射2次，5mg/次，总量20~40mg。疗程不少于6个月。然而目前有报道，认为此药对本病治疗无效且不能过量治疗，否则会引起乳房发育不良，甚至引起乳腺上皮恶变。

2）雌激素：在月经期间，每周口服2次小剂量己烯雌酚（1mg），共服3周。在第2次月经期间，依据病情好转程度而适当减量，改为每周给药1次或0.2mg/d，连用5天。如此治疗6~8个月。亦可用0.5%己烯雌酚油膏局部涂抹，每晚抹乳腺皮肤，连用半年。

雌激素应用的不良反应可见恶心、呕吐、胃痛、头痛、眩晕等，停药后消失。

3）甲睾酮（甲睾素）：甲睾酮5mg或10mg，1次/d，肌内注射，月经来潮前第14天开始用，月经来潮停用。每次月经期间用药总量不超100mg。

4）丙酸睾酮：丙酸睾酮25mg，月经来前1周肌内注射，1次/d。连用3~4天。睾丸素药膏局部涂抹亦有一定作用。

以上2种雄激素的不良反应，有女性男性化多毛、阴蒂肥大、音变、痤疮、肝脏损害、黄疸、头晕和恶心。

5）达那唑（Danazol）：是17-己炔睾（Elhisterone）衍生来的合成激素，其作用机制是抑制促性腺激素，从而减少了雌激素对乳腺组织的刺激。Creenbiall等在治疗子宫内膜异位症时，发现该药治疗的病例所伴有的良性乳腺疾病同时得到缓解。达那唑不能改变绝经前妇女的促性腺激素水平，其机制可能是抑制卵巢合成激素所需要的酶，从而调整激素水平，此药治疗效果显著。症状消失及结节消失较为明显，有效率达到90%~98%。但不良反应大，尤其月经紊乱发生率高，因此仅对用其他药物治疗无效、症状严重、结节多者，才选用此药。用药剂量越大，不良反应出现的也越多，且有停药复发问题。用法为：达那唑100~200mg，1次/d，月经来后第2天开始服用，3~6个月为1个疗程。

6）他莫昔芬（Tamoxifen）：本品主要是与雌激素竞争结合靶细胞的雌激素受体，直接封闭雌激素受体。阻断雌激素效应是一种雌激素拮抗药。1980年有人开始用本品治疗本病，国内报道治疗本病的缓解率为96.3%，乳腺结节缩小率为97.8%，停药后有反跳作用。不良反应主要为月经推迟或停经，以及白带增多等。且前Femtinen认为治疗乳痛效果好。用法10mg，2次/d，持续2~3个月。但也有报道长年服用可引起子宫内膜癌的危险。

（2）维生素类药物：维生素A、维生素B、维生素C、维生素E等能改善肝功能、调节性激素的代谢，同时还能改善自主神经的功能，可作为乳腺增生症的辅助用药。Abrams（1965）首先报道用维生素E治疗本病，随后的研究发现其有效率为75%~85%。机制系血中维生素E值上升，可使血清黄体酮/雌二醇比值上升；另一方面可使脂质代谢改善，总胆固醇-脂蛋白胆固醇的比值下降，α-脂蛋白-游离胆固醇上升。维生素E可使乳房在月经前疼痛减轻或缓解，部分病例可使乳房结节缩小、消散，又可调节卵巢功能，防治流产和不孕症，维生素E是一种氧化剂还可抑制细胞的间变，可以降低低密度脂蛋白（LDL）增加孕激素，故鼓励患者用维生素E以弥补孕激素治疗的不足。其优点是无不良反应，服药方便，价格低廉，易于推广使用，但疼痛复发率高。维生素B_6与维生素A对调节性激素的平衡有一定的意义，维生素A可促进无活性的雄烯酮及孕炔酮转变为活性的雄烯酮及孕酮，后两者均有拮抗雌激素作用。可以试用。具体用法为：维生素B_6 20mg，3次/d。维生素E100mg，3次/d，维生素A_1 500万U，3次/d，每次月经结束后连用2周。

（3）5%碘化钾溶液：小量碘剂可刺激腺垂体产生促黄体素（LH），促进卵巢滤泡黄体化，从而使雌激素水平降低，恢复卵巢的正常功能，并有软坚散结和缓解疼痛的作用。有效率为65%~70%。碘制剂的治疗效果往往也是暂时的，有停药后反跳现象。由于可影响甲状腺功能，因此应慎重应用。常用的是复方碘溶液（卢戈液每100mL含碘50g、碘化钾100g），0.1~0.5mL/次（3~5滴），口服，3次/d。可将药滴在固体型食物上，以防止药物对口腔黏膜的刺激。5%碘化钾溶液10mL，口服，3次/d。碘化钾片0.5g，3次/d，口服。

（4）甲状腺素片：由于近年来认为本病可能与甲状腺功能失调有关，因此有人试用甲状腺素片治疗乳腺增生症获得一定的效果。用甲状腺浸出物或左甲状腺素（Syntthroid）治疗，0.1mg/d，2个月为1个疗程。

（5）溴隐亭（bromocripine）：本品属于多巴胺受体的长效激活剂，它通过作用在垂体催乳细胞上多巴胺受体，释放多巴胺来直接抑制催乳腺细胞对催乳素的合成和释放。同时也减少了催乳素对促卵泡成熟激素的拮抗，促进排卵及月经的恢复，调整激素的平衡，使临床症状得以好转，有效率达75%~98%。本品的不良反应是头晕困倦、胃肠道刺激（恶心甚至腹痛、腹泻）、面部瘙痒、幻觉、运动障碍等。具体用法为：溴隐亭5mg/d，3个月为1个疗程。连续应用不宜超过6个月。

（6）其他

1）夜樱草油：本品是一种前列腺受体拮抗药，用药后可致某些前列腺素（PGE）增加并降低催乳素活性，3g/d。效果不肯定，临床不常应用。

2）催乳素类药物：正处于临床试验阶段，其效果尚难肯定。

3）利尿药：有作者认为乳房疼痛与乳房的充血水肿有关，用利尿药可以缓解症状。常用螺内酯（安体舒通）和氢氯噻嗪短期应用。

2. 手术治疗

（1）适应证：乳腺增生症本身无手术治疗的指征，手术治疗的主要目的是避免误诊，漏诊乳腺癌。因此，手术治疗必须具备下列适应证：①有肿块存在。重度增生伴有局限性单个或多个纤维瘤样增生结节，有明显片块状肿块，乳头溢液，其他检查不能排除乳腺癌的病例。②药物治疗观察的病例，在弥漫性结节状乳腺或片块状乳腺腺体增厚区的某一局部，出现与周围结节质地不一致的肿块者，长期用药无效而且症状又加重者。③年龄在 40~60 岁患者，又具有乳腺癌高危因素者。④长期药物治疗无效，思想负担过于沉重，有严重的精神压力（恐癌症），影响生活和工作的患者。

（2）手术目的和治疗原则：①手术的主要目的是明确诊断，避免乳腺癌的漏诊及延诊。因此，全乳房切除是不可取的也是禁忌的，如果围绝经期患者必须如此，须谨慎应用（仅行保留乳房外形的腺体切除），绝不宜草率进行。②局限性病变范围较小，肿块直径不超过2.5cm，行包括一部分正常组织在内的肿块切除。③全乳弥漫性病变者，以切取增生的典型部位做病理学检查为宜。④年龄在 50 岁以上，病理证实为乳腺导管及腺泡的高度非典型增生患者可行单纯乳房切除（仅行腺体切除，保留乳房外形）。

总之，没有绝对适应证而轻举扩大乳腺切除范围是十分错误的。用防止癌变的借口切除女性（尤其是青、中年女性）的乳房也是绝对不允许的。

3. 其他治疗

（1）中医治疗：中医药在治疗乳腺增生症方面有其独到之处，为目前治疗本病的主要手段（详见乳腺囊性增生病）。

中医治疗时，除口服药物外，不主张在乳房局部针刺治疗（俗称扎火针）且必须强调的是：在诊断不甚明确而又不能除外癌时，局部治疗属于禁忌。在临床实践中，有多例因中药外敷、扎火针而致使误为乳腺增生症实为乳腺癌的患者病情迅速恶化的病例，应引以为戒。

（2）饮食治疗：据某些学者认为，此病的发生也与脂肪代谢率紊乱有关，因此应适当减少饮食中的脂肪的摄入量，增加糖类的摄入。

（3）心理治疗：乳腺增生症的发生和症状的轻重常与情绪变化有关，多数患者在遇心情不舒畅的情况下及劳累过度时，很快出现症状或使症状加重。因此，给予患者必要的心理护理，对疾病的恢复是有益的，尤其是对乳痛症患者。如果能够帮助患者消除心理障碍，保持良好的心理状态，可完全替代药物治疗。消除恐惧和紧张情绪是心理治疗的关键。必要时可给予地西泮（安定）等镇静药以及维生素类药。

五、乳腺囊性增生病

乳腺囊性增生病（Cystic hyperplasia of breast）属于乳腺结构不良的一个晚期阶段，是一种完全性的病理性变化。临床表现主要是以乳房肿块为特点，同时伴有轻微的乳痛。病理改变除了有小叶增生外，多数中小乳管扩张形成囊状为本病特点。乳管上皮及腺泡上皮的增生，与癌的发生有着一定关系。Warren 等追踪病理证实的乳腺囊性增生病，其后发生癌变者较一般妇女高 4.5 倍，并且乳腺囊性增生病在乳腺癌患者的发生率远高于一般的同龄妇女。本病在临床上极为多见，大约 20 个成年妇女在绝经期前就有 1 个患本病，发病率较乳腺癌高，在尸检资料中如将小叶囊肿一并统计在内，其发病率更明显增高。

本病属于中医的"乳癖"范围，中医学认为"乳癖及乳中结核……随喜怒消长，多由思虑伤脾，恼怒伤肝，气血瘀结而生"。

（一）发病率

乳腺囊性增生病是乳腺各种病变中最常见的一个阶段。即使仅以临床能觉察的较大囊肿为限，乳腺囊性增生病的发病率也较乳腺其他病变的发病率为高。据纽约长老会医院1941—1950年间共有临床表现明显的乳腺囊性增生病1 196例，同时期内的乳腺癌有991例、腺纤维瘤有440例，可见乳腺囊性增生病之多见。又据 Bmhardt 和 Jaffe（1932）曾报道100个40岁以上女尸的尸检资料统计，其乳腺囊性增生病的发生率高达93%。Franas（1936）曾报道100个19～80岁的女尸，其乳腺中有显微观的小囊肿者占55%，双侧病变也有25%。Frantz等（1951）研究过225例并无临床乳腺瘤的女尸，发现19%有肉眼可见的乳腺囊性增生病（囊肿大1～2mm以上），半数为两侧性。此外。在显微镜下还发现34%有各种囊性病变（包括小囊肿、管内上皮增生等），总计半数以上（53%）具有各种表现的乳腺囊性增生病。总之，以这样的估计，一般城市妇女中每20个就有1个在绝经前可能在临床上发现乳腺囊性增生病，其发病率远较乳癌的发病率高。

乳腺囊性增生病通常最早发生在30～39岁之间，至40～49岁之间其发病率到达高峰，而在绝经后本病即渐减少。据美国纽约长老会医院统计的454例临床可见的乳腺囊性增生病也说明了是中年妇女常见病。其发病年龄如以初诊时为准，20～29岁占5.2%，30～39岁占33.2%，40～49岁占49.6%，50～59岁占9.4%，60岁以上的共占2.6%，其平均发病年龄为41岁。我国王德修、胡予（1965）报道的46例乳腺囊性增生病，平均年龄为39.8岁，天津市人民医院（1974）报道的乳腺囊性增生病80例，患者就诊年龄为14～74岁，平均为38.7岁，可见乳腺囊性增生病主要为中年妇女的疾病。

（二）临床表现

1. 患病年龄 患病年龄多在40岁左右的中年妇女，青年及绝经后妇女少见。自发病到就诊时间平均3年（数天至10余年）。

2. 乳痛 多不显著，与月经周期关系不甚密切，偶尔有同乳腺增生症一样的疼痛，此点可与小叶增生相区别。疼痛可以有多种表现，如隐痛、钝痛或针刺样痛，一侧或双侧，同时伴患侧胸、背及上肢的疼痛。疼痛可以是持续性，也可以是周期性，但不规律的乳痛是本病的特点。乳痛多因早期乳管开始扩张时出现，囊肿发展完全时疼痛消失，疼痛也可能与囊内压力迅速增加有关。

3. 乳头溢液 多为草黄色浆液、棕色、浆液血性甚至纯血液。一般为单侧，未经按压而自行排出。也有经挤压而出。溢液主要是病变与大导管相通之故。有文章报道，762例乳房肿块病患者，发生排液者41例，占5.4%，其中63.5%为乳腺囊性增生病。

4. 乳房肿块 是本病主要诊断依据。但检查该病时，最好在月经前后7～10天之内。先取坐位后取平卧位，按顺序仔细检查乳房各个象限，检查肥大型或下垂型乳房时，可采用斜卧位，并将上肢高举过头，以便检查乳腺的外上象限。常见肿块有以下几种表现：

（1）单一肿块状：呈厚薄不等的团块状，数目不定，长圆形或不规则形，有立体囊样感，中等硬度有韧性，可自由推动，不粘连，边缘多数清楚，表面光滑或呈颗粒状，软硬不一，是单纯囊肿的特点。有些囊肿较大，一般呈圆球形，表面光滑，边界清楚；囊肿的硬度随囊内容物的张力大小而有差别，张力小的触诊时感觉较软，甚至有波动感，张力大的显得较硬，有时与实质性的腺纤维瘤很难区别。此外，在月经来潮前因囊内张力较大，肿块也会变得较硬。由于囊内容物一般多为澄清的液体，所以大的囊肿大多透光明亮。

如囊肿有外伤出血或感染，则透光试验时囊肿显出暗淡的阴影，在感染的情况下因囊肿与周围组织常有粘连，还可见皮肤或乳头的粘连退缩现象。囊内乳头状瘤存在时，囊液每呈血性或浆液血性，此时透光试验也能显出境界清楚的阴影。

（2）乳腺区段型结节肿块即多数肿块出现：结节的形态按乳管系统分布，近似三角形，底位于乳房边缘，尖朝向乳头，或为不规则团块，或为中心部盘状团块，或为沿乳管走向的条索状，囊肿表现形式可以是单个或多个，呈囊状感，也有为颗粒状边界清楚，活动度大，大小多在 0.5～3cm 之间。大者甚至可达 8cm 左右。文献上有人将直径在 0.5cm 以下，称"沙粒结节"。

（3）肿块分布弥漫型：肿块分布的范围超过 3 个象限或分散于整个或双侧乳腺内。

（4）多形状肿块：同乳腺内，有几种不同形态的肿块（片状、结节、条索、颗粒等），在同一部位或不同部位，甚至散在全乳房。

（5）肿块变化与精神情绪的关系：多数人于月经前愁闷、忧伤、心情不畅以及劳累、天气不好而加重，使肿块变大、变硬，疼痛加重。当月经来潮后或情绪好、心情舒畅时，肿块变软、变小。同时疼痛可减轻或消失。这种因精神、情绪的变化而改变的肿块，是本病的特点，而且多为良性经过。有人认为，这种表现多在乳腺结构不良的早期，而囊肿期则表现不甚明显，仅表现为肿块的突出特点。各型肿块，与皮肤和深部筋膜不粘连，乳头不内陷。乳房外形不变，同侧腋窝淋巴结不肿大。切开肿块，内有大小不等的囊肿（为扩张的乳管），大如栗子，小如樱桃，多散在乳房深部。

（三）辅助检查

1. X 线检查　可见多数大小不一的囊腔阴影，为蜂巢状，部分互相融合或重叠，囊腔呈圆形，大囊腔为卵圆形，边缘平滑，周围大或伴有透亮带。牵引乳头摄片，则发现弧形之透亮区易变形，而由于皮下脂肪层变薄，由于位于边缘的囊腔而呈皱襞状。文献报道钼靶 X 线的诊断正确率达 80%～90%。随着 X 线技术的改进，如与定位穿刺活检相结合，其诊断正确率可进一步提高。近年来磁共振的应用，对诊断本病有一定参考价值，典型的 MRI 表现为乳腺导管扩张，形状不规整，边界不清，但本病 MRI 表现是多种多样。因此法不太经济，故临床应用目前未推广。

2. B 超检查　Wild（1951）首先应用超声波检查乳腺的肿块，近年来 B 超发展很快，诊断正确率高达 90% 左右。超声波显示增生部位不均匀的低回声区，以及无回声的囊肿。它的诊断在某些方面优于 X 线摄片。X 线片不易将乳腺周围纤维增生明显的孤立性囊肿和边界清楚的癌相鉴别，而 B 超则很容易鉴别。B 超对乳腺增生症患者随访很方便，也无创伤。临床检查应作为首选方法。B 超对囊肿型的乳腺病表现为，光滑完整的乳腺边界，内皮质稍紊乱，回声分布不均，呈粗大光点及光斑。囊肿区可表现出大小不等的无声回区，其后壁回声稍强。

3. 肿块或囊肿穿刺　在乳房肿块上面，行多处细针穿刺并做细胞学检查，对诊断乳腺上皮增生症有较大价值。结合 X 线透视下定位穿刺活检，其诊断正确率较高。需注意的是对怀疑癌变的病例，最后确诊仍有赖于组织切片检查。

4. 透照摄影 乳腺透照法首先由 Curler（1929）提出，Cros 等（1972）作了改进。其生物学基础是短波电磁辐射（蓝光）比长波（红光）更容易透入活组织，短波光在组织内广泛散布，长波光可被部分吸收，并产生热。乳腺各区域的不同吸收质量用黄光透照能更好地显示。Gros 等使用非常强的光源，在半暗环境中进行透照，并用普通彩色胶卷摄影，观察其图谱的变化。有一定的诊断价值，最适宜大面积的普查。由于乳腺组织囊性增生和纤维性变，在浅灰色背影下，可见近圆形深灰色均匀的阴影，周围无特殊血管变化，乳腺浅静脉边界模糊不清。由于含的液体不同，影纹表现各异。清液的囊肿为孤立的中心造光区，形态规则，含浊液则表现为均匀深灰色的阴影，边界清楚。也是鉴别良恶性一种方法。

5. 囊内注气或用造影剂摄像检查 这些方法仅可说明有囊肿，并不能确定其性质，最终还需依靠病理组织学检查。

6. 活检 对诊断不清，特别是难与恶性肿瘤相鉴别者，可行活检，但是应注意：

（1）如果肿块小而局限者，可行包括一部分正常组织在内的全部肿物切除，送病理学检查。

（2）如果肿块大，范围广泛，可在肿块最硬处或肿块中心处取组织做病理学检查。

（四）鉴别诊断

鉴别诊断目的主要在于：①为排除癌变的存在。②了解病变增生程度，以便采取相应措施。③预测疾病的发展与转归。④对一些肿物局限者切除，达治疗目的。

根据病史、体征及一些辅助检查，基本能提示本病存在的可能，但最终仍需病理组织学来确诊，确诊后方可采取治疗措施。

乳腺增生症尚需与乳房内脂肪瘤、乳腺导管内或囊内乳头状瘤、慢性纤维性乳腺炎、导管癌等鉴别。

1. 乳房内脂肪瘤 为局限性肿块，质软有假性波动，无疼痛及乳头溢液，也无随月经周期的变化而出现的乳房疼痛及肿块增大现象。

2. 乳痛症 以乳房疼痛为主，与月经周期有明显关系，每经潮开始后，痛即减轻或消失。乳腺触诊阴性，仅疼痛区，乳腺腺体增厚，无明显肿块感，仅有小颗粒状感觉。很少有乳头溢液。

3. 乳腺管内或囊内乳头状瘤 有乳头溢液及乳房肿块，但与乳腺结构不良的乳头溢液及肿块不同。前者为自溢性从乳头排出血性液体，呈粉红色或棕褐色；后者多为挤压而出，非自溢性，且为淡黄色的浆液性液体。前者乳房肿块较小，位居乳晕外，挤压肿块可见有血性分泌物从乳头排出，肿块随之变小或消失；而乳房结构不良症的肿块，常占乳房大部分或布满全乳，一侧或双侧乳房肿块随经周期而出现疼痛及增大为特点。

4. 慢性纤维性乳腺炎 有乳房感染史及外伤史，往往因炎症的早期治疗不彻底而残留 2~3 个小的结节。在全身抵抗力降低时，再次发作。反复发作为其本病的特点。很易与乳房结构不良相鉴别。

5. 恶性肿瘤 肿块局限、质较硬，无随月经周期变化而出现的乳房变化现象，多需病理协诊（表 6-2）。

表6－2　乳腺增生症与乳房恶性肿瘤的临床鉴别

乳腺增生症	乳房恶性肿瘤
1. 肿块常是多数，可在双侧乳房出现 2. 常伴随月经周期变化而出现乳房的肿胀及疼痛，月经过后而缓解 3. 肿块质较软，大小不等，形状不一。有圆形、椭圆形、三角形等，小如樱桃，大如鸡蛋 4. 肿块与周围组织分界不清，与皮肤及胸肌筋膜不粘连，可呈一团块状活动 5. 无乳房皮肤淋巴管堵塞表现——"橘皮征" 6. 同侧腋窝淋巴管不肿大	1. 常只有一个肿块，且常在一侧 2. 肿块与月经变化无明显关系 3. 肿块质坚硬，表面不光滑，常为单发 4. 肿块多与皮肤及胸肌筋膜粘连，表现为乳头抬高及凹陷，肿块不活动 5. 肿瘤细胞常阻塞乳房表皮淋巴管而出现乳房皮肤的"橘皮征"改变 6. 同侧腋窝淋巴结多肿大质坚硬，晚期则呈团块状，不活动

（五）治疗

1. 手术治疗

（1）手术目的：①明确诊断，排除乳房恶性疾病。②切除病变腺体，解除症状。③除去乳腺癌易患因素，预防乳腺癌发生。

（2）手术指征

1）肿块切除：增生病变仅局限乳房一处，经长时间药物治疗而症状不缓解，局部表现无改善或肿块明显增大、变硬和有血性分泌物外溢时，应包括肿块周围正常组织在内的肿块切除病检。如发现上皮细胞不典型增生而年龄 >45 岁，又有其他乳腺癌高危因素者，则以单纯乳房切除为妥。在做乳房肿块区段切除时，应做乳房皮肤的梭形（或弧形）切除，但不要损及乳晕，以便在缝合后保持乳房的正常外形。

2）单纯乳房切除：乳房小且增生病变遍及一侧全乳，在非手术治疗后症状不缓解，肿块继续增大，乳头溢血性分泌物，病理诊断为不典型增生，年龄在40 岁以上者，有乳腺癌家族史或患侧乳房原有慢性病变存在，可行单纯乳房切除，并做病理学检查。如为恶性，可行根治。年龄 <30 岁一侧乳房内多发增生者，可行细胞学检查，也可进行活检（应在肿块最硬的部位取组织）。如为高度增生，也行乳房区段切除。术后可以药物治疗和严密观察。

3）病变弥漫及双侧乳房：经较长时间的药物治疗，症状不好转，肿块有继续长大，溢水样、浆液性或浆液血性及血性分泌物者，多次涂片未发现癌细胞，如年龄 >45 岁者，可在肿块最明显处做大区段乳房切除，并送病理学检查。年龄 <35 岁，有上述情况者，可将较重的一侧乳房行肿块小区段切除，较轻的一侧在肿块中心切取活体组织检查。如无癌细胞，乳管增生不甚活跃，无上皮细胞间变及化生的，可继续行药物治疗，定期复查。

4）凡为乳腺囊性增生病行肿块切除、区段切除或单纯乳房切除者，术前检查未发现癌细胞，术后一律常规再送病理学检查。发现癌细胞者，均应尽快在短时间内补加根治手术。对于仅行活检或单纯乳房肿块切除患者，术后应继续行中药治疗。

5）乳腺囊性增生病行单纯乳房切除的适应证：凡病理学检查为囊性增生、上皮细胞不典型增生或重度不典型增生，药物治疗效果不佳，年龄 >40 岁，可行保留乳头及乳晕的皮下纯乳房腺体切除。如年龄 <30 岁，可以肿块区段切除。如病理学检查为腺病晚期或囊肿增生期，无论年龄大小，均做肿块切除，并用药物治疗及定期复查。

总之，关于乳腺增生症的治疗问题不能一概而论，应根据年龄、症状、体征以及病理类型、病变进展速度及治疗反应而综合治疗，且不可长期按良性疾病处理，而忽略恶性病变存在的可能，以致贻误治疗时机。也不能因本病是癌前病变就不注意上皮增生情况、年龄大小及病史和治疗反应就一概而论地行区段乳房切除或单纯乳房切除，这些都是不妥的。

2. 化学药物治疗　同乳腺组织增生症。

3. 中医中药的应用

（1）中医治疗的理论：中医认为本病属于乳"癖"，其产生原因系郁怒伤肝，思虑伤脾，气滞血瘀，痰凝成核而引起肿块。从辨证来看，似以肝郁气滞为多，因此在治疗时以疏肝解郁，活血化瘀，软坚散结以及调经通乳为主。

（2）常用方剂及方解

1）乳痛消结汤（乳块消1号）：牡蛎30g，昆布、海藻、鸡血藤、淫羊藿、菟丝子、王不留行、三棱、莪术、皂刺各15g，柴胡、香附、鹿角各9g，通草6g，丹参12g。水煎服，1剂/d，除月经期外，可连续服用，或两次月经之间开始服用至下次月经来前止（此时患者体内雌激素水平最高，症状明显），可连续服用3个月经周期。以巩固疗效。因方中有淫羊藿，故孕妇不宜用。

昆布、海藻、丹参等均为含碘药物，有降低雌激素的作用。

淫羊藿、菟丝子、鹿角均为补肾助阳药，常用治阳痿、遗精，从临床效果来看，似有男性激素样作用，与用男性激素有类似功效。

淫羊藿、丹参等含维生素E（生育酚），维生素E具有黄体素样作用。

柴胡、香附、王不留行、丹参、鸡血藤、赤芍等均有调理经血作用。

根据肝脏的功能，对性腺激素的活性化和失效有重要影响。尤其对正常的生殖生理现象极为重要。而在许多生殖器官（包括乳腺）的功能性疾病，常是由于慢性肝脏失常所引起。例如：肝炎、肝硬化患者因肝功能受损，正常雌激素在肝内的转化发生障碍，致体内雌激素水平相对升高，可使乳腺发育肥大，因此有人用大量维生素B或肝制剂等以改善肝脏功能，达到治疗目的。

根据中医经络学说，乳头属肝经，乳腺属胃经，亦认为本病与肝郁气滞有关。所以方中所选用的药多入肝胃两经。例如：柴胡有疏肝解郁功能；香附有理气疏肝功能；柴胡含有皂素、植物固醇等，有良好的镇痛作用；三棱、莪术、皂刺均有软坚的作用。

2）乳块消2号：丹参、橘叶各15g，王不留行、川楝子、土鳖虫（广地龙代）、皂刺各10g。水煎服，1剂/d。具有疏肝理气、活血化瘀之效。

上述药也可制成浓缩糖衣片47片，2.3g/片，含生药1.5g，12片/d，分2次服，3个月为1个疗程。也可加大剂量，24片/d。

3）消乳汤：山楂、五味子各9g，麦芽30g。水煎服，1剂/d。

4）乳增平1号：广郁金、夏枯草、青皮、乳香、制香附各6g，焦楂肉、牡蛎各12g，海藻、昆布各15g，柴胡、半夏、当归各9g。水煎服，3次/d。

5）"419"丸：猪苦胆汁1 500g，冰片18g，土鳖虫、金银花各1 000g，大枣、核桃仁各500g，马钱子200g。先将猪苦胆汁煮沸1小时后加入冰片，搅拌匀，然后把炙好的马钱子同其他药共研为细末，与胆汁混合，蜂蜜为丸。6g/丸，1丸/次，2次/d，早、晚温开水送服。1个月为1个疗程。根据情况，可连服2个疗程。本方具有清热解毒、散郁火、通经、催乳作用。

6）乳增平 2 号：柴胡、炙甲片、广郁金、三棱、莪术各 5g，当归、白芍、橘核、橘叶、制香附、川楝子、延胡索各 10g。水煎服，1 剂/d。

7）乳康片：柴胡（或青皮）、丝瓜络、当归各 6g，郁金（亦可用三棱代）、橘核、山慈菇、香附、漏芦各 9g，夏枯草、茜草各 12g，赤芍 15g，甘草 3g。水煎服，1 剂/d。

8）加味栝楼神效散：当归 12g，瓜蒌 30g，乳香、没药、甘草各 3g，橘核、荔核各 15g。水煎服，1 剂/d。1 个月为 1 个疗程。疗效不显著，可加昆布、海藻各 15g，经期暂停用。

9）乳癖消：当归、丹参、赤芍、柴胡、郁金、青皮、陈皮、荔核、橘核各 9g，川芎、香附、薄荷各 6g，昆布、海藻各 15g，制没药 4.5g。水煎分 2 次服，1 剂/d。

（3）中成药：乳癖消、乳块消、小金丹、乳康片、乳增平、逍遥舒心丸等。

4. 治疗子宫和附件的慢性炎症　有人认为乳腺小叶增生病患者常伴随有子宫和附件的慢性炎症及神经系统的功能紊乱，因此，在治疗该病时，同时治疗妇科疾病，以调节神经系统功能，使该病的临床症状明显好转。

（樊敦徽）

第三节　乳腺纤维腺瘤

乳腺纤维腺瘤（Fibroadenoma of breast）是青年女性常见的一种良性肿瘤。国外一些学者早在 100 多年前就开始对此病进行探讨，主要在发病率方面颇有争论。一般认为此种肿瘤含有增生的纤维组织和腺泡上皮及不典型的导管。本病进一步发展可形成叶状囊肉瘤，少数纤维腺瘤可恶变成纤维肉瘤，但恶变为癌者罕见。

一、发病率

乳腺纤维腺瘤较常见，发病率在乳腺良性肿瘤中居首位。在普查中此瘤并不少见，估计其发病率要高出乳腺癌几倍至几十倍。据报道本病在 20～25 岁发病率最高，年龄最小的 11 岁，最大的 81 岁。Demetrakopopulos 报道，本病在成年女性中的发病率为 9.3%。

二、病因

乳腺纤维腺瘤好发于青年女性，其发病机制不详。

一般认为乳腺组织对内分泌刺激的反应有关。内分泌功能不稳定，激素水平不协调，雌激素水平过高，过度刺激可诱发本病。雌激素过度刺激可导致乳腺导管上皮和间质的异常增生而形成肿瘤。王俊丽报道：女大学生乳腺纤维腺瘤患者血清皮质醇、孕激素水平较正常同龄女子明显增高，而睾酮、雌激素水平较正常同龄女子为低。这也证明激素紊乱与乳腺纤维腺瘤的发病有关。钱礼认为，其所以形成局部肿瘤的原因可能是先天性的局部解剖生理特性，即与乳腺局部组织对雌激素的敏感性有关。临床观察在妊娠期开始时小叶内腺泡、间质迅速生长，这是容易发生过度增生形成肿瘤的一个时期。原来存在的纤维腺瘤在此时也容易加快生长。妊娠中后期腺泡继续增多，间质逐渐减少，但已形成的肿瘤不会退化。动物试验证明反复注射雌激素可促使发病。这足以说明雌激素是促使发病的重要因素。

三、病理

乳腺纤维腺瘤属于良性间质与上皮的混合性瘤。如果肿瘤以腺管增生为主，纤维组织较少时称为纤维腺瘤；如果纤维组织在肿瘤中占主要成分，腺管数量较少，则称为腺纤维瘤；如果瘤组织由大量的小腺管和少量纤维组织构成，则称为腺瘤。从临床角度上，上述3种形态学上的差异，并没有治疗、预后等临床方面的差别。

（一）乳腺纤维腺瘤的大体形态

瘤体常呈圆形、椭圆形或扁圆形。直径一般在 1~3cm，但有时可 >10cm，表面略呈结节状，边界清楚，较易与周围组织剥离，表面似有包膜，质地硬韧有弹性。切面质地均匀、实性，略向外翻，色淡粉白；若上皮细胞增生，其切面略呈棕红色。管内型及分叶型纤维腺瘤切面可见黏液样光泽和排列不整齐的裂隙；管周型纤维腺瘤切面上不甚光滑。少数肿瘤内可见小囊肿，偶见较大的囊肿，囊内为血清样液，棕色液或黏液。极少数肿瘤内除有囊腔外，囊内可见乳头样瘤样结构。

（二）光镜下所见

根据乳管腺泡和纤维组织结构的相互关系可分3型。

1. 管内型　亦称管型纤维腺瘤，为乳管和腺泡的上皮下纤维组织增生变厚所发生的肿瘤，可累及1个或数个乳管系统，呈弥漫性的增生，增生组织逐渐向乳管组织突入充填挤压乳管，将乳管压扁，腺上皮呈密贴的两排，上皮下平滑肌组织也参与生长，无弹力纤维成分。病变早期上皮下纤维组织呈灶性生长，细胞呈梭形，间质常有黏液性变。成长的肿瘤纤维组织可变致密，发生透明性变，也可受压变扁，上皮萎缩甚至完全消失。

2. 围管型　亦称乳管及腺泡周围性纤维腺瘤。病变主要为乳管和腺泡周围的弹力纤维层外的纤维组织增生，其中有弹力纤维亦增生，但无平滑肌，亦不成黏液性变，乳腺小叶结构部分或全部消失。纤维组织由周围压挤乳管及腺泡时乳管或腺泡呈小管状。纤维组织致密，红染，亦可胶原性变或玻璃样变，甚至钙化，软骨样变或骨化等。腺上皮细胞正常，轻度增生或偶可囊性扩张及乳头状增生，唯一腺上皮增生不如纤维组织增生活跃，腺上皮细胞增生可呈梭形，形体较大，偶见多核细胞。

3. 混合型　以上两型结构同时存在。

四、纤维腺瘤与癌变

关于乳腺纤维瘤癌变问题也是一个需要探讨的问题，国外一些学者尚有不同的看法。有人认为二者无关系。但 Moskowitz 认为绝经期和绝经后发生纤维腺瘤者，患癌危险性增高。Hutchinson 指出，患乳腺纤维囊性病患者若同时患纤维腺瘤，则患癌危险性增加。纤维腺瘤是常见的良性肿瘤，其恶变倾向较小，少数乳腺纤维腺瘤可恶变。国内有些学者认为，叶状囊肉瘤虽然可以由纤维腺瘤经肉瘤变形而形成，但多数可开始时就是肉瘤，不一定经过纤维腺癌阶段。因此，虽然少数纤维腺瘤有肉瘤变，但纤维腺瘤不完全是叶状囊肉瘤的前期病变。纤维腺瘤发生肉瘤变的因素尚待认识。罕见上皮成分癌变为小叶原位癌或导管原位癌。若同时合并腺纤维囊性病，则倾向于发生浸润性导管癌。

五、临床表现

乳腺纤维腺瘤常见于 18～35 岁的青年女性，肿瘤往往无意中发现，大多因洗澡时被触及。肿瘤常为单发，或在双侧乳腺内同时或先后生长，以单发为多见。乳腺上方较下方多见，外侧较内侧多见，故以外上象限者最多。瘤体初期较小，生长缓慢，肿瘤大小一般为 1～3cm，通常长到 5cm 直径时不再增大，但也有 >10cm 者。患者多无自觉症状，大多无疼痛及触痛，偶尔可有轻微触痛，肿瘤呈圆形或椭圆形，表面光滑，质地实韧，边界清楚，与周边组织无粘连，触及有滑动感，表面皮肤无改变。瘤体可在妊娠期或绝经期前后突然增大。腋窝淋巴结无肿大。乳腺纤维腺瘤临床可分 3 型。

1. 普通型纤维腺瘤　此型最多见，瘤体较小。一般 <3cm，很少 >5cm，生长缓慢。

2. 青春型纤维腺瘤　月经初潮前发生的纤维腺瘤，临床上较少见，其特点为生长较快，瘤体较大，病程在 1 年左右肿瘤可占满全乳腺，致使乳房皮肤高度紧张，甚至皮肤发红及表面静脉怒张。

3. 巨纤维腺瘤　亦称分叶型纤维腺瘤、分叶状囊肉瘤。此型肿瘤可生长较大，可 >10cm。多发生在 15～18 岁的青春期以及 40～50 岁的绝经前期的女性。前者是卵巢功能成熟时期，后者是逐步衰退时期，这两个时期体内激素水平不稳定，是促使肿瘤生长的重要因素。

六、特殊检查

（一）钼靶检查

钼靶检查可见圆形、椭圆形或分叶状、边缘光滑整齐，密度较周围组织略高且均匀的软组织影。肿瘤影与临床触及的相似，有时在肿瘤周围可见低密度晕环，为肿物周围脂肪组织影。月经期乳腺明显充血水肿可导致肿块边缘模糊，因此，乳腺钼靶检查时应避开月经期。

（二）超声波检查

B 型超声波检查为无损伤性检查，简便易行，可以重复检查。特征表现为椭圆形低回声肿块，内部回声均匀，边缘清晰光滑呈线状高回声，肿块长径与前后径比 >1.4；而乳腺癌多数表现为不规则肿块，内部回声不均匀，边缘不光滑呈带状高回声，肿块长径与前后径比 <1.4。

（三）液晶热图检查及透照检查

肿瘤为低热图像，皮肤血管无异常走行。

肿瘤与附近周围组织透光情况一致，瘤体较大者肿瘤边界清晰，无血管改变的暗影。

透照对乳腺纤维腺瘤的确诊率高于热图像。

（四）活组织检查

针吸活检或乳腺肿块经手术切除后送病理，此种检查是最确切的检查。对高度怀疑恶性者，不宜行针刺活检，以防穿刺道转移，整块切除活检为首选，也可在做好手术前准备后穿刺，一旦确认为恶性，及时手术。

七、诊断

乳腺纤维腺瘤一般不难诊断,但与乳腺囊性增生病或乳腺癌有时不易区别。临床诊断时应结合患者年龄,肿块大小、形状、活动度,以及辅助检查情况综合判断。诊断困难时应行肿块切除,进行病理学检查。

(一) 临床表现

乳腺内无痛性肿块,多为单发,少数多发,肿块呈卵圆形、圆形,质实而硬,表面光滑,活动度大。

(二) 辅助检查

1. 钼靶检查 乳腺纤维腺瘤表现为卵圆形、圆形密度增强影,边缘清楚,少数有粗大钙化。

2. 红外透照检查 显示乳腺内有一边缘清楚肿块影,血管影正常。

3. B 超检查 显示肿块形状为卵圆形、圆形,实质,边界清,内部回声均质,肿块后方回声增强。

八、鉴别诊断

(一) 乳腺囊性增生病

本病好发于 30 ~ 40 岁,典型表现是单侧或双侧乳腺有界限不清的条索样肿块,或扁状增厚组织,呈结节状,质韧,有明显压痛,疼痛与月经周期有明显关系,月经前 1 周疼痛明显,月经来潮疼痛即缓解。

有些乳腺囊性增生为单一肿块,边界清楚,可自由推动,因肿块有一定的张力或肿块较深,触诊时有实质硬韧感,而有些纤维腺瘤边界不太清楚,或由很多小而多发纤维腺瘤生长一块,故两者易误诊,需病理进一步确诊。

(二) 乳腺癌

乳腺癌临床表现可多种多样,尤其是肿瘤最大直径 <1cm 且位于乳腺深处的乳腺癌,酷似纤维腺瘤。如轻轻推移肿瘤发现肿瘤与皮肤有粘连,即使是轻度粘连也要首先考虑到乳腺癌的诊断,可借助特殊检查有一定帮助,可疑恶性者,及时手术切除病灶,行病理检查。

(三) 大导管内乳头状瘤

肿瘤多位于乳腺中间带或近乳晕部,肿瘤呈囊性,大多伴有血性乳头溢液。

极少数乳腺纤维腺瘤呈囊性感,触诊时与大导管内乳头状瘤很相似,个别乳腺纤维腺瘤因肿瘤生长突入大导管中伴乳头血性溢液,易误诊为乳头状瘤。

(四) 乳房脂肪瘤

乳房脂肪瘤易与纤维腺瘤囊性变者相混淆,但乳房脂肪瘤极少见,多发生在脂肪丰富的乳房。超声或钼靶检查有助于区别。

九、治疗

乳腺纤维腺瘤的处理原则是手术切除,并送病理检查,这不仅因为乳腺纤维腺瘤不能自行消退，并可逐渐增大，而且可以防止恶变。纤维腺瘤切除后不再复发，但在乳腺其他部位仍可发生。近年从美容学角度出发可通过腔镜施行手术的报道逐渐增加。如高度怀疑肿瘤恶变或恶性肿瘤时，应行手术中冰冻切片病理检查，恶变者即按乳腺癌手术原则进行。如肿瘤平时生长缓慢，在没有任何促使肿瘤增长的因素下，如妊娠、外伤等肿瘤突然增长很快，应考虑肿瘤发生黏液性变，应立即手术切除。

十、预后

乳腺纤维腺瘤虽是良性肿瘤，但可发生恶变，是发生乳腺癌的危险因素之一，因此，需及时治疗。手术切除预后良好，手术完整切除后不再复发，但少数患者在乳腺他处或对侧乳腺内可新生纤维腺瘤，所以手术后亦应定期复查。

（刘　奎）

第四节　乳管内乳头状瘤

乳腺导管内乳头状瘤为妇女的一种良性肿瘤。病灶多位于乳晕下方较大的输乳管内，瘤体为多数细小分支的乳头状新生物构成，形似杨梅的肿物，蒂与扩张的导管壁相连。故此得名乳头状瘤。

一、发病率

乳腺的导管内乳头状瘤占所有乳腺疾病的 5.1%，多发生在 40~50 岁的妇女。根据各家的不同报道，年龄最小的为 19 岁，最大的为 82 岁，平均年龄为 45.3 岁。

二、病因

乳腺导管内或囊内乳头状瘤与乳腺囊性病变病因相同，并不十分明确。但多数学者认为是孕激素水平低下，雌激素水平增高所致。

黄朴厚对 1 669 例良性乳腺疾病患者血浆中 E_2 和孕酮的浓度与 569 例正常妇女作对照，结果表明：卵泡期血浆中 E_2 的浓度在良性乳腺疾病组远高于对照组（$P < 0.010$）。这一结果提示良性乳腺疾病患者有垂体-卵巢轴分泌功能失调，血浆的 E_2 提早过高分泌，导致对靶器官的持续刺激，很可能是良性乳腺疾病的致病原因。但是关于这方面的文献报道并不一致，Manvais 观察到患有良性乳腺疾病患者在黄体期血浆孕酮的浓度低于正常，而且血浆中 E_2 的浓度与对照组相等。姜格宁报道 1 例避孕药间接引起乳腺导管内乳头状瘤，由于产后过早服用避孕药使抑制生乳素的激素过度抑制，生乳素分泌增加，形成高生乳素血症，从而引起闭经泌乳综合征。由于乳腺导管受到长期持续的高生乳素血症的不断刺激，导管扩张，上皮细胞增生，形成导管内乳头瘤。

三、病理

乳管内乳头状瘤可分 3 种类型：①大导管内乳头状瘤，指从乳管开口部至壶腹以下 1.5cm 左右的一段导管，罕见癌变，不属于癌前疾病。②中、小导管内乳头状瘤病，指发生于乳晕外乳腺周围区中、小导管的多发性乳头状病变。③发生在乳腺末梢导管的称乳头状瘤病。②和③分轻度、中度和重度。其中，中度和重度乳头状瘤病与乳腺癌关系密切，属于癌前病变。导管内上皮呈乳头状生长，瘤体很小，直径多为 0.5~1.0cm，偶尔 >2cm。一般肉眼观察到多为单发性肿瘤，但是，也可以同时累积同一乳腺的几支大导管内，也可能先后累及对侧乳腺。质地柔软，可呈半流体状，有时可见肿瘤充满管腔，使分泌物充塞，而导管呈囊状扩张。乳头状瘤有的有蒂，有的无蒂，蒂的粗细不一。蒂包括有许多绒毛，富于薄壁血管，故易出血。

光镜下观察乳头状瘤的蒂在组织上包括两种类型：一种为上皮下结缔组织，无弹力纤维构成。这种多在大乳管内的乳头状瘤生长力较微弱，临床较少见；另一种为乳管周围和腺泡周围的结缔组织，包含有弹力纤维构成，这种多在小乳管内和腺泡内，生长旺盛，较为多见。乳头状瘤的瘤体组织有蒂的主要为柱状上皮，无蒂的多为立方形或多角形或圆形上皮。它们的细胞核小而细胞质内常含有嗜酸性颗粒。在瘤体的基底部或顶端可看到柱状上皮时有恶变的趋势。但是恶性的细胞核深染，核仁较大，而且有较多的分裂。3 型的乳头状瘤病，管内肿瘤多发、瘤体米粒大小、粉红色、颗粒状分布在乳腺组织之间，光镜下见导管上皮和间质增生，呈乳头状。此型恶变率较高，病变常累及 2 个腺叶以上，单纯切除后易复发。

四、临床表现

乳头状瘤的主要症状为不在月经期间乳头溢出血性液体，患者多无疼痛和其他病症，仅在内衣上见到棕黄色的血迹，但少数患者可能有乳腺疼痛和炎症的表现，并且可以与皮肤粘连皱缩等症状，有的患者在临床上可以没有乳头溢液，这样的肿瘤多位于乳腺的边缘部位的小乳管或腺泡内，较为坚实的乳头状瘤。而位于乳腺中心部的达到管内的乳头状瘤，增长较快，乳头分支较多、质地较脆的乳头状瘤，出血机会较多，临床表现为乳头溢出血性液。

据 Stout 对 108 例乳管内乳头状瘤的病例分析，其中位于中心部的 81 例，有乳头溢液的 70 例；而位于周围部位的 27 例中有 8 例有乳头溢液。但是各家的报道不一，Grey 报道乳头状瘤溢液者为 80%；Gesclickter 报道乳头状瘤溢液者为 4%；Dergihart 报道为 48%。在临床上常见的溢液较多者肿瘤较小或肿瘤位于中心部位的大乳管内。溢液较少者肿瘤就较大，或者是肿瘤位于乳腺的边缘部位，原因可能为乳腺导管堵塞液体排出不畅所致。

总之，乳头溢液与乳头状瘤的类型和部位有一定关系。在临床上能摸到肿块的大都位于大导管内，肿物多呈圆形，质较软，光滑活动。如继发感染、多与皮肤胸壁粘连，但可以推动。轻压肿块时可自乳头溢出血性液体。但是有的患者的肿块也不一定检查到，临床上大约有 1/3 的患者能摸到肿块。因小的肿物仅几毫米。如果患者乳头溢血性液体，并能扪到肿块，则约 95% 的患者可能为导管内乳头状瘤。

五、特殊检查

(一) 超声

超声波检查具有无创伤、简便易行、可反复进行的特点，因此，近年在临床应用广泛，文献多有报道。乳管内乳头状瘤的特点：伴有或不伴有乳管扩张的乳管内肿块；囊内肿块；乳管内充满型的实体肿块影。

(二) 乳腺导管造影

此为一种乳头溢液诊断的较为常用而且安全可靠的检查方法。对早期诊断乳管内病变与定位有较高的价值，尤其对扪不到肿块的病例，可以诊断出肿块的部位与大小。造影后的钼靶片上可显示出单发或多发的砂粒大小的圆形或椭圆形的充盈缺损。一般多位于 1～2 级乳腺导管内而近端导管呈扩张状态，但无导管完全中断。肿块多为单发，也可为多发。有的病例还可以在钼靶片上显示为分叶状的充盈缺损。

（三）乳管镜

1991 年日本的 Makita 首先报道了将纤维内镜用于乳管疾病的诊断。通过反映在监视器上的肿块像，可直观看到肿块的大小、色泽、分叶情况，有无糜烂、坏死等。其诊断符合率远较乳管造影高。随着内镜技术的发展以及相关产品如摄像系统、活检钳以及细胞刷的开发，乳管镜检查已经取代乳管造影，成为乳头溢液病的首选诊断手段。随着技术改进以及器械发展，乳管镜治疗也在不断发展。

（四）钼靶照相

乳管内乳头状瘤平片上不易显示肿块影，如有肿块时，平片上可显示出规则的圆形肿物阴影，边界尚整齐。

（五）乳腺透照

清楚的红色或棕色病灶，衬以正常组织红色或黄色背影，完全透光与暗影之间有规则的清楚边界。

（六）脱落细胞学

此为一种简单易行的检查方法，将分泌物涂在玻璃片上，然后在光镜下找瘤细胞，以排除乳腺癌，但此项检查阳性率较低，而且并无决定性价值。

（七）针吸活检细胞学

对乳腺肿物已应用近 10 年，对乳腺癌的诊断率，有人报道在 80% 以上，但对乳头状瘤的诊断较差一些。

六、诊断

（一）临床表现

中年女性出现乳头溢液，可为鲜红色、暗红色血性。也可为淡黄色浆液性液体，多无疼痛感觉，常在更换内衣时发现有少许污迹。同时可伴有乳腺肿块，肿块 <1cm，常不能触及，多位于乳晕周围，质中等，边界清楚，按压肿块乳头即有液体溢出。

（二）辅助检查

1. 乳腺导管 X 线造影　可在乳头沿溢液的乳管开口，插入钝头细针，注射碘油或泛影葡胺，可在钼靶片上显示扩张的导管及其树状分支影，并可见芝麻或米粒大小的充盈缺损。

2. 乳头溢液细胞学检查　将乳头溢液进行涂片，光镜下观察，偶可见肿瘤细胞，但阳性率较低。

3. 乳管内镜检查　乳管内镜可见乳头状瘤，为黄色或充血样实体肿物，其表面呈颗粒状，突入腔内，质脆易出血。

七、鉴别诊断

(一)乳管内乳头状癌

此为一种原位癌,可发在乳腺内的大小导管内,在临床上与乳头状瘤难以区别,因为早期都为血性溢液。癌细胞可穿透厚的管壁浸润到周围间质内,导管造影可见导管中断或完全中断,管壁被破坏。

(二)导管癌(粉刺癌)

此为一种导管内的原位癌,较为罕见,可伴有乳头溢液,但为粉刺状,可继发导管内感染。肿瘤切面可见有粉刺样物质,自管口溢出,多发生在较小导管内,管壁可见钙化,细胞分化较差。

(三)乳腺增生

为乳腺的良性病变,临床上可出现乳腺疼痛,乳头溢液为透亮清白液。乳腺疼痛与乳头溢液也多为周期性的,与月经有关系。乳房内可触及增生的腺体。

(四)乳管扩张症

此为一种退行性病变,可出现乳头溢液,多为淡黄色液体,有时也为血性溢液,有时在乳晕下还可触及增粗的乳管。导管造影可见增粗的乳管,管壁光滑无肿物。

另外还有一些仅有乳头溢液,而无其他任何体征。对于此等病例,首先考虑病理性的,应及早通过手术探查,以明确诊断,才不至于使恶性病变延误治疗。

八、治疗

导管内乳头状瘤与导管内乳头状癌有时难以区别,即使冰冻切片检查也辨认不清,只有在石蜡切片中才能得到正确的诊断。因此,导管内的乳头状瘤应尽早手术切除。在手术时我们主张冰冻切片,如诊为恶性癌瘤可行根治性手术;如为良性可行区段切除;如果冰冻切片难以确定诊断,可先行肿块完整切除,待石蜡切片的病理结果汇报后再进行进一步治疗。因为不必要的乳腺切除,其危害远比对一个乳头状癌患者略为延迟几日手术的危害性为大。

乳管内乳头状瘤的手术方法:①区段切除,首先确定并了解病变的准确位置与范围,可在乳头溢液的导管开口处,用一钝针头插入该乳管内,然后沿针做皮肤的放射状切口,切除该乳管及其周围的乳腺组织,注意切除范围要够,不要留下病变,以防复发。②保留乳头的乳腺单纯切除,适用于年龄较大的妇女,或多乳管溢液者。③追加治疗,对术后石蜡切片确诊为乳腺癌时根据其进展程度选择适当的治疗方法(详见乳腺癌章节)。

九、预后

乳管内乳头状瘤是一种良性病变,恶变率较低。临床上所见到的乳头状癌,多为原发,并非恶变而来。乳头状瘤只通过局部切除后均能获得满意效果。

Haagensen 报道 569 例乳头状瘤做了大导管单纯切除术后,对 72 例进行随访,其中除了 3 例手术后 5 年内死于其他疾病外,有 67 例存活 5~10 年以上无复发。

(樊敦徽)

第五节 乳腺其他良性肿瘤

一、乳腺脂肪瘤

乳腺脂肪瘤（Lipoma of breast）是由脂肪细胞增生形成的体表最常见的一种良性肿瘤。脂肪瘤在身体的任何部位皆可发生，多见于肩、背部、四肢，但在乳腺也可见到。

乳腺脂肪瘤组织色泽较黄，且有一层薄的结缔组织包膜，内有许多正常脂肪细胞被结缔组织分割成分叶状。有的含有许多结缔组织或血管，有时在一个脂肪瘤的切面上可见到数个棕红色的腺上皮组织混其中。病理切片上可见脂肪组织混有乳腺小叶的上皮结构。形成此种肿瘤的原因一般认为在脂肪组织中的腺泡结构未参与瘤化，在脂肪瘤的生长过程中，脂肪组织浸润在腺泡的周围所致。

本病好发于 >40 岁患者的脂肪较丰满的大乳腺内，其临床表现与一般的脂肪瘤无区别，往往无意中发现乳腺包块，无疼痛及任何不适，无乳头溢液。肿瘤一般为单发，圆形或扁圆形，质地柔软，边界较清楚，表面常呈分叶状，肿瘤不与皮肤粘连，但在瘤体表面的皮肤上常见有小凹陷，这是因为有纤维索带通过皮肤进入脂肪瘤的小叶间所致。肿瘤生长缓慢，可长期变化不大，与月经周期无任何关系，肿瘤大小不等，可 3~5cm，病程长者可 >10cm。

乳腺钼靶片为边界清楚、密度较低的肿块影，呈分叶状，边缘为薄层纤维脂肪包膜透亮带。

乳腺脂肪瘤需与分叶型纤维腺瘤鉴别：分叶型纤维腺瘤生长较快，瘤体较脂肪瘤为大，质地较脂肪瘤略硬，分叶状更为明显，为了正确诊断必要时可做活体组织检查。因分叶型纤维腺瘤的治疗与脂肪瘤不同，分叶型纤维腺瘤手术需将肿瘤连同周围组织一并切除，必要时做乳房单纯切除。

乳腺脂肪瘤属良性肿瘤，如生长缓慢无需治疗；如生长快需行脂肪瘤单纯切除，术后送病理。

本病预后良好，术后不再复发。

二、乳腺平滑肌瘤

乳腺平滑肌瘤（Leiomyoma of breast）是一种少见的良性肿瘤。肿瘤多位于皮下及真皮内，位于深部组织的称其为血管平滑肌瘤。乳腺的血管平滑肌瘤更为罕见。此瘤可来源于皮肤的立毛肌、汗腺周围的平滑肌、血管的平滑肌。乳腺的浅表平滑肌瘤可在乳晕区的皮肤上见到，因乳晕的真皮层内有发达的平滑肌层。

肿瘤切面呈白色或灰红色，有漩涡状结构，质地坚实，瘤细胞呈梭形，略大于正常的平滑肌细胞，两端钝圆，胞浆染伊红色，内有肌原纤维，胞浆清楚。细胞平行排列或呈束状交织排列。

出现于真皮的肿瘤呈略隆起的结节，表面皮肤略呈淡红色，肿瘤边缘不整，局部有阵发性疼痛或压痛，偶有瘙痒感。乳腺血管平滑肌瘤一般为单发，通常位于乳腺组织深部，肿瘤有明显的包膜，极易活动，故应与乳腺纤维腺瘤相鉴别。手术切除后通过病理切片才能确诊。

乳腺平滑肌瘤通常不发生恶变，手术将受累皮肤及肿块切除便可治愈。

三、乳腺海绵状血管瘤

乳腺海绵状血管瘤（Angiocavemoma）是由血管组织构成的一种良性血管畸形。本病极少见，仅在文献中偶有报道。

乳腺海绵状血管瘤多发生于乳房皮下组织内，由大量充满血液的扩张充血的腔隙或窦所组成，腔壁上有单层内皮细胞，腔隙之间由一层很薄的纤维组织条索状或少许平滑肌纤维分隔呈海绵状，主要是静脉血管延长，扩张呈海绵状，可有完整的包膜，有的界限不清。

本病可发生于任何年龄，其病因是由残余的胚胎或血管细胞形成脉管的错构瘤样新生物，所以在出生时即存在，有的因面积很小，生长很慢，局部症状不被表现出来，因病变发展可数十年才被发现。往往无意中发现乳腺肿块，生长缓慢，无任何不适感。肿瘤表面光滑，质地有囊性感，可活动，无触痛及波动感。肿瘤局部穿刺可抽出血性液体。

本病为良性，对较小的血管瘤可一期切除，较大者可行乳房单纯切除。

四、乳腺淋巴管瘤

乳腺淋巴管瘤（Lymphangioma）是由淋巴管和结缔组织组成的先天性良性肿瘤。本病极罕见，仅在文献中有报道。

在胚胎发育过程中，由于淋巴组织迷生即可成为淋巴管瘤的基础，是由内皮细胞排列的管腔而构成，其中充满淋巴液。

乳腺淋巴管瘤是生长缓慢的良性肿瘤，肿瘤大小不等，小的可几厘米，大的可几十厘米，乳腺可呈葫芦状悬吊在胸腹壁。肿瘤无疼痛，呈囊性感，质软，有波动感。透光试验阳性，局部穿刺可抽出浅黄色清亮的淋巴液。

如果较小的淋巴管瘤可单纯将淋巴管瘤切除，巨大的淋巴管瘤行乳房单纯切除术。

本病预后良好。

五、乳腺错构瘤

错构瘤（Hamartoma）属于一种良性肿瘤，一般好发于肺，极罕见发生于乳腺内，仅在文献中偶有报道。

病因为胚芽迷走或异位，或胚芽期部分乳腺发育异常，造成乳腺正常结构成分比例紊乱。肉眼见：肿瘤呈分叶状，一般无包膜，肿瘤切面为淡黄色，间有灰红色，含脂肪组织及乳腺导管样结构。

本病在出生后即存在，多见于女性，一般不引起症状，可有隐痛，与月经周期无关。乳房皮肤无改变，触及肿瘤成分叶状，肿瘤以 1～8cm 不等，边界较清楚，囊性感，无触痛，与周围组织无粘连，肿瘤生长缓慢，肿瘤透光试验阳性，穿刺无任何液体。确诊需病理证实。

切除肿瘤后预后良好。

六、乳腺神经纤维瘤

乳腺神经纤维瘤（Neurofibroma）少见，好发于乳房皮肤和皮下的神经纤维，常为神经纤维瘤病的一部分。神经纤维瘤可从乳晕和乳头附近长出肿瘤，肿瘤可单发或多发。有时肿瘤带蒂，仅位于皮下组织中，1～2cm。此种肿瘤生长缓慢，一般不会恶变，无疼痛及其他不适感。

因其常为多发性，可导致乳头变形，如多发性肿瘤聚集在一起，可考虑将病变皮肤全部切除，做乳房整形手术；如单发者，可个别行肿瘤切除术，术后无复发。

七、乳腺良性间叶瘤

良性间叶瘤（Benign mesenchymoma）可发生于身体任何部位，偶可见于乳腺内，由多种分化成熟的间胚叶构成的间叶瘤。此瘤肉眼观近似脂肪瘤，但并非黄色，而是灰色。光镜下观，肿瘤由成熟脂肪组织等构成，可夹杂血管样区，故亦称为血管脂肪瘤。肿瘤质软，瘤体2～3cm，最大可长至6cm，边界清楚，与周围组织无粘连，可自由推动，无疼痛与其他不适。

本病属于良性，手术切除即可痊愈，但切除不彻底易复发。

八、乳腺颗粒细胞瘤

颗粒细胞瘤（Granular cell tumor）可发生于身体的任何部位及任何年龄，但多见于舌和皮肤等处。发生于乳腺者极少见。颗粒细胞瘤并非来源于乳腺本身，而是来源于乳腺软组织。

本病可见于女性，也可以见于男性。可发生于乳腺的任何部位，但多见于乳腺内上象限，其次为内下象限、外上象限及外下象限。肿瘤大小不等，一般在0.5～4cm。肿瘤呈结节状，边界不清，质硬，不活动，有时肿瘤相应处皮肤有下陷。故临床应与乳腺癌鉴别。但确诊需病理证实。

肿瘤手术切除后预后良好。

九、乳腺汗腺腺瘤

乳腺汗腺腺瘤（Hidroadenoma）较罕见。因乳房皮肤及乳晕上有汗腺存在，有时可能发生汗腺腺瘤，此为良性肿瘤。通常在真皮形成无数小囊性管，管腔内充满胶样物质，管壁的两层细胞被压扁平。这种汗腺腺瘤开始时仅在皮肤有病变，为透明而散在的小结节，类似小丘疹或粉刺样，软而有压缩性。结节位于真皮内，直径约2cm，有时可高出皮肤1cm，肿瘤可逐渐增大呈乳头状，最后发生破溃。

本病临床上并无重要性，也不会发生恶变。手术切除即可痊愈。

十、乳腺软骨瘤和骨瘤

乳腺软骨瘤（Chondroma）和骨瘤（Osteoma）极少见，一般可见于老年妇女的乳腺纤维瘤内。肉眼见肿瘤表面呈粒状突起，淡黄色，质硬无明显包膜，周围境界清楚。光镜下可见骨膜及断续的骨板，及不同粗细与长短不等排列紊乱的成熟骨小梁。小梁之间可见疏松纤维组织。患者一般无自觉症状。乳房皮肤无改变，肿瘤质硬，无触痛，可活动，与周围组织无粘连。将肿瘤全部切除可痊愈，术后无复发。

十一、乳房皮肤痣

皮肤色素痣（Cutaneous nevus）很常见，在乳房的皮肤上也可发生，有时含有色素或无色素。一般不需治疗。如果发现痣周围因炎症反应而出现浅红色晕，痣体增大，色素增加，痣的生长突然加快等现象，应考虑有恶变为黑色素瘤之可能，此时应及时手术切除。

（刘　奎）

第六节　乳腺癌

一、诱发乳腺癌的主要因素

1. 年龄　在女性中，发病率随着年龄的增长而上升，在月经初潮前罕见，20 岁前亦少见，但 20 岁以后发病率迅速上升，45～50 岁较高，但呈相对的平坦，绝经后发病率继续上升，到 70 岁左右达最高峰。死亡率也随年龄增加而上升，在 25 岁以后死亡率逐步上升，直到老年时始终保持上升趋势。

2. 遗传与家族因素　有家族史的妇女中如有第一级直亲家族的乳腺癌史者，其乳腺癌的危险性明显增高，是正常人群的 2～3 倍；且这种危险性与绝经前后患病及双侧或单侧患病的关系密切。绝经前乳腺癌患者的一级亲属危险性增加 3 倍，绝经后增加 1.5 倍；双侧乳腺癌患者一级亲属的危险性增加 5 倍；如果是绝经前妇女双侧乳腺癌，其一级亲属的危险性增加 9 倍，而同样情况对绝经后妇女的一级亲属危险性增加为 4 倍。乳腺癌家族史是一个重要危险因素，这可能是遗传易感性造成的，也可能是同一家族具有相同的生活环境所致。遗传异常的 BRCA1 或 BRCA2 基因突变也使乳腺癌发病危险性明显增高。

3. 其他乳房疾病史　有关乳腺癌发生的公认假设为持续数年的持续进展的细胞增至改变：正常乳管→管内增生→不典型管内增生→导管内原位癌→浸润性导管癌。在部分女性体内导管内细胞的增殖导致了导管增生，少部分进一步发展为小叶原位癌和导管原位癌；部分最终发展为恶性浸润性癌。现认为，不会增加癌变风险的良性乳腺疾病，包括腺病、乳腺导管扩张、单纯纤维腺瘤、纤维化、乳腺炎、轻度上皮增生、囊肿及大汗腺和鳞状上皮组织化生等。会轻度增加乳腺癌发病风险的良性乳腺疾病包括非单纯纤维腺瘤、中度或重度典型或非典型上皮增生、硬化性腺病和乳头状瘤。而不典型导管或小叶增生则会使乳腺癌发病的风险升高 4～5 倍，如果同时伴有一级亲属患有乳腺癌，则可升高至 10 倍。

4. 月经初潮年龄、绝经年龄　初潮年龄 <12 岁，绝经年龄 >55 岁者，行经年数 >35 年为各自独立的乳腺癌危险因素。初潮年龄 <12 岁者乳腺癌发病的危险性为年龄 >17 岁者的 2.2 倍；而绝经年龄 >55 岁者比 <45 岁的危险性也相应增加，绝经年龄越晚，乳腺癌的风险性越高；行经期 >35 年比行经期 <25 年的妇女发生乳腺癌的危险性增加 2 倍。

5. 初产年龄、生育次数、哺乳月数　是 3 个密切相关的生育因素。首次怀孕年龄较晚、最后一次怀孕年龄较大都可增加患乳腺癌的危险度。生育次数增加则可降低乳腺癌发生的危险度。哺乳也可降低乳腺癌发生的危险性，随着哺乳时间的延长，乳腺癌发生的危险呈下降趋势，其机制可能与排卵周期的抑制而使雌激素水平下降，催乳素水平升高有关。

6. 口服避孕药和激素替代治疗　流行病学研究证实，乳腺癌发病危险增加与使用口服避孕药无关联或仅有轻微关联。但是，在某些特殊类型的女性中，使用口服避孕药会增加乳腺癌发生的危险度，包括一级亲属患有乳腺癌的女性和 BRCA1 基因携带者。并且，年龄较小时使用口服避孕药的女性和使用较早规格口服避孕药的女性发生乳腺癌的风险均较高。

绝经后妇女如长期服用雌激素或雌激素加孕激素替代治疗，可能会增加乳腺癌的危险性，特别是超过 5 年的长期治疗者。

7. 饮食与肥胖　长期高脂肪膳食的情况下，肠道内细菌状态发生改变，肠道细菌通过代谢可能将来自胆汁的类固醇类物质转变为致癌的雌激素。高热量膳食可使妇女月经初潮提前和肥胖增加，肥胖妇女可代谢雌烯二酮成为脂肪组织中的雌激素，其血清雌酮也增高。这些因素都可以增加乳腺癌的危险性。

8. 饮酒　近 20 年来的绝大多数流行病学研究均表明饮酒和乳腺癌发病危险的增加有关。随着酒精消耗量的增加，乳腺癌发病相对危险度持续升高，但是效应量很小；与不饮酒者相比，每天平均饮酒 12g 的女性（近似一个典型酒精饮料的量）乳腺癌发病的相对危险度为 1.10。

9. 吸烟　较早年龄开始主动吸烟的女性会使乳腺癌发病危险度轻度增加；未生育且平均每天吸烟 ≥20 支的女性以及累计吸烟 ≥20 年的女性，乳腺癌发病的危险度明显增加。

10. 电离辐射　随着电离辐射暴露剂量增加，乳腺癌发病危险性升高。

11. 精神因素　性格内向、长期烦恼、悲伤、易怒、焦虑、紧张、疲倦等不良情绪，均可作为应激源刺激机体，产生一系列应激反应，通过心理→神经→内分泌→免疫轴的作用，导致机体免疫监视、杀伤功能降低，T 淋巴细胞减少，抑制抗癌瘤的免疫，在致癌因子参与下促使癌症的发生、发展。

12. 其他系统疾病　一些疾病如非胰岛素依赖型糖尿病会增加乳腺癌发病的危险性；而另一些疾病如子痫、先兆子痫或妊娠期高血压疾病则会减少乳腺癌发病的危险性。

虽然许多乳腺癌危险因素都有很高的相对危险度，但是几乎没有一种乳腺癌的危险因素在人群中的影响高于 10% ~ 15%。年龄是乳腺癌的最主要的危险因素之一。2001 年美国女性浸润性乳腺癌的发病率和年龄的关系、乳腺癌的常见危险因素及其相对危险度和归因危险度如表 6-3 所示。

表 6-3　乳腺癌的传统危险因素及它们的相对危险度和人群归因危险度

危险因素	基线分类	危险分类	相对危险度	暴露率（%）	人群归因危险度
初潮年龄	16 岁	<12 岁	1.3	16	0.05
绝经年龄	45 ~ 54 岁	>55 岁	1.5	6	0.03
初产年龄	<20 岁	没有生育或 >30 岁	1.9	21	0.16
乳腺良性疾病	未行切检或针吸检查	任何良性疾病	1.5	15	0.07
		乳腺增生性疾病	2.0	4	0.04
		非典型增生	4.0	1	0.03
乳腺癌家族史	一级亲属没有	母亲患乳腺癌	1.7	8	0.05
		两个一级亲属患乳腺癌	5.0	4	0.14

注：人群归因危险度 =［暴露率 ×（相对危险度 -1）］÷ ｛［暴露率 ×（相对危险度 -1）］+1｝。

二、发病机制

1. 遗传因素　Li（1988）报道，美国患有软组织恶性肿瘤的年轻人，而他们的孩子有的即患乳腺癌，这是乳腺癌综合征。研究证明了女性乳腺癌中有部分患者是由遗传基因的传递所致，即发病年龄越小，遗传倾向越大。随着遗传性乳腺癌发病机制的深入研究，将来可能会有一定的阐述。遗传性乳腺癌的特点：①发病年龄轻。②易双侧发病。③在绝经前患乳腺癌患者，其亲属亦易在绝经前发病。

2. 基因突变　癌基因可有两种协同的阶段但又有区别，即启动阶段和促发阶段。目前对癌基因及其产物与乳腺癌发生和发展的关系，已得出结论：有数种癌基因参与乳腺癌的形成；正常细胞第 1 次引入癌基因不一定发生肿瘤，可能涉及多次才发生癌；癌基因不仅在启动阶段参与细胞突变，而且在乳腺癌形成后仍起作用；在正常乳腺上皮细胞→增生→癌变过程中，可能有不同基因参与。

（1）放射线照射可引起基因损伤，使染色体突变，导致乳腺癌发生。

（2）内分泌激素对乳腺上皮细胞有刺激增生作用，动物实验表明雌激素主要作用于癌形成的促发阶段，而正常女性内分泌激素处于动态平衡状态，故乳腺癌的发生与内分泌紊乱有直接关系。

雌激素、黄体酮、催乳素、雄激素和甲状腺激素等与乳腺癌的发生发展均有关系。乳腺中的雌激素水平比血液中雌激素水平高若干倍。乳腺中的胆固醇及其氧化产物，即胆固醇环氧化物可诱发乳腺上皮细胞增生，且胆固醇环氧化物本身便是一种致突变、致癌、有细胞毒性的化合物。

（3）外源性激素，如口服避孕药，治疗用雌激素、雄激素等，都可引起体内上述内分泌激素平衡失调，产生相应的效应。

（4）饮食成分和某些代谢产物如脂肪与乳腺癌的关系：由动、植物油引起的高脂血症的小鼠乳腺肿瘤发生率增加。在致癌剂对小鼠的致癌作用的始动阶段，增加脂肪量不起作用，但在促发作用阶段，脂肪喂量增加，肿瘤增长迅速加快。

3. 机体免疫功能下降　机体免疫力下降，不能及时清除致癌物质和致癌物诱发的突变细胞，是乳腺癌发生的宿主方面的重要因素之一，随着年龄的增加，机体的免疫功能尤其是细胞免疫功能下降，这是大多数肿瘤包括乳腺癌易发生于中老年的原因之一。

4. 神经功能状况　乳腺癌患者不少在发病前有过精神创伤，表明高级神经系统过度紧张，可能为致癌剂的诱发突变提供有利条件。

三、组织学分类

乳腺癌组织形态较为复杂，类型众多，需综合判断分类。且乳腺癌多为混合型癌，即在同一块癌组织中，甚至同一张切片内可有两种以上类型同时存在，对这种混合型癌常以占优势的成分诊断命名，次要成分可在其后备注。目前乳腺癌的分类，在实际应用中仍未统一，国内乳腺癌的分类如下：

1. 非浸润性癌　指癌瘤最早阶段，病变局限于乳腺导管或腺泡内，未突破基底膜时称非浸润癌。

（1）小叶原位癌：起源于小叶导管及末梢导管上皮的癌，癌细胞未突破末梢乳管或腺泡基底膜。此型约占乳腺癌的 1.5%。病变组织切面呈粉红色半透明稍硬颗粒状区，病变大多呈多灶性，癌细胞体积较大，形态一致，排列紊乱；细胞质较丰富，淡染；细胞核稍大，染色质细致，分布较均匀，核分裂象少见。常累及双侧，发展缓慢。

（2）导管内癌：发生于中心导管的原位癌，癌细胞局限于导管内，未突破管壁基底膜。

病变可累及导管范围广或呈多中心散在分布，根据癌细胞排列具有 4 种特征性图像：实性、粉刺状、乳头状和筛状。这 4 种图像常混合存在，但在一个肿瘤中常以某一图像为主。

2. 早期浸润癌　从非浸润性癌到浸润性癌是一逐渐发展的过程。其间经过早期浸润阶段，根据形态的不同，分为两类。

（1）早期浸润小叶癌：小叶原位癌穿过基底膜，向小叶内间质浸润，但仍局限于小叶内，尚未浸润至小叶范围之外。

（2）早期浸润导管癌：导管内癌少量癌细胞突破导管基底膜，开始生芽，向间质浸润，但浸润范围小。

3. 浸润性癌　癌组织向间质内广泛浸润，形成各种形态癌组织与间质相混杂的图像。浸润型癌又分为浸润性特殊型癌和浸润性非特殊型癌。浸润性非特殊型癌又根据癌组织和间质比例多寡分为单纯癌、硬癌、髓样癌。

（1）浸润性非特殊型癌

1）浸润性导管癌：最常见的乳腺恶性肿瘤，导管中浸润成分不超过癌实质半量。若超过半量，则以其浸润性成分的主要形态命名。肉眼和显微镜下表现多样，肿瘤细胞常排列呈巢状、条索状和腺样结构。

2）浸润性小叶癌：小叶癌明显向小叶外浸润，包括小细胞型浸润癌。癌细胞形态似小叶原位癌，通常只有少量核分裂。癌细胞常呈单行线状，或围绕导管呈靶环状排列，亦可单个散布于纤维间质中。有时可见残存的小叶原位癌成分。

3）硬癌：约占乳腺癌总数的 10%，癌实质少，纤维间质多为特点。体积小，质地硬，切面瓷白色，癌边缘呈蟹足状向周围浸润。

4）单纯癌：较多见，约占乳腺癌一半以上。癌组织实质和纤维间质成分接近，癌细胞常集聚成小巢，片状或粗索状，也可有腺样结构。

5）腺癌：癌实质中腺管状结构占半量以上者。癌细胞异型性明显，腺管形态不规则，层次不等。

6）髓样癌：癌组织主质为多，间质少。瘤体可达巨大体积，切面灰白色，中心部常有坏死。根据间质中淋巴细胞浸润程度的不同，可分为两个亚型：淋巴细胞浸润少的为非典型髓样癌；浸润多者为典型髓样癌。后者预后好，常划入浸润性特殊型癌内。

（2）浸润性特殊型癌

1）乳头状癌：大导管内癌，极少由大导管内乳头状瘤演变来。多见于 50～60 岁妇女，肿块单发或多发，部分有乳头溢液，大多血性，溢液涂片可找到癌细胞。切面呈棕红色结节，质脆，结节内有粉红色腐肉样或乳头状组织。此癌生长缓慢，转移也较晚。当癌实质一半以上表现为腺管样结构时，可诊断为腺癌。

2）黏液腺癌：又称胶样癌，较少见。发病年龄大，生长缓慢，境界清楚，切面半透明胶冻样物，显微镜下可见癌组织中含有丰富黏液，黏液位于肿瘤细胞内或肿瘤细胞周围。单纯的黏液癌恶性程度较低，腋下淋巴转移较少见，预后较浸润性导管癌为好。

3）髓样癌伴大量淋巴细胞浸润：癌细胞较大，胞质丰富，淡嗜碱性，胞膜不清，常互相融合。胞核空泡状，核仁明显，分裂象多见。癌细胞密集，常呈片块状分布，偶见乳头状结构成弥漫分布。间质纤维少，癌周边界清楚，癌巢周围有厚层淋巴细胞浸润。

4）乳头乳晕湿疹样癌：又称 Paget 病。此癌形态上特征为乳头、乳晕皮肤呈湿疹样改变和表皮内出现一种大而有特征性的 Paget 细胞。此癌多数合并导管内癌和小叶原位癌，部分为浸润性导管癌等。

5）小管癌：又称管状癌，是一种高分化腺癌，癌细胞立方形或柱状，大小相当一致，异型性不明显，核分裂象少见。大部分癌细胞排列成大小比较规则的单层腺管，散乱浸润于间质中，引起纤维组织反应。

6）腺样囊性癌：又称腺囊癌，是一种具有特殊的筛状结构的浸润性癌。此肿瘤具有在唾液腺瘤中所见到的典型结构，由基底细胞样细胞形成大小、形态不一的片状或小巢，内有数目不等、大小较一致的圆形腔隙；腔面及细胞片块周围可见肌上皮细胞。此瘤在乳腺并不常见。

4. 其他罕见癌

（1）分泌型癌：癌细胞淡染，排列成条索、腺样或巢状，有显著的分泌现象。癌细胞内和腺样腔隙中有耐淀粉酶 PAS 阳性物质。此型预后较好，多见于儿童，不应与妊娠妇女的导管癌相混淆。

（2）富脂质癌：又称脂质分泌型癌，癌细胞大，胞质透明或呈泡沫状，内含多量脂质，脂肪染色呈强阳性。胞核不规则，核仁明显。癌细胞排列方式不定，可伴有导管内癌或小叶原位癌成分。有些尚不清楚究竟来自小叶或导管的肿瘤被称为小细胞癌和印戒细胞癌等。

（3）腺纤维瘤癌变：腺纤维瘤内的腺上皮细胞部分或全部呈恶性状态，可表现为导管内癌或小叶原位癌，亦可进一步发展为浸润性癌。应排除其他型癌侵犯腺纤维瘤。

（4）乳头状瘤病癌变：乳头状瘤病的病变内出现灶性癌组织区，且两者在形态上有过渡性改变。癌变区常表现为导管内癌。

（5）伴化生的癌：乳腺癌组织中，除了可见到浸润性导管癌以外，偶可见到不同类型的化生性改变，如部分腺上皮形成扁平细胞；间质中出现骨、软骨成分等。这些肿瘤仍然归原来的组织类型，但须注明化生成分。常见的化生性改变有：鳞状上皮化生，梭形细胞化生、软骨和骨型化生以及混合型化生，后者是前述类型的混合。

四、分级

肿瘤的组织学分级与患者预后的关系早已引起肿瘤学家的重视。乳腺癌的分化程度与预后有十分密切的关系，但各种分级标准的差异颇大。乳腺癌组织学分级主要从腺管形成的程度、细胞核的多形性以及核分裂计数 3 个方面进行评估。以下为不同的分级标准：

（一）SBR 分级标准

1. 分化程度估计　根据形成腺管或乳头的能力。①整个肿瘤可看到为 1 分。②不容易发现为 3 分。③1 分与 3 分之间为 2 分。

2. 多形性　①核规则、类似乳腺上皮为 1 分。②核明显不规则，有巨核、畸形核为 3 分。③1 分与 3 分之间为 2 分。

3. 核分裂数（×400）　①1/10HPF 为 1 分。②2/10HPF 为 2 分。③ > 2/10HPF 为 3 分。

（二）WHO 分级标准

1. 腺管形成　① > 75% 为 1 分。②10% ~ 75% 为 2 分。③ < 10% 为 3 分。

2. 核的多形性　①核小、规则、形态一致为1分。②核的形状、大小有中等度的变化为2分。③核的形状、大小有明显变化为3分。

3. 核分裂数（×400）　①0~5/10HPF为1分。②6~10/10HPF为2分。③>11/10HPF为3分。

（三）我国常见恶性肿瘤诊治规范的分级标准

1. 腺管形成　①有多数明显腺管为1分。②有中度分化腺管为2分。③细胞呈实性片块或条索状生长为3分。

2. 细胞核大小、形状及染色质不规则　①细胞核大小、形状及染色质一致为1分。②细胞核中度不规则为2分。③细胞核明显多形性为3分。

3. 染色质增多及核分裂象（×400）　①1/10HPF为1分。②2~3/10HPF为2分。③>3/10HPF为3分。

各标准的3项指标所确定的分数相加，3~5分为Ⅰ级（分化好），6~7分为Ⅱ级（中等分化），8~9分为Ⅲ级（分化差）。

（四）乳腺癌组织学分级的意义

乳腺癌组织学分级的预后意义早为大家所认识。有学者对有5年以上随访的476例乳腺癌患者进行了分级研究，其结果是组织学分级和生存情况为Ⅰ级、Ⅱ级和Ⅲ级的5年生存率分别是82%、63.4%和49.5%，其差别有显著性意义（P<0.01）。在同一临床分期内，患者的5年生存率随着组织学分级的提高而下降。

组织学分级与DNA增殖指数和DNA倍体有关，分化好的乳腺癌增殖指数低，反之分化差的增殖指数高。利用流式细胞证实了二倍体的乳腺癌，常常是分化好的，而异倍体的乳腺癌常常是分化差的。组织学分级和生长因子受体、癌基因产物的表达也有关，Ⅲ级乳腺癌常有上皮生长因子受体的表达，提示预后差，某些癌基因产物如C-erbB-2的表达提示患者预后较差，常在Ⅲ级乳腺癌中表达。

乳腺癌的组织学分级和组织学分型均为影响乳腺癌预后的病理因素，两者中组织学分级比分型对判断患者的预后更有意义。

虽然组织学分级和分型均为独立的预后因素，但淋巴结有无转移、肿瘤大小更是影响患者预后的重要因素。1982年，Ilaybiffle和Elston等认为与预后有关的3个因素：①肿瘤大小（病理测量）。②组织学的淋巴结分期。③组织学分级。并在Cox分析中得出预后指数的公式：预后指数=0.2×肿瘤大小+淋巴结分期+组织学分级，预后指数增高的患者预后差，以后多量的病例分析也证实了他们的论点。

五、临床分期

目前最常用的国际TNM分类分期是为统一治疗设计和分析治疗效果，国际共同遵守的方案。

（一）TNM分期系统的一般法则

TNM分期系统主要依据为疾病所累及的解剖范围，分类仅适用于癌，并需组织学证实。

T：原发肿瘤的范围，应有体格检查及影像学检查的资料。

N：区域淋巴结，分类依据体格检查及影像学检查。

M：远方转移状况，应根据体格检查及影像学检查。

（二）国际抗癌联盟（UICC）分类分期

1. 临床分类

T　原发肿瘤。

Tis　浸润前期癌（原位癌），非浸润性导管癌，非浸润性小叶癌，局限于乳头乳腺实质内无明显肿块的乳头乳晕湿疹样癌（Paget 病）。

T_0　乳腺内未触及肿瘤。

T_1　肿瘤最大直径≤2.0cm。

T_{1a}　与胸肌筋膜或胸肌无粘连。

T_{1b}　与胸肌筋膜或胸肌有粘连。

T_2　肿瘤最大直径 >2.0cm，但≤5.0cm。

T_{2a}　与胸肌筋膜或胸肌无粘连。

T_{2b}　与胸肌筋膜或胸肌有粘连。

T_3　肿瘤最大直径 >5.0cm，或肿瘤为两个或更多。

T_{3a}　与胸肌筋膜或胸肌无粘连。

T_{3b}　与胸肌筋膜或胸肌有粘连。

T_4　无论肿瘤大小，只要直接侵犯胸壁或皮肤，胸壁指肋骨、肋间肌和前锯肌，不包括胸大肌。

T_{4a}　肿瘤与胸壁固定。

T_{4b}　乳房皮肤水肿、浸润或溃疡（包括"橘皮"样变，或局限于同侧乳房的卫星结节）。

T_{4c}　包括 T_{4a} 和 T_{4b} 均存在。

T_{4d}　炎性乳腺癌。

Tx　肿瘤灶已被切除，资料不详。

N　区域淋巴结。

N_0　同侧腋窝未触及活动的肿大淋巴结。

N_1　同侧腋窝有活动的淋巴结。

N_{1a}　考虑淋巴结内无转移。

N_{1b}　考虑淋巴结内有转移。

N_2　同侧腋窝淋巴结融合成团或与其他组织粘连。

N_3　同侧锁骨上、下淋巴结内转移或有上肢水肿（上肢水肿或因淋巴管阻塞所致）。

Nx　淋巴结情况不详。

M　远处转移。

M_0　无远处转移证据。

M_1　有远处转移，包括皮肤浸润超过同侧乳房。

M_1　用下列标志进一步指明范围：肺 PUL；骨髓 MAR；骨 OSS；胸膜 PEL；肝 HEP；腹膜 PER；脑 BRA；皮肤 SKI；淋巴结 LYM；其他 OTH。

2. 临床分期

Tis　原位癌：乳头乳晕湿疹样癌（Paget 病），非浸润性导管癌，非浸润性小叶癌。

Ⅰ 期　　$T_{1a}N_{0\sim1a}M_0$。

　　　　　$T_{1b}N_{0\sim1b}M_0$。

　　　　　$T_0N_{1b}M_0$。

Ⅱ 期　　$T_{1a}\sim1bN_{1b}M_0$。

　　　　　$T_{2a\sim2b}N_{0\sim1a}M_0$。

　　　　　$T_{2b}N_{1b}M_0$。

Ⅲ 期　　任何 T_3 和任何 NM_0。

　　　　　任何 T 和任何 N_2M_0。

　　　　　任何 T 和任何 N_3M_0。

Ⅳ 期　　任何 T，任何 N，M_1。

六、病理分期

1. pT　原发肿瘤：与 TNM 分类之 T 分类一致。要求标本周围切缘应无肉眼可见肿瘤，镜下才能发现的癌灶不影响分类。

2. pN　区域淋巴结：要求手术切除的标本最少须包括腋窝低位组淋巴结，并且一般须包括 6 个或更多数目的淋巴结。

pNx　区域淋巴结无法分析（手术未包括该部分或过去已切除）。

pN_0　无区域淋巴结转移。

pN_1　同侧腋窝淋巴结转移，可活动。

　　pN_{1a}　只有微小转移 ≤0.2cm。

　　pN_{1b}　淋巴结转移 >0.2cm。

　　pN_{1b}　Ⅰ　转移淋巴结 1~3 个，0.2cm<转移灶<2.0cm。

　　pN_{1b}　Ⅱ　转移淋巴结 4 个或更多，0.2cm<转移灶<2.0cm。

　　pN_{1b}　Ⅲ　淋巴结转移灶浸出包膜，<2.0cm。

　　pN_{1b}　Ⅳ　转移淋巴结 >2.0cm。

pN_2　同侧腋窝多个转移淋巴结互相融合或与其他组织固定。

pN_3　同侧内乳淋巴结转移。

3. pM　远处转移：与临床 TNM 分类之 M 相同。

七、临床表现

乳腺癌的早期可无症状，随着病情发展，可能表现出局部及全身症状。

1. 肿块　肿块是乳腺癌的首发症状。特别是无痛性小肿块常为乳腺癌最早的征象特征。国外报道，多数肿块位于外上象限，其次是内上及乳头乳晕区，下象限者较少。肿块大小不一，以 2~3cm 大小比较常见，多为单发，偶可多发。肿块多呈圆形或卵圆形，边界欠清，一般都为硬结，活动度都较差。

2. 疼痛　多数乳腺癌患者缺乏疼痛症状。由于疼痛发生较少，故乳腺癌不易被早期发现。疼痛常表现为乳腺刺痛、胀痛或隐痛，如癌周伴有乳腺囊性增生也可出现周期性疼痛。

3. 乳房皮肤改变　乳腺组织被位于皮下的浅筋膜所包绕，深浅筋膜之间由 Cooper 韧带相连。由于浅筋膜与皮肤相连，当乳腺癌侵及乳腺间的 Cooper 韧带使之缩短时，会牵拉皮肤，使局部皮肤凹陷，如同酒窝，称"酒窝征"。另外肿瘤直接与皮肤粘连也可能造成此种情况。酒窝征在乳腺癌较早时即可出现，在患侧手臂上下活动时更为明显。（图6-2）

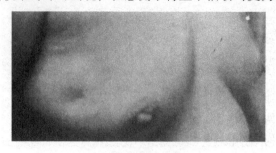

图6-2 乳腺癌"酒窝征"

（1）发红及肿胀：生长较快，体积较大的肿瘤，可出现皮肤表浅静脉怒张，肿瘤局部皮温升高。如肿瘤接近皮肤表面时皮肤可发红。如癌细胞阻塞了皮下淋巴管，即可出现皮肤水肿，呈"橘皮"样变。（图6-3）

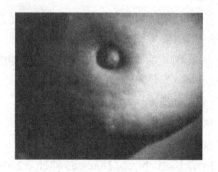

图6-3 乳腺癌"橘皮"样变

乳腺癌皮肤红肿以炎性乳腺癌最为典型，皮肤颜色浅红或深红，由局限的一块很快扩展到大部分乳腺，乃至全乳（图6-4）。触诊时，整个乳腺增厚、变硬，皮温增高，且肿胀、粗糙，有明显的"橘皮"样变。

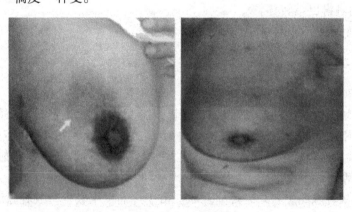

图6-4 炎性乳腺癌

（2）皮肤破溃：肿瘤发展到晚期，肿块长大，可使皮肤隆起，如血液供应不足，随着皮肤发红，变薄，可发生破溃。患者常伴疼痛，有时剧痛难忍。由于创面有大量的坏死组织及血性分泌物渗出，患者常因此出现消瘦、贫血征象。（图6-5）

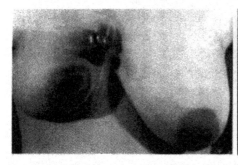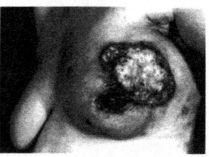

图6-5　乳腺癌皮肤破溃

（3）皮肤结节：结节分布在病变周围的皮肤时，称"卫星结节"，它是癌细胞沿淋巴管、乳腺导管或浅筋膜梁索直接浸润于皮肤所致。卫星结节可单个或数个，后者多呈分散分布。

（4）铠甲癌：数个皮肤结节融合成片，覆盖整个患侧胸壁，并可延及腋窝至背部，甚至可超过胸骨中线，延伸到对侧胸壁。厚硬成板块的皮肤好似古代士兵所穿的铠甲，故称"铠甲癌"。

4. **乳腺轮廓改变**　当肿块较大时，乳腺可有局部隆起，乳腺增大。当肿瘤累及皮肤或胸肌时，可使乳房变硬，缩小。患者端坐时，患侧乳腺可抬高。（图6-6）

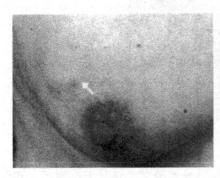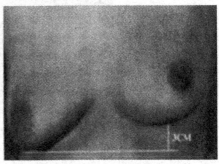

图6-6　患侧乳房抬高

5. **乳头乳晕改变**

（1）乳头回缩及朝向改变：乳头扁平、回缩、凹陷、朝向改变，直至完全缩入乳晕下，看不见乳头。乳腺癌所致的乳头下陷与先天性乳头内陷不同。后者经常可用手牵拉提出，而乳腺癌所致的乳头回缩不可能被拉出，而且凹陷的乳头下或周围可扪及肿块。（图6-7）

（2）乳头的湿疹样改变：最初为乳头瘙痒，乳头上皮增厚、脱屑、渗液，逐渐出现糜烂而反复结痂、剥脱，乳晕皮肤剥脱后出现红色肉芽，乳头可慢慢变平，最后消失。

6. **乳头溢液**　乳头溢液伴肿块者，乳腺癌所占的比例较大。溢液可以是无色、乳白色、淡黄色、棕色、血性等；可以呈水样、血样、浆液性或脓性；溢液量可多可少，间隔时间也不一致。

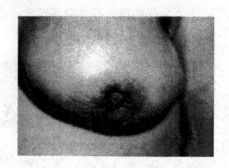

图 6 - 7　乳头回缩

7. 区域淋巴结肿大

（1）腋淋巴结转移：最为常见，转移灶较小时，淋巴结不肿大，或肿大不明显，较难触及。转移病变一般是累及胸肌外侧淋巴结，触之多较硬，不规则，活动度欠佳，晚期可侵及锁骨上淋巴结。

（2）锁骨上淋巴结：转移淋巴结多位于左侧锁骨上窝或右侧锁骨上窝，病灶较硬，一般较小。（图 6 - 8）

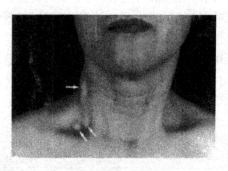

图 6 - 8　锁骨上淋巴结肿大

（3）内乳淋巴结：转移常不显著，术前无确诊的方法，只有肿瘤生于乳房内半部时，则在扩大根治手术时才能发现。

（4）上肢水肿由腋窝淋巴结广泛转移：触诊可触到腋窝或锁骨上有固定、融合肿大的转移淋巴结。

8. 远处转移表现　乳腺癌可经血液或淋巴途径发生远方转移，好发部位以肺、胸膜、骨、肝、脑及软组织较多见。

（1）肺及胸膜转移：肺是乳腺癌常见的转移部位，常表现为结节性多发转移，多为双侧。可出现咳嗽及呼吸困难、咯血、胸痛等。胸膜转移主要表现为咳嗽，疲乏、虚弱、呼吸困难，部分患者有胸痛。

（2）骨转移：最易受累的部位依次为脊柱、肋骨、骨盆及长骨，亦可出现在肩胛骨、颅骨等。主要表现为疼痛。

（3）肝转移：肝转移灶较小时，并无特殊症状，当肿块较大，或较广泛时可出现肝大、肝区疼痛、食欲下降、腹胀等。晚期可出现黄疸、腹水等症。

（4）脑转移：脑转移主要表现为脑膜及脑实质转移，头痛及精神状态改变是常有的症状，并可出现脑功能不全、视力障碍等。如脊膜受到侵及可出现背痛、感觉障碍、膀胱功能障碍、排尿困难等。

八、辅助检查

1. 超声检查　超声检查无损伤性，可以反复应用。对乳腺组织较致密者应用超声检查较有价值，但主要用途是鉴别肿块系囊性还是实性。超声检查对乳腺癌诊断的正确率为80%～85%。乳腺癌肿块外形多不规则，通常无包膜，边缘粗糙不整，多呈锯齿状、蟹足状；肿块内部回声多为低回声，也可呈中或高回声，分布强弱不均；可有散在、成簇或弥漫分布的针尖样或颗粒样钙化；肿块后方回声多衰减，可有皮肤或胸肌浸润；肿块血液供应丰富，呈粗大条状血流，可由外穿入，多有分支。

对于 <0.5cm 的肿瘤，超声检查易漏诊。对较小的肿瘤超声检查的鉴别诊断也较困难。

2. X 线检查

（1）乳腺 X 线摄片对乳腺癌的确诊率可达 80%～90%：在乳腺良、恶性病变的鉴别诊断和乳腺癌早期诊断方面，目前还没有其他方法能够取代它，现常用的有钼靶和干板摄片两种方法。X 线平片有以下特征时，要考虑为乳腺癌。

1）肿块影：在 X 线片上乳腺癌患者肿块的显示率随乳腺类型及病理类型而异。脂肪型乳房显示率高，而年轻而又致密的乳房中，因腺体组织掩盖，肿块显示率较低。X 线片上显示的肿块大小多小于临床触诊，此为恶性征象之一。大多数恶性肿块在 X 线片上表现为不规则或呈分叶状，无明显界限，中心密度高，有的其边缘有短的毛刺，外突而呈星芒状表现，或有僵直的索状带向外周延伸。有时肿块周围结构紊乱变形，可出现沙粒样钙化，有时可见增粗扭曲的血管影，或可见到临近皮肤增厚凹陷或乳头凹陷（图 6－9）。肿块周围常有一模糊较透亮的晕环。

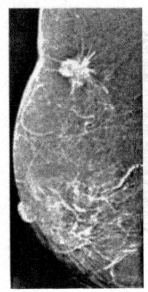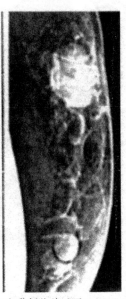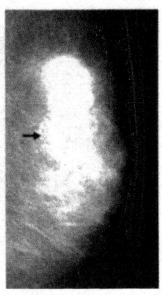

A.右乳侧位片（示上方毛刺行肿块）　B.左乳斜位片（示2cm×2cm　C.左乳侧位片（示上方半圆形肿块，肿块
　　　　　　　　　　　　　　　　　　　浅沟型分叶肿块）　　　　　　下角及周围可见密集的泥沙样钙化）

图 6－9　乳腺癌 X 线表现（肿块）

2）钙化影：钙化在乳腺癌诊断中占据特别重要的地位。有部分患者临床上扪不到肿块，X线片上也可能没有肿块影，钙化是诊断的惟一阳性依据。典型的恶性钙化多表现为簇状分布，大小、数目、形态不一，常常是细沙粒状、细线状、条状、分叉状、不规则多角形或分支状等多种形态同时存在（图6-10）。

（2）乳腺导管造影：影像特征可因癌肿的浸润、梗阻、破坏而引起乳腺导管壁僵硬、局部狭窄、管壁不规则破坏或突然中断，或本应呈树枝状分支的导管树整体走向扭曲异常（图6-11）。

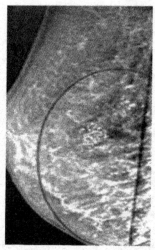 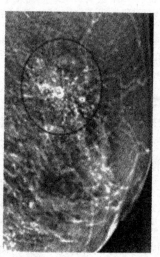

A.右乳侧位片[示乳腺中下方密集　　　B.左乳侧位片[示上方团簇状、小
大量泥沙样钙化（圆圈）]　　　　　杆状、泥沙样混合钙化灶（圆圈）]

图6-10　乳腺癌X线表现（钙化影）

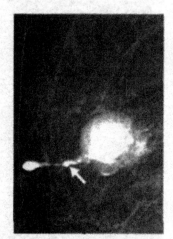 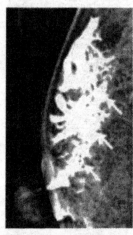 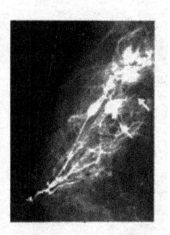

A.乳头状瘤癌变（箭头示肿块堵塞型　B.单纯癌（造影示"虫蚀征"）　C.导管浸润型小叶癌（箭头示"潭
导管扩张）　　　　　　　　　　　　　　　　　　　　　　　　　湖征"）

图6-11　乳腺导管造影

3. MRI检查　MRI检查对于小乳腺癌检出优于普通X线检查。MRI检查以其良好的软组织分辨率和无X线辐射的优点，更适合乳腺的影像学检查。乳腺MRI检查对浸润性乳腺癌的检出率很高，达 86% ~ 100%，特异性亦高达 90% 以上，越来越多的临床研究显示 MRI 检查能检出乳腺 X 线摄影及临床上隐匿性的早期的小乳腺癌，且对致密型乳腺内乳腺癌病灶的检出及乳腺癌术前分期有显著优势。动态增强 MRI 检查对绝大多数乳腺肿瘤的鉴别诊断和乳腺癌的预后判断具有重要价值，对于意向行保乳根治术的乳腺癌患者，术前行常规乳腺 MRI 检查，对乳腺癌组织的病变范围、浸润程度做评估。而对乳腺癌保乳手术后并局部进行放射治疗的患者，对其早期局部复发病灶的检出，MRI 检查较 X 线及 B 超检查更有优势。

MRI 检查图像上显示肿块边缘不规则，可见较长的毛刺结构等，一般提示恶性肿瘤；相反，圆形、卵圆形边缘较光滑或略有分叶者常提示为良性肿块。病灶内部结构不甚均匀，部分区域显著强化而其他区域轻度强化，甚至仅见不规则边缘环形强化者，倾向于恶性病灶；而病灶内部较均匀，但有低信号，无明显强化的间隔常提示良性肿瘤。

4. 乳腺导管内视镜检查　乳腺导管内视镜应用于检查有乳头溢液的患者，操作简单、痛苦小、影像清晰、病变定位准确、可重复操作，甚至可以进行活检，兼有治疗作用。对于乳腺癌却表现为单纯乳头溢液、临床触不到肿块者，进行乳腺导管内视镜检查或活检，优于乳头溢液涂片细胞学检查和乳腺导管造影，可早期诊断乳管内乳腺癌。对部分良性病变可以通过注药、局部治疗，减少盲目切除造成的组织损伤。

湘雅二医院 2003 年 12 月到 2007 年 9 月共行乳管镜检 1 478 例，发现乳管内癌 25 例。乳管镜下乳管内的恶性肿瘤通常可呈灰白色或暗红色，一般无蒂，以宽大的基底与管壁相连；多位于主乳管和一级、二级乳管分支内，可见沿管壁环行分布或纵向伸展的不规则隆起，周围管壁僵硬、弹性差。

5. 热图像检查　应用图像显示体表温度分布，由于癌细胞增殖快血运丰富则相应体表温度较周围组织高，用此差异可做出诊断。但是这种诊断方法缺乏确切的图像标准，热异常部位与肿瘤不相对应，诊断符合率差，近年来渐少应用。

6. 近红外线扫描　在显示器屏幕上可见到由浅到深灰色甚至黑色多个灰度中心的阴影，可大于实际肿块，而且边界不清，形状不规则，同时其周边伴有异常的血管影，粗大扭曲中断，呈放射状、条束状、鼠尾状或蝌蚪状。

7. CT 检查　可用于不能扪及的乳腺病变活检前定位，确诊乳腺癌的术前分期，检查乳腺后区、腋部及内乳淋巴结有无肿大，有助于制定治疗计划。

8. 肿瘤标志物检查　在癌变过程中，由肿瘤细胞产生、分泌，直接释放细胞组织成分，并以抗原、酶、激素或代谢产物的形式存在于肿瘤细胞内或宿主体液中，这类物质称肿瘤标志物。

（1）癌胚抗原（CEA）：为非特异性抗原，在许多肿瘤及非肿瘤疾病中都有升高，无鉴别诊断价值，可手术的乳腺癌术前检查为 20% ~ 30% 血中 CEA 含量升高，而晚期及转移性癌中则有 50% ~ 70% 出现 CEA 高值。

（2）铁蛋白：血清铁蛋白反映体内铁的储存状态，在很多恶性肿瘤如白血病、胰腺癌、胃肠道肿瘤、乳腺癌中有铁蛋白的升高。

（3）单克隆抗体：用于乳腺癌诊断的单克隆抗体 CA15 - 3 对乳腺癌诊断符合率为 33.3% ~ 57%。

9. 病理学检查

（1）乳头溢液细胞学检查：多用于单乳乳头溢液者。乳头溢液细胞学检查，经济方便，其诊断准确率在40%～70%，但假阳性率＜4%，诊断阳性多可确诊。

（2）刮片细胞学检查：对乳头乳晕有湿疹样病变的患者可做印片或刮片检查，如能查见 Paget 细胞，有助于诊断湿疹样乳腺癌。

（3）针吸细胞学检查：阚秀（1993）报道，针吸细胞学检查对乳腺癌的准确率为76.3%，假阳性率＜1%。一旦针吸发现癌细胞即可确诊，但阴性不能排除癌。对性质不定的乳腺肿块，均可做针吸活检，Dawson 等（1998）认为细针穿刺抽吸细胞学检查是对年轻妇女乳腺病灶的较理想的检查方法，可避免延误诊断，改善患者预后。

（4）切除活检：临床检查高度怀疑为恶性者，最好住院。在做好根治性手术准备的情况下，先切除肿瘤及周围部分正常组织，送快速冷冻活检。一旦明确为乳腺癌诊断，一次性行根治性手术。只有对怀疑乳腺肿瘤良性可能较大者，才可在门诊局部麻醉下切除肿瘤送检，但如证实为恶性则需尽快入院行根治性手术。

（5）乳管内镜咬取活检：对乳头溢液者用导管内精细纤维内镜检查，发现肿物时咬取活检，对早期乳腺癌的诊断有重要价值，但阴性不能排除癌。

（6）空芯针活检：空芯针活检简便、安全、微创。可获得较大的组织样本，与开放手术准确率相似，敏感性为92%～100%，特异性为94%～100%。原细针经皮穿刺活检因标本量不足，使多数人放弃它而选择有大切割针的空芯针活检。

采用空芯针活检，对病灶的不同区域进行多处采样，才能确保标本的准确性。在大多数情况下，准确的病灶取样需要4～5个标本，这样才可以确保得到反映病灶真实性的活检标本。如采用自动活检枪需要进行多次穿刺以获取多条组织标本。

（7）超声引导下麦默通（Mammotome）微创活检：麦默通是利用真空将组织吸入取样盒中，然后用高速旋转刀将肿瘤切除，再将肿瘤吸入到体外一盒子中。Mammotome 系统活检，一次穿刺，多次取样，切除标本量大，病理诊断准确，能满足乳腺癌免疫组化指标测定的要求。皮肤小切口（＜3mm），微创，美容效果好，无乳腺组织变形，无术后活动不便。尤其对那些不能扪及肿块的病变，配合 B 超或最先进的钼靶定位系统及 MRI，能提供更为准确的组织学诊断结果。有研究表明麦默通活检可以完全解决小的良性肿瘤，用这种方法可以有效治疗乳腺小的良性病变。目前有临床试验研究是否可用这一设备作为手术切除肿块治疗小的乳腺癌的替代治疗。

乳腺癌的诊断，无论采用何种方法检查，但最终仍需由病理切片检查确诊。

九、诊断

乳腺癌的诊断方法很多，常用的是彩色 B 超检查，普查常用的是乳腺钼靶片，最准确和最终确定诊断的是病理诊断。一般先行影像学检查，如有怀疑再进行病理检查。随着西医的病理结果与中医证型密切关系的深入研究，乳腺的中医诊断也不可轻视，诊断的最终目的是治疗，中西医联合诊断会对合理的中西医综合治疗起到重大的推动作用。

1. 影像学检查　乳腺的影像学检查方法包括 B 超声检查、X 线检查、乳腺导管内视镜检查、CT 检查、MRI 检查等。

2. 病理学检查　是确诊乳腺癌的金标准。

3. 诊断乳腺癌方法的评价　综合评价针吸细胞学检查、癌细胞 DNA 含量分析、癌胚抗原检测和乳腺钼靶片在诊断乳腺癌中的作用，其中以针吸细胞学检查诊断符合率最高，为 80.35%；流式细胞术测定细胞 DNA 含量的假阳性率最高，为 34.20%；钼靶 X 线摄片的假阴性率最高，为 44.54%；而 4 项指标联合诊断使乳腺癌诊断符合率提高到 92.35%，假阳性率降至 1.96%，假阴性率降至 5.93%。4 项指标联合诊断可以明显提高乳腺癌的正确诊断率，并有助于早期诊断。

乳腺针吸细胞学检查不仅对乳腺疾病诊断有重要实用价值，而且对乳腺癌早期诊断及分型诊断有重要价值，特别对鉴别乳腺增生及乳房纤维腺瘤有否癌变有重要指导意义。穿刺成功率高达 100%，早期诊断率为 16.9%，总诊断准确率高达 98.6%。乳腺针吸细胞学检查具有创伤小、简单快速、安全可靠、经济实用、结果准确等优点，各项技术指标明显高于传统诊断方法，是目前任何方法无法取代的，有较高推广实用价值。

4. 中医证型与西医病理的相关性　研究肝郁痰凝型乳腺癌的钼靶 X 线影像特点，探讨其病理基础。如肝郁痰凝型乳腺癌中，乳腺类型以致密型及混合型居多（占 78%）。异常血管征及透环征出现频率较高（占 80% 以上）。腋淋巴结转移出现频率偏低（占 12%）。

十、鉴别诊断

1. 乳腺增生　又称乳腺结构不良，是妇女最常见的非炎性、非肿瘤性乳腺疾病。多因妇女内分泌功能紊乱引起。发病年龄多为 20~40 岁，发达国家发病率可达 1/3，国内约占 50%，主要表现为乳腺组织增厚，稍晚则可触到大小不等的结节，与皮肤和乳腺后方均无粘连。好发生在乳腺外上象限，多为双侧。患者多伴有不同程度的疼痛，月经前明显，月经来潮后即可缓解或解除。

2. 乳腺导管扩张　又称浆细胞性乳腺炎，多发生在 37~50 岁中年妇女。主要表现为乳房疼痛，乳头溢液，乳头可内陷，极似乳腺癌。

以下各点可与乳腺癌鉴别：

（1）患者年龄较轻，多在 40 岁左右。

（2）乳头溢液多为浆液性或脓性，少数也可为血性。

（3）乳头或乳晕下有时可触到增粗的乳管。

（4）乳房肿块多位于乳晕周围，伴有疼痛，与大导管关系密切。

（5）乳腺有炎性表现或有炎症病史和哺乳障碍史，乳房肿块可有缩小或增大的情形。

（6）乳管造影可显示导管扩张。

（7）乳头溢液有大量的炎细胞。

（8）乳腺肿块穿刺可见大量炎细胞或脓细胞。

（9）腋窝淋巴结肿大，质较软并有压痛。

3. 乳腺结核　乳腺结核有以下特点。

（1）患者多为中青年妇女。

（2）多数有结核病史，或有其他部位的结核。

（3）病变都有炎症史，肿块时大时小，对抗结核药治疗有效。

（4）肿块局部可有发红、破溃等症状，部分囊肿有囊性感。

（5）肿块针吸可见有干酪样组织，有稀薄的脓液。

（6）有乳头溢液史，可为脓性。

（7）少数患者的乳头溢液或针吸出的脓液，涂片可见有结核分枝杆菌。

（8）乳腺 X 线检查多数无异常，并有呈淡阴影者。

（9）有乳腺结核与乳腺癌有并存者，约占 5%。

4. 乳腺脂肪坏死 主要鉴别分析如下。

（1）缺乏特征性临床表现，本病肿块一般较硬，形态不规则，酷似乳腺癌。一般在临床上分 2 型：腺体外型，表浅，位于乳腺的皮下，形态不规则，有炎性改变，易诊断为乳腺结核；腺体内型，肿块位于乳腺实质内，缺乏特征，易被误诊为乳腺癌。

（2）缺乏有效的辅助检查，尤其是中老年妇女，肿块位于皮下，且肿块不见增长或有缩小情形，并乳腺有外伤史。转移淋巴结应做切除活检。

5. 急性乳腺炎 常见于分泌性乳房，特别是初产后 3 ~ 4 周，病原菌大多数是金黄色葡萄球菌和少数为链球菌，感染途径多因乳头皲裂处逆行感染所致。也可因细菌直接侵入乳管，上行至腺小叶引起感染。

开始时乳腺局部表现红、肿、热、痛，以及周围淋巴结肿大，当形成坏死液化时，可有脓肿。乳房肿大，活动性强，变硬有压痛，形成脓肿时，肿块软化有波动感。同时感全身不适、寒战、高热。X 线表现结构界限较明显模糊的片状致密影，皮肤增厚，皮下脂肪显示紊乱，有较多的血管和淋巴管阴影，并出现条索状结缔组织模糊影，有时可伴有泥沙样钙化病灶。

急性乳腺炎与乳腺癌比较：①乳腺皮肤无"橘皮"样改变，无卫星结节。②乳腺肿块很少占据全乳，半数以上有囊性感。③乳腺肿块较少见。④多数患者体温及白细胞计数增高。⑤消炎治疗有效。⑥针吸多为脓液或有炎细胞，有助于诊断。

6. 慢性乳腺炎及脓肿 常有脓肿形成，触之为肿块，边缘不清，呈囊性感，可有轻压痛，与周围组织有轻度粘连感。X 线所见为局部致密的片状影，边界不清，皮肤稍增厚。乳腺脓肿可表现为边缘较清楚的圆形或椭圆形不规则的致密阴影，中心部位无结构，周围可因水肿密度较淡。

7. 乳腺单纯囊肿 在乳腺中部较为常见，多由于乳腺导管上皮细胞增生、增多，导致导管延长、迂曲、折叠，在折叠处导管由于缺血可发生坏死，形成囊肿，以后管壁萎缩。X 线平片上表现为圆形、椭圆形致密阴影，密度均匀，边缘光滑锐利，由于囊肿挤压周围的脂肪组织而出现透亮晕。单发囊肿为圆形，多发囊肿为椭圆形，囊壁光滑整齐。

8. 积乳囊肿 较少见。在哺乳期因某一乳管阻塞，即形成囊肿。囊肿可单发或多发，呈灰白色，内含乳汁或干酪样物质。囊壁厚薄不一，大小不等，可发生在任何部位，以较深的乳腺部位最常见。X 线显示圆形或椭圆形的透亮区，体积小，一般为 1 ~ 1.5cm，偶见有 >3cm 者，边缘光滑锐利，密度稍低于脂肪。

9. 乳房纤维腺瘤 多发生于 20 ~ 25 岁青年妇女，由腺体和纤维组织所构成，有青春型和巨纤维腺瘤型两种，但无质的不同。本病的发生与雌激素有密切关系，有单发和多发 2 种。单发的乳房纤维腺瘤好发于乳腺外上象限，多为较小的卵圆形肿块，月经初潮前生长的乳房纤维腺瘤都可生长较大。表面光滑，质坚韧，肿瘤边界清楚，与皮肤和周围组织无粘连，在乳房内容易推动，触之有滑动感。生长缓慢，数年内可无变化，但妊娠期可迅速增大。多发性乳房纤维腺瘤表现均匀一致，中等硬度，大小不等。较大的可呈分叶状，光滑，质韧，边界清楚，肿瘤中心有钙化颗粒。

乳房纤维腺瘤外有包膜，切面呈灰白色，有光亮，不平滑，肉眼可见切面有多数不规则的裂隙为扩张的乳管。

巨纤维腺瘤 X 线平片可见为密度均匀的巨大肿块影，呈分叶状。周围组织被压形成透亮区，肿瘤中心可有钙化影，附近多伴有血管增粗和曲张。

乳房纤维腺瘤虽瘤体很小，但恶变的机会较大，因此还必须认真治疗。

10. 乳管内乳头状瘤　多发生在 40～50 岁的妇女，75% 发生在接近乳头的大乳管内，或发生在乳头附近与乳管相连的囊肿内。可单发也可多发。瘤体很小，但常带有绒毛及较多的薄壁血管，极易出血。

临床多无疼痛，在非月经周期间自乳头溢出血性液体，肿块多摸不到，如果扪查到肿块，多为几毫米直径，位于乳晕区。乳瘤常呈圆形，质较硬，不与皮肤有粘连，可推动，轻压此肿瘤，即可有乳头血性溢液。

乳管内乳头状瘤 6%～8% 可癌变，故术前应做血管造影，以明确诊断。手术应切除彻底，以患病乳管及其周围腺体组织一并切除，以免后患。年龄较大的妇女，应做乳房单纯切除。

（刘　奎）

第七节　乳腺肿块切除术

（一）适应证

乳房良性肿瘤如乳房纤维腺瘤，且患者为年轻女性或未哺乳女性，希望尽量保证乳房外形及保护乳管少受损伤以利于将来哺乳者。

（二）术前准备

（1）术前用温水清洗乳房皮肤，保持局部清洁。如正值哺乳期，为避免术后形成乳瘘，应停止哺乳。

（2）皮肤准备范围包括患侧腋窝、锁骨上区和胸前壁。

（三）麻醉和体位

（1）麻醉：局部浸润麻醉或静脉复合全身麻醉或连续硬膜外阻滞。

（2）体位：仰卧位，患侧上肢外展 90°。

（四）手术步骤

（1）切口：乳晕部肿瘤及乳房边缘处肿瘤采用弧形切口，乳房其他部位肿瘤采用放射状切口。

（2）切除肿块：切开皮肤、皮下组织，显露乳腺组织，继续切开乳腺组织直至肿块表面。以组织钳夹住肿块后，将肿块提起，用止血钳或剪刀沿肿块边缘钝性或锐性分离，将肿块完整从乳腺组织中分离出来并予以切除。

（3）缝合：创面仔细止血后，用丝线缝合乳腺创面，避免留有死腔。切口予以皮内连续缝合或间断缝合。

（五）术后处理

（1）为防止创口渗血，可用紧身乳罩，或用弹力绷带加压包扎。

（2）标本应常规送病理学检查。

（六）手术经验和探讨

（1）注意切口方向，尽量避免损伤乳腺导管，也不要造成乳头内陷而影响哺乳及美观。

（2）应严格把握手术指征：一般而言，乳房良性肿瘤应选择行乳腺区段切除术，因为单纯乳腺肿块切除有时并不能保证能将乳腺肿块切除干净，尤其是肿块包膜易导致残留，从而使复发机会增加。

（3）标本应行病理学检查，有条件者应行快速切片病理学检查，以明确诊断。

（刘学刚）

第八节　腔镜乳腺手术

自 1992 年以来，腔镜辅助下的乳腺外科手术由于其创伤小、美容效果显著等优点，开始应用于临床。传统的乳腺外科手术创口瘢痕给患者留下了不少缺憾，乳腺癌腋窝淋巴结清扫术后引起的上肢活动障碍、感觉异常、淋巴水肿等也为众多患者带来术后的焦虑、不适和痛楚。近 10 多年来腔镜辅助下的乳腺微创外科手术因其微创、美观的优势，在治疗良恶性乳腺疾病方面得到广泛应用，尤其在治疗乳腺恶性肿瘤方面开始显示其独特的微创、美容效果，无疑提高了术后乳腺癌患者的生活质量。由于此技术较腹腔镜技术起步较晚，目前仍存在诸多问题，如乳腔镜应用乳腺癌手术的规范化、传统无瘤原则的挑战、肿瘤复发的长期随访等，但随着乳腔镜技术的日益成熟，手术器械的不断完善，乳腺疾病的腔镜微创手术必将在乳腺手术的治疗领域发挥越来越重要的作用。

一、乳腔镜在治疗乳腺良性疾病中的应用

患有良性乳腺疾病的患者会更多注重术后的美容效果，因此乳腔镜在治疗良性乳腺肿瘤方面最能体现其应用优势。Kitamura 等首次报道了乳腔镜下行直径为 5cm 的乳房纤维腺瘤切除，手术时在腋中线放置 3 个 Trocar，通过直接气囊扩张；钝性分离和 CO_2 充气的方法建立皮下的操作空间来完成手术。随后还对 35 例患者行同样的手术，结果认为应用乳腔镜治疗良性乳腺肿瘤是最佳的手术方式。此外，Osanai 等通过腋窝入口钝性分离乳房后间隙，用 CO_2 来建立及维持操作空间，从而达到切除良性肿瘤的目的，该操作的优势是充分保证了操作空间，不必考虑肿瘤在乳房的位置。虽然该操作对巨大肿瘤或位于乳腺表面肿瘤的切除有一定困难，但该手术方式能减少对皮肤诸如灼伤和麻木等并发症。姜军等对男性乳房发育症行腔镜辅助的皮下乳房切除术，并对中、重度不典型增生的病变行腔镜全乳切除术后一期假体植入，都取得满意的效果。以上技术对于乳腺多发小结节或良性肿瘤，有一定的局限性，但随着超声引导下 Mammotome 微创旋切术的广泛应用，可弥补乳腔镜这方面的缺陷。

二、乳腔镜下男性乳房发育症切除术

男性乳房发育症一般均能通过药物治疗得到缓解。仍有部分患者由于乳房较大、病期较

长，药物治疗疗效不明显；肿大的乳房对男性造成了较严重的心理负担，因此这部分患者仍需手术治疗。传统手术造成乳房局部较为明显的瘢痕、严重影响美观，使得部分患者拒绝手术。这种心理矛盾的状况，对患者的身心造成了严重的伤害。腔镜在乳腺外科的应用为这部分患者提供了较理想的解决办法。

手术方法：全身麻醉，患侧明显垫高，患侧肢体海绵垫包裹后用绷带固定于头架上。术前以标记笔标出需切除的乳房范围，另以标记笔标出距发育乳房1cm的范围。腋中线与乳头连线交点作为进镜孔，腋中线纵向距进镜孔上、下5cm各取1点作为操作孔，于进镜孔分层注入溶脂液（生理盐水200ml，蒸馏水200ml，去甲肾上腺素0.5mg，2%利多卡因20ml），注意溶脂液须均匀注射至整个乳房及乳房后间隙。溶脂20分钟后，以刮宫吸引器头（由细到粗更换吸引器头）吸出脂肪溶液，特别注意吸除乳头乳晕外其余所有乳房皮下的脂肪组织及乳房后间隙的脂肪组织。所有患者均以充气法建立损伤空间，气压控制在6～8mmHg。超声刀切断皮肤与乳房之间韧带，乳头悬吊一针吊起乳头，乳头下方保留近1cm的乳腺组织，保留乳头部血运以免乳头坏死。分离至术前所标记的范围后，于腋前线部、术前所标切除范围处离断乳房与周围组织，于胸大肌表面完整切除乳房。退出Trocar，血管钳将乳房拉至Trocar处，边切边拉直至将整个乳房完整取出。镜下彻底止血，创面生理盐水冲洗，置硅胶引流管1根于穿刺孔引出，可吸收线缝合穿刺孔。同法完成对侧乳房切除术。术后弹力绷带加压包扎。

三、乳腔镜在乳腺癌相关诊断及治疗方面的意义

乳腺癌是女性发病率最高的恶性肿瘤，严重威胁女性健康和生命，给患者、家庭和社会带来严重影响。近年来乳腺癌的临床治疗发生很多变化，早期诊断率的提高促进了保留乳房手术的开展，辅助放疗、化疗和内分泌治疗的进步显著改善了患者的预后。各种新的技术和方法的应用进一步改善了患者的生存质量。其中腔镜手术在乳腺癌中的应用改变了传统手术方式和程序，增强了手术技术的效能，突出了创新手术的特点，发展了新的手术理念，且具有突出的微创和美容效果而备受关注。

（一）腋窝解剖结构

乳腔镜腋窝淋巴结清扫手术不同于通常的腹腔镜手术，其操作空间较小、解剖层次复杂、腋窝部血管、神经、脂肪、淋巴组织多，需要借助特殊的手术器械，一直被认为是腔镜操作的盲区。腋窝部不存在腔隙，不易形成稳定的CO_2气体空间，需人为创建操作空间。腋窝部血管、神经、脂肪、淋巴组织多，解剖层次复杂，手术操作空间狭小。因此，熟悉乳腔镜腋窝淋巴结清扫手术操作的解剖学特点，能少走弯路，减少手术失误。此外，腔镜下能清晰暴露常规开放腋窝淋巴结清扫手术无法或难以识别的解剖结构，现详述如下。

1. 神经

（1）肋间臂神经：肋间臂神经由第2肋间神经外侧皮支的后支和第1、第3肋间神经的外侧皮支（有时还包括臂内侧皮神经）组成。肋间臂神经于前侧胸壁交界处，即胸长神经前2～3cm处穿过肋间肌和前锯肌，向外侧行走于腋静脉下方的脂肪组织中，横穿过腋窝，于背阔肌前方穿过臂固有筋膜进入上臂内侧，分布至上臂内侧及背侧皮肤，向下可达鹰嘴附近。肋间臂神经是Malnd术中最先碰到的主要结构，其位置表浅。当腋窝充气、置入腔镜后，稍加分离蜘蛛网状结构，在腋窝中部即可"遭遇"横跨于腋窝腔、类似"横梁"的1～

3 根较粗的肋间臂神经，切忌以为无用的结构而剪断。常规腋窝淋巴结清扫术中常将其切除，导致患者患侧上臂内侧感觉障碍，如麻木、疼痛、烧灼感或痛温觉迟钝等。受累范围为 $10 \sim 20cm^2$，感觉异常发生率达47.5%，疼痛发生率为26.5%，部分患者的感觉障碍难以恢复。保留肋间臂神经能使患臂内侧感觉障碍，如麻木、疼痛、烧灼感或痛温觉迟钝等的发生率大幅度减低。

（2）胸长神经：胸长神经起自臂丛神经根部的 C_5、C_6、C_7 节段脊神经，位置深且隐蔽，从腋顶深处钻出，沿胸侧壁下行分布到前锯肌。手术时应提起胸廓外下方与腋窝底部交界最深处的脂肪组织，使胸长神经似电线样被拉紧后，剔除周围的脂肪和淋巴组织。

（3）胸内侧神经：胸内侧神经起自臂丛内侧束，行于腋动脉和静脉之间，再穿过胸小肌，从胸小肌的中上部穿出到达胸大肌。由于胸大、小肌之间没有其他致密性纤维条索，腔镜下该神经显示良好，不易受损，可避免发生胸大肌瘫痪萎缩，保持胸前局部外形和功能。

（4）胸背神经：胸背神经起自锁骨下部的臂丛神经后束，达腋静脉下方时位于肩胛下血管的内侧，随后向外下行走，以锐角斜跨于胸背血管上方，和胸背动脉伴行，支配背阔肌。它们"躺"在腋窝后壁，后方为肩胛下肌和背阔肌。

2. 血管

（1）腋静脉：越过肋间臂神经，从气腔中央直指腋窝顶部推进腔镜，在肋间臂神经的前下方即为腋静脉中部。当脂肪抽吸特别充分时，腋静脉清晰可见；若腋静脉周围脂肪抽吸不够彻底，应根据腋静脉解剖学走行，小心分离其表面的脂肪、纤维组织和腋血管鞘即可显露颜色呈蓝色的腋静脉，其上方为腋动脉、有搏动，其上后方为白色的臂丛。腋静脉清楚暴露后，用电剪带电夹住剪断向下的小分支，保留粗大的分支为肩胛下血管；胸外侧静脉和胸上腹静脉均应予保留。

（2）肩胛下血管：腋窝部腋静脉中段略向底部、再向下方走行的片状条索为肩胛下血管，其主干长 $2 \sim 3cm$，发出转向外后的旋肩胛动脉及向下延伸的胸背血管。

（3）胸上腹静脉：通过腔镜可见自胸小肌外侧、腋静脉下方向前胸壁发出一较粗大的静脉支——胸上腹静脉。手术中如果损伤该静脉，有可能引起 Mondor 病，即胸壁硬化性静脉周围炎或胸腹壁血栓性静脉炎。胸上腹静脉起源于上腹浅静脉，上行汇至腋静脉或胸外侧静脉，在股静脉和腋静脉之间建立重要的联系，形成上下腔静脉支流。Mondor 病即为该段静脉的化学性炎症，乳腺癌术后偶见，表现为该静脉沿途条索状红肿、发硬、疼痛。

（4）胸外侧动脉和腋静脉胸小肌后段：胸外侧动脉发自腋动脉，沿胸小肌外缘向下行走至前侧胸壁，常有 $1 \sim 3$ 条分支，并分出许多细小血管支配乳房和胸肌。在手术解剖分离过程中易出血，需特别小心，否则会影响视野。常规开放性腋窝淋巴结清扫术是将其全部切断。它们直径较粗易于保留，其细小支可以用电剪带电剪断，以防出血影响视野。随后可向内侧清扫胸小肌后方腋静脉下方的脂肪和淋巴组织（即第Ⅱ水平淋巴结）。

3. 上臂淋巴回流　腋窝淋巴结切除术后，上肢淋巴出现长期水肿恢复的可能性很小。产生的主要原因可能是术中切断了上臂的淋巴回流径路。上臂的淋巴通过一细小淋巴管，在腋静脉靠上臂处与腋静脉平行并汇入腋静脉。在乳腔镜微创切除腋窝淋巴结同时，为进一步降低上肢淋巴水肿的发生，应特别注意避开腋静脉外侧靠上臂的局部区域，不强求此处的分离，以保留上臂引流至腋静脉的淋巴管。如果此处有淋巴结转移，腋窝必定出现广泛转移淋巴结融合，手术方式应另当别论。本研究结果证实，避开腋静脉外侧靠上臂局部区域的腋窝淋巴结切除手术较实用安全。

综上所述，乳腔镜腋窝淋巴结切除术特殊的手术视野，保留了原本十分隐蔽的腋窝解剖结构和肋间臂神经、胸内侧神经、胸外侧血管、胸上腹静脉和上臂淋巴回流。充分体现了乳腔镜腋窝淋巴结切除术的微创和功能效果，这是常规开放性腋窝淋巴结切除术所不易做到的。掌握乳腔镜腋窝淋巴结清扫手术的应用解剖，可加快手术速度，减少手术失误，避免并发症的发生。

乳腔镜腋窝淋巴结清扫术的开展提高了外科治疗乳腺癌的手术技术含量，必将带来某些传统外科理念的变革。

（二）腔镜辅助小切口改良乳腺癌根治术

1. 手术方式 虽然保留乳房的乳腺癌手术已经成为早期乳腺癌标准的外科治疗方法，但目前在中国多数乳腺癌患者诊断时病期较晚，即使较早期病例常因多种原因仍需要行改良根治术。例如，在医、患一方顾虑保乳手术是否增加复发率时；乳房体积相对较小，保乳术后难以达到满意的美容效果者；保乳术后需辅加放疗，部分患者因经济原因而放弃保乳手术。同时，对于虽为早期病变，但属多原发肿瘤和伴广泛的导管内浸润难达切缘阴性者仍需行根治性切除手术。常规乳腺癌根治性手术须经较大的梭形切口显露以完成乳房切除和腋窝淋巴结清扫，术后胸部遗留巨大瘢痕，影响美观，并有上肢水肿等较严重并发症。根治肿瘤和保持乳房美观是一对矛盾，努力提高根治效果的同时，减少并发症，改善患者生活质量是外科医师长期追求的目标。在乳腺癌腔镜腋窝淋巴结清扫术和腔镜皮下乳房切除术等手术渐趋成熟的基础上提出了对较早期乳腺癌用腔镜辅助完成小切口乳腺癌改良根治术。

2. 手术方法 全身麻醉，术侧肩背部垫高、手术床稍倾斜以便于腔镜操作。取以肿瘤为中心的横梭形切口，如术前超声或 X 线检查证实肿瘤位于乳腺组织内无皮下浸润时，切口距肿瘤边缘 1cm 即可，如肿瘤已侵犯皮下组织时，切口应距肿瘤边缘 2cm。如肿瘤位于乳房内侧，则附加腋窝下皱襞横切口或行腔镜腋窝淋巴结清扫术。肿瘤位于乳房中央区或距离乳晕 <2cm 则切除乳头乳晕复合体。皮瓣游离范围同根治术，厚约 0.5cm，至近乳旁边缘时稍增厚。先用电刀分离皮瓣，到难以直视下手术时则用腔镜辅助操作，外牵法建立操作空间，用超声刀等分离至预定范围。由于小切口的限制可先将乳腺组织和胸肌筋膜整块切除移出术野，给腋窝淋巴结清扫提供充分的空间。此时器械可直接进入腋窝，解剖、分离、结扎等均无困难。如乳房切口距离腋窝较远时可在分离腋窝脂肪淋巴组织后，在腋窝下方附加小切口置入 Trocar 完成锁骨下区淋巴清扫，术后该小切口可用于引出引流管。腋静脉和锁骨下静脉的分支及其周围的淋巴管均可以用超声刀切断。另一种方法是将吸脂法腔镜腋窝淋巴结清扫术与腔镜辅助小切口乳腺切除术结合，先完成腔镜腋窝淋巴结清扫术再行乳房切除，亦可达到常规乳腺癌改良根治术的要求，并可简化腋窝手术过程。术中取距离肿瘤最近两侧梭形皮肤切缘和保留乳头后方乳腺组织送冷冻切片检查，确保无癌残留，并在切除标本乳头下腺体处缝线标记，术后行病理学检查。完成手术后常规冲洗、腋下放置引流管，术后行持续低负压吸引，不加压包扎。因术中冷冻切片和术后病理学检查可确保皮肤切缘和乳头乳晕复合体下的腺体组织无癌残留，术后无须附加放疗。

乳房的完全腔镜手术不同于腹腔镜手术，没有自然腔隙，需要建立操作空间。且腔镜下乳腺组织各层次正确的解剖关系不易掌握，需要经过专门的学习和动物手术训练，乳房切除后仍须适当切口才能取出标本。而乳腺癌小切口腔镜辅助手术可快速直视下建立腔镜操作空间，而且易于掌握手术层次和游离皮瓣厚度，同时又免除了 CO_2 充气造成高碳酸血症之忧。术中可避免对肿瘤的挤压，更加符合无瘤手术的原则。

3. 适应证　目前该手术主要适用于以下几种情况。

（1）乳房松弛下垂不明显者：重度乳房下垂者术后因保留较多皮肤将造成皮肤下垂和皱缩，影响美观。

（2）临床Ⅱa期乳腺癌，无明显皮肤和深部浸润。

（3）保留乳头和乳晕复合体要求肿瘤边缘至乳晕边缘距离≥2cm，且术前超声或X线证实乳头乳晕部无癌浸润征象。

（4）腋窝淋巴结无明显融合及与腋静脉无明显粘连：对有淋巴结与腋静脉粘连者，目前的腔镜手术尚有一定危险。推荐对部分肿瘤较大和腋窝淋巴结较多的患者先行新辅助化疗，待原发肿瘤和腋窝转移淋巴结缩小后再手术，可扩大适应证并简化手术操作。肿瘤所在部位不是该手术禁忌证。

4. 并发症

（1）切口皮缘坏死，多发生于初期，由于对腔镜技术的视觉转换不习惯，通过小切口直视下操作，拉钩外牵用力过大是致使皮缘损伤的直接原因。

（2）乳头表皮坏死，与手术创伤、术后乳头血液供应不良有关。

5. 展望　腔镜辅助小切口乳腺癌改良根治术是在外科微创理论指导下，引进腔镜技术的基础上发展起来的。虽然提出的时间不长，长期疗效仍需更多的病例积累和更长期的随访结果，因其基本手术内容和原则与常规手术相同，可在保证治疗效果的同时，减少并发症和改善患者心理压力；符合乳腺癌外科治疗趋向个体化、微创化、注重手术效果的同时兼顾美观、患者心理等生存质量的趋势，其突出的美容效果使我们看到了乳腺癌手术最终摆脱胸壁巨大、丑陋切口瘢痕的可能性。同时因保留了维持乳房自然形态的胸部皮肤，通过一期或二期整形可恢复女性完美胸部形态。相信随着新的外科理论、技术和方法的不断发展，将明显改变传统乳腺外科的现状，使患者获得更好的治疗效果。

（三）乳腔镜内乳淋巴结清扫

由于腔镜技术最大限度地保证患者在治疗的同时享有最佳的美容效果，尽管目前对前哨淋巴结阴性患者是否需要腋窝淋巴结清扫还存在争议，但阳性患者仍需要行腋窝淋巴结切除术，因此，利用腔镜技术行前哨淋巴结活检将成为一种新的微创技术。内乳淋巴结是肿瘤位于乳腺内侧和中央区乳腺癌淋巴引流的第1站淋巴结。核素法探测前哨淋巴结时常遇到"热点"位于内乳区，但不能判定其是否转移。乳腺癌原发病灶被清除后，内乳淋巴结癌转移可能是锁骨上淋巴结和全身远处转移的来源之一。由于乳腺癌手术范围的缩小，用扩大根治术获取内乳淋巴结的方法已较少采用，目前临床上缺少对内乳区淋巴结转移状况的准确诊断方法，对仅根据肿瘤部位进行内乳区的放射治疗存在一定的盲目性。无内乳淋巴结转移的患者实施放射治疗显然不必要，并且增加了肺部并发症。如何用简便安全的方法明确内乳淋巴结的转移状态，是临床工作中亟待解决的难题。对经乳腺淋巴显像检查内乳前哨淋巴结的乳腺癌患者，采用经肋间隙内乳区前哨淋巴结切除术，如发现内乳前哨淋巴结位于肋间可通过常规手术方法切除活检，而位于肋骨后方的淋巴结不切除肋软骨常无法直视手术，手术难度较大。因此，结合乳腔镜技术行内乳前哨淋巴结活检术可以大大简化手术操作，活检率达到100%，将会解决乳腺癌内乳前哨淋巴结转移的诊断问题。

（四）乳腔镜在乳腺癌保乳术或乳房重建中的应用

保留乳房的乳腺癌手术方式和观念可能随着新的乳腔镜手术的发展而发生变化。乳腔镜辅助下行乳房切除后利用背阔肌肌瓣行一期乳房重建以及乳腔镜辅助皮下全部乳腺腺体切除及一期假体植入等方法操作简单，对不能接受部分乳腺切除的保乳手术治疗的原发乳腺癌患者可能是一期乳房重建的较好选择，美容效果佳。

（五）手术经验和探讨

体会到乳腔镜在治疗乳腺疾病尤其是乳腺癌中的广泛应用，这一手术方式体现了微创外科技术和美容要求的完美结合。腔镜下腋窝淋巴结清扫的彻底性仍有争议，吸脂是否促进肿瘤细胞的转移和扩散，减少甚至消除淋巴结的残留和破损也需要进一步探索。总之，目前还缺乏大规模的临床研究资料和远期随访效果，对存在的上述问题还需进一步研究和规范，同时新的器械和手术方法也会随着研究的深入、不断地创新和改进，该技术有望在乳腺肿瘤外科治疗领域中成为最有前途和最安全的治疗手段。

（刘学刚）

第九节　乳腺癌根治术

一、传统乳腺癌根治术

（一）适应证

（1）临床上属Ⅱ期乳腺癌，肿瘤位置较深，侵犯胸大肌或Ⅲ期乳腺癌患者。

（2）腋下可以触及融合肿大淋巴结的患者。

（二）术前准备

同乳腺癌改良根治术。

（三）麻醉

同乳腺癌改良根治术。

（四）手术步骤

1. 切口标记　一般作 Halsted - Meyer 纵切口（纵梭形）或 Stewart 横切口（横梭形）。纵切口上端起自锁骨下缘中、外1/3交界处，下端止于锁骨中线与肋弓交界处（图6-12）。横切口内侧端达胸骨旁，外侧端至腋前线。

2. 切开皮肤，电刀游离皮瓣　皮肤切开后，以组织钳提起皮缘，使其成一平面，于皮肤和皮下脂肪间用电刀游离。

皮瓣上留薄层脂肪，以3~5mm为宜。将皮瓣剥离至5cm左右后，皮瓣逐渐增厚。腋窝部皮瓣始终为薄层皮瓣。皮瓣游离范围：上至锁骨下方，下抵肋弓上缘，内到胸骨中线，外达背阔肌前缘。

3. 切断胸大肌锁骨部和肱骨抵止部　显露胸大肌锁骨部和肱骨抵止部（肱骨大结节嵴处），保留胸大肌锁骨部2cm，沿肌纤维方向由内向外侧钝性分离胸大肌，直至其抵止部，钝性游离胸大肌外缘，以拇指、示指握住已分离的胸大肌，尽量靠近止点以电刀将其切断（图6-13）。

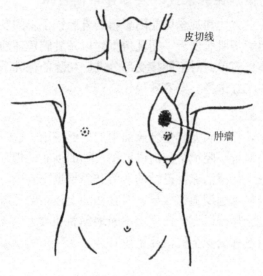

图6-12　Halsted - Meyer 纵切口

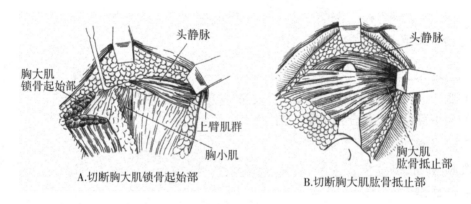

A.切断胸大肌锁骨起始部　　　B.切断胸大肌肱骨抵止部

图6-13　切断胸大肌锁骨部和肱骨抵止部

4. 切断胸小肌　向下牵拉胸大肌断端，显露胸小肌，游离切断胸小肌内、外缘筋膜，结扎、切断进入胸小肌的血管，以示指伸入胸小肌后方轻轻分离，使其与深层的脂肪组织分开，往上分离至肩胛骨的喙突止点处，用电刀于靠近止点处切断胸小肌抵止部。

5. 清扫腋窝及锁骨下区域淋巴结　将胸大肌、胸小肌一起向下牵开，显露腋窝及锁骨下区域。切开喙锁筋膜，显露腋血管及臂神经丛。沿血管走行切开腋筋膜，显露腋静脉，剥离腋静脉周围淋巴脂肪组织，使其仅保留薄层被膜。将通向胸大肌、胸小肌的血管在其起点处结扎、切断，同时结扎、剥离沿这些血管分支走行的神经、淋巴管。注意保留胸肩峰动脉、静脉的肩峰支，胸背动脉、静脉，胸背神经和胸长神经。若胸背动脉、静脉周围有高度可疑转移的较大淋巴结时，可于根部切断、结扎胸背动脉、静脉，淋巴结连同胸背动脉、静脉一并切除。胸背神经与胸背动脉、静脉在背阔肌表面伴行，在其近侧端逐渐与胸背动脉、静脉分开。胸长神经在胸背神经走行的内侧 3cm，与胸背神经几乎平行走行，紧贴胸壁下行进入前锯肌，应注意辨认。将腋窝及锁骨下区域的淋巴结、脂肪组织一并向下剥离。

6. 整块切除 从背阔肌前缘向内侧剥离腋窝脂肪组织，至前锯肌的前面继续向内侧剥离，显露胸大肌、胸小肌的胸壁起始部，由此处向内侧用电刀沿胸壁剥离胸大肌、胸小肌。胸壁血管穿支必须妥善结扎，以免断端缩回肋间肌。切离至胸骨旁时，注意先将胸廓内动脉、静脉的穿支结扎、切断后再切离胸肌。将乳房、胸大肌、胸小肌及腋窝、锁骨下区域脂肪、淋巴组织整块切除。

7. 置管引流，缝合皮肤 先以蒸馏水浸泡腋窝 10 ~ 15 分钟，再以 0.9% 氯化钠溶液清洗创面，彻底止血。置硅胶管引流腋窝，于其下方另戳口引出，并固定。间断缝合皮肤，加压包扎。皮肤张力大时，应予以减张缝合，必要时行中厚皮片游离植皮。术后 5 ~ 7 天拔除引流管。

（五）术后处理

同乳腺癌改良根治术。

（六）手术经验和探讨

此种乳腺癌切除法为乳腺癌传统、经典的术式，又称 Halsted 法。1984 年 Halsted 和 Mayer 创用此乳腺癌根治术，为原发性乳腺癌的治疗确立了一种观念和规范。权威的全美乳腺癌与肠癌外科辅助治疗计划（NSABP）的 NSABP B － 04 试验 25 年随访结果显示，在接受乳腺癌经典根治术的患者与接受较小范围外科手术的患者之间生存率没有显著差异。目前欧美国家的一些权威性肿瘤学专著只将乳腺癌经典根治术作为一个历史事件进行介绍，而不再叙述其具体手术方法，新疗法的评定也不再以此根治术作为标准，而是转向了改良根治术。但作为乳腺癌的基本术式，其手术要领还是应该掌握为宜。

二、乳腺癌改良根治术

【Ⅰ式（Auchincloss 法）】（保留胸大肌、胸小肌术式）

（一）适应证

主要适用于恶性肿瘤距乳头 <3cm 的Ⅰ、Ⅱ期乳腺癌，且胸大肌未受累者。也可用于无皮肤广泛受侵，无胸肌受累以及同侧锁骨上淋巴结无转移的部分Ⅲ期乳腺癌。

（二）术前准备

（1）患侧腋窝部剃毛：手术当天应禁食、禁饮。

（2）术前正确估计病变累及范围：双腋、双乳必须行 B 超检查。

（3）对乳腺肿块术前可行穿刺活检，包括细针穿行细胞学找到癌细胞或空芯针穿刺活检或麦默通活检。如果仍不能判断其性质，则应在根治术前将肿块切除，立即做快速冷冻切片病理学检查。

（4）确定为乳腺癌施行根治术时，应重新准备器械和消毒巾单。

（三）麻醉

全身麻醉或酌情采用高位硬膜外阻滞。心、肺功能异常，且全身情况差的老年患者也可作胸部肋间神经阻滞。

（四）手术步骤

1. 标记切口位置　目前多采用梭形切口，尤其是横向的梭形切口（Stewart 横切口）（图6-14），皮肤的切缘应距肿瘤边缘不少于3cm。

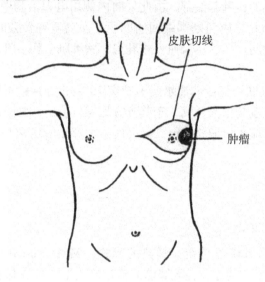

图6-14　Stewart 横切口

2. 切开皮肤，用电刀或激光刀分离皮瓣　皮瓣的内、外侧界分别为近胸骨正中线和背阔肌前缘。保留供应皮瓣的皮下毛细血管网。距切口边缘5cm内以及腋窝部为薄层皮瓣。保留脂肪逐渐增厚，接近终点时保留全层脂肪，直达肌层。

3. 向外侧翻转乳房　沿胸大肌锁骨部和胸骨由上向下将乳房连同胸大肌筋膜一并切离，并将其向外侧翻转，直至胸大肌外缘（图6-15）。

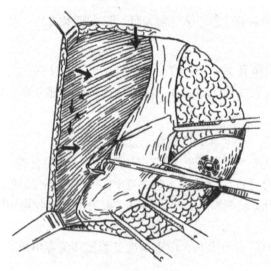

图6-15　将乳房连同胸大肌筋膜一并切离

4. 保留胸大肌外侧的血管和下胸肌神经　将乳房翻转至胸大肌外缘后，继续沿胸大肌里面分离，于胸大肌近腋窝侧显露胸大肌外侧的血管和下胸肌神经，并小心予以保留。

5. 清除胸肌间淋巴结（Rotter 淋巴结）　当胸大肌分离至一半左右，将其向内侧拉开，分离胸小肌，直到其内缘，分离过程中注意保留经胸小肌进入胸大肌的中间胸肌神经以及胸肩峰动脉、静脉的胸肌支。将 Rotter 淋巴结单独取出送病理学检查（图 6 - 16）。

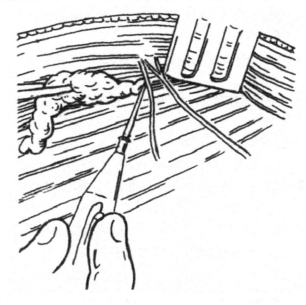

图 6 - 16　清除 Rotter 淋巴结

6. 清除胸小肌深层淋巴结（Level Ⅱ 淋巴结）　自胸小肌外侧切开胸筋膜深层，显露腋静脉。注意保留胸小肌下方的中间胸肌神经，于腋静脉下缘结扎、切断向下方走行的动脉、静脉分支。于胸小肌下方的胸壁向内上方清除腋窝淋巴脂肪组织，直至与腋静脉交叉的胸小肌内缘，必要时将胸小肌向外侧牵拉，以便进行胸小肌内侧淋巴结（Level Ⅲ 淋巴结）的清扫。但因该术式适应证为早期病例，故一般不必清扫至 Level Ⅲ 淋巴结。

7. 清扫胸小肌外缘的外侧淋巴结（Level Ⅰ 淋巴结）　继续沿胸壁分离脂肪组织，上至腋血管，下达胸背动脉、静脉的前锯肌分支处，注意于第 2 肋骨水平显露下行的胸长神经。显露和保留背阔肌表面的胸背神经和胸背动脉、静脉，清除其周围淋巴脂肪组织。于第 2、第 3 肋间水平保留与腋血管平行走向至上臂的肋间臂神经。

8. 切除乳房　外侧沿前锯肌筋膜由后向前切离，于前锯肌前缘同乳房外翻时的平面会合，将乳房与腋窝淋巴脂肪组织整块切除。

最后放置引流管，间断缝合皮肤，加压包扎。

（五）术后处理

腋窝引流管接负压吸收装置。术后 3 ~ 4 天撤去负压，改接无菌引流袋。术后 5 ~ 7 天更换敷料，检查皮下有无积液，如有积液则用注射器抽出。腋窝引流管持续 3 天以上引流量 < 20ml/d 时，可予以拔除。开始肩关节功能锻炼，继续加压包扎至术后 8 ~ 9 天。

（六）手术经验和探讨

（1）该术式又称 Auchincloss 式（改良 I 式），系岛田（1957）、Auchincloss（1963）

以及 Madden（1965）等最先报道，后经不断改进和完善。该术式在保持手术根治性的同时兼顾和保留功能和形态，已成为目前应用最多的术式。

（2）该术式的几个细节问题应予以重视。

1）切口不宜切至腋窝中部和上臂，否则上肢活动会受瘢痕限制。

2）胸大肌的血管和支配神经应予以保留，否则，术后会导致胸大肌萎缩。

3）腋窝部位皮瓣应尽可能薄，否则容易遗漏 Level Ⅰ 淋巴结。况且，腋窝处皮瓣保留过厚，可致术后腋窝与手臂摩擦不适。

4）除保留胸长、胸背神经外，还须保留第 2、第 3 肋间臂神经，以缩小术后上臂内侧麻木的范围。

5）电刀分离胸骨旁的胸大肌起始部的乳腺组织时注意勿损伤肌肉，同时，应注意肿瘤部位的胸大肌有无癌浸润。

6）皮瓣与胸大肌黏合可靠时间一般为 1 周，因此术后加压包扎至少须持续 7 天。

7）该术式适应证一般为早期病例，转移至 Level Ⅲ 淋巴结的概率很少，而且 Level Ⅲ 淋巴结的清扫后常致上臂水肿，故一般清除到 Level Ⅱ 淋巴结便已达目的。术后第 7 天若仍有皮下积液，则可于积液最明显处切开一小口放置橡皮膜引流。

8）必须清扫出 10 个以上腋淋巴结，以免影响术后辅助治疗的正确选择。

【Ⅱ式（Patey 法）】（保留胸大肌、切除胸小肌术式）

（一）适应证

基本上同乳腺癌改良根治术Ⅰ式。临床上，该术式主要用于腋窝淋巴结有较多转移和明显肿大，需进行包括 Rotter 淋巴结在内的腋窝淋巴彻底清除的、与胸大肌无粘连的临床Ⅰ、Ⅱ期乳腺癌。特别是发现 Level Ⅲ 组有较多肿大淋巴结且考虑其清除困难者。

（二）术前准备

同乳腺癌改良根治术Ⅰ式。

（三）麻醉

同乳腺癌改良根治术Ⅰ式。

（四）手术步骤

1. 标记切口位置　一般采用 Stewart 横切口。切口两边距肿瘤边缘至少 3cm。

2. 切开皮肤，电刀游离皮瓣　沿皮下组织浅层进行游离，保留薄层脂肪组织 4 ~ 5mm（电刀热力烧灼破坏范围可达 3 ~ 4mm），游离距皮肤切缘 3 ~ 5cm 后，皮瓣逐渐增厚，直至皮瓣根部的胸大肌筋膜。皮瓣游离上至锁骨下部，下抵乳褶下方 5cm（肋弓），内达胸骨正中，外至腋中线（背阔肌前缘）。腋窝部也应作薄层皮瓣（图 6 - 17）。

3. 向外侧游离乳房　用电刀自内上方往外下方游离乳房，将乳房连同胸大肌筋膜一并切除，直至胸大肌外缘，妥善结扎胸骨旁的胸廓内血管的肋间穿支。

4. 暴露胸小肌　游离至胸大肌外缘后，继续用电刀沿胸大肌游离其全长。切除前锯肌筋膜，切离下胸肌神经及其伴行的血管，暴露胸小肌外缘，继续沿胸大肌下面分离，显露胸小肌内缘。

5. 清除 Rotter 淋巴结　将患侧上肢肘关节屈曲 90°，手置于患者下颌前方，松弛胸大肌，将胸大肌、胸小肌分离，保留中间胸肌神经，不便保留时可予以切断，但切勿损伤上胸肌神经。游离上胸肌神经及胸肩峰血管支，清除 Rotter 淋巴。

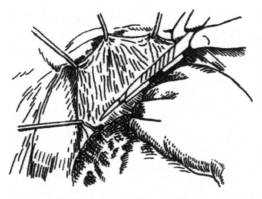

图 6－17　剥离皮瓣

6. 切断胸小肌抵止部　距喙突 1cm 处切离胸小肌抵止部，将其层侧端向下牵引，以便清除腋窝淋巴结。

7. 清除腋窝淋巴结　一般沿腋静脉由远端向近端进行。从远端剥离臂神经丛及腋窝血管周围的脂肪淋巴组织，显露腋动脉、静脉，仔细向下方剥离脂肪淋巴组织，直达锁骨下。结扎切断胸外侧动脉、静脉及腋动脉、静脉向下发出的动脉、静脉支。保留胸背静脉，保留臂内侧皮神经，显露肩胛下血管、旋肩胛下血管及胸背血管。

8. 清除锁骨下淋巴结　显露腋窝最上部的腋静脉，结扎胸最上静脉，保留上胸肌神经及其伴行的胸肩蜂血管胸肌支。电刀游离胸小肌第 2 至第 5 肋骨起始部，包括其内侧的薄层脂肪组织，保留胸长神经和胸背神经。

9. 切除乳房　切除背阔肌外侧 1～2cm 的脂肪组织，继续向内侧分离，沿前锯肌筋膜后向前分离，于前锯肌前缘同乳房外翻时的平面会合，将乳腺、胸小肌连同腋窝淋巴、脂肪组织整块切除。最后，以蒸馏水 2 000ml 和氟尿嘧啶液浸泡和冲洗腋窝，彻底止血。

最后放置引流管，间断缝合皮肤，加压包扎。

（五）术后处理

同乳腺癌改良根治术 I 式。

（六）手术经验和探讨

（1）该术式由 Patey（1992）于伦敦 Middlesex 医院最早施行，故又称 Patey 法，切除胸小肌，确保清扫腋窝淋巴结至腋窝顶部。既保持了手术的根治性，又有较好的术后外观效果。改良 II 式与改良 I 式的主要区别在于切除了胸小肌。选择手术方式要根据患者的具体情况和术者的手术操作技巧，改良根治术 I、II 式没有太明确的界限。

（2）该术式因切除了中胸肌神经、下胸肌神经，故数月后出现胸大肌萎缩，故不宜普遍使用，如需采用本术式，则应在切除胸小肌时尽量避免中胸肌神经的损伤。

（3）从实践经验来看，在行改良 I 式时，将胸小肌以纱条向外侧牵拉开，同样可以完成 Level III 淋巴结清扫。

三、乳腺癌扩大根治术

（一）适应证

对于术前无其他脏器转移迹象而仅有胸骨旁淋巴结转移的进展期乳腺癌，或需确认胸骨旁有转移而又缺乏放疗条件时，在取得患者充分合作的基础上，可考虑施行此术。

（二）术前准备

同乳腺癌改良根治术。

（三）麻醉

同乳腺癌改良根治术。

（四）手术步骤

（1）标记切口位置：切口乳腺癌经典根治术。避免采用胸骨旁有较大皮肤缺损的切口。

（2）切开皮肤，游离皮瓣：其操作同乳腺癌经典根治术。注意胸骨旁皮瓣不宜太薄，以免发生皮瓣坏死。

（3）切除乳房、胸大肌、胸小肌，清扫腋窝淋巴结按乳腺癌经典根治术的方法进行，但暂先保留胸大肌与第2、第3、第4肋软骨及胸骨部的联系。

（4）高位结扎胸廓内动脉、静脉：于第1肋间距胸骨缘1cm处切开肋间肌，在胸内筋膜表面脂肪内找到胸廓内动脉、静脉，将其结扎后切断，近端双重结扎。此处胸膜很薄，解剖时防止胸膜戳破。

（5）切除肋软骨：按第4、第3、第2肋骨的顺序切除肋软骨。电刀切开肋软骨膜，以骨膜剥离子肋软骨前面的肋软骨膜，再用骨膜起子剥离肋软骨上、下缘的肋软骨膜，然后用肋骨剥离器充分剥离肋软骨背面的软骨膜，最后用肋骨剪于肋骨和肋软骨交界处及胸骨缘切断，切除肋软骨。

（6）清扫胸骨旁淋巴结：分离并切开肋软骨膜和肋间肌。将切开的肋间肌和肋软骨膜向两旁牵开，显露胸廓内动脉、静脉（内乳动脉、静脉）及胸骨旁淋巴结和胸膜前面的脂肪组织。于第5肋软骨上缘结扎、切断胸廓内动脉。提起近侧端，将其周围的淋巴结、脂肪组织一并向上游离，沿壁层胸膜向上方清扫胸骨淋巴结。于各肋间分别结扎、切断胸廓内动脉、静脉的内侧穿支与肋间动脉、静脉。第3肋间以下的壁层胸膜前面的胸横肌予以切除（第2肋间以上胸横肌消失）。

手术过程中，若有胸膜损伤，可于肺加压膨胀排出胸膜腔内气体后，将胸膜缝合闭锁。若缝合有困难，可将胸大肌锁骨部游离出一带蒂肌瓣，堵塞闭锁。

（7）肋软骨膜、肋间肌和胸骨旁组织整块切除：切断胸大肌的胸骨附着点，将肋软骨膜、肋间肌、胸骨旁组织以及乳腺癌经典根治术标本整块切除。

（8）缝合残留的肋软骨膜。

（9）置管引流，缝合皮肤，负压抽吸。

（五）术后处理

（1）注意伤口出血情况，保持负压引流通畅。

（2）如胸膜损伤，由于应用引流负压吸引，可不必行胸膜腔引流。

（3）及时处理皮下及腋窝积液。

（4）尽早开始上肢功能锻炼。

（5）其余同乳腺癌改良根治术

（六）手术经验和探讨

（1）20世纪50年代，一些外科医师将乳腺癌经典根治术治疗失败的原因归结于其未将乳腺区域淋巴结全部清除，主张在根治术的同时将胸骨旁淋巴结一并切除，此即乳腺癌扩大根治术。20世纪六七十年代，该术式广泛应用于进展期或位于乳房内侧的乳腺癌病例，但是其后一系列随机对照研究表明，该术式的远期生存率与乳腺癌经典根治术并无显著差异。近年来，随着对乳腺癌生物学行为的研究进展，保留乳房的手术逐渐增加，采用乳腺癌扩大根治术者已越来越少；而且，即使采用该术式，也一般采用乳腺癌经典根治术 + 胸膜外胸骨旁淋巴结清扫的非整块方法（non en bloc 法）。

（2）该术式仅适用于乳房肿块位于乳房内象限，且显示有胸骨旁淋巴结转移的病例。随着放疗、化疗的发展，目前采用该术式者极少，故采用该术式宜谨慎选择病例。

四、保乳乳腺癌根治术

（一）适应证和禁忌证

1. 绝对适应证　经病理学检查确诊为乳腺癌，且具备下列 3 个条件者。

（1）肿块长径 <3cm，且肿块边缘距乳晕边缘线 ≥5cm。

（2）经影像学检查证实，非多中心或多灶性病变。

（3）术后有条件完成放疗和化疗，患者主动要求保乳或同意保乳者。

2. 相对适应证

（1）确诊为乳腺癌，如肿块长径 >5cm，经新辅助化疗后，肿块缩小至 3cm 以下，而患者有保乳要求者。

（2）临床上患侧腋窝未扪及明确肿大淋巴结，而仅 B 超发现有淋巴结而肿块大小及位置符合上述条件者。

3. 禁忌证

（1）患侧胸壁或患侧乳房有放疗史。

（2）有活动性结缔组织病，特别是有系统性硬化病或系统性红斑狼疮风险者。

（3）妊娠期、哺乳期患者（哺乳期患者在终止哺乳后可考虑）。

（4）有 2 个象限以上的多中心或多灶性病变。

（5）乳头乳晕湿疹样癌。

（6）肿瘤位于乳房中央区，即乳晕及乳晕旁 2cm 环形范围内。

（二）麻醉和体位

1. 麻醉　气管内插管全身麻醉。

2. 体位　仰卧位，患侧上肢外展于托板上。

（三）手术步骤

1. 患者皮肤准备　常规皮肤消毒。其消毒范围上至肩部，下抵肋缘，内侧达对侧腋前线，患侧达腋后线，包括患侧上肢肘关节远端1/3。

2. 手术分两大部分进行 先完成乳房肿块的区段切除术，继而进行患侧腋窝淋巴结清扫术。

（1）肿块部位区段切除术

1）以肿块为中心做放射状梭形皮肤切口，皮肤切缘距肿块边缘 2 ~ 5cm，不得进入乳晕区。

2）切开皮肤、皮下组织、腺体，直达胸大肌筋膜，做肿块部位包括皮肤、皮下组织及肿块周围正常腺体的整块切除（图6－18、图6－19）。

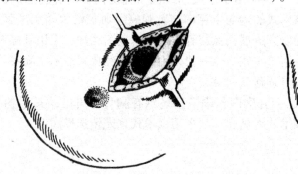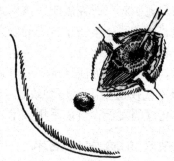

图6－18 切开皮肤、皮下组织、腺体，直达胸大肌筋膜   **图6－19 切除肿块及其周围部分正常腺体**

3）将切下标本进行定点标记：分为内端，外端，近端，远端（以乳头为标志，靠近乳头者为近端，另一端为远端）以及底部共5点，标记清楚，送快速病理学检查。证实为乳腺癌，且5点均无癌细胞残留。如某点有癌细胞，则应将此方向再扩大切除范围 1 ~ 2cm，单独再送快速切片病理学检查，证实无癌细胞残留为止。

4）彻底止血，并以蒸馏水、氟尿嘧啶溶液对创面浸泡 1 ~ 2 分钟。

5）分层缝合切口：分腺体层、皮下组织、皮肤3层，逐层缝合切口。皮肤采用医用尼龙线或可吸收线进行皮内缝合，以免日后皮肤出现"蜈蚣"样瘢痕。

（2）腋窝淋巴结清扫术

1）切口：原乳房肿块切口位于外上象限者，向同侧胸大肌外缘延长其皮肤切口即可；如肿块位于其他象限者，腋窝皮肤的切口需另做一沿胸大肌外缘的皮肤切口。

2）显露胸大肌外侧缘：切开皮肤、皮下组织，显露胸大肌外缘。

3）显露胸小肌外侧缘：将胸大肌外缘脂肪组织分离，遇有血管分支则可结扎，拉开胸小肌外侧缘的脂肪组织，显露胸小肌外侧缘。

4）显露腋静脉，清扫腋窝：用拉钩拉开胸大肌、胸小肌外侧缘，在臂神经丛平面横形切开腋鞘，向下轻轻拨开脂肪组织，便可显露出腋静脉。从中段部分开始解剖腋静脉，依次解剖外侧段及内侧段，将位于腋静脉腹侧及内侧的腋动脉、静脉各个分支和属支逐一分离、钳夹、切断，并结扎之。腋静脉内 1/3 段的内侧为锁骨下区，又称腋顶。解剖腋静脉内侧段时，将该处脂肪结缔组织与胸壁分离，在分离、切除过程中，应仔细钳夹与结扎。此后再切断、结扎胸外侧血管（沿胸下行达前锯肌）及肩胛下血管（沿肩胛骨腋前缘下行，在肩胛下肌与前锯肌之间）。在清扫腋窝时应注意保护胸长神经及胸背神经。注意肩胛下动脉是腋动脉的最大分支，首先发出的肩胛旋动脉营养肩胛下肌。其主干沿着胸大肌外侧缘下行的胸背动脉则营养背阔肌和前锯肌，在清扫腋窝时防止伤及。

5）将清扫的腋窝组织全部送病理切片检查。

6）依次以蒸馏水、氟尿嘧啶溶液浸泡创面后，放置粗硅胶引流管 1 根于腋窝，在切口下方相当于腋中线处另戳孔引出，固定引流管，彻底止血。

7）加压包扎，胸带固定：腋窝部位以纱布团块进行加压及切口部位包扎胸带固定，以防积液。特别注意对腋窝的加压，既不影响患肢静脉回流，又要消灭空腔。

（四）术后处理

（1）手术当天禁食，患侧上肢外展、抬高，实行围术期预防用抗生素。

（2）引流管采用负压持续吸引 1~2 天后改为接床旁引流袋。根据引流量，术后 5~7 天拔除引流管。

（3）术后 10~14 天拆除切口缝线，开始进行化疗、放疗。

（4）根据雌激素受体（ER）、孕激素受体（PR）测定结果，在放疗、化疗结束后服用他莫昔芬（三苯氧胺）或同类药物 5 年。

（5）定期复查，终身随访。

（五）手术经验和探讨

（1）保乳乳腺癌根治术在近几年大有发展之势，该术式在某些医院已占乳腺癌根治术的一定比例。该术式可以满足部分女性，特别是青年女性乳腺癌患者的保乳要求。

（2）采用该术式，要掌握好适应证，切忌勉强为之。如肿块稍大，而患者又强烈要求保乳者，可采用新辅助化疗，使肿块缩小，达到保乳条件，再予以手术是可行的。

（3）该术式的操作技术，关键在于肿块部位的区段切除要符合要求，要以病理学诊断为依据。

（4）综合治疗是保乳乳腺癌根治术后患者延长生存期的保障。术后坚持放疗、化疗显得十分必要，且其剂量要求比其他根治术要适当增加。

（樊敦徽）

第十节　保留胸大肌的乳腺癌改良根治术

一、Patey 式手术方法

Patey 式手术方法是在 1932 年由 Patey（英国）首先实行。即保留胸大肌，切除胸小肌及全乳房和腋窝锁骨下淋巴结的手术。Patey 手术方法的目的：①考虑的是手术后美容的问题；②是对胸肌间（rotter）、锁骨下区域（infroclavicular）为止的整个腋窝部淋巴结的彻底廓清。

Patey 手术方法由于保留了胸大肌，乳房切除后肋骨走行被隐藏在胸肌后面，同时腋前皱褶（anterior axillary fold）也被保留下来。因此，术后可穿低领口或无袖的衣服，特别具有美容作用。

因为需要对锁骨下的 Level Ⅲ 淋巴结进行完全廓清，这一组淋巴结又处于高位，所以将患侧上肢用力向前方牵引，松弛胸大肌，便于显露锁骨下区是本手术方法在技术上的要点。在胸大肌十分松弛的状态下被拉开，切除胸小肌，通过宽敞的术野进行腋窝廓清。

大多数学者认为保留胸大肌的乳腺癌改良根治术术式适宜于Ⅰ期、Ⅱ期乳腺癌和某些低度恶性乳腺癌、Ⅲ期乳腺癌中属于年老体弱的患者。

（一）术前准备

术前乳房X线影像学检查，不仅可进一步了解被怀疑的局部病灶，更重要的是可以了解病灶以外区域是否有恶性病灶存在。

Ⅲ期和疑为Ⅳ期的乳腺癌患者，需做术前骨和肝核素扫描，对Ⅰ期、Ⅱ期乳腺癌没有必要扫描检查，因假阳性远超过可能证实的少数转移病例。

（二）体位及消毒

患者取仰卧位，调节手术台使上半身及患侧稍稍抬高。输液入路和血压计袖带应避开在患侧上肢操作。消毒范围除与通常的乳房切除术相同之外，患侧上肢到手指尖为止均应消毒，并用灭菌巾包裹手及前臂，然后将手臂外展位放置在托手台上。

（三）手术要点

（1）活检切口：活检切口的确定必须考虑到一旦病理检查结果为恶性需进一步手术拟作的切口。如预期用横切口做乳房切除，就必须做横的活检切口。

（2）楔形活检、肿瘤全切或乳腺区段切除：原发肿瘤>3cm，宜做楔形切口活检，而将肿瘤大部暂留。若切除整个肿瘤活检，所留创面较大。在做乳腺全切除时，很难做到不进入活检区域而导致癌细胞污染术野。原发病灶<3cm，则可将肿瘤全切除送活检和检测雌激素受体。

不少情况下，为了对可疑增厚区做活检（如早期硬癌），需切取足够的乳腺组织送活检。对这类患者要达到活检目的，做乳腺区段切除要比肿块局部切取为好，乳腺区段切除需要分离到胸肌筋膜平面，然后用示指游离此间隙，切除包括大部可疑区在内的乳腺组织。

（3）高频手术电刀及电凝的使用：乳腺外科要求迅速和有效的止血，高频手术电刀及电凝不失为一种有用的器械，但电凝时过高的温度将影响肿瘤标本的雌激素受体检测。因此，高频手术电刀通常仅用于做肿瘤周围组织的切割，不致产生肿瘤组织过热。若肿瘤小，高频手术电刀的使用更要慎重，以免标本过热。活检所遇出血，只可对出血点电凝。

（4）皮瓣的厚度：Halsted曾强调和告诫切除乳房所有皮肤以及薄皮瓣的重要性。如何做薄皮瓣取决于皮肤和乳腺之间存在多少皮下脂肪。肥胖患者皮下脂肪1~2cm，而瘦者仅几毫米。重要的原则是必须切除所有的乳腺组织。皮瓣留存脂肪组织的多少，并不影响局部复发率。然而，保留皮下脂肪有利于皮瓣的存活和此后乳房的重建。

Cooper韧带系从乳腺到皮下，形成一个不连续的白色纤维组织薄层，紧贴于其基部的黄色脂肪。切开这纤维层进入皮下脂肪，不但可作为确认是否已完全切除乳腺组织的好标记，同时也保护了皮下脂肪层。具体分离皮瓣操作将在下面的章节阐述。

（5）乳房切除的切口选择：横切口对美观的影响最小，即使患者术后穿低领衣服，瘢痕也不会显露，尤适合于乳房3点或9点钟部位的肿瘤。若肿瘤位于乳房上方或下方，则需做改良横切口，基本的方法是在距肿瘤边缘3cm划圈，然后设计余下的延长切口，务使整个乳晕包括在切除标本内，并尽可能接近横式状。肿瘤周围划圈后，应尽量多保留其余皮肤，以避免皮肤缝合张力过大。乳房各部位的肿瘤可选用不同的切口。若肿瘤位于乳房10点钟部位，所做横切口的两个角应修去其多余皮肤，然后做"Z"形缝合（图6-20）。

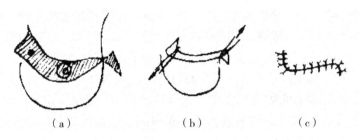

图 6 - 20　位于乳房 10 点钟部位的横切口及其 "Z" 形缝合

（6）美观问题：自 Halsted 和 Meyer 开创乳腺癌根治术后，数十年来外科医师普遍采用纵切口，穿着无领衣服时，高达锁骨上及肩部的瘢痕显露无遗。此外，切除胸大肌必然使锁骨下出现塌陷。改良根治术则可避免上述缺陷。保留胸大肌的锁骨头既对美观有利，又不影响淋巴结的清扫。

无论是典型的乳腺癌根治术还是 Patey 改良根治术，从美观角度看，横切口远胜于纵切口。若肿瘤位于乳房外上方，则可做斜切口，其上端没有必要达到肩部（图 6 - 21）。一个抵达腋部的横切口，对腋窝的显露远较抵达上臂的切口为佳。横切口对于以后可能进行的假体植入，重建乳房也是有利的。切口端形成 "耳朵"，为另一个可能影响美观的缺点，并常使患者对此隆起的皮肤误认为残存的肿瘤而担忧，应注意切去多余的皮肤三角后做 "Z" 形缝合（图 6 - 22）。

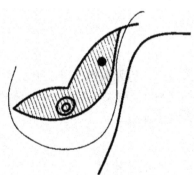

图 6 - 21　斜切口上端仅至腋部

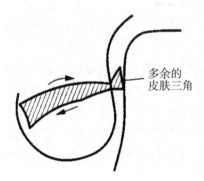

多余的皮肤三角

图 6 - 22　切除多余的皮肤三角，"Z" 形缝合

（7）植皮：Halsted 曾提倡尽量广泛地切除皮肤，再进行薄皮片植皮，以将局部胸壁的复发率减少到最低限度。但从胸骨旁区皮肤的肿瘤复发而言，来自胸廓内淋巴结的机会远多于皮下组织肿瘤的残余,简单地切除更多的皮肤,并不能防止胸骨旁区肿瘤复发。此外,现今手术的早期患者也远多于当年。一般讲,切除肿瘤及其周围3cm的皮肤,足以降低复发率。

传统的做法是用取皮刀,在大腿切取薄皮片,用于补胸壁皮肤缺损区。但全层植皮不论从功能还是美观均优于薄皮片植皮。多数医师设计的皮肤切口为椭圆形,这样胸壁将不会有多余的皮肤保留,而标本上的皮肤则太多。如做距肿瘤边缘3cm的圆形切口,可克服此缺点。为避免局部复发,只需环形切除包含乳晕在内的皮肤,多余的乳房皮肤将临时留于胸壁。如需要植皮,可从胸壁修剪下多余皮片反钉于消毒的板上剪去其皮下脂肪,即用于全层皮片植皮。一个合适的全层皮片移植如同薄皮片移植一样,几乎可100%存活。因此,近年对于绝大多数T_1和T_2乳腺癌患者,做任何类型的乳腺癌根治性手术,均无须植皮。

(8)电烙器的使用:近10年多已采用电烙技术进行皮瓣分离及止血。电凝对切口皮下脂肪产生大量的热,达到脂肪液化。但用电切可避免此高热,用高频手术电刀分离与手术刀分离并无太大不同;换言之,电切对局部组织没有太多的热或直接止血作用。因此,一个具有电凝和电切手开关的电烙器,可在分离时用电切,对小的出血点用电凝,避免时而需分离,时而需止血的不便。一旦掌握了这种技术,将加快手术进度及减少失血。

对脂肪层的止血比肌肉出血点需要更多的技巧,一般在出血点旁止血,不仅会引起不必要的损害,而且止血作用差。必须注意找到血管断端出血点。用扁平电极电凝止血。多年来在改良根治术中,除腋动静脉分支外,对各种出血点应用电凝止血,既未增加伤口并发症,也未产生皮瓣下严重积液。

(四)麻醉及体位

选择全麻或硬膜外麻醉。

患者取仰卧位,患侧上肢消毒后,包无菌巾,置于手术视野中的手部临时固定在头侧无菌巾包裹的支架上,使肩关节外展90°,肘关节屈曲90°。术中可根据需要随时改变上肢姿势,使胸大肌松弛,从而易于廓清腋窝。

(五)手术步骤

(1)活检:如前所述,肿瘤表面的活检切口应与预计要做的乳房切除的切口方向一致,若肿瘤直径为2~3cm,活检切口长度应为3~4cm。切开皮肤及皮下脂肪直达乳腺组织,在脂肪与乳腺组织之间,用电刀切割分离3~4cm区域。如肿瘤很容易辨认,在肿瘤周围用高频手术电刀切除病灶,然后用电凝止血,等待快速冷冻切片病理报告结果。必须注意留部分标本送雌激素受体检测。

一般无须缝合活检缺损区,缝合将造成酷似肿瘤的术后硬结。若病变为良性,这个硬结将存在数月甚至数年,造成患者及其医师的疑虑;不缝缺损则对术后乳腺的扪诊检查更为精确。如病灶病理报告为良性,间断缝合皮肤和皮下组织即可;若为恶性,连续缝合切口,更换手术衣服、手套和器械,患者皮肤重新消毒。此时,选择Patey式手术方法应根据病理切片所报告的结果进行判断选择,当活检组织证实局部的增厚,宜做乳腺区段性切除,完全切除该区的乳腺组织深达胸肌筋膜。

(2)切口和皮瓣:上臂外展90°,置于手托板。将折叠成5cm厚的被单垫于患者患侧肩胛和后半胸。常规消毒乳房、上腹、肩和下臂。用双层无菌单包裹全臂保持无菌,以便分离腋窝顶部时便于屈曲上臂。切口呈圆形,距肿瘤周围3cm,向内和外侧扩展,使乳晕和乳头包含在内。如肿瘤小无须植皮，可做椭圆形切口。

用手术刀切开皮肤，电凝止血。用牵引缝线或皮肤拉钩提起下方皮瓣，同时朝相反方向推压乳腺。用高频手术电刀在 Cooper 韧带与乳腺表面脂肪层之间分离。勿使乳腺组织置于皮瓣上，所遇出血点改用电凝止血，用高频手术电刀切割脂肪所产生组织的热损害，并不比手术刀严重，这种高频手术电刀分离和电凝止血的技术，对乳腺切除的损伤最小，而止血效果最好。下方皮瓣分离至乳腺以下，内侧至胸骨，外侧至背阔肌前缘。伤口内用湿纱布填塞，然后用相同方法分离上方皮瓣，直至锁骨下缘。无论选用哪种切口，都必须充分显露腋窝的内容，从锁骨至腋静脉横跨背阔肌的交界点。用手术刀从背阔肌前缘清除脂肪，确认拟解剖的整个外缘，达到显露腋窝。

（3）清除胸肌筋膜：在创面彻底止血后，用手术刀从胸大肌内侧缘开始。切开胸大肌筋膜，同时由第一助手对每个乳腺血管分支，不论进行电凝止血或用血管钳止血，在寻找缩入胸壁的血管断端均应仔细，否则可能造成血胸。尤其是消瘦的患者，当电凝或血管钳不易止血时，可采用简单的缝扎止血，采用钝性和锐性相结合的方法，游离胸大肌外缘，使乳腺、胸肌筋膜和腋淋巴结仍保持连接。

（4）胸肌间淋巴结（Rotter）的廓清：从胸大肌外缘开始向内进行剥离胸大肌筋膜。其次显露胸小肌外侧缘，向胸小肌在喙突的附着处分离后，并在胸小肌外侧缘分离并保留进入胸大肌的下胸肌神经及伴行血管。

第一助手用手将胸大肌向上外翻，开始廓清胸肌间淋巴结（图 6 - 23）。胸肌间淋巴结的廓清，重点是沿着胸肩峰动静脉的那一部分。上胸肌神经与胸肩峰动静脉伴行，在根部较粗不易损伤，在进入胸大肌的末梢处易损伤，廓清胸肌间淋巴结时要注意将其保留。中胸肌神经穿过胸小肌时容易辨认，应尽可能保留。胸大肌、胸小肌之间用电刀广泛地剥离，对应该保留的神经和血管仔细辨认后才能保证其安全。为了保留胸肌神经，胸肌间（Rotter）的组织易残留，所以应该尽可能地进行彻底廓清。

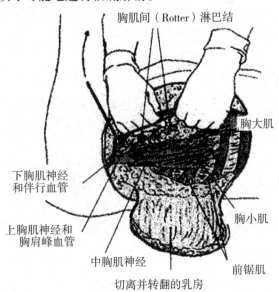

图 6 - 23　胸肌间淋巴结（Rotter）的廓清

（5）剪开腋动脉鞘：用甲状腺拉钩提起胸大肌，显露胸小肌（图6-24）。分离胸小肌内侧缘后，用示指伸入胸小肌的后方并挑起，靠近喙突的附着部切断胸小肌（图6-25）。在胸小肌起点的外侧，可见胸内侧神经分支。将其切断不会发生严重后果，但必须确认并保留中胸肌神经，在该神经穿过胸小肌处辨认其末梢部，切开胸小肌肌束游离出此神经。然后切断胸小肌的肋骨附着处，切除胸小肌。

切断胸小肌则可获充分的游离，使腋静脉完全暴露。切断胸小肌后，可见其深面有完整的脂肪垫覆盖于头静脉和腋静脉交界处，采用轻柔地钝性分离方法向下分离此脂肪组织，很容易显露出腋静脉。剪开腋静脉鞘膜，钳夹并切断横过腋静脉前方的胸前外动脉分支及其伴行静脉和神经分支。为了从背阔肌至锁骨处完全剪开腋静脉鞘膜，有时需内收上臂，使被拉钩牵引的胸大肌得到松弛。

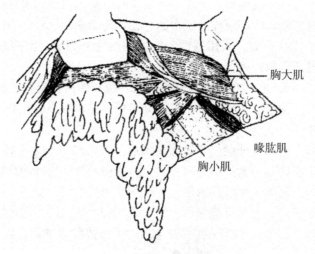

图6-24 翻起胸大肌显露胸小肌

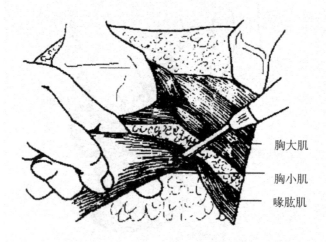

图6-25 切断胸小肌

（6）锁骨下淋巴结的廓清：将患侧上肢向内上方牵引，用肌肉拉钩将胸大肌向上拉开，在直视下进行腋窝Level Ⅱ、Ⅲ淋巴结及脂肪组织的廓清。

首先，尽可能地在高位横的方向切开深胸肌筋膜，然后向下方分离此筋膜，即可显露臂丛神经、腋窝和锁骨下动静脉及其分支。对于从主干直接发出的血管分支，直径 2mm 以上的血管应结扎切断，而其他细小的血管用高频手术电刀电凝并切断。完全显露锁骨下动静脉后，此时切开锁骨下脂肪组织的胸壁侧筋膜并向上方剥离。锁骨下脂肪的胸骨端以及所谓的腋窝尖部组织均用高频手术电刀切除，在切除一侧的断端用丝线缝扎，作为腋窝尖部的标记。同时在腋窝 Level Ⅱ、Ⅲ淋巴结分界处，分别用丝线缝扎标记（图 6-26）。牵引腋窝尖部的标记线，从腋窝 LevelⅢ淋巴结开始，向 LevelⅡ和 LevelⅠ淋巴结进行逆行性廓清。

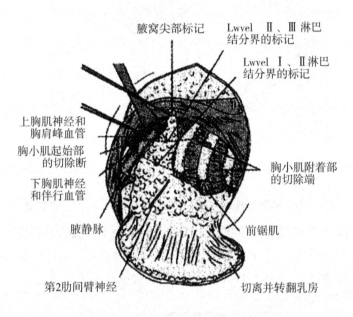

图 6-26　锁骨下淋巴结（Infro）的廓清

（7）解剖腋静脉：腋淋巴结清扫的目的是清除所有腋静脉下方的淋巴结组织，仅适用于这些淋巴结有肿瘤转移时，但没有必要从臂丛剥脱所有的脂肪，否则有可能引起神经炎性永久性疼痛。

辨认所有汇入腋静脉下方的分支，予切断结扎。肩胛下静脉在腋静脉后方进入，可予保留。此时应在将要切除的腋窝标本的顶部和外缘做好继续标记。不少病理学家认为，在胸小肌所达的腋窝标本点，做第三个标记更重要。标记的重要性在于病理科医师能向外科医师报告哪个淋巴结组被侵犯。显然，腋窝顶部淋巴结转移的预后比外侧组淋巴结转移差。

解剖腋窝的上界，为锁骨与腋静脉交界处。此时，在腋静脉下约 1cm 处做胸锁筋膜切开，注意勿向上牵拉腋静脉，以免损伤腋动脉。从内向外将乳房和淋巴组织自肋间肌和肋骨切下。并将所遇胸小肌距其起点 2~3cm 处用高频手术电刀切断（图 6-27），将切除肌肉附于标本上。若手术开始并未切断胸小肌的止端（喙突侧），则可保留胸小肌。此时，将上臂恢复至外展 90°，在清除胸壁表面组织时可见 1~2 支肋间神经从肋间肌穿出，进入上臂内侧皮肤，若该神经穿入将切除的标本而被切断，术后常可引起上臂内侧皮肤感觉缺损。用湿纱布块将肩胛下疏松脂肪，从上向下推剥。这样可显露沿腋前线部位向下穿入前锯肌的胸长神经，并可见与胸背动静脉伴行的胸背神经向下外穿入背阔肌。上述两神经贴近切除标本的外缘，除非其附近淋巴结有肿瘤转移，否则均应保留。

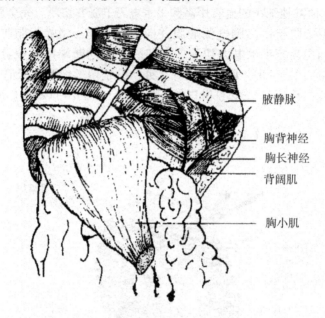

图 6-27 腋窝已解剖，乳腺及淋巴组织连同胸小肌一并切除

分离横跨背阔肌的腋静脉以下淋巴结组织时，有不少小静脉跨过胸长神经的远端，使保留该神经的操做出现困难。尤其是在背阔肌前缘的标本分离后，游离胸壁的乳腺内侧时，保留该神经更需仔细。此时，可在胸长神经内侧 1cm 处切开前锯肌筋膜，分离部分筋膜，显露该神经并加以保护，再完整切下标本。

（8）伤口冲洗及关闭：手术野用抗癌药物溶液彻底冲洗，以破坏术中脱落于手术野的癌细胞。仔细检查整个手术野无出血点后，于伤口内置 2 根多孔导管（管径 4mm），1 根朝上置向腋静脉，另 1 根向下直达胸骨旁，由腋下戳口引出。导管做皮肤固定，接负压引流瓶。

在确认缝合后皮肤没有明显张力或预计无坏死可能后，间断缝合皮下及皮肤。为减低皮瓣张力，可在上、下皮瓣做减张固定缝合数针，或在内侧和外侧做皮瓣转移，但也不允许皮肤过多而造成切口两端的皮赘。对此，可做皮肤三角形切除整形。因术后使用负压引流，故无必要用厚敷料加压包扎。

（六）术中注意事项及异常情况处理

（1）除采用纵形切口外，还可行横切口。

（2）切除胸小肌时要避免中胸肌神经的损伤。保留中胸肌神经的方法有两种：

1）在中胸肌神经贯通部位的下方，切除胸小肌，保留中胸肌神经。通常中胸肌神经的贯通部位是在胸小肌头侧的 1/3 处，所以适合靠近头侧的病例。这种方法不易引起麻烦。

2）从胸小肌上分离并保留中胸肌神经的方法。原则上是距离肿瘤边缘 2cm 以上作为皮肤切开线，并从腋窝开始做纺锤状斜切口，其中包含肿瘤及乳头在内。

从上内侧开始向下外侧方向，将乳房连同胸大肌筋膜一并从胸大肌上切离，向外翻转，显露胸大肌。沿胸大肌外侧缘分离，首先保留下胸肌神经。保留下胸肌神经时，同时保留中胸肌神经是避免胸大肌萎缩的重点。

用窄幅肌肉拉钩将胸大肌和胸小肌之间拉开，注意肌肉拉钩若插入过深，在胸大肌、胸小肌之间拉开用力过大，有时可损伤中胸肌神经以及分布在胸大肌里面的胸肩峰动静脉。此时一并廓清胸肌间淋巴结，在术后检查方面，容易进行区域淋巴结的分类。廓清胸肌间淋巴结后，靠近喙突的附着部切断胸小肌，并在胸小肌侧暂时放置一把大弯钳。

分离中胸肌神经时，神经与不易分开的肌纤维连在一起，外观上虽不好看，但却是防止神经损伤的关键。注意确认中胸肌神经的走行之后再进行分离。一旦疏忽辨认就可能切断中胸肌神经。中胸肌神经的损伤，很快引起胸大肌的萎缩，对于患者的美容和功能都造成影响，所以应该注意保留此神经。

（3）保留的胸大肌不萎缩并具有完整的功能有赖于全部胸大肌神经支配的解剖及功能正常。胸大肌的神经支配主要来自起源于臂丛的胸前神经，按其实际位置又分为胸前内侧神经（起源于臂丛外侧束）和胸前外侧神经（起源于臂丛内侧束）。前者长 5~6cm，直径 0.8~2.0mm，跨过腋静脉前方在胸小肌内侧缘沿胸肩峰动脉的胸肌支进入胸大肌深面，其中一小分支支配胸大肌锁骨部，其余分支支配胸大肌的内侧份；后者长 8~9cm，直径0.8~2.0mm，其走行过程中不跨越腋静脉，沿胸小肌深面向前下方走行，有 1~3 个小分支支配胸小肌，另外 1~4 个分支绕过胸小肌缘或穿过胸小肌中份，或穿绕结合至胸大肌外侧份。文献报道，此三种类型对式分别占 8%、66%、26%。

目前，有关乳腺癌的专著及手术学在介绍 Patey 手术时均十分强调胸前内侧神经的保护，忽略了胸前外侧神经的保留。手术中在切除胸小肌时，均将胸前外侧神经的各支切断，使胸大肌的神经支配不完全。研究发现切断神经者胸大肌外侧半肌电图明显异常，这势必造成部分胸大肌形态萎缩及功能障碍。

随着手术逐渐向精细发展，以及对术后患者生活质量的重视，行 Patey 手术时，有必要在保护胸前内侧神经的同时保留住胸前外侧神经的各分支。这一措施不增加额外损伤，不过多增加手术时间，可真正达到功能性根治的目的。

（七）术后处理

（1）伤口内负压引流量少于 20ml/d（一般在术后 3~5 天）即可拔除引流管。

（2）鼓励患者术后早期下床活动，但术后 1 周内患肢勿过多外展，以免阻碍皮瓣与胸壁粘随着所致的引流时间延长，允许患者先作一般无须外展的活动。在术后第 8~10 天才可开始做外展练习。Lotze 以及 Duncan 的研究证实，这样将不会影响上肢的运动范围。

（3）鉴于手术中广泛地分离了皮瓣下组织而影响皮瓣血供，使其愈合速度下降，需术后 2 周才可拆线。对皮瓣下积液均应用空针抽吸。

（4）所有腋淋巴结转移的绝经前妇女，均应在术后 1~2 周开始化疗。对淋巴结检查阴性、雌激素受体阳性的绝经后患者，给予他莫昔芬20mg，每日 1 次，连续服用 5 年。

（5）应嘱咐患者出院后的最初 3 年，每 3~4 个月回院复查 1 次，此后半年复查 1 次，包括对侧乳房的影像学检查。除检查有无局部复发及远处转移外，应仔细检查对侧乳房，此类患者对侧乳腺癌的发生率约 10%。

（6）观察患侧臂有无淋巴水肿，若不早期注意，可能出现致残性并发症，或者有癌复发表现，告诫患者避免患侧上肢损伤，若手或臂有破损及感染应立即给抗生素治疗 7~10

天。如有早期淋巴水肿，可嘱其做握拳运动，以及白天戴弹性袖套，晚上抬高患臂。这样，可能防止发生永久性的淋巴水肿。

（八）术后并发症

（1）皮瓣缺血：避免皮肤切缘高张力缝合和皮瓣过薄所致的血供减少，将可预防皮瓣缺血这一严重并发症。皮瓣缺血发展成皮肤坏死，约需2周时间，并可因蜂窝织炎导致淋巴管阻塞，影响上臂淋巴液回流，增加上肢永久性淋巴水肿的发生率和严重性。若术后第6~7天皮瓣呈现紫色，应考虑为缺血坏死，用手指压迫不变苍白，说明不是发绀而是皮肤丧失活力。

一旦发生皮肤坏死，即应在局部麻醉下切除已坏死的皮肤，并予植皮。坏死早期感染尚未发生，植皮可取得一期愈合，且能减少数周后因淋巴侧支损害的并发症。对于皮瓣缺血最有效的预防措施，还在于手术时若皮肤缝合张力过大，即在当时做适当植皮。

（2）伤口感染：无皮肤坏死时，很少产生感染。

（3）血浆积聚：手术后头2周，若皮肤与胸壁紧贴不佳，渗出的血浆便会积聚于皮下。多见于肥胖患者。可用空针每3~5天抽吸1次。对经多次抽吸仍有积液者，应做小切口置入引流管，以免反复抽吸发生感染。

（4）淋巴水肿：患侧上臂淋巴水肿易发生于肥胖、腋部放疗、皮瓣坏死、伤口感染或上臂蜂窝织炎的患者。对有蜂窝织炎患者应给抗生素治疗，未伴感染时应用弹性袖套或绷带，对上肢施加约6.7kPa的压力，这种治疗在发现上臂直径增加2cm时即开始采用，一般皆可使淋巴水肿得到控制。若淋巴水肿已发生数月，则可因皮下组织纤维化而造成不可逆改变。对手或臂感染迅速采用抗生素治疗，以及早期使用弹性袖套，将有助于预防或抑制淋巴水肿。

此外，尚需警惕由癌细胞阻塞引起的患侧上臂淋巴水肿。

（九）失误和危险

（1）活检手术的技术失误可能导致假阴性结果。

（2）皮瓣缺血坏死。

（3）静脉和动脉损伤。

（4）臂丛神经损伤。

（5）胸壁损伤引起气胸。

（6）胸外侧神经损伤导致胸大肌萎缩。

二、Crose 氏法

Crose（1978年）提出在锁骨下横行劈开胸大肌的径路清除淋巴结。Crose氏改良根治术由于其通过劈开胸大肌，显露胸小肌及腋上、中群淋巴结，尤其在胸小肌切除后，对于彻底扫清腋上、中群及Rotter氏淋巴结则比较方便。对腋淋巴结清扫的彻底性同Halsted根治术。同时，由于采用劈开胸大肌的方法，避免了将胸大肌肌腱切断再缝上，减少了手术创伤和术后粘连，有利于术后胸部外观和患肢功能的改善。

国内傅立人等学者在对胸大肌神经支配的解剖结构深入研究后，为了保证支配胸大肌上1/3的上胸肌神经不受损伤又能彻底廓清腋窝，对Crose氏劈开胸大肌的入路进行了改进。

这样则可以更好地保留胸大肌支配神经的胸上、胸内侧与胸外侧三个主要分支，且可彻底廓清腋窝淋巴结。

（一）适应证

（1）Ⅰ期浸润性乳腺癌。

（2）Ⅰ期、Ⅱ期乳腺癌未侵犯胸大肌。

（3）Ⅲ期年老体弱的患者。

（4）Ⅲa期尤其是腋窝上组、中组淋巴结有转移者。腋窝淋巴结有无转移，临床分期是不可靠Ⅰ期、Ⅱ期乳腺癌。

（二）术前准备、麻醉、体位

与乳腺癌根治术相同。

（三）手术步骤

（1）切口：与乳腺癌根治术相同。

（2）切开皮肤及剥离皮瓣：与乳腺癌根治术切开方法相同。

（3）剥离乳腺：将全乳腺连同其深面的胸大肌筋膜，由下内开始向上外从胸大肌肌纤维表面分离，直至腋窝处。至此则完成全乳腺剥离，但不切断乳腺与腋窝的连结部分。

（4）显露神经：于平第2肋软骨的上缘水平，水平方向将胸大肌肌束劈开，向外到胸大肌肌腱部，向内到胸肋关节并纵行向下至第3肋软骨前面，用牵开器将劈开的胸大肌创口拉开，则可见起自臂丛走向胸大肌锁骨头深面的上胸肌神经，予以保护。此时，位于胸大肌、胸小肌之间的肌间结缔组织也得以充分显露并予以廓清。继之，切开胸锁筋膜，略加分离即可认出位置恒定、位于创口内方的胸内侧神经和位于外方的胸小肌。然后，再显露胸外侧神经，首先于紧靠喙突的止点处切断胸小肌，用 Kocher 钳钳夹胸小肌断端并轻轻向下牵拉，以示指在胸小肌后方触诊时，便能触及如琴弦的胸外侧神经。确认胸上侧、胸内侧与胸外侧三支主要分支神经并予以保护后，即可廓清腋窝。

（5）廓清腋窝：与乳腺癌根治术相同。

（6）缝合胸大肌：将分开的胸大肌行结节缝合。

（7）放置引流管与缝合皮肤：与乳腺癌根治术相同。

（四）术中注意事项

（1）熟悉解剖上胸肌神经和胸内侧神经均起于臂丛外侧束，分别支配胸大肌的上、中1/3，其走行较恒定，劈开胸大肌腋窝入路时，只要稍加注意，即可辨认，避免损伤。胸外侧神经起于臂丛内侧束，终止于胸大肌的外上1/3，它可以穿过胸小肌中部或绕过胸小肌外侧缘而止于胸大肌。

（2）从喙突止点处切断胸小肌，可避免神经损伤。

（3）示指置于胸小肌后方触及如琴弦样感觉即为胸外侧神经。外侧胸神经从胸小肌外侧绕过时，可切除胸小肌；若从胸小肌中间穿过时，则仔细分离后再切除或做胸小肌部分切除。

（五）术后处理

Crose 氏法的术后处理与乳腺癌根治术相同。

（樊敦徽）

第十一节　保留乳头的乳腺癌改良根治术

自 20 世纪 80 年代初开始，逐步开展节皮的乳腺癌改良根治术（skin‐sparing mastectomy，SSM）。Medina‐Franco 等研究发现乳腺癌术后局部复发的危险因素与肿瘤的分期、肿瘤的大小、淋巴结阳性以及肿瘤的分化程度差有关，与实施 SSM 手术无关，施行 SSM 的患者局部复发率是很低的（随访 73 个月局部复发率为 4.5%）。经过大量研究证实，早期乳腺癌施行 SSM 是安全的。若能进一步保留乳头乳晕复合体，则有利于乳腺癌患者术后乳房重建。

现代解剖学认为，乳头、乳晕区皮肤的血供是皮肤、皮下真皮血管网提供的，这为保留乳头乳晕复合体的乳腺癌改良根治术提供了解剖学依据。

由此产生了另一种乳腺癌改良根治术－保留乳头的乳腺癌改良根治术（nipple pre‐served modified radical mastectomy）。

保留乳头的乳腺癌改良根治术又称皮下乳腺切除（subcutaneous mastectomy）加腋窝淋巴结清扫术，是在保留胸肌的改良根治术的基础上，进一步保留乳头、乳晕，有利于术后 I 期或 II 期乳房再造及提高乳腺癌患者术后生存质量。该手术的前身是"皮下乳腺切除术"，最早应用于欧洲，多被用来治疗有乳腺癌家族史等危险因素的重度乳腺增生患者。近年来，该术式在国内已开始应用于 I 期、II 期乳腺癌的手术治疗。

（一）手术适应证

（1）肿瘤单发，长径≤3cm，且与胸肌及表面皮肤无粘连。

（2）肿瘤至乳晕边缘的距离≥3cm。

（3）乳头、乳晕部检查无癌浸润征象，乳头无内陷、溢血或溢液，乳头、乳晕部皮肤无变硬、水肿、糜烂、溃疡等。

（4）同侧腋窝无明显肿大、融合、固定的淋巴结（小的可推动的孤立肿大淋巴结不作为禁忌）。

（5）乳腺钼靶 X 线片上无广泛的钙化点，肿瘤与乳头乳晕之间无异常阴影相连。

（6）术前检查无远处转移。

（二）手术体位

患者仰卧位，术侧肩背部垫高。术侧上肢消毒并用无菌巾包裹于手术无菌区，使该侧上肢能按术中需要随时变换位置，以松弛皮肤和胸大肌，有利于游离皮瓣和显露腋窝顶部。

（三）手术步骤

（1）切口：如肿瘤位于乳房外侧半，取乳房外侧以肿瘤为中心的纵梭形切口；如肿瘤位于乳房内侧半，取肿瘤表面的横梭形切口和乳房外侧的纵弧形切口。梭形切口距肿瘤边缘距离≥2cm（图 6‐28）。

（2）皮瓣游离：皮瓣游离范围内达胸骨旁，外至背阔肌前缘，上达锁骨下，下至乳房下皱襞。皮瓣厚 0.5～1cm，近肿瘤处相对较薄，远离肿瘤处相对较厚；乳头基底部主乳管尽量切除，不应保留太多的组织，以减少癌残留的机会，并可减少保留的乳头组织对血供的需求（图 6‐29）。标本的乳头基底部切线处缝标记线，术中或术后做病理检查。乳头基底部有许多乳管断端，可用高频手术电刀烧灼予以破坏。

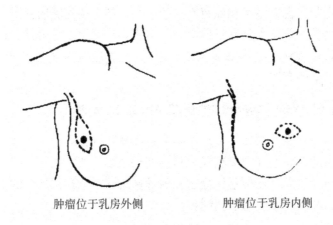

肿瘤位于乳房外侧　　　　　肿瘤位于乳房内侧

图6-28　切口选择

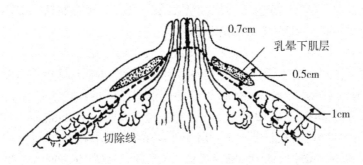

图6-29　皮瓣游离

（3）腋窝淋巴结清扫：皮瓣游离完成后，从胸骨旁开始自内向外，将乳腺连同胸大肌筋膜一起从胸大肌表面剥离。剥离至胸大肌外缘后，将乳腺及筋膜翻至切口外侧，可以显露胸大、小肌间间隙和腋窝。向前提起胸大肌，清扫胸大、小肌间的淋巴脂肪组织。将术侧上肢置于内收屈曲位，松弛胸大肌。将术侧胸大肌向外下方牵开，从而可显露并清扫腋窝Ⅲ组区域的淋巴脂肪组织，将游离的上述组织自胸小肌后方牵出，以保证腋窝淋巴脂肪组织能整块切除。保留胸肌神经、胸长神经、胸背神经、肋间臂神经和肩胛下血管。最终将除乳头以外的所有肉眼可见的乳腺组织、胸肌筋膜及同侧腋窝淋巴脂肪组织整块切除。

（4）引流：胸骨旁皮下及腋下分别放置引流管，术后行负压吸引。

（5）切口缝合：分别用可吸收线连续缝合皮下层，皮内缝合法缝合皮肤。纱布覆盖切口，不加压包扎。

（樊敦徽）

第十二节　腋窝淋巴结清扫术

随着对乳腺癌认识的更新，Fisher 的乳腺癌生物学理论取代了经典的 Halsted 理论，认为乳腺癌在很大程度上是一种具有突出局部表现的全身性疾病的概念，引发了乳腺癌治疗方式的变革。乳腺癌手术范围经历了由小到大，再由大到小的过程。尽管手术范围缩小了，但无论经典根治术，还是改良根治术和保留乳房的手术，都必须切除腋窝淋巴结。虽然有一些文章提出前哨淋巴结活检可减少腋窝淋巴结切除术所导致的肩手综合征，但目前乳腺癌前哨淋巴结活检尚不能代替腋窝淋巴结切除术用于临床，乳腺癌腋窝淋巴结切除术仍是评价腋窝淋巴结转移状况最准确的方法。

一、腋窝淋巴结清扫和检测程度的临床意义

腋窝淋巴结清扫在乳腺癌的标准治疗方案中占有极其重要的地位。由于受不同医院、不同外科和病理科医生的客观条件的限制（如对疾病的认识水平、技术能力等），腋窝淋巴结清扫和检测程度的差异很大。这种差异势必影响对腋窝淋巴结转移情况的准确判断，并进一步影响对预后的判断和治疗方案的合理制定。

（一）判断腋窝淋巴结清扫和检测是否彻底的标准

对腋窝淋巴结状态的评价主要包括两个方面：①腋窝淋巴结是否有转移（是否有阳性淋巴结）；②腋窝淋巴结转移的程度（阳性淋巴结的个数）。两者的精确度不一样，对腋窝淋巴结清扫和检测的彻底程度的要求也有所不同。

（1）用于判断腋窝淋巴结是否有转移的标准：腋窝淋巴结是否转移是判断预后和制定合理的辅助治疗方案的重要参考指标。丹麦一组研究表明，淋巴结阳性率在清扫和检测数 ≥10 个时才逐渐上升到平台期。Kiricutta 报道，要使淋巴结阴性的可靠性达到 90%，清扫和检测的腋窝淋巴结数目至少应有 10 个，Siegel 等报道为 9 个。Wilking 对 1 622 例患者的研究结果显示，清扫和检测的淋巴结数 5～9 个和 ≥10 个时，淋巴结阳性率分别为 36% 和 42%，差异显著。可见，清扫和检测的腋窝淋巴结数目应达到 10 个时才能准确判断腋窝淋巴结是否转移。

（2）用于判断腋窝淋巴结转移程度的标准：Willemse 等报道，淋巴结阳性个数随清扫和检测的腋窝淋巴结数目的增加而增加，其中 ≥4 个阳性率在淋巴结总数 <10 个、10 个和 >10 个组分别为 8.9%、17.4% 和 31%，Willking 等的结果也证实这一点，其 4 个以上淋巴结阳性率在淋巴结总数 <5 个、5～9 个和 ≥10 个组分别为 7%、9% 和 18%。

Kiricuta 等通过对 1 446 例患者的深入分析，采用数学模式建立了一套评价腋窝淋巴结清扫和检测是否彻底的方法。例如对 T_1 患者，清扫和检测的腋窝淋巴结数为 5，未发现淋巴结转移，其可信度（腋窝无阳性淋巴结残留的可能性）为 75.67%，若清扫和检测的淋巴结数目增加至 11 个，可信度上升至 93.16%，如果术后病理检查在 8 个腋窝淋巴结中发现 2 个阳性，其可信度仅为 28.66%；如果在 9 个淋巴结中发现全部转移，其可信度仅为 0.02%。同时，Kiricuta 等还建立了用以推算当知道清扫和检测的淋巴结总数及阳性淋巴结数时，实际上腋窝淋巴结可能转移的最大数目的数学模式，例如 T_1 患者，在 5 个淋巴结中发现 3 个阳性，实际上淋巴结转移数目最多可达 14 个，若在 13 个淋巴结中发现 3 个阳性，淋巴结最多转移数目则下降至 6 个。

Iyer 等通过对 1 652 例 I 期、II 期患者的分析，建立了一套更为实用的评价标准，认为腋窝淋巴结转移程度的可信度与原发肿瘤的大小、清扫的腋窝淋巴结数目及病理检查淋巴结阳性个数有关。对于 T_1 肿瘤，若病理检查发现 1 个阳性淋巴结，要使实际上转移淋巴结数 ≥4 个的概率低于 10%，至少应清扫和检测 8 个淋巴结，如果病理检查发现 2 个、3 个阳

性淋巴结，应清扫和检测的腋窝淋巴结数则分别应上升至 15 个和 20 个以上，T_2 肿瘤对应的腋窝淋巴结清扫和检测数则分别应该是 10 个、16 个和 20 个以上。

可见，腋窝淋巴结清扫和检测不彻底常导致过低估计淋巴结的转移状态，其可能性随淋巴结清扫和检测数目的增加而下降。清扫和检测的淋巴结数要达到多少才能准确评估腋窝的转移程度，目前仍缺乏统一的标准。可以根据实际情况，参照已有的评估模式，对具体的患者加以衡量。

（二）对治疗的影响

腋窝淋巴结阴性与阳性的患者，特别是广泛转移的患者，其术后的辅助治疗方案各不相同。清扫和检测不彻底导致的腋窝淋巴结分期错误，必然影响术后治疗方案的合理制定，并进一步影响疗效。

（1）对放疗的影响：腋窝淋巴结转移情况是制定放疗方案最重要的依据之一：淋巴结转移 ≥4 个是术后放疗的适应证，转移 1~3 个则倾向于不做术后放疗。Willemse 等报道，淋巴结阳性数目随腋窝淋巴结清扫和检测数目的增加而增加，其中 ≥4 个阳性淋巴结比率在腋窝淋巴结清扫和检测 <10 个和 >10 个组分别为 8.9% 和 31%，即在实际上淋巴结转移 ≥4 个的患者中，有 22% 可能因腋窝清扫和检测不彻底而被错误当成 0~3 个淋巴结转移。Willking 等的研究结果相似，4 个以上淋巴结阳性率在腋窝淋巴结清扫和检测 <5 个和 ≥10 个组分别为 7% 和 18%，约有 11% 可能被错误分期。4 个以上淋巴结阳性的患者术后、化疗后局部复发率高达 14%~36%，加用术后放疗可使局部复发率降低 23% 左右。因腋窝清扫和检测不彻底而被降低分期的患者，由于得不到应有的放射治疗，理论上会导致局部复发率相对升高，而且已被相关的临床研究证实。

（2）对化疗的影响：腋窝淋巴结转移情况对制定化疗方案的影响较小。近 10 余年的资料显示，不管腋窝淋巴结是否转移，化疗均能延长无病生存期。所以，目前化疗方案的制定大多依据原发肿瘤的特征，例如对直径 >1cm 的患者，不管腋窝淋巴结是否转移，均应给予化疗（病理类型分化好的除外）。随着新辅助化疗的增多，术后化疗方案的制定更加依赖原发肿瘤的变化特征，腋窝淋巴结受累情况不再影响化疗的实施。对于应该行化疗的患者，化疗的强度是否应该因为腋窝淋巴结转移程度的不同而不同，目前还没有统一的认识，但倾向对高危患者给予以阿霉素为主的方案。以往对初程化疗抗拒的肿瘤由于缺乏有效的交叉化疗方案，常需加大药物剂量，但目前还未能证实高剂量化疗对延长高危患者的生存有更多的好处。紫杉醇类药物的出现，使抗拒蒽环类药物肿瘤的有效率明显增加，无须再加大药物剂量以提高疗效。可见，原发肿瘤的特征对化疗方案的制定越来越重要，腋窝淋巴结的参考价值日益下降。

（三）对预后的影响

（1）对复发率的影响：腋窝淋巴结清扫和检测不彻底常导致低估腋窝淋巴结转移程度。腋窝、胸壁、锁骨上区等部位的复发率与腋窝淋巴结转移程度成正比，所以，低估淋巴结转移程度会导致这些部位复发率的相对升高。Ragaz 等和 Overgaard 等两个试验组中淋巴结转移 1~3 个、行术后化疗但未行术后放疗的患者，局部复发率分别为 33% 和 30%，远高于一般试验组，主要原因就是两组的腋窝淋巴结清扫和检测均不彻底，淋巴结清扫和检测平均数分别只有 11 个和 7 个。

Blamey 等报道，腋窝淋巴结活检组淋巴结阳性患者的腋窝复发率高达 12% ~29%，在腋窝淋巴结清扫组仅 3%。Willking 等报道，腋窝淋巴结转移 1~3 个的患者，腋窝淋巴结清扫和检测数目≥10 个时，腋窝复发率仅 1%，当清扫和检测数下降至 1~4 个时，复发率则上升至 6%。

Benson 等报道，腋窝淋巴结清扫组和活检组 5 年局部复发率分别为 11.7% 和 19.4%（P = 0.001 9），同侧腋窝复发率分别为 2.4% 和 7.1%（P = 0.000 8）。Nicolaou 研究了腋窝淋巴结清扫程度对术后局部控制率的影响，其中淋巴结阳性的早期乳腺癌腋窝复发率在清扫数目≤6 个、7~10 个和 >10 个组分别为 33%、0% 和 2%（P = 0.006 7），清扫数目≤6 个组复发率明显高于其他两组，说明腋窝淋巴结彻底清扫对腋窝控制很重要。显然，腋窝淋巴结清扫和检测不彻底的患者由于未能清除所有的转移淋巴结，以及对腋窝淋巴结转移程度估计过低，其复发率相对增高。

（2）对生存率的影响：目前关于腋窝淋巴结清扫和检测程度对生存率影响的报道较少。Willking 等报道，腋窝淋巴结清扫和检测 <5 个、5~9 个及≥10 个组远处转移的相对危险度分别为 1.0、0.8 和 0.7（P < 0.05），病死率的相对危险度分别为 1.0、0.9 和 0.8（P < 0.05）。在淋巴结阴性、淋巴结转移 1~3 个及≥4 个组，腋窝淋巴结清扫和检测 <5 个与≥10 个的患者相比，无病生存率和总生存率均有降低趋势。有学者认为原因可能与前者腋窝淋巴结清扫不彻底，未能根除腋窝淋巴结的肿瘤负荷有关。

一般认为，乳腺癌的腋窝淋巴结状态只是转移的信号，不能起到阻止和控制转移的作用，根据这一理论，腋窝淋巴结清除与否并不影响生存。一组多中心早期乳腺癌的综合分析结果显示，腋窝淋巴结清扫与不清扫（加用术后放疗）患者的 10 年生存率相同。

Kahlert 等对 1 003 例Ⅰ~Ⅲ期乳腺癌患者的随访结果显示，腋窝淋巴结清扫和检测 1~10 个组与 >10 个组相比，5 年无病生存率、无远处转移生存率及总生存率均无显著统计学差异。腋窝淋巴结清扫和检测 >10 个组，淋巴结阴性与阳性患者的无病生存率分别为 68% 和 48%，无远处转移生存率分别为 83% 和 55%，总生存率分别为 92% 和 70%，均有显著性差异。但是清扫和检测 1~10 个组淋巴结阴性与阳性患者的 5 年无病生存率分别为 61% 和 46%，无远处转移生存率分别为 68% 和 53%，总生存率分别为 81% 和 80%，均无显著性差异。由于腋窝清扫和检测不彻底，许多淋巴结阴性患者实际上在残留的组织中含有阳性的淋巴结，可能是造成腋窝淋巴结清扫和检测 1~10 个组淋巴结阴性与阳性患者生存率无差别的主要原因。

（四）挽救措施

Fowble 认为，对腋窝淋巴结清扫不彻底的患者应予术后放疗。Benson 等报道，对于淋巴结阳性、未行术后放疗的患者，腋窝淋巴结清扫与活检组腋窝复发率分别为 3% 和 12%（P = 0.026 4），加术后放疗者则分别为 2% 和 4%（P = 0.432 3）；对于淋巴结阴性、未行术后放疗的患者，淋巴结清扫与活检组腋窝复发率分别为 3% 和 8%（P = 0.024 1），加术后放疗者均未见复发。显然，术后放疗消除了腋窝淋巴结清扫与活检组腋窝复发率的显著性差异。故作者建议，无论淋巴结是否转移，腋窝淋巴结活检后应常规予以放疗。

Blamey 等对行腋窝淋巴结活检、淋巴结阳性、病理Ⅲ级的乳腺癌患者随机研究显示，腋窝术后放疗和未行术后放疗组局部复发率分别为 4% 和 12%，差别显著，故推荐使用术后放疗。Galper 等也认为，腋窝照射是腋窝淋巴结活检后安全有效的治疗方法，腋窝清扫不彻底的患者加用放疗后局部复发较低。Ragaz 等和 Overgaard 等两组试验患者的平均腋窝淋巴结解剖数目分别为 11 个和 7 个，特别是后组，15% 患者的淋巴结清扫和检测数目少于 3 个，均属于清扫和检测不彻底，这两组患者术后、全身治疗后采用包括腋窝在内的广泛照射技术，均提高了局部控制率和生存率，结果都支持对腋窝清扫不彻底者行腋窝照射。Bland 等报道，行乳腺保全手术的患者，不伴腋窝清扫、伴腋窝清扫、不伴腋窝清扫但行术后放疗组 10 年生存率分别为 66%、85% 和 85%，而且后两组的无瘤生存率、局部复发率和转移率也相近，说明腋窝放疗可以达到与腋窝清扫相同的疗效。

总之，腋窝淋巴结清扫和检测有诊断、治疗和评价预后等作用，但其价值受清扫和检测程度的影响很大。目前仍缺乏判断腋窝淋巴结清扫和检测是否彻底的统一标准。一般认为清扫和检测数目达 10 个以上时才能准确判断淋巴结是否转移，如果想知道转移淋巴结的具体个数，则对淋巴结清扫和检测数目有更严格的要求；淋巴结阳性率及阳性个数随腋窝淋巴结清扫和检测数目的增加而增加，故清扫和检测不彻底常导致低估淋巴结的转移状态，使其局部复发率相对升高，但有关影响生存率的报道较少；腋窝清扫和检测不彻底可能使一部分患者因分期降低而得不到应有的放疗，但对化疗方案的制定影响较小；对清扫不彻底的患者，术后放疗是有效的挽救手段，可以达到与腋窝淋巴结彻底清扫相同的疗效。

二、清扫腋窝淋巴结的新观点

(一) 前哨淋巴结概念的引进

无论是传统的乳腺癌根治术或改良根治术，都需对患者的腋下淋巴结进行较彻底的清扫。但近年来有学者对这一应用已久的治疗方法提出了异议，并提出了一种新的改良手术，有可能帮助乳腺癌患者减少，甚至避免清扫腋下淋巴结。由于对早期乳腺癌诊断的水平不断提高，以致在接受腋下淋巴结清扫的患者中，约有 68% ~75% 的患者被告知，未发现腋下淋巴结转移的情况。

最近，意大利米兰肿瘤研究所的研究人员开展了一项专题研究，其目的是为了判断乳腺癌癌细胞是否已从原发肿瘤部位先转移到一个前哨淋巴结。如果前哨淋巴结未发生转移，是否可以确认这预示其腋下的其他淋巴结均未发生恶性转移。研究人员观察了 163 名拟接受乳腺癌手术治疗的患者。在手术的前 1 天给她们注射了放射性核素的示踪剂，并通过闪烁显像仪检查，确定核素是否已被前哨淋巴结所吸收。手术时用 γ 射线探头寻找有核素的前哨淋巴结，然而再做一小手术切口，把它们取出，接着进行完整的腋下淋巴结清扫手术。研究者对 160 名乳腺癌患者中的 159 人（97.5%）清扫了腋下淋巴结，认真地进行了逐一检测，其中包括了原发肿瘤直径 <1.5cm 的 45 例早期乳腺癌患者。在 85 例有腋窝淋巴结转移的患者中，仅有 32 例（38%）被发现前哨淋巴结是唯一的阳性淋巴结。

该项研究证明了用淋巴结闪烁显像技术和 γ 射线探头可找到大多数乳腺癌患者的前哨淋巴结。研究者认为，对临床上未发现阳性淋巴结转移体征的患者，可以对其施行常规的前哨淋巴结活检手术。如该淋巴结中未发现恶性转移者，则可避免施行全腋窝淋巴结的清扫术。并提出了积极地开展前哨淋巴结活检手术，可为开展更为保守的保留乳房手术迈出了重要的一步。

(二) level Ⅲ 淋巴结清扫的相关问题

level Ⅲ 淋巴结也是乳腺癌转移的第一站淋巴结，但位置较高，受累较 level Ⅰ、Ⅱ 淋巴结晚且单独转移极少见。

Chan 等对 203 例乳腺癌患者进行了统计，发现 95.6% 的 T_1 期肿瘤患者没有 level Ⅱ 淋巴结的转移，因此建议对于 T_1 期肿瘤患者，仅清扫 level Ⅰ 淋巴结就足够了；Tominaga 等对 1 209 例乳腺癌患者进行了统计，发现对于 Ⅱ 期的乳腺癌患者来说，level Ⅲ 淋巴结的清扫并未提高患者的总的生存率和无病生存率。

这些研究均证实了对于 Ⅰ 期、Ⅱ 期的乳腺癌患者，清扫 level Ⅰ、Ⅱ 淋巴结就已足够，而清扫 level Ⅲ 淋巴结的临床意义不大。有学者认为：对于 Ⅰ 期和部分 Ⅱ 期（T≤3cm）的乳腺癌患者，清扫 level Ⅰ 期、Ⅱ 淋巴结就已足够，无须再清扫 level Ⅲ 淋巴结。

三、腋窝淋巴结清扫的解剖要点

（一）血管

乳腺癌腋窝淋巴结切除术中涉及的血管，除腋静脉外主要有：胸外侧动、静脉，胸背动、静脉，胸肩峰血管。在经典根治术中，仅需要保留胸背动、静脉；而在保留胸大肌、胸小肌的 Auchincloss 术式中，还应保留胸外侧动脉、胸肩峰血管，以避免术后胸大肌、胸小肌萎缩。胸外侧静脉一般 1～2 支，可全部切断。在保留胸大肌的 Patey 术式中，是否保留胸肩峰血管看法不一。有研究者应用肌电图仪对术后胸大肌功能进行动态检测，发现切除胸肩峰血管对手术后远期的胸大肌功能恢复没有明显影响，损伤绝大多数可在 1 年内恢复正常。

（二）神经

乳腺癌手术需要保护的神经有胸长神经、胸背神经、肋间臂神经和胸肌神经。经典根治术切除胸大肌、胸小肌，胸肌神经自然也不能保存，肋间臂神经也多不保留，故此术式术后患者的上肢功能影响较大，而且患侧上肢内侧、胸侧壁和背部皮肤的感觉较差。

在很多医院行改良根治术时，对保护腋窝神经的重要性认识不足，尤其对肋间臂神经的保护不重视。现在的要求是既要保留胸肌神经，又要保留肋间臂神经，当然胸长神经和胸背神经必须保护。如此既可保护胸大肌、胸小肌的功能，又可保留上臂内侧、侧胸壁和背部皮肤的感觉功能，术后患者感觉良好。

改良根治术治疗乳腺癌是目前外科医师广泛采用的手术方法，但是对于支配胸肌神经重要性的认识不足所造成的神经损伤，必然导致术后患侧胸大肌的萎缩，从而严重影响改良根治术的效果或失去改良根治术的价值。胸大肌运动神经来源于 $C_{5\sim8}$ 和 T_1，形成内侧胸肌神经、外侧胸肌神经。内侧胸肌神经经胸小肌内前方与胸肩峰动脉胸肌支伴行，支配胸大肌锁骨部及胸骨部，外侧胸肌神经绕胸小肌外侧缘或穿胸小肌，支配胸大肌外侧半。胸肌神经的解剖变异较多，可为 1 支型、2 支型、3 支型、多支型，部分人群存在胸肌神经中间支，穿过胸小肌。

Auchincloss 改良根治术切除 Level Ⅰ 和 Level Ⅱ 淋巴结不存在困难，但切除锁骨下淋巴结（Level Ⅲ）时应注意保护胸肌神经。Auchincloss 术式中，在胸大肌外侧缘上中 1/3 水平开始仔细解剖，可见绕胸小肌外缘或穿过胸小肌进入胸大肌外上之胸外侧神经，并有血管与之伴行。在锁骨下方 3cm 沿胸肌纤维走行切开胸大肌，对清扫胸肌间甚至锁骨下淋巴结均可提供良好的手术视野，并可在胸小肌内上缘找到内侧胸肌神经及伴行的胸肩峰血管。由于支配胸肌神经均有明显的血管伴行，因此在相应区域稍加注意，避免神经损伤应无困难。Patey手术中切除Level Ⅲ淋巴结时，也必须注意保护胸肌神经。保留支配胸肌神经可以有效地提高患者术后生存质量，同时不影响淋巴结清扫数目，对手术疗效无不良影响，这一点已得到公认。

肋间臂神经一般是由第2肋间神经的外侧皮支组成的感觉神经，多为1支，有时与第1或第3肋间神经的分支相汇合，少数人群为2~3支，为第1肋间神经或第3肋间神经的分支。主要分布于腋窝后方、上臂内侧皮肤，其范围有个体差异。肋间臂神经穿行于腋静脉下方的脂肪组织内，直径1~2mm。于前、侧胸壁移行处，即胸长神经前方2~3cm，穿出第2肋间，自胸外侧静脉前方或后方横跨腋窝，与胸长神经走行垂直，进入上臂后内侧。

肋间臂神经在腋窝多有分支，较为固定的是一向下的细小分支。早先常认为保留该神经不利于腋窝脂肪、淋巴组织彻底清扫，有增加乳腺癌局部转移或复发的危险，因此部分术者在手术中主张切除该神经。国外资料显示，各种术式的乳腺癌根治术后，半数或半数以上的患者可有感觉异常，主要表现为上臂内侧、腋下、肩胛等部位皮肤麻木、酸胀、疼痛或烧灼感、沉重感、蚁行感等，多认为这些感觉异常与术中损伤或切除肋间臂神经有关。这种难以用药物及其他方法控制的腋下、上臂内侧、肩胛部感觉异常，多成为患者长时期不能摆脱恶性肿瘤阴影的主要因素之一，对肿瘤患者的心理及生活质量的影响是很大的。

已有长期随访结果表明，保留肋间臂神经不增加局部复发率，不影响生存，而且可提高术后生活质量。在分离清扫腋窝脂肪、淋巴组织时，显露、保护肋间臂神经的方法与胸长神经、胸背神经手法基本一致，基本上不增加手术操作难度及手术时间。手术中清除腋窝脂肪组织时经腋静脉下方途径解剖显露肋间臂神经，即先切除腋静脉旁脂肪、淋巴组织，由上向下至第2肋间前、侧胸壁交界处肋间臂神经穿出部位，再由内向外沿肋间臂神经行径解剖分离至腋窝与上臂交界处。沿此神经自内向外剪开其浅面的软组织，游离至上臂后内侧，将应切除的组织自神经深面切除。若发现腋窝淋巴结肿大与之有粘连时，应放弃保留。保留肋间臂神经手术后部分患者仍可出现患侧上肢感觉障碍，可能与手术中此神经受到牵拉或钳夹损伤有关，多于2~3周恢复。

（三）淋巴管

腋淋巴结切除术后早期常有上肢不同程度的肿胀，在数月甚至十多年后仍可出现淋巴水肿。Kwan等统计1993—1997年744例乳腺癌，术后淋巴水肿的发生率为12.5%。一般认为与腋窝解剖操作有关，腋窝淋巴结切除术切断上臂的淋巴回流径路，减少淋巴引流的容量，其结果是不能清除间质液中的蛋白质，导致蛋白浓度增高，胶体渗透压差减小，离开毛细血管的液体量增加，最终出现水肿。在腋窝淋巴结切除术中，显露腋静脉时仔细寻找，可于腋静脉靠上臂处见到一与腋静脉平行并汇入腋静脉的细小淋巴管，该淋巴管引流上臂的淋巴，术中予以保留，可减少术后的淋巴水肿。腋窝外侧廓清时应尽量结扎，以免淋巴管漏。清扫至肩胛下血管外1cm即可，过度清扫亦可导致上肢水肿。

缩小手术范围旨在减少术后并发症，提高生存质量，这决不意味着手术越来越简单，而是越来越精细。作为乳腺外科医生必须熟悉腋窝的解剖，不仅保留肌肉的营养血管与运动神经，还要保留上臂的感觉神经与淋巴管，提高患者的生存质量。

四、具体手术步骤

（一）切口

通常切口与腋静脉平行，起自胸大肌外侧缘，横跨腋窝至背阔肌前缘，皮瓣分离范围见图6-30。皮瓣厚度勿超过8mm。上方分离至足以显露胸大肌及其内侧腋静脉周围的脂肪组织和臂丛神经、外侧的喙肱肌和背阔肌，下方皮瓣约分离8cm。

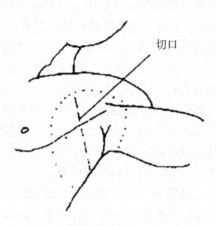

图6-30　腋窝切口及皮瓣分离范围

（二）显露腋窝

清除胸大肌外侧缘筋膜，牵开胸大肌显露喙肱肌，并清除其表面的筋膜和脂肪，直至喙突与胸小肌止点。若准备清除第Ⅲ组淋巴结，需游离胸小肌肌腱，并靠近喙突将肌腱切断。切断胸神经进入胸小肌外缘的内侧分支，但必须保护胸神经沿胸小肌内缘行走的主干。该神经大部均支配胸大肌，切除胸小肌将有助于腋窝的显露和清扫。切开背阔肌前缘脂肪组织，以确认淋巴结清除的外侧界。在相当于腋静脉近侧部位，切开胸喙筋膜，清除疏松脂肪组织、显露出腋静脉。切勿解剖臂丛神经，以免产生永久性疼痛。

（三）腋静脉周围清除

在腋窝外侧区确认腋静脉，打开其静脉鞘膜，边分离边剪开鞘膜直至锁骨下。所遇跨过腋静脉的胸外侧神经小分支和胸肩峰神经以及血管均予切断并结扎。汇至腋静脉下方的静脉分支予逐一切断和结扎，保留进入腋静脉后壁的肩胛下静脉。

（四）解剖胸壁

沿腋静脉切开胸锁筋膜，从锁骨下平面至肩胛后间隙。在腋窝顶部的脂肪淋巴结组织上缝一针作标记。在胸廓外缘纵行切开筋膜4~6cm，这时即可将腋静脉周围已解剖和分离的脂肪和淋巴结组织，贴胸壁向下、向外侧做清扫。高频手术电刀切断部分胸小肌的肋骨端、显露上胸壁的肋骨和肋间肌；切断第2肋间神经进入被清扫组织内的分支，胸壁出血点电凝止血。至此，腋静脉前方和下方，连同上胸壁6~10cm处的脂肪淋巴结组织已得到彻底清扫。

（五）解剖肩胛后间隙

在肩胛后间隙，用纱布块从上向下钝性推剥肩胛和胸壁外侧间的疏松脂肪结缔组织，即可显露紧贴肋骨的胸长神经及跨过肩胛下静脉并与之一起向外侧进入背阔肌的胸背神经。若此前未完全游离背阔肌前缘，此时应将脂肪结缔组织在背阔肌缘离断，但注意保护胸背神经。至此，已可将清除标本整块从胸壁取下，同时保留了胸长及胸背神经。应于切下标本之外缘做缝扎标记，以便病理医师辨认方位。

（六）引流和缝合

在腋窝顶部置多孔硅胶管，于腋窝下 10cm 的腋前线处皮肤戳孔引出，皮肤缝线固定引流管后接闭式负压装置。注意引流管尖端勿压迫腋静脉。

间断紧密缝合切口的皮下及皮肤。若缝合过松，将影响负压引流。

五、术后处理

维持引流管负压吸引，可采用 500ml 的盐水瓶，利用热胀冷缩原理排出瓶内空气，作为负压瓶，既方便又能达到吸引要求。引流物少于 30ml/d 即可拔管。

术后数日内，皮瓣下可能积聚血浆渗液，应于穿刺抽吸，加压包扎。

术后 1 周内限制上肢外展活动。之后鼓励作整个患侧肩关节活动训练，如梳头，手指爬墙等。鼓励术后早期下床活动。

六、手术要点

从锁骨至背阔肌整块切除腋静脉下的脂肪和淋巴结组织。腋窝的充分显露需要将上肢向躯干稍靠近，使胸大肌在清除腋窝内侧时保持松弛；若切除第 3 组淋巴结，少数患者需切断胸小肌。有时胸小肌血供在解剖时被损害，可做部分胸小肌切除。胸长和胸背神经若非肿瘤浸润，应注意保护。

（樊敦徽）

第十三节　乳腺手术后乳腺重建及局部缺损修复

一、乳腺癌术后乳房重建

乳腺癌是女性常见的恶性肿瘤，对女性健康带来致命性威胁，尽管保乳治疗令人向往，然而对许多乳腺癌患者来说，乳腺癌根治术仍然是最合适的外科治疗方法。乳房的缺失可导致身体形态的畸变与缺陷，产生不良的负面情绪，使者遭受身体与心理的双重打击。随着筛查的普及和自我保健意识的提高，乳腺癌能发现在更早的阶段。因此，近年来乳腺癌治疗不仅着力于提高患者的生存率，而且非常重视切除术后的乳房重建及其效果。

（一）重建的理由

接受切除术后的女性常遭受生理和心理的双重打击。根治术后患者生理打击包括全身打击，部分或完全丧失哺乳功能，胸部皮肤感觉缺失，活动受限，影响外观和穿着问题等。心理打击，首先是对癌症的忧虑；其次，是情感的蹂躏，包括乳房缺失所带来的形体毁损感受、女性特征和女性魅力的丧失。对某些患者来说，后者的打击更重于前者，并促使已接受或将接受根治术的女性患者去探讨乳房重建的可能性。术后乳房重建能重塑体形，提高活力，恢复女性特征和性魅力，令患者感觉到有良好的生活质量。Elder 等对乳腺癌患者乳房切除和立即重建术术前和术后 12 个月的生活质量，以及对假体立即重建的期望值与满意度进行前瞻性研究，使用 SF－36 健康调查问卷法评分。76 例参与者术前评分要低于 920 例年龄接近的普通人群，而术后 12 个月各方面评分均有所提高并与普通人群相等。乳房重建能重塑乳房和保证生活质量而不影响预后或乳腺癌术后监测。Murphy 等回顾了 1 444 例乳腺癌根治术后患者，非重建组 1 262 例，重建组 182 例，包括假体重建、自体组织重建、立即重建及延期重建。随访 10 年后发现，重建组与非重建组的乳腺癌局部复发率相似，切除术后乳房重建与乳腺癌局部复发率无明显相关性。研究表明，选择保乳治疗更多是考虑身体美感问题。对于那些惧怕切除术影响身体美感而又不得不将其作为乳腺癌治疗手段之一的患者来说，术后乳房重建无疑是一种良好的选择。因此，术后重建既是医疗也是情感上的决定。

（二）重建的时机

重建可选择立即或延期进行。立即重建可提高整复效果并缓和切除术后负面情绪。延期重建可给患者更多的时间作决定。立即重建有明显的心理优势。Al－Ghazal 等对 121 例根治术后乳房重建患者进行回顾分析，结果表明立即重建能明显减低焦虑、抑郁程度，在身体形象、自信、性感吸引力和满足感方面有明显的优势。立即重建更能减少不良感受和提升精神健康状态。此外，有明确的证据表明无论是假体或自体重建均不会对意外事件发病率或癌症复发的监测产生影响。从手术角度来看，立即重建能保留重要的解剖结构如乳房下皮皱，乳房皮肤扩展性高，能达到更佳的整复效果。因此，立即重建更为受欢迎。此外，还有延期－立即重建，是在切除乳房的同时置入组织扩张器以保存乳房的皮肤囊袋，待病理结果确定是否需要进行放射治疗。如果不需要进行放疗，患者就立即接受重建手术，相反，重建手术就延期至放疗结束后，保存乳房皮肤囊袋能取得更好的整形效果。

（三）重建方式

1. 假体重建　目前假体重建的方式包括使用标准或可调节假体立即重建，扩张器－永久性假体两阶段重建，或假体－自体组织联合重建。

（1）一次性完成的假体立即重建只适合于拥有小而不下垂的乳房的患者，且皮肤和肌肉质量要好。其缺点是整复效果一般，许多患者需要进行一定的调整。这种重建方法应用不广。

（2）扩张器－永久性假体两阶段重建切除时扩张器置于肌肉下（通常在胸大肌和前锯肌下方）。扩张器连续每周定期注入生理盐水以进行扩张，一旦扩张器充盈达到目标体积，组织已充分扩张（通常 3～6 个月或辅助治疗结束后），便可进行二期取出扩张器置入永久性假体。扩张器－永久性假体两阶段重建已成为假体重建最常用的方法。

（3）假体－自体组织联合重建乳房切除时切去一大片皮肤，复杂的瘢痕和受放疗伤害的皮肤和肌肉形成一个不可扩张的囊袋。上述情况没有足够的皮肤－肌肉囊袋，进行扩张时可联合自体组织（通常是背阔肌皮瓣）重建。假体重建中采用额外的自体组织会延长手术时间，增加手术复杂性和提高背部供区并发症风险。因此，假体－自体组织联合重建通常只适用于高度合适的患者。

2. 永久性假体的选择　永久性假体因形状、外壳质地和填充材料的不同而分类。乳房假体有两种基本类型：盐水假体和硅胶假体。最常见的形状有泪滴状或圆形。所有假体的外壳均由硅胶制成并可分为光滑表面假体和特种质地表面假体。特种质地表面假体是假体技术的一个飞跃，它降低了包膜挛缩的发生率。相比盐水假体，使用硅胶假体重建的乳房更柔软，感觉更自然，形状保持更好。过去 20 年对硅胶假体的安全性一直存在误解与争议。直到 2006 年 11 月，美国食品药品管理局经过多年严格的多中心临床研究和多项数据的回顾分析，总结出硅胶假体在乳房重建、纠正先天乳房畸形和美容隆胸的普遍应用是安全有效的。现在明确硅胶和乳房假体不会致癌，不会引起免疫或神经失调或其他系统性疾病。最可能发生的风险是硅胶渗漏到局部组织。虽然这种风险并未确定，但怀疑硅胶假体安全性的患者多选择盐水假体。

3. 自体组织重建　自体组织乳房重建是指利用患者身体其他部位的组织重建阙如的乳房，形成外观自然的乳房突起。

（1）TRAM 皮瓣技术横向切口的腹直肌皮瓣（transverse rectus abdominis muscle flap，TRAM）：由皮肤、皮下组织和一侧或双侧腹直肌及前鞘构成，分带蒂 TRAM 皮瓣和游离TRAM 皮瓣（也称腹壁下动脉穿支游离皮瓣）。腹直肌存在腹壁上深动静脉和腹壁下深动静脉双重血供，带蒂皮瓣的血供来自于腹壁上深血管，而游离皮瓣则选用腹壁下深动静脉作为吻合血管。带蒂肌皮瓣组织通过胸腹之间的皮下隧道移行到乳房阙如区。游离皮瓣需要精确分离出腹直肌内腹壁下深动静脉血管，离断血管远端并与乳内血管或胸背血管进行吻合。转移皮瓣通过安全而精确的裁剪完成重建。缺损腹直肌予以缝合腹直肌前鞘，必要时使用人工补片。缝合皮肤后腹部只剩下一个低位水平瘢痕，脐部则重置在对应的皮肤上。

（2）使用腹部组织的局限性：使用腹部皮瓣重建的患者下腹部需有足够的皮肤和皮下组织。对于体瘦患者，腹部皮瓣不是一个好选择。使用腹部皮瓣的禁忌证包括腹部手术史，如腹部整形术、吸脂术、开腹胆囊切除术或其他腹部大手术，以上手术会减低皮瓣的皮肤和组织容量，或使腹部组血供受损。其他相对禁忌证包括肥胖、吸烟、血栓史和其他严重的系统性疾病。

（3）其他：自体组织皮瓣其他自体组织供区包括背部、臀部和大腿。大腿皮瓣、臀上动脉皮瓣或臀下动脉皮瓣需要显微外科技术和设备。背阔肌皮瓣无显微外科手术要求，但背阔肌皮瓣的重建组织量通常不足，需要与假体联合重建。

（四）优点与缺点

与单纯切除术相比，所有重建方法均会使意外风险增加。患者及其医师必须衡量每一种方法的优点和缺点以做出最适当的决定。

假体重建的优点包括较短的手术时间（1 ~ 2h）、无供区瘢痕和并发症。其明显的缺点是延长了重建乳峰的时间和需多次门诊完成扩张器扩张，并需二次手术完成假体植入。早期并发症包括感染、血肿、假体外露，晚期并发症包括包囊挛缩、假体渗漏或破裂、感染，或其他可能导致假体移除或更换的并发症。有放疗史或接受术后放疗的患者并发症发生率明显提高。对于此类患者，自体组织重建是一个更好选择。假体重建最终的整复效果不够理想，假体乳房的乳峰形状过圆，没有形成自然略微下垂的乳房，有时需行对侧乳房修整手术以提高双侧乳房的对称性。自体组织重建最突出的优点是一次手术过程再造一个更柔软、自然略微下垂和外观更自然的乳峰。应用 TRAM 皮瓣还兼行腹部美容手术。缺点是手术时间延长（5 ~ 10h）、失血更多、恢复期更长、转移的皮肤和皮下组织坏死率相对较高，供区可能出现相应问题，如额外的瘢痕、腹壁变薄弱、腹壁膨出或切口疝。带蒂 TRAM 皮瓣手术操作简单、时间相对较短，但腹直肌缺损较大，切口疝或腹壁膨出的风险相应增加。由于蒂扭转，血供相对较差，易发生皮瓣坏死和脂肪坏死。游离皮瓣主要优势在于需获取的供区肌肉更少，能够使用自体组织的同时减少并发症。游离 TRAM 皮瓣，只需使用一小部分腹直肌，而带蒂 TRAM 皮瓣则需要几乎一整块腹直肌。游离皮瓣通常能取得更佳的重建效果，因为胸腹间皮下隧道没有多余的肌肉。游离皮瓣血供更好，有助于减少脂肪坏死。缺点是游离组织转移会增加手术时间，血管吻合需要显微外科技术和设备并有血栓形成的风险。

（五）完成重建

1. 乳头-乳晕重建　乳头-乳晕重建可还原乳房逼真自然的外形。随着根治术中保留乳头-乳晕的增加和重建技术的进步，根治术后重建乳房比保乳手术乳房更为美观。Cocquyt 等最近的研究表明，保留皮肤的即时腹壁下动脉穿支游离皮瓣重建或 TRAM 皮瓣重建比保乳治疗有更佳的整复效果。乳头-乳晕重建术通常在乳房重建后 3 个月左右，待两侧乳房达到稳定对称后再进行，包括重塑形态和颜色。通常使用再造乳房的顶部组织塑造出一个自然凸起的乳头，乳头-乳晕的着色可于伤口愈合后使用纹身技术完成。

2. 修正手术　许多重建乳房的形态和大小与对侧乳房并不一致，修正手术可改善重建乳房外观和双侧乳房对称性。正手术可和乳头-乳晕重建同期完成。修正手术还包括对侧乳房的提升、减缩、增大。

（六）放疗问题

需要接受放疗的乳腺癌患者，假体重建并不是一个好的选择。放疗能影响伤口愈合，并使组织量丢失。受放疗影响的组织通常难以扩张，感染、扩张的需量、假体外露的风险将会增加。因此，放疗后的乳房重建最好采用自体组织。需接受术后放疗的患者不建议行立即自体组织重建，后续的放疗会对自体组织重建产生不可预知的影响。Tran 等 102 例乳腺癌患者进行了关于放疗对游离 TRAM 皮瓣重建乳房影响的研究，102 例入组，立即重建后放疗组 32 例，完成放疗后重建组 70 例，平均随访时间分别为 3 年和 5 年，早期并发症包括血栓形成、部分或全部皮瓣缺失、皮肤坏死、局部伤口愈合困难，后期并发症有脂肪坏死、皮瓣组织量丢失、皮瓣挛缩。结果发现两组早期并发症无明显差异，后期并发症则差异显著，发生率分别为 87.5% 和 8.6%，表明放疗对皮瓣重建乳房的影响是长期的，对于需要接受术后放疗的患者，重建应延期到放疗结束后进行。术前预计不需要进行放疗，但根据最终病理结果需接受放疗的患者，其中一部分已完成立即重建。但这并不意味着重建是失败的。放疗的影响和患者的身体状况各有不同，因此放疗对最终重建效果的影响也不一致。只需进行密切随访，及时发现并发症。

（七）小结

乳房重建方法多种多样，并在不断进步之中，最常见的重建方法是扩张器-假体重建和 TRAM 皮瓣重建，这些方法给乳房阙如的女性提供了再造接近正常外观的乳房的极佳选择。选择重建的时机和方法由多因素决定，如原来乳房的形状与大小、肿瘤的位置与类型、可供重建使用的自体组织、年龄、患者全身状况、辅助治疗类型等。重建方案的制订需要患者及肿瘤外科医师、病理医师、整形外科医师共同参与，以便患者更好地了解可行的、方法，做出正规而个体化的选择。但实际上最终的决定往往取决于患者的喜好。患者了解重建方法的特点并做出个性化选择，能获得最佳的整复效果、最大的满足感和最佳的生活质量。相信乳房重建会越来越受患者的欢迎与医师的重视，重建方法会有进一步的发展。

二、乳腺癌保乳手术后背阔肌肌皮瓣乳房缺损修补

保乳手术是中国近年来乳腺外科的一个新发展，是早期乳腺癌患者一个理想的选择。但是保乳手术后的美容效果直接与切除的组织量相关，中国女性的乳房相对较西方女性小，在局部扩大切除后如不进行适当地填充修复，乳房常出现严重变形，造成保乳手术后乳房外观上的缺陷。

（一）适应症与禁忌症

该方法适用于早期乳腺癌（Ⅰ/Ⅱ期）患者（排除多发病灶）。对中等偏小的乳房，切除范围较大，用腺体缝合修复难以达到满意的外形，本法尤为适合。对于肿瘤的位置而言，乳腺外上、外下、内上象限及中央区均适合，外上效果最佳。内下象限由于肌瓣难以达到，故不适合本法。另外该方法还适用于巨大的乳腺良性肿瘤。

（二）手术优点

该方法与标准的保乳手术相比，在相同美容效果的情况下，可切除的组织量更大。研究结果显示：应用这项技术，乳腺的切除量最大可达总量的1/3，而不影响乳房的外形，从而可对更大的肿瘤进行保乳手术。该方法还具有手术创伤小、操作简便的优点。背阔肌是人体背部的一块扁肌，血供充分，切取转移后，不影响背部的外形和功能，并且切口隐蔽，易于患者接受。该方法与全乳腺切除后即刻乳房再造相比，术后并发症少，能保留乳头乳晕的感觉，乳房形态更佳。

（三）手术步骤

1. 患者的体位及手术切口的设计　患者取侧卧位，患侧朝上，患侧上肢肘关节呈90°弯曲固定于托手架上。术前标记好肿瘤的范围及手术切口。原发灶位于外侧时取放射状切口或小梭形切口，位于内上象限时取横弧形切口，位于乳头乳晕中央区取乳晕环形切口（注意应将术前穿刺病检的针孔切除）。如肿瘤位置较浅，估计与皮肤有侵犯，须将肿瘤表面的皮肤梭形切除。腋窝切口均选择腋下顺皮纹横形切口，前方不要超过胸大肌外缘，后方达背阔肌前缘。如填充物只需肌瓣，切口沿背阔肌前缘向下延伸获取肌瓣。如乳房皮肤缺损大，须于背部另取横梭形切口，切取带岛状皮肤的肌皮瓣，大小与缺损皮肤相匹配，位置设计于患者乳罩下方，以便达到隐蔽的效果。

2. 肿瘤扩大切除　距肿瘤周围1~2cm处切除肿瘤及部分正常乳腺组织，深达胸大肌筋膜。取6~8个点作快速切缘冰冻病理检查，证实无癌残留，如报告有癌残留，须继续扩大切除，直至切缘无癌残留。

3. 腋窝淋巴结的处理　从腋下另取切口进行常规腋窝淋巴结清扫。清扫过程中，注意不损伤肩胛下血管及胸背神经。

4. 背阔肌肌皮瓣的切取及转移　根据乳腺组织缺损容量的大小，用电刀游离部分背阔肌肌瓣或带岛状皮肤的肌皮瓣。注意结扎供应背阔肌的小血管分支。背阔肌止点大部分切断，使之充分活动游离，便于肌皮瓣的转移。背阔肌肌皮瓣应略大于乳腺缺损，因随着时间的延长或术后放射治疗会造成肌肉的一定萎缩，游离肌瓣过程中要确保不损伤胸背血管和神经。肌皮瓣游离后经皮下隧道转移至胸前区，转移时注意不要使血管蒂扭转。供区仔细止

血，放置负压引流管后，用可吸收线皮内缝合伤口。

5. 重塑乳房　调整患者于平卧位，进行乳房的塑形。将转移至胸前的背阔肌肌瓣或肌皮瓣置于乳房的缺损部位，肌瓣可以重叠、卷曲塑形。将肌瓣用可吸收线四周缝合于乳腺组织残端，以防止肌瓣回缩，然后用可吸收线进行皮内美容缝合。

（四）小结

保乳手术是乳腺外科一个划时代的进步，对早期乳腺癌患者行保乳手术加放射治疗与传统的乳腺癌根治术相比，在远期生存率方面无明显差异，但是保乳手术后的美容效果常受到切除量的影响。中国女性的乳房较小，如果切除量小，则不能保证切缘阴性；如果切除量大，缝合伤口后乳房的外形将会受到影响。据文献报道，如果切除量大于70cm^3，或超过整个乳腺的25%，乳房将出现严重变形。所以，有学者利用背阔肌肌瓣或肌皮瓣转移填充乳房缺损部位，重建一个完美的乳房，从而弥补了保乳手术所带来的美容缺陷。

早在90年代，国外学者已经良好效果，并且证实安全可行。近年来，国内外学者也对该项技术进行了相关报道，均收到满意效果，并且随访3～5年未发现局部复发。总之，保乳手术后利用背阔肌肌皮瓣修复缺损，是改善乳房美容效果的一个可行而安全的好方法。手术成功与否，取决于适应证的把握、切口的设计、手术操作的熟练程度和细心，以及对美观的判断。

（樊敦徽）

第七章　胃、十二指肠疾病

第一节　胃扭转

一、概述

各种原因引起的胃沿其纵轴（贲门与幽门的连线）或横轴（胃大弯和小弯中点的连线）扭转，称胃扭转。胃扭转不常见，其急性型发展迅速，诊断不易，常延误治疗，而其慢性型的症状不典型，也不易及时发现。

（一）病因

新生儿胃扭转是一种先天性畸形，可能与小肠旋转不良有关，使胃脾韧带或胃结肠韧带松弛而致胃固定不良。多数可随婴儿生长发育而自行矫正。

成人胃扭转多数存在解剖学因素，在不同的诱因激发下而致病。胃的正常位置主要依靠食管下端和幽门部的固定，肝胃韧带、胃结肠韧带和胃脾韧带也对胃大、小弯起了一定的固定作用。较大的食管裂孔疝、膈疝、膈膨出以及十二指肠降段外侧腹膜过度松弛，使食管裂孔处的食管下端和幽门部不易固定。此外，胃下垂和胃大、小弯侧的韧带松弛或过长等，均是胃扭转发病的解剖学因素。

急性胃扩张、急性结肠胀气、暴饮暴食、剧烈呕吐和胃的逆蠕动等可以成为胃的位置突然改变的动力，故常是促发急性型胃扭转的诱因。胃周围的炎症和粘连可牵扯胃壁而使其固定于不正常位置而出现扭转，这些病变常是促发慢性型胃扭转的诱因。

（二）分型

1. 按起病的缓慢及其临床表现　可分为急性和慢性两型。急性胃扭转具有急腹症的临床表现，而慢性胃扭转的病程较长，症状反复发作。

2. 根据扭转的范围　可分为胃全部扭转和部分扭转。前者是指除与横膈相贴的胃底部分外整个胃向前向上的扭转。由于胃贲门部具有相对的固定性，胃全部扭转很少超过180°。部分胃扭转是指胃的一个部分发生扭转，通常是胃幽门部，偶可扭转360°。

3. 按扭转的轴心　胃扭转可分为下列两型。

（1）系膜轴扭转型：是最常见的类型，胃随着胃大、小弯中点连线的轴心（横轴）发生旋转。多数是幽门沿顺时针方向向上向前向左旋转，有时幽门可达贲门水平。胃的前壁自行折起而后壁则被扭向前。幽门管可因此发生阻塞，贲门也可以有梗阻。右侧结肠常被拉起扭转到左上腹，形成一个急性扭曲而发生梗阻。在少数情况下，胃底部沿逆时钟方向向下向右旋转。但较多的胃系膜轴扭转是慢性和部分型的。

（2）器官轴扭转：是少见的类型。胃体沿着贲门幽门连线的轴心（纵轴）发生旋转。

多数是向前扭转，即胃大弯向上向前扭转，使胃的后壁由下向上翻转到前面，但偶也有相反方向的向后扭转。贲门和胃底部的位置基本上无变化。

二、诊断

（一）临床表现

急性胃扭转起病较突然，发展迅速，其临床表现与溃疡病急性穿孔、急性胰腺炎、急性肠梗阻等急腹症颇为相似，与急性胃扩张有时不易鉴别。起病时均有骤发的上腹部疼痛，程度剧烈，并牵涉至背部。常伴频繁呕吐和嗳气，呕吐物中不含胆汁。如为胃近端梗阻，则为干呕。此时拟放置胃肠减压管，常不能插入胃内。体检见上腹膨胀而下腹平坦，腹壁柔软，肠鸣音正常。如扭转程度完全，梗阻部位在胃近端，则有上述上腹局限性膨胀、干呕和胃管不能插入的典型表现。如扭转程度较轻，临床表现很不典型。腹部 X 线平片常可见扩大的胃泡阴影，内充满气体和液体。由于钡剂不能服下，胃肠 X 线检查在急性期一般帮助不大，急性胃扭转常在手术探查时才能明确诊断。

慢性胃扭转多系部分性质，若无梗阻，可无明显症状，或其症状较为轻微，类似溃疡病或慢性胆囊炎等慢性病变。腹胀、恶心、呕吐，进食后加重，服制酸药物疼痛不能缓解，以间断发作为特征。部分因贲门扭转而狭窄，患者可出现吞咽困难，或因扭转部位黏膜损伤而出现呕血及黑便等。部分患者可无任何症状，偶尔行胃镜、胃肠钡餐检查或腹部手术而发现。

（二）辅助检查

1. 放置胃管受阻　完全性胃扭转时，放置胃管受阻或无法置入胃内。

2. 上消化道内镜检查　纤维或电子胃镜进镜受阻，胃内解剖关系异常，胃体进镜途径扭曲，有时胃镜下充气可使胃扭转复位。

3. 腹部 X 线检查　完全性胃扭转时，腹部透视或平片可见左上腹有充满气体和液体的胃泡影，左侧膈肌抬高。胃肠钡餐检查是重要的诊断方法。系膜轴扭转型的 X 线表现为双峰形胃腔，即胃腔有两个液平面，幽门和贲门处在相近平面。器官轴扭转型的 X 线表现有胃大小弯倒置、胃底液平面不与胃体相连、胃体扭曲变形、大小弯方向倒置、大弯在小弯之上、幽门和十二指肠球部向下、胃黏膜纹理呈扭曲走行等。

（三）诊断

急性胃扭转依据 Brochardt 三联症（早期呕吐，随后干呕；上腹膨隆，下腹平坦；不能置入胃管）和 X 线钡剂造影可确诊。慢性胃扭转可依据临床表现、胃镜和 X 线钡剂造影确诊。

三、治疗

急性胃扭转必须施行手术治疗，否则胃壁血液循环可受到障碍而发生坏死。急性胃扭转患者一般病情重，多伴有休克、电解质紊乱或酸碱平衡失调，应及时进行全身支持治疗，纠正上述病理生理改变，待全身症状改善后，尽早手术；如能成功地插入胃管，吸出胃内气体和液体，待急性症状缓解和进一步检查后再考虑手术治疗。在剖开腹腔时，首先看到的大都是横结肠系膜及后面绷紧的胃后壁。由于解剖关系的紊乱以及膨胀的胃壁，外科医师常不易认清其病变情况。此时宜通过胃壁的穿刺将胃内积气和积液抽尽，缝合穿刺处，再进行探查。在胃体复位以后，根据所发现的病理变化，如膈疝、食管裂孔疝、肿瘤、粘连带等，予以切除或修补等处理。如未能找到有关的病因和病理机制者，可行胃固定术，即将脾下极至胃幽门处的胃结肠韧带和胃脾韧带致密地缝到前腹壁腹膜上，以防扭转再度复发。

部分胃扭转伴有溃疡或葫芦形胃等病变者，可行胃部分切除术，病因处理极为重要。

（邹 玮）

第二节 胃下垂

一、概述

胃下垂是指直立位时胃的大弯抵达盆腔，而小弯弧线的最低点降至髂嵴连线以下的位置，常为内脏下垂的一部分。

胃下垂可有先天性或后天性。先天性胃下垂常是内脏全部下垂的一个组成部分。腹腔脏器维持其正常位置主要依靠以下三个因素：①横膈的位置以及膈肌的正常活动力。②腹内压的维持，特别是腹肌力量和腹壁脂肪层厚度的作用。③连接脏器有关韧带的固定作用。胃的两端，即贲门和幽门是相对固定的，胃大、小弯侧的胃结肠韧带、胃脾韧带、肝胃韧带对胃体也起一定的固定作用。正常胃体可在一定的范围内向上下、左右或前后方向移动，如膈肌悬吊力不足，支持腹内脏器的韧带松弛，腹内压降低，则胃的移动度增大而发生下垂。

胃壁具有张力和蠕动两种运动性能，胃壁本身的弛缓也是一个重要的因素。按照胃壁的张力情况可将胃分为四个类型，即高张力、正常张力、低张力和无张力型。在正常胃张力型，幽门位于剑突和脐连线的中点，胃张力低下和无张力的极易发生胃下垂。

胃下垂常见于瘦长体型的女型、经产妇、多次腹部手术而伴腹肌张力消失者，尤多见于消耗性疾病和进行性消瘦者，这些都是继发胃下垂的先天性因素。

二、诊断

（一）临床表现

轻度下垂者可无症状。明显下垂者可伴有胃肠动力低下和分泌功能紊乱的表现，如上腹部不适、易饱胀、厌食、恶心、嗳气及便秘等。上腹部不适多于餐后、长期站立和劳累后加重。有时感深部隐痛，可能和肠系膜受牵拉有关。下垂的胃排空常较缓慢，故会出现胃潴留和继发性胃炎的症状。可出现眩晕、心悸、站立性低血压和昏厥等症状。

体检可见肋下角小于90°，多为瘦长体型。站立时上腹部可扪及明显的腹主动脉搏动。胃排空延缓时还可测得振水声。上腹部压痛点可因不同体位而变动。常可同时发现肾、肝和结肠等其他内脏下垂。

（二）诊断

胃下垂的诊断主要依靠X线检查。进钡餐后可见胃呈鱼钩形，张力减退，其上端细长，而下端则显著膨大，胃小弯弧线的最低点在髂嵴连线以下。胃排空缓慢，可伴有钡剂滞留现象。

三、治疗

胃固定术的效果不佳，如折叠缝合以缩短胃的小网膜，或将肝圆韧带穿过胃肌层而悬吊固定在前腹壁上，现多已废弃不用。主要采用内科对症治疗。少食多餐，食后平卧片刻，保证每日摄入足够的热量和营养品。加强腹部肌肉的锻炼，以增强腹肌张力。也可试用气功和太极拳疗法。症状明显者，可放置胃托。

（邹　玮）

第三节　消化性溃疡

一、概述

消化性溃疡（peptic ulcer）指穿透至黏膜肌层的胃十二指肠黏膜的局限性损伤，包括胃溃疡（gastric ulcer）与十二指肠溃疡（duodenal ulcer）。因溃疡的形成与胃酸、胃蛋白酶的消化作用有关而得名。其病因与发病机制尚未完全明了，一般认为与胃酸、胃蛋白酶、感染、遗传、体质、环境、饮食、神经精神因素等因素有关，近十余年来研究证明幽门螺杆菌（Hp）是消化性溃疡的主要病因。消化性溃疡是人类常见疾病，我国 20 世纪 50 年代发病率达到高峰，以男性十二指肠溃疡多见，20 世纪 70 年代以后发病率有下降趋势。

二、诊断

（一）病史要点

（1）长期反复发作的上腹痛，病史可达数月至数年，多有发作与缓解交替的周期性，因溃疡与胃酸刺激有关，故疼痛可呈节律性。胃溃疡多在餐后半小时左右出现，持续 1～2h。十二指肠溃疡疼痛多在餐后 2～3h 出现，进食后可缓解。胃溃疡的疼痛部位一般在上腹剑突下正中或偏左，十二指肠溃疡疼痛位于上腹正中或偏右。疼痛性质因个体差异不同可描述为饥饿不适、钝痛、烧灼样疼痛、刺痛等。

（2）可伴有其他消化道症状，如嗳气、反酸、胸骨后灼痛、恶心、呕吐。

（3）频繁的呕吐、腹胀、消瘦等提示球部或幽门部溃疡引起幽门梗阻；溃疡侵蚀基底血管可出现黑便或呕血。

（4）出现剧烈腹痛并有腹膜炎症状往往提示溃疡穿孔。

（二）查体要点

（1）本病在缓解期多无明显体征，溃疡活动期可在剑突下有固定而局限的压痛。

（2）当溃疡穿孔时大多可迅速引起弥漫性腹膜炎，腹壁呈板样硬，有压痛与反跳痛，肝浊音界消失。

（三）辅助检查

1. 常规检查

（1）幽门螺杆菌检测：Hp 检测已成为消化性溃疡的常规检查项目，方法有二：侵入性方法为胃镜下取样做快速尿素酶试验，聚合酶链式反应（PCR）或涂片染色等；非侵入性方法为呼气采样检测，此方法方便、灵敏，常用的有^{14}C或^{13}C呼气试验。

（2）上消化道钡餐：溃疡在X线钡餐时的征象有直接与间接两种，直接征象为龛影，具有确诊价值；间接征象包括局部压痛、大弯侧痉挛切迹、十二指肠激惹、球部变形等，间接征象仅提示有溃疡。

（3）胃镜：胃镜检查可明确溃疡与分期，并可做组织活检与Hp检测。内镜下溃疡可分为活动期（A）、愈合期（H）和瘢痕期（S）三种类型。

2. 其他检查

（1）胃液分析：胃溃疡患者胃酸分泌正常或稍低于正常。十二指肠溃疡患者多增高，以夜间及空腹时更明显。但因其检查值与正常人波动范畴有互相重叠，故对诊断溃疡价值不高，目前仅用于促胃液素瘤的辅助诊断。

（2）促胃液素测定：溃疡时血清促胃液素可增高，但诊断意义不大，不列为常规，但可作为促胃液素瘤的诊断依据。

（四）诊断标准

1. 诊断要点

（1）典型的节律性、周期性上腹疼痛，呈慢性过程，少则数年，多则十几年或更长。

（2）大便隐血试验：溃疡活动时可为阳性。

（3）X线钡餐检查：龛影为X线诊断溃疡最直接征象，间接征象为压痛、激惹及大弯侧痉挛切迹。

（4）胃镜检查与黏膜活组织检查：可鉴别溃疡的良、恶性。胃镜下溃疡多呈圆形或椭圆形，一般小于2cm，边缘光滑，底平整，覆有白苔或灰白苔，周围黏膜充血水肿，有时可见皱襞向溃疡集中。

2. 诊断流程　见图7-1。

（五）鉴别诊断

1. 慢性胆囊炎、胆石症　疼痛位于右上腹，常放射至右肩背部，可伴有发热、黄疸等，疼痛与进食油腻食物有关。B超可以作出诊断。

2. 胃癌　胃溃疡在症状上难与胃癌作出鉴别，X线钡餐检查胃癌的龛影在胃腔内，而胃溃疡的龛影在胃壁内，边缘不整，呈结节状；一般良性溃疡的龛影<2cm。胃镜下组织活检是诊断的主要依据。

3. 功能性消化不良　症状酷似消化性溃疡，多见于年轻女性，X线钡餐与胃镜无溃疡征象。

4. 促胃液素瘤　即Zollinger-Ellison综合征，为胰非B细胞瘤，可分泌大量促胃液素，使消化道处于高胃酸环境，产生顽固性多发溃疡或异位溃疡，胃大部切除后仍可复发。血清促胃液素测定>200ng/L。

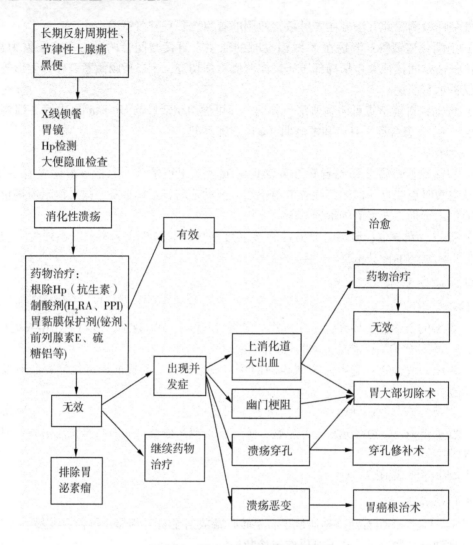

图7-1 胃十二指肠溃疡诊治流程

三、治疗

消化性溃疡治疗的主要目的是消除症状、愈合溃疡、防止复发和避免并发症。

(一) 一般治疗

饮食定时，避免过饱过饥、过热过冷及有刺激性食物；急性期症状严重时可进流汁或半流质。

(二) 药物治疗

1. 根除 Hp 治疗　目前尚无单一药物能有效根治 Hp。根除方案一般分为质子泵抑制剂 (PPI) 为基础和胶体铋剂为基础方案两类。一种 PPI 或一种胶体铋加上克拉霉素、阿莫西林、甲硝唑 3 种抗生素中的 2 种组成三联疗法，疗程为 7d。若根治 Hp 1~2 周不明显时，应考虑继续使用抑制胃酸药物治疗 2~4 周。

2. 抑制胃酸分泌药物　氢氧化铝、氢氧化镁等复方制剂对缓解症状效果较好，仅用于止痛时的辅助治疗。目前临床上常用的是 H_2 受体拮抗剂 (H_2RA) 与 PPI 两大类。

H_2RA 能与壁细胞 H_2 受体竞争结合，阻断壁细胞的泌酸作用，常用的有两种：西咪替丁（cemitidine），每日剂量 800mg（400mg，2 次/d）；另一种为雷尼替丁（ranitidine），每日剂量 300mg（150mg，2 次/d），疗程均为 4~6 周。

3. 胃黏膜保护剂　胃黏膜保护剂有三种，分别为硫糖铝、枸橼酸铋钾和前列腺素类药物（米索前列醇，misoprostol）。

（三）手术治疗

消化性溃疡随着 H_2RA 与 PPI 的广泛使用以及根除 Hp 治疗措施的普及，需要手术治疗的溃疡病患者已越来越少，约90%的十二指肠溃疡及50%的胃溃疡患者经内科有效治疗后好转。所需手术干预的病例仅限少数并发症患者。手术适应证为：①溃疡急性穿孔。②溃疡大出血。③瘢痕性幽门梗阻。④顽固性溃疡。⑤溃疡癌变。

1. 手术方式　胃、十二指肠溃疡的手术目的是针对胃酸过高而采取相应措施，目前，手术方式主要有两种，一种是胃大部切除术，另一种是迷走神经切断术。

（1）胃大部切除术：为我国目前治疗消化性溃疡最为广泛的手术方式，切除范围包括胃体大部、胃窦、幽门和部分十二指肠球部，占全胃的 2/3~3/4，从而达到抑酸的效果（图 7-2）。切除胃大部后的胃肠道吻合方法常用的是毕罗Ⅰ式和毕罗Ⅱ式。

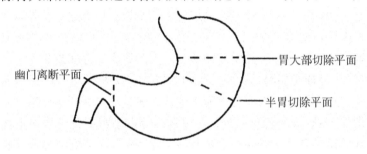

图 7-2　胃切除范围标志

1）毕罗Ⅰ式：特点是胃大部切除以后将残胃与十二指肠断端进行吻合。这种吻合方式接近正常生理状态，术后并发症较少，且胆汁反流不多于幽门成形术，近年来多主张在条件允许时采用此种吻合方式（图 7-3）。

2）毕罗Ⅱ式：特点是胃大部切除后将十二指肠残端关闭，将胃残端与空肠上端吻合。其优点是可切除足够体积的胃而不致吻合口张力过大。同时，即使十二指肠溃疡不能切除也可因溃疡旷置而愈合（图 7-4）。

（2）迷走神经切断术：迷走神经切断后胃酸的神经分泌相消失，体液相受到抵制，胃酸分泌减少，从而达到治愈溃疡的目的。

1）迷走神经干切断术：约在食管裂孔水平，将左右两支腹迷走神经干分离后切除 5~6cm，以免再生。根据情况，再行胃空肠吻合或幽门成形术。由于腹迷走神经干尚有管理肝、胆、胰、肠的分支，均遭到不必要的切断，造成上述器官功能紊乱。胃张力及蠕动随之减退，胃排空迟缓，胃内容物潴留，故需加做幽门成形术。此外可产生顽固性腹泻，可能和食物长期潴留，腐败引起肠炎有关。迷走神经干切断术因缺点多，目前临床上很少应用。

2）选择性迷走神经切断术：将胃左迷走神经分离清楚在肝支下切断，同样胃右迷走神经分离出腹腔支下，加以切断，从而避免了发生其他器官功能紊乱。为了解决胃潴留问题，则需加胃引流术，常用的引流术有幽门成形术、胃窦部或半胃切除，再行胃十二指肠或胃空肠吻合术。

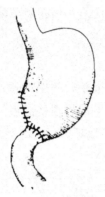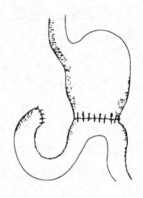

图7-3　毕罗Ⅰ式吻合　　　　　　　　图7-4　毕罗Ⅱ式吻合

3）选择性胃迷走神经切断术：是迷走神经切断术的一大改进，目前国内外广泛应用。但此法也还存在不少问题，如由于迷走神经解剖上的变异，切断迷走神经常不完善，有可能神经再生，仍有不少溃疡复发。加以胃窦部或半胃切除时，虽有着更加减少胃酸分泌的优点，但也带来了胃切除术后的各种并发症的缺点。因此该术式亦非理想。

4）高选择性胃迷走神经切断术：此法仅切断胃近端支配胃体、胃底的壁细胞的迷走神经，而保留胃窦部的迷走神经，因而也称为胃壁细胞迷走神经切断术或近端胃迷走神经切断术。手术时在距幽门5~7cm的胃小弯处，可以看到沿胃小弯下行的胃迷走神经前支入胃窦部的扇状终末支（鸦爪）作为定位标志，将食管下端5~7cm范围内进入胃底、胃体的迷走神经一一切断，保留进入胃窦部的扇状终末支。

高选择性胃迷走神经切断术的优点在于消除了神经性胃酸分泌，消除了溃疡病的复发的主要因素；保留胃窦部的张力和蠕动，无须附加引流术；保留了幽门括约肌的功能，减少胆汁反流和倾倒综合征的发生机会；保留了胃的正常容积，不影响进食量；手术简单安全。

2. 并发症

（1）术后胃出血：胃大部切除术后，一般在24h以内，从胃管引流出少量暗红色或咖啡色血性内容物，多为术中残留胃内的血液或胃肠吻合创伤面少量渗出的缘故。如短期内自胃管引流出较大量的血液，尤其是鲜血，甚至呕血、黑便、或出现出血性休克，是因切端或吻合口有小血管结扎、缝合不彻底所致。术后4~6d出血，多因缝合过紧吻合口黏膜坏死脱落引起；严重的早期出血，如量大，甚至发生休克，需要果断再次探查止血。

（2）十二指肠残端破裂：是胃大部切除术毕罗Ⅱ式中最严重的并发症，死亡率很高，约15%。多因处理十二指肠球部时损伤浆肌层或血液循环；或残端缝合过紧，过稀。输入空肠襻梗阻亦可致残端破裂。一般多发生在术后4~7d。表现为右上腹突然发生剧烈疼痛，局部或全腹明显压痛、反跳痛、腹肌紧张等腹膜炎症状。腹穿可抽出胆汁样液体。预防方法是：要妥善缝合十二指肠残端，残端缝合有困难者，可插管至十二指肠腔内做造瘘术，外覆盖大网膜。溃疡病灶切除困难者，选择病灶旷置胃大部切除术式，避免十二指肠残端破裂。

一旦发生残端破裂，修补难以成功，应行引流术，在十二指肠残端处放置双腔套管持续负压吸引，同时也要引流残端周围腹腔。以静脉营养法或空肠造瘘来营养支持。

（3）胃肠吻合口破裂或瘘：多发生在术后 5～7d，如在术后 1～2d 内发生，则可能是吻合技术的问题。一般原因有：缝合不当、吻合口存在张力、局部组织水肿或低蛋白血症等所致组织愈合不良。胃肠吻合口破裂常引起严重的腹膜炎，需及时手术进行修补，术后要保持可靠的胃肠减压，加强营养支持。

（4）吻合口梗阻：发生率为 1%～5%，主要表现为进食后上腹胀痛、呕吐，呕吐物为食物，多无胆汁。梗阻多因手术时吻合口过小；或缝合时胃肠壁内翻过多；吻合口黏膜炎症水肿所致。前两种原因造成的梗阻多为持续性的，不能自行好转。需再次手术扩大吻合口或重新做胃空肠吻合。黏膜炎症水肿造成的梗阻为暂时性的，经过适当的非手术治疗症状可自行消失。梗阻性质一时不易确诊，先采用非手术疗法，暂时停止进食，行胃肠减压，静脉输液，保持水电解质平衡和营养；若因黏膜炎症水肿引起的梗阻，往往数日内即可改善。经两周非手术治疗仍有进食后腹胀、呕吐现象，应考虑手术治疗。

（5）输入空肠襻梗阻：在毕罗Ⅱ式手术后，如输入空肠襻在吻合处形成锐角或输入空肠襻过长发生曲折，使输入空肠襻内的胆汁、胰液、肠液等不易排出，将在空肠内发生潴留而形成梗阻。输入空肠段内液体潴留到一定量时，强烈的肠蠕动克服了一时性的梗阻，将潴留物大量排入残胃内，引起恶心、呕吐。表现为进食后 15～30min，上腹饱胀，轻者恶心，重者呕吐，呕吐物主要是胆汁，一般不含食物，呕吐后患者感觉症状减轻而舒适。多数患者术后数周症状逐渐减轻而自愈，少数症状严重持续不减轻者需手术治疗，行输入和输出空肠襻之间侧侧吻合术。

在结肠前近端空肠对胃小弯的术式，如近端空肠过短，肠系膜牵拉过紧，形成索带压迫近端空肠，使被压迫的十二指肠和空肠成两端闭合肠襻，且可影响肠壁的血运，而发生坏死。有时过长的输入空肠襻，穿过空肠系膜与横结肠之间的孔隙，形成内疝，也可发生绞窄。主要表现为上腹部疼痛、呕吐，呕吐物不含胆汁，有时偏右上腹可触及包块。这一类梗阻容易发展成绞窄，应及早手术治疗。

（6）输出空肠襻梗阻：输出空肠襻梗阻多为大网膜炎性包块压迫或肠襻粘连成锐角所致。在结肠后吻合时，横结肠系膜的孔未固定在残胃壁上，而困束着空肠造成梗阻。主要表现为呕吐，呕吐物为食物和胆汁。确诊应借助于钡餐检查，以示梗阻的部位。症状严重而持续，应手术治疗以解除梗阻。

（7）倾倒综合征：倾倒综合征是胃大部分切除术后比较常见的并发症。在毕罗Ⅱ式吻合法发生机会更多。根据症状在术后和进食后发生的迟早，临床上将倾倒综合征分为早期倾倒综合征和晚期倾倒综合征两类。一般认为这两种表现不同、性质各异的倾倒综合征，有时同时存在，致临床表现混淆不清。

1）早期倾倒综合征：表现为进食后上腹胀闷、心悸、出汗、头晕、呕吐及肠鸣、腹泻等。患者面色苍白、脉搏加速、血压稍增高。上述症状经平卧 30～45min 即可自行好转消失，如患者平卧位进食则往往不发生倾倒症状。症状的发生与食物的性质和量有关，进甜食及牛奶易引起症状，过量进食往往引起症状发作。原因尚不十分清楚，但根据临床表现，一般认为早期倾倒综合征的原因有两种：一是残胃缺乏固定，进食过量后，胃肠韧带或系膜受到牵拉，因而刺激腹腔神经丛引起症状，所谓机械因素；二是大量高渗食物进入空肠后，在短期内可以吸收大量的液体，致使血容量减少，即渗透压改变因素。

2）晚期倾倒综合征：性质与早期综合征不同，一般都发生在手术后半年左右，而多在食后 2～3h 发作，表现为无力、出汗、饥饿感、嗜睡、眩晕等。发生的原因由于食物过快地进入空肠内，葡萄糖迅速被吸收，血糖过度增高，刺激胰腺产生过多胰岛素，而继发生低血糖现象，故又称低血糖综合征。

预防倾倒综合征的发生，一般认为手术时胃切除不要过多，残胃适当固定，胃肠吻合口不要太大。术后早期应少食多餐，使胃肠逐渐适应。一旦出现症状多数经调节饮食，症状逐渐减轻或消失。极少数患者症状严重而经非手术治疗持续多年不改善者，可考虑再次手术治疗，行胃肠吻合口缩小术，或毕罗 II 改为毕罗 I 式，或行空肠代胃、空肠、十二指肠吻合术。

（8）吻合口溃疡：吻合口溃疡是胃大部切除术后常见的远期并发症。多数发生在十二指肠溃疡术后。吻合口溃疡的原因与原发溃疡相似，80%～90% 的吻合口溃疡者存在胃酸过高现象。症状与原发溃疡病相似，但疼痛的规律性不明显，在上腹吻合口部位有压痛。吻合口溃疡一旦形成，发生并发症机会甚多，如出血、穿孔。预防措施：避免做单纯胃空肠吻合；胃大部切除时胃切除要足够，应争取做胃十二指肠吻合。吻合口溃疡一般主张采用手术治疗，手术方法是再次行胃大部切除或同时做迷走神经切断术。

（9）碱性反流性胃炎：碱性反流性胃炎常发生于毕罗 II 式胃大部切除术后 1～2 年。由于胆汁、胰液反流，胆盐破坏了胃黏膜对氢离子的屏障作用，使胃液中的氢离子逆流弥散于胃黏膜细胞内，从而引起胃黏膜炎症、糜烂，甚至形成溃疡。表现为：上腹部持续性烧灼痛，进食后症状加重，抗酸药物服后无效；胆汁性呕吐，呕吐后症状不减轻，胃液分析胃酸缺乏；食欲差，体重减轻，因长期少量出血而导致贫血。这一并发症非手术治疗效果不佳。症状严重应考虑手术治疗。手术可改行 Roux - en - Y 吻合，以免胆汁反流入残胃内，同时加做迷走神经切断术以防术后吻合口溃疡发生。

（10）营养障碍：胃是容纳食物并进行机械的和化学的消化场所。食物因胃的运动而与酸性胃液混合成食糜，其蛋白质也在酸性基质中经胃蛋白酶进行消化，食物中的铁质也在胃内转变为亚铁状态以便吸收。当胃大部切除术后，少数患者可能出现消瘦、贫血等营养障碍。

四、预后

十二指肠溃疡在迷走神经切断 + 胃窦切除后的复发率为 0.8%，比其他术式显著为低，是其主要优点，特别是对有严重溃疡体质而耐受力好的患者。少效病例术后复发，主要是因迷走神经切断术做得不完全或者是促胃液素瘤所致。

十二指肠溃疡在迷走神经切断 + 胃引流术后的平均复发率为 80% 左右，最高可达 28%，是其主要缺点。用高选迷走切断治疗十二指肠溃疡的复发率为 5%～10%。十二指肠溃疡行胃大部切除术而不加做迷走神经切断术者的复发率约为 5%～6%，术后并发症较多。用简单的胃空肠吻合术来治疗十二指肠溃疡现已废弃，因复发率可达 40%。

胃溃疡做单纯胃窦切除的复发率约为 2%。如有复合溃疡，应做胃大部切除。

随着 PPI 的广泛应用，溃疡复发率已较 20 世纪六七十年代明显减少并可能控制。

五、最新进展

大多数消化性溃疡经非手术疗法患者可获得治愈尤其是 20 世纪 80 年代以后，随着 H_2 受体阻断剂、PPI 以及清除幽门螺杆菌药物的广泛应用，溃疡病的手术治疗在大幅减少。顽固性十二指肠溃疡的手术例数目前降低了大约 62%。溃疡病需要外科手术治疗的仅限于其并发症。因此，应当结合患者具体情况，严格、正确地掌握消化性溃疡手术治疗适应证。

随着微创技术的发展，腹腔镜下消化性溃疡的手术现已基本成熟，溃疡穿孔修补术、迷走神经切断术、胃大部切除术等均可在腹腔镜下完成。因其创伤小、恢复快、疼痛轻等优点已逐渐为广大病患者所接受。

（胡德升）

第四节　应激性溃疡

一、概述

严重创伤、大手术、感染、休克等应激情况下可继发胃十二指肠黏膜糜烂、溃疡，乃至大出血，因其表现不同于常见的消化性胃十二指肠溃疡，故命名为应激性溃疡。由于不同应激因素引起的又有不同的命名，如继发于烧伤者称之为 Curling 溃疡，由中枢神经系统病损引起者称之为 Cushing 溃疡等。

（一）发病机制

应激性溃疡的发生涉及机体神经内分泌功能失调，胃黏膜自身保护功能削弱和胃黏膜损伤作用相对增强等因素综合作用的结果。

1. 神经内分泌功能失调　下丘脑是应激时神经内分泌的整合中枢，破坏下丘脑外侧区和海马两侧可加重实验性应激性溃疡，说明应激状态下下丘脑外侧区和海马两侧可能通过某种机制保护胃黏膜而减少应激性溃疡的发生。实验研究也证实中枢内去甲肾上腺素、乙酰胆碱和 5 - 羟色胺介导下丘脑室旁核参与实验性应激性溃疡的发生。由于中枢去甲肾上腺素的作用有赖于正常的血浆皮质激素和甲状腺素水平，切除肾上腺和甲状腺可部分抑制电刺激室旁核所加重实验性应激性溃疡的效应。切除迷走神经和交感神经后，电刺激下丘脑外侧区和室旁核加重应激性溃疡的效应受到抑制。

已证实广泛存在于下丘脑的促甲状腺素释放激素（TRH）参与应激性溃疡的发生，其机制可能通过副交感神经介导而促进胃酸与胃蛋白酶原分泌，增强胃平滑肌收缩。中枢多巴胺、5 - 羟色胺和肾上腺素均参与这一机制。此外，尚有多种中枢神经肽，如神经降压素、铃蟾肽、生长抑素、降钙素、β 内啡肽等通过自主神经系统及垂体 - 肾上腺轴而作用于胃肠靶器官，引起后者的病理生理改变，最终导致应激性溃疡的发生，特别要强调的是应激状态下迷走神经高度兴奋在其中的重要意义。

2. 胃黏膜自身保护功能的削弱　正常的胃黏膜保护功能由下列三方面组成：①胃黏液屏障：胃黏膜分泌稠厚黏液紧贴于胃黏膜表面，形成黏液屏障，由于其分子结构特殊，其内水分静止，H^+ 和胃蛋白酶在其中扩散速度极慢，所以该黏液屏障能在胃黏膜上皮细胞层与胃腔间维持恒定的 pH 梯度。②胃黏膜屏障：胃黏膜上皮细胞的腔面细胞膜由脂蛋白构成，胃腔内的 H^+ 不能逆行扩散至细胞内。胃黏膜上皮细胞间的连接非常紧密，H^+ 也不能由此进入细胞内，胃黏膜上皮迁移、增殖修复功能更是胃黏膜的重要保护机制。③HCO_3^- 的中和作用：胃黏膜细胞内有大量碳酸酐酶能将细胞内氧化代谢产生的以及来自血液中的 CO_2 与 H_2O 结合成 H_2CO_3，后者离解成 HCO_3^- 和 H^+，位于黏液层和上皮细胞内的 HCO_3^- 可以中和少量进入的 H^+。

应激状态下黏液屏障障碍表现为黏液分泌量降低，黏液氨基己糖及保护性疏基物质含量减少，对胃腔内各种氧化物等有害物质的缓冲能力由此降低，黏膜电位差下降，胃腔内 H^+ 反流增加，黏膜内微环境改变，促进了黏膜上皮的破坏。应激状态使黏膜上皮增殖受抑，因为肥大细胞释出的肝素和组胺可抑制上皮细胞的 DNA 聚合酶以及降低上皮细胞的有丝分裂活性。

尤其在低血压和低灌流情况下，胃缺血是应激性溃疡的主要诱因，缺血可影响胃黏膜的能量代谢，ATP 与高能磷酸值下降，削弱了胃黏膜的屏障功能，血流量不足也可导致 H^+ 在细胞中积蓄，加重了黏膜内酸中毒。胃黏膜微循环障碍使微血管通透性增加，这与肥大细胞脱颗粒释出组胺、白三烯等炎性介质的作用有关。

3. 胃黏膜损伤作用相对增强　应激状态使胃黏膜局部许多炎性介质含量明显增加，其中脂氧化物含量随应激时间的延长而升高，具保护作用的疏基化合物含量反见降低，黄嘌呤脱氢酶大量转换为黄嘌呤氧化酶，自由基因之产生增加，这些炎性介质和自由基均可加重黏膜的损害。

应激状态使胃十二指肠本身动力障碍，表现为胃肠平滑肌收缩的幅度增加、时间延长和频率加快，加重了胃黏膜缺血。十二指肠胃反流更使胆汁中的卵磷脂物质在胃腔内积聚，黏膜屏障受到破坏。在多数应激状态下，胃酸分泌呈受抑现象，但由于黏膜屏障功能削弱和局部损害作用增强，实际反流入黏膜内的 H^+ 总量增加，使黏膜内 pH 明显降低，其降低程度与胃黏膜损害程度呈正相关。H^+ 不断逆行扩散至细胞内，结果黏膜细胞呈现酸中毒，细胞内溶酶体裂解，释出溶酶，细胞自溶、破坏而死亡，加上能量不足，DNA 合成受损，细胞无法增殖修复，形成溃疡。

（二）病理

根据诱发原因的不同，应激性溃疡可分为下述三类：①Curling 溃疡：见于大面积深度烧伤后。多发生在烧伤后数日内，溃疡多位于胃底，多发和表浅。少数可发生在烧伤康复期，溃疡多位于十二指肠；②Cushing 溃疡：常因颅脑外伤、脑血管意外时颅内压增高直接刺激迷走神经核而致胃酸分泌亢进所引起。溃疡常呈弥漫性，位于胃上部和食管，一般较深且呈穿透性，可造成穿孔；③常见型应激性溃疡：多见于严重创伤、大手术、感染和休克后，也可发生在器官衰竭、心脏病、肝硬化和癌肿等危重患者。病变可弥散于胃底、胃体含壁细胞泌酸部位，革兰阴性细菌败血症引起的常为胃黏膜广泛糜烂、出血和食管、胃、十二指肠溃疡。

病理肉眼所见胃黏膜均呈苍白，有散在的红色瘀点，严重的有糜烂，甚或溃疡形成。镜检可见多处上皮细胞破坏或整片脱落。一般在应激情况 4～48h 后整个胃黏膜有直径 1～2mm 的糜烂，伴局限性出血和凝固性坏死。如病情继续恶化，糜烂灶相互融合扩大，全层黏膜脱落，形成溃疡，有深有浅，如涉及血管，破裂后即引起大出血。

二、诊断

应激性溃疡无特异性症状，有时突发大出血，来势凶猛，有时呈间歇性发作。出血时不伴疼痛。除烧伤康复期外，应激性溃疡只有在应激和病情危重时才发生的，属急性病变，溃疡常呈多发，要排除原有慢性胃十二指肠溃疡急性发作的情况。在危重患者突发上消化道出血时首先要考虑本病的存在。胃镜检查可以确立诊断。要注意应激性溃疡患者不一定都伴有高胃酸分泌。

三、治疗

（1）胃管引流和冲洗：放置鼻胃管，抽吸胃液，清除胃内潴留的胃液和胆汁，以免加重对黏膜的侵蚀，并用 5～10L 等渗冷盐水冲洗。清除积血和胃液后，胃腔内可灌入硫糖铝 6～12g，根据病情可自每 2 小时一次至一日 4 次不等。长期应用胃黏膜缺血的药物（如去甲肾上腺素）和冰水灌注是有害的，因可加重黏膜缺血。可试用一、二次，即在 250ml 冰盐水中加入去甲肾上腺素 8mg。

（2）药物治疗：除局部使用外，还可全身给予奥美拉唑每日 40mg 或雷尼替丁每日 400mg，共 5d，生长抑素可抑制胃酸分泌，减少门静脉和胃肠血流。可肌肉注射八肽生长抑素 0.1mg 每 8h 一次，也可胃管内灌入，均有止血作用。

（3）手术治疗：药物止血无效时，可经胃镜下电凝或激光凝固、选择性动脉造影和垂体后叶素（动脉内每分钟注入 0.2U）灌注有时可获得直接止血的作用，为后继的治疗赢得了时间。出血仍无法控制且量大，最后只能考虑手术治疗。手术术式以切除所有出血病灶为原则，全胃切除术效果好，但死亡率高，可选用迷走神经切断和部分胃切除术，如患者不能耐受较大手术时，可对明显出血的病变进行简单的结扎缝合术，或结扎胃周血管的断流术，即结扎胃左、右动脉和胃网膜左、右动脉，但必须保留胃短动脉的血供。

四、防治

预防重于治疗，应激性溃疡不仅是胃肠功能障碍的一种表现，同时也提示存在全身微循环灌注不良和氧供不足的现象，预防措施应从全身和局部两方面同时着手。

（1）全身性措施：积极去除应激因素，治疗原发病，纠正供氧不足，改善血流灌注，维持水、电解质和酸碱平衡，极为重要，也是首要措施。

早期进食可促进胃黏液分泌，中和腔内胃酸，促进黏膜上皮增殖和修复，对于不能进食者可予管饲。营养支持也很重要。

（2）局部措施：对胃肠功能障碍伴胃内潴留者应给予鼻胃管减压，抑酸剂或抗酸剂的应用有一定的预防作用。如给雷尼替丁 150mg 静注或奥美拉唑 40mg 口服或胃内灌入可明显减少出血的发生。现一致公认 H_2 受体拮抗剂能明显升高胃酸 pH 和降低应激性溃疡的发生率。但抑制胃酸药物的应用并非必要，因为应激时胃酸分泌并不增加，其病变主要是胃黏膜缺血、黏膜屏障障碍和 H^+ 反流所引起。推荐硫糖铝的应用，硫糖铝能与胃蛋白酶络合，抑制该酶分解蛋白质，与胃黏膜的蛋白质络合形成保护膜，阻止胃酸、胃蛋白酶和胆汁的渗透和侵蚀，它不影响胃液的 pH，不致有细菌过度繁殖和医源性肺炎发生率增加的危险，可给硫糖铝6g，分次自胃管内灌入，其预防作用与H_2受体拮抗剂相当。

小剂量糖皮质激素可改善胃黏膜微循环，稳定细胞膜。还原性谷胱甘肽、别嘌呤醇、过氧化物歧化酶（SOD）、普萘洛尔、可乐定、钙通道阻滞剂等均证实有预防作用。

（胡德升）

第五节　胃癌

一、病因

胃癌病因和发病机制尚未阐明，研究资料表明胃癌的发生是多因素综合作用的结果。目前认为下列因素与胃癌的发生有关。

1. 环境因素　不同国家与地区发病率有明显差别，胃癌高发区向低发区的第1代移民胃癌发生率与本土居民相似，第2代即有明显下降，第3代胃癌的发生率则与当地居民相似。提示胃癌的发病与环境因素有关，其中最主要的是饮食因素。在人类，胃液中亚硝胺前体亚硝酸盐的含量与胃癌的患病率明显相关，可通过损伤DNA发生致癌作用。流行病学调查证实饮水中亚硝酸盐含量高的地区胃癌发病率高；腌制蔬菜、鱼、肉含有大量硝酸盐和亚硝酸盐；萎缩性胃炎胃酸过低的情况下，硝酸盐受胃内细菌硝酸盐还原酶的作用而形成亚硝酸盐类物质。

食物中还可能含有某些致癌物质或癌前物质，在体内通过代谢或胃内菌群的作用转化为致癌物质。如油煎食物在加热过程中产生的某些多环碳氢化合物；熏制的鱼肉含有较多的3，4－苯并芘（benzopyrene）；发霉的食物含有较多的真菌毒素，可与N－亚硝基化合物起协同致癌作用；大米加工后外覆的滑石粉，化学性质与结构都与石棉纤维相似，上述物质均被认为有致癌作用。

饮酒在胃癌发病中的作用尚未有定论，而高盐饮食、吸烟、低蛋白饮食、较少进食新鲜的蔬菜与水果则可能增加患胃癌的危险性。一些抗氧化的维生素如维生素A、维生素C、维生素E和β－胡萝卜素及绿茶中的茶多酚有一定防癌作用。水土中某些元素含量和比例的异常可能亦与胃癌发生有关。

其次，研究提示，某些职业与胃癌的发病相关：开采煤炭、锡矿，木材加工，金属制造（尤其是钢铁），橡胶处理等会增加胃癌的危险性；可能与暴露在工作环境中的灰尘颗粒损伤胃黏膜，或吸收、转运致癌物质如N－亚硝基化合物到胃内有关。

2. 感染因素

（1）幽门螺杆菌（Hp）感染：与胃癌发病相关，已被WHO列为Ⅰ类致癌物。流行病学调查表明胃癌发病率与Hp感染率正相关，胃癌高发区的Hp感染年龄提前。Hp感染的致癌机制复杂：①可能通过引起炎症反应，继而产生基因毒性作用。多数学者认为，Hp感染主要作用于慢性活动性胃炎、慢性萎缩性胃炎－肠组织转化的癌变起始阶段，使胃体壁细胞泌酸减少，有利于胃内细菌繁殖和亚硝基化合物形成；同时细胞毒素及炎症反应激活细胞因子、氧自由基、NO释放，造成DNA损伤、基因突变也可能成为主要原因。②Hp感染诱导胃黏膜上皮细胞凋亡和增殖失平衡，促进癌变发生。③Hp感染导致胃内抗坏血酸明显减少，削弱其清除亚硝酸盐、氧自由基的作用。

（2）EB 病毒感染：胃癌患者的癌细胞中，大约 10% 有 EB 病毒感染，在癌旁组织中可检出 EB 病毒基因组。据报道在美国和德国发生率最高（16% ~ 18%），在中国最低（3.1%），分布无地域性；它与未分化胃癌尤其是淋巴上皮样癌关系密切，在组织学上类似于鼻咽部恶性肿瘤，病理类型多样，淋巴结转移较少；在这些患者中，Hp 感染率较低。

3. 遗传因素　胃癌发病有家族聚集倾向，患者家属胃癌发病率高于一般人 2 ~ 4 倍。不同 ABO 血型的人群胃癌的发病率可能有差异，不同种族间也有差异，均提示有遗传因素存在。较多学者认为某些遗传素质使易感者在同样的环境条件下更易致癌。

4. 基因调控　正常情况下胃黏膜细胞增殖与凋亡受到癌基因、抑癌基因、生长因子及其受体、细胞黏附因子及 DNA 修复基因等的调控。近 20 年来，随着细胞分子生物学的研究与进展，对胃癌的癌变过程进行了大量研究，现已明确的癌基因有 ras、met、c - myc、erb B2、akt - 2 等。如 ras、met 基因过量表达发生于癌变早期；met、erb - B2 等扩增与肿瘤快速生长、淋巴结转移有关；抑癌基因在细胞增殖分化中起稳定作用，p53、p16、nm^3、APC 等抑癌基因的失活或突变可能与胃癌的发生和转移有关。同时，还发现不少调节肽如表皮生长因子、转化生长因子、胰岛素样生长因子 - Ⅱ、血小板转化生长因子等，在胃癌发生过程中起调节作用。此外，研究提示环氧化酶 - 2（COX - 2）表达出现于 70% 胃癌患者中。其高表达与淋巴结浸润及不良预后相关。DNA 甲基化是基因在转录水平的调控方式之一，胃癌患者，癌基因甲基化水平越低，其分化程度往往越差。

5. 癌前期变化　一致认为某些疾病是胃癌发生的癌前状态，如慢性萎缩性胃炎、胃溃疡、残胃、巨大黏膜皱襞症、胃息肉特别是直径超过 2cm 者。胃癌的癌前病变——肠组织转化，有小肠型和大肠型两种。小肠型（完全型）具有小肠黏膜特征，分化较好。大肠型（不完全型）与大肠黏膜相似，又分为两个亚型：Ⅱa 型能分泌非硫酸化黏蛋白；Ⅱb 型能分泌硫酸化黏蛋白，此型与胃癌发生关系密切。

指某些具有较强的恶变倾向的病变，包括癌前期状态（precancerous conditions）与癌前期病变（precancerous lesions），前者系临床概念，后者为病理学概念。

（1）胃的癌前期状态：包括慢性萎缩性胃炎、胃溃疡、胃息肉、残胃炎、胃黏膜肥厚等。

A. 慢性萎缩性胃炎：慢性萎缩性胃炎基础上可进一步发生肠上皮组织转化、不典型增生而癌变。其病史长短和严重程度与胃癌的发生率有关，不少报道在慢性嗜酸性胃炎基础上胃癌的发生率 2% ~ 10%。

B. 胃息肉：最常见的是炎性或增生性息肉，一般很少发生癌变。腺瘤型或绒毛型息肉癌变率为 15% ~ 40%，直径大于 2cm 者癌变率更高。

C. 残胃：胃良性病变手术后残胃发生的胃癌称残胃癌。胃手术后尤其在术后 10 年开始，发生率显著上升。Billroth Ⅱ 式胃空肠吻合术后发生胃癌较 Billroth Ⅰ 式为多，十二指肠内容物反流至残胃，胆酸浓度增高是促使发生癌变的重要因素，有报道可达 5% ~ 10%，我国残胃癌发生率为 2% ~ 3%。

D. 良性胃溃疡：良性胃溃疡癌变的发生率各家报道不一。一般认为癌变率约为 1% ~ 5%。目前认为，胃溃疡本身并不是一个癌前期状态，而溃疡边缘的黏膜则会发生肠上皮化生与恶变。

E. 恶性贫血和巨大胃黏膜肥厚症：癌变率约为 10%，但这两种疾病在我国的发病率均很低。

（2）胃的癌前期病变

A. 异形增生：亦称不典型增生，是由慢性炎症引起的病理细胞增生，包括细胞异型、结构紊乱、分化异常。国内将异型增生分为腺瘤型、隐窝型、再生型，后者癌变率较低。近年发现的球样异型增生认为与印戒细胞癌关系密切。异型增生在我国分为轻、中、重 3 级，内镜随访结果表明，轻度异型增生可能逆转，重度异型增生的癌变率可超过 10%。

B. 肠组织转化：是指胃黏膜上出现类似肠腺上皮，具有吸收细胞、杯状细胞和潘氏细胞等，有相对不成熟性和向肠、胃双向分化的特点。根据吸收细胞形态可分为小肠型与结肠型两种，小肠型（完全型）具有小肠黏膜的特征，分化较好。结肠型（不完全型）与结肠黏膜相似，又可分为 2 个亚型：Ⅱa 型，能分泌非硫酸化黏蛋白；Ⅱb 型能分泌硫酸化黏蛋白，此型肠化分化不成熟，与胃癌发生（尤其是分化型肠型胃癌）关系密切。

近端胃肿瘤，特别是胃食管连接处的肿瘤危险因素较明确，可能与吸烟有关，与 Hp 感染无关。胃食管连接处腺癌占胃癌的 25%，与远端胃肿瘤不同，近几十年来的发病率一直升高，多发生在 Barret 食管化生情况下，是食管腺癌的变型。

二、病理

胃癌可以发生在胃的任何部位，最多见于胃窦，其次为胃小弯，再次为贲门，胃大弯和前壁较少。

胃癌的大体形态，随病期而不同，宜将早期胃癌和进展期胃癌分开。

（1）早期胃癌：指所有局限于黏膜或黏膜下层的胃癌，不论其是否有淋巴转移。分为三型：Ⅰ型隆起型，癌块突出约 5mm 以上；Ⅱ型浅表型，癌块微隆与低陷在 5mm 以内，有 3 个亚型，Ⅱa 表面隆起型，Ⅱb 平坦型，Ⅱc 表面凹陷型；Ⅲ型凹陷型，深度超过 5mm。最近我国有人提出小胃癌（癌灶直径 6~10mm）和微小胃癌（癌灶直径 <5mm）的概念，把胃癌诊断水平推向早期始发阶段，使经根治后 5 年存活率提高到达 100%。

（2）进展期胃癌：①块状型癌。小的如息肉样，大的呈蕈伞状巨块，突入胃腔内，表面常破溃出血、坏死或继发感染。此型肿瘤较局限，生长缓慢，转移较晚。②溃疡型癌。癌中心部凹陷呈溃疡，四周边缘呈不规则隆起，溃疡直径一般大于 2.5cm，基底较浅，周围有不同程度的浸润，此型发生出血穿孔者较多见，转移的早晚视癌细胞的分化程度而有所不同。③弥漫浸润型癌。癌细胞弥漫浸润于胃壁各层内，遍及胃的大部或全部，胃壁僵硬，呈革袋状。此型癌的细胞分化较差，恶性程度较高，转移亦较早。

国际上多按传统的 Bomnann 分类，将胃癌分为 4 型：Ⅰ型即结节型；Ⅱ型指无浸润的溃疡型（井口样，边缘清楚，有时隆起呈围堤状而无周围浸润）。Ⅲ型指有浸润的溃疡型（边界不清，并向四周浸润）；Ⅳ型即弥漫型。

根据组织学结构可分为 4 型：①腺癌。②未分化癌。③黏液癌。④特殊类型癌，包括腺鳞癌、鳞状细胞癌、类癌等。有人根据胃癌的生物学特性，将其分为 2 种，即肠型癌、弥漫型癌，其中肠型癌多属分化较高的管状或乳头状腺癌，呈局限生长；弥漫型癌分化差，呈浸润生长。

三、临床表现

（一）症状

胃癌早期，临床症状多不明显，也不太典型，如捉摸不定的上腹不适、隐痛、嗳气、反酸、食欲减退、轻度贫血等，类似胃十二指肠溃疡或慢性胃炎等症状。晚期可出现以下几方面的症状。

（1）胃部疼痛为胃癌常见的症状，初期可隐痛、胀满，病情进一步发展疼痛加重、频繁、难以忍耐，肿瘤一旦穿孔，则可出现剧烈腹痛的胃穿孔症状。

（2）食欲减退、消瘦、乏力，这是一组常见而又不特异的胃癌表现。

（3）恶心、呕吐等，胃窦部癌增长到一定程度，可出现幽门部分或完全梗阻而发生呕吐，呕吐物多为宿食和胃液；贲门部癌和高位胃小弯癌可有进食梗阻感。肿瘤破溃或侵袭到血管，导致出血或突发上消化道大出血。

（4）再晚期，出现上腹肿块或其他转移引起的症状，如肝大、腹水、锁骨上淋巴结肿大。此时消瘦、贫血明显，终成恶病质。

（二）体征

体检在早期多无特殊，晚期上腹肿块明显多呈结节状，质硬，略有压痛；若肿块已固定，则多表示浸润到邻近器官或癌块附近已有肿大的淋巴结块。发生直肠前凹种植转移时，直肠指诊可摸到肿块。

四、检查

（1）实验室检查

1）胃液分析：正常胃液无色或浅黄色，每 100ml 中游离盐酸 0~10U，胃癌患者的胃酸多较低或无游离酸。当胃癌引起幽门梗阻时，可发现大量食物残渣，如伴有出血，则可出现咖啡样液体，对胃癌诊断具有一定的意义。

2）大便潜血：反应持续性大便潜血阳性，对胃癌的诊断有参考价值。

3）细胞学检查：目前临床取材方法有以下几种。

A. 一般冲洗法检查：前一天晚饭进流质，当天早晨禁食，下胃管抽空胃液，再用生理盐水反复冲洗，并让患者变换体位，最后收集冲洗液，离心后涂片、染色。

B. 直视下冲洗法：用纤维胃镜在直视下对可疑病变进行冲洗，再用导管吸出冲洗液进行检查。

C. 刷拭法：在纤维胃镜直视下，对可疑病变用尼龙细胞刷来回摩擦后取出涂片镜检。

D. 印片法：纤维胃镜直视下活检，取出胃黏膜组织在玻片上涂片镜检。

胃脱落细胞学检查是诊断胃癌的一种比较好的方法，操作简单、阳性率高、痛苦少、患者易于接受。但它不能确定病变的部位，和 X 射线钡餐，胃镜检查联合应用，可提高胃癌的早期诊断率到 98%。

胃癌细胞表现为成簇、多种形态或重叠，出现印戒细胞；细胞内核比例增大，核膜增厚、核仁增大、核染色质不规则和颗粒大等改变。

（2）X 射线检查：钡餐造影主要观察胃的轮廓失常、黏膜形状的改变、蠕动以及排空时间等做出诊断。X 射线诊断胃癌的正确率为 70%~90%。不同类型的胃癌，其 X 射线表现亦各不同，蕈伞型癌主要表现为突入胃腔内的不规则充盈缺损，黏膜破坏或中断。溃疡型癌表现为位于胃轮廓以内的溃疡龛影，溃疡边缘不整齐附近胃壁僵直。浸润型癌表现胃壁僵硬，蠕动和黏膜皱襞消失，胃腔缩窄而不光滑，钡剂排出较快。如整个胃受侵则呈革袋样胃。

X 射线钡餐检查对早期胃癌的确诊率可达 89%，但需要应用各种不同的检查法，包括不同充盈度的投照、黏膜纹显示、控制压力量的加压投照和双重对比等方法。早期胃癌隆起型，在适量钡剂充盈下加压或在中等量充气的双重对比下，能显示出小的充盈缺损。表浅型因有轻度的低洼，可见一小片钡剂积聚或在充盈相呈微小的突出。凹陷型的在加压投照或双重对比时有钡剂积聚，其形态多不规则，邻近黏膜呈杆状中断。

（3）内窥镜检查：由于纤维内窥镜技术的发展和普遍应用，早期胃癌的诊断率和术后5年生存率明显提高。现今应用的电子内窥镜，其特点是直径较细，广角前视、高分辨率、高清晰度，包括内窥镜、电视显示和录像，还可摄像。最近又有超声内镜，胃癌可按5层回声带的改变来辨别胃癌的浸润深度，甚至发现胃外淋巴结转移。

胃癌的确诊有待于胃镜进行活组织检查。每次要多挟几处，在四周分点取材，不要集中于一点，以避免漏诊。

（4）血管造影检查（DSA）：胃癌的术前诊断，主要依靠X射线双重对比造影及胃镜检查。两者都是从胃的黏膜而来观察、发现病灶，就其定性诊断有较高的敏感性，但做定量诊断则是粗略的，可靠性不大。利用DSA进行胃癌的定量诊断技术可清楚地显示肿瘤浸润范围、深度、病灶数量、周围有无侵犯、病灶周围淋巴结及远隔脏器有无转移等情况，可为能否手术切除和切除范围提供影像学依据。陈晓林等报道11例手术切除标本的病理改变与DSA所见相对照，其符合率为86.6%。其方法为：①患者仰卧位，常规消毒。②在局部麻醉下采用Seldinger法，经右侧股动脉穿刺插管。③分别行腹腔动脉、选择性胃左动脉及脾动脉（DSA）。④使用45%泛影葡胺3～6ml/s，总量12～13ml。

胃癌DSA所见：①肿瘤供血动脉二级分支以下血管增多、紊乱、迂曲、边缘不整、细不均。②二分支血管呈网状，边缘不整、毛糙。③不规则的肿瘤染色。④造影时见胃腔内有斑点状造影剂外渗，呈雪花状改变。⑤供血动脉主干血管增粗、僵硬、边缘不整呈锯齿状改变。⑥附近淋巴结染色（血管化）增大，肝内有转移灶。

（5）放射免疫导向检查：胃癌根治术成败的关键在于能否在术时确定胃癌在胃壁内的浸润及淋巴结转移的范围，发现可能存在的临床转移灶从而彻底合理地切除，放射免疫导向检查使之成为可能。方法：选用高阳性反应率、高选择性及高亲和力的抗胃癌 $McAb3H_{11}$，将纯化后的McAb以Iodogen法标记，^{131}I。将此$^{131}I-3H$以250～800uc及墨汁于术前经胃镜作胃局部多点注射。手术时应用手提式探测器作贴近组织的探测，该探测器的大小为12.7～25.4cm，准直孔径4cm，探测的最小分辨距离为1.8cm，可探及$4×10^5$癌细胞，且有较好的屏蔽性。因此可探及小于1mm的亚临床转移灶如淋巴结和可疑组织。

（6）四环素荧光试验：四环素试验的方法很多，但基本原理都是根据四环素能与癌组织结合这一特点。如四环素进入体内后被胃癌组织所摄取，因而可以在洗胃液的沉淀中找到荧光物质。方法是口服四环素250mg，每日3次，共5d，末次服药后36h洗胃，收集胃冲洗液，离心后的沉渣摊于滤纸上，温室干燥，暗室中用荧光灯观察，有黄色荧光者为阳性。阳性诊断率为79.5%。

（7）胃液锌离子测定：胃癌患者胃液中锌离子含量较高，胃癌组织内含锌量平均为健康组织含锌量的2.1倍。因在胃癌患者胃液内混有脱落的癌细胞，癌细胞锌经过胃酸和酶的作用，使其从蛋白结合状态中游离出来，呈离子状态而混入胃液中，所以胃癌患者的胃液中锌离子含量高。

（8）腹部CT检查：CT检查可显示胃癌累及胃壁向腔内和腔外生长的范围，邻近的解剖关系和有无转移等。胃癌的 CT 表现大多为局限性胃壁增厚（>1cm）。各型胃癌的 CT 上均可见胃内外缘轮廓不规则，胃和邻近器官之间脂肪层面消失。当观察到小网膜、大网膜、脾门、幽门下区淋巴结肿大时，多提示淋巴道转移。如有肝、肾上腺、肾、卵巢、肺等转移，均可在 CT 上清楚显示。

五、并发症

（1）出血约5%的患者可发生大出血，表现为呕血和（或）黑便，偶为首发症状。
（2）幽门或贲门梗阻取决于胃癌的部位。
（3）穿孔比良性溃疡少见，多发生于幽门前区的溃疡型癌。

六、分期

1. 临床病理分期是选择胃癌合理治疗方案的基本　国际上有关分期甚多，几经修改现今通用的是 1988 年由国际抗癌联盟（IUCC）公布的新 PTNM 分期。P 代表术后病理组织学证实，T 指肿瘤本身，N 指淋巴结转移，M 指远处转移。然后按照肿瘤浸润深度将 T 分为：T_1 不管肿瘤大小，癌灶局限于黏膜或黏膜下层的早期胃癌；T_2 癌灶侵及肌层，病灶不超过 1 个分区的 1/2；T_3 肿瘤侵及浆膜或虽未侵及浆膜，但病灶已经超过一个分区的 1/2，但未超过 1 个分区；T_4 肿瘤已穿透浆膜或大小已超过 1 个分区。根据淋巴结转移至原发癌边缘的距离，将 N 分为：N_0 无淋巴结转移；N_1 指 <3cm 内的淋巴结转移；N_2 指 >3cm 的淋巴结转移，包括胃左动脉、肝总动脉、脾动脉和腹腔动脉周围的淋巴结。M 则分为：M_0，即无远处转移；M_1 有远处转移，包括 12～16 组淋巴结转移。

2. 美国肿瘤联合委员会 AJCC 的 TNM 分类如下
胃癌 TNM 分期
原发肿瘤（T）
　　Tx　原发肿瘤无法评估
　　T_0　无原发肿瘤的证据
　　Tis　原位癌：上皮内肿瘤，未侵及固有层
　　T_1　肿瘤侵犯固有层或黏膜下层
　　T_2　肿瘤侵犯固有肌层或浆膜下层
　　T_{2a}　肿瘤侵犯固有肌层
　　T_{2b}　肿瘤侵犯浆膜下层
　　T_3　肿瘤穿透浆膜（脏层腹膜）而尚未侵及邻近结构
　　T_4　肿瘤侵犯邻近结构
区域淋巴结（N）
　　Nx　区域淋巴结无法评估
　　N_0　区域淋巴结无转移
　　N_1　1～6 个区域淋巴结有转移
　　N_2　7～15 个区域淋巴结有转移
　　N_3　15 个以上区域淋巴结有转移

远处转移（M）

  Mx 远处转移情况无法评估

  M_0 无远处转移

  M_1 有远处转移

组织学分级（G）

  Gx 分级无法评估

  G_1 高分化

  G_2 中分化

  G_3 低分化

  G_4 未分化

0 期	Tis	N_0	M_0
Ⅰ A 期	T_1	N_0	M_0
Ⅰ B 期	T_1	N_1	M_0
	$T_{2a/b}$	N_0	M_0
Ⅱ 期	T_1	N_2	M_0
	$T_{2a/b}$	N_1	M_0
	T_3	N_0	M_0
Ⅲ A 期	$T_{2a/b}$	N_2	M_0
	T_3	N_1	M_0
	T_4	N_0	M_0
Ⅲ B 期	T_3	N_2	M_0
Ⅳ 期	T_4	$N_{1 \sim 3}$	M_0
	$T_{1 \sim 3}$	N_3	M_0
	任何 T	任何 N	M_1

七、诊断

胃癌到了晚期，根据胃痛、上腹肿块、进行性贫血、消瘦等典型症状，诊断并不困难，但治愈可能性已经很小。胃癌的早期诊断是提高治愈率的关键。问题是胃癌的早期症状并不明显，也没有特殊性，容易被患者和医务人员所忽略。为了早期发现胃癌，做到下列两点是重要的：①对于胃癌癌前病变者，如胃酸减少或胃酸缺乏、萎缩性胃炎、胃溃疡、胃息肉等，应定期系统随诊检查，早期积极治疗。②对 40 岁以上，如以往无胃病史而出现早期消化道症状或已有长期溃疡病史而近来症状明显或有疼痛规律性改变者，切不可轻易视为一般病情，必须进行详细的检查，以做到早期发现。

八、鉴别诊断

（1）胃溃疡：胃溃疡与溃疡型胃癌常易混淆，应精心鉴别，以免延误治疗（表 7 - 1）。

表7-1 胃溃疡与胃癌鉴别

项目	胃溃疡	胃癌
年龄	好发于40岁左右	40~60岁最常见
病史和症状	病程缓慢,有反复发作史;痛有规律性,抗酸剂可缓解,一般无食欲减退	病程短,发展快,疼痛不规律,持续性加重,食欲减退,乏力,消瘦
体征	无并发症时一般情况良好,上腹部可有轻压痛,无肿块,左锁骨上无肿大淋巴结	短期内出现消瘦、贫血,晚期可表现恶病质,上腹部可扪及包块或腹水及左锁骨上淋巴结肿大
实验室检查	胃酸正常或偏低,查不到癌细胞,大便潜血合并出血时为阳性,治疗后可能转阴性	胃酸减低或缺乏,并可能查到癌细胞,大便潜血常持续阳性
X射线钡餐检查	胃壁不僵硬,蠕动波可以通过溃疡一般小于2.5cm,为圆形或椭圆形龛影,边缘平滑也无充盈缺损	肿瘤处胃壁僵硬、蠕动波中断消失,溃疡面大于2.5cm,龛影不规则、边缘不整齐;突出胃腔内肿块可呈充盈缺损
胃镜检查	溃疡呈圆形或椭圆形,边缘光滑、溃疡基底平坦	溃疡多不规则,边缘呈肿块状隆起,有时伴出血糜烂,溃疡底凹凸不平

（2）胃结核：多见于年轻人，病程较长，常伴有肺结核和颈淋巴结核。胃幽门部结核多继发于幽门周围淋巴结核，X射线钡餐检查显示幽门部不规则充盈缺损。胃镜检查时可见多发性匐行性溃疡，底部色暗、溃疡周围有灰色结节，应当取活检检查确诊。

（3）胃恶性淋巴瘤：胃癌与胃恶性淋巴瘤鉴别很困难，但其鉴别诊断有其一定的重要性。因胃恶性淋巴瘤的预后较胃癌好，所以更应积极争取手术切除。胃恶性淋巴瘤发病的平均年龄较胃癌早，病程较长而全身情况较好，肿瘤的平均体积一般比胃癌大，幽门梗阻和贫血现象都比较少见，结合X射线、胃镜及脱落细胞检查可以帮助区别。但有时最后常需要病理检查才能确诊。

（4）胰腺癌：胰腺癌早期症状为持续性上腹部隐痛或不适，病程进展较快，晚期腹痛较剧。自症状发生至就诊时间一般平均3~4个月。食欲减低和消瘦明显，全身情况短期内即可恶化。而胃肠道出血的症状则较少见。

九、治疗

目前综合治疗是提高胃癌生存率和生活质量的保证。综合治疗的目的有以下几点：去除或杀灭肿瘤，提高患者的生存率；使原来不能手术切除的病例得以接受手术治疗；减少局部复发和远处转移播散的机会，提高患者的治愈率；改善患者的一般状况及免疫功能，提高生活质量和延长生存期。

胃癌综合治疗的基本原则：胃癌根治术是目前唯一有可能将胃癌治愈的方法。胃癌诊断一旦确立，应力争早日手术切除；胃癌因局部或全身的原因，不能行根治术也应争取做原发病灶的姑息性切除；进展期胃癌根治术后应辅以放疗、化疗等综合治疗；各种综合治疗方法应根据胃癌的病期、全身状况选择应用，而不是治疗手段越多越好；对不能手术者，应积极地开展以中西药为主的综合治疗，大部分患者仍能取得改善症状、延长寿命之效。

（赵轶峰）

第六节　胃十二指肠良性肿瘤

胃良性肿瘤少见，占胃肿瘤的1%～5%，而十二指肠良性肿瘤更为少见，占所有小肠肿瘤的9.9%～29.8%。胃十二指肠良性肿瘤按其发生组织的不同可分为二类：来自黏膜的上皮组织，包括息肉或腺瘤；来自胃、十二指肠壁的间叶组织，包括平滑肌瘤、脂肪瘤、纤维瘤以及神经、血管源性肿瘤等，以息肉和平滑肌瘤比较多见，约占全部胃十二指肠肿瘤的40%。

一、息肉

（一）概述

胃十二指肠息肉是一种来源于胃十二指肠黏膜上皮组织的良性肿瘤，发病率占所有良性病变的5%以上。

根据息肉的组织发生、病理组织形态、恶性趋势可分为腺瘤性息肉、增生型息肉和炎性纤维样息肉等。

1. 腺瘤性息肉　为真性肿瘤，发病率占息肉的3%～13%，多见于40岁以上男性，60%为单发性，外形常呈球形，部分有蒂或亚蒂，广基无蒂者可占63%，胃腺瘤直径通常在1.0～1.5cm，部分可增大到4cm以上，胃窦部多见，腺瘤表面光滑或呈颗粒状，甚至分叶状、桑葚状，色泽可充血变红，位于贲门、幽门区者经常形成糜烂或浅溃疡，息肉之间的黏膜呈现正常。若整个黏膜的腺体普遍肥大，使黏膜皱襞消失而呈现一片肥厚粗糙状，并伴多发性息肉者，称为胃息肉病。

腺瘤虽属良性，但腺上皮有不同程度的异常增生，重度者和早期癌不易鉴别，故称其为交界性病变。依据病理形态可分为管状腺瘤和乳头状腺瘤（或绒毛状腺瘤），前者是由被固有层包绕分支的腺管形成，腺管排列一般较规则，偶见腺体扩张成囊状，腺体被覆单层柱状上皮，细胞排列紧密；后者是由带刷状缘的高柱状上皮细胞被覆分支状含血管的结缔组织索芯组成，构成手指样突起的绒毛，有根与固有层相连。该两型结构可存在于同一息肉内（绒毛管状或乳头管状腺瘤），伴有不同程度异形增生是癌变的先兆。同一腺瘤内亦可发生原位癌乃至浸润癌的变化。息肉性腺瘤的癌变率不一，管状腺瘤的癌变率约为10%，乳头状腺瘤癌变率则可高达50%～70%。息肉直径大于2cm，息肉表面出现结节、溃疡甚或呈菜花状，息肉较周围黏膜苍白，息肉蒂部宽广，周围黏膜增厚，则常是恶性的征象。

2. 增生性息肉　较常见，约占胃良性息肉的90%。多为单发，无蒂或有蒂，表面光滑，色泽正常或稍红，突出黏膜表面，其表面是分泌黏液的柱状细胞，基质丰富。息肉直径通常<1cm。常见于胃窦部，是慢性炎症引起黏膜过度增生的结果，该息肉是由增生的胃小凹上皮及固有腺组成，偶可观察到有丝分裂象和细胞的异形增生。间质以慢性炎症性改变为其特点，并含有起源于黏膜肌层的纤维肌肉组织条带，常见于萎缩性胃炎、恶性贫血以及胃黏膜上皮化生患者，其中90%患者胃酸缺乏。增生性息肉的癌变率很低（<5%），极少部分癌变系通过腺瘤样增生或继发性肠化生、异形增生发展而来。随访发现部分增生性息肉患者胃内除息肉外同时存在浸润癌，发生率约为2.3%，值得注意。

3. 炎性纤维样息肉　可能是一种局限形式的嗜酸性胃炎，可为单发或多发，无蒂或蒂很短，也好发于胃窦部。病变突向胃腔，组织学所见为纤维组织、薄壁的血管以及嗜酸细胞、淋巴细胞、组织细胞和浆细胞的黏膜下浸润。其发病机制仍不清楚，可能是一炎性病变的过程。

（二）诊断

大多数胃十二指肠息肉患者无明显临床症状，往往是在 X 线钡餐检查、胃镜检查或手术尸检标本中偶然发现。息肉生长较大时可出现上腹不适、疼痛、恶心、呕吐，若息肉表面糜烂、出血，可引起呕血和黑便。疼痛多发生于上腹部，为钝痛，无规律性与特征性。位于贲门附近的胃息肉偶可出现咽下困难症状，位于幽门区或十二指肠的较大腺瘤性息肉可有较长的蒂，可滑入幽门口，表现为发作性幽门痉挛或幽门梗阻现象。如滑入后发生充血、水肿、不能自行复位，甚至出现套叠时，部分胃壁可发生绞窄、坏死、甚或穿孔，发生继发性腹膜炎。位于 Vater 壶腹部肿瘤，可压迫胆道，出现梗阻性黄疸。部分腺瘤性息肉患者往往有慢性胃炎或恶性贫血的表现。大多数患者体格检查无阳性体征。

胃息肉因症状隐匿，临床诊断较为困难。约 25% 的患者大便潜血试验阳性。大多数息肉可由 X 线诊断，显示为圆形半透明的充盈缺损，如息肉有蒂时，此充盈缺损的阴影可以移动。无论是腺瘤性息肉还是增生性息肉，胃镜下的活组织检查是判定息肉性质和类型的最常用诊断方法。如息肉表面粗糙，有黏液、渗血或溃疡，提示有继发性炎症或恶变。对于小的息肉，内镜下息肉切除并回收全部息肉送检病理诊断最可靠；对较大的息肉，细胞刷检对判断其良恶性可能亦会有些帮助。较大的胃息肉多是肿瘤样病变，钳夹活检可作为最基本的诊断方法，依据组织学结果决定进一步诊疗方法。有些腺瘤性息肉恶变早期病灶小、浅，很少浸润，而胃镜下取材有局限性，不能反映全部息肉状态而易漏诊。所以对胃息肉患者，即使病理活检是增生性息肉或腺瘤性息肉，均需要在内镜下切除治疗。对于大息肉，镜下切除有困难者需手术治疗。胃息肉患者应行全消化道检查，以排除其他部位息肉的存在，因此类息肉患者更常见结直肠腺瘤。

（三）治疗

内镜下切除息肉是治疗胃息肉的首选方法。随着内镜技术的发展和广泛应用，镜下处理胃十二指肠息肉已普遍开展，且方法较多。开腹手术的适应证：未能明确为良性病变的直径大于 2cm 的有蒂息肉；直径大于 2cm 的粗蒂或无蒂息肉；息肉伴周围胃壁增厚；不能用内镜圈套器或烧灼法全部安全切除的息肉；内镜切除的组织学检查持续为侵袭性恶性肿瘤。手术切除包括息肉周围一些正常组织。如果发现浸润癌或息肉数量较多时，可行胃大部切除。

二、平滑肌瘤

（一）概述

胃十二指肠平滑肌瘤是最常见的起源于中胚层组织的良性肿瘤。胃平滑肌瘤占有临床症状的胃部病变的 0.3%，占全部胃肿瘤的 3%，占全部胃良性肿瘤的 23.6%。本病多见于中年人，男女发病率之比为 1.3 : 1

对胃平滑肌瘤的组织来源目前仍有争议，最近随着电镜和免疫组化技术的应用，有些作者提出部分平滑肌瘤来自胃肠道肌间神经丛神经膜细胞或来自未分化的间叶细胞的观点。平滑肌瘤早期位于胃十二指肠壁内，随着不断的扩展，肿瘤可突入腔内成为黏膜下肿块（内生型），或向壁外发展成为浆膜下肿块（外生型），前者为常见的形式。偶有呈哑铃状肿瘤而累及黏膜下和浆膜下者。胃平滑肌瘤可发生于胃的任何部位，但以胃体部（40%）常见，其次为胃底、胃窦、贲门。有2.1%胃平滑肌瘤可发生恶变，十二指肠平滑肌瘤5%～20%可发生恶变。平滑肌瘤表面光滑，或呈分叶状，没有包膜，在其边缘的肿瘤细胞与周围的胃壁细胞互相混合，易与恶性平滑肌瘤混淆。多形性细胞和有丝分裂象的存在提示为恶性病变，但决定恶性的唯一结论性证据是肿瘤的转移和胃内浸润性生长。所有胃平滑肌瘤应该怀疑恶性可能，直到随时间和行为表现提供了相反的证据。

（二）诊断

胃平滑肌瘤的临床表现差异较大，决定于肿瘤的大小、部位、发展形势。肿瘤小者可无症状，较大的向胃腔内生长的肿瘤可引起上腹部压迫感、饱胀和牵拉性疼痛。肿块伴有黏膜糜烂、溃疡者可导致反复上消化道出血，并可致缺铁性贫血。有的患者以呕血为首发症状，且呕血量较大，也有以消化不良或单纯黑便为症状者。20%的胃平滑肌瘤位于幽门附近，但位于幽门部巨大平滑肌瘤，偶可引起梗阻症状。发生于胃大弯向胃外生长的肿瘤，有时可以在上腹部触及肿块。

当胃平滑肌瘤肿块较小时缺乏临床症状，晚期合并溃疡时又易误诊为消化性溃疡或胃癌。文献报道其诊断符合率仅为21.1%～42.9%。目前主要借助于X线和胃镜检查进行诊断。胃平滑肌瘤X线表现为突入胃腔内的球形或半球形肿物，边线光滑规整，界限清楚，多形成一个孤立的充盈缺损，胃壁柔软，周围正常黏膜可直接延伸到肿物表面，形成所谓的"桥形皱襞"。并发溃疡者肿物表面可形成典型的龛影，常较深，周围无黏膜聚集现象。腔外型平滑肌瘤由于肿瘤的牵拉和压迫，胃壁可有局限性凹陷，黏膜皱襞展开，或呈外在压迫样缺损。哑铃型平滑肌瘤，肿块向腔内外生长，既可见到胃内光滑块影，胃又有不同程度的受压及黏膜展平。但X线检查不能确定肿瘤的性质。通常胃镜由于取材表浅，对黏膜下肿瘤的确诊率不足50%。超声内镜检查有助于胃平滑肌瘤的诊断，CT及MRI亦有帮助。

（三）治疗

胃平滑肌瘤的治疗以手术为主，切除范围应包括肿瘤周围2～3cm的胃壁，肿瘤摘除手术是不恰当的治疗方法。切除标本必须送冰冻切片检查，如诊断为恶性，宜扩大切除范围或做胃大部切除术。

三、其他较少见的良性肿瘤

（一）神经纤维瘤及纤维瘤

多位于胃幽门侧近小弯部分，为多发性，一般比平滑肌瘤小，可带蒂而突入至胃腔内，也可以无蒂而位于胃壁黏膜下或浆膜下。生长缓慢，也可发生浅在的黏膜溃疡而有慢性小量出血。神经纤维瘤可恶化为肉瘤，也可并有全身性的神经纤维瘤病。

（二）脂肪瘤

多为单发，带蒂或无蒂，多数位于黏膜下，好发于胃幽门侧。肿瘤一般呈分叶状，大小不等。可发生黏膜溃疡，但多数无症状。

（三）血管瘤

可分为毛细血管瘤和海绵状血管瘤两种，前者色红，后者色青。一旦伴发黏膜溃疡，则引起出血和慢性贫血。

（四）畸胎瘤

胃畸胎瘤是一种少见的多发生于男性婴幼儿的一种良性肿瘤，由多种组织组成，为囊性或实质性，既可向胃内生长，也可向胃外生长，其发病率占畸胎瘤的1%以下。

（阎 雷）

第七节 十二指肠憩室

一、概述

（一）病因

憩室形成的基本原因是十二指肠肠壁的局限性薄弱和肠腔内压力升高。肠壁薄弱的原因可能为先天性肌层发育不全或缺乏内在的肌肉紧张力或随年龄增加，肠壁肌层发生退行性变。憩室也与十二指肠的特殊性有关。特别在乏特（vater）壶腹周围，如胆管、胰管、血管穿过处，肠壁较易有缺陷，憩室也多发生在这些部位。憩室形成与肠腔内压长期增高有关。至于肠内压增高的机制尚不完全清楚。另外，憩室形成还可能与肠外病变所形成粘连牵扯、肠脂垂的脂肪积聚过多、局部神经学营养障碍等因素有关。

（二）病理

十二指肠憩室可分为原发性和继发性两种。原发性憩室又称先天性或真性憩室，憩室壁的结构与肠壁完全相同，含有黏膜、黏膜下层和浆肌层等肠壁的全层结构。憩室在出生时即存在，显然是一种先天性发育异常。

继发性憩室又称后天性或假性憩室，憩室形成初期，憩室可能含有肌层，随着憩室增大，肌层逐渐消失，使憩室壁仅有黏膜、黏膜下肌层和浆膜层。憩室大多为单个，约占90%，但10%患者同时有两个以上憩室或胃肠道其他部分（如胃、空肠、结肠）也有憩室存在。

十二指肠憩室的发病分布60%~70%憩室发生在十二指肠降部，其中多半集中在乳头附近2.5cm以内，称为乳头旁憩室；其次为第3及第4段（水平部及上升部），占20%~30%；十二指肠第一段真性憩室很少见。

另有一类所谓十二指肠腔内憩室，是向肠腔内突出的、内外两面均有黏膜覆盖、并开口与十二指肠腔相通。此类憩室少见，实际上是肠管畸形，与前述的憩室性质不同，但也可以引起类似前述憩室的症状和并发症，在外科处理上，原则相同。

二、诊断

（一）并发症

1. 憩室炎 肠内容物潴留在憩室内，可能因排空不畅，经常刺激其内壁而发生急性或慢性炎症，或者引起憩室周围炎、十二指肠炎或胆管炎等。患者常有饱胀感或不适感，或有右上腹疼痛，并向背部放射，可伴有恶心、呕吐甚至呕血，若壶腹区憩室炎亦可引起黄疸。查体在右上腹有压痛，其压痛点可低于胆囊压痛点。症状常在饱食后出现或加剧，呕吐后能缓解。

严重的憩室炎可引起坏疽、穿孔或腹膜炎，也可因黏膜溃疡侵蚀小动脉而引起大出血。

2. 梗阻　十二指肠肠腔外或肠腔内憩室膨胀时均可压迫十二指肠，引起部分梗阻。位于十二指肠乳头附近的憩室也可压迫胆总管或胰管，引起继发性的胆道或胰腺的病变。有报告憩室可压迫胰腺导管引起阻塞，导致胰腺坏死；还有报道 81 例胆总管梗阻而施行胆总管十二指肠吻合术中，29 例由十二指肠憩室所致，其中壶腹乳头开口于憩室中有 10 例，憩室口在壶腹乳头开口周围 1cm 以内者 17 例。

3. 结石　憩室内形成胆石和粪石较为多见，由于十二指肠憩室反复引起逆行性胆总管感染，造成胆总管下段结石。

4. 肿瘤并存　少数憩室壁内可生长腺癌、肌瘤、肉瘤或憩室壁癌变应引起重视。

（二）临床表现与诊断

85% ~90% 的十二指肠憩室通常无任何症状，所以常在 X 线钡餐检查时或手术探查中偶尔发现。十二指肠憩室没有典型的临床表现，所发生的症状多是因并发症而引起，其诊断只有依靠胃肠钡餐检查。一些较小而隐蔽的憩室，尚需在低张十二指肠造影时始能发现。

上腹部饱胀是较常见的症状，系憩室炎所致。伴有暖气和隐痛。疼痛无规律性，制酸药物也不能使之缓解。恶心和呕吐也常见。当憩室内充满食物而呈膨胀时，可压迫十二指肠而出现部分梗阻症状。呕吐物初为胃内容物，其后为胆汁，甚至可混有血液，呕吐后症状可缓解。憩室内潴留的食物腐败或感染后可引起腹泻。

憩室并发溃疡或出血时，则分别出现类似溃疡病的症状或便血。憩室压迫胆总管或胰腺管开口时，更可引起胆管炎、胰腺炎或梗阻性黄疸。憩室穿孔后，呈现腹膜炎症状或腹膜后严重感染。

（三）鉴别诊断

由于本病常无临床表现，即使出现症状，也缺乏特异性。确诊有赖于胃肠钡餐和内镜检查中发现憩室。常规上消化道钡餐 X 线发现率仅 2.4% ~3.8%，而低张造影可提高 13 倍，十二指肠内镜加胰胆管造影憩室的发现率达 11.6%（60/516），乳头旁憩室大部分是在 ERCP 时发现。发现十二指肠憩室存在，是否是患者症状的原因，仍需全面分析，警惕把检查中无意发现的十二指肠憩室作为"替罪羊"而遗漏引起症状的真正病因，并需与溃疡病、慢性胃炎、慢性胆囊炎和慢性胰腺炎相鉴别。

三、治疗

1. 治疗原则　没有症状的十二指肠憩室无须治疗，更禁忌外科手术。有一定的临床症状而无其他的病变存在时，应先采用内科治疗，包括饮食的调节、制酸剂、解痉药、应用抗生素等，并可采取侧卧位或更换各种不同的姿势，以帮助憩室内积食的排空。由于憩室多位于十二指肠第二部内侧壁，甚或埋藏在胰腺组织内，手术切除比较困难，故仅在内科治疗无效并屡发憩室炎、出血或压迫邻近脏器时才考虑手术治疗。

2. 手术治疗

（1）手术指征：①十二指肠憩室有潴留症状，钡餐进入憩室 6h 后仍不能排空，且伴有疼痛者或出现十二指肠压迫梗阻症状者。②憩室坏疽或穿孔，出现腹膜炎或腹腔后蜂窝织炎及脓肿形成者。③憩室出现危及生命的大出血者。④经内科系统治疗无效或效果不稳定，仍有疼痛或反复出血或影响工作和生活者。⑤憩室直径＞2cm，有压迫附近器官（如胆道、胰管等）的症状者。⑥憩室伴有肿瘤，性质不能确定者。

（2）手术方法：原则上以单纯憩室切除术最为理想，并治疗憩室的并发症，同时要求十分注意保护和避免误伤胆总管和胰管，以及预防发生术后十二指肠瘘和胰腺炎。

手术时寻找憩室十分重要，憩室多位于胰腺后方或包围在胰腺组织内，术中可能不易发现憩室。手术前服少量钡剂，手术时注射空气至十二指肠内或切开肠壁用手指探查寻找憩室开口，可帮助确定憩室的部位。

十二指肠降部外侧和横部、升部的憩室，手术较为简单。憩室较小者可单作内翻术，颈部缝合结扎，既可避免肠瘘的并发症，也不致造成肠腔梗阻。有炎症、溃疡、结石的憩室以及大的憩室，以切除为宜，憩室切除后，应与肠曲的长轴相垂直的方向内翻缝合肠壁切口，以免发生肠腔狭窄。手术的主要并发症为十二指肠瘘。因此，术中可将鼻胃管放置于十二指肠内，术后持续减压数日；必要时，憩室切除部位可放置引流物。憩室的另一种切除方法是在切开十二指肠后，用纱布填塞憩室腔内，然后将憩室内黏膜层完全剥除，再将肠壁黏膜缝合，此法如能成功可以避免缝合部位肠瘘的形成。

1）在十二指肠降部外侧切开腹膜，游离十二指肠并向内侧牵开，暴露憩室。

2）憩室切除后，横形（即与肠曲长轴相垂直的方向）内翻缝合肠壁切口十二指肠乳头旁憩室的切除难度较大，有损伤胆总管和胰管的可能，损伤后并发胆瘘、胰瘘，较为严重。但如有胆道、胰腺疾病并发存在，又必须切除憩室，比较安全的方法是经十二指肠作胆总管括约肌切开成形术，胆总管和胰管内放置支架，再切除憩室，术后保持胆管和胰管的引流通畅。但有时胆管胰管开口于憩室腔内，切除憩室需要切断和移植胆管和胰管，操作技术上很困难，术后发生胆瘘胰瘘的可能性较大。若同时存在多个憩室并遇有显露、切除憩室困难时，可采用改道手术，即行 Billroth Ⅱ 式胃部分切除术。

憩室穿孔必须及早进行手术，术中如发现十二指肠旁腹膜后有炎性水肿、胆汁黄染或积气，即应考虑憩室穿孔的可能。此时须切开十二指肠侧腹膜，将肠管向左侧翻转，可发现穿孔的憩室和脓性渗液，如全身或局部条件许可，可做憩室切除，腹膜后放置引流物，否则可将导管插入十二指肠内做减压性的造口，并做空肠造口以供给营养，或缝合幽门做胃空肠吻合术。憩室溃疡出血，可按单纯性憩室予以切除。

（阎　雷）

第八节　胃癌常用手术

长期以来，根治性切除手术是唯一有可能治愈胃癌的方法。对于早期胃癌施行规范的根治性切除术后，远期生存率已达90%以上。因而对于可行根治性切除的病例应积极行根治性切除术。同时目前对外科治疗提出了更高的要求：强调手术根治性的同时，应更加注重保留胃的生理功能，即在巩固、提高生存率和外科治愈率的前提下，应普及微创根治性手术，将进一步改善患者术后生活质量。同时，不可盲目地行根治性手术或扩大性的根治手术。

一、根治性手术的手术范围和合理的淋巴结清扫范围

根治性切除手术是唯一有可能治愈胃癌的方法，所以对上、下切缘无显微镜下癌残留（R_0）的胃切除术患者，通过必要的淋巴结切除术，以期使无腹膜和远处脏器转移的进展期胃癌有可能经手术治疗获得治愈。自20世纪80年代以来，D_2淋巴结清除术作为早期胃癌的标准术式在世界范围内推广应用。然而，统计发现：在早期胃癌淋巴结转移率中，癌肿局限于黏膜层内淋巴结的转移率为$0 \sim 3\%$，而癌肿局限于黏膜下层时淋巴结的转移率为20%左右，因此，一律施行D_2及以上手术时，将有70% ~ 80%患者进行了不必要的淋巴结清除，而且预后分析发现这些患者的获益率并未明显提高。大多数早期胃癌患者术后长期存活，因此术后生活质量（quality of life，QOL）至关重要。扩大手术术中失血较多、手术时间长、术后并发症相对增多、住院时间延长；这些都会增加患者的经济负担，并在一定程度上影响术后生活质量。因此，明确胃癌合理的手术指征及手术范围至关重要。

早期胃上部癌是否应行全胃切除术关键在于第5、6组淋巴结是否有转移，大宗资料显示，胃上部癌行全胃切除术的病例在术后病理学检测中发现第5、6组淋巴结均未见转移，且手术中的输血量均高于未行淋巴结清扫的病例，同时，手术时间、术后患者的恢复时间均明显延长，可见手术创伤之大。因此我们认为，早期胃上部癌不应行全胃切除术，应行近端胃大部切除，残胃食管吻合术或行近端胃超大部切除、保留幽门（或幽门窦）的空肠间置术，这样可明显减少全胃切除术后的并发症，提高患者术后生活质量。

而对于早期胃下部癌是否有必要施行规范的D_2根治性手术呢？答案同样也是否定的。目前文献报道：原先认为标准的D_2淋巴结清扫或加第7、8a或D_1淋巴结清扫，经过研究分析发现，对于早期胃下部癌仅需清扫第3、4、5、6、7、8a、9组淋巴结即可。因为第1、2组淋巴结出现转移率很低，同时在第1组淋巴结廓清时往往切断迷走神经，且在缝闭胃小弯时有术后食管狭窄的可能，这些均影响患者术后的生活质量。因此，我们认为第1、2组淋巴结不应作为早期胃下部癌的常规清除范围，只有在怀疑为淋巴结转移高危病例时才予以清除。

但是由于绝大多数胃癌确诊时已经是中晚期，因此，为有效提高患者术后生存率，除应尽可能提高胃癌早期诊断率、合理应用综合治疗外，胃癌根治手术方式的标准化、规范化，对提高胃癌治疗效果至关重要。不可否认，我国胃癌外科治疗效果与日本比较，尚有一定的差距。主要原因有二：其一是早期胃癌占治疗病例的比率较低，日本占30%以上，有些医院甚至高达50% ~ 60%，而我国一般在10%以下；其二是标准的胃癌根治术虽然在我国部分医院已经开展，但推广很不平衡。目前有许多医院仍沿用20世纪60、70年代的手术方式，即把病变的胃、大网膜和肿大的淋巴结切除当作胃癌根治术，有些颇具规模的医院的胃癌根治术特别是淋巴结清扫不甚规范，手术记录写着D_2根治术，实际上第2站的淋巴结并没有全部清扫，致使疗效无法明显提高，数据统计和分析不够严谨和科学。要提高我国胃癌的诊疗水平，必须针对上述原因加以改进。日本的早期胃癌高比率是通过内镜广泛筛选获得的，我国胃癌高发区主要分布于经济欠发达的地区和农村，通过内镜广泛筛选来提高早期癌的比率显然是不现实的。因此，改进手术方法，推广D_2标准术式，规范我国胃癌根治术特别是淋巴结清扫术具有重要和现实的意义。

胃癌外科根治术包括充分切除原发癌肿及受侵器官，彻底清除区域淋巴结，完全杀灭腹

腔脱落癌细胞。胃是淋巴组织最丰富的器官之一，有16组淋巴结，这16组淋巴结又分为4站。标准根治术包括远端/近端或全胃切除并清扫相应的第1、2站淋巴结。扩大根治术是在上述基础上淋巴结清扫范围扩大到第3、4站。国际抗癌联盟最新规定：至少检出15个淋巴结才能称之为根治术。由于每位患者的淋巴结数目个体差异较大，因此，判断是否是根治术的方法还要看清扫淋巴结的组数和站数。最近美国国立癌症研究院一项包括15 738例胃癌的调查显示：淋巴结的清扫范围越大，越有利于改善患者预后。手术切除及病理检查中检出的淋巴结数目能够明显影响术后分期及生存风险的合理评估，它还会对医生选择辅助治疗方案产生影响。不论肿瘤部位如何，7、8、9三组淋巴结永远属于第2站，所以，凡D_2手术必须对肝总动脉和腹腔动脉干周围的淋巴结进行认真的清扫。为此，剥离应该在血管外膜和血管鞘之间进行。剥离后，起自腹主动脉的腹腔动脉血管簇包括腹腔动脉干、胃左动脉、肝总动脉、脾动脉起始段应全部裸露，达到既解剖清楚又彻底清除血管周围的淋巴结和其他疏松组织的目的。第12组淋巴结与第5组淋巴结关系密切，胃远侧部癌的第12组淋巴结转移率较高，因此，对这一部位的癌肿，应将肝十二指肠韧带的清扫纳入标准D_2的手术常规。要彻底清除肝十二指肠韧带上的淋巴结及脂肪组织，应在十二指肠外侧做Kocher切口，充分游离十二指肠（顺便探查第13组淋巴结，如为D_4手术，则Kocher切口为清扫$16A_2$区域的必要步骤），将其向左翻转，易于清除肝十二指肠韧带后的淋巴结和脂肪组织。韧带前的清除则从肝下缘开始切开后腹膜，用钝利相结合的方法，将韧带上的淋巴脂肪组织向下剥离，剥离的组织与切除标本连成整块加以切除。此时，肝十二指肠韧带上只剩下3种脉管组织，右前为胆总管及其分支；左前为肝固有动脉和胃十二指肠动脉及其分支；中后方则为门静脉，真正做到韧带的脉络化。强调剥离肝十二指肠韧带的目的有三：①清扫韧带中的第12组淋巴结；②由于韧带上的血管裸露，易于在根部结扎胃右动脉；③由于肝十二指肠韧带上重要解剖结构清晰，可以尽量在远端切断十二指肠壶腹，以满足切除3~4cm以上的十二指肠的要求。手术结束后，手术医生要亲自解剖手术切除标本，用钢尺测量各种参数，记录癌肿的病理形态。然后，按正常解剖方位摆好标本，对各组淋巴结进行仔细寻找和解剖并送做病理检查，务求术后分期尽量准确。当然，推广规范化的淋巴结清扫术必须掌握适应证及其范围，Ib期胃癌以行D_2清扫术为宜；Ⅱ、Ⅲ期胃癌应行D_2或D_3清扫术；Ⅳ期局限型胃癌，仍应争取行扩大淋巴结清扫术。

D_4手术不是进展期胃癌的常规标准手术，应根据肿瘤的局部情况和患者的全身情况进行个体化选择，避免滥用。其适应证为：癌浸润深度≥S_1；第2站有较多淋巴结转移，或第3站淋巴结有转移，或第4站淋巴结少数转移。D_4手术要求对后腹膜进行广泛清扫，将腹腔干及其属支、肠系膜根部血管、腹主动脉和腔静脉全部裸露，手术创面大、难度较高，可发生血管损伤、术后腹腔出血和乳糜腹水等并发症。目前不宜普遍开展。

二、联合脏器切除术

联合脏器切除治疗伴有邻近脏器侵犯或已有远处转移的胃癌病例始于20世纪40年代。1944年Longmire指出，一个包括全胃和区域性淋巴结在内的整块切除术，显然比局部切除原发病灶或胃部分切除在内的整块切除更能达到清除全部恶性组织的目的，同时为了达到根治性的目的，相应淋巴结引流区域的脏器可一并切除。由于当时全胃切除术治疗胃癌的并发症与病死率相当高，联合脏器切除的胃癌扩大根治术没有得到发展。Appleby于1948年提出在腹腔动脉根部离断血管，以清除腹腔动脉周围全部受累的淋巴结（Appleby 手术），这种手术方式现今仍在应用。在 60—70 年代初期，胃癌扩大切除术曾盛行一时，但由于进一步研究发现，行联合脏器切除的病例并没有得出单纯扩大手术给患者带来好处的结论。1969 年，Gilbertsen 总结了 1 983 例胃癌手术患者发现，联合脏器切除术后病死率高达 25%，而 5 年生存率反而从 12.2% 降至 8.8%。Mayo Clinic 等许多医疗中心也都因手术病死率高而放弃此种术式。有人甚至提出，广泛清除没有受累的淋巴结会使局部免疫功能下降，影响生存率。

在临床工作中，对于晚期胃癌的手术治疗是力争根治抑或尽量保守，是否应行联合脏器切除，长期以来存在两种意见。持保守意见者认为既然病程已步入晚期，即使行联合脏器切除，不但于改善预后无补，反而可能因手术过大而增加病死率；而持积极态度者则从根治角度出发，肯定联合脏器切除的实际意义。近年来，多数学者均主张根据胃癌自身的生物学行为、肿瘤分期、肿瘤生长的部位等来决定胃癌切除的范围。

近年来的临床和研究发现，虽然随着围手术期处理的进步、外科手术技术的熟练，联合脏器切除手术并发症发生率和围手术期的病死率已经明显下降，但毕竟这类手术创伤和风险较大，应严格选择患者，切勿盲目扩大清扫。对早期胃癌病例施行联合脾、脾动脉切除者术后病理检查发现，第 10、11p、11d 淋巴结均未见转移，且术中出血较多；联合横结肠系膜切除术者也同样发现未见转移。由此可见，早期胃癌不需行联合脏器切除术，而且随着对胃癌的发生和发展以及生物学特性的了解，认识到单纯扩大手术对某些类型的胃癌并不能明显提高治愈率。日本最新版胃癌诊治规范中明确对 III_A 期中的 N_0 和 III_B 期肿瘤可采用扩大的胃癌根治切除术。大多数的 IV 期肿瘤病例不能单独依靠手术获得根治性治疗，应行以外科手术为主的综合治疗。

而在欧洲和美国，许多医疗中心都反对联合脏器切除治疗胃癌，并认为扩大根治切除并未提高生存率，反而增加了手术并发症的发生率与病死率。1998 年，英国医学研究会（MRC）的外科协作组进行了 400 例患者的研究，发现联合脏器切除术后的术后并发症发生率高达 46%，大大高于常规手术的术后并发症。同时，随访 6.5 年后，联合脏器切除术后的 5 年生存率为 35%，而常规术后患者的生存率为 33%；因此，认为扩大根治手术除了增加并发症外，对患者的预后无明显的改善作用。深入研究发现，对于第 3 站以上淋巴结有转移的病例，即使再扩大切除范围亦不能提高疗效。

因此，对每例胃癌患者都应根据不同的临床分期、不同的组织学类型、不同的生物学特性、不同的年龄与不同的个体，选择不同的手术方式，开展合理的联合脏器切除术来治疗胃癌。对老年及术前有重要器官并存病的患者，尤其不能贸然进行联合脏器切除；而对于年龄较轻、体质较好、没有术前严重并存病以及肿瘤浸润程度和分化程度较好的患者，如果能够达到根治，应力争根治性切除，包括联合脏器切除。总之，一定要选择个体化的治疗方案。

三、微创根治性手术

经腹腔镜辅助做胃大部分切除术的主要优点是对于合适的病例，既能达到治愈的目的，又大大减轻了手术创伤引起的疼痛感。术后恢复快，住院天数明显缩短。适用该手术的患者病变应位于胃幽门窦区或胃体区，而必须施行胃大部分切除，以求根治肿瘤的患者。该手术的过程主要有两部分：首先，通过腹腔镜手术，分离大、小网膜，结扎、切断胃网膜左、右血管和胃左、右血管，横断十二指肠第一段，切除远端胃体；然后再做上腹部正中切口，借此完成胃十二指肠吻合术。该手术的特点是腹部切口小，并能顺利完成胃大部分切除及吻合术。较做常规胃大部分切除术好，切口越小对患者术后恢复越有利；另外，手术创伤小，对患者的免疫力影响也较小。该手术的另一重要优点是能进行胃周围淋巴结的清扫，保证了手术根治的彻底性。

四、保留胃功能的根治性手术

对于不适于施行内镜或腹腔镜手术者，传统上主要施行胃大部分切除，并合并胃周围淋巴结清扫术。但是，为改善患者术后生活质量，尚有几种能替代保留胃功能的根治手术可供临床借鉴。近20余年来，"功能保全性手术"的新概念已经形成，其主要的基础有：①临床实践证明，相当一部分肿瘤患者中，可以在保留器官的同时达到根治性切除；②提高患者的生存质量，减少病发率，成为社会的呼声和广大患者的迫切愿望；③手术技巧的长足进步和对肿瘤的发展规律的深入认识；④多学科的综合治疗，保证了在合理缩小手术范围的同时，生存率不低于广泛切除性手术。近年来，不少学者相继开展了保留幽门的胃部分切除术。由于该手术保留了胃幽门括约肌功能，故与传统远端胃大部分切除术相比，具有预防术后碱性反流性残胃炎或食管炎与倾倒综合征、延长残胃食物排空时间、改善消化吸收功能等优点，对改善患者的术后生活质量有重要的临床意义，故对合适的病例，应予积极推广使用。

标准的胃癌根治术一般包括迷走神经切除，以达到彻底清除胃周围淋巴结的目的。胃癌手术切断迷走神经后，胆石症、腹泻等并发症发生率均较高，日本报道高达22.4%。日本学者三翰晃一等于20世纪90年代初开始探索在胃癌根治术中保留迷走神经，并开展了该项手术，国内王舒宝等已经进行了解剖学研究。保留迷走神经的胃癌根治术既保留了原有胃癌根治术的根治性，又注重保留功能，有助于提高患者术后生存质量。但在当前早期胃癌发现率仍较低的情况下，有学者认为还应慎重开展，并需要进行长期随访，应在改善预后的同时，提高患者的生活质量。保留迷走神经的胃癌根治术国外也有报道。但总体上看研究数量较少，可能的原因是：进展期胃癌患者主要考虑了5年生存率，以达到根治术为首要目的，未将提高生活质量放到重要位置；保留迷走神经实际操作起来较麻烦，延长了手术时间，有些术者不愿意实施。

（阎　雷）

第九节　腹腔镜胃肿瘤切除术

腹腔镜胃大部切除术始于1992年，新加坡的Peter Goh医师首先报告。初期主要做一些胃的良性病变切除，如胃十二指肠溃疡和胃的良性肿瘤。随着胃切除技术的熟练和需要用手术治疗的胃良性病变减少，一些从事腹腔镜外科的医师开始探索用腹腔镜手术治疗胃的恶性肿瘤。

一、腹腔镜胃癌根治术

腹腔镜手术治疗胃恶性肿瘤仍存争议，主要集中在如何做到淋巴结清扫。因此，了解各期病变的淋巴转移情况是决定手术方案的基本根据。日本的胃癌发病率高，早期胃癌的发现率也高，淋巴结转移的频率与胃癌侵犯胃壁的深度呈正比。他们的报告是 1.9% ~4.0% 的胃黏膜癌患者有淋巴结转移；18.9% ~20.9% 的黏膜下癌患者有淋巴转移。转移多在胃周淋巴结，超过胃周的仅有 0.4% ~0.9% 。因此，在日本有内镜黏膜切除和腹腔镜黏膜切除的报告。

一开始是日本的 Ohgami M 用两种腹腔镜方法治疗早期胃癌，一种是将腹腔镜和其他手术器械通过带气囊的套管进入胃内并充气，然后在腹腔镜的监控下提起并切除已定位的黏膜病变。另一种是在胃镜的指导下和在腹腔镜的监控下进行病变定位，将病变周围分离止血后，提起病变，在病变中央刺入 12 套管针，拔除针芯后引入一根系有金属棒的钢丝，然后拔除套管，金属棒横在病变部位，再拉紧钢丝便可提起病变。病变提起后在适当距离用钉合切开器楔型切除病变和周围的胃壁，经胃镜检查胃壁钉合良好、胃腔无狭窄便可结束手术。但是，无论用内镜做黏膜切除，还是用腹腔镜做黏膜切除或局部切除，都难以做到淋巴结的清扫。

胃癌能在早期发现的并不多，多数患者就诊时已不是早期。Ⅱ、Ⅲ期患者用局部切除也很难达到根治目的。以后又有，Azagra JS 用腹腔镜和腹腔镜辅助方法治疗Ⅱ、Ⅲ期胃癌。Kitano S 用腹腔镜辅助方法做了胃癌切除和淋巴结清扫，胃十二指肠Ⅰ式吻合。世界上已有一些医院的有经验的腹腔镜外科医师开展了腹腔镜胃癌根治术。

（一）手术适应证和手术禁忌证

腹腔镜胃癌根治手术比腹腔镜结直肠癌根治手术复杂和难度大，仍处于学习探索阶段，除腹腔镜手术的一般禁忌证外，尚无明确的适应证和禁忌证，一般用于Ⅰ、Ⅱ期患者。有了腹腔镜超声刀和手助腹腔镜方法之后，比较复杂的胃癌根治术报告逐渐多起来。

（二）手术前准备

腹腔镜胃癌根治手术的术前准备与开腹手术相同。但是，手术前的准确分期十分重要。可以在术前做上消化道造影和内镜检查以了解病变的部位和范围，做体外超声、CT 和内镜超声检查以了解病变侵及胃壁的深度和胃外的范围。术前检查的结果再加上术中腹腔镜检查可以最准确判断胃癌的分期。

（三）手术技术

常用的患者体位一般是仰卧位，两腿分开；也有用改良截石位。手术者站在两腿之间或患者的左侧。气管插管全麻，放置胃管和尿管。一般用 4 ~5 个套管，脐部套管放入腹腔镜，其余套管放在剑突下、左上腹和右上腹（其中至少有两个套管为 12mm）。按一般习惯做气腹，腹内压维持在 12 ~1.4mmHg。

腹腔镜进入腹腔后，首先做腹腔和各脏器的全面检查，有无腹膜和大网膜肠系膜转移；用腹腔镜超声扫查胃大弯、幽门上下、肝动脉、胃左动脉、腹腔动脉、脾动脉和脾门周围有无肿大淋巴结；肝内有无转移病灶。如取出标本应立即做病理检查，以便制定手术方案。

目前没有统一的手术方案。Azagra 方案是：①N_0T_2 或更早的病变用腹腔镜方法；②N_1T_3、全用腹腔镜切除有困难或病态肥胖的患者用腹腔镜辅助方法；③M_1 的患者用开腹方法；④如果发现有病变与胰腺固定或侵及结肠则做姑息手术。

全腹腔镜方法的手术原则是：①切除大网膜，用腹腔镜辅助方法的病例切除大网膜同时切除胰腺前被膜。②自右胃网膜血管，胃左、右动脉的起始部离断，用结扎或钉合切开器（EndoGIA）封闭较大动脉，用钛夹夹闭静脉。同时切除附近淋巴结。③胃体部或底部病变做全胃切除，在断食管前先将食管前壁切开一个小口，置入圆形吻合器钉座后用钉合切开器离断食管的远段。但有一根线与吻合器钉座尖端相连，在食管闭合后把尖端拉出食管。④用钉合切开器横断十二指肠，切下的胃先留在腹腔。⑤与开腹手术相同，先找到 Treitz 韧带，确定切断空肠的部位。扩大脐部切口可容 33mm 套管。将选好的空肠通过套管拉出体外，在体外用 60mm 的钉合切开器横断选好部位的空肠和相应的系膜；留适当长度的空肠做食管空肠吻合的输出袢，空肠的近端与空肠的远段做空肠 – 空肠的端侧吻合。将圆形吻合器先插入 33mm 套管，然后自留做输出袢的空肠对系膜缘进入空肠断端，再将吻合好的空肠、套管、吻合器送入腹腔，输出段空肠经结肠后上提，直达食管的断端，将食管内钉座的尖端与输出袢内钉仓的外套相接并拧紧，激发吻合器后轻轻取出吻合器，吻合完毕。空肠的吻合器开口用缝线或钉合切开器封闭。用经胃管注水或气的方法检查吻合口有无外漏。⑥将切下的胃装入标本袋，自脐部扩大的切口拉出，仔细检查冲洗腹腔，常规封闭腹壁各切口。⑦胃窦部病变做远端胃大部切除，胃和十二指肠也用钉合切开器离断封闭，用吻合器做胃空肠吻合。

腹腔镜辅助下的全胃切除是在气腹状态下分离完胃的周围组织和各血管后，在上腹部剑突下做一 8cm 长的横切口。用布带提起已分离好的胃，然后再像开腹手术一样做其他操作，如食管的横断与 Roux – en – Y 吻合的完成以及胃标本的取出、脾切除、胰尾切除等。

Shimizu 在腹腔镜辅助下作早期胃癌的远段胃切除，也是先用腹腔镜做胃血管分离。然后在右上腹将一个套管口扩大，拉出胃体，再做胃左动脉的分离切断和淋巴清扫，切除病变和做工式吻合。如果需做根 2 淋巴清扫，则做上腹中线切口。

（四）手术结果

Azagra 自 1993 年至 1997 年共做了腹腔镜胃癌根治手术 13 例，其中 I 期患者 3 例，II 期患者 4 例，III 期患者 4 例，IV 期患者 2 例。不包括贲门癌患者。男性 8 例，女性 5 例。平均年龄 65.4 岁（42~78 岁）。所有患者的诊断均经病理检查证实。2 例 I 期患者用腹腔镜技术做全胃切除；1 例 I 期患者、3 例 II 期患者、3 例 III 期患者、2 例 IV 期患者用腹腔镜辅助技术做全胃切除；1 例 I 期患者用腹腔镜辅助技术做远端胃大部切除；1 例 III 期患者用腹腔镜辅助技术做全胃和胰腺远段切除。全组患者皆为治愈性切除，切缘皆无病变，平均切除淋巴结 31 个（25~53）。平均手术时间 4 小时，平均手术失血量 300ml。手术并发症 1 例，在分离小网膜时损伤肝总动脉，术中用腹腔镜方法缝合成功。1 例与乙肝有关的肝硬化患者，在术后第 6 天死于急性肝功能衰竭。没有其他严重并发症。术后第 5 天做水溶性造影剂的上消化道造影，如无吻合口漏则开始吃流食。无并发症的患者术后平均住院 10 天。术后长期随访发现一位做腹腔镜辅助全胃切除患者在术后 3 个月白细胞升高，左侧腹腔积液和多发脾脓肿。住院做了腹腔镜脾切除，术后 14 个月因胆绞痛做腹腔镜胆囊切除，术中发现肝内有多发转移病灶。随访 27.5 个月时有 11 位患者仍存活（84.6%），其中 2 例肝内已有转移，其余 9 例无病。2 例死亡（15.4%）。

Shimizu S 用腹腔镜辅助方法做远端胃切除治疗早期胃癌 21 例，并与用开腹手术治疗的 31 例同类患者作对比。患者的年龄和肿瘤的大小两组相似。腹腔镜手术比开腹手术的手术时间长，淋巴结的清扫范围小；但切除的淋巴结数量无显著差异。而术后开始走路的时间、术后发热的时间和术后住院时间均较开腹手术时间短。出血量和进食时间两组相近。腹腔镜组的术后并发症有转开腹、较重溢漏、吻合口狭窄和皮下出血各1例。开腹手术组有轻度漏2例、黄疸和伤口感染各1例。两组均无死亡。也无远期随访。

腹腔镜胃癌根治术是一种难度较大的腹腔镜手术，目前只有一些有较多经验的外科医师在探讨这一手术的可行性和近期效果。从现有报告的结果看，这种手术在有一定经验的术者手中是可行的。手术时间较开腹手术长，可能与这种手术的经验不足和技术不够熟练有关，作的多了，技术熟练了，手术时间会缩短。与腹腔镜结肠癌手术相同，其治疗效果有待更多病例和更长时间观察。

二、胃良性肿瘤切除术

用腹腔镜做胃良性肿瘤切除已无争议。虽然这种病例较少，但报告较多。Basso N 报告了他自己的经验，同时也汇集了已有的报告资料。1993年11月至1998年10月他用腹腔镜手术方法治疗了胃基质瘤和低度恶性肿瘤9例，另有9位作者报告了40例；49例中22例肿瘤位于后壁，15例位于前壁，12例定位不清。有学者经治的9例中，4例成平滑肌细胞瘤（leiomyoblastoma），3例皮肤平滑肌瘤（leiomyoma），神经鞘瘤（schwannoma）和包囊血管球瘤（cyst glomangioma）各1例。7例男性，2例女性。平均年龄52.5岁（35~68）。8例患有急性或慢性出血，1例有慢性淋巴白血病，在随访时CT偶然发现在胃体部有一外突性病变。手术前经内镜、CT、腹部超声和内镜超声检查，诊断为胃前壁肿瘤3例（胃底、胃体、胃窦各1例），后壁肿瘤6例（胃底3例、胃体2例、胃窦1例）。肿瘤直径3~6cm，8例经胃镜检查发现黏膜下有一半球状肿瘤，5例有黏膜中心溃疡。

手术时患者仰卧位，全身麻醉。两腿分开，适当抬高头部，术者站在患者两腿之间，气腹压12mmHg。脐周放第1套管，插入腹腔镜，根据病变部位再放3~4个套管。8例用内镜直接观察定位，1例用腹腔镜直接观察定位。为防止气入小肠，用抓钳阻断幽门，胃前壁肿瘤可用腹腔镜抓钳进行触摸。<4cm的肿瘤靠边切，大的肿瘤距肿瘤2cm切除。前壁肿瘤用电切或剪刀切除，胃壁切口用3-0可吸收线手工连续缝合。位于胃后壁者有6例，1例在胃体部大弯侧，外突性病变用钉合切开器全层切除；1例附着在胃体部用电凝和剪刀切除，黏膜保持完整；二者均经大网膜或胃结肠韧带的小口完成操作。其余4例病变位于后壁，突向胃内，在内镜的直视下用抓钳把病变拉向胃外，以电凝或剪刀全层切除。胃之前后壁切口用3-0缝线连续缝合浆肌层用于止血和防止漏出。标本装袋内拉出，并送冰冻检查。

所有患者均用腹腔镜完成手术，手术时间75~120分钟，未发生术中并发症，冰冻结果与术前诊断一致。术后第一天留胃管，第2天进食，术后平均住院4天，术后第3天有1例发生缝线部位出血，保守治愈。术后随访22.8个月，所有患者均无症状和复发。

（阎　雷）

第八章　小肠疾病

第一节　先天性肠旋转不良

先天性肠旋转不良（congenital malrotation of intestine）是胚胎发育过程中由于中肠旋转发生障碍或停滞，造成肠道解剖位置的异常，从而导致各种不同肠梗阻或肠扭转等外科疾病的发生。该病是小儿外科常见疾病之一，常合并肠闭锁、肠重复畸形、内疝等其他畸形。

一、病因病理

1. 病因　正常胚胎在 6~12 周发育过程中，中肠会发生一系列复杂变化：胚胎第 6 周时，由于中肠迅速生长，以至于腹腔不能容纳，被迫自脐部向外突出。脐带内的肠管以肠系膜上动脉为轴心，按逆时针方向旋转。随着腹腔的发育，突出的肠管回纳入腹腔，并继续以肠系膜上动脉为中心逆时针旋转，并逐渐固定于后腹壁。全部肠旋转完成后，小肠起于 Treitz 韧带，从左上斜向右下，止于回盲部。盲肠也随之降至右髂窝。在此过程中，如果中肠未旋转、不完全旋转或反方向旋转等情况均可造成肠旋转不良。

2. 病理

（1）小肠扭转及坏死：中肠旋转不全，小肠系膜不是从左上斜向右下附着于后腹壁，而是悬吊在狭窄的肠系膜上动脉根部，因此小肠活动度很大，在肠蠕动或体位变化较大时，小肠易受重力影响，使肠管以肠系膜上动脉为轴心，发生扭转。轻度肠扭转可自行复位，严重的扭转会造成肠系膜血循障碍，引起广泛性的小肠绞窄性坏死。

（2）十二指肠梗阻：肠旋转异常时，盲肠未降至右髂窝而位于上腹或左腹，附着于盲肠和右后壁之间的 Ladd 纤维索带可直接压迫十二指肠第 2 部分的上方，引起部分或完全的肠梗阻；盲肠也可直接压迫后方的十二指肠引起梗阻。

二、临床表现

各年龄段都有可能发病，但约有 1/2 的肠旋转不良发生在新生儿期，绝大多数的病例发生在 1 岁以内。

1. 呕吐　新生儿最初往往表现为高位肠梗阻，突然出现剧烈呕吐，呈间歇性，呕吐物含有胆汁或小肠液，但出生后 1~2 天仍有正常胎粪排出，此可与小肠闭锁相鉴别。

2. 腹痛　患儿因腹部不适或痉挛性疼痛，有烦躁不安，阵发性哭闹，拒按腹部。较大儿童能说出疼痛的部位和性质，局部有明显的压痛，常会取自动屈曲位以缓解疼痛。

3. 腹胀　腹胀一般出现较晚，腹胀程度与肠梗阻部位有关。十二指肠梗阻常为不完全性，上腹可见膨隆或胃蠕动波，呕吐后腹胀不明显，但随梗阻会反复出现，患儿有消瘦、脱水、体重下降等；低位小肠扭转或结肠扭转，扭转肠袢明显隆起，腹胀较严重。

4. 晚期全身症状　肠扭转若为轻度，症状可随体位变化或自身肠蠕动而缓解，若扭转不能复位，晚期会出现剧烈腹痛，绞窄性肠坏死，全腹膜炎，血便及严重的中毒性休克等症状。

三、临床检查

1. 腹部立位平片　新生儿立位平片腹部可有较典型的双气泡征。年长儿多为不完全肠梗阻，可见胃、十二指肠扩张，很少出现气液平面和双泡征，即使十二指肠完全梗阻，由于患儿剧烈呕吐，典型 X 线征象阳性率也不高。晚期可见明显扩张的"假肿瘤影"孤立肠袢，形态不随体位改变。

2. 上消化道造影　钡剂造影检查诊断价值较大，可以直接了解梗阻部位，明确显示十二指肠空肠袢位置及梗阻近端扩张情况。肠旋转不良时，十二指肠空肠袢与右侧腹部垂直下行，盲肠及升结肠位于腹中上部。

3. 钡剂灌肠　可以直接显示盲肠和结肠的位置。盲肠高位提示肠旋转不良，但盲肠位置正常不能排除肠扭转。

四、诊断与鉴别诊断

1. 诊断　新生儿有哭闹不宁，反复间歇性呕吐胆汁样物，立位平片显示腹部双泡征或三泡征，即可确诊。非新生儿临床表现常不典型，上消化道造影发现胃及十二指肠上部扩张，或钡剂灌肠显示盲肠、结肠位置异常时，应首先考虑本病。对于盲肠位置正常，而临床仍怀疑该病的患儿，两种检查方法联合使用可提高诊断率。

2. 鉴别诊断　本病与十二指肠闭锁、狭窄或环状胰腺疾病鉴别较困难。十二指肠闭锁或狭窄钡餐显示有扩大的"盲端"或十二指肠呈鸟嘴状，环状胰腺为十二指肠降段中部或半环行缩窄状，钡灌肠显示盲肠位置正常。本病钡剂造影示梗阻部位不规则的外压性征象，且盲肠位置多异常。

五、治疗

除部分肠梗阻症状不明显或症状较轻者暂不处理外，有明显肠扭转或肠梗阻表现时，应在胃肠减压，纠正水、电解质及酸碱紊乱，改善全身情况的基础上积极准备手术治疗。对于已发生肠坏死和中毒性休克的严重病例，可不必等待休克完全纠正后再手术，应在积极抗休克的同时施行手术。手术以尽快解除梗阻，恢复肠道通畅为目的。术中根据不同的探查结果决定相应的处理方法。

选右上腹脐上横切口逐层进入腹腔，保护好切口后，将全部肠管轻轻托出至腹腔外，判断肠管扭转异位情况。中肠扭转时肠管一般围绕肠系膜根顺时针旋转45°～72°，所以需做相应的逆时针方向小肠复位，肠管正确放置位置应是十二指肠空肠袢在腹右侧，盲肠和结肠置于腹左侧，同时切除阑尾，以免日后发生阑尾炎时误诊。

对于 Ladd 束带压迫十二指肠引起梗阻者，分离切断全部 Ladd 束带后有满意的治疗效果。充分游离十二指肠至 Trietz 韧带，将十二指肠空肠向下悬挂于右侧腹部。松解粘连的盲肠及结肠，以及肠袢间粘连，完全松解后一般不需要固定结肠系膜。

肠管松解复位后对其活力的判断尤为重要。肠管色泽正常或由紫红色转为鲜红，证明肠管具有活力，不需特殊处理。如肠管呈紫黑色，刺激后无蠕动以及相应肠系膜动脉未扪及搏动，即可判断肠坏死。如不能肯定是否坏死，可在系膜根部注射普鲁卡因及温热盐水热敷该肠段，10~20min 后观察血循情况。如果肠壁色泽转为红色，蠕动和肠系膜动脉搏动恢复，可回纳腹腔。如果经上述处理仍未见好转，则证明肠管确已坏死，如患儿全身情况允许，可切除坏死肠段，并行一期吻合，如条件不允许，可将坏死或活力可疑肠段暂时外置，并在肠袢近端造口，待全身情况好转后再行二期处理。尽量保留有生机肠管，避免发生短肠综合征。

术中注意探查其他并发畸形，如十二指肠隔膜闭锁或狭窄，Meckel 憩室，肠重复畸形等病变，发现后予以相应处理。

六、预后

大部分患儿经手术治疗后，能逐渐恢复正常的生长发育。严重的肠扭转致肠坏死，患儿死亡率高。广泛小肠切除术后会发生短肠综合征，需要长期经中心静脉胃肠外营养，预后不佳。

（阎　雷）

第二节　小肠憩室病

小肠憩室是一种较常见的消化道疾病，是指由于肠腔内压力影响或先天性肠壁发育缺陷，薄弱肠壁向外膨出所形成的袋状突起，或者因胚胎期卵黄管回肠端未闭而形成的 Meckel 憩室。前者憩室壁因不含肌层，称为假性憩室，后者则为真性憩室。

小肠憩室按发生部位可分为十二指肠憩室，空肠、回肠憩室，以及 Meckel 憩室，其中以十二指肠憩室最多见，钡餐检查发现率为 3%~7%，空肠、回肠憩室发现率次之，Meckel 憩室最少见，发现率仅为 1%~2%。本节主要讨论空回肠憩室和 Meckel 憩室。

一、空肠、回肠憩室

空肠、回肠憩室中以空肠憩室为多，且 2/3 为多发性憩室。回肠憩室则少见，同时累及空肠、回肠者更为罕见。男性发病率是女性的 2 倍，最常见于 70 岁以上的老年人。

1. 病因病理　发病原因尚不清楚。憩室壁主要由黏膜、黏膜下层和浆膜层组成，肌层极少或缺如。憩室一般位于小肠系膜缘，但亦可位于对系膜缘侧。肠系膜两叶附着处之间和穿入肠壁肌层的两支纵行血管之间的局部肠壁常较薄弱。进入肠壁的动脉在空肠上段较粗，往下逐渐变细，到回肠末端又变粗。进入肠壁的血管越粗，该处的肠壁也越薄弱，所以小肠憩室多位于空肠上段和回肠下段。由于黏膜通过肠壁薄弱部分向肠腔外突出，可发生不协调的肠蠕动亢进，即所谓的"空肠运动障碍"。

2. 临床表现　空肠、回肠憩室一般无任何自觉症状，少数患者有模糊的消化不良、餐后不适、腹鸣音等症状，但这些症状均缺乏特异性。患者有明显腹部症状而就诊时，往往提示伴有并发症出现：①憩室炎和憩室穿孔：憩室内异物容易积聚或肠石存留，反复刺激黏膜，可引起炎症。如果异物堵住狭窄的憩室口，细菌在内滋生感染，憩室内压力增高，最终可导致憩室穿孔，出现弥漫性腹膜炎、局限性脓肿，或形成肠内、外瘘。患者感觉明显腹痛，疼痛可扩散至全腹，并伴有明显的腹部压痛，肠鸣音消失等腹膜炎征象，以及体温升高，脉搏增快等全身反应。②出血：肠黏膜溃疡可导致大量和反复出血，与胃十二指肠溃疡出血相似，所以在为消化道大出血的患者施行手术时，如果未发现有消化性溃疡，应注意检查有无憩室。③梗阻：炎症引起的粘连，憩室所在部位肠袢扭转或巨大憩室压迫周围肠管可引起肠梗阻。④代谢方面紊乱：空回肠在正常空腹时是无菌的，发生憩室后可继发混合性大肠杆菌生长，导致消化紊乱和维生素 B_{12} 吸收障碍，患者出现脂肪痢和巨幼红细胞贫血。

3. 诊断　凡有消化不良和餐后不适等症状而常规检查不能确诊的患者，均应怀疑消化道憩室。腹部隐痛或反复发作的腹部绞痛，常提示有亚急性肠梗阻。腹部平片显示散在性含气囊袋阴影时提示憩室的存在。钡餐 X 线检查可以进一步帮助确诊，可见造影剂进入憩室内，肠道黏膜延续完整，表现为肠道一侧囊袋状龛影。也有人认为螺旋 CT 对小肠憩室诊断更有效。

4. 治疗　空肠、回肠憩室大部分可内科保守治疗，通过适当增加粗纤维饮食，解痉、抗生素抗炎以及补充维生素 B_{12} 等处理，症状一般会缓解。在内科治疗无效或有严重并发症时，考虑手术治疗。

手术采用右侧脐旁或经腹直肌切口。术中仔细寻找憩室，特别注意憩室多发情况。单个憩室只需行单纯憩室切除术，对于较集中的多发憩室，可切除该段肠袢并行端端吻合术。如多发憩室散在整个小肠，应限于切除最大憩室所在肠段。在大出血、憩室穿孔等紧急情况下只应切除有并发症的憩室所在肠段。

对于腹部其他手术时发现的无症状憩室，如憩室较大，可手术切除，对小的多发憩室一般不作处理。

二、Meckel 憩室

Meckel 憩室在小肠憩室中最为少见，为胚胎期卵黄管退化不全所致。男性发病多于女性，比例为 2：1。大多数人终生无症状，出现症状时多为发生了各种并发症。任何年龄可出现临床症状，但大多数见于 2～3 岁以内的婴幼儿期，成人后很少再出现症状。

1. 病因病理

（1）病因：胚胎在正常发育早期，卵黄囊与中肠通过卵黄管相通。胚胎第 7 周时卵黄管逐渐萎缩，管腔闭锁形成纤维索带，出生后很快从肠壁脱落消失。发育异常时，由于退化不完全，卵黄管可全部或部分残留形成各种类型的畸形：①脐肠瘘或脐窦，即卵黄管未闭，肠与脐相通，或肠端已闭合而脐端开放。②卵黄管囊肿，即卵黄管两端均已闭合，未闭合的中间部分由于分泌液的积聚而形成囊肿。③Meckel 憩室，为卵黄管靠近回肠侧未闭合而形成的指状或囊状结构，最多见。

（2）病理：Meckel 憩室多数位于距回盲瓣约 100cm 的回肠末段，一般长约 4～5cm，偶可达 20cm。憩室腔较回肠腔窄，一般直径为 1～2cm。与空肠憩室开口肠系膜缘不同，95% Meckel 憩室开口于肠系膜对侧缘，仅 5% 开口靠近回肠系膜，盲端常游离于腹腔，顶部偶有纤维索条与脐部或腹壁相连。Meckel 憩室有自身的血供，组织结构与回肠基本相同，但憩室内常伴有异位组织，如胃黏膜（80%）、胰腺组织（5%）、十二指肠黏膜、结肠黏膜组织等。异位组织黏膜能分泌消化液，可引起溃疡、出血或穿孔。

2. 临床表现　临床症状与发生以下并发症有关。

（1）下消化道出血：出血多见于婴幼儿，约占 Meckel 憩室并发症一半以上，为异位胃黏膜分泌胃酸导致回肠溃疡所致。急性出血时便血鲜红，短期内可发生失血性休克。慢性长期出血可引起严重贫血。出血常反复出现，检查腹部无阳性体征。

（2）肠梗阻：张于憩室顶端和腹壁的纤维索带可压迫肠管，或以索带为轴心发生的肠扭转，以及憩室带动回肠形成的回结型肠套叠，均可导致急性肠梗阻，常为绞窄性，起病比较急骤，病情严重，很快发生肠坏死及全腹膜炎。

（3）憩室炎及穿孔：憩室有异物存留或引流不畅时可发生炎性病变。慢性憩室炎患者可有反复右下腹隐痛，急性憩室炎除腹痛加重外，还可引起憩室坏疽性穿孔，此时腹痛突然加剧，呕吐和发热，腹部检查右下腹或脐下明显的腹膜炎体征。急、慢性憩室炎注意与急、慢性阑尾炎鉴别。

（4）憩室肿瘤：憩室偶然会发生良性肿瘤（平滑肌瘤、脂肪瘤、神经纤维瘤、腺瘤）、恶性肿瘤（平滑肌肉瘤、腺癌、类癌）以及囊肿。

（5）其他：憩室自身扭转也可发生坏死；憩室滑入腹股沟管疝囊内形成 Littre 疝，嵌顿后会引起不完全性肠梗阻症状。

3. 诊断　Meckel 憩室并发症与急慢阑尾炎、阑尾坏疽穿孔、其他原因引起的肠梗阻以及下消化道出血等疾病的临床表现相似，诊断比较困难，多数患者需要手术探查才能明确诊断，但在儿童期出现上述临床表现，尤其是 5 岁以下小儿有反复便血者，均应考虑本病的可能。腹部体检时发现有脐瘘或脐窦，有助于确诊。

钡餐 X 线检查偶可发现 Meckel 憩室，诊断率较低。由于异位胃黏膜对锝元素有摄取浓聚的特性，故利用^{99m}Tc 同位素扫描检查具有诊断意义，准确率可达70%～80%。

4. 治疗　对于已出现并发症的 Meckel 憩室，均应行手术切除。较小憩室可楔行或 V 形切除 Meckel 憩室所在部分回肠壁，烧灼残端，横行缝合缺口两端肠壁，防止肠腔狭窄。对于巨大憩室或有溃疡出血、憩室穿孔、恶性肿瘤等严重并发症患者，主张将憩室及其所在一段回肠一并切除，行端端吻合术。术中发现有纤维索带压迫肠管、肠扭转、肠套叠等情况，解除梗阻后应仔细检查肠管活力，切勿将活力可疑肠段未经处理就送回腹腔。

对于其他疾病腹部手术时意外发现的无症状憩室，切除与否仍有争议。有学者认为，如果患者情况允许，尽量切除憩室以免后患。也有人认为 Meckel 憩室出现并发症的比例很低，成年后几乎很少发生症状，切除憩室不仅没有必要，还会增加术后并发症。一项研究显示，40 岁以下男性，憩室长于2cm 者有较高危险性，应考虑行憩室切除。

（阎　雷）

第三节　肠气囊肿症

肠气囊肿症（pneumatosis cystoides intestinalis，PCI）又称为肠积气症（pneumatosis intestinalis）、囊性淋巴积气症（cystic lymphopneumatosis）、腹膜淋巴积气症（peritoneal lymphopneumatosis）、腹气囊肿（abdominal gas cysts）等。PCI 不是一个疾病诊断，而是一种病理现象。临床较少见，其主要特点是肠壁黏膜下或（和）浆膜下有多个含气囊肿。最常见于小肠，多发生于 30～50 岁，男、女性发病无明显差别。

一、病因病理

1. **病因** 关于 PCI 的发病机制已争论了数十年，目前存在多种理论，但无一能全部解释各种病理生理改变。根据囊内气体来源不同，大概分为以下几种学说。

（1）机械学说：气体来源于肠道，借助物理压力差进入肠壁内。该学说认为胃肠道压力升高，迫使气体通过黏膜进入肠壁，在黏膜下或浆膜下形成气囊肿。若合并黏膜有破损，更能加快气体在黏膜下弥散，此类情况多见于消化性溃疡伴幽门梗阻、Crohn 病和坏死性肠炎患者。实验方法证实，结扎动脉和淋巴管后的坏死性肠炎可诱发 PCI。但此学说不能解释气囊肿中氢气浓度远远高于肠道的现象。

（2）肺源学说：气体来源于肺部。认为肺泡内压增高致肺泡破裂，气体弥散至组织间隙，其后进入纵隔、腹膜后间隙，再经肠系膜到达肠壁。此情况的发生与慢性阻塞性肺病（COPD）有关，但部分临床 COPD 患者并无纵隔气肿和 PCI 发生。

（3）细菌学说：气体来源于产气荚膜梭菌（Clostridium perfringens）。有学者认为产气杆菌可沿气体进入肠壁径路侵入肠壁，并在黏膜下淋巴管内产生大量气体，淋巴管不同程度的膨胀而形成气囊肿。小鼠体内实验证实，向肠壁黏膜下注入艰难梭菌（Clostridium difficile）可诱发 PCI。抗菌治疗 PCI 后囊内气体消散也支持这一学说。但在临床 PCI 患者尚缺乏黏膜下和气囊肿内细菌生长的证据。

（4）营养失调学说：气体来源于血液中氮气。一般认为由于食物中缺乏某些物质或碳水化合物代谢障碍，导致肠腔内酸性产物增多，肠黏膜通透性增加，酸性物质能与肠壁淋巴管内碱性磷酸盐结合产生 CO_2，与血中的氮气交换而形成气性囊肿。但在临床病例中未得到证实。

（5）其他学说：有人认为肠气囊肿的形成，是由于肠道内缺乏利用 H_2 的细菌，而在正常人体内，H_2 常为产烷细菌和分解硫酸盐类细菌所代谢。也有人认为免疫病理炎性反应参与了肠气囊肿形成，在受累肠壁内发现有单核细胞和异物巨细胞浸润。

2. **病理** 气囊肿可发生于胃肠道任何部位，但多见于回肠（76.4%），其次为空肠和结肠，也可在肠系膜、肝胃韧带、镰状韧带、大网膜等处发生。浆膜下气囊肿比黏膜下多见。肉眼观察见肠浆膜面或黏膜面多发丛状的圆形隆起，有如肥皂泡，直径在 0.1～2cm 之间，触之如海绵。有的囊肿带蒂，呈节段状分布，囊肿间气体互不交通。切面见大小不等囊腔，壁薄，镜下见囊壁内衬单层扁平上皮，有淋巴细胞、浆细胞等炎性细胞浸润，周围肠壁组织中可见单核细胞和异物巨细胞。

二、分类

（1）按发病原因可分为原发性和继发性：原发性约占 15%，不伴发胃肠道疾病。继发性常与消化道溃疡（伴幽门梗阻）、肠道炎性疾病、阻塞性疾病、缺血性肠炎等疾患并存。

（2）按发病性质可分为良性和爆发性：爆发性常见于小儿，特别是并发缺血性肠损害的婴儿，可能为产气杆菌侵入肠壁并过度生长导致气囊肿形成。成人多表现为良性 PCI，暴发性发作常与药物、化疗、缺血或伪膜性小肠结肠炎有关。

三、临床表现

大多数 PCI 没有任何临床症状，症状的出现取决于气囊肿的位置以及伴发的基础疾病。

PCI 非特异症状有腹部隐痛、腹胀、腹泻、黏液便或便血、便秘以及体重下降等。小肠 PCI 主要症状为腹痛、呕吐、腹胀以及消化吸收不良等，而结肠 PCI 主要表现为腹泻、血便、便秘、里急后重等症状。PCI 特异性症状包括气性囊肿所诱发的肠套叠、肠扭转症状，以及囊肿突入肠腔所导致的机械性肠梗阻和肠蠕动功能障碍。有时气囊肿可自行破裂，出现气腹但并无腹膜激惹征象，此为 PCI 特征性表现。腹膜后位肠气囊肿破裂可发展为腹膜后积气，患者常有腹部不适、腹胀，消化不良等症状。腹部体检很难有阳性发现，偶尔会触到腹腔或直肠包块。但肠气囊肿的大小和肠道受累范围往往并不与 PCI 症状和疾病严重程度成正比。

四、诊断

PCI 一般无症状，即使出现症状也缺乏特异性，常需借助各项临床检查明确诊断。

（1）腹部立位平片：对怀疑有 PCI 的患者应首先进行该项检查。可见沿受累肠管周围分布有大小不等、圆形或类圆形透光区，散在或聚集呈串珠状、链条状或葡萄状。如果气囊肿破裂，膈下还可看到游离气体。临床约 2/3 患者可有上述 X 线征象。

（2）钡剂造影检查：肠气囊肿常在 X 线钡剂检查其他胃肠道疾病时无意中发现。钡餐或钡剂灌肠造影显示，肠壁黏膜下多发的圆形或类圆形光滑的充盈缺损，基底较宽，密度低，可变形，局部肠壁柔软。上述表现，尤其是充盈缺损呈低密度的特征，易与多发性息肉和肿瘤相鉴别。

（3）超声检查：有助于诊断 PCI 和发现门静脉内气体。超声下肠气囊肿表现为肠壁较亮回声波。门静脉气体常会导致坏死性肠炎，B 超能帮助该并发症的早期诊断。

（4）CT 检查：诊断率比腹部平片和超声检查高。CT 扫描显示沿肠壁分布的低密度黏膜下气体，能与肠腔内气体，黏膜下脂肪和息肉鉴别。若发现肠气囊肿有困难，结肠充气下 CT 扫描有助于诊断。

（5）MRI：诊断价值同 CT 检查。一般不作为常规检查。

（6）内镜检查：内镜下肠黏膜面可见大小不一的半球形隆起，透明或半透明状，表面光滑，布有血管网。活检钳触之有弹性，压迫后形状可改变，戳破后囊肿可塌陷或消失。镜下注意与息肉相鉴别，误以为息肉而钳夹切除有可能导致肠穿孔。

五、治疗

对于无症状的 PCI 患者，无需特殊治疗。如果伴有基础疾病，积极治疗后继发性气囊肿可能会消散。大部分 PCI 患者经保守治疗能好转或痊愈，只有出现严重并发症时才需要手术治疗。

1. 保守治疗

（1）对症处理：通过止痛、止泻、通便等对症处理，能缓解症状，控制病情。联用甲硝唑、万古霉素等抗菌治疗 PCI 可能有效。

（2）禁食、胃肠减压：可以减少胃肠道气体及其他内容物，减轻肠腔内压力，改善肠壁血液循环，增强黏膜自我修复能力。禁食期间需维持水、电解质和酸碱平衡，必要时行全胃肠外营养。

（3）高压氧治疗：目的是提高血中氧浓度，使高分压的氧沿压力梯度弥散入囊肿内置换出氮、氢气等气体，而囊内氧气可以迅速为周围组织吸收，囊肿最终消失。通过面罩、机械通气等途径，以 8L/min 的速率给予70% ~ 75%的氧气，使动脉血氧分压超过 300mmHg，就可达到治疗要求。也有低浓度氧治疗有效的报道。对于氧疗后复发病例，再次氧疗仍有效。

（4）内镜治疗：内镜下用热活检钳夹破囊肿使之塌陷，术后禁食 3 天，口服甲硝唑 1 周。也可通过纤维内镜囊内注射硬化剂，但临床效果有待进一步观察。

2. 外科治疗　肠气囊肿伴发有肠梗阻、扭转、套叠、穿孔、肠道肿瘤或门静脉发现有气体者，均应行相应的手术治疗。手术方式常为切除严重病变部位肠段，有恶性肿瘤者，须行根治性切除。

六、预后

本病为一种良性病变，预后良好。但如门静脉有气体，常会引起严重的坏死性肠炎，预后险恶。一项前瞻性研究显示，伴发有门静脉气体的患者，死亡率高达37%。

（阎　雷）

第四节　先天性肠道重复畸形

先天性肠道重复畸形（congenital intestinal duplication）多为附于肠系膜侧的囊状或管型的空腔肠管，可发生在消化道的任何部位，但在小肠，尤其是回肠多见，结肠、十二指肠和直肠发生率较低。肠道重复畸形多合并脊柱裂、半椎体畸形，约 40% ~ 50%的结肠管状重复畸形合并下尿路重复畸形。

一、病因病理

1. 病因　Veeneklass 等学者认为本病系胚胎发育时脊索与原肠的分离发生障碍所致。胚胎在第 23 ~ 25 天脊索形成过程中由于内外胚层发生粘连，原肠受到脊索牵拉产生憩室状突起，进一步发展演变成不同形态的肠管，即消化道重复畸形。这也正是其常常合并脊柱畸形的原因所在。此外，有学者认为原肠从早期的实心期发育成肠管过程受阻，形成消化道平行的长管状结构，成为先天性肠道重复畸形。

由于胚胎期有尾端孪生畸形，所以位于盆腔的肠道重复畸形多与结肠、直肠平行，结直肠重复畸形也多伴有先天性膀胱重复畸形。

2. 病理　先天性肠道重复畸形按不同的病理形态分为两种。

（1）囊肿型：约占80%，其中约20%与邻近肠管相通。多数肠道重复畸形完全游离形成孤立的囊肿，多见于回盲瓣附近。囊肿呈椭圆形，大小不等，但均较为局限。囊内分泌物潴留可使体积增大，压力增高。肠内囊肿位于黏膜下层或基层，可向肠内突出，容易引起肠梗阻。

（2）管型：与正常肠管并列行走，形成双腔管道，长度从数厘米到数十厘米不等。重复肠管多数仅一端与正常肠管相通。如果远端开口与正常肠管相通，肠腔内容引流较为通畅。如果近端开口与正常肠腔相连，则重复段肠管体积随潴留物增多而逐渐扩张，发生并发症。重复畸形的肠管有完整的黏膜和平滑肌，与正常肠管无明显的界限，但与正常肠管有共同的浆膜，重复肠管与正常肠管为同一系膜供血。20% ~ 25%的重复畸形有异位胃、胰腺及肠黏膜组织，可分泌胃液及消化酶，使抗酸能力弱的肠黏膜产生溃疡、出血或穿孔。

二、分类

按形态学分类，先天性肠道重复畸形可分为囊肿型和管型；按其有无并发症可分为单纯型和复杂型。单纯型是指仅限于肠道的重复畸形而无其他器官、系统的畸形。复杂型反之，如合并脊柱、泌尿系统畸形等。

三、临床表现

婴幼儿多见，65%在婴儿期出现症状。其临床表现常与重复肠管的位置、形状、肠管的长短、黏膜的分泌物性质有关。肿块、腹胀、呕吐及便血多见。

1. 小肠重复畸形　小肠重复畸形占先天性肠道重复畸形的85%以上，病变常位于小肠的系膜侧，多数在婴幼儿期有症状。由于病变的部位、大小及形态各异而产生不同症状。腹痛反复发作，婴幼儿仅表现为哭吵不安。重复畸形肠管排空不畅致肠腔扩张时可出现腹部肿块，边界清楚，有一定的活动度，伴频繁的呕吐。随着体位的改变或炎症的消失，畸形肠管内的潴留物排空，肿块及肠梗阻症状明显缓解或消失。十二指肠附近的重复畸形，肿块可压迫胆管引起黄疸或胰腺炎。肿块也会影响小肠的正常蠕动，可并发肠扭转、肠套叠。巨大的重复肠管可压迫肠系膜血管，引起黏膜缺血，肠管坏死。

胸腔内肠道重复畸形常来自小肠，通过膈肌裂孔或食道裂孔进入胸腔。重复肠管附着于食管壁或与食管壁分离，血液供应则来自胸腔邻近血管。重复肠管穿透食管或肺可引起咯血或呕血。

2. 结肠重复畸形　结肠重复畸形以管状居多，患儿常有排便困难或便秘，压迫肠管可引起低位肠梗阻，压迫膀胱、输尿管可出现相应的症状。

3. 直肠重复畸形　直肠重复畸形主要表现为反复发作或进行性加重的排便困难，肿块可随排便突出于肛门，排便后回缩。直肠指检触及囊性肿块。重复畸形的肠管可开口于会阴部，需要与肛门闭锁鉴别，此类病例较为罕见。

4. 口腔内的重复畸形　可形成舌咽部囊肿，引起上呼吸道梗阻。

四、临床检查

（1）钡餐或钡灌肠：可直接显示钡剂充盈缺损或肠管受压。

（2）肠镜检查：结肠镜检查是结直肠重复畸形诊断的金标准，尤其是当合并下尿路重复畸形的患者，需考虑到结直肠重复畸形的可能。

（3）B超：可显示重复畸形的肠管的形态、位置、大小及其与肠道的关系。但应注意与肠系膜囊肿的鉴别。

（4）^{99m}Tc同位素扫描：若有异位胃黏膜位于小肠或结肠的重复畸形，可分泌胃酸引起黏膜损害，常伴便血，用^{99m}Tc核素扫描常可显示病变部位。但多不能与Meckel憩室相鉴别。

（5）CT检查：可确定重复肠管与周围组织的关系，但不能确定其性质。

（6）膀胱镜和脊柱X光等检查其合并的其他畸形。

五、诊断与鉴别诊断

1. 诊断　婴幼儿出现反复腹痛、呕吐、腹部肿块及便血，或原因不明的肠梗阻应考虑先天性肠道重复畸形。根据临床症状选择钡餐或钡灌肠、B 超或^{99m}Tc 核素扫描可直接显示钡剂充盈缺损或肠管受压；B 超检查也可能显示重复畸形的位置、大小、与肠道的关系。若有异位胃黏膜位于回肠或结肠的重复畸形，可分泌胃酸引起黏膜损害，常伴出血，用^{99m}Tc 核素扫描常可显示病变部位。

在 40% ~ 50%的膀胱重复畸形的患者，伴有后肠重复畸形（结肠或阑尾重复畸形），而且常常伴有小肠重复畸形或旋转不良，因此，膀胱重复畸形的患者，要考虑到潜在的消化道重复畸形的可能。进行结肠镜检查是有必要的。

2. 鉴别诊断

（1）Meckel 憩室：多发生在回肠末段，通过全消化道钡餐或气钡双重造影可以鉴别。

（2）结肠肿瘤：结肠肿瘤以大便习惯改变，肠梗阻，便血等为主要表现，同时伴有贫血以及消耗性疾病的表现，结肠镜检及 CT、MRI 具有鉴别价值。

（3）肠道血管畸形：腹痛不明显，往往以下消化道出血为首发症状，核素扫描、选择性血管数字减影（DSA）及内镜检查常可确诊。

（4）女性患者位于下腹部的囊肿型需与卵巢囊肿鉴别。

六、治疗

外科手术是惟一根治性治疗方法。由于肠道重复畸形的复杂性，其治疗应个体化。一旦确诊，应尽早手术。术前不能确诊者应剖腹探查。无论有无症状，均应手术切除，以避免其并发症的发生。手术应遵循以下原则：

（1）重复畸形肠管与相邻正常肠段有共同的血液供应，多数需要一并切除，正常肠管行端端吻合。

（2）单纯切除重复畸形肠管，适用于孤立的囊肿型畸形，部分位于胃大弯的重复畸形，或与正常肠管血液供应不属于同一血管分支的重复畸形。

（3）内引流术，适用于十二指肠较复杂的重复畸形。切除困难时，可在重复畸形肠管与十二指肠间做内引流减压，以消除对十二指肠的压迫。对于较长的管状重复畸形可行远端的共壁开窗引流术。

（4）后纵隔食管重复畸形合并椎管畸形时，应先解决有症状的病灶，如无症状，可先处理椎管病变，以免切除食管重复畸形加重神经损害。

（阎　雷）

第五节　先天性小肠血管畸形

先天性小肠血管畸形（congenital vascular malformations of small intestine）是指小肠动脉、毛细血管、静脉或淋巴管结构发育异常所导致的先天性异常。先天性小肠血管畸形常为小肠出血的原因之一，在国外，小肠出血以血管畸形多见，约占 85%，我国以肿瘤多见，血管畸形约占 10%左右。人群总的发病率约为 1/14 000，男女之比约 1 ∶ 1，90%的患者出生时即有异常，但只有 25%在 1 岁前得以确诊。

一、病因病理

1. 病因 血管的胚胎发育大致可分为网状期、丛状期和管干形成期三个阶段。与主干血管发生于胚胎晚期不同的是，小肠血管属于外周血管，发生于胚胎早期，保留着胚胎细胞的组织学特性，因此，当其受到刺激或条件改变，如外科干预、外伤、月经初潮、妊娠期和（或）激素治疗等，会导致其快速生长。先天性畸形的外周血管中残留胚胎期成血管细胞，轻微的环境改变即可刺激这些静止的细胞，导致分裂失控。

先天性动静脉瘘是由于血管胚胎发育第二期所出现的原始丛状结构持续存在，以后即可形成各种不同数目和不同大小的动静脉瘘。先天性动静脉瘘与后天性动静脉瘘相比，具有瘘口小而广泛；病变常累及几种组织，如骨骼肌和肌肉；多不造成全身性影响，如心力衰竭等。胃肠道动静脉瘘可出现消化道出血。

先天性动脉中层缺陷致真性动脉瘤，此类患者常合并其他部位的动脉瘤，如 Marfan 综合征及 Ehlers – Danlos 综合征，前者伴躯体各种畸形，如蜘蛛指（趾）等，后者有关节过伸或皮肤弹性缺陷等。

2. 病理 消化道血液供应几乎全部来自腹主动脉的三个较大的分支，即腹腔动脉、肠系膜上动脉及肠系膜下动脉。小肠的血供来自肠系膜上动脉，其血液供应具有丰富吻合连通，有助于避免闭塞性血管疾病引起的小肠缺血。因此，先天性小肠血管畸形多无特征性表现，少数患者以出血为主要表现。

先天性小肠血管畸形属于先天性异常，大体形态上是发育异常，而非新生物，其组织形态上应和婴儿性毛细血管瘤相鉴别，前者无细胞增殖，无肥大细胞，组织培养无生长，而后者反之。

先天性小肠血管畸形特征是即使胃肠道大量出血，其侵犯的黏膜也只有点状糜烂甚至肉眼不易识别的病变。显微镜下可见黏膜壁大的血窦和黏膜下无数的丛状异常血管，显微照相能见到增大的内皮细胞管道。

遗传性出血性毛细血管扩张症（Rendu – Osler – Weber 综合征），毛细血管内弹性组织的先天性缺乏。显微镜下可见到许多扩张而清晰的异常血管。

二、分类

先天性小肠血管畸形目前没有单独的疾病分类，因此沿用先天性血管分类法。目前尚无统一的疾病分类法。

Moore 分类法应用较为广泛，该法将肠道血管畸形分为三型：Ⅰ型病变单发，后天获得性，以右半结肠为多见，多见于 55 岁以上的老年人；Ⅱ型可发生于肠道任何部位，小肠多见，常见于青壮年，病变范围较广，由厚壁和薄壁血管组成，为先天性；Ⅲ型（点状血管瘤）少见，为毛细血管扩张、增生，呈多发性点状，包括遗传性毛细管扩张症，可累及整个肠道，一般认为与遗传有关。

而对于先天性血管畸形的术语混乱，血管瘤（Hemangioma）、血管发育不良（Angiodys-plosia）、动静脉畸形（Arteriovenous malformation）、血管畸形（Vascular malformation）、血管扩张（Vascular ectasia）等被许多临床医师及病理学家所采用。Hamburg 等为了清理分类学的混乱，最终对先天性血管畸形提出了明确的病因学、解剖学、病理生理学及胚胎学的分类，并达成广泛的一致意见，以取代以前的分类。由于先天性血管畸形有时累及一个以上系统，基于先天性血管畸形的主要组成部分而为动脉为主的缺陷、静脉为主的缺陷、动静脉分流为主的缺陷、血管复合缺陷及以淋巴管为主的缺陷。血管复合缺陷包括动静脉复合缺陷以及血管淋巴管复合缺陷。

按胚胎学分类可分为早期和晚期，外周血管畸形主要发生于胚胎早期，而主干血管畸形主要发生于晚期。

三、临床表现

1. 无症状的先天性小肠血管畸形 多数先天性小肠血管畸形可终身无任何症状，少数患者以下消化道出血为主要表现，反复出现无痛性便血或黑便、缺铁性贫血等。多数出血呈间歇性、自限性。也可出现呕血或便血，这与病变部位和出血量有关。靠近 Treitz 韧带的空肠出血进入胃后可导致呕血，出血速度较慢时可呕出咖啡渣样物。小肠中段以远出血，甚至回肠末段的出血有时也表现为黑色液体状大便，并带有金属味。小肠近段出血常为暗红色血便；中远段小肠活动性出血时可表现为鲜红色血便。缓慢或反复出血的患者可出现缺铁性贫血的症状或体征，包括皮肤苍白、呼吸困难、心绞痛以及劳力性虚弱。有血液动力学重要改变的患者伴有大量失血的体征，同时伴有头晕、出汗等，如有效血容量减少还可出现晕厥甚至休克症状。

2. 先天性小肠血管畸形可伴有其他血管畸形 如遗传性出血性毛细血管扩张症（Rendu – Osler – Weber syndrome），这种显性遗传性疾病以反复的消化道出血及皮肤及黏膜的毛细血管扩张为主要特征。自发性鼻衄多见，消化道出血者约占 15% ~30%，常见唇、舌、口腔黏膜、面部、躯干、四肢、内脏等处毛细血管扩张与迂曲，可呈成簇的毛细血管扩张成扁平斑片，小结隆起等，直径 1~3mm，色鲜红或暗红，压之褪色。

3. 蓝橡皮疱痣综合征（blue rubber bleb nevussyndrome） 此征系常染色体显性遗传，其临床特征为皮肤蓝青色血管瘤，常并发胃肠道血管瘤。血管瘤呈多发性，皮损呈青蓝色或青紫色，中心柔软隆起，触之如橡皮样，有压痛，直径自数毫米至数厘米，大小不一。这些损害数量和大小因个体不同差异很大，大的损害可产生畸形。本病常于儿童期起病，累及胃肠道者容易出血，进粗硬食物常为诱因。本病亦可累及肝脏，引起肝毛细血管瘤。

4. CREST 综合征 表现为皮肤钙质沉着（calcinosis）、雷诺现象（Raynaud phenomenon）、食管张力减低（esophagealdysmotility）、指趾硬化（sclerodactyly）和毛细血管扩张（telangiectasia）五联征。患者多具有其中的 3~4 个特征。小肠受累罕见，损害轻，进展缓慢，预后较好。

四、临床检查

1. 胃镜检查和结肠镜检查 可排除食管、胃和结直肠疾病，缩小诊断范围。

2. X 线钡餐检查 全消化道造影或小肠气钡双重造影，多无明显异常。海绵状血管瘤可见到静脉石，乳突状血管瘤可能出现小的圆形缺损，如合并肠梗阻、肠套叠，则可出现相应的 X 线征象。

3. 选择性肠系膜上动脉数字减影血管造影（DSA） DSA 术前诊断血管瘤及其他血管畸形极重要而有效的检查方法。出血 6h 以内进行 DSA 检查具有更高的敏感性，诊断率为

75%～90%。DSA 对于先天性小肠血管畸形不仅具有定性和定位的双重诊断价值，同时可达到治疗的目的。可见肠壁内黏膜下小静脉和毛细血管扩张、迂曲呈丛状，排空延迟；动脉分支末端聚集成簇丛状，亦可见动脉增粗、扩张、迂曲畸形或呈团状；动静脉沟通时，静脉早期充盈；出血速率超过 0.5～1.0ml/min 时，可见造影剂外溢。

4. 核素扫描　放射元素锝标记红细胞闪烁造影对确定出血部位极有帮助，但不能确定病因。此方法安全，无痛苦，易于为患者所接受。出血量在 0.05～0.12ml/min 时，即可显示出血部位，阳性率达 50%～92%。由于小肠在腹腔内有较大移动空间，精确定位需结合其他检查结果综合分析。

5. 吞线试验　简单易行，无创且费用低廉，但此法仅可进行出血部位的定位，而无法定性。基层医院采用传统的吞线试验对小肠出血进行定位诊断仍是一种可行的方法。

6. 胶囊内镜　该技术是近几年才兴起的一项消化系统无创性诊断方法。胶囊内镜的特点突出表现在能较为清晰地拍摄出 5 万多张片子，据此可获知人体胃肠道病变的情况，特别是对原因不明的消化道出血和小肠疾病具有诊断价值。目前的胶囊内镜还不能很好地定位、定向，对肠腔不能充气，不能活检，不能治疗，影响其临床价值的发挥。胶囊内镜如果不能排出体外，可能会造成肠梗阻，需手术取出。

7. 双气囊电子小肠镜　对于小肠先天性血管畸形的诊断较为可靠，而且可以辅助治疗。但双气囊电子小肠镜操作技术较为复杂，所需时间较长，由于小肠的游离性，有时可能并不能完成全小肠检查。

8. 剖腹探查　剖腹探查是小肠血管畸形的诊断和治疗的重要手段。如术中经肉眼观察、手法触摸等一般检查未发现病灶。术中透照检查肠壁血管清晰可见，容易发现血管畸形，应视为术中检查常规。探查应全面，将整个小肠按顺序全面仔细检查，积血肠段上方应作为检查的重点，注意有无多发病灶。术中另一简便而有价值的检查方法是经可疑肠袢系膜血管注射亚甲蓝，正常肠管处亚甲蓝消失快，病灶处亚甲蓝消失慢。如经上述检查仍不能明确诊断者，应做术中内镜检查。术中内镜检查是最有价值的诊断方法。

五、诊断与鉴别诊断

1. 诊断　当先天性小肠血管畸形是其他血管畸综合征的局部表现时，结合临床表现和辅助检查，诊断相对容易。但本病往往孤立存在，在各种常规检查排除了消化道其他病变引起的出血而患者又具有以上临床特点时，应高度怀疑小肠血管畸形出血的可能，目前较为准确可靠的诊断方法是选择性血管造影术和核素扫描，有条件的医院，可行双气囊电子小肠镜和胶囊内镜检查。剖腹探查加术中内镜检查往往可以确诊。

2. 鉴别诊断

（1）小肠肿瘤：下消化道出血是其与先天性血管畸形的共同临床表现，但前者常常伴有腹痛、肠梗阻、腹内肿块等。病史结合 X 线检查和小肠镜等常可鉴别。

（2）Meckel 憩室：多发生在回肠，消化道 X 线检查予以区别。

（3）肠套叠：肠套叠以腹痛、血便和腹部肿块为典型表现，结合消化道钡餐不难鉴别。

（4）小肠炎性疾病：包括 Crohn 病、肠结核、急性出血性肠炎和肠伤寒等，通常有产期炎症性肠病史。

六、治疗

先天性小肠血管畸形多数终身无特殊症状，不需要特殊的治疗。一般在伴有出血症状或大的动静脉分流畸形引起全身症状者，如心力衰竭时才需要治疗。

治疗主要采用受累肠段切除术。多数血管畸形仅有一处，作病变肠段切除即可。如果初次检查未能发现另处病变或者新的病变随后又出现，可能再度出血，需再次行病变肠段切除。

内镜下治疗小肠血管畸形所引起的下消化道出血是一种可行方法，尤其对老年人不能耐受手术者适用。内镜下治疗方法如激光凝固、电凝及热凝（热探针）等可使扩张的血管闭塞。由于直动脉为终动脉，在肠壁内极少有吻合，因此终末动脉不能通过血管腔内栓塞治疗，避免造成肠壁的节段性坏死。

手术探查要正确掌握适应证：①反复消化道出血，X线钡餐，内镜，甚至动脉造影等均不能证实病变者；②可疑但不能确诊者，排除其他小肠疾患引起的出血；③无条件进行血管造影或经保守治疗对于出血、梗阻等症状无效者，应果断作手术探查。如术中不能确定出血部位与原因时，可作术中内镜检查，以尽早确诊和治疗。

肠系膜上动脉瘤易并发出血或血栓脱落栓塞远端动脉引起肠段的供血障碍，一旦确诊，应尽早手术。肠管耐受缺血实验后决定手术方式，约1/3的患者可采用动脉瘤近远端结扎而不需重建。其他患者可采用动脉瘤切除重建，动脉瘤内缝合修补，动脉瘤旷置远近端血管旁路术，以及近年发展起来的动脉支架置入、腔内隔绝术等。

对于小肠直动脉以外的各级动脉弓的先天性畸形，一般很少引起症状，先天性动静脉分流畸形治疗需个体化，无症状或症状轻微可随访观察。病变部位出血、远端组织缺血或有心力衰竭是其手术适应证。手术方式可根据具体情况采用动静脉瘘口近端主要分支结扎术、动静脉瘘切除术、介入栓塞术等。直动脉以外动脉弓的动脉瘤一般可直接行近远端结扎，而不需动脉重建。

（阎　雷）

第六节　肠梗阻

各种原因所致肠内容物不能正常运行称为肠梗阻。肠梗阻在临床上甚为常见，其中，急性肠梗阻是常见的外科急腹症之一，其发生率仅次于急性阑尾炎和胆道疾病。因其病因不同，起病后发展快慢不一，病理生理变化复杂，给临床治疗带来一定困难，目前仍有较高的死亡率。其死亡原因主要由于诊断错误、手术时机延误、手术方式选择不当、水电解质及酸碱平衡失调以及患者年龄大、合并心肺功能不全等。

一、病因和分类

1. 按发病原因分类

（1）机械性肠梗阻：引起机械性肠梗阻的原因可以为肠腔内的梗阻、肠壁本身及肠外疾病所致的梗阻。肠腔的梗阻如肠套叠、粪石或者巨大的胆结石通过胆囊胆瘘进入肠腔引起堵塞，或毛发、大量不消化的植物纤维等在肠内引起梗阻。肠壁的病变如先天的狭窄、闭锁，后天的炎症、损伤或肿瘤阻塞等。肠外疾病如粘连、束带、肿瘤、肠扭转、嵌顿疝等。

机械性肠梗阻临床发病率最高，约占所有肠梗阻的 90% 以上。腹部术后腹腔内广泛肠粘连，是引起机械性肠梗阻的主要病因。

（2）动力性肠梗阻：由于肠壁肌肉运动功能失调所致，又可分为麻痹性和痉挛性两种。麻痹性肠梗阻常继发于腹部手术后、腹膜炎及各种炎症性疾病如急性胰腺炎、急性肾盂肾炎、腹内脓肿，以及电解质紊乱如低钠、低钾、低血镁等；痉挛性肠梗阻则较少见，见于尿毒症、铅中毒及重金属中毒等。如果二者并存于同一患者不同肠段，则称混合型动力性肠梗阻。

（3）血运性肠梗阻：多为肠系膜上动脉血栓、门静脉或其汇入支血栓者造成肠壁血供障碍，运动消失。

2. 按肠壁血供有无障碍分类

（1）单纯性肠梗阻：有肠梗阻存在但肠管本身并无血循环障碍。动力性肠梗阻以及由肠腔内病变导致的机械性肠梗阻一般属于此类。

（2）绞窄性肠梗阻：在肠梗阻的同时肠壁血循环发生障碍，甚至肠管缺血坏死。血运性肠梗阻均属于此类。

（3）按发生部位分类：可分为高位小肠梗阻（空肠上段）、低位小肠梗阻（空肠下段和回肠）以及结肠梗阻。

（4）按发生缓急分类：可分为急性和慢性肠梗阻，二者在一定条件下可以相互转化。

（5）按梗阻程度分类：可分为完全性和不完全性肠梗阻，同急性和慢性一样，二者在一定条件下可以相互转化。

二、病理和病理生理

各种原因所致肠梗阻，均可引起肠管局部和全身一系列复杂的病理生理变化。这些改变如果不能得到及时纠正或发展至晚期，即使梗阻解除，亦可导致死亡。

1. 局部改变　主要为肠腔扩张，进一步可发生肠绞窄坏死。肠梗阻发生数小时之后，近端肠腔积聚大量气体和液体导致肠腔迅速扩张，肠管蠕动频率和强度增加，而远端仍保持正常动力，在排除残留肠内容物后因肠腔空虚而静止。积聚的气体主要来源于咽下空气，其余来自食物发酵和血液中气体弥散至肠腔中，由于肠黏膜不能吸收空气中的氮气，积气的主要成分为氮气。积液则由消化液、食糜及其分解产物构成。由于梗阻上段肠道吸收有障碍，渗出增加，故肠腔迅速膨胀，内压增高。若肠管内压超过静脉压，可导致静脉回流障碍，肠壁血循环障碍，引起肠壁变薄、静脉瘀血、水肿和渗出增加，继续发展则出现动脉血运受阻，血栓形成，肠壁失去活力，呈现紫黑色，甚至肠壁坏死穿孔。肠梗阻部位越低、时间越长，肠腔扩张越明显。由于回盲瓣的作用，结肠梗阻时形成闭袢，加上盲肠的管腔内径最大，承受张力最大，因此此时盲肠最容易穿孔。若盲肠直径大于 12cm，应立即减压，以防穿孔发生。严重的肠扩张致使膈肌上抬，可导致呼吸困难，引起呼吸循环功能障碍。因此，在肠腔扩张时放置胃肠减压管进行有效地减压，是肠梗阻的重要治疗措施之一。

2. 全身改变　主要由体液、电解质和酸碱平衡紊乱，毒素的吸收和感染所致。

（1）体液、电解质和酸碱平衡紊乱：体液丧失及由此引起的水、电解质紊乱与酸碱失衡，是肠梗阻很重要的病理生理改变。正常人每天分泌的唾液、胃液、胆胰液、小肠液及摄入液体共约 8~10L，几乎全部经由肠管（主要是小肠）吸收，仅 100~200ml 随粪便排出体外。肠梗阻时，肠腔内压增高，消化液的吸收发生障碍，越接近梗阻处吸收功能越差。近端肠腔液体大量滞留，加之频繁呕吐，导致液体丢失。同时由于肠壁静脉回流受阻，血管通透性增加，液体可渗入腹腔、肠腔和肠壁内，导致大量体液丧失，血容量减少和血液浓缩。尤以高位小肠梗阻时呕吐重而肠膨胀轻，更容易出现脱水。脱水可合并少尿、氮质血症和血液浓缩，如果脱水持续存在，将导致低血压和低血容量休克。

肠梗阻后禁食以及消化液的丢失，造成电解质的缺失以及酸碱平衡失调，但由于不同的梗阻部位消化液成分的不同，随着梗阻位置的高低、消化液丢失的性质而表现各异。高位小肠梗阻时，呕吐量多且较频繁，丢失多种消化液，表现为混合性缺水、低钾、低氯性碱中毒。低位肠梗阻虽有反复呕吐，但次数少、量也少，而以肠液潴留肠腔内的丢失为主，丢失消化液主要为肠液，表现为低钠、低钾性酸中毒。

（2）感染与毒血症：正常情况下小肠内仅有少量细菌，空肠上段基本上无菌，但肠梗阻时，梗阻近端肠内容物淤积，细菌大量繁殖，产生多种强烈的毒素。这些细菌多为革兰氏阴性杆菌，以及厌氧菌。由于肠壁通透性增加，屏障功能受到损害，细菌及其产生的内、外毒素可透过肠壁引起腹腔内感染，并经腹膜吸收引起全身性中毒。

（3）休克：由于水、电解质及酸碱平衡的紊乱，以及感染和毒血症的发生，可导致休克。此外，肠扩胀引起的膈肌上抬影响心肺功能，导致呼吸、循环功能障碍，并妨碍下腔静脉的回流，亦可参与休克的发生。

三、临床表现

1. 症状　根据发病的部位、原因、发病急缓等不同，各种类型的肠梗阻表现不尽相同。但肠内容物不能顺利通过肠腔的病理基础是一致的，所以均表现为腹痛、呕吐、腹胀以及停止肛门排气排便。

（1）腹痛：机械性肠梗阻发生时，由于梗阻部位以上强烈蠕动，表现为阵发性绞痛，有腹痛缓解间歇期，近端比远端梗阻发作更频繁。腹痛发作时患者常自感腹内有气体窜行，可见到或扪到肠型，听到高亢肠鸣音。若为不完全梗阻，当气体通过梗阻部位后，则疼痛骤然减轻或消失。绞窄性肠梗阻时，由于肠管缺血和肠系膜嵌闭，腹痛呈持续性伴阵发加重，疼痛剧烈。麻痹性肠梗阻时腹痛呈持续性全腹胀痛，少有阵发性绞痛。当近端小肠梗阻时，肠内容物可逆流入胃内而得到减压，这种减压不充分，但可以不出现痉挛性腹痛，而远端小肠梗阻初期最突出的表现是阵发性痉挛性腹痛，常无固定位置，持续 1~3min，在两次发作之间腹痛可完全消失。当持续性剧烈腹痛代替腹部绞痛，并出现腹膜炎时，应当怀疑绞窄的可能。

（2）呕吐：肠梗阻早期为反射性呕吐，呕吐物为含有胆汁的胃内容物。呕吐性质随梗阻部位的高低而不同。高位梗阻呕吐频繁，出现早，呕吐物量多，一般无臭味；低位梗阻者呕吐不频繁，出现也晚，但由于肠内容物中大量的细菌繁殖，呕吐物呈粪便样。

（3）腹胀：由于梗阻上段肠腔积气积液而产生腹胀。腹胀程度与梗阻是否完全以及梗阻部位有关。梗阻越完全、部位越低，腹胀越明显。高位梗阻腹胀较轻，低位小肠梗阻及麻痹性肠梗阻时较明显，而以结肠梗阻最为显著。值得注意的是，有时虽为完全性肠梗阻，但由于肠管贮存功能丧失，早期频繁呕吐，可使腹胀不明显，易漏诊。

（4）停止排便排气：完全性肠梗阻时排气排便停止。但梗阻早期，尤其是高位梗阻，可因梗阻以下部位尚残存粪便和气体，仍可排出，只是在排净之后不会再排气排便。不完全梗阻时，排气排便不会完全消失。

（5）全身表现：早期单纯性梗阻一般无明显全身症状，可有白细胞轻度增高。随着病情进展，出现脱水，表现为口干、眼窝深陷、皮肤无弹性、尿量减少、心跳加快等症状。绞窄性肠梗阻全身症状严重，如高热、中毒等症状。以上症状如果未能及时得到纠正，则进一步可出现烦躁不安、脉搏细速、面色苍白、血压下降等休克表现。

2. 体征　腹部体征因梗阻部位、性质、病程早晚而异。可见腹部膨隆、肠型和肠蠕动波。单纯性肠梗阻腹壁柔软，可有轻度压痛，但无腹膜刺激征。绞窄性肠梗阻时，有较明显的局限性压痛，可伴有反跳痛和肌紧张。腹壁叩诊呈鼓音。绞窄性肠梗阻时，如果腹腔出现渗液大于1 000ml，可出现移动性浊音。机械性肠梗阻时肠鸣音常亢进，可闻及气过水声或金属音。麻痹性肠梗阻时肠鸣音减弱或消失。

四、临床检查

（1）实验室检查：梗阻早期可有白细胞增高，中性粒细胞增加。出现脱水时血红蛋白及红细胞压积增高，尿比重亦增高。如果患者仍在排便，应作大便潜血检查。监测血清电解质变化，检查血气分析，了解酸碱平衡状况。测定血清磷、血清肌酸激酶、血清和腹水磷酸盐有助于绞窄性肠梗阻的早期诊断。

（2）直肠指检：肠梗阻患者应常规接受直肠指检以发现肠腔内包块。如果触及包块，可能为直肠肿瘤、低位肠腔外肿瘤或极度发展的肠套叠的套头。

（3）X线检查：X线检查对肠梗阻的诊断具有重要价值。最常用的方法是腹部透视和摄立卧位片，必要时辅以造影检查，可有助于肠梗阻诊断的明确以及梗阻部位的确定。小肠梗阻的征象有五点：①梗阻近端肠曲扩张充气和积液；②水平方向投影显示肠曲内有气、液面；③小肠动力增加；④梗阻近端肠内容物通过迟缓；⑤结肠内气体减少或消失。

（4）B超：可见梗阻以上肠管扩张，管径明显增粗。绞窄性肠梗阻时可于腹腔探及腹水，并可发现肿瘤、内疝等。

（5）CT：多排螺旋CT（MSCT）对梗阻的部位、程度、病因的判断有较高的准确率，提高了常规CT和常规层厚进行成像判断的准确性。

（6）诊断性腹腔镜检查：根据腹腔镜下所见有助于进行肠梗阻的鉴别诊断，选择合理的手术方案。

五、诊断和鉴别诊断

根据典型的临床表现和X线、B超、CT等检查，临床上一般可对肠梗阻做出正确诊断。但要做出完整诊断，必须明确几个问题：①是否是肠梗阻；②梗阻的部位；③病因是什么；④有没有发生绞窄；⑤患者的一般情况如何（如水电解质及酸碱平衡紊乱情况）。其中最重要的是尽量避免绞窄性肠梗阻的漏诊、误诊。如果出现下列表现，应考虑有绞窄性肠梗阻的可能：①起病急，疼痛剧烈，持续性发作阵发性加剧；②呕吐物或排出物为血性；③病情进展快，有休克症状；④有腹膜刺激症状，移动性浊音阳性；⑤局部有固定压痛或明显压痛的不对称包块；⑥腹部X线平片见孤立巨大肠袢，不随体位改变；⑦腹腔穿刺液为血性；

⑧血磷升高。

六、治疗

根据肠梗阻的部位、程度、性质和患者的全身情况选择治疗方法。主要分非手术治疗和手术治疗两类。

1. 非手术治疗　非手术治疗是一切治疗的基础，也是必不可少的术前准备。

（1）胃肠减压：持续胃肠减压可以缓解腹胀，减轻毒血症，改善肠壁瘀血，有助于肠蠕动的恢复，也有利于手术操作。

（2）液体治疗：患者诊断为肠梗阻后，应该尽早输入生理盐水和平衡液，以恢复血容量，留置尿管以迅速评估血容量和充分复苏，测定血清电解质并纠正异常，由于血容量不足或肠坏死引起的酸中毒必须尽快改善。必要时补充血浆、白蛋白等胶体。

（3）抗生素的使用：选择针对革兰阴性杆菌和厌氧菌的抗生素对于绞窄性肠梗阻患者的治疗非常必要。

（4）营养支持：营养支持不仅是一种支持手段，而且是一种重要的治疗措施。因为营养不良引起低蛋白血症，导致肠壁水肿，影响肠功能恢复，加重梗阻症状。所以肠梗阻患者必须保证足够的能量，必要时锁骨下静脉穿刺，行胃肠外营养。

（5）生长抑素：国内外研究均已证实生长抑素可抑制胃肠胰液及胆汁分泌，增加肠管吸收，减少肠腔内液体，减轻肠管扩张和炎症程度，降低肠壁坏死几率，促进肠道再通，因此可以用于肠梗阻的治疗。可用施他宁 6mg 加入 500ml 生理盐水中，维持 24h 静滴，用药的时间长短根据病情程度而定。

2. 手术　目的是解除梗阻，防止肠绞窄发生。如果出现下列情况，应积极手术治疗：肠梗阻有绞窄或有绞窄可能时；保守治疗无效时；肠梗阻长期不缓解或反复发作时。手术方式包括粘连松解术、肠切除吻合术、肠造口、各种短路手术等。

（1）肠排列术：目的是通过肠排列使肠袢相互粘连在一个保持通畅的序列环境中，使肠内容物的运行不再梗阻。它分内、外排列两种术式。

小肠外排列术是将小肠形成有规则的粘连，以预防不规则的粘连导致肠梗阻，手术方法是先分离所有粘连，游离全部小肠，再将小肠按其顺序折叠排列，于近系膜边缘处将小肠连续缝合固定。经典 Noble 法缝合要领是用 2/0 铬制肠线自折叠肠系膜基底部开始连续缝合，直达肠管，然后用同一肠线继续缝合肠侧壁指导折叠端，因并发症较多，目前仅用于 PJ 综合征和各种小肠多发性息肉治疗中。

小肠内排列术即小肠内支撑术，以内固定管串通全部小肠作支撑，使其大弧度排列，从而达到虽有粘连，但无梗阻的目的。基本方法是通过胃或空肠造口插入支撑管直达回肠末端，小肠按顺序折叠后放入腹腔。这种自上而下顺行插入支撑管的肠排列，称为顺行肠内肠排列。如由盲肠造口或阑尾残端逆行插管到空肠起始段，称逆行肠内排列。支撑管多选择 Miller - Abbott 管（M - A 管）和改良 Baker 管，国内任建安等人将两根 F14 或 F16 胃管相接代替 M - A 管行肠排列，取得较好效果，值得推广。作为一种预防广泛肠粘连的有效方法，小肠内排列术主要用于因肠瘘或粘连性肠梗阻行 2 次以上手术的患者。

（2）微创外科技术在肠梗阻中的应用：腹腔镜小肠梗阻手术具有创伤小、术后恢复快、复发率低等优点，是最能体现微创技术优越性的手术之一。它包括粘连松解、肠扭转复位、肠部分切除等术式。以前者在临床应用最多，不少情况下只是"一剪之劳"。腹腔镜粘连松解术主要适用于单纯性肠梗阻和保守治疗后缓解但反复发作者，手术时机最好选择在单纯性粘连性肠梗阻早期，反复发作的粘连性肠梗阻间歇期，同时应在原手术后半年以上的粘连稳定期内进行。因为此时粘连形成充分、稳定，腹腔内肠管肿胀轻、空间大，便于操作。手术方法力求简单有效，术中宁伤腹壁，不伤肠管，如有必要，及时中转开腹。

七、预后

由于肠梗阻病因复杂，病情进展快，如处理不当，预后欠佳。尤其是绞窄性肠梗阻，死亡率可高达 10% ~ 20%。

（阎　雷）

第七节　术后早期炎性肠梗阻

术后早期炎性肠梗阻（early postoperative inflammatory ileus，EPH）是指腹部手术后早期由于创伤或腹腔内炎症等原因导致肠壁水肿和渗出，形成的一种机械性和动力性同时存在的粘连性肠梗阻，这类肠梗阻很少造成绞窄性肠梗阻。在诊断 EPII 之前，必须排除机械性梗阻和继发于胸腔内和腹膜后感染、电解质紊乱等原因造成的麻痹性肠梗阻。

一、病因病理

1. 病因

（1）手术创伤：长时间的肠管暴露，广泛的肠粘连松解或肠排列等所致的肠管创伤是 EPII 的重要原因。

（2）腹腔内无菌性炎症：如腹腔内积血、积液、异物、坏死组织或其他能导致腹腔内无菌性炎症物质的残留。

2. 病理和病理生理学改变　手术操作及长时间肠管暴露破坏了腹膜和肠管的完整性，引起腹膜及肠管产生免疫反应，中性粒细胞与巨噬细胞释放多种炎症介质，包括细胞坏死因子、白三烯等，这些炎症介质一方面引起肠壁充血水肿，导致肠管增厚，肠腔狭窄，引起肠梗阻；腹腔积血和积液，组织碎片残留，以及炎症所致纤维蛋白渗出共同引起肠管广泛粘连，加重肠道梗阻，因为该粘连相对疏松而非瘢痕性，自身可以部分或全部吸收。另一方面炎症介质可引起肠道交感神经兴奋、迷走反射抑制，从而引起胃肠道运动功能障碍。

手术时可见肠管与腹膜，肠管与肠管，肠管与系膜之间紧密粘连，严重时肠管表现为脑回状，以致肠袢间界线不清。有些肠管虽有成角的现象，但并无机械性梗阻，也无绞窄情况，肠管扩张，肠壁高度充血水肿，血运差，组织脆弱，渗出明显，分离粘连时容易穿孔，术中经常遇到的情况是开腹困难，如强行分离粘连，可能因损伤肠管术后形成肠瘘，甚至可能因术中肠管多处破损，不得不切除大量小肠，致术后短肠综合征。有些患者会因此而死亡。

二、临床表现

EPII 与其他肠梗阻有相似的临床表现，即都有腹胀、呕吐、肛门停止排气排便等症状，但 EPII 又有其自身的特殊性，表现为：①腹痛症状一般较轻，如出现剧烈腹痛，应怀疑机械性或绞窄性肠梗阻的可能；②腹胀较明显，但腹胀程度不如机械性或麻痹性肠梗阻严重。腹胀可能为弥漫性，也可能只局限与腹部某一处，这主要取决于腹部手术和肠管受累部位和范围。局限性病变最多见的部位是切口下方；③术后可能一度排气或排便，但进食后马上又出现梗阻，这是 EPII 的典型症状；④腹部较膨隆，无肠型或蠕动波。触诊有柔韧感，但各部位的柔韧程度不均一，最显著的部位即是肠管粘连最严重的部分，一般位于脐周或切口下方，触不到明显的肠袢或包块。肠鸣音减弱，稀少或消失，听不到金属璃音或气过水声，随着梗阻的逐渐缓解，肠鸣音逐渐恢复。

三、临床检查

（1）全腹 CT：对 EPII 的诊断具有重要的参考价值。CT 检查可以显示肠壁水肿、增厚、粘连以及肠腔积液积气、肠管均匀扩张和腹腔内渗出等现象，同时帮助排除腹部其他病变（如腹腔感染、机械性肠梗阻等）。通过动态观察患者腹部症状、体征以及 CT 影像的变化，能够了解病变的进展情况，判断有无肠坏死。

（2）腹部立位 X 线平片：可见多个液气平面并有肠腔内积液，未见假肿瘤征、鱼肋征及固定部位扩张肠袢等绞窄性肠梗阻的表现。

（3）钡剂造影检查：有人建议行稀钡钡餐检查，由于准确率不高且又肠穿孔造影剂外漏等副作用，应用不多。

四、诊断与鉴别诊断

1. 诊断　根据病史、体格检查、腹部平片、腹部 CT 进行分析，符合下列条件者可诊断 EPII。

（1）近期（1~4 周）有腹部手术史，尤其是短期反复手术史者。

（2）有腹胀、呕吐、肛门停止排便排气等肠梗阻症状，但没有典型机械性肠梗阻症状。

（3）体检时发现腹部质地坚韧，肠鸣音减弱或消失。

（4）腹部 CT 表现为病变区域肠壁水肿、增厚，边界不清，没有高度扩张的肠管，X 光检查未见明显液气平面。

（5）排除腹腔感染、机械性肠梗阻、麻痹性肠梗阻和假性肠梗阻。

2. 鉴别诊断　需与机械性肠梗阻、绞窄性肠梗阻相鉴别。

（1）机械性肠梗阻腹痛更剧烈，可见肠型及蠕动波，可闻及肠鸣音亢进，有气过水声或金属音。

（2）绞窄性肠梗阻可出现脱水征，低血容量休克和全身中毒症状。查体有固定压痛和腹膜刺激征，移动性浊音阳性。

五、治疗

对于 EPII 治疗，基本倾向于先试行非手术治疗。因为腹部手术后都会有不同程度的肠粘连，而肠粘连有其发生、发展、吸收、部分甚至全部消退的过程，所以 EPII 患者中必然有一部分会随着肠粘连的消退而治愈，况且此类疾病很少造成绞窄性肠梗阻，不必急于通过手术来解除梗阻。经过一段时间保守治疗后，即使梗阻未解除，肠粘连及炎症也会有所改善，此时的手术相对简单，预后较好。

1. 保守治疗

（1）禁食，持续胃肠减压：EPII 病程初期，大量消化液积聚在肠腔内，会加重肠壁的水肿，导致肠腔的进一步扩张，同时会引起内环境紊乱，影响肠功能恢复。有效的胃肠减压可以缓解腹胀，降低肠腔内压力，改善病变肠管血液循环。

（2）营养支持，维持水电解质平衡：EPII 病程较长，长期禁食将使患者营养状况恶化，肠壁水肿加重，不利于肠粘连的缓解和肠蠕动的恢复，所以应该及时给予科学合理的营养支持。病程早期行全胃肠外营养，可以在较短时间内改善患者全身的营养状况，纠正水电解质、酸碱平衡紊乱和低蛋白血症，减少消化液的分泌和丢失，使肠道充分休息，有利于肠管水肿的消退和肠蠕动的恢复。当患者有症状（解水样便）和体征（肠鸣音活跃，腹部柔软）提示梗阻症状缓解，就应该将营养方式改为肠内营养。肠内营养能够防止肠黏膜萎缩，保护肠黏膜屏障功能，减少肠源性内毒素移位，继而降低因内毒素移位诱发的相关炎性因子和细胞因子的连锁反应，减轻全身炎症反应综合征的程度。在实施肠内营养的过程中，要把握好三个"度"，即浓度，速度和温度。1~2 周后，逐步向正常饮食过渡。

（3）应用肾上腺皮质激素：由于肠壁炎症水肿是 EPII 病理表现之一，所以确定诊断后，应开始给予肾上腺皮质激素，促进肠壁炎症和水肿的消退，有助于缩短病程。通常剂量为地塞米松 5mg 静脉注射，每 8h 一次，一般用 1 周左右逐渐停药，具体用量根据每个患者的具体病情相应调整。

（4）给予生长抑素：可用施他宁 6mg 加入 500ml 生理盐水中，维持 24h 滴注。施他宁是人工合成的环状十四氨基酸肽，静脉注射后主要分布在下丘脑和胃肠道，能够抑制多种激素的分泌，并能减少内脏器官的血流，但不影响体循环。能有效抑制胰液、胆汁及胃肠液的分泌，并可能有抑制局部炎症反应的作用，这对 EPII 病理过程中肠腔积液等机械性因素及肠壁动力障碍性因素均有针对性治疗作用。

（5）抗感染：可给予广谱抗生素和甲硝唑/替硝唑，防治毒血症，对抗厌氧菌。

（6）经胃管间歇注入泛影葡胺，能缩短治愈时间：泛影葡胺是一种水溶性造影剂，它的渗透压是细胞外液渗透压的 6 倍，使细胞外液进入肠腔，稀释肠液，提高梗阻近段肠管梯度压，刺激肠蠕动。方法是自胃管注入 76% 泛影葡胺 60ml，夹管 4h，每隔 24h 一次，共 3 次。

（7）中医中药：大承气汤经胃管注入和芒硝腹部外敷也有一定疗效。大承气汤是临床用于治疗肠梗阻的经典方剂，它的主要成分是大黄，在肠道内水解为大黄素而发挥作用。大黄素有类似乙酰胆碱的作用，与靶器官的相应蛋白结合，能抑制 ATP 酶的活性。钠离子从肠道进入细胞内，使水分滞留于肠道，从而刺激肠道，促进肠蠕动。芒硝具有泻热通便、软坚消肿作用，它以硫酸根离子形式存在，呈高渗状态，能促进胃肠功能恢复，并具有促进炎症和渗液吸收的作用。

2. 手术治疗　虽然 EPII 发生肠绞窄的可能性极小，但在非手术治疗期间仍要密切观察病情变化。如果腹痛进行性加重、间歇期缩短或呈持续性腹痛、体温升高、出现腹膜炎体征，则应及时转手术治疗。手术力求简单，以解除肠道梗阻为原则，避免不必要的大范围剥离，除了肠管坏死或发现肿瘤等器质性病变，否则尽可能避免做肠切除。

3. 预防　要提高对本病的认识，从以下几方面加以预防。

（1）术中避免肠管过度暴露，操作细致轻柔，尽量减少肠管浆膜面损伤，必要时使用生物蛋白胶封闭保护受损的浆膜层。

（2）分离粘连时采取锐性剥离方式。

（3）创面彻底止血，防止因血凝块引起肠粘连。

（4）手术结束时用大量生理盐水冲洗腹腔，清除其中的细胞因子、炎性介质、异物和坏死组织。

六、预后

因为 EPII 患者保守治疗大多有效，所以预后相对较好。

（胡德升）

第八节　缺血性肠病

缺血性肠病（ischemic enteropathy）系指肠系膜动脉或静脉阻塞导致血液循环障碍、肠管缺血坏死的一种急腹症，也称肠系膜血管缺血性疾病，多见于老年人。最早由意大利 Benivine 于 15 世纪末提出，其后德国 Tiedman（1843）等对该病进行了描述。1913 年，美国 Trotter 收集肠系膜闭塞 360 例指出动脉性为 53%，静脉性为 41%，混合性占 6%，可见该病以动脉性为多见，迄今，肠系膜上动脉阻塞仍多于肠系膜静脉阻塞。

一、病因病理

1. 病因

（1）栓子栓塞：栓子多来源于心脏，如心肌栓塞后的壁栓，心瓣膜病或瓣膜置换术后，心房纤颤、心内膜炎、风心病等，也可来自主动脉壁上粥样斑块及脑梗塞。栓子可堵在动脉出口处，更多的是堵在远侧较窄的部位，常见于结肠中动脉发生处或其以下的部位。血管一旦堵塞，远侧分支即发生痉挛，肠管呈苍白色，处于收缩状态，肠黏膜出血坏死脱落。1~2h 后血管痉挛消失，肠壁血液淤滞，远端动脉有血栓形成。肠管失去张力，出现发绀水肿，大量血浆渗出至肠壁，进而全层肠壁坏死。栓塞越靠近主干，受累小肠范围越大；如栓塞发生在肠系膜上动脉开口处，可引起 Treitz 韧带以下全部小肠及右半结肠的缺血坏死。栓塞越靠近主干的远端，受累小肠范围越小如栓塞发生在中小分支并且不发展，因周围有侧支循环，肠管可不发生坏死。

（2）肠系膜上动脉血栓形成：多在动脉硬化或狭窄的基础上发生。腹腔内脏有腹腔动脉、肠系膜上动脉及肠系膜下动脉三条主要动脉供血，它们之间有丰富的侧支循环，一般 1~2 条动脉血栓形成不会引起肠管的缺血坏死。但如动脉硬化再累及 1~2 条动脉可使原缺血状况加重，出现肠绞窄，以至发生肠坏死。

（3）肠系膜上静脉血栓形成：常继发于以下一些疾病：①腹腔内化脓性感染，如阑尾炎、盆腔炎等；②肝硬化、门静脉高压症造成的静脉充血和淤滞；③某些血液异常，如真性红细胞增多症、血小板增多症，口服避孕药造成的高凝状态；④静脉本身炎症，可导致血栓形成；⑤外伤或手术造成的损伤，如脾切除容易引起脾静脉、门静脉血栓，分流术容易引起吻合口内血栓等，这些血栓可蔓延至肠系膜上静脉，胰腺手术也可直接损伤肠系膜上静脉导致血栓形成。静脉血栓形成发生后可向远近端继续蔓延，根据其蔓延的部位和范围而引起局限或广泛的肠管坏死。

（4）血管痉挛和低灌注：约有20%～30%患者肠系膜血管未见有闭塞而肠管却出现急性肠坏死，也称非闭塞性肠系膜梗塞或非闭塞性急性肠缺血。这种肠坏死多发生在某些原因造成持续的血管痉挛和心输出量过低形成的一种低流量灌注，如败血症、充血性心力衰竭、急性心肌梗塞、心律不齐或其他原因引起的血容量减少等，使内脏血管长期处于收缩状态，肠管血流灌注不足，肠壁内小动脉血流缓慢，红细胞沉积，当血管内流体静力压小于血管壁的张力时，血管即萎缩，造成肠黏膜及肠壁全层缺血坏死。另外，长期卧床和长期服用激素及糖尿病的患者因血流缓慢也可引起肠缺血坏死。

2. 病理　肠系膜血管可因急性或慢性血液循环障碍，导致肠管缺血坏死表现。若是栓塞引起，血管内可见到栓子，血管近端扩张、远端塌陷。若是血栓形成，血管内可见到血栓。若是血管痉挛所致，血管的周径和管壁的厚度皆不一致，痉挛处的血管紧缩、变细、管壁增厚。

二、分类

可分为急性肠系膜缺血、慢性肠系膜缺血和结肠缺血三类。根据病因和病理将缺血性肠病又可分为以下四类。

1. 肠系膜上动脉栓塞　是由于栓子栓塞所致。在肠系膜上动脉突然发生完全性闭塞时多因栓塞所造成。

2. 肠系膜上动脉血栓形成　急性肠系膜上动脉血栓形成几乎都发生在有动脉硬化的患者，在某些诱因下，如发生充血性心力衰竭或急性心肌梗塞时心输出量突然减少或大手术后血容量减少等，都可导致该动脉发生血栓。

3. 肠系膜上静脉血栓形成　肠系膜上静脉急性闭塞大都为急性血栓形成所引起，既往多有周围血栓性静脉炎的病史。

4. 肠系膜血管非闭塞性缺血　是指肠管有急性缺血表现，但在动、静脉主干内肉眼看不到有明显的阻塞证据。

三、临床表现

根据肠系膜血管阻塞的性质、部位、范围和发生的缓急，临床表现不一。若阻塞发生过程越急，范围越广，则表现越严重。动脉阻塞的症状又较静脉阻塞急而严重。

（1）肠系膜上动脉栓塞，一般起病急骤，早期表现为突然发生的腹部剧烈绞痛、腹泻及频繁呕吐。腹部平坦、柔软，可有轻度压痛，肠鸣音大致正常。临床上主要是严重的症状与轻微的体征不相称。但若血管闭塞范围广泛，大量血性液体渗出至肠腔及腹腔。肠腔内细菌繁殖，毒素产物不断被吸收。血容量的丢失和中毒可以很快造成休克。随着肠坏死和腹膜炎的发展，腹胀明显，肠鸣音消失，出现腹肌紧张，腹部压痛与反跳痛等腹膜刺激征或呕血，腹穿可抽出血性液体。

（2）肠系膜上动脉血栓形成，早期表现为饱餐后腹痛，为慢性肠系膜上动脉缺血表现，患者因不敢进食而日渐消瘦，并有慢性腹泻等肠道吸收不良的症状。当血栓形成突然引起急性完全性血管阻塞时，则表现与肠系膜上动脉栓塞相似。

（3）肠系膜上静脉血栓形成，多有腹部不适、便秘及腹泻等症状，数日后至数周后突然剧烈腹痛，持续性呕吐、呕血、便血、腹胀、腹部压痛、肠鸣音减少，腹穿可抽出血性液体，常伴发热及血白细胞增高。

（4）非闭塞性肠缺血，临床表现与急性肠系膜动脉闭塞相似，惟过程比较缓慢。原有心衰或中毒性休克患者经治疗后先感腹部不适、乏力，几天后突然发作，腹部剧烈绞痛伴呕吐，很快出现休克，常有腹泻及血便。检查可见腹肌紧张，全腹有压痛、肠鸣音减弱或消失，血常规白细胞升高并有血液浓缩和发热。

四、临床检查

（1）影像学检查：动脉造影可明确本病，腹主动脉造影及选择性肠系膜上动脉、腹腔干造影包括正位、侧位，不但可显示病变部位、受累血管数，还可显示病变程度，是否有血管痉挛、变细等。

（2）彩超检查：彩色多普勒超声可直接显示肠系膜血管的状况，测定血流速度、血流量和截面积，阳性率58%。

（3）CT检查：腹部CT能直接显示肠襻及血管内血栓，显示静脉侧支循环及肠襻缺血节段的位置，阳性率66.7%。

（4）腹部X线检查：透视拍片均可见腹部大小不等的液平现象，可显示受累小肠，结肠轻度或中度扩张胀气，晚期由于肠腔和腹腔内大量积液，平片显示腹部普遍密度增高。

（5）结肠镜检查：可用来诊断结肠缺血的患者。最好在48h内进行，镜下可见病变肠段与正常肠段分界清楚是缺血性肠病的重要特征。

（6）实验室检查：无特异性，血白细胞及血尿淀粉酶可升高。近年来兴起肌酸激酶、双胺氧化酶检查，肌酸激酶（Creatine kinase，CK）存在于高耗氧组织中，在动脉闭塞性肠系膜缺血性实验及肠梗塞患者CKB、CK – BB均有显著增高。双胺氧化酶（DiamrneOxidase）存在于肠系膜中，是组织胺降解代谢酶，在动脉实验性肠系膜缺血中显著升高。血清磷测定：肠缺血时细胞内ATP释放有机磷并以无机磷形式进入肠腔，再进入门静脉至血清磷水平升高。

（7）张力计检测法：是连接在硅胶管端半透明小囊，可经肠切开或在内镜帮助下经鼻、口腔或直肠进入检测肠内pH值。在肠缺氧状态下肠内pH值会出现急剧下降。

（8）放射核素检查：是放射性核素铟或锝标记血小板单克隆抗体，注射后能显示急性肠系膜闭塞的缺血区。

（9）内镜技术：结肠内窥镜＋肠镜可观察病变及活检确诊，并有助于排除其他肠道病变。静脉注射荧光素可显示血液灌注差的肠段不显荧光。

五、诊断与鉴别诊断

1. 诊断　本病的诊断依据主要靠病史和临床表现。临床症状主要包括餐后不能用其他疾病解释的腹痛，体重减轻，具有动脉粥样硬化症应考虑本病的可能，对急性动脉栓塞的患者若突然发生剧烈腹部绞痛、腹泻或频繁呕吐，腹部平坦，柔软，可有轻度压痛等严重的症状与轻微的体征不相符等要想到本病。症状进行性加重，腹腔穿刺抽出血性液体，选择性动脉造影对诊断有重要意义，B超及CT检查可进一步排除腹腔或腹膜后占位性病变。

2. 鉴别诊断　本病主要与急性胰腺炎、胃或十二指肠溃疡穿孔、急性胃肠炎、急性阑尾炎、急性细菌性痢疾等鉴别。

六、治疗

应及早诊断、及早治疗，包括非手术治疗和手术治疗。对症状较轻的患者可试用非手术治疗；如为血栓形成，可用肝素治疗以防血栓蔓延，术前剂量 0.4ml，每日一次或 12h 一次；还可用尿激酶 50U ~ 100U/d 溶栓，微量泵持续静脉给药，一般用药 5 ~ 7 天、局部导管溶栓可提高疗效；如为血管痉挛引起，应用血管扩张药物，如凯时 10μg 静脉注射，每日一次，连续用药 5 ~ 7 天，或罂粟碱 30mg 每 4h 一次，使用 24 ~ 48h。静脉滴注低分子右旋糖酐等。如经腹主动脉造影发现肠系膜血管痉挛可经导管注射解痉药物治疗，罂粟碱 30 ~ 60mg/h，至少持续 24h，再行动脉造影观察结果，若效果不佳，再用上述药物灌注 24h，多数患者有效。还可经动脉灌注硝酸甘油、妥拉苏林、前列腺素等。如果经非手术治疗无效，肠系膜上动脉栓塞应行取栓术，血栓形成可行动脉内膜剥脱术，或肠系膜上动脉 - 腹主动脉搭桥术，或动脉再植术等。

（1）动脉内膜剥脱术：肠系膜动脉（包括腹腔干、肠系膜上动脉、肠系膜下动脉）。阻塞性病变多位于动脉开口部位，多数患者伴有邻近部位主动脉粥样硬化病变。可以经腹主动脉行动脉内膜剥脱术，以直接恢复动脉血流。

（2）内脏动脉搭桥术：搭桥的材料可选用自体大隐静脉，聚四氯乙烯人工血管等。有腹腔干动脉搭桥术，肠系膜上动脉搭桥术。若腹腔干和肠系膜上动脉均有阻塞，可同时行腹主动脉 - 腹腔干、肠系膜上动脉搭桥术。

（3）肠切除术：如已有肠坏死，应做肠切除术。肠系膜上静脉血栓形成需施行肠切除术，切除范围应包括全部有静脉血栓形成的肠系膜，否则术后静脉血栓有继续发展的可能。术后患者应积极进行抗凝治疗。

七、预后

本病早期诊断早期治疗是改善预后的关键，但由于此病早期缺乏特异性表现或被原发疾病的表现所掩盖以至延误病情，死亡率甚高。

（邹　玮）

第九节　急性出血性坏死性肠炎

急性出血性坏死性肠炎（acute hemorrhagic necrotic enteritis）是一种好发于小肠的局限性急性出血坏死性炎症。病变主要累及空肠或回肠，或整段小肠，亦可见累及结肠但不多见。本病病因未明，夏秋季多发。多见于少年儿童，本病不一定发生肠坏死，临床上血便常为主要的症状之一，亦称为急性出血性肠炎，节段性出血坏死性肠炎，急性坏死性肠炎，国外多称为坏死性肠炎（enteritis necroticans）。

一、病因病理

1. 病因　病因未明，可能与胰蛋白酶水平降低和细菌毒素作用有关。长期进低蛋白饮食可使肠内胰蛋白酶处于低水平。如果以白薯为主食，白薯中含有胰蛋白酶抑制物。肠道内蛔虫还会分泌一种胰蛋白酶抑制物，使胰蛋白酶水平降低，此时再进肉食，C 型产气荚膜杆菌（welchii 杆菌）大量繁殖并产生 β 毒素，而肠道内缺乏足够破坏 β 毒素的胰蛋白酶，便导致急性出血性坏死性肠炎。有的国家给儿童注射 welchii 杆菌 β 毒素来预防本病。

2. 病理　病变肠管呈阶段性肠壁充血，水肿，炎性细胞浸润常呈节段性分布，病变处肠壁增厚，质地变硬，黏膜肿胀浆膜面充血及少量出血，常被覆纤维素性渗出物，病变黏膜与正常黏膜分界清楚，常继发溃疡形成，镜下肠黏膜呈深浅程度不同的组织坏死，坏死组织周围有淋巴细胞，嗜中性粒细胞和嗜酸性粒细胞浸润，肌层，浆膜层出血轻微，浆肌层平滑肌纤维肿胀，断裂并可发生广泛出血，坏死溃疡形成甚至穿孔，肠管扩张，肠腔内充满血性液和坏死物质，腹腔内有浑浊渗液或血性渗液。

二、分类

1. 血便型　以血便为主要症状。
2. 腹膜炎型　以腹痛、恶心、呕吐、发热为主，同时伴有腹膜炎体征。
3. 中毒型　以休克为主要表现。
4. 肠梗阻型　以阵发性腹痛，绞痛为主，伴有频繁呕吐，常无腹泻。

三、临床表现

分型不同临床表现不尽相同。本病多发于夏秋季，可有不洁饮食史，儿童和青少年多见。

（1）血便型：80%患者以便血为主，呈血水样或果酱样，有时为紫黑色血便，有些患者也有发热，腹痛，腹泻等症状，但查体多无腹膜刺激征。

（2）腹膜炎型：以腹痛、呕吐、发热为主，偶有腹泻及便血，查体腹肌紧张有明显压痛及反跳痛。腹腔多有积液，肠鸣音减弱，重症者可出现休克。

（3）中毒型：约25%患者就诊时就以休克为主要表现，患者有右侧腹痛，腹泻，高热，谵妄，昏迷等症状，与中毒性菌痢颇相似，小儿容易误诊为中毒性消化不良。

（4）肠梗阻型：此类型较少见。患者为阵发性腹部绞痛，伴频繁呕吐，常无腹泻。查体腹部膨隆，可见肠型，有压痛，肠鸣音一般减弱。肠坏死时腹胀、腹膜刺激征加重，有时可触及伴有压痛的包块，多为充血水肿增厚的肠袢。叩诊时有移动性浊音，穿刺可抽出血性液体。

四、临床检查

（1）B 超：可显示肠管扩张、积气、腹腔积液等，并可引导腹腔穿刺。

（2）立位腹部平片：可见小肠充血扩张，有大小不等的液平。有时肠黏膜破坏而浆膜尚完整，肠内高压气体进入肠壁间隙，X 线平片可显示肠气囊肿。

（3）空气灌肠造影：排除肠套叠和肿瘤。

（4）腹腔穿刺：肠坏死时有移动性浊音，可穿出血性液体。

（5）化验检查：血常规显示不同程度贫血，白细胞升高，中性粒细胞增高、明显核左移，部分呈现中毒颗粒；粪便检查肉眼为血性，潜血试验阳性，少数肉眼不见血性但潜血试验往往也是阳性。部分患者便培养有大肠杆菌生长，厌氧菌培养可见到产气荚膜杆菌生长。

五、诊断与鉴别诊断

1. 诊断　本病好发于夏秋季，以儿童和青少年多见，男性多于女性，发病率之比为2∶1～3∶1，患者主要表现为腹痛，发热，腹泻，便血，呕吐等，应重点考虑为本病。

2. 鉴别诊断

（1）血便型需与肠套叠、过敏性紫癜、绞窄性肠梗阻鉴别：肠套叠可行空气灌肠造影可见"杯口"状改变，可以鉴别。过敏性紫癜患者凝血时间延长，可看见皮下瘀血斑等。绞窄性肠梗阻绞痛发作急骤，病情发展迅速，早期可出现休克且抗休克治疗后改善不显著，有明显腹膜刺激征，体温上升，腹胀不对称，腹部有局部隆起或触及有压痛的肿块，呕吐物、胃肠减压抽出液及肛门排出物均为血性，或腹腔穿刺抽出血性液体，腹部X线检查可见孤立，突出胀大的肠袢，不因时间而改变位置。

（2）腹膜炎型与急性腹膜炎鉴别：后者一般可查见原发病，如胃十二指肠溃疡穿孔，阑尾炎穿孔、肠伤寒穿孔等。

（3）中毒型：注意与中毒性菌痢鉴别，后者可有里急后重，便常规化验可见脓球。

（4）肠梗阻型：注意与机械性肠梗阻鉴别。

六、治疗

1. 本病以非手术治疗为主

（1）禁食，胃肠减压。

（2）补液，维持水、电解质平衡。

（3）抗感染，应用广谱抗生素治疗。

2. 如出现下列情况应立即手术

（1）有明显的腹膜刺激征，或腹腔穿出血性液体，多提示有肠坏死、穿孔的可能。

（2）经非手术治疗未见好转并有休克倾向且局部体征明显加重。

（3）有肠梗阻表现而非手术治疗未见好转。

3. 手术方式　手术方式应根据肠管病变严重程度和患者全身情况而定。

（1）肠管主要表现为充血和浆膜下出血、坏死或穿孔，亦无大量消化道出血，可不做任何处理，或给予普鲁卡因肠系膜封闭，术后继续内科治疗、观察。

（2）有明显的肠坏死或穿孔或有不可控制的消化道大出血、病变局限可行肠切除吻合术。

（3）如病变广泛，远端肠管有炎症、坏死，可将坏死肠段切除，行双腔造瘘，待恢复后再行二期吻合术。也有行一期吻合，近端作导管造瘘，待肠功能恢复，病情稳定后再拔除导管。

（4）对于病情严重的小儿患者多主张作肠切除造瘘，后作二期吻合术。

七、预后

内科治疗死亡率为5%～10%，经外科手术治疗者大多病情严重，死亡率可达12%～30%。本病与Crohn病不同，一经治愈，复发率不高，极少有患者转为慢性。

（邹　玮）

第十节　肠结核

肠结核（intestinal tuberculosis）是一种较为少见的疾病，临床表现无特异性故容易误诊。外科所见的肠结核多为因病变所致肠腔狭窄、显性包块和肠穿孔等需要手术的重危患者。

一、病因病理

1. 病因　继发于肺结核，是结核杆菌侵犯肠道引起的慢性特异性感染。目前认为是患者咽下自己含大量结合杆菌的痰或粟粒性肺结核患者结核杆菌通过血行播散而感染肠道。

2. 病理　可表现为溃疡型、增殖型和混合型三种类型。

（1）溃疡型肠结核多发生在末端回肠，病变首先侵及肠壁的淋巴结，继而发生干酪样坏死，黏膜脱落形成大小及深浅不一的溃疡，此种溃疡多沿肠管横轴发展而易造成肠管的环形瘢痕狭窄。病变呈慢性发展过程，同时伴有腹膜和肠系膜淋巴结结核，局部多有肠壁纤维组织增生与紧密粘连。急性穿孔少见，而慢性穿孔因上述原因多局限成腹腔脓肿或形成肠瘘。

（2）增殖型肠结核多局限在回盲部，其特点是黏膜下层大量结核性肉芽肿和纤维组织增生，黏膜折叠隆起呈假性息肉样变化，也可有浅小的溃疡。由于肠壁增厚、变硬以及与周围腹膜粘连，容易导致肠腔狭窄及肠梗阻。

（3）混合型肠结核是指既有溃疡型表现，又有增殖型肠结核表现。

二、临床表现

（1）腹痛：位于脐周或右下腹，多为慢性腹部隐痛或痉挛性绞痛，进食后加重，排便后减轻。

（2）排便习惯改变：腹泻稀便多见，少数患者以便秘为主或便秘和腹泻交替出现。

（3）全身症状：体弱、消瘦、午后低热、盗汗、食欲不振，但增生型肠结核可无上述症状或表现较轻。

（4）腹部检查：右下腹可触及包块，有些患者有低位肠梗阻表现。如阵发性腹部绞痛，右下腹可见隆起的肠型，肠鸣音亢进，肛门排气排便后腹痛可缓解。

（5）穿孔者可引起弥漫性腹膜炎，也可局限形成脓肿，或向腹壁穿透形成腹壁瘘。

三、临床检查

（1）血常规、血沉检查多可见血白细胞增高，血沉加快。

（2）胸部 X 线摄片：部分患者有肺结核。

（3）X 线钡餐造影或钡灌肠造影：对肠结核的定位诊断有重要意义。溃疡型肠结核可表现为典型"跳跃征"或斑点状龛影，肠管呈现激惹征象，肠黏膜皱襞紊乱等。增殖型肠结核则有肠腔对称性狭窄或息肉样透亮影，盲肠变形和升结肠短缩，结肠袋影消失，回盲部充盈缺损等征象。

（4）纤维结肠镜检查：可查见结肠及回肠末端病变，取活组织做病理检查可以确诊。

（5）粪便中找到结核杆菌具有诊断意义。

四、诊断及鉴别诊断

1. 诊断　本病多见于 20～40 岁的青壮年，病变以回盲部多见。诊断依据：①有腹痛、腹泻、便秘、腹部包块及肠梗阻等消化道临床表现，以及发热、消瘦、乏力、盗汗等结核中毒症状；②肠道 X 线钡剂造影检查有激惹征，梗阻及充盈缺损等征象；③合并活动性肺结核；④结肠镜检查见肠道溃疡和增生性病变；⑤手术及部分结肠镜组织病理活检确诊；⑥抗结核药物治疗有效。

2. 鉴别诊断　通过临床表现与检查，尤其是纤维结肠镜检查，应注意与结肠肿瘤、盲肠癌进行鉴别。盲肠癌病变较局限，通常不侵及回肠末端，也无升结肠短缩现象，这些有助于鉴别。

五、治疗

对于无并发症的肠结核主要采用抗结核治疗（异烟肼、利福平、链霉素、乙胺丁醇和吡嗪酰胺）和支持治疗。正规联合用药一般在一年左右可以治愈，但对于怀疑恶性肿瘤，有并发症或慢性反复发作的肠梗阻保守治疗效果差的患者应积极采取手术治疗。除急诊情况外，手术前原则上应先进行 2～3 周抗结核治疗和支持疗法，待病情稳定后再行手术。

1. 手术指征
（1）出现并发症：肠梗阻、肠穿孔、出血等经非手术治疗效果差。
（2）局限性脓肿或肠瘘。
（3）对不能排除恶性肿瘤，特别是体检发现腹部肿块时应尽早手术。
（4）反复发作慢性肠梗阻，严重影响患者的生活与工作，并存在营养障碍者。

2. 手术方式
（1）小肠部分切除端端吻合术：适用于小肠结核，如为多发性病变，可作分段切除吻合。但病变肠管切除不宜过多，切除范围一般两端距病灶边缘 10cm 即可，以免引起短肠综合征。手术仅需切除显著增厚变硬引起肠腔狭窄的肠管，而对其他仅肠壁增厚，浆膜层粟粒状小结节的小肠不可过多切除。术后抗结核治疗可以治愈。

（2）病变位于回盲部或升结肠，应行右半结肠切除及回肠结肠端端吻合术：若病变固定，切除困难，则可在病变肠段的近侧切断回肠，远端关闭，近端回肠与横结肠作端侧吻合术，待二期手术再切除病变肠袢。注意不能单纯行回肠横结肠侧侧吻合，因部分肠内容物仍可通过使病变不能完全处于静息状态。

（3）单纯肠粘连解除术，适用于肠管广泛粘连引起肠梗阻。但手术仅需将束缚肠管造成梗阻的粘连纤维索或将结核灶清除以解除梗阻，对于肠内容物可以通过的粘连肠管不必强行分离，以避免肠壁的损伤造成术后更严重的粘连或肠瘘。

（4）急性肠穿孔根据术中情况可行病变肠切除术和腹腔引流术。对于慢性穿孔造成的局限性脓肿因与周围粘连紧密，则行脓腔切开引流术，待病情好转再进一步处理。

（5）对于十二指肠结核处理不宜行胃空肠吻合术，因术后胃内容物仍可进入十二指肠，在幽门与梗阻部位形成肠襻致上腹饱胀隐痛。故宜行半胃切除、十二指肠旷置、胃空肠吻合术。

（6）肠外瘘患者根据病变部位，按一般肠瘘的治疗原则，维持水和电解质平衡及营养代谢。病情稳定及营养改善后再行病变肠段切除术。术后患者应行抗结核治疗及全身支持治疗，一般可治愈。

六、预后

肠结核的患者应密切观察病情变化，选择合适的手术时机及正确的手术方式和术后正规足量全程的抗结核治疗，预后一般良好。

（邹　玮）

第十一节　伤寒性肠穿孔

伤寒性肠穿孔（typhoid complicated with intestinal perforation）是伤寒病的严重并发症之一，多发生在夏秋季节，如不能早期诊断，延误手术时机，病死率极高。

一、病因病理

1. 病因　由沙门菌属伤寒杆菌引起，通过食用污染的水或食物后，伤寒杆菌侵入肠壁淋巴组织，使致敏的淋巴组织产生严重的炎症反应，肿胀坏死，脱落而形成溃疡和穿孔。

2. 病理　儿童和青壮年多见，以小肠为主的一种全身性疾病，因回肠末段淋巴组织丰富故病变最显著。病变初期肠壁充血水肿、增生、肿胀，在病程第 2～3 周，淋巴集合处组织发生坏死脱落，并发不同程度的溃疡，严重者基底可深达肠壁浆膜层，当肠管或回盲瓣功能紊乱、肠腔压力增高或蛔虫乱窜时可诱发穿孔，多数单发，多发性穿孔约占 10%～20%，一般 2～4 个，个别可达 10 个以上。80% 穿孔发生在距回盲瓣 50cm 以内，很少超出 100cm 以外者。回肠末端肠壁薄弱，并因回盲瓣的作用肠腔内压力在此处较高，故易穿孔，继发化脓性腹膜炎。多菌种感染后，在腹腔内产生大量毒性因子，不仅阻碍腹膜的防御机制使炎症扩散引起弥漫性腹膜炎，加重伤寒杆菌菌血症的全身毒性反应、诱发败血症等一系列全身性病变。

二、临床表现

（1）发热：在穿孔前，患者多有 1～3 周呈梯形上升的持续性发热，并有与高热相对的缓脉、重脉，可有表情淡漠、反应迟钝、听力减退、谵妄、玫瑰疹。

（2）腹痛：呈持续性，部分先以右下腹为主，逐渐出现左下腹亦有疼痛，最终弥漫至全腹疼痛，伴恶心呕吐。查全腹肌紧张，明显压痛及反跳痛，多以右下腹明显，肠鸣音减弱或消失。

（3）腹胀：多与腹痛同时存在，穿孔后肠内容物进入腹腔而形成腹膜炎，肠蠕动减弱，肠麻痹或低血钾等可引起腹胀。

（4）腹腔穿刺可抽出黄色、浑浊脓性液体或肠液。

三、临床检查

（1）血常规：半数患者血白细胞计数升高，另有部分患者因伤寒对造血功能抑制，白细胞可不升高甚至降低，嗜酸性粒细胞减少。

（2）肥达氏反应（ORH）：可呈阳性。

（3）X线腹部平片：70%以上患者可见膈下游离气体，伴发肠梗阻时可有液气平面。

（4）血、骨髓或大便培养：见伤寒杆菌呈阳性。

四、诊断与鉴别诊断

1. 诊断　根据患者不明原因的高热，精神萎靡、表情淡漠、头痛、腹痛腹胀、脾大、玫瑰疹等，实验室检查外周白细胞增高不明显或减少，血便或骨髓培养伤寒杆菌呈阳性，肥达氏反应（ORH）呈阳性，诊断一般不难。对于症状轻微，体征不典型的患者，应结合季节和伤寒的流行动态，详细询问病史进行诊断。必要时作腹腔穿刺，如吸出米汤样或脓性液体则说明已有肠穿孔存在。

2. 鉴别诊断

（1）急性化脓性阑尾炎、阑尾穿孔，多有转移性右下腹痛，恶心、呕吐；右下腹有压痛与反跳痛，血白细胞明显升高；可出现局限性或弥漫性腹膜炎。

（2）上消化道溃疡穿孔，既往一般有溃疡病史，如返酸、烧心、嗳气等。穿孔时呈刀割样剧痛，查体：腹肌紧张，全腹有压痛与反跳痛、移动性浊音阳性。立位腹部X线平片膈下可见游离气体。

五、治疗

1. 一般治疗　禁食，胃肠减压、洗胃，维持水、电解质平衡，营养支持等。

2. 手术治疗　肠伤寒一经确诊，应在积极术前准备下及时手术治疗。手术方式有以下几种。

（1）穿孔修补术：适用于单个穿孔，腹腔污染严重，年老体弱，营养差，伴随多种疾病的患者。

（2）回肠部分切除术：适用于多发穿孔，腹腔污染不严重，一般情况较好的患者，切除范围不宜过长，距穿孔病灶10cm即可，回肠部分切除后行端端吻合术。

（3）穿孔修补＋近端回肠造瘘术：术前疑是"阑尾炎穿孔"，但术中发现阑尾正常者，应及时探查末段回肠100cm，并注意多发穿孔的可能。不典型或未确诊患者手术时应取腹腔渗液进行伤寒杆菌培养和肠系膜淋巴结病理组织学检查以协助诊断。手术方法主要有穿孔修补和回肠部分切除两种。文献报道肠切除吻合术后吻合口瘘的发生率高达63.6%，故以穿孔修补术为主。回肠病变严重或伴大出血，回肠血循环明显不佳、多处穿孔或合并内瘘者，若估计患者全身状况能耐受，可行肠切除术，但一般不作一期吻合，应以肠造瘘或切除后双腔造瘘加腹腔引流较为安全。手术2~3个月后，炎症彻底控制，再关闭造瘘口，将肠管还纳腹腔。

术式的选择要根据每位患者局部肠道病理改变，腹腔污染情况及穿孔发生程度等方面权衡。根据文献报道，一般选择回肠部分切除术，既切除了病灶同时亦去除了病变肠管内大量繁殖的伤寒杆菌及毒素。对于腹腔污染严重，或穿孔下端回肠存在严重的粘连，宜行穿孔修补加穿孔近端回肠造瘘术，同时应彻底冲洗腹腔并放置引流管引流。

六、预后

预后与治疗早晚，患者全身状况有关。早期诊断，穿孔 24h 以内手术并选择适当的术式和术后营养支持治疗，预后较好。发病 48～72h 手术，死亡率为 30% 以上，患者就诊时已出现休克者，死亡率可达 50%。近年来，随着科学的进步，诊治水平的不断提高，死亡率已由过去的 50%～80% 降至 10%～20%。

（邹　玮）

第十二节　肠瘘

肠瘘（intestinal fistula）是由于某种原因造成肠管与其他器官之间，或肠管与肠管之间，或与腹腔内、外之间的病理性通道称为肠瘘，它是外科常见的重病症。肠瘘临床上可造成一系列病理生理紊乱及严重并发症，以致危及生命。

一、病因病理

1. 病因　肠瘘有先天性因素和后天性因素两种，以后天性因素最为多见。先天性因素如直肠会阴瘘，先天性卵黄管未闭形成的肠脐瘘，或称卵黄瘘、脐粪瘘。后天性因素又可分为良性及恶性两种。

（1）良性肠瘘：多继发于以下情况。①腹部手术后，如吻合口瘘，腹部其他手术损伤肠管等，约占 81.2%；②腹部创伤，如急性外伤性肠破裂，迟延性肠破裂（指肠壁某一处挫伤，当时没有破裂，以后该处肠壁逐渐出现血运障碍，坏死破裂，表现有腹膜炎或形成内瘘，也有向腹壁伤口破溃、形成外瘘，一般在伤后一周内发生；③肠梗阻，肠套叠所致肠壁血运障碍、坏死、破裂形成瘘；④炎症性疾病，如肠结核，克隆氏病，肠伤寒穿孔形成瘘；⑤腹腔引流管（含 T 型管），放置时间过长，压迫邻近肠管，使肠壁血运发生障碍，拔管后出现瘘；⑥腹腔严重感染，是指感染范围广，持续时间长和合并有多脏器功能障碍的腹腔感染。导致腹腔严重感染的常见病因有腹部多发伤、重症胰腺炎和术后胃肠道瘘等。近年来提出的第三型腹膜炎也应归于腹腔严重感染。所谓的第三型腹膜炎是指在原发和继发性腹膜炎经手术和抗生素治疗后腹腔感染仍持续或复发。第三型腹膜炎的概念最初由 Rotstein 提出，亦有称之为复发性或持续性腹膜炎。可表现有膈下脓肿，腹腔各间隙脓肿和实质性脏器的脓肿等，如处理不及时、不利可并发肠瘘。

（2）恶性肠瘘：见于癌肿或其他恶性肿瘤浸润及盆腔放射治疗后致使肠管损伤、穿孔形成的肠瘘。

2. 病理　肠瘘的病理过程，大致分为四期：①腹膜炎期：肠内容物经肠壁缺损处流出，对腹腔周围器官产生剧烈刺激，引起腹膜炎反应，此期多发生在瘘后 3～5 天。②腹内脓肿期：随着肠内容物的不断排出，引起腹膜炎进一步的炎症性反应伴有腹腔内纤维素性渗出与周围器官粘连而使渗漏液局限，形成脓肿，多发生在瘘后 7～10 天。③瘘管形成期：上述脓肿若得不到及时引流，可自发性破溃致体表或破向周围器官，形成瘘管，液体排出。④瘘管闭合期：随着全身状况改善，引流通畅，周围炎症反应消退及纤维组织增生，瘘管将被肉芽组织充填并形成纤维性瘢痕而愈合。

管状瘘由肉芽组织被覆于瘘管壁，临床表现较轻，易愈合。唇状瘘全部由上皮（皮肤或黏膜）覆盖瘘管，临床表现较重，不易愈合。

二、分类

（1）按肠腔与外界是否相通分为：①肠外瘘：肠管与体表相通；②肠内瘘：肠管与肠管之间，或与腹腔脏器之间相通。

（2）按瘘口形态分：①管状瘘：指肠壁瘘口与腹壁瘘口之间形成的瘘管；②唇状瘘：指肠壁直接与皮肤粘连成瘘，瘘处肠黏膜上皮与皮肤愈着并外翻成唇状；③断端瘘：指肠管完全或接近完全断裂而形成，肠内容物全部从瘘口流出体外。临床少见，不能自愈，需手术治疗。

1）按发生部位分高位肠瘘（包括胃、十二指肠、空肠上断 100cm 段瘘）、低位肠瘘（指空肠 100cm 以下，回肠与结肠的瘘）。

2）按肠液丢失量：可分高流量瘘和低流量瘘，前者每日瘘出量 > 500ml，后者每日瘘出量 < 500ml。

3）按瘘口数量：可分为单个瘘口和多发瘘。腹壁上的瘘口可单个也可以是多个，2 个以上瘘口称为多发性瘘。

三、临床表现

（1）发热：呈持续性高热，为炎症介质刺激，感染、中毒所致。

（2）腹痛：呈持续性腹痛，并伴明显腹膜刺激征，压痛反跳痛，患者还有面色苍白、出汗、血压下降、脉搏增快至 100 次/min 以上。

（3）高位肠外瘘者可排出大量肠液，低位肠外瘘者排除物为粪便，量少，有臭味。

（4）水电解质代谢紊乱：肠瘘位置越高丢失体液越多，代谢紊乱也越重，患者呈现脱水症状，营养亦差，死亡率高。

四、临床检查

钡餐造影或钡灌肠造影检查：可帮助诊断肠内瘘的发生及位置，亦可帮助诊断肠外瘘是否通畅。

（1）X 线检查：可见膈下游离气体，十二指肠瘘者可见腹膜后积气或右侧腰大肌影模糊。

（2）B 超检查：可以发现腹腔积液，是否形成液腔。

（3）CT 检查：可发现十二指肠腔损伤，右肾前间隙游离气体或液体，右肾模糊和十二指肠扩张等，对十二指肠瘘的诊断有较大意义。

（4）亚甲蓝检查：采用 0.5% 亚甲蓝 100ml 口服，如发现有蓝色液体流出体外或从引流管内流出，说明有肠瘘，或由胃管注入约 4h 后在 B 超引导下行腹腔穿刺，若抽出含亚甲蓝的液体即证明有肠瘘。

五、诊断

对于外科患者腹部手术后若腹腔引流量逐渐增多，引流瓶内或切口流出肠内容物，或有恶臭味即有肠瘘的发生，若患者腹胀，腹痛，体温升高，腹肌紧张，压痛及反跳痛明显此时可采用口服或胃管注入亚甲蓝协助诊断，直肠阴道瘘者可见阴道有粪便流出，直肠膀胱瘘者尿液中可混有粪便。

六、治疗

20世纪70年代前，发现肠瘘施行早期手术，但术后再瘘发生率为80%~90%，死亡率高达70%，也曾有人对肠瘘患者立即行缝合修补术，结果瘘口越缝越大，反复缝合，反复失败，直至死亡。20世纪70年代以后，临床工作者对肠瘘的病理生理有了深入的认识，发现肠瘘的瘘口均有一个由小变大、由大变小的病理过程，此时肠壁充血、水肿，切忌手术缝合，应该采用非手术治疗，即使有必要做手术，也只是行腹腔引流术或把瘘口提致腹壁作造瘘术，而不是行瘘口缝合术。

1. 非手术治疗

（1）禁食，一般2周。

（2）控制感染，维持水电解质平衡，保持引流管通畅，充分引流，同时注意瘘口周围皮肤的保护，如涂氧化锌软膏等。

（3）营养支持：早期应用静脉内营养支持，瘘2周后肠壁水肿消退，局部组织修复可使瘘口由大变小，此时可逐渐给予肠内营养和经口饮食。

（4）药物治疗：生长抑素能显著降低胃肠道分泌，减少肠外瘘的流量，有利于瘘口的愈合。生长激素可促进蛋白质的合成，加速组织的修复。常见生长抑素（思他宁6mg/d或善宁10mg/d），肠液明显减少时（<100ml/d）时，停用生长抑素，改用生长激素（思增，8~12U/d），至瘘口愈合3天以上停用生长激素，使用生长抑素时，应用全肠外营养；使用生长激素时，应用全肠内营养或肠内营养+肠外营养。

（5）在影像学（如B超，CT）引导下，经皮穿刺置管引流，适用肠瘘后腹腔感染比较局限，或者少数脓肿形成，同时患者全身情况差，不能耐受手术引流者。

2. 手术治疗

（1）早期腹腔引流术：肠瘘发生后，患者高烧，腹膜炎及中毒症状明显者，应早期行腹腔引流术，彻底清洗腹腔，置管充分引流。

（2）瘘口造口术：术中发现瘘口大，腹腔污染严重，不能耐受一次性彻底手术者，可松解瘘口两侧肠管，将瘘口提出腹壁外，行瘘口造口术，待腹腔炎症完全控制，粘连组织大部分吸收，患者全身情况改善后再行二次手术，即切除瘘口，肠管行端端吻合术，将肠管还纳腹腔。

（3）早期确定性手术：即切除外瘘肠段消除瘘的手术。术中吻合口处一定置引流管，以防再瘘。2001年，南京军区总医院普外科研究所在中华外科杂志第3期报道，在肠瘘发生14天内施行肠外瘘肠段切除，肠壁用吻合器端端吻合术，术后配合应用生长激素和静脉高营养，能够治愈肠外瘘，术后再发肠瘘发生率为11.5%（3/26）。手术的关键条件：①病例选择得当，无腹腔严重感染，无重度营养不良，无其他严重并发症；②用吻合器吻合；③术后72h内使用生长激素，重组人生长激素（rhgh）按0.16U/（kg·d）给予。此时应停用生长抑素。同时给予静脉高营养治疗。如果不具备这些条件，就不用作早期确定性手术。

（4）肠段部分切除、肠吻合术：经过2~3周非手术治疗，多数肠瘘可自愈，但有以下情况是不能自愈的：①肠管远端有梗阻；②瘘口周围有脓肿，感染严重；③瘘口周围有异物、不清除、不可能愈合；④恶性肠瘘；⑤重度营养不良。需补充营养、纠正水电解质紊乱后行手术治疗；⑥断端瘘。对于这些不能自愈的肠瘘均需要手术治疗，切除部分肠段行肠端端吻合术。

手术时机一般选择肠瘘发生3~6个月后进行。手术方法先分离粘连，然后行肠段部分切除，肠端端吻合术。对于瘘口小，周围肠壁组织正常者，也可行肠瘘局部楔形切除、吻合术。

对于瘘道比较直的单个瘘，有的学者采用胶片、胶管、医用胶等材料进行封堵，也取得一定疗效。

七、预后

早期发现，充分引流，控制感染，维持水、电解质平衡及足够的营养支持，同时选择适当的手术时机与方式治疗，患者一般预后较好。

（邹　玮）

第十三节　小肠肿瘤

小肠肿瘤（intestinal tumor）占消化道肿瘤的2%~5%。约3/4为恶性，1/4为良性，可发生于任何年龄，以40~60岁居多。临床确诊率低，误诊率高，易延误治疗。许多患者并发肠穿孔、大出血在手术中才发现病灶。

一、病因

至今未明，因发病率低，种类繁多，且许多良性肿瘤患者无任何临床症状而不易被发现，目前对病因学的研究尚不深入。

二、病理

1. 平滑肌瘤　平滑肌瘤是小肠最常见的良性肿瘤，常为多发，以空肠最多发生，肿瘤大小不一，小至数毫米、大至数厘米。按肿瘤与肠壁的关系分为腔内型、壁内型、腔外型、腔内外哑铃型四型。腔内外哑铃型一般质地硬韧，有时发生变性或囊性变，较大的肿瘤可出现中心缺血坏死并引起肠壁溃疡、出血或穿孔。约15%病例可发生恶变。腔内型可造成肠套叠或消化道大出血，腔外型因体积大肿瘤中央常有坏死及出血。

2. 腺瘤　腺瘤是起自黏膜或肠腺的良性上皮性肿瘤，往往呈息肉状突向腔内，大小自数毫米至数厘米不等，可单发也可多发，其恶变倾向较大肠腺瘤低。根据其组织学结构分为三种类型。

（1）管状腺瘤：位于十二指肠，空肠较少。

（2）绒毛状腺瘤：多见于十二指肠，体积较管状腺瘤大。

（3）Brunner腺瘤：较罕见，为上皮增生性息肉样瘤变，多单发，极少恶变。

3. 脂肪瘤　多发生于回肠，为界限分明的肠壁内成熟脂肪组织，以发生于黏膜下层中最多见，多为单发，有时多发，直径2~3cm。可凸入肠腔引起肠套叠。偶尔突出于肠腔外并发展成巨大肿瘤。较少恶变。

4. 神经纤维瘤及神经鞘瘤　多见于回肠，易引起大出血、梗阻、肠套叠及肠扭转等。

5. 血管瘤　多见于空肠，起自黏膜下层的血管丛，血管瘤的表面黏膜易发生溃疡、出血或穿孔，有时也可引起肠管狭窄。偶尔可见到小肠和大肠及其系膜有广泛的蔓状血管样变，称为血管瘤病。有时肠道黏膜有多发的蜘蛛痣样小血管扩张，称为毛细血管扩张症。血管瘤病和毛细血管扩张症都可引起急性消化道大出血。

6. 淋巴瘤　多发生于回肠，分四型：①息肉型：黏膜下层肿瘤细胞向黏膜方向生长；②动脉瘤型：此型多见，肿瘤可破坏肠壁肌层及肌层内神经丛，使局部肠管呈棱形扩张；③溃疡型：为多发性溃疡，也可以围绕肠腔形成大溃疡；④浸润型：肿瘤弥漫浸润使肠壁增厚、僵硬、蠕动消失，少数可致肠腔狭窄。

7. 腺癌　多见于十二指肠，呈息肉样肿块向肠腔内突出，并逐渐浸润肠壁造成环行狭窄，容易转移至区域淋巴结，晚期时可造成肝转移并穿透浆膜侵犯邻近脏器。

8. 类癌　好发于胃肠道，45%位于阑尾、28%位于回肠末端、直肠占16%、少数见于十二指肠、升结肠等，其恶性度不高，依其组织学结构分为五型：①腺样型：最多见，癌细胞排列呈腺管样、菊团或带状，多为起源于中结肠系统的类癌；②条索型：癌细胞呈小棵状结构，排列成层，如壳状，细胞核在周边部分，排列整齐如栅状或条带状，多见于前肠系统的类癌；③实心团块型：方型细胞排列成腺体状，但无空腔或成玫瑰花型；④髓样型：癌细胞形状不规则，排列不规则，成大片髓样结构；③型④型多见于起源后结肠的类癌；⑤混合型：为上述四型的各种混合。

9. 平滑肌肉瘤　多数来源于小肠平滑肌，少数可来自血管平滑肌，空肠多见，组织学检查可见大量增殖的棱形细胞与不同数量的细胞间质相交织。多数平滑肌肉瘤向浆膜表面生长，可侵犯邻近的肠系膜、肠袢及其他周围组织。其癌体中心易发生坏死、溃疡、出血、感染及瘘形成，少数情况下可穿孔并发腹膜炎。

三、分类

根据病理学特点，小肠肿瘤分良性和恶性两类。
1. 良性小肠肿瘤　有平滑肌瘤、腺瘤、脂肪瘤、血管瘤、神经纤维瘤及神经鞘瘤。
2. 恶性小肠肿瘤　腺癌、恶性淋巴瘤、类癌、平滑肌肉瘤等，其他肿瘤极少见。

四、临床表现

男性多于女性，男女之比为3∶2。
（1）腹痛：是最常见的症状，以间歇性隐痛、胀痛为主，少数有急性绞痛。
（2）出血：常为间断发生的柏油样便或血便。长期反复消化道出血，易引起慢性失血性贫血，极少有消化道大出血。
（3）肠梗阻：引起急性肠梗阻最常见原因是肠套叠，小肠恶性肿瘤侵犯肠壁形成环形狭窄，多呈慢性不完全性肠梗阻表现，症状随肠梗阻部位不同而不同，高位小肠梗阻表现为上腹不适或疼痛、嗳气、恶心呕吐等。低位小肠梗阻表现为脐周痉挛性绞痛、腹胀、呕吐，可闻及气过水音等。肠梗阻可诱发肠扭转。
（4）黄疸：发生于十二指肠乳头部的肿瘤可因压迫或堵塞胆总管的开口而引起阻塞性

黄疸。

（5）腹部包块：腹部可触及包块，一般活动度较大，位置多不固定。

（6）肠套叠：对于成年人出现的肠套叠应高度怀疑肿瘤的可能。

（7）类癌综合征：类癌大多见症状，小部分患者出现类癌综合征（因类癌细胞产生 5 – 羟色胺和血管舒缓素的激活物质缓激肽所引起），主要表现为阵发性面、颈部和上躯体皮肤潮红（毛细血管扩张），腹泻，哮喘和因纤维组织增生而发生心瓣膜病，常因进食、饮酒、情绪激动、按压肿瘤而激发。

（8）肠穿孔：在恶性肿瘤中，约 12% 可并发肠穿孔，有时穿透至其他脏器形成内瘘。在良性肿瘤中只 2% 病例发生肠穿孔。

五、临床检查

1. X 线钡剂造影检查　全消化道钡餐是检查小肠肿瘤的主要方法，但较易漏诊，需多次做系统的小肠检查，目前有用小肠导管经口吞入法通过幽门进入小肠，随小肠导管向远侧肠管推进的过程中，对小肠进行分次注钡检查。对于小肠肿瘤的影像学显示充盈缺损，肠腔狭窄，肠壁僵硬，黏膜破坏，小肠梗阻或套叠等。

2. 纤维内镜检查　传统的胃镜或结肠镜的检查范围有限，不易发现小肠病变，目前有应用纤维空肠镜对上段空肠肿瘤的诊断有重要意义。但患者因检查时，时间长而不易耐受且易并发出血、穿孔等，应用范围有局限性。国外研制的"胶囊式"内镜，约 11mm × 26mm，内设镜头和发射极，经口服进入胃肠道进行摄像，并传至外部计算机分析图像及鉴别，此种检查病变发现率高，患者耐受良好，应用前景广阔。

3. CT 及 B 超检查　对肿物向肠腔内生长的检出率不高，对肠腔外生长的肿物，CT 和 B 超有助于鉴别肿物的性质，对恶性肿瘤的检出率可达 67%，并可发现肝内转移病灶及腹腔淋巴结转移，也可在 B 超或 CT 引导下进行肿物穿刺活检。

4. 磁共振　通过口服或经小肠导管注入对比剂，可提高图像质量，清楚地显示肠壁的厚度，肠道肿块、肠曲狭窄和扩张，显示小肠肿瘤，并可判断肠外蔓延程度，对邻近脏器的侵犯及转移等。

5. 选择性肠系膜上动脉造影　根据 Seldinger 法选择性肠系膜上动脉插管，高压注入造影剂，按固定程序连续拍片，能取得小肠动脉、静脉及毛细血管期 X 光片，对于肿瘤出血量 >0.5ml/min 时亦可显示造影剂外逸征象；对肿瘤病变部位、范围、性质、血供情况、有无转移瘤等的诊断均有帮助。另外，还可用于栓塞的治疗。

6. 腹腔镜检查　可发现突向肠壁外肿瘤或肠管内浸润生长侵犯肠壁之肿瘤，亦可同时行治疗。

7. 剖腹探查　对临床表现有疑者，应及时开腹探查，但需谨慎防遗漏较小的肿瘤病变，必要时可用纤维内镜协助检查。

六、诊断及鉴别诊断

1. 诊断　小肠肿瘤早期症状不典型，常见症状有腹痛、易疲劳、消瘦，有时腹部可触及包块，部分患者可有消化道出血、肠套叠、肠梗阻等急腹症表现，小肠肿瘤的诊断主要依靠临床表现和 X 线钡餐造影，对有下列症状是需要高度重视小肠肿瘤的可能性。

（1）原因不明的腹痛，进食后加重，呕吐排便后缓解。

（2）成人肠套叠或不明原因肠梗阻并可除外术后肠粘连及腹部疝患者。

（3）间歇性排黑便，或腹泻而内镜检查未见异常者。

（4）原因不明的下腹部或脐周肿块患者。

有上述表现者并结合临床检查可以确诊。

2. 鉴别诊断　因小肠肿瘤早期症状缺乏特异性，需要与下列疾病进行鉴别。

（1）发生于十二指肠乳头部的肿瘤合并黄疸时注意与胆总管下段结石及胆道肿瘤相鉴别，此时可做内镜逆行胰胆管造影（ERCP）和 CT 等影像学检查，以进一步明确诊断。

（2）肿瘤引起的肠套叠需注意与小儿肠套叠相鉴别，后者可行空气灌肠造影复位予以鉴别。

（3）发生消化道出血时，注意与消化性溃疡合并出血或食管胃底静脉曲张相鉴别。前者一般有溃疡病史，如烧心、反酸、嗳气等，或以前通过钡餐上消化道造影、胃镜检查确诊过。后者食管胃底静脉曲张破裂、出血，大多有肝炎、肝硬化的病史，脾脏肿大、血细胞碱少等，必要时可通过内镜检查进行鉴别。

七、治疗

小肠肿瘤一经确诊，应手术治疗。

1. 良性肿瘤　应根据肿瘤的大小，进行肿瘤切除或病变肠段切除，肠吻合术。外生型的小肠脂肪瘤可行肿瘤局部切除，十二指肠腺瘤可切开肠壁做肿瘤切除，但注意和恶性肿瘤鉴别，可做术中快速病理检查。

2. 恶性肿瘤　应行肿瘤所在肠段的根治性肠切除肠吻合术，包括病变肠段及肠系膜，供应血管和区域淋巴结在内的整块切除，切除范围一般距离肿瘤上下缘各 10～15cm 肠段及区域淋巴结。位于十二指肠的恶性肿瘤应行胰十二指肠切除，位于末段回肠的恶性肿瘤应做根治性右半结肠切除术，如肿瘤已广泛转移，无法根治治疗时可行姑息性切除或短路手术以减少发生肠梗阻、出血及穿孔的可能性。抗组胺及氢化可的松能改善类癌综合征。

八、预后

小肠良性肿瘤行肿瘤切除或部分肠管切除后预后较好，小肠恶性肿瘤的预后一般较差，但早期发现、早期手术是延长小肠恶性肿瘤患者生命的主要手段，决定其预后的主要因素是看肿瘤的大小和有否远处转移。

（邹　玮）

第十四节　黑斑息肉病

黑斑息肉病（Peutz–Jeghers　syndrome，PJS）是一种常染色体显性遗传病，多有明显的家族史。1921 年 Peutz 首先描述本病，1949 年 Jegher 等对本病进行了系统总结，此后即被称为 Peutz–Jegher's 综合征。本病可发生在任何年龄。以皮肤黏膜色素沉着并多发性胃肠息肉为临床特征，可以癌变。

一、病因病理

1. 病因　黑斑息肉病是一种家族遗传性疾病，患者后代男女各占50%，具有本病的遗传基因。

2. 病理

（1）皮肤黏膜色素斑：是本病的特征。主要是基底细胞层黑色素和黑色素细胞增生所致，出生时少见，幼儿期开始增多，至少年时最多，成年后色素斑逐渐减退或消失，色素斑典型的分布在口唇和颊黏膜，其次是齿龈、手掌、足趾、会阴等处。也有报道指甲有条带状黑色素沉着，有些融合成斑片状，呈圆形、椭圆形或不规则形，特点是不高出皮肤及黏膜，无血管或毛发生长，也无瘙痒等症状，颜色为淡褐色、棕褐色或灰褐色，压之不褪色，女性较男性深，口唇和颊黏膜的黑色素斑随年龄增长不消退为诊断依据，一般不发生恶变。

（2）胃肠道息肉：是黑斑息肉病的另一特征，可发生于消化道的任何部位，但以空肠、回肠、直肠、结肠、十二指肠最多见。也可见于盲肠、阑尾和食管。息肉大小不一，大者可达7cm，小者仅在镜下可见。小息肉呈半球形，黏膜光滑，与周围黏膜的颜色相似，大的息肉呈桑椹状或分叶状，充血、水肿、糜烂，出血息肉单发少见，且多在黑色素斑后出现，可并发肠套叠致肠梗阻。息肉的病理类型属错构瘤性，目前认为其是一种癌前病变。

二、临床表现

（1）患者男女发病率相当，息肉以多发性常见，单发少见。

（2）黑斑出现在口唇及颊部，出现年龄一般在5岁左右，但也有报道50岁出现，四肢末端亦可见黑斑，但出现多晚于口唇黑斑的出现，患者手掌、足趾或手指上的黑斑也可呈棕黄色斑，直径约数毫米，绝大多数患者均可见色素斑点的存在，但不突起于皮肤表面，形态类似雀斑，左右对称，先后不久即可出现，随年龄增加而增大，有时数目亦增多，色素加深，至成年后黑斑可有减退，但口腔黏膜色素斑变化多不明显。

（3）息肉可出现在全部消化道，以小肠多见，由于病变广泛，手术无法彻底切除。

（4）腹胀腹痛：呈反复发作，可伴发血便，并因此而致缺铁性贫血，肠套叠等。

（5）家族遗传性：30%～50%患者有阳性家族史。

三、临床检查

（1）X线检查：典型病例钡餐造影可见息肉分布在整个消化道内，大小和数目不一，多成簇分布，也可散在分布，气钡双重对比造影病灶之间的黏膜背景相对正常。

（2）内镜检查：纤维胃镜或纤维结肠镜检查对诊断有重大意义，不但可查找观察病变形状、部位，而且可以摘除小的带蒂的息肉并进行病理检查。

（3）B超检查：对急、慢性肠套叠有一定诊断意义。

（4）选择性肠系膜动脉造影检查：成功率不高且创伤大，患者痛苦，操作难度高，已较少用。

四、诊断及鉴别诊断

1. 诊断　根据皮肤黏膜黑斑，胃肠道多发性息肉及有PJS家族史这三大特征可以做出诊断。

2. 鉴别诊断

（1）家族性结肠息肉病：与遗传因素有关，其特点是婴幼儿期无息肉，发病开始于青年时期，可癌变，息肉多见于直肠和结肠，而小肠极少见，结肠镜检可见肠黏膜遍布息肉但无蒂。

（2）Gardner 综合征：即肠息肉病合并多发性骨瘤和多发性软组织瘤。本病也与遗传有关，多在 30～40 岁发病，恶变率高，息肉多见于结肠并伴有多发性颅骨瘤病，体表多发性软组织肿瘤，偶可见骨瘤。

（3）Cronkhite - Canada 综合征：是一种非遗传性疾病，病因不清，主要表现为胃肠道多发性息肉，黏膜皮肤亦可有色素沉着，秃发和指趾甲萎缩，但常在中老年时发病，可以鉴别，息肉呈宽基底蒂或半球形，多小于 1.0cm。

（4）Turcot 综合征：是常见染色体隐性遗传性疾病，为结肠多发性腺瘤性息肉，息肉较大，散在分布，常合并有神经系统的肿瘤，息肉组织学类型属腺癌，恶变率高。

五、治疗

1. 皮肤黏膜色素斑治疗　至今未见有癌变的报道，故一般不作治疗，有些美容要求者可采用激光、冷冻、磨削等方法治疗。

2. 胃息肉的治疗　较小的息肉可以定期复查，较大的息肉应通过纤维胃镜下行电切或剖腹息肉切除，切除后息肉送病理检查，若为恶性则按胃恶性肿瘤常规处理。

3. 小肠息肉　黑斑息肉病小肠息肉如无急腹征发生可观察，但如疑有恶变、出血，应予手术切除，因小肠息肉主要是以肠梗阻、肠套叠等并发症而行急诊手术，可单纯性肠套叠复位，但若发生坏死，则行坏死段肠切除肠吻合术，也可将一段多发性息肉的小肠切除，并应注意保留足够长的肠管以免术后出现短肠综合征。对于术中发现较大的息肉在息肉蒂旁纵形切开肠壁，与息肉根部肠壁一并切除，尔后横行缝合肠壁切口。目前还有在术中经小肠壁切开插入纤维内镜并电切息肉，这种方法可以一次性清除小肠全部息肉，且效果良好，无不良反应发生。

4. 结肠息肉　黑斑息肉病结肠息肉癌变率高，故不论息肉大小，均应用激光、手术、纤维结肠镜下行息肉摘除。

六、预后

黑斑息肉病患者术后易复发，一般术后每年复查一次，对新生或复发性息肉应及时清除，以减少息肉癌变率。

（邹　玮）

第十五节　短肠综合征

短肠综合征（short bowel syndrome）是指小肠广泛切除后，实际消化吸收面积大量减少而导致的全身营养不良及体重减轻、腹泻等一种临床综合征，临床上并不多见，但治疗上存在一定困难，严重者可危及患者生命。

一、病因病理

1. 病因　食物的消化、吸收过程几乎均在小肠内进行，其中某些营养成分的吸收有其特定部位。例如，铁钙的吸收主要在空肠，而胆盐、胆固醇、维生素 B_{12} 等吸收主要在回肠。食物通过空肠时间较回肠快，食物到达回肠时处于更加消化状态，因此，蛋白质和脂肪在回肠吸收更完全。近端小肠切除引起的营养障碍相对较远端小肠切除为小，患者比较容易耐受。如切除全部空肠，回肠可承担大多数物质的吸收，而一些激素如促胰液素、缩胆囊素分泌减少，可影响胰酶和胆汁的分泌，仍能引起脂肪的吸收不良；如将回肠切除，胆盐和维生素 B_{12} 等吸收不能为空肠所代替，大量胆盐丢失可导致脂肪泻，脂溶性维生素也随之丢失，引起更为明显的营养障碍。由于各种原因导致小肠切除过多，如急性肠系膜血管闭塞，外伤性肠系膜血管破裂，小肠扭转，腹内疝等造成小肠广泛坏死，或 Crohn 病行多次手术切除病变都可引起短肠综合征。正常人的小肠长度为 $3 \sim 7m$，各人长度不一，以术中实际测量为准。如保留回盲部，回盲瓣可延缓通过速度，增加吸收时间，切除小肠少于 70%，患者可以耐受；如回盲部已切除，食物通过迅速，切除 50% 患者也可以耐受。但若超过这些切除范围，就可能引起短肠综合征。

2. 病理　小肠切除后 $24 \sim 48h$ 就出现残留小肠黏膜高度增生等代偿变化，绒毛变长肥大，肠腺凹陷加深，肠管增粗、延长，使吸收面积增加到原来的 4 倍。食物的直接刺激可使小肠代偿性增生，代偿期约需 $1 \sim 2$ 年，有半数患者可完全得到代偿，用饮食维持正常营养状态。

二、临床表现

（1）胃酸分泌亢进，其原因不清，可能与小肠切除后肠抑胃素，缩胆囊素，促胰液素等分泌减少有关，而幽门部胃泌素细胞有增生现象，以致 40% ～50% 的患者胃酸分泌亢进。高胃酸易致溃疡及酸性腹泻，一般半年内可以恢复。

（2）胆道结石：小肠广泛切除后，上述肠激素分泌减少使胆囊收缩变弱，容易发生胆囊结石（比正常人高 $3 \sim 4$ 倍）。

（3）回盲瓣切除后结肠内细菌大量进入小肠，并过度繁殖造成感染和炎症，直接损害黏膜表面而影响营养物质的吸收。若患者突然出现体重下降等症状时即应考虑细菌过度繁殖引起小肠炎的可能。

（4）营养不良：为短肠综合征最常见症状，主要因为小肠切除过多、吸收面积减少及肠蠕动加快。

（5）高尿酸血症：其原因是肠性尿草酸过多，大量被吸收所致，患者易出现痛性关节炎，肌腱疼痛及形成泌尿系结石。短肠综合征主要表现为消化不良，腹泻及营养障碍三大症状，临床过程分三期。

Ⅰ期：急性期，多在术后 $1 \sim 3$ 个月。表现为进食后即出现严重腹泻，为水样便，每天可达数十次而导致营养障碍及水电解质失衡，患者因此可出现伤口愈合不良，切口裂开，腹腔感染，呼吸道感染，此期需全胃肠外营养支持以减轻腹泻。

Ⅱ期：代偿期，术后半年～1 年，腹泻减轻可逐渐经口进食，进行肠内营养，此期患者主要表现为体重下降，疲乏、肌萎缩、贫血、消瘦及低蛋白水肿。维生素缺乏可表现为夜盲症，皮肤干燥，周围神经炎。钙镁不足可引起肌肉兴奋性增强和手足搐搦，长期缺乏可引起骨质稀疏和软骨病，并可出现结石病。

Ⅲ期：稳定期，约术后 1~2 年。半数患者得到充分的代偿，恢复饮食，体重可回升，但此期亦可出现腹泻性维生素缺乏，胆石症和尿路结石。

三、临床检查

（1）实验室检查

1）血、电解质紊乱，如低钙、低镁血症等；

2）酸碱平衡失调；

3）负氮平衡；

4）贫血及低蛋白血症；

5）类脂含量升高；

6）大便检查可见未消化的食物与脂肪。

（2）X 线钡餐造影及灌肠：可了解小肠长度、通过时间、肠黏膜皱襞及肠腔情况。

（3）纤维内镜检查：十二指肠镜，小肠镜可直接进入小肠进行观察。纤维结肠镜除可了解结肠病变外，也可直接进入回盲瓣被切除的小肠进行观察，以利于诊断。

四、诊断及鉴别诊断

1. 诊断　根据小肠广泛切除病史，临床上有腹泻、消化不良和营养缺乏等表现，并结合影像学检查和相关实验室检查比较容易诊断。

2. 鉴别诊断　残留小肠大于100cm，术后一般不会出现消化、吸收功能不良，否则，就应该通过粪便检查，影像学和纤维内镜检查，注意与痢疾、溃疡性结肠炎、肿瘤等进行鉴别。

五、治疗

1. 保守治疗　根据不同时期采取不同的治疗方案。

Ⅰ期患者：此期主要是预防感染，纠正水电解质紊乱和酸碱失衡，及时给予全胃肠外营养治疗，逐步纠正负氮平衡，并注意补充维生素及微量元素。为减少排便次数，可酌情给予肠动力抑制剂如口服阿片酊、可待因或洛哌丁胺等。口服消胆胺可消除胆盐对结肠的刺激，也能减轻腹泻。为控制高胃酸分泌，可口服抗酸药或静脉用 H_2 受体阻滞剂如甲氰咪胍，雷尼替丁等。

Ⅱ期患者：残留之肠管开始代偿，腹泻减轻，消化液丢失减少。各种并发症趋向好转。此期患者可从要素饮食中逐步增加天然食品，采用易消化，无渣，低脂高蛋白，少量多餐。

Ⅲ期患者：此期肠道代偿到接近正常吸收功能，但脂肪吸收不良及维生素缺乏仍不可避免，应注意调整脂肪的摄入量及补充矿物质，脂溶性维生素及维生素 B_{12}。

有些特殊物质如谷氨酰胺，短链脂肪酸，纤维素，生长激素及胰岛素样生长因子，几种物质联合应用可使短肠综合征的代偿过程完成。但若残留小肠少于30cm，患者代偿期极为困难，此时单靠经口摄食无法维持正常营养状态，需长期依赖肠外营养的支持，这种长期肠外营养的支持可在患者家中施行，先培训家属及患者，掌握无菌术与配液方法，国内已有实行家庭肠外营养长达18年的成功经验。

2. 手术治疗　经过 6～12 月的保守治疗患者腹泻仍较重，营养状况不改善，体重不增加时，如残留的小肠在 40cm 以上则可考虑行手术治疗。

（1）小肠倒置术：是目前比较有效的术式，通过一段小肠的逆蠕动，可延长食物在肠道内停留的时间，有利于更充分的消化和吸收。其原则是尽量保留回盲瓣，选择残留小肠末端，成人 5～8cm，婴儿 3cm 左右，将两端截断，行小肠倒置端端吻合术，术中注意保存倒置肠段之血供。

（2）结肠间置术：在残留小肠之间插进一段结肠，以延长小肠排空时间。

（3）小肠移植：从理论上讲小肠移植是治疗短肠综合征最有效的方法，但移植后严重的小肠排斥反应尚未解决，目前还无法应用于临床。

六、预后

与是否保留回盲瓣，残留小肠长度，经济状态有直接关系。有文献报道：即使小肠几乎全部切除，肠外营养能长期坚持，患者也可生存。

（邹　玮）

普外科
急症处置与疾病治疗

（下）

吉文伟等◎主编

吉林科学技术出版社

第九章 结肠疾病

第九章 结肠疾病

第一节 结肠扭转

一、概述

结肠扭转是结肠襻以其系膜的长轴为中枢发生扭转，导致肠腔部分或完全闭塞，系膜血管也可因扭转而拧闭，致使肠管血运受阻而坏死。结肠扭转 90% 发生在乙状结肠，少数发生在盲肠，横结肠扭转极为罕见、升降结肠固定于侧腹壁，不发生扭转。

二、诊断

(一)病史要点

患者过去有多次左下腹部疼痛，排气排便后好转或有多年习惯性便秘的病史。往往有进食过量或饱食后有身体的强烈前屈、后倾突然直立或服用大量泻剂等诱因，都可导致乙状结肠扭转。表现为突发性全腹或脐周的剧烈疼痛伴腹胀、呕吐、便秘及排气停止，有压痛及反跳痛，全身情况迅速恶化甚至出现休克现象。

(二)查体要点

发病不久即有明显腹胀，叩诊为鼓音，下腹压痛和高调肠鸣音，可有腹膜刺激征。

(三)辅助检查

(1) X 线检查：腹部平片，盲肠扭转时腹部平片可见右下腹部有充气或含液气平面的巨大肠襻，钡灌肠显示横结肠梗阻；乙状结肠扭转 X 线片上可见单个胀大的双襻肠曲，自盆腔延至左膈下，占绝大部分或"鸟嘴"形。低压盐水灌肠也有助于诊断，若灌入液体尚不足 500ml 不能再灌入（正常可灌入 3 000~4 000ml），即可证明梗阻在乙状结肠。

X 线表现非闭襻性乙状结肠扭转。由于只有一个梗阻点，所以往往与单纯性结肠梗阻表现一样，亦表现为梗阻以上结肠肠管的扩大，所以在透视或平片中一般难以鉴别，只有是为了明确结肠梗阻的性质而行钡灌肠检查时，才能明确诊断。此时扭转梗阻处可显示螺旋状变细肠管或在变细肠管中见到扭曲交叉的黏膜（沿肠管纵轴），甚至见到钡剂通过梗阻处进入近侧肠管。

闭襻性乙状结肠扭转典型的 X 线表现即扭转段肠曲显著扩大（其横径达 10cm 以上甚或更大），扩大的肠曲就像充了气的椭圆形气球直立于腹部区，其中央往往会见到宽为 0.3~0.5cm 致密垂直线状影将膨胀的气球一分为二，亦即所谓扩大的乙状结肠弯曲呈马蹄形，圆顶可高达上腹部，马蹄的两肢并拢向下直达盆腔，由于肠壁的变薄其两侧缘表现为圆结状致密增白影，扩大的腔内皱襞消失。钡灌肠检查会见到结肠扭转处显示削尖状似鸟嘴状狭窄，加压多次灌钡此征象均存在且钡剂不能通过此狭窄处。

（2）纤维结肠镜检查：在扭转的相关梗阻部位可见有狭窄，如扭转无绞窄可借结肠镜将扭转复位（注意不能注气过多，以防增加闭襻肠管内的压力），但如有腹膜刺激征，疑肠绞窄时，切不可行内镜检查。

（四）诊断标准

根据典型病史、体征及 X 线检查，基本可以确诊，但应根据症状判断有否肠绞窄，为治疗方案提供依据。

诊断流程见图 9 - 1。

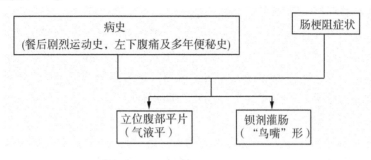

图 9 - 1 结肠扭转诊断流程

（五）鉴别诊断

1. 结肠癌　盲肠、横结肠及乙状结肠或直肠癌都有可能表现低位肠梗阻，但病史都较长，往往无突然腹痛史。结肠癌的肿块坚硬，边界清楚。而结肠扭转则是膨胀的肠管，触诊时质地较软，边界不清，较易区别。当然钡剂灌肠可以确诊。

2. 结肠套叠　回肠套入盲肠多见，且可延至乙状结肠，发病急，呈低位肠梗阻的表现，多发生在 5～6 个月的幼儿。症状为阵发性哭闹、恶心、呕吐，有果酱样大便，触诊右下腹部空虚，右上腹部腊肠样肿块。钡剂灌肠可见钡剂呈杯口状阴影即可诊断。成人慢性肠套叠，多为肿瘤引起，较少见，显然都易与结肠扭转相鉴别。

三、治疗

（一）一般治疗

（1）禁食水，并行胃肠减压。

（2）输液纠正水、电解质平衡紊乱。

（3）给抗生素预防感染。

（二）非手术治疗

（1）对结肠扭转早期，可试行纤维结肠镜复位，尤其乙状结肠扭转成功率较高。

（2）乙状结肠扭转早期，可在明视下把结肠镜插入到梗阻处，一般距肛门 15～25cm，该处的黏膜如无坏死和溃疡，可通过乙状结肠镜，插入约 60cm 的肛管，注意插入时不应用暴力，以免穿破肠壁。肛管穿过梗阻部位后，常有稀便和气体猛力冲出，患者立即感到异常轻松，为复位的标志。为防止复发可保留肛管 2～3d。

（三）手术治疗

盲肠扭转如非手术治疗无效，或有可疑绞窄，应尽早剖腹探查。探查扭转的盲肠（连同升结肠及末端回肠），如无坏死，按扭转的相反方向复位。然后切开盲肠外侧后腹膜，将其前缘与盲肠外侧结肠带间断缝合3～5针。如盲肠扩张明显，先从两条结肠带起始端，间断浆肌层缝合3～4针，使盲肠腔缩窄，再与外侧后腹膜缝合固定盲肠。如盲肠有绞窄坏死，应行右半结肠切除，回横结肠吻合术。若腹腔渗液较多，必须行腹腔冲洗并行橡皮管引流，以减轻全身中毒症状。手术后还需大量抗生素治疗。

横结肠扭转的处理原则是若单纯机械扭转，可分离粘连后复位。如有坏死，则行坏死肠管切除，横结肠对端吻合术及必要的腹腔引流术。

乙状结肠扭转，若可疑肠绞窄或乙状结肠镜发现扭转梗阻的肠黏膜坏死和溃疡，则应及时手术治疗。剖腹探查时，如肠管无坏死则行扭转复位，肛门排气。肠管扭转坏死，则视病情及腹膜炎的程度，切除坏死肠段行近端结肠造瘘，远端封闭或近远端肠吻合。如多次复发的乙状结肠扭转，应择期手术切除过长的肠管一期吻合。

四、预后

结肠扭转及时治疗，多数预后良好，如有肠绞窄，甚至破裂穿孔则预后较差。处理不及时或不当，其死亡率较高。如结肠扭转非手术治疗好转后，应进一步检查发病原因，必要时可行择期手术消除病因，以防复发。

（胡德升）

第二节　结肠憩室

一、概述

结肠憩室是结肠黏膜及黏膜下层穿透肠壁肌层向外形成的袋状突出。可以是单个，但多发更常见，称结肠憩室病。与先天性全层薄弱并含各层的真性憩室不同。憩室壁仅包含黏膜、黏膜下层和浆膜层而无肌层，又称假性憩室，与先天性因素无关。此病我国少见，西方国家较常见，多于40岁以后发病，发病率随年龄增长而增高，80岁人群中可达65%。多数患者无症状，男女发病率无差别。病因与高腹压和长期少纤维饮食有关。左半结肠，特别是乙状结肠是该病的好发部位。

二、诊断

（一）病史要点

单纯的结肠憩室多数情况下不引起症状，少数患者有腹胀、左下腹不适或大便习惯不正常等症状，无特异性。

憩室颈部由于肠壁环肌收缩而受压，是憩室内的粪便和分泌物排空不畅而引起憩室炎。憩室发生的部位很靠近穿经肠壁的血管支，血管被侵蚀破溃后，即可引起憩室出血，表现为便血。

结肠憩室发生并发症后可以引起炎症和出血的症状，如急性腹痛发作，压痛和轻度的肌卫，低热和白细胞增多，便秘、腹泻或两者兼有，大便带血或隐血阳性，炎症接近膀胱时引起的尿频、尿急、尿痛等等，当病史中有相应症状出现时，应考虑该病的可能。

老年人出现类似阑尾炎的症状和体征，特别是部位偏中甚至偏左时；或下腹部有不明原因的炎性肿块时；或怀疑下腹部脏器穿孔急性腹膜炎时，应考虑结肠憩室炎的可能。

（二）查体要点

结肠憩室病有并发症时可出现相应体征：憩室周围炎较广泛或炎症较重时，可在下腹部触及边界不清而有压痛的肿块，由于患者大多年迈，极易误诊为肿瘤；憩室炎或憩室周围炎形成的脓肿可发生继续穿孔或破裂，引起急性腹膜炎症状或体征。

（三）辅助检查

1. 常规检查

（1）X线钡灌肠：可见肠壁不整齐，肠腔有轻度狭窄；有时在肠腔外可见到钡影，是憩室穿孔后形成小脓肿所致；经常见到多发憩室。

钡剂应在低压下缓慢注入，在炎症较重或腹膜刺激征较明显的情况下，不应做钡灌肠检查。如果需要比较急地做出诊断以指导治疗，可用水溶性造影剂灌肠，这样即使有造影剂溢出至腹腔也不会引起严重反应。

（2）CT扫描：非侵袭性检查，一般可以确证临床怀疑的憩室炎。扫描时进行直肠加强显影可使发现憩室脓肿或瘘管比单纯X线造影更敏感。

2. 其他检查

（1）结肠纤维镜：该检查对憩室或憩室炎的诊断帮助不大，但可以用于除外结肠肿瘤或其他结肠炎性疾病。

（2）腹部平片：可显示继发于乙状结肠病变的结肠梗阻。

（四）诊断标准

最重要的评估是临床检查和频繁地检查病员。这不但包括病史和体检、脉搏和体温，还包括连续的血象检查，腹部直立位或平卧位X线摄片。

诊断流程见图9-2。

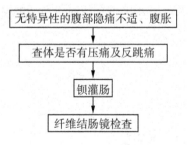

图9-2　结肠憩室诊断流程

（五）鉴别诊断

1. 阑尾炎　结肠憩室病在我国发病率很低，因此，只有在老年患者，阑尾炎症状体征虽类似但不典型，如无转移性腹痛病史、压痛位置偏左偏下等情况可以考虑本病。

2. 结肠肿瘤 对下腹部压痛性包块患者，详细的病史有助诊断，结肠憩室炎或周围炎往往病史较短，有突发性。通过结肠纤维镜、CT 等辅助检查明确肿块性质，CEA 等肿瘤指标也有助于鉴别诊断。

三、治疗

（一）一般治疗

急性憩室炎无并发症时以非手术治疗为主，包括休息、禁食、胃肠减压、补液支持严密临床观察等。大多数病例经治疗症状迅速减轻、炎症消散、肿块减小。

（二）药物治疗

广谱抗生素，或选用抗革兰阴性需氧菌和厌氧杆菌的抗生素。

（三）手术治疗

1. 手术指征 目前认为需要手术处理的情况可分为两大类，一类为无并发症憩室病患者；另一类则为憩室病引起各种并发症。

（1）急性憩室炎初次发作对内科治疗无反应者。

（2）急性复发性憩室炎，即使第一次发作时经内科治疗获满意效果，但当复发时也应考虑做选择性切除术。

（3）大量便血，一般治疗无明显好转者。

（4）由于免疫缺陷的患者发生憩室炎时无法激起足够的炎性反应，因此是一种致命的疾病，发生穿孔、破裂入腹腔者极常见，为此对以往有一次急性憩室炎发作的患者当需要进行长期免疫抑制治疗前，可先做选择性切除手术解除憩室炎复发以致发生各种并发症的危险。

（5）急性憩室炎并发脓肿或蜂窝织炎有增大趋势者。

（6）急性憩室炎伴弥漫性腹膜炎者。

（7）急性憩室炎并发瘘管形成者。

（8）急性憩室炎并发结肠梗阻者。

对无并发症的病例需特别注意勿将肠激惹综合征合并结肠憩室病的患者误当做憩室炎患者进行手术。在没有客观炎症征象如发热或白细胞增高的肠激惹综合征并发结肠憩室病宜作功能性结肠疾病处理。

2. 手术方法

（1）穿孔缝合加引流。

（2）腹腔脓肿切开引流。

（3）切开引流加横结肠造口。

（4）切除病变结肠近侧造口，远侧造口或封闭，二期结肠吻合。

（5）切除病变结肠后一期结肠对端吻合。

四、预后

一般预后较好，恢复情况与患者的基础状况、并发症种类和程度、病变范围、手术方式有关。有较高的复发率。

五、最新进展

部分出血不止的患者需要急诊手术时，可能遇到炎症不明显、憩室范围广，难以判定憩室范围、出血位置及结肠切除范围等困难。出血较多时，术前纤维结肠镜检查也无法明确出血部位。因此，有人主张术前先做选择性肠系膜上和下动脉造影以明确结肠出血部位，并可先试用经导管向动脉内滴注加压素止血，无效时再进腹。

（胡德升）

第三节　结肠息肉

一、概述

结肠息肉（colonic polyps）是指结肠黏膜隆起性病变。结肠息肉分为有蒂或无蒂息肉。直径小于 5mm 为小息肉，大于 2cm 为大息肉。来源于上皮组织的结肠息肉样病变多见，以腺瘤样息肉最多，来源于非上皮组织的脂肪瘤、平滑肌瘤、神经纤维瘤、纤维瘤、脉管瘤等少见。结肠息肉通常无症状，发展到一定程度可形成溃疡，发生肠道出血、腹痛，甚至肠梗阻。尸检发现 55 岁以上 30%~50% 有腺瘤，其中 10% 大于 1cm。临床表现缺少特征性，并且一部分可以癌变，临床实践中应予以重视。

（一）结肠息肉分类（表 9 – 1）

表 9 – 1　结肠息肉的分类

肿瘤性息肉	非肿瘤性息肉	黏膜下病变
良性息肉（腺瘤）	正常上皮息肉	深部囊性结肠炎
管状腺瘤	增生性息肉	肠气囊肿
绒毛状腺瘤	幼年性息肉	淋巴性息肉病（良性和恶性）
管状绒毛状腺瘤	Peutz – Jeghers 息肉	脂肪瘤
家族性腺瘤性息肉病	Cowden 综合征	类癌
Gardner 综合征	炎性息肉	转移性肿瘤
Turcot 综合征	炎症性肠病	
恶性息肉（癌）	细菌感染或阿米巴	
非浸润性癌	血吸虫	
原位癌		
黏膜内癌		
浸润性癌（超过黏膜肌层）		

（二）病理

结肠炎性息肉，可见被覆的结肠上皮大部分糜烂脱落，黏膜下由大量的炎性肉芽组织组成（图 9 – 3A）。管状腺瘤由大小形态不一的腺管状结构组成，腺上皮增生，细胞核细长笔杆状、呈不同程度的假复层增生（图 9 – 3B）。家族性腺瘤性息肉病，由增生的绒毛状腺体组成，被树枝状分支的血管平滑肌组织分隔成分叶状（图 9 – 3C）。

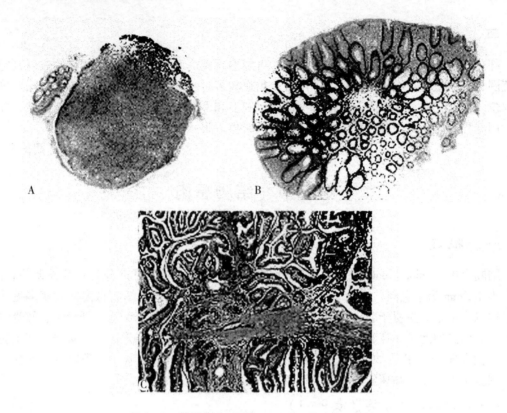

图 9-3　结肠息肉 （HE，A～C×40，40，100）

二、临床表现与诊断

（一）症状和体征

结肠息肉可无任何临床症状，50%以上患者是在体检中发现。大于1cm的息肉可表现为间断性出血，随着肿瘤体积的增大，症状逐渐明显，表现为不同程度的腹部不适和（或）腹痛、粪便性状或习惯改变，甚至出现消化道大出血、肠套叠和肠梗阻，体检可触及腹部包块。症状与肿瘤组织学类型、发生部位、数目和形态学特征相关，如绒毛状腺瘤易发生便血，较大的有蒂脂肪瘤可致消化道出血，大肠良性肿瘤还可引起肠套叠。幼年性息肉病的发病高峰在4～5岁，仅偶见于成年人。30岁以前结肠多发息肉应考虑为家族性，腺瘤性息肉多见于40岁以后，并随年龄增加而增多。黏膜下肿瘤多见于40岁以后。胃肠道多发性息肉病多有明显的家族史并伴有典型的肠外表现，如 Peutz - Jeghers 综合征的口周黏膜、指（趾）、皮肤色素沉着具有特征性，对确立诊断极有帮助。

（二）直肠指检和粪便潜血试验

1. 直肠指检　直肠指检为最简便的低位直肠和肛管疾病诊断方法，也最易被忽视。每一例被怀疑结肠息肉的患者，都应进行该项检查。

2. 潜血试验　潜血试验为最早被推广应用的结肠肿瘤筛检试验方法，但对诊断结肠息肉而言价值有限。

3. X线诊断　钡剂灌肠和双重对比钡剂灌肠造影检查在结肠息肉的诊断上敏感性较高，

并发症发生率低，患者耐受性好、费用低，受到青睐。结肠充钡时，息肉表现为团形充盈缺损，光滑整齐。有蒂带息肉可稍活动，加压有利于病变显示。双重对比造影息肉显示更清楚，呈现边缘锐利的高密度影，常有一圈钡影环绕，如果表面有糜烂或溃疡则呈现不规则影。绒毛状腺瘤可见多个线条样钡纹影（图9-4）。黏膜下肿瘤表现为边缘光滑、黏膜正常的肠腔内圆形充盈缺损或透亮区，质地较软的脂肪瘤、脉管瘤可有"挤压"征。但直径 <1cm 的小息肉比结肠镜检查更易漏诊，对可疑病变不能取组织活检明确诊断也是其不足。

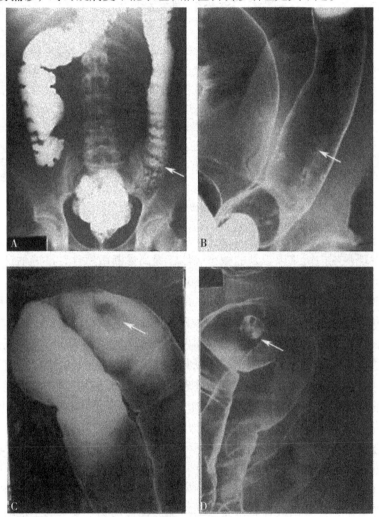

图9-4　结肠息肉（气钡双重造影）

（三）内镜诊断

内镜检查是结肠息肉的主要诊断手段，包括电子内镜、放大内镜、色素内镜、仿真内镜等，这些技术的应用提高了结肠微小病变的检出率。

1. 结肠镜检查　是结肠息肉确诊的首选方法。上皮来源的大肠良性肿瘤内镜直视下表现为黏膜局限性隆起的息肉样病变，与周围正常黏膜呈锐角或有蒂相连（图9-5A），表面光滑或粗糙，有颗粒感，甚至乳头状突起，呈深红色，可单发或多发。内镜下若病灶无蒂或有宽基的短蒂（图9-5B）、体积较大、形状不规则、顶端溃疡或糜烂、表面明显结节不平、质脆或硬、易出血，应高度怀疑息肉癌变。钳取腺瘤顶部、糜烂及溃疡边缘处的组织活检阳性率较高，全瘤切除组织连续切片检查更可靠。黏膜下的大肠良性肿瘤多呈丘状隆起，表面黏膜正常，常有桥形皱襞，肿瘤的质地与肿瘤的来源有关，活检时常可见黏膜在肿物表面滑动，而肿物不与黏膜一同被提起，提起的黏膜呈天幕状外观，深凿式活检才有可能获取足够的组织标本。

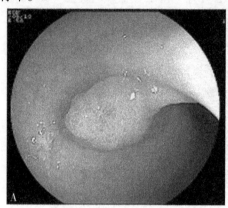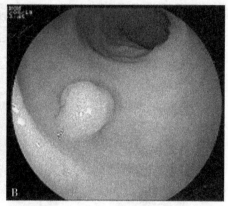

图 9-5　结肠息肉（内镜）

2. **染色内镜和放大内镜**　染色内镜即在内镜下对病灶喷洒一些染色剂，如靛胭脂，配合放大内镜可发现常规内镜难以识别的微小病灶，提高诊断敏感性，准确估计病变范围。诊断肿瘤性息肉的敏感性为 95.1%，特异性为 86.8%，诊断准确性为 91.9%。

3. **超声内镜检查**　超声内镜（ultrasonic endoscope，EUS）主要用于肿瘤浸润深度和黏膜下肿瘤的诊断。正常情况下，EUS 所显示的大肠壁 5 层结构包括：第 1 层，即大肠黏膜和腔内液体交界面的强回声层；第 2 层，即黏膜层（包括黏膜肌层），呈现低回声层；第 3 层，即黏膜下层与黏膜下固有层界面反射形成的强回声层；第 4 层，即固有肌层呈现的低回声层；第 5 层，即浆膜与其周围组织交界面呈现的强回声层。EUS 可清晰地显示肿瘤浸润深度、来源、肿瘤内部回声和瘤体大小。EUS 对大肠黏膜下肿瘤的诊断价值较大，优于一般内镜和 X 线影像学检查。

4. **仿真结肠镜检查**　又称 CT 结肠造影检查，是利用特殊的计算机软件功能，将螺旋CT、高场 MRI、三维 DSA 或超声成像采集的图像源数据在工作站进行图像处理后，对结肠表面具有相同像素的部分进行立体重建，再利用计算机模拟导航技术进行腔内观察，并赋予人工伪彩和光照效果，连续回放，获得类似结肠镜检查直视观察效果的三维动态影像。该技术可显示全结肠，可发现直径 >0.5mm 的结肠息肉和肿瘤，其敏感性与病变的大小有关，直径越大，敏感性越高。有报道，诊断直径 >0.5mm 的结肠息肉的敏感性为 66% ~100%，特异性为 63% ~90%；而检测直径 <0.5mm 的结肠息肉的敏感性较低（11% ~45%）。

（四）结肠息肉恶变

结肠腺瘤息肉与结肠癌关系密切，研究发现结肠息肉患者发生大肠癌的危险度是非息肉人群的 22 倍。大多数（50% ~70%）的大肠癌是在腺瘤基础上发展而来，腺瘤是结肠癌的前驱现象。与结肠腺瘤恶变密切关联的三个主要特征是腺瘤大小、组织学类型和不典型增生程度。多倾向于不典型增生程度与恶性转化关系更为密切。直径 <1cm 的腺瘤中仅有 1.3%

的癌变率，假如其组织主要是由绒毛状成分组成或含有重度不典型增生成分，则癌变率分别增至 10% 和 27%。直径 1～2cm 的腺瘤癌变率为 9.5%，直径 > 2cm 的腺瘤癌变率为46.0%。不典型增生中，轻度、中度和重度不典型增生的癌变率分别为 5.7%、18.0% 和34.5%。有蒂息肉样腺瘤癌变率为 4.5%，广基腺瘤的癌变率为 10.2%。扁平腺瘤的癌变率为 10%～25%。家族性幼年型息肉癌变率为 10%～20%；家族性腺瘤性息肉病癌变率为100%。Peutz–Jeghers 综合征癌变率尚有争议，有报告称可达 10%。

三、治疗

（一）内镜治疗

内镜治疗结肠息肉具有方法简单、创伤小、省时、费用低等优点。

1. 内镜治疗的目的　①全瘤组织检查以明确诊断。②治疗结肠息肉的并发症。③切除腺瘤，预防大肠癌的发生。内镜治疗的适应证有：①有蒂腺瘤样息肉。②直径 < 5mm 的无蒂腺瘤样息肉（EPMR 和 ESD 的应用已可切除直径 > 10cm 和无蒂息肉）。③分布散在的多发性腺瘤样息肉。

2. 内镜治疗方法　圈套器电凝切除、热活检、分块切除、局部注射息肉切除、双极法切除、内镜下黏膜切除术（EMR）及内镜下黏膜剥离术（ESD）等。

（二）手术治疗

对于内镜下无法切除的良性息肉及恶性息肉应采用腹腔镜或外科手术治疗。

（胡德升）

第四节　溃疡性结肠炎

一、概述

溃疡性结肠炎是一种病因不明的慢性大肠黏膜炎症性疾病，主要累及直肠、乙状结肠黏膜与黏膜下层，伴有糜烂和浅表溃疡，亦可向上扩展至升结肠、横结肠、降结肠、甚至全结肠和末端回肠。过去曾有不同名称，如非特异性慢性溃疡性结肠炎、慢性非特异性结肠炎、特发性溃疡性结肠炎等，现世界卫生组织统一命名为特发性结肠炎。

（一）病因

病因至今尚未确立。长期以来认为传染性致病因子特别是细菌和病毒是本病的病因，但迄今尚未能明确证实。根据世界不同地区和种族的发病率资料，流行病学调查发现本病中存在着免疫因素，患者的淋巴细胞对组织培养的胎儿结肠细胞有破坏作用，患者血清中存在抗结肠抗体。敏感的婴儿进食牛奶以代替母乳，可能触发抗体反应，上述发现支持免疫因素的设想。但两者间的关系尚未完全明确。在某些病例也确实存在精神因素。在我国本病的发病率远比国外人为低，这一事实也不能排除种族和遗传倾向的存在。总之，有关病因及危险因子的研究仍在继续探索中，迄今尚无定论。

（二）病理

本病的病理变化是非特异性，主要累及直肠和结肠黏膜和黏膜下层，少数严重病例可侵及肌层和浆膜层，可导致中毒性结肠扩张，甚至肠壁穿破。偶见局部淋巴结有反应性增生。病变多起始于直肠，向近端扩展至全结肠，少数病例可累及回肠。

溃疡性结肠炎的早期和典型病变是急性大肠炎症，炎症侵及黏膜腺隐窝周围，黏膜弥漫性发红、渗血、呈颗粒状。严重者有片状溃疡。在剥脱区中有正常黏膜，高出表面呈假息肉样。巨检还可见到由于肌层收缩，袋形消失而致结肠缩短。镜检显示结肠黏膜有弥漫性炎症。血管增多，淋巴细胞、浆细胞和巨噬细胞浸润，球形细胞消失，纤维细胞相对缺如，隐窝脓肿常见，并有假息肉形成。电镜下黏膜表面和隐窝的上皮细胞微绒毛缩短和数目减少，内质网扩大，线粒体肿胀变圆，嵴突小，溶酶体增多。

随着病情进展，血液、蛋白质、水分和电解质从粪便中损失，导致体重减轻、消瘦、贫血和营养不良。炎症严重进展导致结肠扩张，肠壁坏死，甚至穿孔，可出现胰腺炎和全身中毒，临床上称作中毒性巨结肠症。

长期炎症变化可导致结肠狭窄和黏膜癌变。开始发于儿童期，病变累及全结肠者，10岁后每年的癌变发病率约为2%。这类腺癌常为多发、低分化、浸润型，并易转移。

二、诊断

（一）临床表现

主要临床表现是腹泻和便血。可发生在任何年龄，但多见于青年，起病大多缓慢，但可表现为慢性、急性、慢性急性发作和暴发型等。频发腹泻，每日可达 10～20 次，粪便为水样，混以血液、脓液和黏液，偶有大量出血，一次出血量可达 2 000ml，连续出血量可达10 000ml。由于直肠受累，常伴有里急后重，甚至出现肛门失禁。约 2/3 患者有腹部绞痛，轻者为隐痛，常位于左下腹和脐下，腹痛时伴便急，排便后腹痛稍缓解，但很快又复发。可出现全身症状，如不同程度的发热、呕吐、体重减轻、失水等。并可出现与免疫有关的一些症状，如虹膜炎、悬雍垂炎、关节炎、脊柱炎、肝炎、脓皮病、结节性红斑等。这些症状在病变结肠切除后可完全缓解。

本病症状多变。轻者仅有大便变稀或次数增多，呈周期性发作，少数患者甚至出现便秘，奶制品可诱发腹泻。个别病例没有腹泻症状，唯一表现是全身性并发症，如关节炎、脓皮病。轻型病例的体征可以完全正常。病情严重者可出现高热、多汗、大量便血、腹胀腹痛、心动过速、全身严重中毒、血压波动或甚至出现休克。即临床上的所谓中毒性巨结肠症，其时腹部检查，可发现腹胀，左下腹或全腹压痛明显，并有反跳痛，肠鸣音极少甚至消失。全身毒血症状严重。在我国，典型的急性暴发型少见，病理范围主要限于左半结肠，累及右半结肠、全结肠者少见。肠外表现亦少见，即使存在症状亦多较轻。据报道可出现坏疽性脓皮病、胆管周围炎、硬化性胆管炎、慢性活动性肝炎和血栓性静脉炎等，但甚为少见。并发症比国外报道少。大多数患者对药物治疗有效，仅少数少于 20%，需手术治疗。

溃疡性结肠炎可出现很多并发症，如肠穿孔、中毒性肠扩张、大量出血、假性息肉、纤维收缩引起的肠管狭窄，累及全结肠病程 10 年以上者可发生癌变。全身可出现与免疫有关的并发症如结膜炎、葡萄膜炎、结节性红斑、坏疽性脓皮症、皮炎、口腔溃疡、胆管周围炎、肝硬化、脂肪肝、静脉栓塞等。比较少见的并发症是肛裂、直肠周围脓肿、肛瘘、直肠阴道瘘和直肠狭窄。

（二）诊断

溃疡性结肠炎的诊断主要根据临床表现、乙状结肠镜或纤维结肠镜检查、病理活检及 X 线检查等。急性发作期或慢性反复发作有典型症状和体征者，诊断并不困难，结肠镜检查在急性期可见到直肠或结肠黏膜水肿、充血，棉球触之容易引起出血。后者对本病的诊断甚为重要。肠壁及肠腔内有脓性或带血的脓性渗出，严重者可见到黏膜出血点和溃疡。在慢性期直肠或结肠黏膜可呈颗粒状、炎症息肉样增生和肠腔狭窄。除临床症状外，可按内镜表现分为轻、中、重三型：轻型仅见黏膜充血，有出血点以及易出血倾向；中型者以上改变更为明显，且有脓性渗出和小溃疡形成。重型可见弥漫性出血，有较大溃疡。日本有关专家认为有持续或反复发作的黏液血便，并兼具以下四项中任何一项时，即可诊断为本病。

1. 内镜检查　①黏膜充血、粗糙或呈细颗粒状，脆弱，易出血，有黏液、血、脓性分泌的附着。②可见到多发性糜烂、溃疡或假息肉。

2. 活组织检查　黏膜炎性反应，并伴有糜烂、隐窝脓肿、腺体排列异常及上皮化生。

3. 钡灌肠 X 线检查　①黏膜表面粗糙或呈颗粒状。②多发性糜烂、溃疡。③假息肉形成。④结肠袋消失，肠管狭窄或缩短。

4. 切除标本或尸检　肉眼或切片检查可见到本病的特征性病理改变。

发生中毒性巨结肠时，出现高热、心动过速、腹痛、腹胀及全身严重中毒症状。腹部平片显示典型的充气和扩大的结肠，壁薄，临床诊断可以成立。

临床诊断中比较困难的是如何与肉芽肿性肠炎（克罗恩病）相鉴别。这两种病变都是非特异性炎症，均有较长时间反复发作史，主要症状为腹痛和腹泻。

三、治疗

本病的治疗基本属内科范畴，只有在内科疗法无效或出现严重并发症时，才考虑外科手术。

1. 内科治疗　应包括 4 个方面。

（1）卧床休息和全身支持治疗：包括液体和电解质平衡，尤其是钾的补充，低血钾者应予纠正。同时要注意蛋白质的补充，改善全身营养状况，必要时应给予全胃肠道外营养支持，有贫血者可予输血，胃肠道摄入时应尽量避免牛奶和乳制品。

（2）柳氮磺胺吡啶（azulfidine，SASP）：开始时给 0.25g，口服，每日 4 次，以后增至 1g，口服，每日 4 次，在奏效后改为 1g，每日 3 次或 0.5g，每日 4 次。并可同时给甲硝唑 0.2g，每日 3 次，3 周后改甲硝唑肛栓 0.2g，每日 2 次纳肛，以后改 0.2g，每日 1 次纳肛，并持续应用 3～6 个月。

（3）皮质类固醇：常用量为泼尼松 5～10mg，每日 3 次，1～2 周后，剂量递减，每周减少 5mg，直至最后 5mg，每日 1 次或 2.5mg，每日 2 次作为维持量。或用地塞米松 0.75～1.5mg，每日 3 次，同样递减至 0.75mg，Qd 或 0.375mg，Bid 作维持，但目前并不认为长期激素维持可防止复发。在急性发作期亦可用氢化可的松 100～300mg 或地塞米松 10～30mg 静脉滴注，以及每晚用氢化可的松 100mg 加于 60ml 生理盐水中做保留灌肠，在急性发作期应用激素治疗的价值是肯定的，但在慢性期是否应持续使用激素则尚有分歧，由于它有一定不良反应，故多数不主张长期使用。除皮质类固醇外，也可用 ACTH 20～40U 静脉点滴。

（4）免疫抑制剂：在溃疡性结肠炎中的价值尚属可疑。据 Rosenberg 等报道硫唑嘌呤

（azathiopnine）在疾病恶化时并无控制疾病的作用，而在慢性病例中它却有助于减少皮质类固醇的使用。除上述治疗措施外，对腹泻严重，出现夜间腹泻的病例可给予抗胆碱酯类药物或复方苯乙哌啶（止泻宁），但忌用鸦片类药物如可卡因和复方樟脑酊，因为有诱发急性结肠扩张之可能。

2. 外科治疗

（1）手术适应证：①非常严重的结肠炎，包括穿孔和中毒性巨结肠症，需要紧急手术。②严重结肠炎，经内科积极治疗 4~8d，体温仍在 38℃ 以上，24h 内腹泻超过 8 次，人血白蛋白低于 30g/L，腹部压痛严重，特别是 60 岁以上的患者，也应考虑紧急手术。③累及全结肠，病程超过 10 年以上，黏膜活检有间变或钡剂造影疑有癌变。④肠腔狭窄合并肠梗阻。⑤大量或反复严重出血。⑥直肠周围感染或瘘管。⑦严重结肠炎伴有关节炎、脓皮病及虹膜炎等肠外并发症。⑧慢性反复发作或病情进入慢性难治阶段，有贫血、营养不良等使患者无法支持长期消耗的负担，这在西方是很多患者采用结肠切除的指征。⑨儿童患者由于慢性病程影响生长发育。⑩内科药物治疗引起并发症，如柳氮磺胺吡啶并发腹泻和外周神经病变，长期应用糖皮质激素引起骨质疏松、糖尿病、精神病、肥胖或库软综合征。药物治疗发生并发症需中止药物治疗而采用手术。

结肠切除是结肠炎有效和满意的治疗方法，但多数病例属轻变远端型和中度型，切除手术并非必要。全结肠和直肠切除可治愈结肠炎，但造成永久性回肠造瘘，且有肠梗阻、性功能紊乱等后遗症。保留直肠手术存在直肠癌变的危险。因此选择哪种手术，应根据患者年龄、病程、直肠病变以及患者的意愿予以综合考虑。

单纯回肠造口术多不再采用，因病变结肠仍在，大出血、癌变、穿孔和内瘘等并发症仍可发生，目前的手术原则是切除病变肠管（全结肠切除），是否保留直肠肛管尚存在分歧意见。

（2）可供选择的术式

1）全结肠切除后 Brooke 回肠造瘘术：切除病变肠管，远端闭合，取末端回肠于腹壁造瘘，形成人工肛门。

2）Kock 式内囊袋手术：切除病变结肠，游离出一段带系膜的末端回肠，长约 45cm，将近侧 30cm 长肠管折叠，并在系膜对侧行浆肌层侧侧缝合。距缝合线 0.5cm 纵形切开肠壁，然后行全层缝合，使成一单腔肠袋，将远端 15cm 长肠管向近端套叠，成一人工活瓣，使长约 5cm，于其周围缝合固定瓣口，将内囊袋固定于壁腹膜上，其末端行腹壁造瘘。

3）直肠黏膜剥脱、回-肛肠肠吻合术：切除全部病变结肠，保留 5~8cm 一段直肠，在直肠黏膜与肌层之间，从上向下或自齿线向上将黏膜剥去，留下肌性管道，将游离的回肠（注意保留良好血运）在没有张力情况下，自扩张的肛门拉出，与直肠肛管交界处的直肠黏膜残缘，进行吻合。吻合旁放置引流管自会阴部戳创引出，然后进行腹壁回肠造瘘。术后 2~4d 拔去会阴部引流，术后 10d 行肛门扩张，并开始做肛门括约肌练习，每周 1 次。3~6 个月后，回-肛肠吻合完全愈合，再关闭腹壁回肠造瘘口。

4）直肠黏膜剥脱、回-肛肠内囊袋式吻合：全结肠切除、直肠黏膜剥脱后，做回肠袋肛管吻合术（IPAA）。回肠袋肛管吻合术大致可分为 3 类：即双腔回肠袋，包括 J 形、改良J 形和侧方回肠袋，三腔回肠袋（S 形回肠袋）和四腔回肠袋（W 形回肠袋）。每一种回肠袋各有优缺点。

S 形回肠袋肛管吻合术取三段 10~12cm 回肠组成储存袋，输出管长度为 2~4cm。J 形储存袋肛管吻合术中的储存袋由两段 12~15cm 长末端回肠组成，然后将回肠袋的顶端拉下与肛管做端侧吻合。改良 J 形回肠袋肛管吻合术将原 J 形袋的后跟处截断，远端段拉下与肛管做一逆蠕动的回肠肛管端端吻合术，输出管长度同样不宜超过 4cm。这一手术兼具 J 形袋的优点，由端侧吻合变成端端吻合就纠正了 J 形袋的最大缺点。W 形回肠袋肛管吻合术则是将四段 12cm 长的末端回肠折叠、切开，形成一个大腔，拉下与肛管做端侧吻合。在操作上这一手术较为费时和困难，但由于形成的腔大，储存功能较好。据文献报道，比较 J 形、S 形和 W 形三种术式结果，以 W 形最佳，S 形最差。

直肠黏膜剥脱、回－肛肠吻合对患者更具吸引力，英国 Alyett 曾报道 300 例，仅 15 例患者需要再做腹壁回肠造瘘，10%~15% 患者出现吻合口瘘。

溃疡性结肠炎需作结肠切除者除急诊手术外，多需进行术前准备。当需静脉营养补充，用输血纠正贫血，对应用激素治疗患者，术前加大激素量，静脉注射氢化可的松每 8h100mg，术前 2d 用泻药和灌肠清洁肠道，采用全胃肠道灌洗法，即术前当晚口服电解质液 4L。限制饮食仅进流质。对肠道细菌生长可用药抑制，术前 2d 给新霉素 0.5g，每 4h 1 次；四环素、红霉素或甲硝唑 250mg，每 4h 1 次。术中静脉滴注头孢唑啉 0.5g，以后每 8h 重复给 2 次剂量。

（胡德升）

第五节　缺血性结肠炎

一、概述

缺血性结肠炎是结肠缺血的一种特殊病变。由于结肠缺血变化多端有不同临床表现，过去有很多名称，但多只强调其中的一面，因此造成命名混乱。近年逐步阐明结肠缺血的性质，认识到有些名称是不正确的。目前比较通用的名称是结肠缺血。

急性肠缺血是肠系膜上动脉分布范围内血流的急性不足，包括部分或全部小肠和右半结肠，而结肠缺血是结肠全部或其任何一部分的血流不足。这两种异常有不同的临床表现和不同的处理方式。急性肠缺血是灾难性急症，伴有很高死亡率，而结肠缺血通常为非灾难性，产生较轻微症状和体征，罕有全身异常。在病理上和临床上，根据病变的可逆与否缺血损害可分为几种特殊类型：①结肠可逆性缺血性损害或可逆性缺血性结肠病。②可逆性或暂时性缺血性结肠炎。③慢性缺血性结肠炎。④缺血性结肠狭窄或梗阻。⑤缺血性结肠坏疽。在多数情况下，缺血性结肠炎多在缺血发作后血流有所恢复才被诊断，结肠坏死常不存在。

由于结肠缺血的不同临床表现新近才被认定，因此尚不能作出该病的确切发病率。随着临床医师和放射科医师警惕性的增加，对结肠缺血强调早期进行钡灌肠检查，近年来病例报道大量增加。结肠缺血似乎比小肠缺血更为常见，逐步被认为是较常见的结肠病变之一，也是老年人中最常见的大肠疾患，这是因为老年患者有较多的血管病变。在临床报道中，非医源性结肠缺血占 91% 或更高，患者年龄多在 70 岁以上。

缺血可发生在任何结肠部位，但最常发生于脾曲、降结肠和乙状结肠。虽然侵及范围和类型与缺血的严重程度之间无任何联系，但从某些缺血的特殊因素看来常累及某些区域。譬如医源性缺血由结扎肠系膜下动脉所致者多发生在乙状结肠病变，而低流量状态引起的病变好发于脾曲。结肠累及的长度随病因而异，如动脉粥样硬化性血栓常产生短的肠段病变，而低流量状态多累及较长肠段。英国作者在开始认为直肠累及极少。Farman 等发现在肠缺血性病变常有乙状结肠累及。Borden 等发现多例孤立的直肠病变。他们报道 200 例结肠缺血，其中 3 例各有两次复发。因此直肠缺血发病率可能不一定很低。

结肠缺血可有很多原因引起，粗略地可分为医源性或非医源性阻塞性或非阻塞性，全身性或局限性等。

结肠缺血病例中能见到有一种原因或一处阻塞部位，但在多数病例未能找到特异性原因或阻塞。自发性发作多被认为是低流量状态、小血管病或两者兼有。在老年患者多发结肠缺血性病变提示可能与退化性血管疾病有关。微小动、静脉的狭窄可能是非阻塞性肠系膜缺血的因素，由于现代技术对评价小血管病变尚存在限制，因而所谓非阻塞性缺血并不意味着肠系膜血管是正常的。组织切片常显示有结肠小血管狭窄的证据，这提示早在急性缺血发作前就存在着阻力增加和血流自由度的限制，但在大多数病例中，最后引起急性缺血发作的因素仍属推测，究竟是在极限流量基础上发生结肠组织血流所需量增加还是流量本身有一个急骤减少，尚待确定。

使结肠容易有缺血倾向的一个可能因素是其血流通常较小肠固有的低。Geber 用电磁流量计测定发现正常结肠血流为 73ml/（min·100g），是全部胃肠道中最低的。有些作者用指示分级技术测定数据有高有低，但多数研究者同意大肠血流均比胃肠道其他部分为低些。临床上还发现在便秘患者中，屏气增加对动脉和静脉的压力，产生更为显著的后果，即不少病例的结肠缺血多在用力屏气排便时发生。也有证据，结肠血流对环境改变、进餐和情绪紧张均有反应。此外，在清醒猫胃肠血流对下丘脑影响的实验研究中还发现在全部胃肠道血流中，结肠血流最易受自主神经刺激的影响。

不管病因如何，结肠缺血在病理、临床和 X 线表现方面是相同的。由缺血引起的病变可从单纯黏膜下水肿到坏死，其中存在着一个结肠缺血的不同过程，所产生的后果见图 9－6。

轻度缺血所产生的形态学改变可消退，最终消失或愈合，反映在临床和放射学上也均为暂时性或可逆性表现。重度缺血可产生不可修复的损伤，如坏死、穿孔或持续性结肠炎，即使愈合亦将形成瘢痕纤维化，导致狭窄。

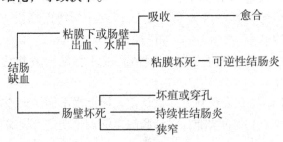

图 9－6　结肠缺血后果

一次结肠缺血发作的最后结局，是根据很多因素来决定的，这包括：①病因，梗阻或低流量。②血管阻塞的水平。③缺血的时间长短和程度。④缺血过程的快慢。⑤侧支循环的充分程度。⑥全身循环状态。⑦受累肠段的代谢需要。⑧肠腔内存在的细菌。⑨伴发情况如结肠胀气，最终的结果决定于这些因素的综合作用。不管严重程度如何，缺血的初期反应可能是一样的。因此，不可能从开始的体征、放射学或乙状结肠镜检的评价中来预测缺血进程的结局。

二、诊断

（一）临床表现

结肠缺血的典型表现是突然发作的下腹部绞痛。局限于左侧，腹痛伴有里急后重，继而在 24h 内从肛门排出黑色或鲜红色血，或呈血性痢。在少数病例，特别是不可逆性损害，疼痛很严重，在另外一些患者疼痛可很轻甚或没有。粪便中血的损失量是特征性地少，当然亦可能发生大量出血，但大量出血的出现不能说明结肠缺血诊断的成立。

（二）诊断

结肠缺血由于其症状多变，多数病例体征较少，早期诊断比较困难。开始时，唯一的腹部发现是受累结肠区的压痛，最常见于左侧，在最终为可逆性病损中也曾见到有腹膜刺激症状，但如果这些体征持续几小时以上应考虑有不可逆性组织损害的存在。发热和白细胞计数升高通常存在，并伴有腹部体征，可作为评估结肠缺血损害进展的随访参数。早期系列钡灌肠是诊断结肠缺血的主要手段。目前，诊断缺血性结肠炎主要选用纤维乙状结肠镜或纤维结肠镜检查。镜中见到黏膜苍白、水肿、伴散在的充血和点状溃疡常表示为缺血的早期。黏膜或黏膜下呈蓝黑色表示黏膜坏死或黏膜下出血。连续的内镜检查可显示这些异常的消退或进展为溃疡形成和假息肉形成。需要与其他炎性肠道疾病如克罗恩病、溃疡性结肠炎、伪膜性结肠炎、传染性结肠炎相鉴别。慢性缺血性结肠炎的内镜所见则视最初结肠损害的范围而定。内镜中必须区别缺血性狭窄与其他如憩室病、结肠癌和炎性肠道疾病引起的狭窄。纤维化的范围和缺血性狭窄的隐窝不规则是其与慢性期炎症性肠道疾病相区别的组织学特征。但结肠镜检需谨慎，由于肠腔内高压力，可导致进一步缺血或受损结肠的穿孔。

三、治疗

结肠缺血的适宜治疗是基于早期诊断，对不可逆性缺血性损害的果断判断和决策，持续监护患者，随访放射学和内镜检的表现。假如结肠缺血的初步诊断已成立，但体检并不提示有肠坏疽或穿孔，应观察患者的发热，白细胞计数或腹部体征变化。全身应用抗生素，必要时补液和输血。早期最好让肠道处于休息状态，从静脉供给营养。如结肠出现胀气，鉴于肠腔内压力的升高，可能会使肠血供进一步遭受损害，应插入肛管减压，并小心用盐水灌肠。与溃疡性结肠炎相反，全身应用激素不仅无用，因能增加肠穿孔和继发感染的可能性，反而可能有害。

结肠的系列灌肠或内镜检查是处理的重要部分，因其可以帮助建立缺血的诊断，或者核实结肠损害的程度。

如腹部体征加重，白细胞增加和发热，则提示临床进程在发展，或有腹泻或出血持续 2 周以上，几乎可以肯定存在不可逆性损害，有手术指征。可逆性损害一般多在 7 ~ 10d 内改善，症状持续超过以上限期者多需考虑改为手术治疗。根据很多报道，患者如有持续腹泻和出血，病情常已发展到肠穿孔和腹膜炎的地步。

出现肠梗阻症状时，应观察患者有无肠狭窄存在。有的狭窄可能在数月后自发地改善，伴发的梗阻持续不能缓解时，应考虑外科手术。

对不可逆性结肠缺血损害的手术治疗是局部切除受累的肠段，一期吻合，重建肠道。切除标本应在吻合前进行检查，以确定所有受累肠段均已切除。肠壁外观虽尚正常，但有黏膜损害的肠段均应切除，切除肠段的长度往往比外观的肠浆膜病变范围要长一些。对已有黏膜损害但浆膜外观尚属正常的肠段不予切除而进行吻合，多会产生肠瘘或狭窄。这点在手术中要特别注意。

结肠缺血的治疗应包括早期诊断和持续监护，如病损属于可逆性，应用对症治疗，一旦出现有不可逆性损害的征兆应考虑手术探查。

四、预后

结肠缺血的预后通常是好的，低于5%病例可能复发，在对那些初期的临床症状和放射学异常已消失的患者，一般多无后遗症。缺血性结肠炎伴有明显狭窄者，有时在没有特异治疗情况下，数月后也会自动消散。Marcuson报道狭窄的发生是高危因素，需要手术治疗；但也有作者认为仅部分患者需行手术，对狭窄的手术指征尚存在分歧。

（胡德升）

第六节　结肠癌

一、定义

结肠癌是发生于结肠部位的常见的消化道恶性肿瘤，占胃肠道肿瘤的第3位。

二、发病情况

其发病年龄一般在45岁以上占65%发病，但30岁以下也并非罕见。肿块位置不一，好发部位为直肠及直肠与乙状结肠交界处。男女之比为2∶1~3∶1。以40岁~50岁年龄组发病率最高。据世界流行病学调查，发现结肠癌在北美、西欧、澳大利亚、新西兰等地的发病率最高，居内脏肿瘤前二位，但在亚、非、拉美等地发病率则很低。我国的发病率与死亡率低于胃癌、食管癌、肺癌等常见恶性肿瘤。各地资料显示，随着人民生活水平的提高，饮食结构的改变，其发病率呈逐年上各趋势。

三、病因

其发病具体原因不详，但已知一些与发病有关的因素。慢性大肠炎症患者（如溃疡性结肠炎）的结肠癌发生率高于一般人群，炎症的增生性病变的发展过程中，常可形成息肉，进一步发展为肠癌；克罗恩（Crohn）病时，有结肠、直肠受累者可引起癌变。有结肠息肉患者的结肠癌发病率是无结肠息肉患者的5倍。家族性多发性肠息肉瘤，癌变的发生率更高。有结肠癌家族病史者，其发病率是一般人群的4倍，说明遗传因素可能参与结肠癌的发病。男性肥胖可能引发结肠癌。

四、病理

结肠良性肿瘤这里仅讲结肠息肉，其病理一般分 4 类：①肿瘤性息肉；②错构瘤性息肉；③炎性息肉；④增生性或化生性息肉。结肠息肉有的容易恶变，不同类型恶变程度不一。一般肿瘤性息肉容易恶变。

（一）结肠癌的病理分型

病理分型：①肿块型，主要向肠腔内生长，呈球状或半球状，此类型癌浸润性较小，淋巴转移发生率低，预后好。②溃疡型，是结肠癌最常见类型，初为扁平肿块，以后中央坏死形成大溃疡，边缘外翻表面易出血或坏死。③浸润型，癌组织主要绕肠壁浸润生长，易引起肠管环状狭窄和肠梗阻，淋巴转移发生较早。.

（二）结肠癌的组织学分型

组织学分型：①腺癌，为最常见，根据分化程度又可分为 4 级，即高分化、中等分化、低分化、未分化。②黏液癌，癌细胞分泌较多黏液，可在细胞外间质中或积聚在细胞内将核挤回边缘，预后较差。③未分化癌，癌细胞较小，呈圆形或不规则形，浸润明显易侵入小血管和淋巴结，预后最差。其他鳞癌、鳞腺癌较少见。

（三）结肠癌的病理分期

病理分期：比较有临床意义的有 Duke 分期，一般分 4 期。①Duke A 期，为癌限于肠壁内，本法又分 3 个亚期，癌局限于黏膜内者为 A_0 期；穿透黏膜肌层达黏膜下层者为 A_1 期，累及肠壁肌层未穿过浆膜者为 A_2 期。②Duke B 期，癌已穿透肠壁，但无淋巴结转移。③Duke C 期，肿瘤已穿透肠壁且有淋巴结转移。淋巴结转移限于肿瘤附近者为 C_1 期（结肠壁及结肠旁），系膜淋巴结有转移者为 C_2 期。④Duke D 期，为肿瘤有远处转移者。

五、临床表现

（一）症状

主要是排便习惯和粪便性质的改变、腹痛、腹部肿块、肠梗阻、贫血等症状。

1. 排便习惯的改变　大便带血是最早出现的症状，多数表现为排大便次数频繁、粪便不成形或稀便，排便前可有轻度腹痛。粪便带血是重要的症状，多数是以此而就诊，位于左半结肠的血色常偏红，易被误认为是内痔、痢疾或肠炎。随着病程的发展而引起轻度肠梗阻时，则出现稀便和便秘交替出现，肠梗阻加重后，以便秘为主，并伴有腹胀。

2. 腹痛　多位于中下腹部，程度不重，多属隐痛而易被忽视。肠梗阻明显时，即转为阵发性绞痛。

3. 肠梗阻　是结肠癌的后期症状，表现为慢性低位肠梗阻，便秘腹胀明显，恶心、呕吐症状不突出，少部分患者可表现为急性肠梗阻，发作前可无自觉症状。

4. 贫血　主要原因是肿瘤出血，慢性失血所致。晚期患者可出现贫血的原因是营养不良及全身消耗有关，此时可有消瘦、乏力、水肿、低蛋白血症等表现。

5. 穿孔时引起的腹膜炎、转移引起的相关症状　右侧结肠肠腔较宽，壁较薄扩张性大，肠内容物较稀，左侧结肠肠腔小，由于左右结肠解剖上的特点不同，二者在临床表现可有所不同。右半结肠多以腹部肿块、腹痛、贫血、部分肠梗阻等症状，左侧结肠可能有便血、便频、腹痛、黏液便、肠梗阻等症状。

（二）体征

（1）早期无明显体征。

（2）腹部肿块肿瘤生长到相当大时，腹部即可能触及肿块。肿块一般较硬，形状不规则，表面不平。有的患者往往以腹部肿块就诊。右半结肠肿瘤如伴有炎症的可被误诊为阑尾炎或阑尾脓肿。

六、检查

（1）实验室检查：一般血常规显示贫血。

（2）气钡双对比钡灌肠检查：不仅可准确定位，而且可大致分类：①肿块型结肠癌，向腹内隆起的不规则充盈缺损；②溃疡型结肠癌，边缘不规则充盈缺损的龛影（拍压征），局部蠕动消失，病变部位无黏膜可见；③浸润型结肠癌，肠壁僵硬，肠管呈轴心状或环状狭窄，呈鸟嘴状改变，狭窄以上肠腔可能扩张。

（3）结肠镜检查：纤维结肠镜的应用是对结肠癌诊断的一项重要进展。早期结肠癌的发现，病理性质的确定，多原发癌或腺瘤其他病变的诊断，和治疗等重要问题，都可以通过纤维结肠镜检查得到很好的解决。在做纤维结肠镜检查前，也应尽可能做钡灌肠，以了解病变位置、性质和肠道走行情况。

1）适应证：①疑有结肠肿瘤者；②辨别钡灌肠未能辨明的病变；③需要明确结肠内多发病变；④检查结肠癌术后有无复发。

2）禁忌证：①任何严重的急性结肠炎患者；②疑有肠穿孔或急性腹膜炎患者；③严重心肺功能不全及曾有腹腔、盆腔手术后发现显著肠粘连患者。

（4）腹部 CT 检查及 MRI 检查：CT 及 MRI 对原发肿瘤诊断意义不大，主要用于检查有无肠腔外扩散、肝转移及腹主动脉旁有无肿大淋巴结，另外可判断病变侵犯肠壁的深度及是否侵及邻近器官。

（5）血清癌胚抗原（CEA）测定：CEA 是大肠癌及其他组织中均有此类抗原，采用放射免疫方法测定血清中 CEA 含量，正常值不超过 5mg/ml，约 60% 的大肠癌患者血清 CEA 值高于正常，其特异性不高。如果结肠癌术前 CEA 值高于正常，切除癌 1 个月后 CEA 值仍无明显下降的，提示预后不佳，切除后 CEA 下降，当再出现增高时，大多数表示很可能有癌复发。

（6）放射免疫显像：可以对结肠癌原发病、转移淋巴结、远处转移灶尤其是亚临床病灶进行显像分析。

（7）脱落细胞学检查：通过多种手段获取结肠黏膜表面细胞进行结肠癌诊断的方法，准确率可达 80%～90%。标本的获取可通过冲洗法、内镜法及穿刺法。

（8）基因诊断：结肠癌为多基因、多步骤遗传性疾病。近年来研究表明 Kras 基因突变为大肠癌的起因。而 p53 基因突变可以发生在良性腺瘤向恶性转变阶段，对早期发现结肠癌有帮助。

七、分 期

分期见表 9－2。

表 9－2　美国肿瘤联合委员会（AJCC）结直肠癌 TNM 分期系统

原发肿瘤（T）：

T_x　原发肿瘤无法评估

T_0　无原发肿瘤证据

T_{is}　原位癌：局限于上皮内或侵犯黏膜固有层

T_1　肿瘤侵犯黏膜下层

T_2　肿瘤侵犯固有肌层

T_3　肿瘤穿透固有肌层抵达浆膜下层，或浸润未被腹膜覆盖的结肠周围或直肠周围组织

T_4　肿瘤直接侵犯其他器官或组织结构，和（或）穿透脏层腹膜

区域淋巴结（N）5：

N_x　区域淋巴结无法评估

N_0　区域淋巴结无转移

N_1　1~3 枚区域淋巴结转移

N_2　4 枚或 4 枚以上区域淋巴结转移

分期	T	N	M	Dukes 分期	MAC
0	T_{is}	N_0	M_0	－	－
I	T_1	N_0	M_0	A	A
	T_2	N_0	M_0	A	B_1
II A	T_3	N_0	M_0	B	B_2
II B	T_4	N_0	M_0	B	B_3
III A	$T_1 \sim T_2$	N_1	M_0	C	C_1
III B	$T_3 \sim T_4$	N_1	M_0	C	C_2/C_3
III C	任何 T	N_2	M_0	C	$C_1/C_2/C_3$
IV	任何 T	任何 N	M_1	－	D

远处转移（M）

M_x　远处转移无法评估

M_0　无远处转移

M_1　有远处转移

组织学分级评估（G）

G_1　高度分化

C_2　中度分化

G_3　低度分化

G_4　未分化

八、诊 断

早期症状常不明显，易被忽视，大多数结肠癌患者就医时癌已属晚期，对中老年患者有下列症状时应考虑结肠癌的可能。近期出现持续性腹部不适、隐痛、胀气等经内科治疗好转不明显；排便习惯由正常变为腹泻或便秘或二者交替；大便带血、或脓而无其他肠道炎性疾病史；原因不明的贫血、乏力或体重减轻。对上述症状特别是大便隐血多次阳性者应提高警惕，进一步检查。

据报道多中心性或多原发性癌并不少见，它们可同时或相隔很近时间内被发现。结肠内同时或在半年内发现 2 个或 2 个以上的癌部位不同，互不相连，其间有正常肠壁相隔，无黏膜下转移，病理类型相同或不同，即可认为是同时性多原发癌，发生率为 2% ~ 8%。

结肠癌的病变长度一般较短，不超过 10cm。

九、鉴别诊断

（一）结肠腺瘤

与结肠癌的区别前者充盈缺损，形态规则，边缘清楚整齐，表面光滑或有小龛影，肠腔无狭窄，结肠袋仍保存。

（二）结肠炎性疾病

与癌的主要区别前者累及肠管的范围长，正常黏膜的破坏是渐变过程。

十、结肠癌外科治疗

在结肠癌的治疗中，原则上无广泛转移、无手术禁忌证者，应争取手术治疗。

如果结肠癌于肠壁或仅有区域肠系膜淋巴结转移，手术可将肉眼见到的病变切除，即根治性切除。如果癌直接蔓延侵及邻近脏器，而结肠癌本身可完整切除，可根据具体情况，争取结肠与其他脏器部分或全部联合切除。如肠系膜根部淋巴结已不能切净或有远处转移，应争取做姑息性切除以解除梗阻、失血、感染等并发症，提高生活质量。

1. 肠道准备　结肠切除手术前的肠道准备是减轻术中污染、防止术后腹腔及切口感染以及保证吻合口良好愈合的重要措施。目的是结肠内粪便排空，无胀气，肠道细菌数量也随之减少了。方法是通过调节饮食，服用泻剂及洗肠而达到手术时结肠"清洁"的目的。

2. 根治性切除范围　至少切除肿瘤肉眼边缘两侧 10cm 的肠段。为了便于对比记忆，各段结肠癌根治切除见表 9 – 3。

表 9 – 3　结肠癌根治切除范围

肿瘤部位	结扎血管	手术名称
盲肠/升结肠	回结肠、结肠右、结肠中	右半结肠切除术（回肠 – 横结肠吻合术）
肝曲	回结肠、结肠右、结肠中	同上
横结肠	回结肠、结肠右、结肠中	扩大右半结肠切除术（回肠 – 降结肠吻合术）
脾曲	回结肠、结肠右、结肠中	结肠次全切术（回肠 – 乙结肠左状结肠吻合术）
降结肠、乙状结肠	结肠中左支肠系膜下	左半结肠切除术（横结肠 – 直肠吻合术）

结肠癌的根治性切除，应根据不同病情，对早期癌经内镜下摘除或局部切除，另外还可分为缩小性根治术（R_2 以下手术），标准性根治术（R_3 手术），扩大性根治术（R_4 手术）。

结肠癌根治切除的操作技术原则：除无菌原则外，特别提到无瘤原则。具体步骤为：①距肿瘤边缘两侧 10cm 处将肠管用纱布带扎紧，以阻断肠腔；②在系膜根部显露准备切断的动静脉，分别结扎切断；③肠吻合完毕后，用 43℃灭菌蒸馏水灌洗后再关腹。

现代手术趋于微创，腹腔镜手术越来越普及，对于部分结肠癌可同样达到开腹手术的清扫效果，但需有一定经验的医生操作。

对于晚期结肠癌不能行根治术者，行姑息性切除，不能切除者行短路吻合或结肠造口术以解除梗阻。有孤立性转移灶的结肠癌是手术切除的良好适应证，可明显提高患者生存期，以常见肝转移为例，不手术其自然生存期是 7 ~ 13 个月，5 年生存率不足 3%，而肝切除术后的中位生存率为 3 年，5 年生存率达 25% ~ 40%。

结肠癌并发急性梗阻和穿孔的治疗原则。对病变在右半结肠者可选用：①右半结肠切除，一期回结肠吻合；②一期盲肠造口减压，二期根治切除；③姑息性捷径手术。

病变在左半结肠可选用：①一期梗阻近侧结肠造口减压，二期根治切除；②一期切除肿瘤，远、近侧断端造口，或近侧断端造口，远侧断端缝闭，二期结肠对端吻合；③一期切除肿瘤，一期对端吻合，加近侧横结肠造口减压；④结肠次全切除，回肠乙状结肠或回肠直肠吻合；⑤肿瘤已无法切除，姑息性结肠造口。

（胡德升）

第七节　腹腔镜结肠癌根治术

腹腔镜手术已成为现代外科的重要组成部分。首例腹腔镜结直肠手术为 1991 年由 Scalarides 报道的腹腔镜结肠脂肪瘤切除手术，同年，Cooperman 完成了首例腹腔镜右半结肠切除。研究表明，与开腹手术相比，腹腔镜手术治疗结直肠良性疾病具有疼痛轻、恢复快、缩短住院日、较好美容等优点，但也有学者认为腹腔镜还有学习操作时间长、手术时间长、较高的手术费用、并发症发生率高等不足。在结、直肠恶性肿瘤方面争论也较大，有人认为腹腔镜手术在结、直肠癌治疗方面存在穿刺孔复发、淋巴结清扫不足、切缘不足、结扎水平不够等问题，影响了腹腔镜在结、直肠肿瘤方面的应用。近年来随着腹腔镜手术经验积累、操作技术提高和腹腔镜器械进步（尤其超声刀的应用），克服了既往的一些不利，腹腔镜手术在结、直肠肿瘤方面的优点也越来越明显。

一、结肠癌的临床表现和诊断

结肠癌是常见的消化道恶性肿瘤，在我国仅次于胃癌、肺癌，发病率约 10 ~ 40/10 万，发病年龄多在 40 岁以上。发病原因不十分清楚，但与家族性息肉病、结肠腺瘤、结肠血吸虫病、高脂饮食、溃疡性结肠炎等有密切关系。临床表现有排便习惯、性状改变，腹部隐痛，粪便带血黏液，腹部肿块，不全梗阻，贫血乏力，低热。主要通过结肠镜确诊，直肠指诊可检出 80% 的直肠癌。

二、适应证

Dukes，A、B、C 期患者。Dukes A、B 期患者采用腹腔镜手术方法已得到大多数同行的认同，Dukes C 期患者是否可行腹腔镜手术仍有争议。

三、禁忌证

腹腔镜结肠手术的禁忌证为：

（1）严重心肺肝肾等重要脏器功能不足者。

（2）某些晚期肿瘤，淋巴结广泛转移，腹腔镜下清扫困难者。

（3）邻近器官侵犯，需行联合脏器切除者。

（4）肿瘤太大，直径大于 8cm 者。

（5）腹腔内有广泛粘连，分离困难者。

（6）严重脓毒血症者。

（7）孕妇。

（8）合并肠梗阻或穿孔者。

（9）凝血机制障碍者。

（10）肥胖为相对禁忌证。

四、术前准备

1. 评估　与开腹手术一样，腹腔镜手术亦需对患者进行术前的评估和准备，术前需了解各重要脏器的功能状况。行 B 超、CT、IVP 检查，了解邻近脏器有无受累，肝有无转移，淋巴结转移情况，得出综合结果，判断腹腔镜手术的可行性。

2. 定位　病灶定位也是一重要步骤，较大的病灶，因多已侵犯浆膜，可在术中通过观察浆膜而确认病灶。对较小的未侵及浆膜的病灶，可术前通过结肠镜行肿瘤远侧缘黏膜下注射亚甲蓝溶液定位。但亚甲蓝容易褪色，目前多采用术中肠镜定位。

3. 肠道准备　肠道准备也是必不可少的，方法与开腹手术基本相同，包括肠道清洁和口服抗生素。肠道清洁采用术前晚全肠道冲洗，即用 20% 甘露醇溶液 500ml、5% GNS 1 000ml 和 5% GS 1 000ml 术前晚 8 点口服，如患者已有不全性肠梗阻，则改用清洁灌肠的方法，以免引起急性肠梗阻。口服的抗生素主要有灭滴灵、新霉素、庆大霉素、磺胺等。术前放置胃管和导尿管以减少胃和膀胱损伤。

五、腹腔镜右半结肠切除术

（一）麻醉

气管插管全麻。

（二）体位

仰卧位，头低足高 15°~20°，手术台向左侧倾斜 10°~20°，并可根据手术需要而调节手术台倾斜方向和角度。术者及持腹腔镜者站于患者左侧，另一助手站于患者右侧。

（三）套管针插入位置

根据术前检查和探查结果，结合腹壁情况选择各套管穿刺点，值得注意的是穿刺部位虽然无固定的模式，但穿刺时应尽量避免两个穿刺点与病变在一条直线上，一般采用 4 孔法，有两种常用方式。

1. 方式一　A 孔，脐下 10mm，进腹腔镜。B 孔，左上腹 10mm，进超声刀。C 孔，左下腹 5mm，进操作钳。D 孔，右下腹 10mm，进操作钳。

2. 方式二　A 孔，脐下 10mm，进腹腔镜。B 孔，左下腹 10mm，进超声刀。C 孔，脐耻之间 5mm，进操作钳。D 孔，右中腹 10mm，进操作钳。可根据肿瘤位置决定穿刺部位。如考虑术中需改变观察角度和操作位置时，应全部使用 10cm 套管。

（四）手术操作

1. 探查 建立气腹，置入 30°斜视腹腔镜探查腹腔，了解病变的位置、大小、与周围器官的关系，了解淋巴结转移情况及其他脏器的情况，估计腹腔镜手术的可行性，确定肠管切除的范围。

2. 游离右侧结肠 在横结肠和回肠末端用布带结扎阻断肠管，防止肿瘤播散。术者右手拿超声刀，左手用无创伤肠钳将盲肠牵向左上方，助手反向牵拉腹膜，先剪开回盲部外侧 1~2cm 腹膜，因此处的解剖间隙容易辨认，向上解剖至肝曲，将升结肠从腹后壁游离，清除腹后壁的脂肪组织，至腰部肌肉前面，肌纤维清楚可见，如果癌肿浸透肠壁或侵入周围组织，可用超声刀切除受侵的组织如腰肌、肾周脂肪囊。要注意辨认输尿管和精索（卵巢）血管，防止损伤。切断肝结肠韧带，注意勿损伤十二指肠，一旦肝区解剖完成后，将手术床头抬高，同时将体位改为右前斜位，助手将胃向上牵拉，术者左手将网膜牵拉，右手拿超声刀于胃网膜右动脉下方，切除右半胃结肠韧带。如为肝曲癌，则靠胃侧切断胃网膜右动脉各分支，并在根部上双重钛夹后切断胃网膜右动脉，以避免出血。此时，右半结肠已经游离，将结肠系膜拉紧，辨认系膜的各血管支并予以分离，根部上钛夹后分别切断升结肠动脉、回结肠动脉、结肠中动脉右侧分支，注意清除外科干的淋巴结，如行扩大右半结肠切除时，则同时于结肠中动脉根部钛夹夹闭后切断。根部切断右半结肠系膜。亦可用 Endo - GIA 切割吻合器切断血管及系膜，至此，整个右半结肠很容易提出腹外。

3. 取出病变肠段 将 D 孔向上延长至 3~5cm，用塑料袋隔离保护切口后，取出游离好的病变肠段。

4. 切除吻合 按常规手术方法行体外的肠管切除吻合，吻合方法有 3 种。

（1）端端吻合。

（2）端侧吻合：先用吻合器行回结肠端侧吻合，再用直线形切割缝合器闭合横结肠残端。

（3）侧侧吻合：用直线型切割缝合器行回结肠侧侧吻合后，再用直线形切割缝合器关闭残端。缝合部分系膜，将吻合后的肠段回纳腹腔，缝合小切口，重建气腹，检查腹腔内有无出血，缝合关闭余下肠系膜裂孔。如条件许可，亦可行完全腹腔镜右半结肠切除，即游离完毕后，用 Endo - GIA 切割吻合器在设定切线处横断横结肠和回肠，于回肠及结肠残端各切开一小口，插入 Endo - GIA 两臂行回结肠侧侧吻合，再用 Endo - GIA 切割吻合器关闭切口。扩大右下腹切口 3~5cm，切除标本放进塑料袋内完整取出。

5. 缝合戳口 冲洗腹腔，右上腹放置引流，取出套管，皮下缝合戳口。

六、腹腔镜左半结肠切除术

（一）麻醉

气管插管全麻。

（二）体位

截石位，头低足高 15°~20°，手术台向右侧倾斜 10°~20°，并可根据手术需要而调节手术台倾斜方向和角度。术者及持腹腔镜者站于患者右侧，另一助手站于患者左侧。

（三）套管针插入位置

原则同上，一般采用4孔法。A孔，脐下10mm，进腹腔镜。B孔，右上腹5mm，进操作钳。C孔，右下腹10mm，进超声刀。D孔，左下腹10mm，进操作钳。并可根据肿瘤位置调整穿刺部位。

（四）手术操作

1. 探查　建立气腹，置入30°腹腔镜探查腹腔，了解病变的位置、大小、与周围器官的关系，了解淋巴结转移情况及其他脏器的情况，确定肠管切除的范围。

2. 游离左侧结肠　在病变远、近端用布带结扎阻断肠管，防止肿瘤播散。助手提起外侧腹膜，术者右手拿超声刀，左手用无创伤肠钳将乙状结肠、降结肠牵向对侧，剪开外侧1~2cm腹膜，向上解剖至脾曲，分离腹后壁，清除腹膜后的脂肪组织，显露出左侧腰大肌，将降结肠从腹后壁游离，结肠后的疏松分离亦可用分离钳钝性分离。注意找出输尿管、精索或卵巢血管，防止损伤。将降结肠牵向下方，切断脾结肠韧带，松解脾曲，注意勿暴力牵拉，以免损伤脾脏。一旦脾区解剖完成后，将手术床头抬高，同时将体位改为左前斜位，助手将横结肠向下牵拉，术者左手将胃向上方牵拉，右手拿超声刀于胃网膜右动脉下方切除右半胃结肠韧带，胃结肠韧带内的小血管一般可用超声刀切断，无需结扎或钛夹夹闭，至此左半结肠已经游离。将结肠系膜拉紧，剪开肠系膜下动脉前方的腹膜，辨认并分离系膜的各血管支，于其根部上钛夹后分别切断降结肠动脉、乙状结肠动脉1~2支及系膜，如为乙状结肠肿瘤，亦可于肠系膜下动脉根部上双重钛夹后，切断或用Endo－GIA切割吻合器切断。右下腹换用12mm套管，用Endo－GIA切割吻合器于肿瘤远端切线处（一般距肿瘤10cm）切断乙状结肠。

3. 取出病变肠段　将D孔向上延长至3~5cm，用塑料袋隔离保护后，取出游离好的病变肠段。

4. 切除吻合　近端距肿瘤10~15cm以上切断肠管，移去标本。残端荷包缝合埋入环型吻合器的抵钉座（钉钻头），肠管回纳腹腔，缝合小切口，重建气腹，经肛门插入吻合器的主体，在无肠管扭转、无张力情况下进行吻合，检查腹腔内有无出血，缝合关闭肠系膜裂孔。如吻合口距肛门25cm以上，则完全游离肠管后，于延长的D孔处取出病变肠段，按常规手术方法行体外的肠管切除吻合。

5. 缝合戳口　大量蒸馏水冲洗腹腔，盆腔放置引流，取出套管，皮下缝合戳口。

七、腹腔镜横结肠癌切除术

（一）麻醉

气管插管全麻。

（二）体位

仰卧位，双腿分开30°~45°，头高足低15°~20°，并可根据手术需要而调节手术台倾斜方向和角度。分离右半胃结肠韧带时，术者站于患者左侧，分离左半胃结肠韧带时，术者则站于患者右侧，持腹腔镜者站于患者两腿间，另一助手站于术者对侧。

（三）套管针插入位置

一般采用4孔法。A孔，脐下10mm，进腹腔镜。B孔，右中腹10mm。C孔，左中腹

10mm。D孔，剑突与脐间10mm。可根据肿瘤位置调整穿刺部位，并可根据实际情况调换超声刀及操作钳甚至腹腔镜的位置。

（四）手术操作

1. 探查　建立气腹，置入30°腹腔镜探查腹腔，了解病变的位置、大小、与周围器官的关系，了解淋巴结转移情况及其他脏器的情况，确定肠管切除的范围。

2. 游离横结肠　术者先站于左侧，行右半横结肠的分离，在病变远、近端用布带结扎阻断肠管，防止肿瘤播散。助手用无创肠钳将胃牵向上方，术者左手将网膜向对侧牵引，右手用超声刀，在胃网膜血管下方胃结肠韧带无血管区剪一小口，打开网膜腔，沿胃大弯网膜血管弓下方切开右侧胃结肠韧带，松解肝曲，注意勿损伤十二指肠及胆管。术者与第一助手调换位置，站于右侧，切开左侧胃结肠韧带，松解脾曲，提起横结肠，辨认横结肠系膜的血管，横结肠系膜根部分离，结肠中动脉根部上钛夹后切断，并切断横结肠系膜，亦可用Endo-GIA切割吻合器于根部将结肠中动脉连同系膜一起切断。

3. 取出病变肠段　扩大D孔约3~5cm，用塑料袋保护切口后取出已游离病变肠段。

4. 切除吻合　在体外距肿瘤10~15cm切除肠段，并行肠管端端吻合，缝合关闭肠系膜裂孔。

5. 缝合戳口　吻合后肠段回纳腹腔，缝合小切口，重建气腹，检查腹腔内有无出血，冲洗腹腔，放置引流，取出套管，皮下缝合戳口。

八、手助腹腔镜结肠癌切除术

腹腔镜结、直肠切除已得到广泛的发展，积累了大量的经验，但由于没有手的操作，缺乏了手的灵巧和触觉，而手助技术正好弥补了这一缺陷。在手的帮助下可触摸肿瘤边界而定位，可轻易推开小肠，进行钝性分离，控制活动性大出血，而这种出血若在腹腔镜手术中往往是中转开腹的指征。

（一）适应证

凡结肠癌需行右半结肠切除、横结肠切除、左半结肠切除和全结肠切除的患者均适合行手助式腹腔镜切除术。由于盆腔空间太小，乙状结肠及直肠切除（包括直肠的经腹会阴联合切除）不太适合手助腹腔镜切除术。

（二）禁忌证

同腹腔镜结肠癌切除。

（三）麻醉

气管插管全麻。

（四）体位

截石位，头高足低15°~20°，并可根据手术需要而调节手术台向左或右侧倾斜的方向和角度。如为右半结肠切除，术者及持腹腔镜者站于患者左边，术者站于头侧，左手伸入腹腔，右手持超声刀，如为左半结肠切除，术者及持腹腔镜者站于患者右边，术者站于头侧，右手伸入腹控，左手持超声刀。

（五）套管针插入及手伸入腹腔的位置

脐上10mm小孔进腹腔镜，下腹正中6~7cm切口进手指，脐与剑突间10mm进超声刀。

（六）手术操作

1. 探查　建立气腹，置入 30°腹腔镜探查腹腔，初步了解病变的位置、大小、与周围器官的关系，了解淋巴结转移情况及其他脏器的情况，估计腹腔镜手术的可行性。

2. 游离结肠　于下腹正中作一纵向切口，切口安置保护性牵开器，手部安置手术密封套袖，并黏附在牵开器周围，在手的帮助下再次探查，确定肠管切除的范围，上腹穿刺置入超声刀。用手推开肠管，食、中指挑起腹膜或网膜，使之保持张力，在指间剪开组织，结肠后可用手钝性分离。清扫血管周围的淋巴脂肪组织前，可用手先触摸确定血管位置，大血管根部切断时要双重钛夹夹闭后再切断。如行全结肠切除，分离完一侧术者再到对侧，换另外一只手进行操作。

3. 切除吻合　病变肠段完全游离后，经下腹切口取出，在体外进行肠段切除吻合，缝合关闭肠系膜裂孔。

4. 缝合戳口　吻合后肠段回纳腹腔，缝合切口，重建气腹，检查腹腔内有无出血，冲洗腹腔，放置引流，取出套管，皮下缝合戳口。

九、注意事项

最主要是防止出血和误伤输尿管等，具体注意事项为：

1. 保留血管蒂　肠系膜大血管根部切断时，应清除血管根部周围的脂肪、淋巴组织，并上三重钛夹，在第 2、3 个钛夹间切断。尽量不要用 Endo - GIA 切割吻合器切断，因难以达到根治效果，除非肿瘤早期患者。根部切断处应保留 1 ~ 1.5cm 血管蒂，以避免出血。

2. 解剖层次要清楚　腹膜后分离时要先显露输尿管，以免损伤。

3. 肠管血运良好　肠吻合前要确认吻合肠管血运良好，保证吻合后无扭转、无张力。

4. 中转开腹　术中如有难以控制的大出血、其他重要脏器损伤时，应及时中转开腹，切勿腹腔镜下勉强处理。

十、术后处理与并发症的防治

（一）术后处理

术后处理十分重要，一定要做到：

（1）术后禁食、胃肠减压持续 2 ~ 3d，以防肠胀气。

（2）输液以维持水电解质平衡。

（3）预防性全身给予抗生素。

（4）有肛门排气后，即可给予饮食，一般在术后第 2 ~ 4 天。

（5）早期起床活动。

（二）并发症的防治

腹腔镜结肠癌根治术有多种并发症，主要注意防治以下并发症。

1. 损伤　包括血管、空腔脏器、实质脏器的损伤，损伤原因既有穿刺引起，又有由器械及操作引起，预防措施包括穿刺时严防暴力；若腹内移动器械时应在腹腔镜监视下；分离结肠时解剖层次要清楚；使用无创器械牵引时，且勿牵引过度引起损伤；对于小血管的出血可通过压迫、电凝、钛夹钳夹等方法止血，大血管损伤应即刻中转开腹；对于空腔脏器小的穿孔也可镜下修补，较大的穿孔亦应即刻中转开腹手术。

2. 气体栓塞 是腹腔镜极少见但极其严重的并发症，栓塞的血管有肺动脉、脑动脉和冠状动脉，是气腹针穿入血管或 CO_2 通过断裂的静脉进入下腔静脉所致。术中需密切监测 $PaCO_2$ 以便发现早期征象。

3. 梗阻 由吻合口狭窄、肠扭转、内疝引起，因而选择吻合器要适中，吻合前要检查吻合肠段是否扭转、血运是否不足。腹腔镜术后系膜裂孔不关闭，有引起内疝危险，应尽量缝合关闭。

4. 吻合口漏 主要原因有吻合口血运不良、吻合口有张力和局部感染等，预防措施是游离结肠要充分，保证无张力吻合；不要损伤残端结肠的动脉弓，保证吻合口有充分的血液供应；术中注意不要损伤肠管，污染腹腔；还要注意一点，使用吻合器吻合者要熟悉吻合器的性能。

5. 穿刺口肿瘤种植复发 自从 Alexander 等报道首例 Dukes C 期患者行腹腔镜辅助右半结肠切除术后穿刺口复发后，逐渐有许多这方面的报道。Wexner 和 Cohen 报道穿刺口复发率为 1.5% ~21.0%，大多数文献报道其复发率超过 4%。近年来，由于采取了有效的预防措施，其复发率已降至 0~1.1%。腹腔镜术后穿刺口肿瘤种植复发的原因不十分清楚，主要可能有以下几方面：①肿瘤细胞从手术操作中脱落播散，包括套管和器械的进出、标本的取出，这是最主要的原因。②局部创伤，肿瘤细胞通过血液循环播散至创口。③患者抵抗力降低、局部充血营养丰富，促使肿瘤细胞的种植生长。④腹腔内游离的肿瘤细胞因气腹创造的压力阶梯播散至穿刺口。预防措施有穿刺口要适中，避免套管在腹壁中移动，必要时用缝线加以固定；注意无瘤技术；取标本时要用塑料袋隔离保护切口；术后用大量氟尿嘧啶溶液冲洗腹腔；手术完毕应先放出气体再拔套管等。

（胡德升）

第十章　肝脏疾病

第一节　肝脓肿

肝脏继发感染后，未及时处理而形成的脓肿，称为肝脓肿。临床上常见的有细菌性肝脓肿和阿米巴性肝脓肿，少见的肝脓肿类型包括包虫病、分枝杆菌、真菌性肝脓肿。总体来讲，肝脓肿的发生与下列因素有关：疫区旅游或长期居住史、腹部感染史、糖尿病、恶性肿瘤、AIDS，移植免疫抑制药物使用史、慢性肉芽肿病、炎性肠病史等。这里主要以临床上常见的肝脓肿类型为例，阐述其发病机制、诊断、治疗及预防措施。

一、细菌性肝脓肿

（一）概述

细菌性肝脓肿指由化脓性细菌引起的肝内化脓性感染，亦称化脓性肝脓肿。由于肝脏接受肝动脉和门静脉双重血液供应，并通过胆道与肠道相通。当人体抵抗力弱时，入侵的化脓性细菌会引起肝脏感染而形成脓肿。最常见的致病菌是大肠杆菌和金黄色葡萄球菌，其次为链球菌、类杆菌属，偶有放射菌和土壤丝菌感染。胆管源性以及经门静脉播散者以大肠杆菌最为常见，其次为厌氧性链球菌。经肝动脉播散以及"隐源性"者，以葡萄球菌尤其是金黄色葡萄球菌最为常见。

病原菌可经下列途径侵入肝脏。

1. 胆道系统　最主要的入侵途径，是细菌性肝脓肿最常见的原因。如胆囊炎、胆管炎、胆管结石（特别是泥沙样结石）、胆道狭窄、肿瘤、蛔虫或华支睾吸虫等所致的胆道梗阻并发急性化脓性胆管炎，细菌可沿胆管上行，感染肝脏形成脓肿。对恶性肿瘤所致的梗阻性黄疸患者行内镜逆行胆管内放置支撑管引流，也易发生急性化脓性胆管炎。细菌性肝脓肿中肝胆管结石并发肝脓肿者最为常见，且多发于左外叶。

2. 门静脉系统　腹腔感染（如坏疽性阑尾炎、憩室炎、化脓性盆腔炎等）、肠道感染（如溃疡性结肠炎、细菌性痢疾）、痔核感染及脐部感染等可引起门静脉属支的化脓性门静脉炎，病原菌随血液回流进入肝脏引起肝脓肿。临床广泛应用抗生素以来，这种途径的感染已少见。

3. 肝动脉　体内任何部位的化脓性感染，如急性上呼吸道感染、亚急性细菌性心内膜炎、化脓性骨髓炎和痈等并发菌血症时，病原菌可由肝动脉入肝。如患者全身抵抗力低下，细菌在肝内繁殖，可形成多发性肝脓肿。

4. 淋巴系统　与肝脏相邻部位的感染，如化脓性胆囊炎、急性胃、十二指肠穿孔、膈下脓肿、肾周围脓肿等，病原菌可经淋巴系统侵入肝脏。

5. 肝外伤后继发感染　开放性肝损伤时，细菌从创口直接侵入肝脏发生肝脓肿。有时闭合性肝损伤形成肝内血肿时，易导致内源性细菌感染，特别是合并有肝内小胆管断裂时，更易发生细菌感染而形成肝脓肿。

6. 其他 一些原因不明的肝脓肿，如隐源性肝脓肿（cryptogenic liver abscess），可能与肝内已存在隐匿病变有关。在机体抵抗力减弱时，病原菌在肝内繁殖，发生肝脓肿。

化脓性细菌侵入肝脏后，发生炎症改变，或形成许多小脓肿，在适当的治疗下，散在的小脓肿能吸收机化，但在病灶较密集部位，小脓肿可融合成一个或数个较大的脓肿。细菌性肝脓肿可多发，也可单发。血源性感染者常多发，病灶多见于右肝或全肝；如为胆源性感染，由于炎症反复发作后纤维增生，很少成为巨大脓肿或脓肿穿破。肝胆管蛔虫在化脓早期易发生穿破形成多个脓肿；肝外伤血肿感染和隐源性脓肿，多单发。肝脓肿形成过程中，大量毒素被吸收后呈现较严重的毒血症，患者可发生寒战、高热、精神萎靡，病情重笃。当转为慢性期后，脓腔四周肉芽组织增生、纤维化，此时毒血症状也可减轻或消失。肝脓肿可向膈下、腹腔或胸腔穿破，甚至胆道出血等严重并发症。

（二）诊断

1. 病史要点 肝脓肿一般起病较急，全身毒性反应明显。临床上常继某种先驱性疾病（如胆道蛔虫病）以后突然寒战、高热和肝区疼痛等，患者在短期内即呈现严重病容。

（1）寒战和高热：最常见，多为最早的症状。往往寒热反复发作，多呈一日数次的弛张热，体温为38～40℃，最高可达41℃。

（2）肝区疼痛：由于肝脏肿大，肝被膜呈急性膨胀，肝区常出现持续性钝痛。因炎症刺激横膈或感染向胸膜、肺扩散，而引起胸痛或右肩牵拉痛及刺激性咳嗽和呼吸困难等。

（3）乏力、食欲不振、恶心和呕吐：由于脓毒性反应及全身消耗，患者短期内即出现严重病容，少数患者还出现腹泻、腹胀以及难以忍受的呃逆等症状。

2. 查体要点 肝区压痛和肝大最常见，肝区有叩击痛，有时出现右侧反应性胸膜炎或胸腔积液；如脓肿移行于肝表面，相应部位可有皮肤红肿、凹陷性水肿；若脓肿位于右肝下部，常见到右季肋部或上腹部饱满，甚至见局限性隆起，且能触及肿大的肝脏或波动性肿块，并有明显触痛及腹肌紧张等。左肝脓肿时，上述体征则局限在剑突下。并发胆道梗阻的患者，常见黄疸，其他原因的化脓性肝脓肿，一旦出现黄疸，表示病情严重，预后不良。

细菌性肝脓肿如得不到及时、有效地治疗，脓肿向各个脏器穿破可引起严重的并发症，表现出相应的症状和体征。右肝脓肿可向膈下间隙穿破而形成膈下脓肿；亦可再穿破膈肌而形成脓胸；甚至能穿破肺组织至支气管，脓液从气管排出，形成支气管胸膜瘘；如脓肿同时穿破胆道，则形成支气管胆瘘。左肝脓肿可穿入心包，发生心包积脓，严重者可引起心脏压塞。脓肿可向下穿破入腹腔而引起腹膜炎。少数病例脓肿可穿破胃、大肠，甚至门静脉、下腔静脉等；若同时穿破门静脉或胆道，可表现为上消化道大出血。细菌性肝脓肿一旦发生并发症，死亡率成倍增加。

3. 辅助检查

（1）常规检查

1）血常规及肝功能检查：大部分细菌性肝脓肿白细胞计数明显升高，总数为（10～20）×10^{12}/L，中性粒细胞在90%以上，有核左移现象或中毒颗粒；血清丙氨酸氨基转移酶、碱性磷酸酶升高、胆红素升高等。

2）血培养：急性期约有1/3患者血培养阳性。

3）X线检查：可见肝脏阴影增大，右膈肌抬高和活动受限；位于肝脏表面的大脓肿，可见到膈肌局限性隆起，并伴有右下肺受压、肺段不张、胸膜反应或胸腔积液甚至脓胸等。少数产气性细菌感染或与支气管穿通的脓肿内可见到气液面。

4）B超检查：可测定脓肿部位、大小及距体表深度、液化程度等，阳性率可达96%以上，且操作简单、安全、方便，为目前首选检查方法。

（2）其他检查：CT、磁共振成像（MRI）和肝动脉造影对多发性肝脓肿的定位诊断有帮助。放射性核素肝扫描对较大脓肿的存在与定位有诊断价值。

4. 诊断标准　在急性肠道与胆道感染病例中，突发寒战、高热、肝区疼痛、肝大且有触痛和叩击痛等，应想到肝脓肿可能，应做进一步详细检查。本病诊断并不困难，根据病史，临床表现和辅助检查可以做出诊断。

5. 鉴别诊断

（1）阿米巴肝脓肿：阿米巴性肝脓肿常有阿米巴性肠炎和脓血便病史；发生脓肿后，病程较长，全身状况较轻，但贫血、肝大明显，肋间水肿，局部隆起及压痛较明显。如粪便中找到阿米巴包囊或滋养体，可确诊。

（2）胆囊炎、胆石症：常有反复发作病史，全身反应较轻，可有右上腹绞痛且放射至右背或肩胛部，并伴有恶心、呕吐；右上腹肌紧张，胆囊区压痛明显，或触及肿大的胆囊；X线检查膈肌不升高，运动正常；B超检查无液性暗区。

（3）右膈下脓肿：一般膈下脓肿常有先驱病变，如胃、十二指肠溃疡穿孔后弥漫性或局限性腹膜炎史，或有阑尾炎急性穿孔史以及上腹部手术后感染史等。膈下脓肿全身反应和肝区压痛、叩痛等局部体征都没有肝脓肿显著，主要表现为胸痛和深呼吸时疼痛加重，肝脏多不大，亦无压痛；X线检查膈肌普遍抬高、僵硬，运动受限明显，或膈下出现气液平。当肝脓肿穿破合并膈下脓肿时，鉴别有时颇难，可结合病史、B超、CT等加以鉴别。

（4）原发性肝癌：巨块型肝癌中心区液化坏死、继发感染，易与孤立性肝脓肿相混淆。炎症型肝癌可有畏寒、发热，有时与多发性化脓性肝脓肿相似，但肝癌患者的病史、体征均与肝脓肿不同，详细询问病史，仔细查体，再结合甲胎蛋白（AFP）检测和B超、CT等影像学检查可明确。

（5）肝囊肿合并感染：肝包虫病和先天性肝囊肿合并感染时，其临床表现与肝脓肿相似，不易鉴别，需详细询问病史和做特异性检查。

（6）右下肺炎：有时也可与肝脓肿混淆。但其寒战、发热、右侧胸痛、呼吸急促、咳嗽，肺部可闻啰音，白细胞计数增高等均不同于细菌性肝脓肿，胸部X线检查有助于诊断。

（三）治疗

1. 非手术治疗

（1）对急性期但尚未局限的肝脓肿和多发性小脓肿，宜采用非手术治疗：在治疗原发病灶的同时，使用大剂量有效抗生素和全身支持疗法，以控制炎症，促使脓肿吸收自愈。在应用大剂量抗生素控制感染的同时，应积极补液，纠正水与电解质紊乱，给予B族维生素、维生素C、维生素K，必要时可反复多次输入小剂量新鲜血液和血浆，改善肝功能和增强机体抵抗力。由于病原菌以大肠杆菌和金黄色葡萄球菌、厌氧性细菌多见，在未确定致病菌以前，可首先选用广谱抗生素，如氨苄西林或头孢类加氨基糖苷类抗生素（如链霉素、卡那霉素、庆大霉素、妥布霉素等），再根据细菌培养及抗生素敏感试验结果，选用针对性药物。同时可加用中医、中药辅助治疗。

（2）单个较大的脓肿也以在 B 超引导下行长针穿刺吸脓，尽可能吸尽脓液，并注入抗生素，将脓液送细菌培养和抗生素敏感试验，此法可反复使用；也可穿刺置管引流，冲洗脓腔和注入抗菌药物，而不需手术切开引流。

（3）多发小脓肿全身抗生素治疗不能控制者，可以考虑肝动脉或门静脉内置导管滴注抗生素治疗，但此种方法极少使用。

2. 手术治疗

（1）脓肿切开引流术：对于较大的脓肿，估计有穿破可能，或已有穿破并发腹膜炎、脓胸以及胆源性肝脓肿或慢性肝脓肿，在应用抗生素治疗的同时，应积极进行脓肿切开引流术。常用的手术途径有以下几种。

1）经腹切开引流术：这种方法引流充分有效，不仅可明确诊断，还可探查确定原发灶，予以及时处理。如对伴有急性化脓性胆管炎患者，可同时进行胆总管切开引流术。手术方法是在右肋缘下做斜切口（右肝脓肿）或做经腹直肌切口（左肝脓肿），入腹后，探查肝脏，确定脓肿部位，用湿盐水纱布垫保护手术野四周，以免脓液扩散污染腹腔。然后用穿刺针吸得脓液后，沿针头方向用血管钳插入脓腔，排出脓液，再用手指伸进脓腔，轻轻分离腔内间隔组织，用生理盐水冲洗脓腔。吸净后，腔内放双套管或多孔橡皮管引流，引流管周围用大网膜覆盖，脓液送细菌培养。

2）经前侧腹膜外脓肿切开引流术：适用于位于肝右叶前侧和左外叶的脓肿，与前腹膜发生紧密粘连者。方法是：做右肋缘下或右腹直肌切口，不切开前腹膜，用手指在腹膜外推开肌层，直达脓肿部位。穿刺吸到脓液后，切开脓腔，处理方法与经腹切开引流相同。

3）经后侧腹膜外脓肿切开引流术：适用于肝右叶后侧脓肿。患者取左侧卧位，沿右侧第12肋骨稍偏外侧做一切口，切除一段肋骨，在第 1 腰椎棘突水平肋骨床区做一横切口，显露腰肌，有时需将腰肌切开到达肾后脂肪囊区。手指沿肾后脂肪囊向上分离，显露肾脏上极与肝下面的腹膜后间隙直达脓肿，穿刺针沿手指方向刺入脓腔，抽得脓液后，用长弯血管钳顺穿刺方向插入脓腔，排出脓液，并用手指扩大引流口，冲洗脓腔并引流。

（2）肝叶切除术：适用于慢性厚壁脓肿、脓肿切开引流后脓壁不塌陷、留有无效腔或窦道长期流脓不愈者以及肝内胆管结石合并左外叶多发性脓肿，且该肝叶已严重破坏、失去正常功能者。急诊肝叶切除术，因有使炎症扩散的危险，一般不宜施行。但对部分肝胆管结石并发左叶脓肿、全身情况较好、中毒症状不严重的患者，在应用大剂量抗生素的同时，可急诊行左外叶肝切除。

（四）预后

细菌性肝脓肿为继发病变，多数病例可找到原发病灶，如能早期确诊，早期治疗，可防止其发生；即使在肝脏感染早期，如能及时合理应用抗生素，加强全身支持，结合中西医结合治疗，也可防止脓肿形成或促进脓肿的吸收消散。一旦形成大的脓腔，应及时引流。合理充分的引流加合理的抗生素治疗，肝脓肿预后较好，多能治愈。

二、阿米巴性肝脓肿

（一）概述

阿米巴性肝脓肿是肠阿米巴病最常见的并发症，多见于温、热带地区。多数在阿米巴痢疾期间形成，部分发生在痢疾愈后数周或数月，甚至个别长达二三十年之久，农村高于城市。

溶组织阿米巴是人体唯一致病型阿米巴。阿米巴包囊随被污染的食物或饮水进入胃，在小肠被碱性肠液消化，虫体脱囊而出，经二次分裂即形成8个小滋养体。机体或肠道局部抵抗力低，则滋养体侵入肠壁，寄生在黏膜或黏膜下层，并分泌溶组织酶、使肠黏膜形成溃疡。常见部位为盲肠、升结肠，其次为乙状结肠和直肠。阿米巴滋养体可经由破损的肠壁小静脉或淋巴管进入肝脏；大多数滋养体到达肝脏后即被消灭。少数存活者在门静脉内迅速繁殖而阻塞门静脉小分支，造成肝组织局部缺血坏死，加之阿米巴滋养体不断分泌溶组织酶、破坏静脉壁、溶解肝组织，致使肝组织呈点状或斑片状坏死，周围充血，以后坏死斑点逐渐融合成团块状病变，此即阿米巴性肝炎或脓肿前期。此时如能及时有效地治疗，坏死灶吸收；如得不到适时治疗，病变继续发展，使变性坏死的肝组织进一步溶解液化形成肝脓肿。

阿米巴性肝脓肿多单发，脓腔多较大，多位于肝右叶，约占94%，右肝顶部常见。脓肿分三层：外层早期为炎性肝细胞、随后有纤维组织增生形成纤维膜；中间层为间质；内层为脓液。脓液内充满溶解和坏死的肝细胞碎片和血细胞。典型的阿米巴肝脓肿呈果酱色（即巧克力色）、较黏稠、无臭。滋养体在脓液中很难找到，但在脓肿壁上常能找到。

慢性阿米巴性脓肿常招致葡萄球菌、链球菌、肺炎链球菌、大肠杆菌等继发感染。如穿破则感染率更高。感染后的脓液呈黄色或绿色，有臭味，临床上有高热，可呈脓毒症表现。

（二）诊断

1. 病史及查体要点　本病的发展过程较为缓慢。主要为发热、肝区疼痛及肝大。体温多持续在38～39℃，常为弛张热或间歇热，在肝脓肿后期，体温可正常或仅低热。如继发细菌感染，体温可达40℃以上，伴有畏寒、多汗，患者尚有食欲不振、腹胀、恶心、呕吐，甚至腹泻、痢疾等症状。体重减轻、衰弱乏力、消瘦、贫血等亦常见，10%～15%出现轻度黄疸。肝区常有持续性钝痛与明显叩痛。如脓肿位于右肝顶部，可有右肩胛部或右腰背放射痛。较大的右肝脓肿可出现右下胸部膨隆、肋间饱满、局部皮肤水肿、压痛、肋间隙增宽。脓肿在右半肝下部时可见右上腹膨隆，有压痛、肌肉紧张，或扪及肿块。肝脏常呈弥漫性肿大，触之边缘钝圆，有充实感，触痛明显，少数患者可出现胸水。

2. 辅助检查

（1）常规检查

1）反复检查新鲜大便，寻找阿米巴包囊或滋养体。

2）乙状结肠镜检查发现结肠黏膜有特征性凹凸不平的坏死性溃疡或愈合后的瘢痕，自溃疡面刮取材料做镜检，有时能找到阿米巴滋养体。

3）B超检查：可显示不均质液性暗区，与周围肝组织分界清楚。

4）B超定位下肝穿刺如抽得典型的果酱色无臭脓液，则诊断确立。脓液中查阿米巴滋养体阳性率很低（仅3%～4%），脓液中加入链激酶，孵育后再检查，可提高阳性率。

5）血清学试验：血清阿米巴抗体检测，以间接血凝法较灵敏，阳性率可在90%以上，且在感染后多年仍为阳性，故对阿米巴性肝脓肿的诊断有一定价值。

6）血常规及血沉检查：急性期白细胞计数可达 15×10^9/L 左右，中性粒细胞在80%以上，病程长者可有贫血、血沉增快。

（2）其他检查

1）肝功能检查：多正常，偶见丙氨酸氨基转移酶、碱性磷酸酶轻度升高，少数患者胆红素可增高。

2）X线检查：可见到肝脏阴影增大、右膈肌抬高、运动受限或横膈呈半球状隆起等，有时尚能见到胸膜反应或积液。

CT、MRI等有助于做出肝脓肿的诊断，并定位。

3. 诊断标准　有长期不规则发热、出汗、乏力、纳差、贫血、肝区疼病、肝大伴压痛及叩痛者，特别是有痢疾病史时，应疑为阿米巴性肝脓肿。但缺乏痢疾病史，不能排除本病可能，应结合各种检查全面分析。经上述检查，高度怀疑本病者，可试用抗阿米巴药物治疗，如治疗后临床症状、体征迅速改善，可确诊本病，是为治疗性诊断。典型的阿米巴性肝脓肿较易诊断，但不典型病例，诊断困难。

肝脓肿诊断治疗流程（图10-1）。

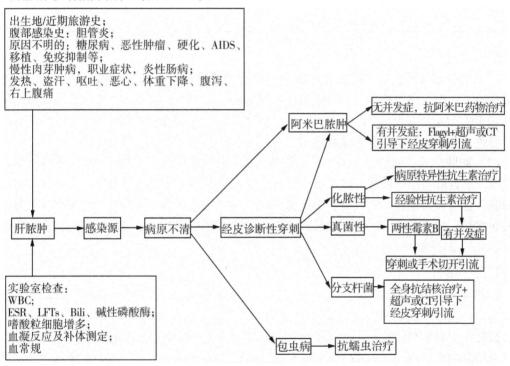

图 10 - 1　肝脓肿诊断治疗流程

4. 鉴别诊断

（1）细菌性肝脓肿：细菌性肝脓肿病程急骤，脓肿以多发为主，全身毒血症状较明显，一般不难鉴别，其鉴别要点见表10-1。

（2）原发性肝癌：原发性肝癌可有发热、右上腹痛和肝大等，但原发性肝癌常有肝炎史，合并肝硬化者占80％以上，且肝质地较硬，常触及癌块，可结合 AFP 检测、B 超、CT 或肝动脉造影检查等以鉴别。

（3）膈下脓肿：常继发于胃十二指肠穿孔、阑尾炎穿孔或腹腔手术之后，X 线检查见肝脏向下推移，横膈普遍抬高，活动受限，但无局限性隆起，膈下可发现气液面。

表 10 - 1 阿米巴性肝脓肿和细菌性肝脓肿的鉴别

	阿米巴性肝脓肿	细菌性肝脓肿
病史	有阿米巴痢疾史	常继发于胆道感染（如化脓性胆管炎、胆道蛔虫等）或其他化脓性疾病
症状	起病较缓慢、病程较长	起病急骤，全身脓毒血症症状明显，有寒战、高热等
体征	肝大显著，可有局限性隆起	肝大不显著，一般多无局限性隆起
脓肿	脓肿较大，多为单发性，位于肝右叶	脓肿较小，常为多发性
脓液	呈巧克力色，无臭味，可找到阿米巴滋养体，若无混合感染，脓液细菌培养阴性	多为黄白色脓液，涂片和培养大都有细菌，肝组织为化脓性病变
血象	白细胞计数可增加	白细胞计数及中性粒细胞均明显增加
血培养	若无混合感染，细菌培养阴性	细菌培养可阳性
粪便检查	部分患者可找到阿米巴滋养体或包囊	无特殊发现
诊断性治疗	抗阿米巴药物治疗后症状好转	抗阿米巴药物治疗无效

5. 并发症

（1）继发细菌感染：多见于慢性病例，常见细菌为葡萄球菌、链球菌、大肠杆菌或肺炎链球菌等。继发细菌感染后即形成混合性肝脓肿，症状明显加重，毒血症症状明显，体温可高达40℃以上，呈弛张热，血液中白细胞计数及中性粒细胞显著增高。吸出脓液为黄色或黄绿色，有臭味，镜检有大量脓细胞。

（2）脓肿破溃：如治疗不及时，脓肿逐渐增大，脓液增多，腔内压不断升高，即有破溃危险，靠近肝表面的脓肿更易破溃，向上可穿入膈下间隙形成膈下脓肿，或再穿破膈肌形成脓胸；也可穿破至肺、支气管，形成肺脓肿或支气管胆管瘘。左肝叶脓肿可穿入心包，引起心包积脓；向下穿破则产生急性腹膜炎。阿米巴肝脓肿破入门静脉、胆管或胃肠道者罕见。

（三）治疗

1. 非手术治疗　首先考虑非手术治疗，以抗阿米巴药物治疗和反复穿刺吸脓以及支持疗法为主。由于本病病程较长，全身情况较差，常有贫血和营养不良，应给予高糖、高蛋白、高维生素和低脂肪饮食；有严重贫血或水肿者，需多次输给血浆和全血。

常用抗阿米巴药物为甲硝唑、氯喹林和盐酸吐根碱（依米丁）。甲硝唑对肠道阿米巴病和肠外阿米巴原虫有较强的杀灭作用，对阿米巴性肝炎和肝脓肿均有效；氯喹林对阿米巴滋养体有杀灭作用，口服后肝内浓度较高，排泄慢、毒性小、疗效高；盐酸吐根碱对阿米巴滋养体有较强的杀灭作用，但该药毒性大，目前已少用。

脓肿较大，或病情较重者，应在抗阿米巴药物治疗下行肝穿刺吸脓（图 10 - 2）。穿刺点应视脓肿部位而定。一般以压痛较明显处，或在超声定位引导下，离脓腔最近处刺入。需注意避免穿过胸腔，并应严格无菌操作。在局部麻醉后用14～16号粗穿刺针，进入脓腔内，尽量将脓液吸净。随后根据脓液积聚的快慢，隔日重复抽吸，至脓液转稀薄，B超检查脓腔很小，体温正常。如合并细菌感染，穿刺吸脓后，于腔内置管注入抗生素并引流。

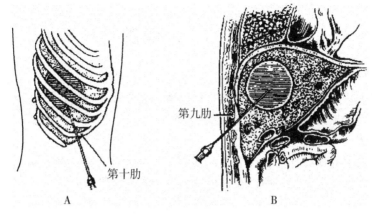

第九肋

第十肋

A   B

图 10 – 2   阿米巴肝脓肿穿刺抽脓
A. 侧面观；B. 正面观

2. 手术治疗常用的三种方法

（1）闭式引流术：对病情较重、脓腔较大、积脓较多者，或位于右半肝表浅部位的较大脓肿，或多次穿刺吸脓而脓液不减少者，可在抗阿米巴药物治疗的同时行闭式引流术。穿刺选择脓肿距体表最近处，行闭式引流术。

（2）切开引流：阿米巴性肝脓肿切开引流后，会继发细菌感染、增加死亡率。但下列情况下，仍应考虑手术切开引流：①经药物治疗及穿刺排脓后高热不退者。②脓肿伴有继发细菌感染，综合治疗不能控制者。③脓肿穿破入胸腔或腹腔，并发脓胸及腹膜炎者。④左外叶肝脓肿，穿刺易损伤腹腔脏器或污染腹腔者。⑤脓肿位置较深，不易穿刺吸脓者。切开排脓后，应放置多孔乳胶管或双套管持续负压吸引。

（3）肝叶切除术：对慢性厚壁脓肿，药物治疗效果不佳，切开引流腔壁不易塌陷者，或脓肿切开引流后形成难以治愈的残留无效腔或窦道者，可考虑行肝叶切除术。

（四）预后

阿米巴性肝脓肿如及时治疗，预后较好。国内报道，抗阿米巴药物治疗加穿刺抽脓者死亡率为 7.1%，但如并发细菌感染或脓肿穿破则死亡率成倍增加。

（五）预防

阿米巴性肝脓肿的预防，主要是防止阿米巴痢疾感染。严格粪便管理，讲究卫生，对阿米巴痢疾进行及时而彻底治疗，可防止阿米巴性肝脓肿的发生。即使发生阿米巴性肝炎，及时抗阿米巴药物治疗，也可以防止肝脓肿的形成。

其他少见肝脓肿类型包括包虫病、分枝杆菌、真菌性脓肿。诊断除上述方法外，可结合 ESR、LFTs、Bili、碱性磷酸酶、嗜酸粒细胞、血凝反应及补体测定、ERCP 等检查。治疗上包虫病性脓肿，以抗蠕虫治疗；分枝杆菌性肝脓肿以全身抗结核治疗加 B 超或 CT 引导下穿刺引流；真菌性脓肿以抗真菌治疗辅以穿刺引流或手术切除。

（刘　云）

第二节 肝囊肿

肝囊肿是一种比较常见的肝脏良性疾病。它可分为寄生虫性和非寄生虫性肝囊肿。前者以肝包虫病为多见；后者又可分为先天性、创伤性、炎症性和肿瘤性肝囊肿，其中以先天性肝囊肿最常见，通常指的肝囊肿就是先天性肝囊肿。由于近年来影像诊断技术的发展和普及，肝囊肿在临床上并不少见。

也有人将先天性肝囊肿称为真性囊肿；创伤性、炎症性和肿瘤性肝囊肿称为假性囊肿。由于肿瘤性囊肿在临床上罕见，所以在这里主要讨论先天性肝囊肿。

一、病因

先天性肝囊肿的病因尚不清楚。一般认为起源于肝内迷走的胆管，或因肝内胆管和淋巴管在胚胎期的发育障碍所致。也有人认为可能为胎儿患胆管炎、肝内小胆管闭塞，近端小胆管逐渐呈囊性扩大；或因肝内胆管变性后，局部增生阻塞而成。

二、病理学

肝囊肿一般是多发性的，单发性少见。小的直径数毫米，大的可占据整个肝叶，有的囊液可达 10 000ml 以上。囊肿呈圆形或卵圆形，多数为单房性，也有呈多房性，有时还有蒂。囊肿有完整的包膜，表面呈乳白色，也有呈灰蓝色，囊壁厚薄不一，厚者可达 0.5 ~ 5cm，内层为柱状上皮细胞，外层为纤维组织，被覆有较大胆管血管束。囊液清亮透明，或染有胆汁，如囊内出血时，可呈咖啡色。囊液呈中性或碱性，含有少量蛋白、黏液蛋白、胆固醇、红细胞、胆红素、酪氨酸和胆汁等。多发性肝囊肿很少引起门静脉高压和食管静脉曲张，但可合并胆管狭窄、胆管炎和肝炎。

三、临床表现

先天性肝囊肿生长缓慢，小的囊肿可无任何症状，临床上多数是在意外体检 B 超发现，当囊肿增大到一定程度时，可因压迫邻近脏器而出现症状，常见有食后饱胀、恶心、呕吐、右上腹不适和隐痛等。少数可因囊肿破裂或囊内出血而出现急腹症。若带蒂囊肿扭转时，可出现突然右上腹绞痛。如囊内发生感染，则患者往往有畏寒、发热，白细胞增高等。体检时右上腹可触及到肿块和肝肿大，肿块随呼吸上下移动，表现光滑，有囊性感，无明显压痛。

四、诊断

肝囊肿的诊断并不困难，除上述临床表现外，B 超是首选的检查方法，对诊断肝囊肿，是经济可靠而非介入性的简单方法。放射性核素肝扫描能显示肝区占位性病变，边界光整，对囊肿定位诊断有价值。CT 检查可发现 1 ~ 2cm 的肝囊肿，可帮助临床医师准确病变定位，尤其多发性囊肿的分布状态定位，有利于治疗。在发现多发性肝囊肿的同时，还要注意肾、肺以及其他脏器有无囊肿或先天性畸形，如多囊肾，则对确诊多囊肝很有帮助。

在诊断巨大孤立性肝囊肿过程中，应注意与卵巢囊肿、肠系膜囊肿、肝包虫囊肿、胆囊积水、胰腺囊肿和肾囊肿相鉴别。只要考虑到了，一般容易鉴别。同时还要注意与肝海绵状血管瘤、肝癌等相鉴别。临床上误诊的并不罕见。

五、治疗

对于小的肝囊肿而又无任何症状者，可不需特殊治疗，但对大的而又出现压迫症状者，应给予适当治疗。肝囊肿的治疗方法包括囊肿穿刺抽液术、囊肿开窗术、囊肿引流术或囊肿切除术等。

1. 囊肿穿刺抽液术　在 B 超定位下进行经皮穿刺，进入肝囊肿内，尽量抽出囊液，此法只适用于表浅肝囊肿。抽液后常易复发。临床上并不常采用，仅对一些巨大肝囊肿又不能耐受手术者采用。反复多次穿刺抽液应严格无菌操作，以免发生感染。

2. 囊肿开窗术　即在剖腹术下将囊肿部分切除，吸尽囊液，切缘仔细止血后，囊腔开放。华中科技大学同济医学院附属同济医院近年来应用腹腔镜进行囊肿开窗术取得较好的效果，大大减轻了患者的痛苦。开窗术适用于单纯性囊肿，疗效满意，但也有少数病例开窗小，一定时间后周围组织粘连封堵而复发。对囊腔与较大的胆管相通，囊液有多量胆汁者必须缝合胆管。对并发感染或囊内出血或染有胆汁时，术后需放置通畅引流，待囊腔缩小或塌陷萎瘪后，可拔出引流管。

3. 囊肿内引流术　对囊壁坚厚的囊肿可考虑作内引流术，如囊肿空肠 Y 型吻合术，吻合口必须够大，Y 臂不少于 60cm，以免发生逆行感染。目前选择此法治疗逐渐减少，因开窗或摘除方法不仅效果好，手术也不困难。

4. 囊肿摘除术　带蒂的囊肿可行囊肿切除术。即使非带蒂的巨大肝囊肿，也并非一定要做肝叶切除。当吸尽排空囊内液体后，囊肿立即缩小，手术操作空间大，且囊肿壁与肝组织间有明确界线易于剥除，并不多见大的胆管和血管穿入囊内。囊肿摘除手术一般并不困难，预后良好。多发性肝囊肿仅限于处理引起症状的大囊肿，可按单纯囊肿处理。

（刘　云）

第三节　肝脏良性肿瘤及瘤样病变

肝脏良性肿瘤在肝脏肿瘤中较为少见，其发病率占肝脏肿瘤的 5%～10%。近年来，随着超声、CT 等影像学诊断技术的发展，肝脏良性肿瘤的检出率已明显提高。大部分肝脏良性肿瘤不引起明显临床症状及肝脏化验指标异常，其诊断往往有赖于超声、CT、MRI 等影像学方法。肝组织穿刺活检、针吸细胞学作为确诊的金标准，应注意其应用的适应证和禁忌证。肝脏良性肿瘤的治疗包括保守观察、病灶切除及肝叶（段）切除等。因此，应根据不同类型肝脏良性肿瘤的自然病程及患者自身特点制订恰当的临床治疗方案。

肝脏良性肿瘤可来自肝脏本身的各种细胞以及胚胎发育过程中异位于肝内的肌肉、骨髓和软骨等。根据良性肿瘤的来源将其分类，见表 10-2。

表 10-2　肝脏良性肿瘤分类

组织来源	肿瘤名称
上皮性	肝细胞腺瘤、胆管腺瘤、混合腺瘤、局灶性结节性增生
间质性	海绵状血管瘤、肝脂肪瘤、髓质脂肪瘤、血管肌脂瘤、平滑肌瘤、纤维瘤、婴幼儿血管内皮细胞瘤、毛细血管瘤、良性间皮瘤

组织来源	肿瘤名称
上皮/间质性	间质错构瘤、良性畸胎瘤
其他	肾上腺残余瘤（Grawits瘤）、炎性假瘤

一、肝血管瘤

肝脏良性肿瘤中，以肝血管瘤最为常见，约占总数的85%，尸检或超声的检出率为0.4%～20%。本病可发生于任何年龄，但成人中以30～70岁多见，平均年龄47岁，男女发病比例为1∶3。有文献报道肝血管瘤在青年女性更易发生，且妊娠或口服避孕药物可以促使血管瘤短期内迅速增大，但相关机制尚未阐明，血管瘤是否为激素依赖也尚未确定。

肝血管瘤可分为较小的毛细血管瘤和较大的海绵状血管瘤等，以前者更为常见，但临床意义不大。有文献报道海绵状血管瘤可与肝局灶结节性增生并存，同时部分患者特别是儿童可合并皮肤或其他内脏器官血管瘤。

大多数病例瘤体生长缓慢，症状轻微，迄今尚无肝血管瘤恶变的报道。鉴于儿童肝血管瘤的临床病理特征与成人有所不同，本文将单独予以讨论。

（一）病因

肝海绵状血管瘤的确切发病原因尚未明确，有以下几种学说。

1. 发育异常学说　该学说认为血管瘤的形成是由于在胚胎发育过程中血管发育异常，引起瘤样增生所致，而这种异常往往在出生或出生不久即可发现。

2. 其他学说　肝组织局部坏死后血管扩张形成空泡状，其周围血管充血、扩张；肝内区域性血循环停滞，致使血管形成海绵状扩张；肝内出血后，血肿机化、血管再通形成血管扩张。毛细血管组织感染后变形，导致毛细血管扩张。

（二）病理改变

肝海绵状血管瘤通常表现为边界清楚的局灶性包块，多数单发，以肝右叶居多，亦有少数为多发，可占据整个肝脏，称为肝血管瘤病。瘤体小者直径仅为数毫米，大者可达20cm以上。肉眼观察可见海绵状肝血管瘤呈紫红色或蓝紫色，境界清楚，表面光滑或呈不规则分叶状，切面呈蜂窝状，内充满血液，可压缩，状如海绵。显微镜下可见大小不等的囊状血窦，内衬单层内皮细胞，血窦内满布红细胞，有时有血栓形成。血窦之间为纤维组织所分隔，偶见有被压缩细胞索，大的纤维隔内有血管和小胆管，纤维隔和管腔可有钙化或静脉石。

毛细血管瘤特点为血管腔狭窄、毛细血管增生、间隔纤维组织丰富。

（三）临床表现

1. 症状体征　血管瘤较小时（直径 <4cm）患者常无症状，多因其他原因行影像学检查或手术时发现。直径大于4cm者40%有症状，超过10cm者90%以上有症状。上腹不适及胀痛最为常见，肿瘤压迫邻近脏器还可导致腹胀、厌食、恶心、呕吐、黄疸等。偶有巨大血管瘤因外伤、活检或自发破裂导致瘤内、腹腔出血，出现急性腹痛、休克等表现。血栓形成或肝包膜有炎症反应时，腹痛剧烈，可伴有发热和肝功能异常。个别病例尚可合并血小板减少症或低纤维蛋白原血症，即 Kasabach－Merritt 综合征。此与巨大血管瘤血管内凝血或纤

溶亢进消耗了大量的凝血因子有关，为肝血管瘤的罕见并发症，多见于儿童。体检时，较大血管瘤可触及随呼吸运动的腹部肿块，与肝脏关系密切，肿瘤表面光滑，除有纤维化、钙化或血栓形成者外，肝血管瘤从质地和硬度上难与正常肝脏组织区分，仅在瘤体增大到一定程度才有囊性感和可压缩性；可有轻压痛，偶尔能听到血管杂音。

2. 实验室检查　多数患者实验室检查结果正常，少数巨大海绵状血管瘤患者可出现贫血、白细胞和血小板计数以及纤维蛋白原减少。绝大多数患者相关肿瘤标记物（AFP）无异常升高。

3. 影像学检查

（1）超声检查：超声作为一种无创、便捷的检查方法，能够检出直径大于 2cm 的肝血管瘤。多数小血管瘤由于血窦腔小壁厚，反射界面多，故呈高回声，边界清晰，内部回声较均匀。呈低回声者多有网状结构，以类圆形多见，亦可有不规则形，边界清晰。病灶对周围肝实质及血管无明显压迫表现，多普勒彩超通常无血流信号。大血管瘤切面可呈分叶状，内部回声仍以增强为主，亦可呈管网状，或出现不规则的结节状或条块状的低回声区，有时还可出现钙化高回声及后方声影，系血管腔内血栓形成、机化或钙化所致。

（2）CT 检查：肝血管瘤的 CT 表现有一定特征性，平扫时为低密度占位，界限清晰，可呈分叶状，约 10% 的患者可见到继发于纤维化或血栓形成后的钙化影。增强后早期即在病变周围出现环形或斑片状高密度区，延迟期造影剂呈向心性弥散。但对于较小的病变有时仍难与多血供的肝转移癌相区分。

（3）MRI 检查：有文献报道 MRI 诊断肝血管瘤的敏感性和特异性分别达 73% ~ 100%、83% ~ 97%。检查时 T_1 加权像呈低信号，稍大的血管瘤信号可略有不均，T_2 加权像呈高信号，且强度均匀，边缘清晰，与周围肝脏反差明显，即所谓"灯泡征"。这是血管瘤在 MRI 的特异性表现，极具诊断价值，小至 1cm 的病灶，仍能准确检出。MRI 动态扫描的增强模式同 CT。血管瘤内血栓、机化灶在 T_1 加权像和 T_2 加权像时均为更低信号。

（4）选择性血管造影：血管造影曾被公认为诊断肝血管瘤最敏感、可靠的方法。其典型表现为造影剂进入瘤体较快、显影早而弥散慢，清除时间长，即所谓"快进慢出"；根据瘤体大小，可表现为棉团状、雪片状。但由于检查本身系有创性，仅在必要时用于术前了解血管瘤与肝脏血管的解剖关系，不应列为常规检查项目。

（5）ECT：放射性核素标记红细胞肝扫描对诊断血管瘤也有高度特异性，典型表现为早期有充盈缺损，延迟 30 ~ 50min 后呈向心性充填。但该项检查难以检出直径 < 2cm 的肿瘤。

（四）诊断

肝血管瘤缺乏特异性临床表现，大多数情况下实验室检查也无明显异常，故其诊断有赖于影像学检查。在上述几种影像学检查方法中，应将 B 超列为首选，为避免误诊、漏诊，对于初诊患者还应行 CT 或 MRI 检查，必要时可加做 ECT 检查。如两项或以上检查均符合血管瘤特征，方可确诊。由于穿刺活检或针吸细胞学检查可引起大出血，故应视为禁忌。

（五）鉴别诊断

肝血管瘤主要与肝癌及其他肝脏占位性病变鉴别。特别是原发性肝癌，在我国发病率很高，故对于肝脏占位性病变，应综合考虑患者病史、体检及辅助检查结果以尽量明确病变性质，及时选择合适的治疗。

1. 原发性肝癌及转移性肝癌 前者多有慢性乙肝、肝硬化病史，早期症状可不明显，疾病进展可有厌食、恶心、肝区疼痛、肿块、消瘦、黄疸等表现。化验可有肝功能异常，AFP 持续增高等。CT 平扫为低密度灶，边界不清，增强扫描病灶不均匀强化，可有出血、坏死，造影剂排除较快。后者多为多发，以原发灶表现为主。

2. 非寄生虫性肝囊肿 B 超表现为边界光滑的低回声区，CT 平扫为低密度灶，增强扫描不强化。应注意少数多囊肝有时可与海绵状血管瘤混淆。多囊肝半数以上合并有多囊肾，病变大多满布肝脏，可有家族病史。

3. 细菌性肝脓肿 通常继发于某种感染性疾病，起病较急，主要表现为寒战、高热、肝区疼痛和肝大。严重时可并发胆道梗阻、腹膜炎等，B 超有助确诊。

4. 肝棘球蚴病 有牧区生活史及羊、犬接触史，肝棘球蚴内皮试验阳性，血嗜酸性粒细胞增高。

（六）治疗

大多数肝血管瘤为良性，较少引起临床症状，自身发展缓慢，目前尚未有恶变病例报道。其主要并发症包括破裂出血（外伤性、自发性）及由于瘤体压迫导致布一加综合征，均少见。故目前大多数学者均主张应慎重选择对肝血管瘤进行外科治疗。有学者提出肝血管瘤的手术切除原则：①直径≤6cm 者不处理，定期随访；②6cm ＜直径 ＜10cm，伴有明显症状者或患者精神负担重者，或合并其他上腹部良性疾病（如胆囊结石等）需手术者选择手术切除；③直径≥10cm 主张手术切除；④随访中发现瘤体进行性增大者；⑤与 AFP 阴性的肝癌不易鉴别者应手术探查、切除；⑥合并 Kasabach – Merritt 综合征可短期采用血制品（如血小板、纤维蛋白原、新鲜血浆）纠正凝血功能后手术切除。

1. 手术切除 手术切除是目前公认治疗肝血管瘤最有效、最彻底的治疗方法。其基本原则为：①完整去除病灶，避免血管瘤组织残留；②最大限度保留正常肝组织；③避免损伤重要血管、胆管。手术切除方法包括摘除术和切除术。Gedaly 等比较摘除术与切除术两种方法，发现前者腹腔内并发症少，因此结合瘤体位置、大小及自身医疗条件，应尽量选择摘除术。

摘除术的方法是沿血管瘤假包膜与正常肝组织之间的间隙进行剥离，或沿瘤体周边 0.5～1cm 切除正常肝组织，可达到出血少，彻底切除瘤体的目的，通常用于浅表部位的肿瘤。若瘤体巨大且与肝内血管密切，则最好选择规则性肝切除术，以减少手术出血和术后并发症。对于多发性血管瘤可根据肿瘤大小、部位采用摘除术或肝叶（段）切除联合摘除术，尽量保留较多正常肝组织。如肿瘤部位较深，可利用术中 B 超行血管瘤摘除术。

无论选择何种手术方式，手术的要点均在于如何有效地控制术中出血。因此，在手术过程中，应尤其注意以下几点：①充分显露，切口一般选择以病侧为主的肋缘下"⌃"形切口，应用上腹悬吊式拉钩充分显露肝脏；②充分游离，根据需要离断肝周韧带，同时注意探查时手法轻柔；③对于占据半肝或超过半肝的肿瘤应逐一解剖肝门结构，控制与阻断病侧肝动脉、肝门静脉，以及其他可能存在的侧支血管；④充分有效地压缩瘤体和排出瘤体内的血液可使切除困难的肿瘤得以有效地显露并成功切除。

近年来以腹腔镜技术发展迅速，国际、国内已有较多腹腔镜肝血管瘤切除的报道。腹腔镜手术具有创伤小、术中易于观察各器官解剖关系、患者术后恢复快等优点，但应用于肝血管瘤切除时，除费用因素外，由于无法直接压迫止血，增加了手术难度及风险，同时其术后复发率有待进一步观察。

2. 血管瘤捆扎术 血管瘤捆扎术操作简便，手术创伤小，术后近期瘤体多有明显缩小，但远期复发率高。有文献报道其 3 年复发率可达 40%。随着外科技术的提高，绝大多数血管瘤已可以完整切除，故此方法目前已很少单独应用，而主要用于多发血管瘤在主瘤切除后，处理其他残留小血管瘤。

3. 肝动脉结扎术 肝动脉结扎术同样具有创伤小、操作简便等优点，治疗后短期内瘤体可变软、缩小，但由于侧支循环的存在，多数病例疗效难以维持。目前多用于配合巨大血管瘤切除、缩小瘤体以增加显露空间，而很少单独用于血管瘤的治疗。

4. 微波固化术或射频治疗 微波固化术可使瘤体缩小，20 世纪 90 年代应用较多。但对于较大的肝血管瘤，微波治疗难以将瘤体完全固化，术后复发率较高。目前临床上已很少单独应用。射频治疗对于较小的瘤体有一定效果，但对较大肿瘤疗效差，临床上开展不多。B 超引导下穿刺微波固化或射频治疗血管瘤应非常慎重。有学者认为对于纤维组织少，瘤壁菲薄的病灶，穿刺易引发不可控制的出血，应视为微波固化或射频治疗的禁忌。

5. 肝动脉栓塞 近年来相关报道较多，目前通过组织病理学研究认为肝血管瘤是肝内的先天血管畸形，血供完全来自于肝动脉，一般无动静脉分流。这为肝动脉栓塞治疗肝海绵状血管瘤提供了理论依据。栓塞药停留并填充在这些血窦及扩张的末梢血管中，使瘤体发生机化、纤维化，进而逐渐缩小，不再发生破裂出血，临床症状缓解消失。相当一部分肝血管瘤患者的瘤体有较明显的缩小，但对大肝海绵状血管瘤的疗效尚需要进一步观察，尚无法替代手术治疗。

另有学者认为，血管栓塞药可使伴行肝动脉的胆管营养血管形成血栓，引起胆管慢性缺血而纤维化。反复单纯肝动脉栓塞可诱发硬化性胆管炎、肝门部胆管狭窄、门静脉高压、肝脓肿等严重并发症，治疗难度大，周期长，预后不良。广泛的肝动脉栓塞对胆管的损伤远大于有双重血供的肝细胞，而且肝动脉栓塞术后肿瘤周围水肿粘连，增加手术风险。目前外科手术切除技术已比较成熟，绝大多数病例的瘤体可完整、安全的切除，因此选择肝动脉栓塞治疗肝海绵状血管瘤应非常慎重。

6. 对于多发肝血管瘤及巨大肝血管瘤手术无法切除者 如临床症状明显，肝功能受损严重，可行原位肝移植手术。

7. 其他 肝血管瘤的治疗方法还包括电化学治疗、超声引导下经皮穿刺瘤内硬化剂注射术、放射治疗等，文献亦有相关报道，但疗效大多不甚理想，临床较少开展。

（七）预后

本病为良性疾病，无恶变倾向，发展缓慢，一般预后良好。但由于某种原因（如妊娠、剧烈运动等）可促使瘤体迅速增大，或因外伤、查体、分娩等导致肿瘤破裂，病情凶险，威胁生命。部分带蒂肿瘤可因底部较长发生蒂扭转，从而引起肿瘤坏死、疼痛等。

（八）儿童肝血管瘤

儿童肝血管瘤通常包括毛细血管瘤、海绵状血管瘤及儿童血管内皮细胞瘤。儿童肝血管瘤较为常见，约占小儿肝脏肿瘤的 12%。该病主要发生在 6 个月以下幼儿，男女发病比例相当。通常情况儿童肝血管瘤为多发，近 40% 的病例同时累及有诸如皮肤、肺及骨骼等其他器官。巨大的肝血管瘤可因动静脉瘘致回心血量增加引起心力衰竭，这在成年人病例中较为少见。肝血管瘤引起微血管病性贫血、血小板减少症及低纤维蛋白原血症虽属少见并发症，但其发病率较成年人高。少数病例儿童血管内皮细胞瘤可呈恶性表现。

临床上倾向于对已确诊的较大儿童肝血管瘤尽早治疗，其目的在于消除潜在致死性并发症的发生。但 Kristidis 等亦提出某些小的肝毛细血管瘤在患儿 5 岁后可自行消失。

二、肝腺瘤

肝腺瘤是少见的肝脏良性肿瘤，病理上可分为肝细胞腺瘤、胆管细胞腺瘤（包括胆管腺瘤、囊腺瘤）和混合腺瘤。约占肝脏所有肿瘤的 0.6%，占肝脏良性肿瘤的 10%。多见于 20~40 岁女性，Nagorney 在 1995 年报道的男女发病比例为 1∶11。

（一）病因

肝腺瘤的发病原因尚不清楚，有人将肝腺瘤分为先天性与后天性两类，前者多见于婴幼儿。据文献统计 20 世纪 60 年代口服避孕药出现之前，肝腺瘤罕见。但以后有关肝腺瘤的报道逐渐增多，究其原因可能与避孕药物的使用增加有关。有学者指出避孕药（羟炔诺酮、异炔诺酮）及其同类药物可促使肝细胞坏死、增生从而发展为腺瘤。Meissner（1998）报道在口服避孕药的肝细胞腺瘤患者，肿瘤更易发生迅速增长、坏死及破裂。同时亦有文献报道若停用避孕药，腺瘤体积即有所缩小。可见口服避孕药与肝腺瘤的发生、发展有着密切关系。此外，也有学者提出肝腺瘤的发生与继发于肝硬化或其他损伤，如梅毒、感染、静脉充血等所致的代偿性肝细胞结节增生有关。近年还发现糖原贮积病（Ⅰ型与Ⅳ型）、Fanconl 贫血、Hurler 病、重症联合免疫缺陷病（SCID）、糖尿病、半乳糖血症和皮质激素、达那唑、卡马西平等代谢性疾病及药物导致广泛肝损害和血管扩张引起肝细胞腺瘤的发生。

（二）病理

肝细胞腺瘤常为单个、圆球形，与周围组织分界清楚，几乎都有包膜。镜检见肿瘤主要由正常肝细胞组成，但排列紊乱，失去正常小叶结构，内可见毛细血管，通常不存在小胆管。偶见不典型肝细胞和核分裂，此时难与分化良好的肝细胞肝癌区分。

胆管腺瘤罕见，常为单发，直径多小于 1cm，偶有大于 2cm，多位于肝包膜下。镜下可见肿瘤由小胆管样的腺瘤样细胞组成，边界清楚，无包膜。瘤细胞呈立方形或柱状，大小一致，胞质丰富，核较深染，核分裂象罕见。

胆管囊腺瘤发生于肝内，呈多房性，内含澄清液体或黏液。多见于肝右叶，边界清楚。囊壁衬附柱状上皮。胞质呈细颗粒状、淡染，胞核大小、形状规整，位于细胞中央。

混合腺瘤是肝腺瘤和胆管腺瘤同时存在于一体的肿瘤。一般多见于儿童，发展较快。

（三）临床表现

本病属良性肿瘤，生长缓慢，病程长，多见于口服避孕药物的育龄期妇女，疾病早期可无任何症状（5%~10%），临床表现取决于肿瘤生长速度、部位及有无并发症。

1. 腹块型　25%~35% 的患者可以上腹包块为主要表现，多不伴其他不适症状。当肿块体积较大压迫周围脏器时，可出现上腹饱胀不适、恶心、隐痛等。查体时可触及肿块与肝脏关系密切，质地与正常肝组织相近，表面光滑。如为囊腺瘤，可有囊性感。

2. 急性腹痛　占 20%~25%。瘤内出血（通常肿瘤直径 >4cm）时可表现为急性右上腹痛，伴发热，偶见黄疸、寒战，右上腹压痛、肌紧张，临床上易误诊为急性胆囊炎；肿瘤破裂引起腹腔内出血时可出现右上腹剧痛、心慌、冷汗，查体可见腹膜刺激征。严重时还可发生休克，病情危急。大多数以急腹症为表现的肝腺瘤患者均有口服避孕药史。

（四）辅助检查

肝腺瘤在 B 超上表现为边界清楚的占位性病变，回声依周围肝组织不同而不同；CT 表现为稍低或低密度，动态增强扫描见动脉期和肝门静脉期均轻度强化，并可见假包膜。部分伴有糖原贮积病患者肿瘤可表现为高密度；肝腺瘤在 MRI 表现为 T_1WI 和 T_2WI 上以高信号为主的混杂信号，脂肪抑制后 T_1WI 上的高信号无变化，绝大多数有假包膜，且在肝门静脉期或延迟期出现轻度强化。

实验室检查在疾病初期可不出现明显异常，但由于瘤体出血、坏死及压迫周围胆道影响胆汁引流可出现肝功能异常、胆红素增高等。对于未发生恶变的患者，血甲胎蛋白水平应在正常范围之内。

（五）诊断

发现右上腹肿块，增长缓慢，平时无症状或症状轻微，全身情况较好。体检时肿块表面光滑，质韧，无压痛，随呼吸上下活动，应考虑本病可能。如出现急性腹痛症状，应警惕腺瘤破裂出血可能。对于生育年龄女性，既往有长期口服避孕药史，可作为诊断本病的重要参考。

各种影像学检查手段均有助于明确诊断，但均缺乏特异性征象。经皮细针肝穿刺活检因受术者和病理医师经验所限，其准确率亦不能达到 100%，同时还存在腹腔出血的风险。因此，应将辅助检查结果与临床资料相结合以期做出正确的诊断。

（六）鉴别诊断

肝腺瘤易误诊为肝癌，特别是与低度恶性的肝癌，即便肉眼观察也难以鉴别。因此对有怀疑者应做多处切片，反复仔细镜检。肝局灶结节性增生在临床上也易与肝腺瘤混淆。相比较而言，肝腺瘤引起相关临床症状及化验指标异常更为常见。在影像学上局灶结节性增生在 B 超可显示血流增强，从中心动脉放射向周围的血管，病理肉眼可见中心星状瘢痕。

（七）治疗

肝腺瘤可发生破裂出血等并发症，有报道其病死率可达 90%。此外，更重要的是肝腺瘤有癌变风险。Foster 等于 1994 年报道了 39 例肝细胞腺瘤未切除患者，随访 30 年结果有 5 例发展为肝癌，恶变率约为 10%。另有文献指出恶变均发生在直径 >4cm 的肝腺瘤，且男性患者居多。根据以上原因，多数学者支持对于肝腺瘤，特别是瘤体较大，生长迅速难以与肝癌鉴别者，无论症状是否明显一旦拟诊即应争取尽早手术治疗。同时也有学者认为对于有口服避孕药史，肿瘤较小的患者，也可先停服口服避孕药，观察肿瘤是否缩小。对于因肝细胞腺瘤破裂所致腹腔内出血，可根据患者病情选择不同治疗方式。Croes 报道的 8 例治疗经验中，4 例经非手术治疗分别于 2～4 个月后行肝叶或肿瘤切除术。另外 4 例行急诊腹腔镜探查术，其中 3 例行纱布压迫止血获得成功，并于 3 个月后行肝部分切除术；另 1 例行急诊肝部分切除术。

肝腺瘤手术方式包括如下几种类型。

1. 肝叶切除术　肿瘤侵犯一叶或半肝，可行局部、肝叶或半肝切除。由于多数肿瘤有包膜，可沿包膜切除肿瘤，疗效满意。对于多发性肝腺瘤，可将大的主瘤切除，余下的小瘤逐一切除，疗效亦满意。

2. 囊内剜除术 此法适用于肝门处靠近大血管和胆管的肿瘤。但由于部分肝腺瘤即便术中肉眼观察亦难与肝癌区分，故一般仍以完整切除为宜。

3. 肝动脉结扎或栓塞术 部分肿瘤位于第一、第二、第三肝门，由于位置深在或紧邻大血管、胆管，局部切除困难，或瘤体与邻近脏器紧密粘连难以分开时，可结扎肝左、右动脉，亦可在肝动脉结扎同时用吸收性明胶海绵等行肝动脉栓塞。此法对于控制肿瘤生长及防止腺瘤破裂具有一定作用。

（八）预后

肝腺瘤在手术切除后，一般预后良好，但也有报道肝腺瘤术后复发或恶变者。故为预防此种情况发生，应争取将肿瘤完整切除，包括部分正常肝组织。此外，对于有口服避孕药者，应立即停用。

三、肝脏局灶性结节性增生

肝脏局灶性结节性增生（focal nodularhyperplasia，FNH）最早由 Edmondson 于 1958 年提出的，是一种少见的肝脏良性病变，Craig 在 1989 年报道其发病率约占全部肝脏原发肿瘤的 8%，占肝脏良性肿瘤的 25%，仅次于肝血管瘤。有学者统计该病在人群中的发病率大致为 0.9%~3.0%。FNH 可发生于任何年龄，但高峰期在 30~50 岁，以女性患者居多，男女发病比例约为 1 : 8。

Mathieu 等曾报道 23% 的 FNH 可合并有肝血管瘤，相比之下，FNH 合并有肝腺瘤的情况则较为少见。目前关于 FNH 与肝脏纤维板层细胞瘤的关系尚存在争议，有学者坚持认为后者为 FNH 的恶性表现，但至今尚未出现 FNH 恶变的报道。

（一）病因

迄今为止，FNH 的发病原因尚未阐明。多年来一直认为 FNH 的发生与激素有关，特别是口服避孕药物，Reddy 等统计 216 例女性患者中，近 85% 曾服用过口服避孕药。但近来也有文献报道，FNH 不仅出现于任何年龄段和性别，也可出现于不服用避孕药物的女性。Didier 分析 1989—1998 年收治的 216 例女性患者得出结论，无论 FNH 病灶大小、数量以及变化情况都与口服避孕药无关，且妊娠对 FNH 的发生、进展不存在影响。另一种观点认为FNH 的发生与炎症、创伤或先天因素引起的血管畸形有关。由于血管畸形、肝脏局部血供减少，刺激肝实质增生，发生"再生性变性"而致 FNH。Shimamatsu 通过实验发现肝脏在持续性缺血一段时间后会出现胆管的增生。此外，有学者曾在 FNH 病灶处的肝实质内发现玻连蛋白，此种物质恰可反映局部血管功能障碍。

（二）病理

大体观察 FNH 为一实性孤立结节，常位于肝包膜下，偶可带蒂，无包膜，边界清晰，据统计直径 <5cm 者占 84%，>10cm 者占 3.2%。病灶切面呈黄褐色或黄棕色，在大约 50% 的病例中，病灶中央可见特征性的星状瘢痕组织，伴纤维间隔自中央向四周放射，将结节分隔成大小不等的小叶，内无坏死。组织病理学可见病灶由增生的肝细胞组成，被纤维间隔分开，排列呈条索状，其间有血窦及肝巨噬细胞。星形瘢痕及纤维间隔内可见增生的血管、胆管及大量淋巴细胞、白细胞浸润，但无中央静脉。结节内无正常肝小叶结构，动、静脉管壁增厚，可使管腔偏心或完全闭锁。电镜下可见增生的肝细胞与正常肝细胞基本相同，唯一区别在于细胞间隙增大，微绒毛不规则伸入扩大的间隙。

（三）临床表现及诊断

本病患者中约75%无临床症状。当结节生长较大时，可有右上腹不适、疼痛、恶心及食欲下降等症状。FNH很少出现破裂、出血等并发症。

在影像学方面，超声、CT、MR及肝动脉造影等手段均可为诊断提供帮助。

超声作为一种简便、无创性检查，通常作为首选。但FNH中央星状瘢痕组织在B超的检出率仅为20%，彩色多普勒超声具有特征性表现，即中央粗大的供养动脉并向四周呈星状放射时，对诊断有一定帮助。

CT平扫多呈等密度或略低密度肿块，境界清楚，典型者可见中心低密度区。较为理想的CT扫描是动脉、肝门静脉双期螺旋CT扫描。动态扫描主要表现为造影剂灌注后病灶呈均质性早期填充，即一过性高密度；肝门静脉和延迟扫描时病灶密度迅速下降，表现为等密度，但有时中央瘢痕相对密度较高。在65%大FNH（≥3cm）和35%小FNH（≤3cm）可看到典型的中央星形瘢痕。

MRI扫描T_1、T_2加权像均为等信号的团块状病灶，而中央瘢痕在T_1WI上表现为低信号，在T_2WI上为高信号，且MRI显示中央瘢痕的敏感度可达49%~100%。近年来新型造影剂的应用，可大大提高MRI在FNH诊断中的地位。

肝动脉造影的诊断价值也较高，约1/3的患者可见到典型图像，即动脉相血管呈辐射状走行，实质相病灶分界清楚、呈放射状排列。

（四）鉴别诊断

FNH与肝腺瘤在临床及影像学表现均有相似之处，因后者常有破裂出血等并发症，需手术治疗，故应注意两者的鉴别（表10-3），其中最主要的依据为病理学检查。

表10-3 FNH与肝细胞腺瘤鉴别

	FNH	肝细胞腺瘤
发病年龄	儿童至老年	中年居多
肉眼观：包膜	无，边界清楚	有，完整或部分
中心瘢痕及纤维组织	有	无或极少
质地	硬	韧，与肝类似
镜检：胆管增生	有	无
肝巨噬细胞及炎细胞浸润	有	无
纤维增生	有	无
糖原	增多明显	大致正常
出血坏死	无	有

（五）治疗及预后

FNH为良性病变，生长缓慢，无恶变倾向，并发症罕见，故目前确诊病例一般不需手术治疗，对于结节较大、症状明显者，可考虑予以切除；另外，由于本病可能与口服避孕药物有关，故有学者提出对有服药史者应停用。

四、肝脏其他良性肿瘤

（一）肝间叶性错构瘤

肝间叶性错构瘤是一种肝脏少见良性肿瘤，常单发于 2 岁以下小儿，约占儿童肝脏肿瘤的 5%。有报道此病与结节性硬化有关。

肝间叶性错构瘤多发于右叶，大体观察常表现为边界清楚的肿块，无包膜，切面呈囊性，其内充填浆液或黏液，并可见少量残余肝组织。镜下观察病灶处间质水肿，内含囊肿、胆管及肝细胞；但也有非囊性、实性的报道。Craig 等于 1989 年认为肝间叶性错构瘤这种典型囊性结构与胆管扩张或间质大量积液有关。

大部分患者肝功能不受影响，但瘤体较大时可因压迫肝门静脉及胆道导致相关化验异常。B 超可显示肝间叶性错构瘤特征性的囊性改变，CT、MRI 对诊断亦有帮助。

本病为良性病变，无恶变倾向，当肿瘤较大、症状明显时，应行病灶切除或肝切除术。

（二）肝脏巨大再生结节

肝脏巨大再生结节为单发或多发的圆形或椭圆形结节，多发者数量很少超过 10 个，边界清楚，有致密的纤维组织包绕。镜下观察可见病灶由正常肝细胞结构组成，内可见正常汇管区结构，此点系与肝癌、肝腺瘤鉴别的重要依据。根据组织细胞有无异型性可将本病分为 I（无）、II（有）两型。此病多发生于既往有急、慢性肝损害的患者，有报道在慢性肝病患者中，此病发病率达 14%。肝脏巨大再生结节 II 型与肝细胞肝癌之间存在明显的相关性。Hytiroglou 等回顾 155 例成人肝硬化做肝移植的肝切除标本，发现两者间有明显的关联。另有研究发现，有些微小肝癌的背景即为肝脏巨大再生结节，说明肝癌可能发生在本病的基础之上。

本病无特异临床表现，有时可在慢性肝病患者的随访过程中偶然发现。单纯影像检查通常难以确诊，MRI 对本病的诊断有较大帮助，T_1 加权像多呈高信号，T_2 加权像则多呈低信号，但与小肝癌有重叠，确诊仍依靠组织学检查。在无癌变的病例，AFP 通常不高。

对于肝脏巨大再生结节患者应密切随访，有癌变倾向者应积极处理，酌情可行局部乙醇注射、手术切除或肝移植等方法治疗。

（三）肝脏结节性再生性增生

本病较为罕见，常因其他疾病行剖腹探查时偶然发现。尸检发现率约为 3%。肝脏结节性再生性增生病因不明，但 Wauless 曾提出其与肝门静脉阻塞有关。病变常以苍白色结节满布肝脏，偶尔可局限于某叶内，此时更易与肝脏其他良性肿瘤或肝癌相混淆。组织学表现为肝门静脉系统周围灶状增生，不伴纤维化。

本病较少引起临床症状，但有报道 50% 的患者可出现门静脉高压，故对于有门静脉高压症表现并排除肝纤维化可能者，应考虑到本病可能。另有文献显示在许多慢性系统性疾病（如类风湿、Felty 综合征、亚急性心内膜炎、多发性骨髓瘤、骨髓纤维化、真红细胞增多症、糖尿病）患者中，本病发病率较高。

B 超检查可见病变为不均质回声，在 CT 则为低密度。因肝内结节病灶可摄取硫化锝，故核医学检查有助于与其他肝脏占位性病变相鉴别。确诊则需病理。

对于大多数无症状患者，本病无须治疗。但个别病例可导致肝功能受损，甚至肝衰竭，应根据具体情况采取肝切除术乃至肝脏移植。

（四）肝脂肪瘤

肝脏脂肪类肿瘤少见，通常在行影像学检查或尸检时偶然发现。Ishak 于 1995 年报道此类疾病包括单纯脂肪瘤、髓脂肪瘤（含造血组织）、血管脂肪瘤（含厚壁血管结构）及血管平滑肌脂肪瘤（含平滑肌成分）。脂肪瘤在 CT 上通常为边界清晰的低密度区，其密度在肝脏各类肿瘤中是最低的。除个别含有血管瘤或腺瘤成分的肿瘤外，大多数病灶增强扫描无明显强化。由于内含大量脂肪组织，肿瘤在 MRI T_1、T_2 加权像上均呈现高信号，其强度与皮下脂肪或腹膜后脂肪相当，此点可与肝脏其他良、恶性肿瘤相鉴别。

肝脂肪瘤需与肝假性脂肪瘤相鉴别。后者系一种脂肪瘤样病变，有完整较厚纤维包膜，位于肝脏表面，其形成可能是盲肠、阑尾系膜粘连于肝脏表面的结果，故多数患者有腹腔手术史。CT 扫描可见病灶中心钙化。

本病治疗以手术切除为主，对确诊的较小脂肪瘤可暂观察，如有明显增大，可行手术治疗。目前尚未有肝脂肪瘤恶变的报道，预后良好。

（五）肝脏炎性假瘤

本病发病率低，多发生于肺部，肝脏少见。其病因可能与感染和免疫反应导致静脉狭窄、闭塞有关。炎性假瘤的基本病理特征是炎性增生性肿块，即由纤维基质和浆细胞为主的各种慢性炎性细胞浸润所形成的局灶性病变，体积可从直径数厘米大至占据整个肝叶。患者可有发热、上腹不适、白细胞增多等表现，少部分患者可有 AFP 升高。本病无论临床、影像学表现抑或肉眼观察常难与肝脏恶性肿瘤鉴别，故诊断依赖组织病理。

肝脏炎性假瘤发展缓慢，症状较轻，预后多数良好。在病例诊断明确的前提下，多数推荐以内科治疗为主。对未行手术或难以手术的患者，有文献报道可采用激素治疗。手术切除既可获得明确病理诊断，又可避免延误病情，同时疗效满意。

（六）肝纤维性肿瘤

肝纤维性肿瘤是一种罕见的肝内巨大结节性肿瘤，包括纤维瘤、孤立性纤维间皮瘤、卵巢外纤维型卵泡膜瘤等，多发于老年人。肿瘤切面呈编织状，中央可有坏死或囊性变。镜下可呈致密的纤维组织，或呈大量梭形纤维组织束状排列，可见核分裂象。肿瘤与正常肝组织分界清楚，体积很大，CT 表现为边界清晰、密度均一的肿块。手术切除后不复发。

（七）肝其他良性肿瘤

肝脏最常见的良性肿瘤为肝血管瘤、肝脏局灶结节性增生及肝腺瘤。其他诸如肾上腺或胰腺残余瘤、黏液瘤、施万细胞瘤、淋巴管瘤、平滑肌瘤、间皮瘤及错构瘤等在临床较为罕见。在诊断困难时，应考虑到上述疾病可能，特别应注意与肝脏恶性肿瘤的鉴别。

五、肝脏良性肿瘤的手术治疗

上述大多数肝脏良性肿瘤仍需要以手术治疗为主，下面就肝脏良性肿瘤的手术治疗进行总结性讨论。

目前公认的世界首例肝脏切除手术是由德国外科医师 Carl Langenbuch 于 1888 年报道完成的。随后，Tiffany、Luke 和 Keen 等相继于 1890 年、1891 年及 1899 年成功完成了肝脏切除手术。至此以来，肝脏外科已经历了百余年的发展历程。然而，由于肝脏解剖结构复杂，血供丰富，术中出血难以控制，术后并发症多，手术死亡率高，一直制约着肝脏外科的发展。

1951 年，瑞士的 Hjortsjo 首次建立了肝脏管道铸型腐蚀标本和胆管造影的研究方法，经过 10 例的观察提出肝动脉和肝胆管呈节段性分布，并将肝脏分成内、外、后、前、尾共 5 段。1957 年，Couinaud 根据肝静脉的分布，提出了具有里程碑式意义的肝脏八段解剖分段法。肝脏解剖学的研究，反过来亦促进了肝脏外科的发展。20 世纪 50 年代中期时，Gold-smith 和 Woodburne 强调肝叶切除术应严格遵循肝脏内部的解剖，因而提出规则性肝叶切除术的概念。Quattlebaum 于 1952 年对一位肝血管瘤患者成功施行了肝右叶切除手术，并于 20 世纪 50 年代末期提出广泛肝切除手术的要素，包括充分显露、入肝血管结扎、完全游离肝脏、钝性分离肝实质。这些观点至今在肝脏手术中仍然不失其重要性。与此同时，输血技术的应用、麻醉技术的改进及抗生素的问世等，也都大大促进了肝脏外科的发展。1980 年，Starzl 发明了扩大的肝右叶切除术，其术式至今仍为常用方法。Hugeut 用肝血管阻断方法进行肝左叶扩大切除术，在肝血管阻断下，可以在无血的情况下沿肝右静脉向远端分离，手术结束时，可以清楚地看到肝右静脉走行在肝断面上。自 20 世纪末期以来，随着肝移植技术的发展，国内外学者对体外静脉 – 静脉血液转流、肝脏缺血耐受时限、肝脏低温灌注和离体肝脏体外保存等方面进行了深入研究，体外肝脏手术的概念逐渐建立起来，从而有效提高病变肝脏切除的安全性、准确性和根治性。

相对恶性肿瘤而言，肝脏良性肿瘤由于其早期常无症状，故发现时往往瘤体已较大。近年文献报道，肝脏良性肿瘤切除术的手术死亡率为 0 ~ 3%，手术并发症发生率为 10.7% ~ 27%。值得注意的是，如肿瘤已致相关并发症，则手术风险将大大增加，如当肝血管瘤发生破裂出血后，手术死亡率高达 36.4%。因此，应加强对肝脏良性肿瘤外科治疗的重视，特别是对手术指征的把握、术式的选择、手术技巧和应急处理等问题更应做到心中有数，以提高肝脏良性肿瘤外科治疗水平。

（一）适应证及禁忌证

肝脏良性肿瘤的治疗方法多样，包括随诊观察、介入放射治疗、局部注射药物及手术切除等。其中，手术切除因其能够彻底清除病灶、获得病理组织学诊断等优势，地位不容忽视。另一方面，相对于恶性肿瘤，肝脏良性肿瘤是肝脏的局部病变，其余肝组织大都正常，患者肝功能也往往正常，因此，局限性的肝良性肿瘤是肝切除的最佳适应证。应该注意到，不同类型的肝脏良性肿瘤，对于手术时机的选择也有所不同，应在充分理解肝脏良性肿瘤手术适应证的基础上根据具体情况灵活应用。

1. 肝脏良性肿瘤手术的适应证

（1）不能除外恶性肿瘤可能的肝占位性病变，特别是少数良性肿瘤可伴有 AFP 升高，术前鉴别诊断十分困难，对此类患者手术指征应适当从宽把握。

（2）瘤体巨大或短期内生长迅速，易并发破裂或恶变者。

（3）诊断明确，肿瘤位于左外叶或边缘部，伴有较明显的症状。

（4）肿瘤已发生破裂或其他并发症者。

2. 肝脏良性肿瘤手术的禁忌证

（1）无症状的肝脏良性肿瘤，且排除恶性变可能。

（2）中央部或Ⅰ、Ⅷ段可明确性质的小肿瘤。

（3）患者一般状况较差，难以耐受手术，或同时合并其他肝脏疾病致肝功能受损，术后肝脏功能难以代偿。

（二）手术方式

临床上最常用的是肿瘤包膜外切除、局部不规则切除及规则性肝叶切除（具体内容见相关章节）。目前还有微创腹腔镜肝叶切除术和仍有争议的体外肝脏手术。

1. 常规手术切口选择　肝脏切除手术常用的切口包括肋下弧形切口、上腹正中切口、上腹屋顶形切口、上腹"人"字形切口和"鱼钩"形切口。应根据肿物所在部位，同时结合肿物大小、患者体型情况、肋弓角度大小进行选择，以达到良好的暴露和充分的游离，同时适当的切口选择也是减少肝切除手术中出血的重要因素之一。

2. 非规则肝切除的方法　包括肿瘤包膜外切除术、局部不规则切除术等方法在内的切肝方法可用指捏法、止血钳压碎法、肝钳法、缝合法、止血带法、微波固化法、超声吸引法、刮吸法、水压分离法等。无论哪种方法，关键是不能损伤肝门静脉、肝静脉主干。当病变紧靠主要的血管时，可用无损伤血管钳钳夹，先将病灶切除，然后才有足够的空间暴露、检查血管是否受损伤并根据具体情况做出修补或吻合，恢复血管的通畅。

3. 肝血流阻断方法　肝切除手术首要的问题是如何控制术中出血。大量研究表明，手术中的出血与术后并发症的发生率及病死率呈明显的正相关关系。常用的肝血流阻断方法包括如下几种。

（1）第一肝门血流阻断法（Pringle 法）：用 1 根橡胶管通过小网膜孔绕肝十二指肠韧带两圈后扎紧，以阻断肝动脉和肝门静脉血流，减少切肝时的出血。其特点是无须分离、解剖第一肝门，具有止血确切、简便、安全等优点。除第一、第二和第三肝门区肿瘤外，几乎可用于各类型的肝切除术。但该法最大的缺点是阻断了肝动脉及肝门静脉的入肝血流，为了减少肝脏热缺血损害，肝门阻断应有时间的限制。肝叶切除术时暂时阻断血供的 Pringle 手法已应用 100 余年，但阻断血供时限研究绝大多数为动物实验，尤其是肝硬化时阻断时限尚缺乏临床研究。目前的经验认为，对于无肝硬化的患者，持续阻断时间在 30min 内是安全的。而对于伴有轻至中度肝硬化的患者，控制在 20min 内也是安全的。但对于重度肝硬化的患者，最好不用此方法。

（2）单侧入肝（半肝）血流阻断法：本方法又分为完全性半肝入肝血流阻断和选择性半肝入肝血流阻断两种。两者区别在于是否分离肝动脉及肝门静脉分支后进行阻断。单侧入肝血流阻断的优点是，保留了健侧肝脏的正常血供，不造成健侧肝损害，尤其是肠系膜血流仍可通过健侧肝脏回流入体循环，不会发生因肝门阻断所造成的肠道内细菌及内毒素移位和肠黏膜的损伤，术后肝功能损害轻，患者恢复快。本方法特别适用于合并有肝硬化的患者。然而，单侧入肝血流阻断法需要有熟练的肝门解剖技术，否则易误伤 Glisson 鞘内的管道，造成出血或胆漏。

（3）选择性肝门阻断法：本方法是解剖第一肝门，切肝时阻断肝门静脉主干，患侧肝动脉按需要阻断。本方法不需要解剖位置较深而又紧贴肝实质的肝门静脉分支，操作相对容易。此法阻断了 75% 的入肝血供，可以有效减少出血；同时又保证了肝动脉的供氧，故常温下阻断时间可明显延长，为切肝提供了足够的时间，适合于对合并有肝硬化的患者行肝段的非解剖性切除。曾有学者报道应用此法阻断长达 105min 仍未见肝损害者。

（4）全肝血流阻断法：本方法主要是用来处理位于第一、第二、第三肝门的病变或中央型的肝脏肿瘤及来自肝后下腔静脉和肝静脉的大出血和空气栓塞的问题。对于一些复杂的肝切除手术，切肝前均需做好全肝血流阻断的准备，在肝上、肝下下腔静脉和第一肝门预置血管吊带备用阻断。尽管时常是"备而不用"，但可以防止术中意外的发生，增加手术的安全性。应该注意到，肝血流阻断虽能有效地减少肝切除术中的出血，但同时也会造成肝缺血和再灌注损伤，而且会对术中机体的血流动力学造成一定影响。

4. 腹腔镜肝叶切除术　1996 年，Azagra 等首次进行真正意义上的腹腔镜肝切除术。此后腹腔镜肝切除的报道不断增多。根据欧洲一项多中心 87 例手术资料分析，腹腔镜肝叶切除治疗肝脏良性肿瘤无手术死亡，并发症发生率为 5%，术中输血率为 6%，中转或术后开腹手术为 10%，其中 45% 因出血而再次手术探查。术后平均住院时间仅为 5d（2～13d）。目前认为腹腔镜下切除肝良性肿瘤是安全可靠的，但仅适用于肝左叶和右前部的肿瘤。尽管有报道称已成功完成腹腔镜下肝Ⅶ、Ⅷ段血管瘤切除术，但笔者认为由于显露困难使手术过程复杂费时、术中出血不容易控制等原因，目前该方法不推荐应用于中央部肿瘤或是巨大肿瘤的肝叶切除。

5. 体外肝脏手术　有学者曾提出对不能采用常规或非常规肝切除方法切除的肝脏良性巨大肿瘤也可考虑施行体外肝脏手术，理由是这样的肝脏储备功能良好，手术的耐受能力强。但肝脏良性肿瘤是否值得冒如此大的手术风险进行体外肝脏手术是争论的焦点。有关体外肝脏手术在相关章节详述。

（三）手术注意事项

考虑到肝脏良性肿瘤的生物学特点，大多数情况下在行肝切除术时通常不用考虑肿瘤复发和所谓"安全切缘"的问题，因此在切除肿瘤的同时应最大限度地保留正常肝脏组织，并尽可能地减少术中失血。在手术过程中，应注意到如下问题。

1. 当肝脏占位病变与恶性肿瘤鉴别困难时　常以恶性肿瘤进行手术探查，因而主张施行规则性肝叶切除或有一定"安全切缘"的局部切除；但是，对于中央型和位于Ⅰ、Ⅷ段的 5cm 以下小肿瘤因位置深，在操作时较为困难，手术风险高，仍应选择局部切除，以免患者因较小的良性肿瘤而损失大量肝组织或引发严重手术并发症。

2. 当肿瘤体积巨大时　应注意做好全肝血流阻断的准备。因为绝大多数此类肿瘤直接压迫下腔静脉和第一、第二肝门，由于肿瘤体积大，术中显露困难，肝内血管分布失常，术中较易损伤下腔静脉或肝静脉主干导致大出血。此外，在分离切除紧贴下腔静脉的肿瘤时，常可因肝短静脉处理不当而引发出血，常见原因是肝短静脉结扎线脱落、钳夹止血不当而致使下腔静脉损伤。术中一旦出现下腔静脉或肝静脉主干出血，最好立即行全肝血流阻断并修复损伤血管，切不可在慌乱中盲目钳夹，以免造成更为严重的损伤。在注意控制出血的同时，还应注意对于巨大肝脏肿瘤，常已压迫周围胆管，在行半肝或扩大半肝切除时常易损伤肝内或肝外胆管，因此术中除仔细解剖辨认外，探查胆总管并置 T 形管引流是防止胆道损伤和术后胆漏的重要措施。对已明确发生严重肝胆管损伤者，应努力仔细修复后行 T 形管引流或改行胆肠 Roux - en - Y 内引流术并在肝下放置较长一段时间的负压引流管。

（陈喜全）

第四节 原发性肝癌

原发性肝癌是一种常见的恶性肿瘤，为癌症致死的重要原因之一，全球每年发病人数达120万人。在世界范围内居男性常见恶性肿瘤第7位，居女性的第9位，在我国列为男性恶性肿瘤的第3位，仅次于胃癌、食管癌，女性则居第4位。原发性肝癌是非洲撒哈拉一带和东南亚地区最常见的恶性肿瘤之一。近年来，B型和C型传染性肝炎在全球的流行导致了亚洲和西方国家肝癌发病率正快速升高。我国原发性肝癌的分布特点是：东南沿海高于西北和内陆；东南沿海大河口及近陆岛屿和广西扶绥地区，形成一个狭长明显的肝癌高发带。通常，男性较女性更易罹患原发性肝癌，我国普查资料表明，男女之比约为3：1。原发性肝癌可发生在任何年龄，但以中壮年为多见。据我国3 254例的统计分析，平均患病年龄为43.7岁，而非洲班图族人的平均年龄为37.6岁，印度为47.8岁，新加坡为50岁，日本为56.6岁，美国为57岁，加拿大为64.5岁；而在原发性肝癌高发地区主要发生在较年轻的人中，如莫桑比克25~34岁年龄组的男性肝癌发病率约为英、美同龄组白人的500倍。但在65岁以上年龄组中，前者发病率仅为后者的15倍。我国原发性肝癌的比例远较欧美为高，据卫生部统计，我国每年约13万人死于肝癌，占全球肝癌死亡总数的40%。因此，研究原发性肝癌的病因、诊断和治疗是我国肿瘤工作的一项重要任务。

一、病因

原发性肝癌的病因迄今尚不完全清楚，根据临床观察和实验研究，可能与下列因素有关。

1. 乙型肝炎病毒（HBV）　一般说来，相关性研究已证实肝细胞癌的发病率在HBsAg携带者的流行率呈正相关关系。由于东南亚和非洲撒哈拉地区HBsAg流行率很高（超过10%），所以这些地区的肝细胞癌发生率也是最高的。但在大部分欧美国家的人群中，肝细胞癌发病率低，其HBsAg携带者的流行率亦低。用克隆纯化的HBV-DNA杂交试验证明，由肝细胞癌建立的肝细胞系，肝细胞癌患者的恶性肝细胞以及长期无症状的HBsAg携带者肝细胞的染色体组中都整合进了HBV-DNA。在非肝细胞癌患者中这种整合现象的存在表明整合不足以发生肝细胞癌。总之，在若干（不同的）人群中HBV和肝细胞癌之间的强度、特异性和一致性的关系，HBV感染先于肝细胞癌发生的明确证据，以及来自实验室研究的生物学可信性，都表明HBV感染和肝细胞癌发生之间呈因果关系。

2. 黄曲霉素　黄曲霉素是由黄曲霉菌产生的真菌毒素。主要有四类：黄曲霉素B1和B2、G1和G2。在动物实验中证明黄曲霉素有很强的致癌作用。其中黄曲霉素B1的作用最显著，但对人的致癌作用证据尚不足。不过，流行病学调查资料表明，随着饮食中黄曲霉素水平的增加，肝癌发生率也随之增高。

3. 肝硬化与肝细胞癌　肝硬化与肝细胞癌的关系密切，据1981年全国肝癌协作组收集的500例病理资料，肝硬化的发生率为84.4%，而肝硬化亦绝大多数属于大结节型的坏死后肝硬化。大结节性肝硬化常见于非洲和东南亚地区，这些地区为肝细胞癌的高发区。而小结节性肝硬化常见于欧洲和美国的肝细胞癌低发区。大结节性肝硬化的产生多半与HBV有关，并趋向于亚临床，患病的第一信号通常与肝细胞癌有关。因此，有人总结肝癌的发病过程为急性肝炎-慢性肝炎-肝硬化-肝细胞癌。这进一步说明了HBV可通过启动致癌过程，或既充当启动因子又通过与肝硬化有关的肝细胞再生作为后期致癌剂，从而引起肝细胞癌。

4. 其他　遗传因素是值得进一步探讨的，江苏启东县调查 259 例肝癌患者家族，发现有 2 人以上患肝癌有 40 个家族，占 15.4%。非洲班图族肝细胞癌多见，而居于当地的欧洲人则肝癌少见。另外，还有较多致癌很强的化学物质——亚硝胺类化合物可以诱发原发性肝细胞癌。肝癌患者中约有 40% 有饮酒史，吸烟致癌的系列研究中某些观察结果表明，肝细胞癌有中等程度增高。有人提示血吸虫与肝癌也有联系。众所周知，在口服避孕药的妇女中患肝细胞腺瘤的危险性增加。综上所述，原发性肝癌的演变过程是多种多样的，因此，对其病因尚无法作肯定性结论。

二、病理

原发性肝癌大体形态可分为三型：结节型、巨块型和弥漫型（图 10 - 3），其中以结节型为多见。结节型肿瘤大小不一，分布可遍及全肝，多数患者伴有较严重的肝硬变。早期癌结节以单个为多见，多发癌结节的形成可能是门静脉转移或癌组织多中心发生的结果，本型手术切除率低，预后也较差。巨块型呈单发的大块状，直径可达 10cm 以上，也可由许多密集的结节融合而成，局限于一区，肿块呈圆形，一般比较大，有时可占据整个肝叶。巨块型肝癌由于癌肿生长迅速，中心区容易发生坏死、出血，使肿块变软，容易引起破裂、出血等并发症。此型肝癌也可伴有肝硬变，但一般较轻。弥漫型肝癌较少见，有许多癌结节散布全肝，呈灰白色，有时肉眼不易与肝硬变结节区别，此型发展快，预后差。

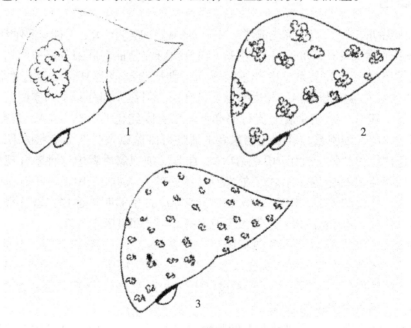

图 10 - 3　原发性肝癌的大体类型
1. 结节型；2. 巨块型；3. 弥漫型

中国肝癌病理协作组根据 500 例尸检肝癌大体特征的研究，提出了四大型六亚型的分类法。弥漫型：小癌结节弥漫性地散布于全肝，因而此种类型仅在肝癌尸检病例中可以见到。块状型：癌块直径在 5 ~ 10cm 之间，超过 10cm 为巨块型。根据癌块的数量与形态又分为单块状型、融合块状型和多块状型3个亚型。结节型：癌结节直径在3~5cm之间，又分为单结节型、多结节型和融合结节型3个亚型。小癌型：单个或双个癌结节，直径小于或等于3cm。血清甲胎蛋白阳性者在肿瘤切除后转为正常。从病理组织来看，原发性肝癌也可分为三类：肝细胞型、胆管细胞型和二者同时出现的混合型。肝细胞癌占绝大多数，为85%以上。癌细胞呈圆形或多角形，核大而核仁明显，胞浆丰富呈颗粒状，癌细胞排列成索状或巢状，尤以后者为多见。胆管细胞型肝癌多为单个结节，极少合并肝硬化，血清AFP阴性。肿瘤因含有丰富的纤维间质而呈灰白色，质地实而硬。混合型肝癌：肝细胞癌与胆管细胞癌同时存在，称为混合型肝癌。两种癌细胞成分可以在一个结节中不同区域或混合存在，通常认为源自同一细胞克隆。混合型肝癌多合并有肝硬化，在临床上更多地表现出肝细胞癌的特征。

Anthony根据263例肝细胞癌的细胞形态、排列以及间质多少的不同，将肝细胞癌分为四型：①肝细胞型（77.7%），癌细胞的形态及其排列与正常肝细胞极为相似。②多形细胞型（11.4%），此型癌细胞多种多样，排列不规则，成窦性团块，无小梁和血窦。③腺样型（7.2%），癌细胞呈腺管状结构。④透明细胞型（1.5%），癌细胞似透明细胞，内含有糖原和脂肪。胆管细胞癌较少见，细胞多呈立方形或柱状，排列形成大小不一的腺腔。混合型最少见，癌细胞的形态部分似肝细胞，部分似胆管细胞，有时混杂，界线不清。

原发性肝癌极易侵犯门静脉和肝静脉引起血行转移，肝外血行转移至肝门淋巴结最多，其次为胰周、腹膜后、主动脉旁及锁骨上淋巴结。此外，向横膈及附近脏器直接蔓延和种植性转移也不少见。

三、临床表现和体征

原发性肝癌的临床表现和体征多种多样，往往在患者首次就诊时多已属晚期。主要原因是除了肝癌生长迅速，在某些病例中肿瘤倍增时间可短至10天内，另外，肝脏体积大意味着肿瘤在被感觉到或侵犯邻近的脏器结构前必定已达到相当大的体积；肝脏大的储备量，使大部分肝脏组织被肿瘤替代前不会出现黄疸和肝功能衰竭。因此，肝细胞癌起病隐匿，并在早期处于静止阶段，难以做出早期诊断；加之缺乏特异性症状与体征，肝脏深藏于肋缘内，触诊时手难于触及，况且肝功能生化检查缺乏特异性变化等综合因素，皆延迟了肝癌的进一步诊断。到发展为大肝癌方始治疗，已无法改变其不良预后。由于肝细胞癌自发地表现出症状时预后已很差，近年来，人们越来越多地把注意力集中到早期诊断上，采用血清AFP检测、B超检查、CT、MRI等有助于早期发现。在高危人群的普查中，可以发现几乎无症状的小肝癌，即所谓的"亚临床期肝细胞癌"，肝癌常见的临床表现是肝区疼痛、肝肿大或腹胀、食欲减退、消瘦、乏力和消化道症状等。

1. 肝区疼痛　肝区疼痛是最常见的症状和最常开始的主诉。疼痛多为持续性隐痛、钝痛、胀痛，有时可散发至背部，或牵涉到右肩痛。如疼痛逐渐加重，经休息或治疗仍不见好转，应特别警惕是否患肝癌的可能。疼痛多由癌肿迅速生长使肝包膜紧张所致。如突然发生剧烈的腹痛并伴有腹膜刺激征和休克，多有肝癌破裂的可能。肝硬变患者出现原因不明的上腹部疼痛时，应当怀疑肝细胞癌的可能。

2. 腹胀　患者可因腹胀症而自动减食而加速消瘦，体重减轻。当患者腹围增大或全腹胀时，应考虑有中等或大量腹水。在肝硬变患者中出现原因不明的肝肿大或腹水（尤其是血性腹水），应警惕肝细胞癌发生的可能。门静脉或肝静脉癌栓，可出现顽固性腹水或腹胀。

3. 食欲减退、恶心、呕吐等消化道症状　典型的肝细胞癌的症状是上腹部疼痛伴不同程度的虚弱、乏力、厌食、消瘦和腹胀，其消化道症状诸如恶心、呕吐、便秘、腹泻和消化不良亦可出现，但这些非特异性表现对诊断帮助甚微。

4. 发热　肝区疼痛或不明显原因的发热应怀疑肝癌的可能，因为巨块型肝癌易发生坏死，释放致热原进入血液循环引起发热。

临床上常见的肝癌患者的体征以肝肿大为主要症状占94%以上。如患者在短期内肝脏迅速肿大，肋下可触及肿块，质硬有压痛，表面光滑或有结节感，更易诊断。如肿块位于肝的下部则比较容易扪到，如肿块位于膈顶部，可见右膈肌上抬，叩诊时浊音界也抬高，有时膈肌固定或运动受限，甚至出现胸水。晚期肝癌可出现脾肿大，这是因为原有长期肝硬化病史，脾肿大是由门静脉高压所引起。脾在短期内增大应警惕门静脉癌栓阻塞的可能性。

除上述症状和体征外，有临床肝硬变背景的患者可能出现黄疸，初诊时黄疸可能为轻度，随着病程的发展，黄疸逐渐加深。黄疸多见于弥漫型或胆管细胞癌。癌肿结节压迫胆道或因肝门区淋巴结肿大压迫胆道时，均可出现黄疸。当肝硬变严重而有肝癌的患者还可出现一系列肝硬变的症状，如鼻衄、牙龈出血，以及门静脉高压所致呕血或黑便等。

由于肝癌的早期症状和体征不明显，而且部分患者无症状和体征，所以早期普查已越来越受到重视。

四、诊断

1. 诊断标准　2001年9月在广州召开的第八届全国肝癌学术会议上通过的肝癌诊断标准：

（1）AFP≥400μg/L，持续4周，能排除妊娠、生殖腺胚胎源性肿瘤、活动性肝病及转移性肝癌，并能触及肿大、坚硬及有大结节状肿块的肝脏或影像学检查有肝癌特征的占位性病变者。

（2）AFP<400μg/L能排除妊娠、生殖系胚胎源性肿瘤、活动性肝病及转移性肝癌，并有两种影像学检查有肝癌特征的占位性病变或有两种肝癌标志物（DCP、GGTⅡ、AFU及CA199等）阳性及一种影像学检查有肝癌特征的占位性病变者。

（3）有肝癌的临床表现并有肯定的肝外转移病灶（包括肉眼可见的血性腹水或在其中发现癌细胞）并能排除转移性肝癌者。

肝细胞癌治疗历经令人失望的漫长岁月后，在过去20多年间迎来了诊断和治疗方面的重大进展。自从采用AFP检测以来，肝癌的诊断水平又有了迅速提高，我国临床诊断的正确率已达90%以上。尤其是肿瘤影像技术的显著进步，如血管造影术、CT和超声显像术再加上MRI使肝癌的早期诊断变得更容易。但由于肝癌早期症状不明显，中晚期症状多样化，AFP检测虽然对原发性肝癌诊断有特异性，但在临床上有10%～20%的假阴性，因此，在肝癌的诊断过程中，医务人员必须根据详细的病史、体格检查和各项化验检查以及某些特殊检查结果加以认真分析，从而做出正确的诊断。

肝癌多见于30岁以上的男性，但在肝癌多发地区，发病年龄高峰移向更年轻人群，这与肝炎发生于年轻人群的流行病学特点相吻合。据我国统计3 254例，平均为43.7岁；非洲班图族人的平均发病年龄为 37.6 岁，在美国则为 57 岁，故在多发地区肝癌的高发率主要是发生在较年轻的患者。

2. 免疫学检查 肝癌诊断上的突破性进展是肿瘤标志物 AFP 的发现。1956 年 Abelev 利用新生小鼠血清为抗原，制备成抗血清，首先在带有移植性肝细胞癌的小鼠血清中发现此种胚胎性血清蛋白。1964 年 Tatarinov 首先证实原发性肝癌患者血清中存在 AFP。此后，血清的 AFP 检测试验便广泛用于临床上诊断原发性肝癌。

AFP 是在胚胎时期在肝实质细胞和卵黄囊中合成的，存在于胎儿血清中，在正常成人血清中一般不存在这种蛋白，即使有也是极微量。但当发生肝细胞癌时，在血清中又出现这种蛋白。肝细胞癌具有合成 AFP 的能力，对诊断原发性肝癌提供了有力依据。我国率先使用 AFP 测定进行大规模的肝癌普查，在临床诊断亚临床期肝癌积累了大量资料，阳性率达 72.3%，于是给原发性肝癌的早期诊断及早期手术开辟了道路。

肝细胞癌的分化程度与 AFP 也有一定的关系，高度分化及低度分化的肝细胞癌或大部分肝细胞癌变性坏死时，AFP 的检测结果可呈假阴性。有人在分析临床病例的基础上，归纳几点：①AFP 在肝细胞癌患者血清中出现占 60% ~ 90%，但在胆管细胞癌患者不出现。②在肝转移癌的患者中不出现。③肝脏的良性肿瘤和非肿瘤造成的肝病患者中不出现 AFP。④经手术完全切除肝细胞癌后，血清中 AFP 即消失，随访过程中，AFP 又出现阳性时，说明癌肿复发。

目前常用的 AFP 检测方法是抗原抗体结合的免疫反应方法。临床上常用的琼脂扩散和对流免疫法是属于定性的诊断方法，不很灵敏，但比较可靠，特异性高，肝癌时的阳性率大于 80%，若用比较灵敏的放射免疫法测定，可有 90% 的患者显示有不同程度的血清 AFP 升高。各种不同方法能测得的血中 AFP 含量的范围如下：

琼脂扩散法 >2 000μg/L

对流免疫法 >300μg/L

反向间接血凝法 >50μg/L

火箭电泳法 >25μg/L

放射免疫法 >10μg/L

AFP 假阳性主要见于肝炎、肝硬变，占所有"假阳性"的 80%。另外，生殖腺胚胎癌因含卵黄囊成分，故可以产生一定量的 AFP。除此之外，胃肠道肿瘤，特别是有肝转移者也可能有 AFP 假阳性出现。

血清 AFP 虽是诊断 HCC 的可靠指标，但存在着较高的假阳性或假阴性。随着分子生物学的发展，已经可以采用逆转录聚合酶链式反应（RT－PCR）来检测外周血 AFP mRNA，其灵敏度比放射免疫法还高，有助于肝癌早期诊断、肝癌转移或术后复发的监测。

除 AFP 诊断肝癌以外，较有价值的肝癌标志物探索正方兴未艾。例如：

α－L－岩藻糖苷酶（AFU）：AFU 属溶酶体酸性水解酶类，主要生理功能是参与岩糖基的糖蛋白、糖脂等生物活性大分子的分解代谢。1980 年法国学者 Deugnier 等研究发现，原发性肝癌患者血清 AFU 升高。AFU 超过 110nKat/L（1nKat = 0.06IU）时应考虑为肝细胞癌。在 AFP 阴性的病例中，大约有 70% ~85% 出现 AFU 的阳性结果，在小肝癌病例血清 AFU 的阳性率高于 AFP，因此同时测定 AFU 与 AFP，可使 HCC 的阳性检出率从单侧的 70% 提高至 90% ~94%。AFP 阴性和 AFP 升高而不足以诊断 HCC 患者，其血清 AFU 的阳性率达80.8%。肝组织活检证实为 HCC 患者，血清 AFU 的阳性率（67%）为 AFP 阳性率（20%）3 倍以上。因此，AFU 测定对 AFP 阴性和小细胞肝癌的诊断价值更大。

CA199：它是一种分子量为 5 000kD 的低聚糖类肿瘤相关糖类抗原，其结构为 Lea 血型抗原物质与唾液酸 Lexa 的结合物。CA199 为消化道癌相关抗原，是胰腺癌和结、直肠癌的标志物。血清 CA199 阳性的临界值为 37kU/L。肿瘤切除后 CA199 浓度会下降；如再上升，则可表示复发。结直肠癌、胆囊癌、胆管癌、肝癌和胃癌的阳性率也会很高。若同时检测 CEA 和 AFP 可进一步提高阳性检出率。

癌胚抗原（CEA）：正常 <2.5μg/L。原发性肝癌可有升高，但转移性肝癌尤多。

碱性磷酸酶（AKP）：正常 <13 金氏单位，肝癌中阳性率 73.7%，肝外梗阻 91.2%。同工酶 AKP 为肝癌特异，原发性肝癌 75% 阳性，转移肝癌 90% 阳性。

γ-谷氨酰转肽酶（γ-GTP）：正常 <40 单位，肝癌及梗阻性黄疸皆可升高。

5'核苷酸磷酸二酯同工酶 V（5'-NPD-V）：原发性肝癌 70% 阳性，转移性肝癌 80% 阳性。

铁蛋白（Ferritn）：正常值 10~200μg/L，肝癌中升高占 76.3%，有报道在 AFP <400μg/L 的肝癌病例中，70% 铁蛋白 >400μg/L。从以上介绍不难看出，除 AFP 外，目前常用的肝癌肿瘤标志物大多缺乏特异性，但有助于 AFP 阴性肝癌的诊断。

3. 超声检查　自超声显像问世以来，使肝占位性病变诊断取得了很大进展。目前，超声显像在检查小病灶如小肝细胞癌方面已成为不可缺少的手段，并正在继续完善以进一步提高分辨力。超声显像根据肿瘤的形状可分为结节型、巨块型和弥漫型三种。①结节型：肿瘤与肝实质分界明显，因此，肿瘤能清晰识别，该型肿瘤可为单发或多发。②巨块型：肿瘤通常较大，直径 5cm 以上，虽然一般瘤体轮廓可辨，但较模糊。③弥漫型：瘤体不清晰，边界模糊，肝实质内呈弥漫性分布，可看到不均匀、粗糙的异常回声光点。

肝癌的超声回声类型有：①低回声（Low-echo pattern），病灶回声比肝实质为低，常见于无坏死或出血，内质均匀的肿瘤。此型常见于小肝细胞癌、小的转移性肝癌及大的增生结节等。②周围低回声型（low-peripheryechopattern），肿瘤以低回声环与肝实质清晰的分隔，其瘤体内部回声可较周围实质稍高或等同，或者高低混合。③高回声型（high-echo pattern），其内部回声一般比周围实质高，从组织学上可见肿瘤广泛坏死或出血，此型见于有脂肪变性的肝细胞癌。④混合回声型（mixed-echo pattern），瘤体内部为高低回声混合的不均匀区域，可能因在同一肿瘤中出现各种组织学改变所致，此型常见于大肝癌和大的转移性肝癌。超声可显示直径 0.3cm 的癌结节，直径 3~5cm 的小肝癌呈圆形或不规则圆形，主要见于结节型肝癌；直径 6~7cm 的肝癌呈卵圆形团块，多由数个结节融合，边缘可辨认或模糊不清，大于 8cm 的巨块其形态多不规则；弥漫型肝癌多发生于肝硬化的基础上，肝弥漫性回声增强，呈密集或较密的粗颗粒状中小光点与强回声条索，其间散在多个细小的低回声结节；卫星样结节出现在肝癌大块病灶周围，癌灶部分包膜局部连续中断，有子结节突出；较大的低回声肿瘤边缘呈蚕蚀状，形态不整。小肝癌的超声表现为圆形、椭圆形，直径在 3mn 以下的结节，分低回声（77.4%）、强回声（16.2%）和等回声（6.4%）。小肝癌的超声图像特征是癌周围有声晕：①低回声（或相对低、弱回声）型，显示后方回声可增强，低回声中仍有少许强光点；大的低回声结节较少见，生长慢，坏死不明显，有门静脉、小胆管中断现象。②强回声型，显示周围有声晕，边缘不规则，内部回声较肝组织增强。

③等回声型，显示肿瘤周围有低回声声晕，厚 1 ~ 2mm 或有薄的完整的包膜，侧方有声影，无内收表现；或后方回声稍强，内部回声不均匀。

4. CT 影像　电子计算机断层扫描（computed Tomography，CT）是借助电子计算机重建不同组织断面的 X 射线平均衰减密度而形成影像。由于 CT 是逐层次扫描而且图像密度分辨率高，故与常规的 X 射线摄影相比有很大优越性和特性。在各种影像检查中，CT 最能反映肝脏病理形态表现，如病灶大小、形态、部位、数目及有无病灶内出血坏死等。从病灶边缘情况可了解其浸润性，从门脉血管的癌栓和受侵犯情况可了解其侵犯性，CT 被认为是补充超声显像估计病变范围的首选非侵入性诊断方法。肝癌的 CT 表现，平扫表现：病灶几乎总是表现为低密度块影，部分病灶周围有一层更低密度的环影（晕圈征）。结节型边缘较清楚，巨块型和混合型边缘多模糊或部分清楚。有时也表现为等密度块影，极个别可呈高密度块影，衰减密度值与周围肝脏相似的肿瘤，无论肿瘤大小如何均难以为 CT 平扫所发现。因此，一般需增强扫描，其目的在于：①能更好地显示肝肿瘤；②发现等密度病灶；③有助于明确肿瘤的特定性质。增强表现：静脉注射碘造影剂后病灶和肝组织密度得到不同程度的提高，谓之增强。包括：①动态增强扫描：采用团注法动态扫描或螺旋 CT 快速扫描，早期（肝动脉期）病灶呈高密度增强，高于周围正常肝组织时间 10 ~ 30s，随后病灶密度迅速下降，接近正常肝组织为等密度，此期易遗漏；病灶密度继续下降肝组织呈低密度灶，此期可持续数分钟，动态扫描早期增强图易于发现肿块直径小于 1cm 或 1 ~ 2cm 的卫星灶，亦有助于小病灶的发现。②非动态扫描：普通扫描每次至少 15s 以上，故病灶所处肝脏层面可能落在上述动态扫描的任何一期而呈不同密度，极大部分病灶落在低密度期，因此病灶较平扫时明显降低。门脉系统及其他系统受侵犯的表现：原发性肝癌门静脉系统癌栓形成率高，增强扫描显示未强化的癌栓与明显强化的血液间差异大，表现条状充盈缺损致门脉主干或分支血管不规则或不显影。少数患者有下腔静脉癌栓形成。肝门侵犯可造成肝内胆管扩张，偶见腹膜后淋巴结肿大、腹水等。肺部转移在胸部 CT 检查时呈现异常，比 X 线胸片敏感。

近年来新的 CT 机器不断更新，CT 检查技术的不断改进，尤其是血管造影与 CT 结合技术如肝动脉内插管直接注射造影剂作 CT 增强的 CTA（CT – Angiography）、于肠系膜上动脉或脾动脉注射造影剂于门静脉期行 CT 断层扫描（CTAP），以及血管造影时肝动脉内注入碘化油后间隔 2 ~ 3 周行 CT 平扫的 Lipiodol – ct（Lp – CT）等方法，对小肝癌特别是直径 1cm 以下的微小肝癌的检出率优于 CT 动态扫描。但上述多种方法中仍以 CT 平扫加增强列为常规，可疑病灶或微小肝癌选用 CTA 和 CTAP 为确诊的最有效方法。

5. 磁共振成像（magnetic resonance imaging，MRI）　MRI 可以准确地了解腹部正常与病理的解剖情况，由于氢质子密度及组织弛豫时间 T_1 与 T_2 的改变，可通过 MRI 成像探明肝脏的病理状态。虽然肝组织成像信号强度按所受的脉冲序列而变化，但正常肝组织一般均呈中等信号强度。由于肝的血管系统血流流速快，在未注射造影剂的情况下就能清楚地显示正常肝内血管呈现的低信号强度的结构。肝细胞癌的信号强度与正常肝组织相比按所使用的以获得成像的 MRI 序列而不同，肝细胞癌的信号强度低于正常肝组织用 MRI 成像可以证实肝细胞癌的内部结构，准确显示病灶边缘轮廓，清晰地描绘出肿瘤与血管的关系。由于正常肝组织与肝细胞癌的组织弛豫时间 T_1 与 T_2 的差别较显著，因此，MRI 成像对单发或多发病灶肝细胞癌的诊断通常十分容易。大部分原发性肝癌在 MRI T_1 加权像上表现为低信号，病灶较大者中央可见更低信号区，系坏死液作 p 在 T_2 加权像上多数病变显示为不均匀的稍高信号，坏死液化区由于含水增多显示为更高信号，包膜相对显示为等或高信号，原因是病变内含脂增多。含脂越多在 T_1 加权像上病灶信号越高。少部分原发性肝癌在 T_2 加权像上显示为等信号，容易遗漏病变，因而要结合其他序列综合确定诊断。部分小肝癌（<3cm）出血后，病灶内铁质沉积，此种病变无论是在 T_1 加权像还是 T_2 加权像上，均显示为低信号。原发性肝癌病变中央区常因缺血产生液化坏死，MRI T_1 加权像上坏死区信号比肿瘤病变更低，在 T_2 加权像上则比肿瘤病变更高。MRI 对原发性肝癌包膜显示较 CT 好，由于包膜含纤维成分较多，无论在 T_1 加权像或 T_2 加权像均显示为低信号。尤其是在非加权像上，原发性病变表现为稍高信号，包膜为带状低信号，对比清晰，容易观察。文献报道极少数原发性肝癌病变由于肝动脉和门脉双重供血，在 CT 双期扫描时相中均显示为等密度不易被检出，MRI由于其密度分辨率高，则可清楚显示病变。

6. 肝血管造影　尽管近年 CT、超声显像和磁共振显像学检查方面有许多进展，但血管造影在肝肿瘤诊断与治疗方面仍为一重要方法。唯有利用肝血管造影才能清晰显示肝动脉、门静脉和肝静脉的解剖图。对 2cm 以下的小肝癌，造影术往往能更精确迅速地做出诊断。目前国内外仍沿用 Seldinger 经皮穿刺股动脉插管法行肝血管造影，以扭曲型导管超选择法成功率最高，为诊断肝癌，了解肝动脉走向和解剖关系，导管插入肝总动脉或肝固有动脉即可达到目的，如疑血管变异可加选择性肠系膜上动脉造影。如目的在于栓塞治疗，导管应尽可能深入超选择达接近肿瘤的供血动脉，减少对非肿瘤区血供影响。肝癌的血管造影表现有：①肿瘤血管和肿瘤染色，是小肝癌的特征性表现，动脉期显示肿瘤血管增生紊乱，毛细血管期示肿瘤染色，小肝癌有时仅呈现肿瘤染色而无血管增生。治疗后肿瘤血管减少或消失和肿瘤染色变化是判断治疗反应的重要指标。②较大肿瘤可显示以下恶性特征如动脉位置拉直、扭曲和移位；肿瘤湖，动脉期造影剂积聚在肿瘤内排空延迟；肿瘤包绕动脉征，肿瘤生长浸润使被包绕的动脉受压不规则或僵直；动静脉瘘，即动脉期显示门静脉影；门静脉癌栓形成，静脉期见到门静脉内有与其平行走向的条索状"绒纹征"，提示门静脉已受肿瘤侵犯，有动静脉瘘同时存在时此征可见于动脉期。血管造影对肝癌检测效果取决于病灶新生血管多少，多血管型肝癌即使 20cm 以下或更小亦易显示。近年来发展有数字减影血管造影（DSA），即利用电子计算机把图像的视频信号转换成数字信号，再将相减后的数据信号放大转移成视频信号，重建模拟图像输出，显示背景清晰、对比度增强的造影图像。肝血管造影检查意义不仅在诊断、鉴别诊断，而且在术前或治疗前用于估计病变范围，特别是了解肝内播散的子结节情况；血管解剖变异和重要血管的解剖关系以及门静脉浸润可提供正确客观的信息。对判断手术切除可能性和彻底性以及决定合理的治疗方案有重要价值。血管造影检查不列入常规检查项目，仅在上述非创伤性检查不能满意时方考虑应用。此外血管造影不仅起诊断作用，有些不宜手术的患者可在造影时立即进行化疗栓塞或导入抗癌药物或其他生物免疫制剂等。

7. 放射性核素显像　肝胆放射性核素显像是采用 γ 照像或单光子发射计算机断层仪（SPECT）近年来为提高显像效果致力于寻找特异性高、亲和力强的放射性药物，如放射性核素标记的特异性强的抗肝癌的单克隆抗体或有关的肿瘤标志物的放射免疫显像诊断已始用于临床，可有效地增加放射活性的癌/肝比；^{99m}Tc - 吡多醛五甲基色氨酸（^{99m}Tc - PMT）为一理想的肝胆显像剂，肝胆通过时间短，肝癌、肝腺瘤内无胆管系统供胆汁排泄并与 PMT有一定亲和力，故可在肝癌、肝腺瘤内浓聚停留较长时间，在延迟显像（2~5h）时肝癌和肝腺瘤组织中的^{99m}Tc – PMT 仍滞留，而周围肝实质细胞中已排空，使癌或腺瘤内的放射性远高于正常肝组织而出现"热区"，故临床应用于肝癌的定性定位诊断，如用于 AFP 阴性肝癌的定性诊断，鉴别原发性和继发性肝癌，肝外转移灶的诊断和肝腺瘤的诊断。由于肝细胞癌阳性率仅 60% 左右，且受仪器分辨率影响，2cm 以内的病变尚难显示，故临床应用尚不够理想。

五、治疗

原发性肝癌是我国常见的恶性肿瘤，近年来诊断和治疗水平有了很大的提高。目前对肝癌的治疗和其他恶性肿瘤一样，采用综合疗法，包括手术切除、放射治疗、化学药物治疗、免疫疗法及中医中药治疗等。一般对早期肝癌采取手术治疗为主，并辅以其他疗法，对暂时不能切除的肝癌可经肝动脉插管化疗栓塞缩小后再切除，明显增加了手术切除率，减少了手术死亡率。因此，如何及时、正确地选用多种有效的治疗方法，或有计划地组合应用，是目前值得十分重视的问题。

1. 手术治疗　目前全球比较一致的意见是：外科手术切除仍是治疗 HCC 的首选方法和最有效的措施。现代科技的高速发展，带动了外科技术的迅速进步，也使人们对肝癌切除概念不断更新。当今的肝脏外科已不存在手术禁区。肝脏外科手术治疗将在下一节介绍。

2. 导向化学药物治疗及栓塞疗法　近年来，原发性肝癌的诊断和治疗由于基础和临床研究的不断进步，已取得了突破性进展。经过积极合理的综合治疗，使肝癌治疗水平又上了一个新台阶，确切地说，不能切除的肝癌通过导向化学药物治疗缩小后可再切除。另外，联合药物化疗研究的结果颇令人乐观。

（1）经肝动脉化疗（TAI）和栓塞（TAE）治疗肝癌：正常肝脏血供 25% ~30% 来自肝动脉，70% ~75% 来自门静脉，而肝癌的血供 90% ~99% 的来自肝动脉。因此，栓塞后肝癌的血供可减少 90%，致使肿瘤坏死、液化、缩小，获得良好的疗效。肝动脉化疗栓塞术被公认为非手术治疗的首选方法，主要适用于不能切除的肝癌，特别是以右叶为主，或术后复发而无法手术切除者。对于不能根治切除的肝癌，经多次肝动脉化疗栓塞治疗后，如肿瘤明显缩小，应积极争取及时手术切除，使患者获得根治的机会。对于可一期根治性切除的肝癌，特别是直径小于 5cm 单个结节的肿瘤，宜积极予以及时手术切除，一般可不考虑术前应用肝动脉化疗栓塞。在切除术后辅以肝动脉化疗栓塞为主的综合治疗可清除可能残存的微小病灶并预防术后的复发。鉴于肝癌存在多中心发生及高复发率，肝癌根治性切除术后采用积极的干预，治疗，预防术后复发是提高肝癌疗效的重要手段。肝癌根治性切除术后可采用多种方法的综合应用以预防复发。其中肝动脉化疗栓塞是切实可行的手段，其主要作用是进一步清除肝内可能残存的肝癌细胞，降低复发高峰期的复发率。肝动脉化疗栓塞对播散卫星灶和门静脉癌栓的治疗有一定限度，更难控制病灶的远处转移。为了达到长期防治的目的，需与其他治疗方法特别是生物治疗联合应用，以期在肝癌切除术后充分调动机体的生物学抗肿瘤机制，消灭残存的肿瘤细胞，并进一步阻断肝癌的复发。

1）联合化疗：常用药物为 5 – 氟脲嘧啶、丝裂霉素、阿霉素、顺铂等。经临床观察，联合药物化疗优于单一用药化疗，证明联合用药有增效作用。局部化疗优于全身化疗。近年来，用微型血管化疗泵植入皮下，间歇性化疗药物注射也获得了满意的疗效。

2）TAE：是在肝动脉造影技术进步的基础上开展的，采用 Seldinger 技术，将导管超选择性地置入肝左、右动脉内进行栓塞、化疗。TAE 具有以下的优点：①同时进行肝动脉造影，以明确病灶的部位、范围，发现 B 超、CT 不能发现的病灶和病灶血供来源，因肿瘤的血供可来源于迷走动脉，如肠系膜上动脉（多数为肝右叶肿瘤）、胃十二指肠动脉（多数为肝左叶肿瘤）。②选择适应证范围较宽，对较晚期的病例或肿瘤累及全肝或门静脉肝内有癌栓尚可进行 TAE 治疗。③同时可以进行化疗，使用针对肿瘤细胞不同周期有效的抗癌药物且高浓度地达到肿瘤部位，较全身化疗药物的浓度可提高 2～3 倍，且副作用明显降低，其疗效更佳。较常用的是碘油类和碘化油或碘苯酯，可以选择地滞留在肿瘤血管甚至卫星结节的肿瘤血管内，保留时间在半年以上，达到长期栓塞和阻止侧支代偿形成的良好效果。

（2）门静脉化疗：由于门静脉血供在肝癌生长中的重要作用及肝癌细胞对门静脉系统的易侵入性，经门静脉注入化疗药物可选择性进入并作用于肿瘤生长最活跃的细胞，抑制癌细胞增生，控制肿瘤生长。在肝癌伴有门静脉癌栓的情况下，门静脉化疗更有其特殊重要的价值。在肝动脉阻断的情况下，随着门静脉对肿瘤血供的代偿性增加，经门静脉注入的化疗药物能更多地进入肿瘤组织。此外，化疗药物在低压、低流速的门静脉系统中缓慢流动，增加了肿瘤细胞接触化疗药物的时间，使药物在局部停留得更久。虽然有研究证明，肝动脉化疗时，对药物摄取远高于门静脉化疗，但是在肝动脉血流阻断的情况下，经门静脉化疗能显著地提高疗效。

（3）经化疗泵化疗和栓塞治疗肝癌：化疗泵是一种植入式药物输注系统，其基本设想在于让抗癌药物有选择性、高浓度、大剂量地进入肿瘤组织，从而提高抗癌效果，减少毒副作用。皮下植入式输液器（化疗泵的前身）于 1970 年由 Blackshear 首先设计研制，70 年代后期应用于临床。我国于上世纪 80 年代中期研制成功，继而应用于临床，目前已广泛应用于中晚期肿瘤的治疗，获得了较好效果。化疗泵的应用范围较当初明显扩大，可用于：①肿瘤的化疗。②通过化疗泵注入栓塞剂（主要是液态或末梢性栓塞剂，如碘化油），栓塞肿瘤供血血管。③通过化疗泵注入免疫调节剂，对肿瘤进行免疫治疗。④通过化疗泵注入造影剂进行肿瘤血管造影。⑤通过化疗泵注入镇痛药物用于晚期肿瘤的镇痛。化疗泵已广泛应用于多种肿瘤的治疗，如肝癌、乳腺癌、胃癌、胰腺癌和直肠癌等。其中，最常应用于肝癌的治疗。在肝癌的治疗中，化疗泵植入途径可分为肝动脉、门静脉和肝动脉－门静脉双途径。一般在术后两周开始灌注化疗。术中也可化疗一次。若肝动脉与门静脉同时置泵时，注药化疗可同时进行也可交替进行。

3. 射频消融术（Radio Frequency Ablation，RFA） RFA 引入我国只是近几年的事，但早在上世纪 80 年代中期，日本学者就已将其应用于临床。只不过当时是单电极，肿瘤毁损体积小，疗效也欠佳。经过改良，RFA 双电极、伞状电极、冷却电极、盐水增强电极等陆续面世，使 RFA 在临床上的应用有了质的飞跃。其治疗原理为：插入瘤体内的射频电极，其裸露的针尖发出射频电流，射频电流是一种正弦交流电磁波，属于高频电流范围。此电流通过人体时，被作用组织局部由于电场的作用，离子、分子间的运动、碰撞、摩擦产生热以及传导电流在通过组织时形成的损耗热，可使肿块内的温度上升到 70～110℃，细胞线粒体酶和溶酶体酶发生不可逆变化，肿瘤凝固性坏死。同时为了防止电极针尖部周围组织在高温下碳化影响热的传导，通过外套针持续向针尖部灌注冰水，降低其温度，以扩大治疗范围和增强疗效。对于肝癌合并肝硬化者，由于肝纤维组织多，导电性差，热量不易散发，可形成"烤箱效应"，所以 RFA 治疗原发性肝癌的疗效好于继发性肝癌。RFA 的最佳适应证为直径≤3cm 病灶，少于 5 个的肝血管瘤患者和原发性、继发性、术后复发性肝癌患者，特别是肿瘤位于肝脏中央区、邻近下腔静脉或肝门的肿瘤，肝功能不低于 Ⅱ 级，患者一般情况尚可。由于 RFA 有多电极射频针，实际上对肿瘤直径在 5cm 左右的患者也可进行治疗。每周治疗一次，每次治疗 1~3 个病灶，每个病灶治疗 12~15min。肝癌治疗方面，RFA 治疗后肿瘤的完全凝固坏死率为 60%~95%，肿瘤直径越小者完全坏死率越高。目前报道 RFA 治疗的最大肿瘤为 14cm×13cm×13cm。多数临床病例报道 RFA 治疗后 1、3、5 年生存率不亚于手术组，且术后复发率显著低于手术组。另外，较 RFA 先应用于临床的经皮激光治疗和经皮微波固化治疗，其治疗原理与 RFA 相似，都是使肿瘤组织产生高温，形成坏死区。但插入瘤体内的光纤和微波电极周围组织，在温度升高后常伴随组织碳化，阻止了能量的输出，无法达到使肿瘤全部坏死的效果。两者治疗的适应证与 RFA 相似。RFA 以其适用范围广、痛苦小、安全、疗效可靠、可反复治疗，甚至可以在门诊进行治疗而成为微创治疗的新兴生力军。而经皮激光治疗和经皮微波固化治疗在肝脏外科中的应用似趋于冷落。但 RFA 治疗费用昂贵，并且难以与手术治疗的彻底性和 PEI 的普及性相比，还有待于进一步发展和完善。

4. 冷冻治疗 1963 年 Cooper 首先报道采用液态氮冷冻治疗恶性肿瘤。1972 年 Southam 发现冷冻治疗肿瘤能够使患者获得对该肿瘤细胞的特异的免疫性，从而确立了冷冻治疗后产生免疫功能的设想。随着冷冻设备和技术的进步，近十几年来，冷冻治疗外科有了很大的发展。目前的冷冻治疗已经不仅广泛应用于各种体表的良性肿瘤的治疗，还广泛地应用于内脏的良恶性肿瘤的治疗。如胃癌、肺癌，直肠肛管癌和肝癌等。冷冻不仅能直接杀伤肿瘤组织细胞，而且还可以产生免疫效应。冷冻肿瘤细胞坏死后，可产生特异性肿瘤抗原，刺激机体产生特异抗体，通过抗体肿瘤细胞的免疫反应消灭残留的癌细胞。肝癌冷冻治疗常用的制冷剂有液氮（-196℃）、二氧化碳雾（-78℃）、氟利昂及氧化亚氮（笑气）等。目前最常用的制冷剂是液氮。液氮无色，无味，不易燃，易操作，它的气体无毒，无刺激性。是否能达到对全部肿瘤的有效低温是能否彻底杀死肿瘤细胞的关键。一般认为 -40℃~-60℃足以杀死肝癌细胞，而 -20℃ 则未能杀死肿瘤细胞，从而使肿瘤周边部位术后肿瘤复发。肝癌的冷冻治疗一般采用液氮冷冻治疗机，先选择合适的探头（根据肿瘤大小和部位），将冷冻探头刺入病灶内至适当深度，降低冷冻探头的温度至最低点，使肿瘤组织冷冻成固形冰块，达到所需要的范围。如有可能，应先阻断肿瘤区的血液供应，然后冷冻，如此即可避免肿瘤的血行扩散，易于使肿瘤组织制冷，且不至于引起全身温度过于降低。能否将肿瘤细胞彻底地冷冻致死是冷冻治疗肿瘤成功的关键。因此医生应熟悉达到冷冻坏死的各种因素及其过程，才能根据肿瘤的大小、部位和组织类型等进行冷冻治疗。动物实验和临床研究表明，快速冷冻和缓慢复温的模式对组织细胞具有最大的破坏力。多次冻融比单次冻融的效果好。降温速度应为每分钟 100℃ 左右的梯度差急速冷冻，复温速度则应以每分钟 1~10℃ 的温度梯度缓慢复温。在这种条件下，对组织细胞的破坏程度最大。冷冻时间应为每次 5~15min。

5. 免疫治疗 1970 年 Burnet 提出肿瘤免疫监视概念以来，世界各地纷纷开展肿瘤免疫治疗实验的研究和临床观察。经过 20 多年的研究，基本上一致认为肿瘤的免疫治疗对消灭残癌，减少复发，改善机体的免疫状态有发展前途。目前，免疫治疗原发性肝癌有前途的方法还是非特异性免疫治疗。非特异性免疫治疗肿瘤的基本原则是：①提高机体免疫功能。②调节机体免疫状态，使其恢复正常。③用单克隆抗体等免疫手段结合药物或毒素进行治疗。免疫促进剂或调节剂种类繁多，如卡介苗、短小棒状杆菌等微生物制剂，或转移因子、干扰素肿瘤坏死因子以及白细胞介素 – 2（IL – 2）等生物制剂。近年国内外对肝癌的免疫治疗，采用一种过继性免疫疗法，即将肿瘤患者的淋巴细胞经淋巴因子 IL – 2 诱导，再经体外培养诱导为非特异性杀伤细胞，然后，将这种淋巴因子激活的杀伤（LAK）细胞回输给患者。Rosenberg 等报道 LAK 疗法对肝癌尤其有效。

从免疫治疗原发性肝癌的资料分析，归纳如下：①原发性肝癌除其他治疗手段外，辅以免疫治疗有很大的帮助。②免疫治疗中的非特异性免疫治疗有发展前途，如干扰素、肿瘤坏死因子以及 IL – 2。③利用肝癌细胞的单克隆抗体结合化疗和毒素局部使用。④中草药的免疫促进及调节还应进一步地研究。

6. 酒精瘤内注射治疗（PEI）　对无法手术切除的原发性肝癌，可在 B 超引导下用无水酒精注射治疗，这是一种安全有效的方法。

（1）适应证：无水酒精适用于肿瘤直径小于 2cm 的肝癌，结节总数不超过 3 个的小肝癌患者。直径 3cm 以上的肝癌常有肿瘤包膜浸润或血管侵犯，可以获得满意疗效。

（2）术前准备

1）应详细了解肝肿瘤的位置、大小、包膜与血管、胆管的关系，肝外血管侵犯和肝外转移情况。

2）术前检查肝、肾功能、出凝血机制。

（3）操作方法

1）操作设备：①超声导向设备，选用有导向穿刺装置的超声探头。②22 号穿刺细针或 PTC 细针。③99.5% 以上的纯酒精、局麻药等。

2）操作步骤：①在 B 超引导下反复取不同方向体位比较，选择适宜穿刺部位穿刺进针点。②常规消毒铺巾。③穿刺针刺入皮内后在超声引导下向肿瘤部位穿刺，抵达肿瘤后拔出针芯，接上无水酒精注射器，注入无水酒精。较大的肿瘤可采用多方向、多点、多平面穿刺，注射操作者感到注射区内部有一定压力乃停止注射，退出穿刺针。为避免无水酒精沿针道溢出刺激腹膜产生一过性疼痛，可在退针时注入局麻药 2~3ml 以减轻或防止疼痛。④酒精注入剂量：2cm 以内的小肿瘤，一般 2~5ml；直径 3cm 以上的肝癌，每次 10~20ml。每隔 4~10 天，一般 7 天一次。如体质较好可以耐受者，可每周 2 次，一疗程 4~6 次。无水酒精注射后副作用少，有一过性局部灼痛，半数患者注射当天有低至中等发热。梗阻性黄疸患者穿刺易损伤胆管引起胆汁外漏，或穿刺后出血。近来随着超声设备不断地更新，技术操作水平的提高，超声介入治疗正向新的高度发展，已不仅限于瘤内酒精注射方法，改进瘤内应用药物也多样化。经皮醋酸注射（PAI）和经皮热盐水注射（PSI）都是自 PEI 衍生出来的治疗方法。前者杀灭肿瘤的原理亦是使细胞蛋白质变性、凝固性坏死，但醋酸在瘤体内的均匀弥散优于无水酒精；后者的治疗原理是利用煮沸的生理盐水直接杀灭肿瘤细胞，而热盐水冷却后成为体液的一部分，相对于无水酒精和醋酸无任何毒副作用。两者治疗的适应证与 PEI 相似。虽然有资料称 PAI 和 PSI 的疗效好于 PEI，但目前尚缺少它们的大宗临床病例报道，其近、远期疗效有待进一步观察。

7. 中医中药治疗　我国已普遍开展中医中药治疗原发性肝癌。在临床上运用更多的是中医辨证施治，根据肝癌患者的主征、舌苔、脉象，运用祖国医学的理论进行辨证，从整体观念出发，采用扶正培本为主，着重调动机体的抗病能力，比较注意处理如局部与整体，扶正与祛邪关系的治疗原则，经探讨初步发现，中药仍以采用健脾理气药物为好。对不能切除的肝癌，我们采用中药和化疗相结合，使肿瘤在一定程度上受到抑制，发展缓慢。中药治疗肝癌有一定的前景，但目前仍处于探讨阶段。

（雒润庆）

第五节　转移性肝癌

肝脏是恶性肿瘤转移最常见的靶器官。在欧美发达国家，由于原发性肝癌少见，转移性肝癌可多于原发性肝癌几十倍。而我国转移性肝癌与原发性肝癌的发病率相近。容易转移至肝脏的大肠癌、胰腺癌、肺癌和乳腺癌等，近年在我国均有明显上升的趋势，为此我国转移性肝癌也必将增多。

全身各种组织器官的恶性肿瘤均可通过血道、淋巴或直接浸润而转移至肝，但主要是通过门静脉或肝动脉。根据过去的统计，原上海医科大学150例转移性肝癌尸检中，来自消化道肿瘤者占30.0%，来自造血系统肿瘤者占29.3%，胸部肿瘤（肺、食管）占18.7%，其余依次为泌尿系、女性生殖系、头颈部、乳腺、软组织等。在临床实践中，大肠癌的肝转移最常见，其预后也较好。

一、临床表现

转移性肝癌可在恶性肿瘤，特别是腹腔脏器恶性肿瘤，手术前或手术时发现，但多数在术后随访时发现。术后随访时可因癌转移至肝出现症状而发现，也可在定期随访过程中通过肿瘤标记（如癌胚抗原CEA、CA19-9等）和/或影像医学（超声显像、CT等）的监测而发现。少数以肝转移癌为首发症状就医而发现。也有发现转移性肝癌后至死未能查清原发癌者。

转移性肝癌可出现与原发性肝癌相仿的临床表现。但转移性肝癌多无肝病背景，多不合并肝硬化，故临床表现常较轻而不易早期发现。随肝转移癌的增大，可出现肝区痛、上腹胀、乏力、消瘦、发热、食欲不振及上腹肿块等。由于多无肝病背景，故多无肝硬化相关的表现。扪诊时肝软而癌结节相对较硬，有时可扪到"脐凹"。其中不少患者有不明原因低热。晚期可出现黄疸、腹水、恶病质。

如没有明确的原发癌史，患者可同时出现原发癌相关的临床表现。如原发癌来自大肠，患者可能同时有黑粪、大便带血、腹部游走性痛伴块物、腹部扪及肿块等。如原发癌来自肺，可出现咳嗽、痰中带血等。如原发癌来自胰腺，可能出现背痛、腹块、黄疸等。

二、实验室与影像学检查

1. 实验室检查　由于多无肝病背景，故乙型和丙型肝炎病毒标记常阴性。早期肝功能检查大多正常，晚期可出现胆红素增高，γ-谷氨酰转肽酶也常升高。甲胎蛋白（AFP）检查常阴性，但少数消化道癌（如胃癌、胰腺癌）的肝转移AFP可出现低浓度升高。大肠癌肝转移者，癌胚抗原（CEA）常异常升高。由于转移性肝癌来自大肠癌者最多，故一旦疑为转移性肝癌者，CEA和CA19-9等应作为常规检查。在大肠癌手术后，CEA的定期监测是早期发现肝转移的重要手段。

2. 影像学检查 影像学检查是转移性肝癌诊断所不能或缺者。最常用者为超声显像。通常可检出 1cm 左右的肝转移癌。转移性肝癌在超声显像中常表现为散在多发的类圆形病灶。小的转移癌多为低回声灶，大的肿瘤则多为高回声灶，有时可见中心为低回声，称"牛眼症"。彩色超声提示多数转移性肝癌的动脉血供较原发性肝癌少。电子计算机 X 线断层显像（CT）多不可缺少，它可提供更为全面的信息。转移性肝癌在 CT 上常表现为多发散在类圆形低密度灶。由于多数转移性肝癌的血管不如原发性肝癌丰富，注射造影剂后，病灶增强远不如原发性肝癌明显，有时仅见病灶周围略增强。磁共振成像（MRI）也常用。

3. 原发癌的寻找 临床上一旦怀疑为转移性肝癌，如原先无明确的原发癌史，应在治疗前设法寻找原发癌。除上述 CEA 等外，如怀疑来自大肠癌者，可查大便隐血、纤维肠镜或钡剂灌肠。如怀疑来自胃癌者，可查胃镜或钡餐。如怀疑来自胰腺癌者，可查超声显像和/或 CT。如怀疑来自肺癌者，可查痰脱落细胞、胸片或 CT。如怀疑来自乳腺癌者也应不难发现。

三、诊断与鉴别诊断

1. 临床诊断 ①有原发癌史或证据。②有肝肿瘤的临床表现。③CEA 升高，而 AFP、HBsAg 或抗 HCV 常阴性。④影像学检查证实肝内实质性占位性病变，且常为散在分布、多发、大小相仿的类圆形病灶。细针穿刺活检证实为与原发癌病理相同的转移癌。

2. 鉴别诊断

（1）原发性肝癌：多有乙型或丙型病毒性肝炎、肝硬化背景，但无原发癌史。AFP、乙肝或丙肝标记常阳性。影像学检查常有肝硬化表现，肝内实质性占位性病灶常为单个，或主瘤旁有卫星灶，瘤内动脉血供常较丰富，有时可见门静脉癌栓。

（2）肝血管瘤：无原发癌史。女性较多，发展慢，病程长，临床表现轻。CEA、AFP 均阴性。乙肝和丙肝标记常阴性，多无肝硬化背景。超声显像可单个或多个，小者常为高回声光团；大者可呈低回声灶，内有网状结构。CT 静脉相常见自外向中心的水墨样增强。核素肝血池扫描阳性。

（3）局灶性结节样增生：无原发癌史。CT 动脉相和静脉相均明显增强，有时可见动脉支供应。

（4）炎性假瘤：无原发癌史。超声显像常呈分叶状低回声灶。CT 动脉相和静脉相均无增强。

（5）肝脓肿：无原发癌史，常有肝外（尤其胆道）感染病史。常有炎症的临床表现，如寒战、发热、肝区痛、白细胞总数及中性粒细胞增多。超声、CT 可见液平。穿刺有脓液。

四、治疗

转移性肝癌的治疗主要有手术切除、经手术的姑息性外科治疗、不经手术的局部治疗、药物治疗以及对症治疗。

1. 治疗方法的选择 转移性肝癌的治疗选择应考虑以下方面。①原发癌的情况：如原发癌已经作根治性切除，对转移性肝癌的治疗应采取较积极的态度。如原发癌未治疗，通常应首先治疗原发癌，然后考虑转移性肝癌的治疗。如原发癌已有广泛播散，通常只作对症治疗。②转移性肝癌的情况：除原发癌情况需首先考虑外，如转移性肝癌为单个病灶，应争取手术切除。如为 2～3 个病灶，仍可考虑手术切除。如为 3 个以上病灶，则考虑切除以外的经手术或不经手术的局部治疗。③全身情况：如全身情况较好，对转移性肝癌应采取积极的态度。如全身情况很差，则只宜作对症治疗。

2. 手术切除

（1）切除指征：①原发癌已作根治性切除，或个别原发癌和单个肝转移癌有可能作一期切除者。②肝转移癌为单个病灶或局限于半肝，或虽累及左右肝而结节数不超过 3 个，且转移灶的大小和所在部位估计技术上能切除者。③无其他远处转移灶。④全身情况可耐受肝转移癌的手术切除，无心、肺、肾严重功能障碍，无其他严重疾病（如糖尿病等）。⑤肝转移癌切除后较远期的单个复发性肝转移癌而无其他转移灶者。

（2）手术方式：手术切除方式与原发性肝癌者相仿。由于转移性肝癌多不伴肝硬化，故可耐受较大范围的肝切除，包括扩大半肝切除，术中肝门阻断的时间也可延长。但通常有足够切缘的局部切除已能达到要求，过分强调规则性切除常弊多利少。

（3）手术时机：如可切除的原发癌尚未切除，对可切除的转移性肝癌的手术可同期或分期进行。凡患者能耐受者，可同期切除。如估计患者不能耐受，或二者的手术均较大，或不能确定肝转移癌为单个或 3 个以内，宜分期进行，通常在原发癌切除后数周待患者基本恢复后进行。

（4）手术切除的疗效：近年随着诊断技术（尤其是肿瘤标记和影像医学）的提高，尤其是原发癌术后随访的重视，不少转移性肝癌已能在尚无症状的亚临床期发现，使转移性肝癌的切除率明显提高，手术死亡率明显下降，切除的疗效也逐步提高。Ohlsson 等（1998）对比 1971—1984 年和 1985—1995 年两个阶段结直肠癌肝转移切除术，手术死亡率由 6% 降至 0，5 年生存率由 19% 提高到 35%。Nordlinger 等（1996）报道 1 568 例结直肠癌肝转移切除术后 5 年生存率为 28%。过去转移性肝癌手术切除以来自大肠癌者的疗效较好，近年非大肠癌肝转移切除的疗效也有提高。影响转移性肝癌手术切除疗效有诸多因素，如原发癌病期的早晚、转移癌数目的多少、CEA 水平的高低、同期出现或原发癌切除后延期出现（无瘤间期的长短）肝转移等。但原发癌的生物学特性可能是十分重要的因素。

3. 切除以外的局部治疗

（1）经手术的局部治疗：通常在腹部原发癌手术时发现有转移性肝癌而不宜切除者，可酌情作肝动脉结扎、插管，术后行化疗灌注或化疗栓塞。由于转移性肝癌的血供不少来自门静脉，也可合并门静脉插管，术后作化疗灌注。如转移灶数目不多，肿瘤不太大，亦可作术中液氮冷冻治疗。较小较少的肝转移灶，也可作术中微波治疗或术中无水乙醇瘤内注射。

（2）经导管动脉内化疗栓塞（TACE）：对多发转移性肝癌或肿瘤巨大而不能切除者，或患者不能耐受手术者，目前多采用 TACE。TACE 的疗效常取决于肿瘤的动脉血供和对化疗药物的敏感度。如动脉血供较多，碘化油在瘤内的浓聚程度也较好，疗效将好于动脉血供少者。化疗药物的敏感性则取决于原发癌的种类。通常转移性肝癌用 TACE 治疗的疗效常不如原发性肝癌的 TACE 治疗的疗效。TACE 对转移性肝癌在部分患者可延长生存期，但远期疗效多不理想。

（3）经皮瘤内无水乙醇注射：对转移性肝癌数目较少、肿瘤较小者可选用此法，但需施行多次。个别患者疗效不错。

（4）经皮射频治疗：近年出现的射频治疗，其肿瘤坏死的程度常优于无水乙醇注射。对转移性肝癌数目不多、肿瘤不太大者可选用。

（5）放射治疗：如转移性肝癌病灶比较局限，也可选用外放射治疗。复旦大学肿瘤医院曾报道36例转移性肝癌的放射治疗，其3年生存率为9.7%。放疗的疗效也取决于肿瘤对放疗的敏感性。

4. 全身化疗、生物治疗和中医治疗　除个别原发癌对化疗敏感（如恶性淋巴瘤）者外，全身化疗对多数转移性肝癌疗效甚差。对来自消化道肿瘤的转移性肝癌，也可试用口服5-氟尿嘧啶类药物，如替加氟、去氧氟尿苷等。生物治疗如α干扰素（IFN）也可试用，对肿瘤血管较多的肿瘤，IFN有抑制血管生成的作用。其他如IL-2/LAK细胞治疗等也可试用。近年还有胸腺素等，有助增强免疫功能。对不能切除的转移性肝癌，有时采用中医中药健脾理气之品，有助提高免疫功能、改善症状，甚或延长生存期。

五、预后

原发癌已切除的转移性肝癌，除单个或3个以下能切除者外，大多预后较差。转移性肝癌的预后取决于原发癌的部位、原发癌的切除与否、原发癌的生物学特性、转移性肝癌的数目和肝脏受侵范围的程度以及治疗的选择等。如来自消化系统肿瘤的转移性肝癌，通常来自大肠癌者预后最好，来自胃癌者较差，来自胰腺癌者更差。

（雒润庆）

第六节　门静脉高压症

一、概述

门静脉正常压力为1.27~2.35kPa（13~24cmH$_2$O），平均值为1.76kPa（18cmH$_2$O）。各种原因引起的门静脉的血流受阻、血液淤滞都可导致门静脉系统压力增高。具有脾肿大和脾功能亢进、食管胃底静脉曲张和呕血、腹水等临床症状的疾病称为门静脉高压症（portal hypertension）。门静脉高压症时，压力大都增至2.9~4.9kPa（30~50cmH$_2$O）。肝静脉压力不超过1.6kPa（16cmH$_2$O）时，食管胃底曲张静脉很少破裂出血。

门静脉主干是由肠系膜上、下静脉和脾静脉汇合而成，其中约20%的血液来自脾。门静脉的左、右两干分别进入左、右半肝后逐渐分支，其小分支和肝动脉小分支的血流汇合于肝小叶内的肝窦（肝的毛细血管网），然后汇入肝小叶的中央静脉，再汇入小叶下静脉、肝静脉，最后汇入下腔静脉。所以，门静脉系位于两个毛细血管网之间，一端是胃、肠、脾、胰的毛细血管网，另一端是肝小叶内的肝窦。

门静脉和肝动脉的小分支血流不但汇合于肝小叶内的肝窦，还在肝小叶间汇管区借着无数的动静脉间小交通支相互沟通。这种动静脉交通支一般仅在肝内血流量增加时才开放而被利用。所以，两种压力不同的血流（肝动脉压力约为门静脉压力的8~10倍）经过肝小叶内的肝窦和利用肝小叶间汇管区的动静脉交通支后，得到平衡，再汇入肝小叶的中央静脉。

正常人全肝血流量每分钟约为1 500ml，其中门静脉血占有60%~80%，平均为75%；门静脉血流量每分钟约为1 100~1 200ml。肝动脉血占全肝血流量的20%~40%，平均为

25%；肝动脉血流量每分钟约为350ml。由于肝动脉的压力大，血的含氧量高，故门静脉和肝动脉对肝的供氧比例几乎相等。

门静脉系与腔静脉系之间存在有四个交通支。

1. 胃底、食管下段交通支 门静脉血流经胃冠状静脉、胃短静脉，通过食管胃底静脉与奇静脉、半奇静脉的分支吻合，流入上腔静脉。

2. 直肠下端、肛管交通支 门静脉血流经肠系膜下静脉、直肠上静脉与直肠下静脉、肛管静脉吻合，流入下腔静脉。

3. 前腹壁交通支 门静脉（左支）的血流经脐旁静脉与腹上深静脉、腹下深静脉吻合，分别流入上、下腔静脉。

4. 腹膜后交通支 在腹膜后，有许多肠系膜上、下静脉分支与下腔静脉分支相互吻合。

在这四个交通支中，最主要的是胃底、食管下段交通支。这些交通支在正常情况下都很细小，血流量较少。

胃冠状静脉分有三支，即胃支、食管支和高位食管支。①胃支较细，伴行着胃右动脉，紧沿着胃小弯行走；实际上胃支就是胃右静脉，其一端注入门静脉，另一端在贲门下方进入胃底。②食管支较粗，伴行着胃左动脉，实际上就是胃左静脉，其一端多在胰体上缘注入脾静脉或门静脉，另一端在贲门下方和胃支汇合而进入胃底和食管下端。胃支和食管支汇合进入胃底的部位多在贲门下方小弯侧5cm范围内。③高位食管支，源自冠状静脉的凸起部，距贲门右侧3～4cm，沿食管下段右后侧向上行走，于贲门上方3～4cm或更高处进入食管肌层。

根据门静脉血液受阻部位，可分为肝内、肝前和肝后三型。在我国90%以上门静脉高压症是由于肝炎后肝硬化引起的肝内型，肝内型门静脉高压症又可分为窦前、窦后和窦型。常见的肝内窦前阻塞病因是血吸虫病。过去在血吸虫流行地区，由于吸虫病性肝硬化引起的门静脉高压症也很常见，至于肝前型，如门静脉主干先天性畸形（闭锁、狭窄或海绵窦样变）、门静脉主干血栓形成（脐炎、腹腔内感染如急性阑尾炎和胰腺炎、创伤等）和外在压迫（转移癌、胰腺炎等）等，在我国少见。肝后型，常见病因包括Budd-Chiari综合征（Budd-Chiari syndrome）、缩窄性心包炎、严重右心衰竭等，也不多见。

门静脉高压症形成后，可以发生下列病理变化：

1. 脾肿大（splenomegaly）、脾功能亢进（hypersplenism） 门静脉血流受阻后，首先出现充血性脾肿大。还有外周血细胞减少，最常见的是白细胞和血小板减少，称为脾功能亢进。

2. 交通支扩张 由于正常的肝内门静脉通路受阻，门静脉又无静脉瓣，上述的四个交通支大量开放，并扩张、扭曲形成静脉曲张。在扩张的交通支中最有临床意义的是在食管下段、胃底形成的曲张静脉。它离门静脉主干和腔静脉最近，压力差最大，因而经受门静脉高压的影响也最早、最显著。肝硬化患者常有胃酸反流，腐蚀食管下段黏膜引起反流性食管炎，或因坚硬粗糙食物的机械性损伤，以及咳嗽、呕吐、用力排便、重负等使腹腔内压突然升高，可引起曲张静脉的破裂，导致致命性的大出血。其他交通支也可以发生扩张，如直肠上、下静脉丛扩张可以引起继发性痔；脐旁静脉与腹上、下深静脉交通支扩张，可以引起前腹壁静脉曲张；腹膜后的小静脉也明显扩张、充血。

3. 腹水 肝硬化患者肝功能减退，以致血浆白蛋白的合成受到障碍而含量减少，引起血浆胶体渗透压降低，而促使血浆外渗。另外，肝功能不良时，肾上腺皮质的醛固酮和垂体后叶的抗利尿激素在肝内分解减少，血内水平升高，促进肾小管对钠和水的重吸收，因而引起钠和水的潴留。在肝窦和窦后阻塞时，肝内淋巴的产生增多，而输出不畅，因而促使大量肝内淋巴自肝包膜表面漏入腹腔而形成腹水。门静脉压力升高，使门静脉系统毛细血管床的滤过压增加，组织液回收减少而漏入腹腔。门静脉高压症时虽然静脉内血流量增加，但中心血流量却是降低的，继发刺激醛固酮分泌过多，导致钠、水潴留而加剧腹水形成。

在门静脉高压时，胃壁淤血、水肿，胃黏膜下层的动－静脉交通支广泛开放，胃黏膜微循环发生障碍，导致胃黏膜防御屏障的破坏，形成门静脉高压性胃病（portal hypertensive gastropathy）。约20%的门静脉高压症患者并发门静脉高压性胃病，并且占门静脉高压症上消化道出血的5%～20%。门静脉高压症时由于自身门体血流短路或手术分流，造成大量门静脉血流绕过肝细胞或因肝实质细胞功能严重受损，致使有毒物质（如氨、硫醇和7－氨基丁酸）不能代谢与解毒而直接进入体循环，从而对脑产生毒性作用并出现精神神经综合征，称为肝性脑病（hepatic encephalopathy）。常因胃肠道出血、感染、过量摄入蛋白质、镇静药、利尿剂而诱发。

二、诊断

（一）病史要点

询问有无肝炎、血吸虫病、长期饮酒、营养不良、下肢浮肿等病史。有无鼻出血、牙龈出血及上消化道出血。

（二）临床表现和诊断

门静脉高压症多见于30～50岁男子。病情发展缓慢。症状因不同病因而有所差异，但主要是脾大和脾功能亢进、呕血或黑便、腹水。

脾脏可增大至脐部，早期质地可较软，晚期由于脾脏内纤维组织增生等因素可较硬。曲张的食管、胃底静脉一旦破裂，立刻发生急性大出血，呕吐鲜红色血液。由于肝功能损害引起凝血功能障碍，又因脾功能亢进引起血小板减少，因此出血不易自止。由于大出血引起肝组织严重缺氧，容易导致肝昏迷。约25%患者在第一次大出血时可直接因失血引起严重休克或因肝组织严重缺氧引起肝功能急性衰竭而死亡。在第一次出血后1～2年内，约半数患者可再次大出血。部分患者出血虽然自止，但常又复发。

约1/3患者有腹水，呕血后常引起或加剧腹水的形成，有些"顽固性腹水"甚难消退。此外，部分患者还有黄疸、肝大等症状。

不同病因的门静脉高压症表现有所区别。由于血吸虫病性肝硬化引起的门静脉高压症主要是窦前阻塞，患者的肝功能尚好，主要表现脾大和脾功能亢进。肝炎后肝硬化引起的门静脉高压症主要是肝窦和窦后阻塞，患者的肝功能较差，而脾肿大和脾功能亢进相比较则不甚显著。

（三）查体要点

体检时可能触及肿大的脾脏。有时能触到质地较硬、边缘较钝而不规整的肝脏，但有时肝硬化缩小而难以触到。要注意的是肝脾大不明显、没有腹水的患者，尤其在大出血后，门静脉系统血量减少，脾脏可暂时缩小，甚至不能扪及。

有时还可有慢性肝病的其他征象，如蜘蛛痣、肝掌、男性乳房发育、睾丸萎缩等。如有黄疸、腹水和腹壁静脉曲张等体征，表示门静脉高压严重。

（四）辅助检查

1. 常规检查

（1）血常规：脾功能亢进时，血细胞计数减少，白细胞计数可降至 3×10^9/L 以下和血小板计数减少至（70~80）$\times 10^9$/L 以下。出血、营养不良、溶血或骨髓抑制都可以引起贫血。

（2）肝功能检查：常反映在血浆白蛋白降低而球蛋白增高，白、球蛋白比例倒置。由于许多凝血因子在肝合成，加上慢性肝病患者有原发性纤维蛋白溶解，所以凝血酶原时间可以延长。乙型肝炎病原免疫学检查常呈阳性。疑为肿瘤时，碱性磷酸酶（ALP）、甲胎蛋白（AFP）、γ-GT 等亦可增高。

2. 其他检查

（1）腹部超声检查：可以显示腹水、肝密度及质地异常、门静脉扩张；多普勒超声可以显示血管开放情况，测定血流量，门静脉高压症时门静脉内径≥1.3cm。但对于肠系膜上静脉和脾静脉的诊断精确性稍差。

（2）食管吞钡 X 线检查：钡餐 X 线检查食管及胃底有无静脉曲张。在食管为钡剂充盈时，曲张的静脉使食管的轮廓呈虫蚀样改变；排空时，曲张的静脉表现为蚯蚓样影，X 线钡餐检查排除胃底静脉曲张者，可行纤维胃镜检查。拟做脾肾静脉吻合者需做肾静脉造影。

（3）腹腔动脉造影的静脉相或直接肝静脉造影，可以使门静脉系统和肝静脉显影，确定静脉受阻部位及侧支回流情况，还可为手术方式提供参考资料。

（4）纤维胃镜可直观显示有无曲张静脉及其严重程度。

（五）诊断标准

诊断主要根据肝炎和血吸虫病等肝病病史和脾肿大、脾功能亢进、呕血或黑便、腹水等临床表现，一般诊断并不困难。当急性大出血时，应与其他原因的出血鉴别。

食管吞钡 X 线或泛影葡胺检查在 70%~80% 的患者显示明显的静脉曲张。食管排空时，曲张静脉表现为蚯蚓样或串珠状影；食管扩张时曲张静脉使食管的轮廓呈虫蚀状的改变。

术中直接测定自由门静脉压（free portal pressure，FPP）是最可靠的诊断方法。如果压力超过30cmH$_2$O，诊断即可成立。

（六）鉴别诊断

食管胃底曲张静脉破裂出血时，需与胃十二指肠溃疡的急性大出血鉴别。详细追问病史，全面体检和化验检查，包括肝功能试验、血氨测定实验等，都有助于鉴别。

还需要指出，10%~15% 肝硬化患者并发胃或十二指肠溃疡；可行 X 线钡餐检查、纤维胃镜检查等可迅速明确出血原因。对某些难于鉴别的患者，可试行三腔管压迫止血；如果不是食管胃底曲张静脉破裂出血，应是无效的。

三、治疗

（一）非手术治疗

对于有黄疸、大量腹水、肝功能严重受损的患者（Child C 级）发生大出血，外科手术死亡率高达 60%。对这类患者应尽量采用非手术疗法，重点是止血和输血。

（1）输血：建立有效的静脉通道，扩充血容量，采取措施监测患者生命体征。如果收缩压低于 10.7kPa（80mmHg），估计失血量已达 800ml 以上，即应快速输血。

（2）止血药物：主要应用内脏血管收缩剂，常用药物有垂体后叶素、三甘氨肽赖氨酸加压素和生长抑素类。急性出血控制率可达 80%，若与三腔管压迫合用可达 95%。血管升压素一般剂量为 20U 溶于 5% 葡萄糖 200ml 内，20 分钟内静脉滴注完毕，必要时 4 小时后可重复应用。合用酚妥拉明类药物可提高疗效，还可预防缩血管药物的不良反应。近年有人行选择性肠系膜上动脉插管，滴注血管升压素，每分钟 0.2 ~ 0.4U，疗效较好。生长抑素类（如思他宁、善宁）能选择性地减少内脏血流量，尤其是门静脉和其侧支的血流量，从而降低门静脉压力，有效地控制食管胃底曲张静脉破裂大出血。目前被认为是首选药物，但价格昂贵。连续 3 ~ 5 天。生长抑素的止血率（80% ~ 90%）远高于血管升压素（40% ~ 50%），副作用较少。另外，还可使用其他常规止血药物。

（3）内镜治疗：经内镜将硬化剂（鱼肝油酸钠等）直接注射到曲张静脉腔内（EVS），使曲张静脉闭塞，其黏膜下组织硬化，以治疗食管静脉曲张出血和预防再出血。可在急性出血期或在出血停止后两三天内进行。对于急性出血的疗效与药物治疗相似，虽长期疗效优于血管升压素和生长抑素，但是注射疗法只有短暂的止血效果，再出血率高达 45%，且多发生在治疗后两个月内。主要并发症是食管溃疡、狭窄或穿孔。目前公认经内镜治疗是控制急性出血的首选方法，成功率可达 80% ~ 100%。硬化剂注射疗法和套扎对胃底曲张静脉破裂出血无效。

（4）三腔管压迫止血：使用三腔二囊管或任一其他类似装置可机械性压迫出血的曲张静脉，但因并发症很多，在大多数情况下已被内镜和药物治疗代替。

原理是利用充气的气囊分别压迫胃底和食管下段的曲张静脉，以达止血目的。通常用于对血管升压素或内镜治疗食管胃底静脉曲张出血无效的患者。该管有三腔，一通圆形气囊，充气后压迫胃底；一通椭圆形气囊，充气后压迫食管下段；一通胃腔，经此腔可行吸引、冲洗和注入止血药。Minnesota 管还有第四个腔，用以吸引充气气囊以上口咽部的分泌物。

用法：先向两个气囊各充气约 150ml。将气囊置于水下，证实无漏气后，即抽空气囊，涂上液状石蜡，放置三腔管前要耐心说服患者，从患者鼻孔缓慢地把管送入胃内；边插边让患者做吞咽动作，直至管已插入 50 ~ 60cm，抽得胃内空为止。先向胃气囊充气 150 ~ 200ml后，将管向外拉提，感到管子不能再被拉出并有轻度弹力时予以固定，或利用滑车装置，在管端悬以重量约 0.25 ~ 0.5kg 的物品，作牵引压迫。接着观察止血效果，如仍有出血，再向食管气囊注气 100 ~ 150ml（压力 10 ~ 40mmHg）。放置三腔管后，应抽除胃内容，并用冷盐水反复灌洗，观察胃内有无鲜血吸出。如无鲜血，同时脉搏、血压渐趋稳定，说明出血已基本控制。

三腔管压迫可使 80% 食管胃底曲张静脉出血得到控制，但约一半的患者排空气囊后又立即再次出血。再者，即使技术熟练的医师使用气囊压迫装置，其并发症的发生率也有 10% ~ 20%，并发症包括吸入性肺炎、食管破裂及窒息。故应用三腔管压迫止血的患者，应放在监护室里进行监护，要注意下列事项：患者应侧卧或头侧转，便于吐出唾液，吸尽患者咽喉部分泌物，以防发生吸入性肺炎；要严密观察，慎防气囊上滑堵塞咽喉引起窒息；三腔管一般放置24小时，如出血停止，可先排空食管气囊，后排空胃气囊，再观察12~24小时，如确已止血，才将管慢慢拉出。放置三腔管的时间不宜持续超过3~5天，否则，可使食管或胃底黏膜因受压迫太久而发生溃烂、坏死、食管破裂。因此，每隔12小时，应将气囊放空10~20分钟；如有出血即再充气压迫。

（5）经颈内静脉肝内门体分流术（transjugular intrahepatic portosystemic shunt，TIPS）：是采用介入放射方法，经颈内静脉途径在肝内肝静脉与门静脉主要分支间置入支架以实现门体分流。TIPS可明显降低门静脉压力，一般可降低至原来压力的一半，能治疗急性出血和预防复发出血。特别对顽固性腹水的消失有较好的效果，适用于肝功能较差的患者，或已行断流术、分流术等治疗失败者。TIPS的近期死亡率比外科分流术低，但随着时间推移，支架常发生狭窄或阻塞，其长期效果尚不清楚。目前TIPS在国外主要应用于终末期肝硬化合并门静脉高压症患者，在施行肝移植前行TIPS，是作为术前预防食管胃底曲张静脉破裂大出血的措施。

（二）术前准备

（1）改善全身情况，提高肝脏代偿功能，给以高糖、高蛋白、高维生素、低盐、低脂饮食。有贫血、低蛋白血症者，间断输入全血、血浆或白蛋白。

（2）有出血倾向，凝血酶时间延长者，每天注射Vit K_1 20~40mg。

（3）术前3~5天，每日静脉输葡萄糖100~200g，Vit C 2g，以及肝安、能量合剂等。

（4）术前3~4日口服肠道抗生素，减少术后肠道细菌繁殖，可能减少肝昏迷的产生；行分流术者术前行清洁灌肠。

（5）术前不常规放置胃管，以防食管静脉曲张破裂出血，胃管应在手术室等有抢救设备的场所进行，并尽量选用质地较软的细胃管。

（6）有腹水者，应在应用白蛋白或血浆等胶体时，适当应用利尿剂，加速腹水的排出。

（三）手术治疗

肝硬化患者中仅有40%出现食管胃底静脉曲张，而有食管胃底静脉曲张的患者中有50%并发大出血，这说明有食管胃底曲张静脉的患者不一定发生大出血。临床上还看到，本来不出血的患者，在经过预防性手术后反而引起大出血。对有食管胃底静脉曲张但没有出血的患者，不主张进行预防性手术治疗。

手术治疗的目的主要是降低食管胃底曲张静脉破裂出血的风险；治疗脾功能亢进和顽固性腹水。

对于没有黄疸、没有明显腹水的患者发生食管胃底曲张静脉破裂大出血，应争取及时或经短时间准备后急诊手术。手术方式主要分为两类：一类是分流手术，主要降低门静脉压力；另一类是断流手术，阻断门奇静脉间的反常血流，达到止血目的。

严重脾肿大，合并明显的脾功能亢进最多见于晚期血吸虫病，也见于脾静脉栓塞引起的左侧门静脉高压症。对于这类患者单纯行脾切除术效果良好。顽固性腹水有效的治疗方法是肝移植。其他疗法包括TIPS和腹腔-上腔静脉转流术等。

食管胃底曲张静脉破裂大出血手术的适应证：①患者以往有大出血的病史，或本次出血来势凶猛，出血量大，或经短期积极止血治疗，仍有反复出血者，应考虑急诊手术止血。②经过严格的内科治疗48小时内仍不能控制出血，或短暂止血又复发出血，应积极行急诊手术止血。手术不但可防止再出血，而且是预防发生肝昏迷的有效措施。但因病情严重、多合并休克，所以急诊手术病死率高，应尽量避免。Child C 级患者不宜行急诊手术。

主要术式有：

（1）断流手术：即脾切除，同时手术阻断门奇静脉间的反常血流，以达到止血的目的。断流手术中以脾切除加贲门周围血管离断术（splenectomy with periesophagogastric devascular-ization）最为有效，不仅离断了食管胃底的静脉侧支，还保存了门静脉入肝血流。这一术式还适合于门静脉循环中没有可供与体静脉吻合的通畅静脉，肝功能差（Child C 级），既往分流手术和其他非手术疗法失败而又不适合分流手术的患者。其他断流手术的方式有食管下端横断术、胃底横断术、食管下端胃底切除术以及贲门周围血管离断术等。在这些断流手术中，食管下端横断术、胃底横断术，阻断门奇静脉间的反常血流不够完全，也不够确切；而食管下端胃底切除术的手术范围大，并发症多，死亡率较高。

必须离断贲门周围的四组血管：①冠状静脉，包括胃支、食管支及高位食管支，其中高位食管支的结扎切断是贲门周围血管离断术成败的关键所在。具体见概述部分。②胃短静脉，一般为 3~4 支，伴行着胃短动脉，分布于胃底的前后壁，注入脾静脉。③胃后静脉，起始于胃底后壁，伴着同名动脉下行，注入脾静脉。④左膈下静脉，可单支或分支进入胃底或食管下段左侧肌层。

（2）门体分流术（portosystemic shunts）：可分为非选择性分流、选择性分流（包括限制性分流）两类。

1）非选择性门体分流术：是将入肝的门静脉血完全转流入体循环。代表术式是门静脉与下腔静脉端侧分流术：将门静脉肝端结扎，防止发生离肝门静脉血流；门静脉与下腔静脉侧侧分流术：离肝门静脉血流一并转流入下腔静脉，减低肝窦压力，有利于控制腹水形成。非选择性门体分流术治疗食管胃底曲张静脉破裂出血效果好，但肝性脑病发生率高达30%~50%，易引起肝衰竭。由于破坏了第一肝门的结构，为日后肝移植造成了困难。非选择性门体分流术还包括肠系膜上静脉与下腔静脉"桥式"（H 形）分流术和中心性脾-肾静脉分流术（切除脾，将脾静脉近端与左肾静脉端侧吻合）。术后血栓形成发生率较高。

2）选择性门体分流术：降低食管胃底曲张静脉的压力，并同时保存门静脉的入肝血流。代表术式是远端脾-肾静脉分流术（Warren 手术），即将脾静脉远端与左肾静脉进行端侧吻合，同时离断门-奇静脉侧支，包括胃冠状静脉和胃网膜静脉。该术式的优点是肝性脑病发生率低。但有大量腹水及脾静脉口径较小的患者，这一术式效果欠佳。另一手术冠腔静脉分流术是将冠状静脉的食管支主干（胃左静脉）直接或中联一段自体静脉吻合到下腔静脉。此种分流术是直接引流食管胃底曲张静脉，吻合口的通畅率可达85%。

限制性门体分流的目的是充分降低门静脉压力，制止食管胃底曲张静脉出血，同时保证部分入肝血流。代表术式是限制性门-腔静脉分流（侧侧吻合口控制在10mm）和门-腔静脉"桥式"（H 形）分流（桥式人造血管口径为 8~10mm）。前者随着时间的延长，吻合口径可扩大，如同非选择性门体分流术；后者，近期可能形成血栓，需要取出血栓或溶栓治疗。

（四）术后处理

（1）注意腹腔引流管通畅，观察引流液颜色及量，注意胃液颜色及量。

（2）记出入量，维持水、电解质平衡。

（3）输入适量的血浆、白蛋白，纠正低蛋白血症。

（4）给予抗生素。

（5）保肝治疗应用精氨酸及支链氨基酸。

（6）手术并发症处理：严密观察有无膈下感染等并发症。如有积液，应予抽出；如有脓肿形成，需做引流术。

（五）新型技术

肝移植已经成为外科治疗终末期肝病的有效方法，存活率已超过70%。肝移植是治疗终末期肝病并发门静脉高压食管胃底曲张静脉出血患者的理想方法，既替换了病肝，又使门静脉系统血流动力学恢复到正常。但供肝短缺、终身服用免疫抑制剂的危险，手术风险以及费用昂贵，限制了肝移植的临床推广。

随着腹腔镜技术的不断提高及相关器械的不断发展，经腹腔镜手术治疗门静脉高压症已经具备了必要的物质基础。一些外科医生已经进行了经腹腔镜行断流术的尝试，并取得初步成功。

四、预后

断流术的远期生存率Ⅰ、Ⅱ级 Chih A、B 级为97%，Ⅲ级 Chih C 级为75%，而分流术Ⅰ、Ⅱ级为64%，Ⅲ级为51%，断流术再出血率为6.9%，而分流术为15.7%；而肝性脑病在断流术病例没有发生，在分流术病例其发生率达12.9%。内镜和药物治疗能明显降低再出血风险，但对长期生存率几乎无影响，这可能取决于肝病本身的进展情况。

（雒润庆）

第七节　布-加综合征

一、概述

巴德-吉亚利综合征，也称布-加综合征（Budd-Chiari syndrome）。它指的是由肝静脉或其开口以上的下腔静脉阻塞引起的以门静脉高压或门静脉和下腔静脉高压为特征的一组疾病。最常见者为肝静脉开口以上的下腔静脉隔膜和肝内静脉血栓形成。1845年和1899年Budd 和 Chiari 分别描述了本病，故称 Budd-Chiari 综合征。

病因：在东方国家，如我国、印度、日本和韩国，则以下腔静脉发育异常为多见，少数由肝静脉隔膜引起。欧美则多由肝静脉血栓形成所致，与高凝状态，如真性红细胞增多症、抗凝血酶Ⅲ缺乏、高磷脂综合征等有关。其他原因尚有真性红细胞增多症、阵发性夜间血红蛋白尿、口服避孕药、严重充血性心力衰竭、心包炎、白塞综合征、非特异性血管炎、血液高凝状态、腔外肿瘤、肥大的肝尾叶压迫或妊娠等。另有10%左右的患者尽管做了全面检查仍不能确定病因。

分型：尚未完全统一。为治疗的需要按病变部位的不同分为三型：A 型为局限性下腔静脉阻塞；B 型为下腔静脉长段狭窄或阻塞；C 型为肝静脉阻塞；以 A 型和 C 型为多见。

二、诊断

（一）病史要点

本病以男性多见，男女之比约为 2 ：1，多发于 20 ~ 40 岁。发病年龄则视发病原因而异，因先天性发育异常者，发病较早；因后天原因致病者，则发病年龄可较晚。

单纯的肝静脉阻塞者，以门静脉高压症状为主；合并下腔静脉阻塞者，则同时出现门静脉高压和下腔静脉阻塞综合征。

（二）查体要点

除常规门脉高压出现的体征外，严重者可出现：

（1）下腔静脉回流受阻还可引起双侧下肢静脉曲张、色素沉着，甚至经久不愈的溃疡；严重者，双小腿皮肤呈树皮样改变。

（2）下腔静脉阻塞后，胸、腹壁及腰部静脉扩张扭曲，部分代偿下腔静脉的回流。腰背部静脉曲张和下腹壁曲张静脉血流向上不是单纯门静脉高压症所能引起，而恰恰提示下腔静脉阻塞性病变。

（3）晚期患者由于腹水严重，为减轻症状而反复抽吸腹水，蛋白不断丢失，最后患者常死于严重营养不良、食管曲张静脉破裂出血或肝肾功能衰竭。

（三）辅助检查

1. 常规检查　同门静脉高压症。

2. 其他检查

（1）B 型超声或彩色多普勒：是简单、可靠且方便的无创性首选检查。诊断准确率达 90% 以上。

（2）下腔静脉造影：是诊断本病的金标准。采用 seldinger 技术经股静脉插管，将导管经导丝插至下腔静脉，在高压注射造影剂的同时施行连续摄片。也可同时经颈静脉或贵要静脉途径，插入另一导管经上腔静脉和右心房进入下腔静脉上端。可清楚地显示病变部位、梗阻的程度、类型及范围，对治疗具有指导意义。

（3）经皮肝穿刺肝静脉造影：可显示肝静脉有无阻塞，除具有上述方法同样的意义外，在适当病例，可同时扩张和置放支架治疗，还可帮助预测手术效果及预后。

（4）上消化道钡餐检查可见胃底、食管静脉曲张，十二指肠受肥大的尾叶推压而移位。

（5）CT 及 MRI 不如上述方法准确。

（6）肝穿刺活检有辅助诊断意义：慢性患者肝小梁中的肝细胞被红细胞取代，被认为是其特征性改变。如除外心脏疾病，有高度淤血肝或淤血性肝硬化时，应首先考虑本病。

（四）诊断标准

有门静脉高压表现并伴有胸、腹壁，特别是腰背部及双下肢静脉曲张者，应高度怀疑为布 - 加综合征。根据典型临床表现和 B 超检查诊断不难。下肢静脉造影可确诊。

急性患者起病急骤，有不同程度的右上腹痛、呕吐、发热、下肢麻木、浮肿，继之出现肝脏肿大、腹水，部分患者可出现轻度黄疸，有些病例甚至休克，迅速死亡。肝颈静脉回流征阴性为其特点。腹水积聚迅速、蛋白含量较高。

慢性患者可有如下表现：

（1）顽固的、难以消退的腹水：患者肝静脉回流受阻，血流不能回流入右心，肝静脉压力明显升高致肝中央静脉和肝静脉窦扩张、淤血，血浆经狄氏间隙渗入肝淋巴间隙，淋巴液通过肝纤维囊漏入腹腔，形成顽固的腹水。

（2）肝脾肿大：由于肝脏充血，压力增高，导致肝和脾肿大、食管和胃底静脉曲张等门静脉系统压力增高的表现。

（3）消化不良：由于小肠静脉淤血引起。如肝静脉回流得以早期解决，病变可以逆转。如果长期不予处理，可继发肝硬化，少数发生癌变。

（4）伴下腔静脉阻塞者不仅引起双下肢、会阴部肿胀和胸肋、背部静脉曲张，尚可引起肾静脉回流受阻导致肾功能不全。

（5）心功能不全：由于血液淤滞在下半躯体，回心血量明显减少，心脏缩小。患者常有心悸，轻微活动即可引起心慌、气短，重者处于端坐呼吸状态。

无症状型：部分病例仅表现原发性疾病的症状，多在尸检时方才发现，临床上并无特殊症状。

（五）鉴别诊断

需要注意与一般的门静脉高压症患者相鉴别。

彩超检查很容易发现肝静脉或其开口以上的下腔静脉阻塞。此外，尚需明确该病的原发病因，如某种高凝状态等。

三、治疗

应根据不同病型采用不同治疗方法。首选介入性方法或介入与手术联合法，其次才考虑应用手术方法解决。治疗应该首先针对门静脉高压及其引起的并发症，其次针对由下腔静脉阻塞引起的一系列由下半躯体静脉回流障碍所致的不良后果。

（一）一般治疗

在急性期宜采取内科治疗，不宜手术，以病因治疗为主。有血栓形成者可试用抗凝剂尿激酶和链激酶治疗，使用抗生素。利尿剂和低盐饮食有利于腹水的消退。

（二）手术治疗

手术方法大致分为六类：①间接减压术，包括腹膜腔 - 颈内静脉转流术和胸导管 - 颈内静脉重新吻合术；②断流术，包括经食管镜硬化剂注射；③各种促进侧支循环的手术，如脾肺固定术；④直接减压术，包括各型肠系膜上静脉或下腔静脉或前两者与右心房之间的转流手术；⑤病变根治性切除术；⑥肝移植术。

（1）下腔静脉局限性阻塞或狭窄的治疗

1）经皮球囊导管扩张和内支架植入术：经皮血管腔内血管成形术（percutaneous transluminal angioplasty，PTA）或称血管内球囊扩张术，为近年新建立的比较安全、简便、损伤小的术式。目前已成为膜性阻塞患者的首选治疗方法，也可用于节段性阻塞患者的治疗。一般要用 20 ~ 30mm 内径球囊的特制导管反复扩张数次，以获稳定疗效。为防止复发，近年在 PTA 的基础上发展起来一种新的治疗方法称经皮血管腔内支架置入术（percutaneous transluminal stentangioplasty，PTS）。其方法如同 PTA，在球囊扩张后，导入直径 2cm 可扩张性金属支架撑开狭窄部，从而建立起静脉流通道。有逐渐取代 PTA 的趋势。

2）经右心房破膜术：当阻塞不能被穿破时可择期采用本法。此术 5 年通畅率约 60%。现此术已被如下术式所替代。

3）经右心房破膜与经股静脉会师式破膜、扩张和内支架植入术：经股静脉经插入球囊扩张导管施行"会师"或穿破、扩张术后，在伸入右心房的指尖定位下，将 20 ~ 30mm 直径的内支架置于合适的位置。

4）下腔静脉 - 右心房人工血管转流术：当采用上述方法仍不能穿破阻塞时，则可加做上腹正中切口，在十二指肠水平部下方显露下腔静脉前侧壁 4cm。取人工血管经右膈前缘适当位置行下腔静脉 - 右心房人工血管转流。转流血管 5 年通畅率约 50%。

5）根治性矫正术：由于介入球囊扩张和支架法的问世，适于此术者已明显减少。

（2）下腔静脉长段阻塞或狭窄的治疗：此时尽管患者存在双下肢静脉回流障碍，但在绝大多数患者，食管静脉曲张出血和顽固性腹水和恶液质状态为患者的主要死因。此时以缓解门脉高压的方法常可明显缓解病情，使患者部分或完全恢复体力劳动。至于由下腔静脉阻塞引起的下肢肿胀等表现常获间接缓解。所用手术方法有：

1）肠系膜上静脉 - 右心房人工血管转流术：首先分离出肠系膜上静脉约 4cm 后，转流法则与上述腔房转流相似。转流成功后肝脏即发生皱缩。5 年通畅率约 70%。

2）脾静脉 - 右心房人工血管转流术：当肠系膜上静脉有病变时采用。

3）门静脉 - 右心房人工血管转流术：上述两种方法不能实现时采用。

4）肠系膜上静脉 - 颈内静脉人工血管转流术：适用于在严重顽固性腹水、胸腔积液、恶液质和高危患者。优点是仅在颈部和腹部做切口，避免开胸手术，明显减少了手术的危险性。

此术必须采用带外支持环及弹性好的人工血管，避免由于心脏搏动受到挤压，有助于提高通畅率。

（3）下腔静脉通畅而肝静脉阻塞的治疗：急性患者应先试用纤溶疗法，取经皮经肝穿刺途径则更好。慢性病例应先做经皮经肝穿刺肝静脉造影，如属主肝静脉开口阻塞，可先试用扩张和内支架术。当以上方法无效时，可取肠 - 腔、脾 - 肾、门 - 腔静脉转流术中的一种方法进行治疗。

（4）肝移植：适用于其他肝功能衰竭、肝昏迷发作或继发严重肝硬化病例。

四、预后

近年来，随着相关知识的推广和各种介入方法的涌现，大多数病例可获早期诊治，疗效较好，手术率已明显下降，但复发率仍较高。本症的预后与病理类型和病情轻重直接相关，其中隔膜型效果最好，C 型效果最差。

（雒润庆）

第八节　肝脏损伤

一、概述

肝脏是人体最重要的脏器之一，结构复杂，质地脆弱，血液循环丰富，具有复杂和重要的生理功能。在上腹部和下胸部的一些损伤中常被波及。肝损伤在开放性腹部损伤中的发生率为30%左右，仅次于小肠伤和结肠伤而居第三位；在闭合性腹部损伤中占20%左右，仅次于脾损伤位居第二。虽然肝脏损伤的死亡率近年来随着治疗手段的完善和水平提高不断下降（10%~15%），但仍有许多挑战性的问题需要解决。

二、病因和特点

（一）病因

暴力和交通事故是引起肝脏损伤的两大主要原因。在欧洲，肝脏钝性损伤占所有肝损伤的80%~90%，而在南非和北美开放性肝损伤分别占66%、88%。我国何秉益报道331例肝脏损伤，钝性肝损伤占77%。钝性肝损伤主要有以下三种类型：①右下胸或右上腹受直接暴力打击，使质地脆弱的肝脏产生爆震性损伤。②右下胸或右上腹受到撞击和挤压，使肝脏受挤压于肋骨和脊柱之间，引起碾压性损伤。③当从高处坠地时，突然减速，使肝脏与其血管附着部产生剪力，使肝脏和其血管附着部撕裂引起损伤。开放性肝损伤主要有刺伤和枪弹伤引起，后者常合并有多脏器损伤。

（二）损伤特点

加速性损伤如交通事故、高空坠落等常引起5，6，7，8段损伤；上腹部直接暴力常引起肝脏中央部（4，5，8段）损伤；下胸和脊柱的挤压伤常引起肝尾状叶（第1段）的出血性损伤。肝损伤也常合并有多脏器损伤。肝脏损伤早期死亡原因为失血性休克，晚期死于胆汁性腹膜炎、继发性出血和腹腔感染等并发症。

三、肝脏损伤的分级

肝脏损伤轻者可仅有肝包膜撕裂，重者可有肝实质破裂、肝脏撕脱，也可伴有肝动、静脉、门静脉和肝内胆管损伤。1989年美国创伤外科协会脏器损伤分级委员会提出了肝脏损伤的分级标准，并于1994年进行了修订，按肝损伤程度，将肝损伤分为六级，见表10-4所示。Moore报道，Ⅰ、Ⅱ级肝损伤占80%~90%，一般可采取非手术治疗，Ⅲ~Ⅳ级损伤较为严重，常需手术处理，Ⅵ级损伤被认为不可能生存。

表10-4 肝脏损伤分级

分级		损伤程度
Ⅰ	血肿	包膜下，<10%的肝脏表面
	撕裂	包膜撕裂，肝实质裂口深度小于1cm
Ⅱ	血肿	包膜下，10%~50%的肝脏表面
	撕裂	包膜撕裂，肝实质裂口深度1~3cm之间，长度<10cm
Ⅲ	血肿	包膜下，>50%的肝脏表面或呈扩展性
		包膜下破裂或肝实质血肿，肝实质内血肿>10cm或呈扩展性
	撕裂	肝实质裂口深度>3cm
Ⅳ	撕裂	肝实质破裂伤及肝叶25%~75%或某一肝叶的1~3个肝段

分级		损伤程度
V	撕裂	肝实质破裂伤及肝叶超过75%或某一肝叶3个肝段以上
	血管	肝周静脉损伤包括肝后腔静脉或肝周静脉损伤
Ⅵ	血管	肝脏撕脱

四、诊断

（一）外伤史

开放性损伤的伤口部位和伤道常提示肝脏是否损伤，诊断较为容易。钝性腹部创伤时，尤其是右上腹、右下胸、右腰及胁部受伤时，局部皮肤可有不同程度的损伤痕迹，应考虑肝脏损伤的可能。在创伤严重、多处多发伤及神志不清的患者，有时诊断较为困难。

（二）临床表现

1. 腹痛　患者伤后自诉有右上腹痛，肝损伤患者的腹部症状可能不及胃肠道破裂消化液溢出刺激腹膜引起的症状严重，但当损伤肝周围积血和胆汁刺激膈肌时，可出现右上腹、右上胸痛和右肩痛。严重肝外伤腹腔大量出血时，引起腹胀、直肠刺激症状等。

2. 腹腔内出血、休克　是肝外伤后的主要症状之一。当肝脏损伤较严重，尤其是肝后腔静脉撕裂时，可在短时间内发生出血性休克，表现为面色苍白、出冷汗、脉搏细速、血压下降、腹部膨胀、神志不清和呼吸困难等一系列腹腔内出血的症状。但如果为肝包膜下破裂或包膜下血肿，则患者可在伤后一段时间内无明显症状，或仅有上腹部胀痛，当包膜下血肿进行性增大破裂时，则引起腹腔内出血，而出现上述的一系列症状。

3. 体格检查　上腹、下胸或右季肋部有软组织挫伤或有骨折；腹部有不同程度的肌卫、肌紧张、压痛和反跳痛腹膜刺激症状；肝区叩击痛明显；腹腔有大量积血时移动性浊音呈阳性；如为肝包膜下、中央部位血肿或肝周有大量凝血块时，则有肝浊音界扩大；听诊肠鸣音减弱或消失。

（三）辅助检查

1. 诊断性腹腔穿刺和腹腔灌洗　当肝脏损伤后腹腔内有一定出血量时，腹腔穿刺多数能获得阳性的结果，反复穿刺和移动患者体位可提高腹腔穿刺诊断率。腹穿阳性固然有助于诊断，但阴性结果并不排除肝脏有损伤。如腹穿阴性，又高度怀疑肝脏损伤时，可作腹腔灌洗，阳性提示腹腔内出血准确率达99%。

2. X线　腹部平片可显示肝脏阴影增大或不规则、膈肌抬高、活动受限，并可观察有无骨折，对诊断肝脏损伤有帮助。

3. CT　能清楚显示肝脏损伤的部位和程度、腹腔和腹膜后血肿，还可显示腹腔其他实质性脏器有无损伤，是目前应用最广、效果最好的诊断方法之一。Adan认为对比增强CT是诊断肝脏损伤的"金标准"。

4. B超　对诊断肝外伤有较高的诊断率和实用性。可显示肝破裂的部位，发现血腹、肝脏包膜下血肿和肝中央型血肿。Park报道在美国B超是诊断肝外伤最常用的诊断手段。

Mckenney 报道 1 000 例连续的闭合腹部损伤进行 B 超检查诊断的准确性为 88%，特异性为 95%。

五、治疗

（一）非手术治疗

Park 总结文献报道有 50% ~80% 肝外伤的出血能自行停止。随着脾外伤后采用保守治疗的报道不断增加，引起人们对肝外伤血流动力学稳定患者采用非手术治疗的关注，而且 CT 检查可对肝外伤采用非手术治疗提供较可靠的依据。早年只对损伤较轻的肝外伤采用非手术治疗，近年来对 Ⅲ ~5 级的肝外伤也可采用非手术治疗。Pachter 总结报道了 495 例肝外伤采用非手术治疗的结果，成功率为 94%，平均输血 1.9U，并发症发生率为 6%，其中与出血有关的并发症仅为 3%，平均住院时间为 13d，并无与肝脏损伤相关的死亡。Crore 对 136 例血流动力学稳定的肝外伤患者采用非手术治疗进行了前瞻性研究，用 CT 估计肝脏损伤的程度，结果 24（18%）例实施了急诊手术，其余 112 例中 12 例保守治疗失败（其中有 7 例与肝损伤无关），另外 100 例成功地采用了非手术治疗，其中 30% 为 Ⅰ ~ Ⅱ级的肝损伤，70% 为 Ⅲ ~5 级的肝损伤。

非手术治疗的适应证：适用于血流动力学稳定的肝损伤患者。包括：①肝包膜下血肿。②肝实质内血肿。③腹腔积血少于 250 ~500ml。④腹腔内无其他脏器损伤需要手术的患者：治疗方法主要包括卧床休息、限制活动，禁食、胃肠减压，使用广谱抗生素、止痛药物、止血剂，定期监测肝功能、复查腹部 CT 等。D'Amours 对 5 例选择性病例通过内镜和介入治疗，取得了良好效果，但住院时间可能延长。保守治疗过程中一定要密切监测患者生命体征，反复复查 B 超，动态观察肝损伤情况和腹腔内积血量的变化。对于非手术治疗把握不大时则需慎重。

（二）手术治疗

尽管目前肝外伤采用非手术治疗有增加的趋势，但是绝大部分患者仍需要急诊手术治疗。如果可能，患者在急诊室就应得到复苏，肝脏枪弹伤和不论任何原因引起的血流动力学不稳定的肝外伤均应采用手术治疗。

手术治疗的原则为：①控制出血。②切除失活的肝组织，建立有效的引流。③处理损伤肝面的胆管防止胆漏。④腹部其他合并伤的处理。

手术切口的选择应考虑充分显露肝脏和可能的开胸术，因此，可选用上腹正中切口或右上腹经腹直肌切口，要显露肝右后叶时，可将腹部切口向右侧延长。

肝外伤后出血是最主要的死亡原因，因此，控制出血是肝外伤治疗的首要任务，常用的手术方法有以下几种。

1. 肝脏缝合术　这是治疗肝外伤最古老的方法，Kausnetzoff 在 1897 年就有报道。目前对 Ⅰ ~ Ⅱ级的肝外伤保守治疗失败的患者仍使用这一方法。适用于肝脏裂开深度不超过 2cm 的创口。网膜加强，缝合时缝针应穿过创口底部，以免在创面深部遗留死腔，继发感染、出血等并发症。并在肝周置烟卷和皮管引流。

2. 肝实质切开直视下缝合结扎术　这是一种对肝实质严重损伤采用的治疗技术。适用于肝实质深部撕裂出血、肝脏火器伤弹道出血、肝脏刺伤伤道出血等。阻断肝门，切开肝实质,用手指折断技术(finger fracture technique),即拇指、食指挤压法,用超声解剖的方法显露出血来源,结扎或钳夹肝内血管、胆管,直视下结扎、缝扎或修补损伤血管和胆管。此项技术具有并发症少,死亡率低的优点。Pachter 报道 107 例Ⅲ~Ⅳ级肝损伤的患者采用肝实质切开,实质内血管选择结扎止血治疗,手术死亡率为 6.5%。Beal 报道一组患者成功率为 87%。

3. 肝清创切除术　适用于肝边缘组织血运障碍,肝组织碎裂、脱落、坏死,肝脏撕裂和贯通患者。与规则性肝段或肝叶切除相比,此手术能够保留尽量多的正常肝组织,并且手术时间短,因此是一种较有效的治疗肝外伤的方法。肝清创切除术的关键在于紧靠肝损伤的外周应用手指折断技术或超声解剖技术清除失活肝组织,结扎肝中血管和胆管。Ochsner 认为尽可能清除所有失活肝组织是减少术后发生脓肿、继发性出血和胆瘘的关键。有少数情况,某一肝段大的胆管破碎,虽然无血运障碍,也必须切除这一肝段,否则容易发生胆瘘。

4. 规则性肝段或肝叶切除术　此法开始于 1960 年,但由于死亡率高,现在使用较少。目前使用规则性肝段或肝叶切除治疗肝外伤的比例约占 2%~4%,死亡率接近 50%。仅适用于一个肝段或肝叶完全性碎裂、致命性大出血肝叶切除是唯一的止血方法以及某些肝外伤处理失败再出血的患者。

5. 选择性肝动脉结扎术　虽然此项技术曾经非常普遍地用于肝外伤动脉出血的控制,但目前已很少运用,因为其他的止血方法已足以控制出血。目前对于复杂的肝裂伤、贯通伤、中央部破裂、大的肝包膜下血肿等经清创处理后,仍有大的活动性出血或不可控制的出血,在运用其他方法不能止血时,可采用结扎肝总动脉或肝固有动脉、肝左或肝右动脉而达到止血的目的。

6. 肝周填塞止血术　早在 1908 年 Pringle 报告用手法阻断肝十二指肠韧带,以暂时性控制肝出血,这一方法后来被称为 Pringle 手法。由于 Pringle 止血法效果是暂时性的,必须有后续方法才能巩固止血效果。后来 Halsted 于 1913 年总结了第一次世界大战肝外伤采用肝内纱布填塞的经验,即将纱布垫的一端用力插入肝脏裂伤的深部以达到压迫止血的目的,另一端通过腹壁引到体外。这种方法一直沿用到第二次世界大战,战后总结发现 91% 的肝外伤在剖腹探查时出血已停止,于是认为胆瘘和肝实质损害远大于出血。以 Madding 为首的一些学者主张剖腹探查、清创缝合止血治疗肝外伤。但严重肝外伤的死亡率仍在 50% 左右。20世纪 80 年代 Felicino 等相继报道多篇腹腔填塞治疗肝外伤的文章,这一疗法得以重新评价,并更加合理和完善。

(1)肝周填塞止血的适应证:①肝外伤修复后或大量输血后所致凝血障碍。②广泛肝包膜撕脱或肝包膜下血肿并有继续扩大趋势。③严重的两侧肝广泛碎裂伤、出血难以控制。④严重酸中毒伴血流动力学或心功能不稳定的患者,长时间低温情况下,肝外伤出血难以控制。⑤常规止血方法不能止血而又不能耐受范围广、创伤大的其他救治肝损伤的手术。⑥严重肝外伤、低血压时间大于 70min,或输血超过 5 000ml,患者伴有低温(<36.5℃)和酸中毒(pH<7.3)。⑦血源紧缺或设备技术限制等需转院治疗。

(2)肝周填塞止血的方法:传统的填塞方法是使用纱布带填放于肝脏裂口的深部和表面,通过腹壁切口把纱布带尾端引出体外,便于术后逐渐拔除。这种纱布带松软、产生的压力不大,止血效果不尽满意,延期出血机会较大,不是理想的止血方法。目前的填塞技术是在有计划剖腹术的情况下,把干的剖腹纱布垫直接填塞于受伤出血的肝脏创面上。关腹后腹腔产生一定的压力，直接作用于创面以达到压迫止血的目的。由于创伤肝出血90%来自于静脉系统，因此，压迫止血可产生可靠的效果。为了预防填塞的纱布垫与肝脏创面黏着，取出时引起出血，可先填入一高分子材料织物将填塞的纱布垫与肝脏创面隔开。但由于此法易造成感染、败血症、胆瘘、继发性出血等并发症，因此，Stone 提出用带蒂大网膜填塞肝创面，因为大网膜是自源组织，有活性，不需再剖腹取出，败血症发生率低，适用于Ⅰ、Ⅱ级肝外伤的星状伤、深裂口和挫裂伤，对低压性静脉系统出血有良好效果。一般在术后3～5d尽早取出纱布垫修复和重建器官功能，以减少并发症的发生。Morris 报道术后常见并发症的发生率为39%。另外，纱布拔出时间要足够长，时间短则易引起再出血，一般认为纱布可在7～15d逐步拔除。纱布周围可置数根引流管及时将肝脏创面周围渗出物引出，以免继发感染引起严重后果。

7. 可吸收网包裹法　近年来 Steven（1991）、Jacobson（1992）、Ochsner（1993）、Brunet（1994）、Shuman（1997）等相继报道了用可吸收的聚乙醇酸（polyglycolic acid）或 polyglactin 制成的网包裹破损严重的肝左叶或肝右叶甚至两叶，达到止血目的（图10-4）。与肝周填塞相比，并发症少，不需再次手术。当用此法包裹右叶时为预防胆囊壁坏死，必须做胆囊切除。到目前为止，可吸收网包裹法止血临床经验有限，对Ⅲ～5级肝外伤患者使用死亡率为20%左右，进一步的评估还需积累一定量的临床病例。

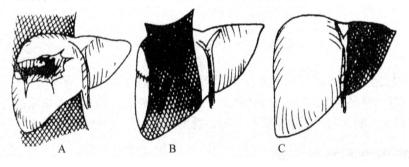

图10-4　可吸收网包裹法
A. 肝右叶破裂；B. 利用可吸收网包裹；C. 肝左叶可吸收网包裹

8. 肝周静脉损伤止血法　因解剖位置的关系，肝周静脉损伤处理相当困难，往往出血十分凶猛，难以用常规止血方法达到止血目的。以下方法可供选择。

（1）房-腔转流止血法：当采用 Pringle 手法不能控制出血，搬动肝叶从肝后汹涌出血时，诊断为肝周大静脉损伤出血。此时，应用纱布垫暂时填塞，立即劈开胸骨进胸，用 Satinsky 血管钳夹阻右心房，切开右心房，插入胸腔引流管，在导管相当于右心房和肾下腔静脉开口处导管各开一个孔。分别在肾静脉上和肝上下腔静脉上用阻断带结扎，以使下半身静脉血回流和减少从腔静脉或肝静脉破裂口的出血，然后修补损伤的血管，达到永久性止血的目的（图10-5）。

（2）下腔静脉插入分流管止血法：在肾静脉上方、下腔静脉前壁做一小切口，向上插入一端带有气囊的硅胶管，将气囊置于膈上方，管的另一端开两个侧孔。然后在肾静脉上方用阻断带扎住下腔静脉，气囊内注入等渗盐水30ml，使下腔静脉血流经导管回心脏。此时还应阻断肝门血流，使肝循环暂时完全停止。出血暂时控制后，即可分离肝脏，显露出破裂的肝静脉主干或下腔静脉，直视下予以缝合修补。

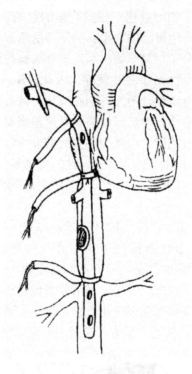

图 10 - 5 肝后腔静脉损伤修补术的报道。

（3）四钳法全肝血流阻断法：即在常温下同时阻断腹主动脉、第一肝门、肝上和肝下腔静脉，使损伤的肝后腔静脉或肝静脉隔离，修补损伤静脉，达到永久止血的目的。修复血管完成后按钳夹阻断的相反顺序松开血管钳，总的阻断时间以 30min 为安全。

六、肝损伤术后并发症

（一）出血

肝脏损伤术后继发性出血仍然是一具有挑战性的问题，临床并不少见，多由于感染、失活组织脱落所引起，也可发生在取出填塞纱布垫时。术中正确处理创面、清除失活组织、良好的引流及合理应用抗生素是预防继发出血的关键。延迟出血是非手术治疗肝外伤常见的并发症，同时也是延迟手术的手术指征。Cue 等认为 24h 输血超过 10 个单位或 12h 内输血超过 6 个单位即应该再次手术止血。另外，肝外伤后胆道出血也常见到，胆道出血主要是因为损伤部位肝组织坏死、液化或感染形成脓肿，溃破入附近胆管内，或因感染腐蚀动脉分支引起。其特点是周期性出血伴突发上腹痛、轻度黄疸、呕血、便血等。治疗需再次手术切开血肿止血或结扎相应的肝动脉，必要时行肝部分切除或肝叶切除。

（二）感染

感染是肝损伤后最常见的并发症，约占肝损伤并发症的 50%。感染可发生在腹腔、膈下、肝内或切口等部位。术中彻底清除失活的肝组织、积血、胆汁，预防性使用抗生素，有效的引流是预防感染的主要措施。一旦感染诊断明确，已有腹膜炎或脓肿形成，应及时切开引流。

（三）胆瘘

肝损伤后胆瘘的发生率约为 2% ~ 8%，多由于创面胆管分支未予结扎，或失活组织清除不够，感染液化后胆管破溃、胆汁溢出所引起。大部分胆瘘于术后 2 周自愈。但如漏出的量大，胆汁在腹腔内积聚，可行经皮穿刺引流。特殊性的胆瘘需行肝切除或 Roux - en - Y 肝空肠吻合术治疗。

（王立胜）

第九节　肝棘球蚴病

肝棘球蚴病又称肝包虫病，是犬绦虫（棘球绦虫）的囊状幼虫（棘球蚴）寄生在肝脏所致的一种寄生虫病。本病系由细粒棘球蚴、多房性棘球蚴或泡状棘球蚴所引起。肝棘球蚴病有两种类型，一种是由细粒棘球蚴引起的单房性包虫病（肝包虫囊肿），另一种是由多房性或泡状棘球蚴感染所致的泡状棘球蚴病（又称滤泡型肝包虫病）。临床上以单房性包虫病多见。本病可发生在任何年龄和性别，以 20 ~ 40 岁最多见。是我国西北及西南广大畜牧地区一种常见的寄生虫病。

一、病因和病理

细粒棘球绦虫的终末宿主主要是狗，亦可为狐、狼等。中间宿主是羊、马、牛、骆驼等。当人与皮毛上黏附有虫卵的犬和羊接触或直接食入被虫卵污染的食物后，虫卵在十二指肠内孵化为六钩蚴，穿透肠黏膜进入门静脉系统，约有 70% 停留在肝脏发育成囊，其余的虫蚴可随血流通过肝静脉散布至肺、肾、脾、脑、肌肉、眼眶和脊柱等部位。

细粒棘球蚴在肝内先发育成小的空囊，即为初期的包虫囊肿，囊内不含头节。囊体逐渐长大，形成囊肿的内囊，它的周围由中间宿主的组织形成的一层纤维性包膜，称外囊，共同形成包虫囊肿的壁。内囊的生发层实际上是棘球蚴本体，由一排具有显著繁殖能力的细胞组成，可产生生育囊（生发囊）、头节和子囊，子囊又可产生孙囊。子囊为生发层向内芽生而成，内含大量头节，破裂后头节进入囊液，即形成包虫囊砂。生发层亦可向外芽生形成外生囊。外囊与内囊紧贴，但不相连。包虫囊肿大小不一。囊液透明，偏碱性，比重 1.008 ~ 1.015，内含大量的头节和子囊以及小量蛋白质和无机盐类。

囊内的液体经囊壁吸收至血液循环后，可引起机体过敏反应。当囊肿破裂，大量囊液流入胸腔或腹腔时，可产生严重的过敏性休克，甚至造成死亡。同时，大量的头节、子囊污染胸腔或腹腔。肝泡状棘球蚴在肝组织中如芽孢样往外突出生长远渐增大，浸润肝实质，无包膜形成，与周围肝组织无明显界线。病变肉眼所见无囊肿，呈灰白色硬结节状，内含有少量胶状液体。晚期在肿块中心部分可发生坏死、液化和化脓感染。

二、临床表现

患者常具有多年的病史，就诊年龄以 20 ~ 40 岁多见。症状主要取决于囊肿的部位、大小、对周围脏器压迫的程度及其有无并发症。单纯性包虫囊肿在早期症状不明显，发展到一定阶段则可出现上腹部肿块、腹痛等，或压迫邻近器官的症状，如囊肿位于右肝下部，可在右上腹部扪及增大的圆形包块，表面光滑，边界清楚，质坚韧而有弹性感，能随呼吸上下移动，叩之有震颤，即包虫囊肿震颤征（以手指叩囊肿，另手可扣及囊液冲击震颤感）。体积较大的囊肿压迫周围脏器可产生相应的临床表现，如压迫胃肠道，可出现上腹饱胀、食欲不振、恶心呕吐等。压迫胆道可引起黄疸、胆绞痛、胆囊炎等。压迫门静脉和下腔静脉可出现腹水、脾大和下肢浮肿。位于肝膈顶部的囊肿，可使膈肌抬高，压迫肺而影响呼吸。

在发病过程中，患者常有过敏反应史，如皮肤瘙痒、荨麻疹、呼吸困难、咳嗽、发绀、呕吐和腹痛等。无并发症的患者全身情况一般较好，但长期患病也可引起体重下降、贫血等，少数还可出现恶病质。当囊肿继发感染时，会出现细菌性肝脓肿的一系列症状。如囊肿穿破，除出现过敏反应外，还会出现各种相应的临床表现，病情更加复杂、严重。

肝泡状棘球蚴可有慢性进行性肝肿大，肋缘下可扣及坚硬的肿块，表面不平滑，酷似肝癌。若病程较长，病变可累及整个肝脏，出现黄疸、发热、腹水等症状。

三、诊断和鉴别诊断

凡有牧区居住或与狗、羊等动物有密切接触史的患者，上腹部出现缓慢生长的肿块而全身情况较好者，均应考虑到本病的可能。凡是怀疑有肝包虫囊肿的患者，严禁行肝穿刺作为诊断方法，因囊肿内压甚高，穿刺极易造成破裂和囊液外溢，导致严重的并发症。下列检查可明确诊断。

1. 包虫囊液皮内试验（Casoni 试验）　阳性率可达 90% ~93%，泡状棘球蚴病阳性率更高。其方法是用手术中获得的透明的包虫囊液，滤去头节，高压灭菌后作为抗原，一般用 1：10 ~1：100 等渗盐水稀释液 0.2ml 作皮内注射，形成 0.3 ~0.5cm 直径的皮丘，15min 后观察结果。皮丘扩大或周围红晕直径超过 2cm 者为阳性。有的在注射 6 ~24h 后才出现阳性反应，称为延迟反应，仍有诊断价值。

2. 补体结合试验　阳性率为 80% ~90%，棘球蚴已死或包虫囊肿破裂，此种试验不可靠。除囊肿 2 ~6 个月后，此试验转为阴性。

3. 间接血凝法试验　特异性较高。罕见假阳性反应，阳性率可达 81%，摘除包囊一年以上常转为阴性，可借此确定手术效果及有无复发。

4. 嗜酸性粒细胞计数　通常为 4% ~12%，在囊肿破裂尤其破入腹腔者，嗜酸性粒细胞计数显著增高，有时可高达 30% 以上。

5. B 型超声检查　囊肿部位表现为液性暗区，边缘光滑，界限清晰，外囊壁肥厚钙化时呈弧形强回声伴声影，有时暗区内可见漂浮光点反射。超声波检查可清楚地显示囊肿大小、部位，及其与周围组织的关系，对肝包虫囊肿的诊断有很大意义。也是对肝包虫囊肿首选的定位诊断方法。

6. X 线检查　位于肝脏顶部的囊肿，可使膈肌抬高呈半圆形。X 线片可见肝区有密度均匀、边界整齐的肿块影。病程久的包囊，外囊壁沉积钙盐，显示周围形成团块状不均匀的絮状钙化影。位于肝前下部的巨大囊肿，胃肠钡餐检查可显示胃肠道受压移位。此外，CT 或 MRI 检查对诊断有肯定的帮助。

7. 放射性核素肝扫描　肝内可见有边缘整齐、边界清楚的占位性病变，对定位诊断有帮助。

肝包虫囊肿的诊断并不难，但当囊肿感染后易与肝脓肿混淆。囊肿破裂后，子囊或其碎屑阻塞胆总管，可被误诊为胆道结石症。因此，应根据病史、职业、居住史和临床表现及各种检查加以分析、进行鉴别。

　　肝泡状棘球蚴病应与肝海绵状血管瘤、肝癌相鉴别。肝海绵状血管瘤腹块光滑、质软或中等硬，可压缩，有分叶感，无明显压痛；B 型超声检查、肝血池扫描和 CT 动态增强扫描对鉴别诊断帮助更大。肝癌患者多有慢性肝病史，AFP 常为阳性，易与本病鉴别。

四、并发症

　　肝包虫囊肿较常见的并发症是囊肿继发感染和囊肿破裂。当囊肿继发感染时，患者体温升高及毒血症状，酷似肝脓肿，患者呈慢性消耗及贫血，肝区钝痛及压痛。如果感染限于包囊内，腹膜刺激体征不明显。肝顶部的包虫囊肿合并感染，使肝 – 膈 – 肺产生粘连，肝包虫囊肿可穿通膈肌而直接破入肺内，形成支气管 – 肝包囊瘘，咳出囊液、内囊碎片及胆汁性脓痰，经久不愈。肝包虫囊肿可由于外伤挤压，或作不正确的肝穿刺，使囊肿破裂，囊液流入腹腔、引起急剧的腹痛及过敏性休克，数小时内出现荨麻疹和皮肤瘙痒。同时由于头节外溢，造成播散移植，数月后发生数以百计的粟粒样多发性包虫囊肿，并引起腹腔粘连及发展成为多个大囊肿。如囊肿破入胆道，囊内容物可阻塞胆道，引起胆绞痛、阻塞性化脓性胆管炎和黄疸。如囊肿破入胸腔，可引起急性胸腔积液和过敏反应，患者常有阵发性剧烈咳嗽和胸痛，少数患者可发生休克或窒息。肝包虫囊肿发生感染时，可与腹壁粘连并穿破腹壁自溃，流出囊液及囊肿内容物，形成经久不愈的窦道。

五、治疗

　　以手术治疗为主，根据病情及有无并发症选用不同的手术方法。手术原则是彻底清除内囊，防止囊液外溢，消灭外囊残腔和预防感染。

　　1. 单纯内囊摘除术　是临床上最常用的方法。适用于无感染的病例。切口一般选择在上腹包块隆起较显著处。手术显露包虫囊肿后，用湿纱布垫保护切口与周围脏器，纱布垫上再铺一层浸有 10% 甲醛溶液的纱布。在囊壁上缝两针牵引线，于两线间先用粗针穿刺抽取部分囊液以减低囊内压。然后沿原穿刺点刺入套管针，用吸引器吸净囊液。在无胆汁漏情况下，再注入 10% 甲醛溶液杀灭头节，5min 后吸出，如此反复 2~3 次，最后将囊内液体尽量吸净，拔除套管针。注入甲醛溶液，浓度不宜过高，以免吸收中毒和外囊内壁呈硬化性改变或坏死。

　　必须指出，在吸液过程中如发现囊液呈金黄色（正常为无色透明液体），表明有胆瘘存在。在这种情况下，内囊不能注入大量甲醛溶液，以免甲醛溶液进入胆管造成胆管严重损害。此时，可先注入少量 10% 甲醛溶液以杀灭头节，5~10min 后，再将囊液连同甲醛溶液一并吸出。

　　囊液吸净后，内囊即与外囊分离而塌陷，将外囊提起剪开摘除内囊及子囊。再用 10% 甲醛溶液或 3% 过氧化氢溶液擦拭外囊内壁，以消灭残留头节和遗留碎屑，然后用盐水纱布擦净。增厚的外囊与肝血管和胆管紧密相连，强行剥离可导致大出血和胆瘘。因此，外囊不需剥离，只要将突出肝外部分剪除，切缘仔细止血，然后在残腔内做壁对壁拉拢缝合，外囊切口做内翻缝合，以消灭残腔。一般囊内可不放置引流。如有胆瘘，应予缝合，在缝闭残腔的同时，腔内再放置双套管引流，引流管从腹壁另一戳口引出。如瘘口较大或术前有黄疸，在内囊摘除和囊腔置引流管外，还需做胆总管切开引流术。

　　对不易塌陷的较大外囊囊腔，如果没有渗血，也没有胆汁渗出，可用大网膜填塞囊腔缝合，以消灭囊内无效腔。单纯内囊摘除术后，不宜施行外囊袋形缝合术，因术后必招致感染，形成窦道，经久不愈，造成患者全身严重消耗和痛苦。

对已有明显化脓感染的包虫囊肿，除用抗生素治疗外，在手术摘除内囊后，用双套管负压吸引引流，如引流物不多，可于1周后拔除引流管；如严重感染，引流量多，残腔大，外囊增厚不能陷时，可行空肠－外囊侧侧Y形吻合术建立内引流。

2. 腹腔镜肝棘球蚴病囊肿内囊摘除术　腹腔镜肝包虫囊肿内囊摘除术的适应证：

（1）无急性感染及出血的患者；

（2）腹腔镜易接近的、位于肝表面的肝包虫病；

（3）肝肾功能及全身情况好的患者；

（4）腹腔内，特别是上腹部无粘连者。对位于肝前外侧的囊肿，应行包括囊肿壁在内的部分肝切除，效果好。而对其他位置的囊肿，易发生包虫腹腔内种植、出血、感染以及过敏性休克等并发症。若包虫病复发，需开腹手术治疗。所以目前治疗肝包虫囊肿，总的来说腹腔镜技术不是很成熟。

3. 肝切除术　对以下情况可考虑作肝叶或肝部分切除术。

（1）局限于肝左外叶或右半肝，体积巨大、孤立，囊壁坚厚或钙化不易塌陷，而病侧肝组织已萎缩；

（2）局限于肝的一叶的多发性囊肿；

（3）引流后囊腔经久不愈，以至遗留瘘管；

（4）囊肿感染后形成厚壁的慢性脓肿；

（5）局限的肝泡状棘球蚴病者。

肝包虫囊肿经手术切除后，效果良好。对不能外科手术治疗或术后复发经多次手术不能根治者，可用甲苯达唑（Mebendazole）治疗，每日3次，每次400～600mg，21～30天为一疗程。此药能通过弥散作用透入包虫囊膜，对棘球蚴的生发细胞、育囊和头节有杀灭作用。长期服药可使包虫囊肿缩小或消失。

六、预防

人感染棘球蚴病是由于误食入带有犬绦虫卵的食物所致。牧民皆养狗，跟随游牧守护羊群，因之狗是本病的传染源。在流行区应加强对狗、羊等家畜和屠宰事业的管理与检疫工作。深入牧区进行防病治病的宣传工作。消灭野犬，对家犬要定期驱虫，防止狗粪污染水源、草场、饲料。对受感染家畜的内脏和尸体应深埋或焚毁，严禁喂狗。改善饮食卫生，不喝生水，饭前洗手。搞好环境卫生，牲畜有圈，清理粪便，预防羊群感染本病。有组织按计划的消灭本病。

（雒润庆）

第十节　肝包虫病

在我国，包虫病仍然是一个主要的人兽共患疾病。尤其是在我国的西北部、北部及中部地区，如新疆、甘肃、西藏、内蒙古、青海、宁夏和四川等省区。根据中国疾病控制中心在全国包虫病防治工作会议上的不完全统计，仅医院的病历记录各门诊和住院病例调查纪录大约有 30 万包虫病患者，加之西部包虫病各种相关流行病学调查阳性者可逾百万之众，据此估计约有 2 千万人群受到包虫病直接和间接感染之影响。由于该病对人畜共患的危害，给当地农牧业家畜造成较大影响，每年也至少造成了价值 8 亿人民币的经济损失。但是包虫病的患者人数和人畜感染的影响范围和程度仍然缺少政府的确切统计数据报告。1905 年，中国报道了第一例囊型包虫病患者（ChiP，1990）。中国首例肝泡型棘球蚴病诊断和治疗是 1965 年由新疆姚秉礼教授首先报告，以后相继在甘肃、青海、宁夏、四川、西藏等省、自治区均有包虫病的流行病学和临床病例总结。迄今为止，中国 21 个省、自治区有包虫病的病例报道。新疆包虫病临床研究所对新疆医科大学第一附属医院 5 721 的包虫病的病例进行分析，发现肝肺包虫病高达近 90%，其中 3 904 例（68.24%）病灶位于肝脏，1 170 例（20.45%）位于肺部，112 例（1.96%）发生于腹部或骨盆，142 例（2.48%）定位在脑，393 例（6.87%）存在其他于部位包括肾脏、骨、脾脏、胰腺、及心脏。而该院经确诊和治疗的肝 AE 患者近 200 例（约占包虫病例 3.5%）。

肝棘蚴球病（hepatic echinococcosis）又称肝包虫病（hepatic hydatidosis）是流行于世界畜牧业发达地区常见的人畜共患性寄生虫病。引起肝包虫病的棘球绦虫种类较多，目前公认的有 4 种：①细粒棘球绦虫（Echinococcus granulosus, Eg, Batsch, 1786）；②多房棘球绦虫（E. multilocularis, Em）；③少节棘球绦虫（E. oligarthrus, Eo, Diesing, 1863）；④福氏棘球绦虫（E. vogeli, Ev, Rausch and Bernstein, 1972）。我国目前经证实致病者仅有前两种，即 Eg 和 Em。可对人体构成危害，即由细粒棘球绦虫（亦称犬绦虫）虫卵感染所致肝囊性包虫病（hepatic cystic echinococcosis, HCE）约占 96.5% 和由多房棘球绦虫（狐、狼绦虫）虫卵感染所致的肝泡型包虫病（hepatic alveolar echino - coccosis HAE）约占 3.5%。我国西部属包虫病高发地区，狗是犬绦虫的主要终末宿主，而羊、牛、马、人是中间宿主。犬绦虫寄生在狗的小肠内，虫卵随粪便排出。人误食的虫卵在十二指肠内孵化成六钩蚴脱壳而出，穿肠黏膜小静脉进入门静脉血流，首先在肝脏（约占 75%）寄生，部分可随血流到肺脏（约占 20%），通过肺循环进入体循环可播散至全身（腹腔、脾、肾、脑、骨、肌肉、眼眶等）寄生并发育成包虫，多脏器多发约占 8% ~ 10%。泡型包虫病的感染途径与囊型包虫病相类似，其主要不同点在于其终末宿主为狐狸和狼，但近几年传播途径调查证实犬亦然是共患终末宿主之一，啮齿类动物是肝多房棘球蚴的主要中间宿主，构成 Em 感染的野生循环圈，人则视为非正常中间宿主偶然而被感染而致病。

两种类型包虫病从致病源、临床表现、影像学特征、免疫应用学、治疗原则乃至预后都不尽相同，其主要鉴别要点见表 10 - 5。

表 10 - 5　肝囊型和泡型包虫病的鉴别要点

	肝囊型包虫病	肝泡型包虫病
致病源	细粒棘球绦虫的虫卵	多房棘球绦虫的虫卵
终末宿主	犬为主	狐、狼为主，犬亦可作为终末宿主
中间宿主	羊、马、牛及人	啮齿类动物及人
感染途径	虫卵 主要经口→胃、十二脂肠 消化脱过壳/六钩蚴附壁→门静脉→肝、肺→全身器官	基本相同
感染器官	肝 68%，肺 20%，其他器官 12%	肝脏 100%，肝周围可浸润和转移至肺、脑

	肝囊型包虫病	肝泡型包虫病
临床表现	包虫压迫综合征，包虫囊破裂可导致过敏、播散种植和感染并发症	侵犯胆道导致梗阻性黄疸、门脉高压综合征
影像学特征	可呈"双层壁"、"蜂窝征"、"水上浮莲征"及弧状钙化影	病灶中心坏死液化腔，不规则点、片状钙化，病灶周边贫血区
免疫学诊断	较敏感，对耐热 B 抗原免疫反应具有相对特异性	敏感，对 Em2 或 Em18 抗原免疫反应最为特异
治疗原则	手术外囊摘除或内囊摘除包虫；药物是手术前后治疗的重要手段	以根治性病灶肝切除为首先，长期药物治疗为辅，终末期可行肝移植
预后判断	较好，多数可经手术或药物治愈	较差，早期根治性切除病灶可治愈

一、肝囊型包虫病的诊断和外科治疗

1. 形态病理学特征　细粒棘球绦虫的六钩蚴约经 5 个月发育成棘球蚴，一般感染半年后包囊的直径约为 0.5～1.0cm，以后每年增长 1～5cm，最大的包虫病亦可以增至 30cm 以上。棘球蚴在人体内可存活数十年，临床上亦可见 70 余岁的患者。但在人体内发生继发感染或外伤时，包囊可发生变性，纤维化或实变，囊液浑浊而终被吸收和钙化。肝包虫囊肿合并感染并不少见，发生率约在 20% 左右。囊肿继发细菌感染或形成胆汁瘘，会因细菌作用或胆汁影响而失去活力，囊内的头节坏死后则不再具有感染力。

包虫囊肿病理形态结构分为内囊和外囊，内囊为包虫的本体，其内层是较薄的生发层，可产生原头节和生发囊，外层是白色透明状多层角质层，状似粉皮样。外囊则由于肝组织的免疫防御反应在内囊周围形成一层纤维包膜，病程久时外囊肥厚并常发生钙化（图 10 - 6）。

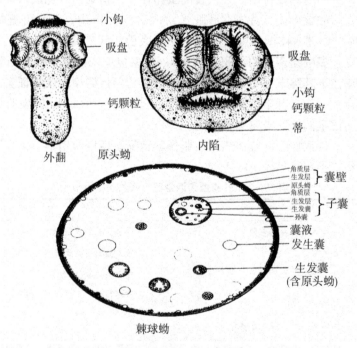

图 10 - 6　（囊型包虫病/原头蚴/囊结构示意图）

2. 临床表现

（1）常见症状：一般可有流行病史或过敏反应病史，儿童及青壮年为好发年龄。早期多无明显症状，包虫增大挤压可致肝区胀痛不适。临床往往是产生并发症才表现出相应症状和体征。最常见为：

1）压迫症状：包虫囊在肝内压迫生长，可使周围管腔移位，受压变形临床表现往往与囊肿寄生部位，数量和大小有密切关系。肝顶部包虫长期压迫，可使膈肌抬高，并产生粘连影响呼吸；肝左叶包虫囊较大时可造成胃和腹部受挤压，胀满不适，影响食欲；包虫囊肿长期挤压周围肝组织，致肝内胆管萎缩变薄，逐渐形成囊周围局灶性肝硬化。

2）过敏症状：部分包虫病患者可自述有皮肤红斑、瘙痒、荨麻疹、恶心、胸闷等现象。严重的则会发生过敏性休克。过敏性休克常为包虫破裂的严重后果，也是包虫破裂早期患者死亡的主要原因。手术中囊液外溢，错误穿刺包虫囊肿致囊液漏入肝组织，甚至极个别病例因皮内过敏试验而能造成严重过敏反应。

（2）囊性包虫病主要的三种并发症

1）破裂并发症：各种外力震动、撞击或贯通伤均可造成包虫囊破裂。由于囊内压力（60～80cmH$_2$O）比腹腔、胸腔、胆道、肠道及门静脉压力高，加之囊肿具有压迫侵蚀的特点，故容易向体腔及周围脏器穿破。现将常见包囊破裂情况分述如下：包虫囊肿破入腹腔最为常见，多数患者因此可产生过敏反应，部分有严重的过敏反应休克表现。患者多会出现突然的上腹部疼痛，开始时很剧烈，很快遍及全腹，类似胃、十二指肠穿孔的表现，但数分钟后腹痛缓解甚至消失。体检时患者仅上腹部压痛明显，其他部位无压痛，亦无明显肌紧张。这是因为包虫囊液对腹膜的刺激性远比消化液要弱。但如果是合并感染或胆瘘的囊肿破裂，则腹膜刺激征比较明显。

包虫囊肿破入胆道：据统计，约有5%～10%的肝包虫囊肿合并胆管内穿破。穿破的病例中约80%的病例包虫破入肝内胆管，囊肿破入肝外胆道及胆囊仅占11%～16%左右，在胆管内穿破病例中，有30%合并胆总管梗阻现象。囊液涌入胆道后会突发胆绞痛，当小的子囊或碎片漏入胆道则不仅加重胆绞痛，而且会出现梗阻性黄疸。梗阻的程度与进入胆道的包虫碎片、小子囊的量以及能否排入肠道有关。包虫囊肿破入胆道引起梗阻往往合并胆道感染，造成急性梗阻性化脓性胆管炎，需采用手术治疗，其病死率较高。

包虫囊肿破入胸内：肝顶部的包虫囊肿多是在继发感染后向胸内穿破。有炎症病变的囊壁刺激膈胸膜可使胸膜腔内有少量的积液和粘连，长时间的炎症刺激可以使肝顶、膈肌、膈胸膜及肺之间形成紧密的粘着。炎症的逐渐浸润穿破以及肝包虫囊肿感染后较高的压力可使囊肿破入胸内。

包虫囊肿破入血管：该并发症很少见，一般以穿破至下腔静脉的可能性最大，可导致包虫囊腔内出血或内容物进入循环系统，造成肺动脉栓塞，患者表现出呼吸及循环系统功能障碍的表现。除上述部位，肝包虫囊肿还可以向心包、肠道、肾盂输尿管内穿破，甚至可以穿破皮肤溃出体表。据统计包虫囊破裂或包虫破入临近脏器占约14.62%。

2）感染并发症：包虫继发感染并不少见，发病率占20%左右。胆瘘是引发感染的主要原因，其他原因还有内、外囊分离造成营养不良、包虫衰老退化、子囊繁衍过多营养不足、血行感染、邻近炎症浸润及破裂后继发感染等。合并感染后部分患者的症状及体征酷似肝脓肿，但症状稍轻。患者会出现畏寒、发热、白细胞总数增多等内毒素血症症状。同时可有慢性消耗，感染性贫血。局部体征明显，表现为肝肿大，肝区持续钝痛及叩痛。肝顶部包虫合并感染后炎症累及膈肌及胸膜会产生粘连、炎症浸润及右下胸膜渗液。还有部分患者包虫囊内已感染积脓但全身炎症反应较轻或仅有低热、轻微疼痛、体征也不明显，可能与外囊壁隔断了炎症浸润及内毒素的吸收影响有关。

3）门静脉高压综合征：肝包虫致门脉高压主要是囊肿压迫肝门部所致，患者可出现腹壁静脉曲张、脾大、腹水、食道下段静脉曲张等一系列症状，但患者肝功能尚可正常，这是与肝硬化门脉高压的主要区别点。肝包虫囊肿位于第二肝门周围压迫下腔静脉造成 Budd - Chiari 综合征以及囊肿压迫肠道造成不全梗阻的临床表现。

3. 囊肿诊断与分型 1995—2000 年包虫病国际联合大会第 17～19 届会议专题讨论并形成共识即在原 Gharbi（1981 年）分型基础上形成了 WHO/IWGE 分型即：囊型包虫病在 B 超影像中分为五型，①单囊型（CE1 型）；②多子囊型（CE2 型）；③内囊破裂型（CE3 型）；④实变型（CE4 型）和⑤钙化性（CE5 型）。此外，鉴于临床更关注对包虫囊肿大小和其主要并发症的要求，新疆包虫病临床研究所（XHCRI）在 2002 年又提出与并发症相关的临床分型方法供临床诊疗实践（见表 10 - 6）。

现将 WHO/IWGE 分型（见图 10 - 7）表述如下。

（1）单发型：包虫囊内充满水样囊液，呈现圆形或卵圆形的液性暗区。包虫囊壁与肝组织密度差别较大，而呈现界限分明的囊壁。本病的特异性影像为其内、外囊壁间有潜在的间隙界面，可出现"双壁征"。B 超检测包虫囊后壁呈明显增强效应，用探头震动囊肿时，在暗区内可见浮动的小光点，称为"囊沙"影像特征。

（2）子囊型：在母囊暗区内可呈现多个较小的球形暗影及光环，形成"囊中囊"特征性影像。B 超或 CT 显示呈花瓣形分隔的"车轮征"或者"蜂房征"。

（3）破裂型：内囊破裂：肝包虫破裂后，囊液进入内、外囊壁间，出现"套囊征"；若部分囊壁由外囊壁脱落，则显示"天幕征"，继之囊壁塌瘪，收缩内陷，卷曲皱折，漂游于囊液中，出现"飘带征"。

表 10 - 6 肝囊型包虫病的分型比较

编号	Charbi* $T_1 \sim V_7$ (1981)	WHO/IWGE CE1～5 (1995—2001)	XHCEI $T_{0\sim5}D_{n1,n2}...C_{o\sim f\sim r\sim i\sim b}$ (2001—2002)
1	–	CL（囊型病灶）	$T_0\overline{D}_nCo$
2	I	CE1（单囊型）	$T_1\overline{D}_nCo$
3	II	CE2（内囊塌陷型）	$T_2\overline{D}_nCo$
4	III	CE3（多子囊型）	$T_3\overline{D}_nCo$
5	IV	CE4（实变型）	$T_4\overline{D}_nCo$
6	V	CE5（钙化型）	$T_5\overline{D}_nCo$

注：T, Type；0～5，类型；D Mean Diameter，平均直径（最大囊直径 + 最小囊直径）/2；Co 无并发症，Cf 伴发烧（fever），C. 伴黄疸（icteus），Cb 伴胆瘘（bitiary fistula）。

* Ghharbi：甫美包虫病专家。

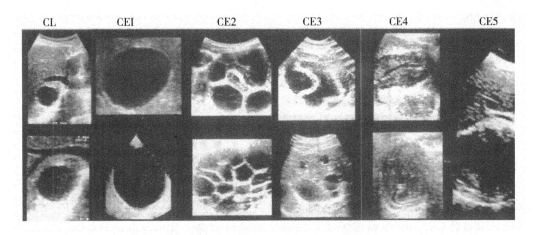

图 10 - 7　肝包虫病的 WHO/IWGF B 超标准分型

（4）实变型：包虫逐渐退化衰亡，囊液吸收，囊壁折叠收缩，继之坏死溶解呈干酪样变，B 超检查显示密度强弱相间的"脑回征"。

（5）钙化型：包虫病程长，其外囊肥厚粗糙并有钙盐沉着，甚至完全钙化。B 超显示包虫囊密度增高而不均匀，囊壁呈絮状肥厚，并伴宽大声影及侧壁声影。

4. 免疫诊断　包虫患者的抗体检测是免疫学诊断的主要方法，常用方法有：酶联免疫吸附试验（ELISA），间接血凝法（IHA），斑点酶联免疫法（Dot - ELISA），点免疫胶体金渗滤法（Dot Immunogold Filtration Assay）等，目前趋向于使用包虫病组合抗原（含 2 ~ 4 种粗制和纯化抗原）经大量临床检验和流行病学普查，证实可较好地兼顾诊断的特异性和敏感性，均可达 90% 以上，已完全替代已废止使用的 Casoni 试验（包虫病囊液皮内试验）。此外，夹心 ELISA 法检测人体循环抗原，补体结合试验等虽然诊断敏感性较低，但其诊断特异性和免疫随访仍具有一定价值。在此推荐新疆包虫病临床研究所研制的组合抗原金标渗滤法。

其主要操作过程（见图 10 - 8）：

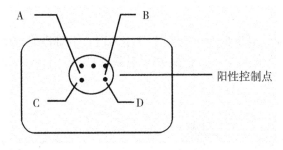

图 10 - 8　金标点免疫示意图

1）标本稀释：20μl 血清或 40μl 全血，加入到 5 滴 A 液中。

2）将稀释好的标本加 3 滴至反应板薄膜上。

3）加 B 液 3 滴。

4）加 C 液 3 滴。

5）加 B 液 3 滴。

结果判断：

1）A、B、C、D为四种抗原。

2）A、B阳性：提示包虫病可能性。

C阳性：提示细粒棘球蚴。

D阳性：提示泡状棘球蚴。

3）阳性程度判断："＋"淡红色；"＋＋"深红色；"＋＋＋"紫红色；"－"无色或仅有轮廓。

5. 鉴别诊断

（1）先天性肝囊肿：囊壁菲薄，囊内液多清亮透声好，无包虫囊独特的"双层壁"囊的特征，并可借助包虫病免疫试验加以区别。

（2）细菌性肝脓肿：无包虫囊"双层壁"特异性影像，其脓肿壁相对较薄，尤其多伴有全身中毒症状。血常规明显升高而包虫免疫试验呈阴性。

（3）肝右叶包虫囊肿还应与右侧肾盂积水，胆囊积液相鉴别，大多数与积水或积液根据部位结构和变核体位均可通过影像学明确诊断，而包虫病免疫检测可作为辅助的排出鉴别方法。

6. 治疗原则 手术摘除是包虫病主要的治疗方法，药物治疗成为手术前后辅助治疗手段。手术方法首先为：包虫囊肿外囊完整剥除术，主要还有包虫囊肿内囊摘除术，包虫囊肿内囊完整摘除术和肝部分切除术。常用的抗包虫病药物有：阿苯达唑、甲苯咪唑等。B超引导下包虫囊肿经皮穿刺结合药物治疗主要是针对多次手术已造成肝与腹壁粘连病例，不失为一种创伤小、操作简便的方法，目前国内外有数千例的病例报道，其穿刺的过敏反应和休克以及囊液外溢导致包虫种植和播散不高于传统手术方法，因而被列入世界卫生组织包虫病诊断治疗纲要。腹腔镜包虫囊肿穿刺内囊摘除术亦是临床初步探索的治疗方法之一，但至今尚未满意地解决好囊液或囊内容物外溢的问题。

7. 手术方法

（1）肝包虫囊肿外囊完整剥除术

1）适应证：原发性包虫囊肿部分突出肝表面者；手术或穿刺治疗后，复发包虫病，并周围组织粘连尚可分离者。

2）相对禁忌证：原位复发性包虫与周围粘连紧密，极难以剥离者；包虫囊肿紧贴肝门和主要血管胆管，而且分离困难者；包虫并发破裂或感染，局部解剖关系不清，难以分离者；"壳状钙化"包虫囊肿。

3）操作方法及步骤：

麻醉：连续硬膜外麻醉或全身麻醉。

切口：根据包虫所在部位的不同，取腹正中切口，右上腹直肌或右肋缘斜切口。

游离：充分暴露包虫囊肿。

剥除：在肝包虫外囊与肝实质交界处切开肝被膜，找出外囊与外膜之间的潜在间隙，逐渐将肝包虫外囊完整剥除。在剥离过程中仔细辨认肝包虫外囊与外膜以及被外囊压迫的肝内各管道，将外膜及各管道完整保留在肝实质一侧，避免损伤。

创面止血：剥离完成后用电凝将渗血点凝固止血，不必缝合创面。

引流：创面附近置管外引流。

4）注意事项：术前应常规行 B 超、CT 或 MRI 检查，确认包虫的位置与重要血管和胆道的关系；充分暴露包虫囊肿部位，便于手术操作，要求动作轻柔；外囊剥离过程中，恰当地把握解剖层次是技术的关键，既要尽可能保持外膜的完整性以减少术中出血，又要避免切破包虫外囊。一旦发现外囊有小的破口，可在负压吸引下先行缝合，如破口较大且有内囊破裂囊液外溢时，应改行内囊摘除后再行外囊剥除；靠近肝门剥离外囊壁时，应注意避免损伤主要胆管或血管，粘连较紧时不要强行分离，若解剖关系不清时应改行内囊摘除，再行外囊剥除；检查剥离面，有无胆漏，如见胆漏给与结扎修补。

（2）肝包虫内囊摘除术

1）适应证：肝脏各种类型的囊性包虫病；手术后复发的囊性包虫病；已破裂或感染的囊性包虫病。

2）禁忌证：全身情况不能耐受麻醉和手术的包虫病患者。

3）操作方法及步骤：

麻醉：硬麻外或全身麻醉。

体位：仰卧位。

切口：根据肝包虫囊肿部位可取正中切口、右腹直切口、右肋缘下斜切口。

显露：进腹腔后经探查确定包虫部位和数量后，充分显露病灶在直视下完成手术，必要时可适当游离肝脏。

保护：用大纱布垫隔离囊肿与腹腔及用纱布条保护穿刺周围肝脏，以防手术过程中可能造成的囊液和原头节外溢。

穿刺吸引：负压吸引条件下，在囊肿距肝脏最浅表部位穿刺，即可见清亮或黄色液体，迅速吸出包虫囊液，用 Alice 钳在穿刺部位提起外囊壁。

囊肿处理：在两钳中间切开外囊壁，插入套管吸引头吸尽囊液，可见塌陷的内囊或子囊，注满 15%～20% 高渗盐水，浸泡 10min，其间可用卵圆钳夹纱布块仔细擦拭外囊壁，以杀灭其皱襞间残存的原头节，吸出包虫残腔内的液体，夹出内囊及子囊，再用酒精纱块反复擦拭囊壁。可适度剪去外囊壁以缩小残腔，缝合关闭外囊腔，对较小的残腔无胆瘘可做开放处理。

残腔引流：对无胆汁漏的外囊残腔缝合闭锁后，可不置管引流；对有胆汁漏的囊壁应缝闭瘘口并放置橡皮管外引流；对严重感染，应放置引流管。各种内引流或大网膜填塞等消除残腔方式经长期临床实践表明效果不理想，并可能会引发相应并发症，目前已废止采用。

4）注意事项

a. 切口部位和长度要以充分显露囊肿为原则；

b. 手术中抗过敏药物预防性使用氢化可的松（100mg），准备抢救过敏休克，甚至心跳呼吸骤停的严重事件；

c. 预防囊液外溢和原头节播散措施：用浸有高渗盐水纱布包绕囊肿，做仔细的手术野保护；在负压吸引下行囊肿穿刺，钳夹提起囊壁后再切开外囊，并用套管吸引器头迅速吸尽残腔囊液；

d. 局部杀虫剂应用：杀灭原头节用 15%～20% 的高渗盐水或 75%～95% 乙醇溶液（过氧化氢或 4%～10% 甲醛溶液因杀原头节作用不完全或局部刺激较大导致硬化性胆管炎而废止采用）；囊腔内注入局部杀虫剂必须保留 10min，方能达到有效杀死原头节目的；若使用乙醇溶液（酒精），应避免使用电刀，引起燃烧；

e. 引流管应用：手术中吸出黄色液体时应检查外囊壁瘘口胆管，可用纱布仔细擦拭确认胆漏部位和瘘口大小。若明显胆漏需缝合并置管引流；若合并严重感染者可置"双管对口引流"以缩短外引流时间；术后一周，若无胆汁样液，可尽早拔管以免逆行感染；严重感染的残腔，术中反复清洗并置外引流管则需延长引流时间，拔管指征应该是引流物尚清亮而且引流量每天应少于 10ml。

f. 建议：手术前3天和手术后一个月服用阿苯达唑（10～20mg/kg·d）抗包虫药物利于预防包虫术后复发。

（3）包虫囊肿肝部分切除术

1）适应证：包虫囊肿局限在肝脏边缘或局限在肝左或右叶单侧；囊肿壁厚（＞0.3cm）而且囊肿内呈混浊影像；手术复发的厚壁包虫囊肿合并囊内感染或血性肉芽肿；外囊残腔内胆漏长期带管或反复清创不愈者。

2）禁忌证：全身情况不能耐受肝切除手术患者。

3）操作方法及步骤：肝部分切除手术操作规范根据包虫囊肿部位和大小可行肝段、肝叶、半肝或扩大半肝切除以及不规则肝叶段切除术，其基本手术操作方法、原则和步骤与肝良性占位性病变相同，同时应注意避免包虫囊肿破裂，具体步骤如下。

麻醉：全麻或硬膜外麻醉。

体位：仰卧位。

切口：多采用右肋缘下斜切口，正中采用人字形切口，亦可采用L形切口。

第一肝门解剖：为防止解剖肝门和切肝时大出血，依照 Pringle's 法（全肝阻断手法）的要求，可先用纱布条或导尿管经小网膜孔悬吊肝十二指肠韧带以备控制血流。用大拉钩或悬吊拉钩将肝脏拉向上方，显露第一肝门，在胆囊管水平打开十二指肠韧带向上分离，显露并悬吊肝总管、肝固有动脉和门静脉主干段，继续向上分离至分叉上1～2cm，根据左/右半肝切除的需要分别在分叉约1cm左右处结扎或血管夹阻断左/右肝管、左/右动脉和左/右门静脉各分支。

第二肝门解剖：先切断肝周围韧带，将肝脏向下方牵拉，电切肝镰状韧带至第二肝门处，仔细剥切肝静脉表面膜性结构，分清肝右、中、左静脉分支，必要时切开肝包膜，辨清肝左与肝中静脉关系，纯性分离并保留肝中静脉。

肝脏：根据左或右半肝切除需要，分别用电刀分离左或右三角韧带和冠状韧带。

第三肝门解剖及肝短静脉处理：充分游离左/右肝脏，若行根治性左/右半肝或扩大半肝切除时，需做第三肝门所属肝与下腔静脉穿支的分离，将肝脏侧面向左/右侧上托起，正常情况下肝脏与下腔静脉间有潜在疏松结缔组织较易分离，见肝短穿支细小静脉用细丝线一一结扎，若穿支静脉＞0.2cm应予缝扎。

切断左/右半肝：在肝中静脉左/右侧缘0.5cm处切开肝包膜，用超声分离器（CUSA）或钳夹肝组织显露肝内管道系统，由肝脏前缘向肝实质分离，显露肝血管和肝管并用细丝线或钛夹结扎，若遇肝段或叶血管和肝管应给予缝扎，确认左/右分支门静脉和肝左/右肝静脉后切断用4-0无损伤线做连续关闭缝合。

肝断面处理：首先仔细缝扎或电灼止血，确认无渗血或漏胆汁后，亦可在肝断面喷洒纤维蛋白胶或敷盖止血纱布，肝镰状韧带复位缝合，分别在左/右肝窝及网膜孔置橡胶皮管引流，最后逐层缝合腹壁。

4）注意事项

a. 除常规麻醉用药外应预防性使用抗过敏药物。

b. 肝囊性包虫病的肝部分切除术与肝良性占位病变技术操作基本相同。鉴于包虫囊肿的特殊性，整个手术过程必须轻柔，避免过度挤压包虫囊至破裂造成严重后果。

c. 行肝实质切离时，若遇到较大胆管可疑与囊肿相通则必须两侧结扎后方可离断，以免造成囊内容物外溢污染。

8. 包虫病的药物治疗　囊型包虫虽然大部分可手术摘除，但因术中原头节的溢出及残留导致术后原位复发（或者种植播散）。如果手术不规范，局部杀原头节剂使用不当，包虫病术后复发率甚高，文献报道约9%～21%，患者常需行2次甚至多次手术。对于一些手术的复杂、多发包虫的患者，单纯手术方法难以达到根治的目的。药物治疗包虫病作为一种辅助方法已愈来愈受到人们的重视。药物治疗对上述复发、多发、晚期及手术不能切除的包虫病有重要意义。经过近20年的积极探索和数万例的包虫病药物治疗经验积累，包虫病的药物治疗已经成为主要甚至是不可缺少的治疗手段。

苯并咪唑类化合物是一类广谱的抗蠕虫药，可构成10种以上衍生物，其中阿苯达唑、甲苯达唑、氟苯咪唑、苯硫咪唑、噻苯达唑、异丙噻咪唑经动物实验或体外试验均证明具有对抗囊型和泡型包虫的药理活性，其中以阿苯达唑研究和应用得较多。20世纪80年代初始，用于包虫病的治疗，现在已成为较为公认的抗包虫病的有效药物之一。英国Horton总结了阿苯达唑治疗人体囊型包虫病12年的经验，共分析了4套资料，3 760个病例。所有可作评价的病例约占总数的40%（1 502/3 760）。资料表明，73.2%的可评价的患者治疗有效，其中约1/3为治愈，仅7例有包囊恶化或新包囊出现。新疆包虫病临床研究所报道阿苯达唑治疗58例肝腹部囊型包虫病的疗效，口服15～20mg/kg·d×30，连服3～6个疗程，其结果见表10-7。

表10-7　阿苯哒唑治疗肝囊型包虫病58例患者结果

	治愈	改善	无效	合计
单发单囊型	5（20%）	17（68%）	3（12%）	25例
多发单囊型	6（33%）	7（39%）	5（28%）	18例
多自囊型	3（20%）	5（33%）	7（47%）	15例
合计	14（24%）	29（50%）	15（26%）	58例

58例肝腹部囊型包虫病和19例肝泡型包虫病患者均随访3～7年。兰州大学附属医院李富荣等用阿苯达唑治疗人体包虫病102例，服药前后用超声显像和X线检查，观察包虫囊肿的大小及形态变化，随访0.5～3.5年。治愈率为26.5%，好转率55.9%，无效率17.6%，肺包虫病治愈率明显高于肝包虫病。国内外临床应用结果表明，阿苯达唑抗包虫效果明显。综合大量病例表明：阿苯达唑的使用剂量为10～15mg/kg·d，1个月为一疗程，疗程间隔10天，或连续用药，至少需用3个疗程，个别复杂病例用药6～12疗程，随访1～2年，可根据CT和B超以及临床症状和体征的改变增加疗程。

包虫囊肿对药物的反应较慢，一般在3个月左右才能在影像和临床表现出治疗效果，而且部分包虫患者存在停药后又复发的情况，因此延长疗程可以提高疗效，足够长的随访对正确评价疗效很重要，一般认为应在停药后 1 年以上。CT 和 B 超在评价疗效中最为重要，一般根据包虫囊肿或病灶在 CT 和 B 超上的表现，将囊肿或病灶对药物的反应结合临床症状和体征，将临床疗效分：①治愈：临床症状和体征明显缓解或消失，包虫囊肿或包块纤维化、实变、钙化甚至消失；②改善：临床症状缓解，包虫囊肿或病灶变形和缩小（其直径≥2cm），或部分钙化；③无效：包虫囊肿或包块的大小或形态均无变化，甚至继续增大，临床症状恶化。阿苯达唑副作用较轻，多数患者能很好地耐受，仅少数患者出现头晕、恶心、白细胞减少等，偶见一时性转氨酶升高或黄疸，一旦停药均可自愈。长期服药应定期检查肝、肾和骨髓功能，最好 2 周复查血、尿常规一次。动物实验显示有致畸作用，孕妇忌用。

二、肝泡型包虫病的外科诊断和治疗

1. 形态与病理学特征　多房棘球绦虫（Echinococcus multilocularis, Em）的幼虫期，可寄生于啮齿类包括麝鼠、田鼠、旅鼠、大沙鼠和小白鼠，人作为非正常中间宿主偶可感染。多房棘球绦虫寄生于狐狸、狼、犬、猫（较少见）的小肠中。仅幼虫寄生人体引起泡球蚴病（AlveolarisEchinococcosis, AE），也称泡型包虫病。在我国西部地区，该病危害着许多群众的健康和生命。在我国新疆、青海、四川、甘肃、内蒙古、西藏等省区均有病例报告。

肝脏是肝泡球蚴主要寄生器官，一般呈单个巨块型，为淡黄色或白色的囊泡状团块，有时为结节型，或两者兼有。质较硬，由无数小囊泡集合而成海绵状，与周围组织分界不清。多房棘球蚴每个囊的大小基本相同，囊壁外面的角皮层很薄，囊体与周围组织间没有纤维膜形成的明显界限，囊内含透明囊液和原头节，囊泡内容物为豆腐渣样蚴体碎屑和小泡。镜下，在肝组织中散在大小不等的泡状蚴小囊泡，一般仅见角皮层，偶尔有单细胞性生发层。囊泡周围有嗜酸性粒细胞浸润，伴有结核样肉芽组织形成及纤维组织增生。最后可导致肝硬化、黄疸、门静脉高压和肝功能衰竭及恶病质。陈旧病灶的中央因营养不佳常发生变性、坏死，或溶解呈胶冻状液体。如继发感染，可酷似脓肿。多房棘球蚴以出芽的方式或以浸润式增殖，不断产生新囊泡，长入组织，类似肿瘤，大多为外生性，并可侵入血管或淋巴管，转移到肺、脑、脾、肾、肾上腺及心脏等处，因此肉眼上易误诊为肝癌。它呈葡萄状的囊泡群还可向器官表面蔓延至体腔内，酷似恶性肿瘤，故有"虫癌"之称。

2. 临床表现　肝泡型包虫病的主要症状和体征：腹部疼痛、肝区包块、黄疸伴高烧、临近器官组织转移及肺、脑远处转移等。50%～80% 的肝 AE 患者出现过腹部疼痛；50% 的患者肝脏肿大或肝区有明显肿块；超过 50% 的患者有不同程度的胆汁淤积性黄疸，有时伴有腹痛、寒战、高热等症状。在 1/3 肝 AE 患者体内的病灶中，发现含有寄生虫的肝脏组织碎片及胆汁，或脓液的坏无效腔。泡型包虫病主要的并发症是胆汁感染引起的败血病或因胆道系统阻塞、感染而致的中毒性休克。根据新疆医科大学第一附属医院的近 200 例肝泡型包虫病资料中，12 例伴有门脉高压症，其中一例死于曲张的食管胃底静脉破裂后的大出血及肝功能衰竭。此外 AE 病灶转移也是一个重要的并发症，大约 10%～12% 的 AE 患者可发生病灶转移，多见于肝脏临近组织浸润，亦可见肺、脑转移，罕见骨转移。在 AE 患者体内还发现一些寄生虫形成的血栓，也是造成 AE 患者死亡的原因，经归纳如下：阻塞性黄疸、胆汁感染、恶性质、中毒性休克、大出血、肝功能衰竭。

感染早期的患者常无不适，泡球蚴在肝脏潜伏寄生，缓慢增长，肝脏代偿增大；中期可触及坚硬如橡皮、无疼痛的肿块，表面平滑或有结节，边界清晰，易误诊为肝癌，甚至手术探查仍被误认为肝癌；病灶增大侵蚀肝管时则可出现梗阻性黄疸；若液化空腔继发感染可形成肝脓肿；晚期巨块病灶侵蚀大部肝脏，肝功能失代偿，合并门静脉高压症，最终因肝衰竭、胆囊感染、脑、肺转移及恶病质而死亡。

3. 影像诊断与分型　建立一种大多数包虫病学者、专家达到共识的包虫病标准化分型，对于肝泡型包虫病的诊断、社区普查及确定合理的治疗方案（手术、药物、穿刺介入）和疗效评价都是极其重要和必不可少的。为此国内外的专家学者都作了长期大量的工作，总结出肝泡型包虫病的分型方法。现推荐 WHO 专家组 PNM 和笔者长期的诊断治疗经验提出 PIVM 包虫病临床标准化分型，以供商讨。

根据徐明谦经手术治疗的 46 例肝泡性包虫病患者的手术前影像学检查资料，并基于泡球蚴的基本病理形态、组织结构与病程演变的特殊影像学征象，可归纳为病灶浸润型、病灶钙化型和液化空洞型 3 种临床类型。

（1）病灶浸润特征：泡球蚴在肝内繁衍，形成形状不规则、边界不清晰、不均质的占位病灶。B 超显示肝脏增大，探及低密度与高密度共存的回声光团，周围边界模糊，后方声束衰减。CT 扫描可见形态不规整、不均质低密度阴影，密度低于肝组织，增强扫描病灶无强化效应，形成具有"贫血供区"特征，可与血管瘤、肝癌病灶的"富血供区"鉴别。MIR 检查在 T_1、T_2 加权像均呈低信号的不规则肿块，内部坏死液化形成空腔，肿块周边的小泡球蚴仍生存繁衍扩展，侵蚀肝组织，呈现"晕带征"。

（2）病灶钙化特征：泡球蚴在侵蚀肝组织的过程 AE 病灶中发生钙盐沉积，早期即出现点状钙化颗粒，随着病程延长，钙化颗粒融合成絮状或不规则的大片钙化灶。B 超显示在肝内探及低中密度占位病变，内有散在钙化点或不规整的大片钙化强回声光团伴声影。CT 可见 AE 向边扩张而形成的低密度的"浸润带"，退行性逐变过程中伴有钙盐沉积，呈现"钙化带"。

（3）病灶液化空洞特征：泡球蚴增殖成巨块病灶，其中心部因缺血坏死，液化成胶冻状，形成形态不规整的坏死液化空腔。B 超显示在不均质强回声光团内出现形态不规则、无回声的大块液性暗区，后方回声增强，呈"空腔征"。CT 扫描显示呈高密度钙化病灶内出现低密度积液空腔，大小不一，形态不规整，空腔周围是钙化壁，形成"岩洞征"，空腔壁的钙化团块可伸入空腔内，则呈现"半岛征"，AE 持续向周边肝组织侵蚀繁衍，形成"小泡征"，提示为新鲜病灶，增强扫描病灶无强化效应。由于空腔壁是由肥厚的纤维组织构成边界，形态不规整，MRI 检查可显示空腔壁呈等高信号、外周浸润带呈低信号的"地图征"。值得强调的是，CT 和 MRI 在包虫病的定位分型及大血管相互关系方面具有特殊的影像诊断和指导治疗的价值。此外姚秉礼在国内最早报告肝 AE 诊治时，根据肝泡球蚴的大体形态，将泡型包虫病分为巨块型、结节型、空洞型与混合型等 4 种类型。

4. 免疫学诊断　几乎所有的血清学试验分析方法均可用于泡型包虫病的诊断，具体试验方法如下：间接血凝法（IHA）、补体结合试验（CFT）、乳胶黏附试验（LA）、间接荧光抗体技术（IFA）、联免疫吸附试验（ELISA）、免疫电泳（IEP）、对流免疫（CIEP）电泳等。这些试验方法的原理主要依据是抗原抗体之间特异性反应，即用从多房棘球蚴绦虫的幼虫或原头节中分离出的抗原检测 AE 患者体内特异性的抗体。对上述检测方法归纳为：在 IHA 和 IA 试验中，用多房棘球蚴绦虫的粗体物对检测 AE 的阳性率为 85%，且有较好的种特异性。瑞士 Gottfstein 免疫纯化 Em2 抗原的 ELISA 试验对 AE 检测的敏感性为 90%。上述几种检测方法可辅助 AE 的确诊，亦可用于患者的术后免疫随访和监测。Em18 免疫印迹法及 Em18 酶联免疫诊断可提高对 AE 的检测敏感性和特异性。新疆包虫病临床研究所研制"组合抗原包虫病诊断试剂盒"应用金标渗滤方法可对 AE 做出较好的诊断及鉴别诊断。

5. 鉴别诊断

（1）肝癌：肝占位病变发展速度快，病程相对短。典型的肝癌病灶周边部多为"富血供区"，而肝 AE 病灶周边部多为"贫血供区"，而且病灶生长相对缓慢，病程较长。借助甲胎蛋白（AFP）和包虫病免疫检测可有效地鉴别两种肝占位性病变。

（2）先天性肝囊：包括先天性肝囊肿和肝囊型包虫病，若肝泡型包虫病伴巨大液化坏无效腔，亦可误诊为肝囊肿，甚至肝囊型包虫病。肝 AE 在影像学除了显示液化腔隙外，其周边形态不规则室腔壁高回声或"地图征"可以鉴别先天性肝囊肿。囊壁较薄，周边正常肝组织影像，可借助包虫病免疫试验加以区别；肝囊型包虫病可经特异性 Em2 和 Em18 诊断抗原和"双层壁"影像特征加以鉴别。

（3）细菌性肝脓肿：无肝棘球蚴特异性影像，其脓肿壁相对较薄且全身中毒症状较重，结合免疫反应程度和包虫免疫试验可做出鉴别诊断。

6. 治疗原则

（1）手术依然是治疗肝泡型包虫病的首选方法，尤其是有条件实施根治性肝切除的患者。

（2）姑息性肝切除辅以长期药物治疗（阿苯哒唑、甲苯咪唑或联合用药）是解决中晚期失去根治机会肝 AE 患者的主要方法。

（3）早期小病灶者（病灶直径＜3cm）可在 B 超引导下经皮肝穿实施病灶局部酒精注射方法，并辅以药物治疗；若不能有效阻止 AE 病灶生长，则应考虑外科手术。

（4）晚期巨大病灶者，尤其侵犯肝门累及左、右肝血管和胆管，可先试用药物治疗，若合并有或出现梗阻性黄疸或门静脉高压等并发症，则应考虑实施肝移植。

7. 外科治疗　肝 AE 的手术治疗根据病灶定位、大小和并发症不尽相同。①病灶浸润范围小于/局限于半肝，应积极争取行根治性肝切除术。②病灶浸润范围大于半肝，即：扩大半肝根治性切除或姑息性不规则肝段切除。③病灶大小已超出手术范围，无法切除并有感染、黄疸时，可采取单纯引流术，包括肝脏脓肿引流或胆道管引流。姚秉礼 1965 年在国内第一次就肝 AE 患者（5 例）诊断治疗报告以来，以后的 20 多年中，共收治了 97 例肝 AE 患者，其中大约 11% 的肝 AE 患者接受的是根治性肝切除，50% 为部分肝切除，17% 为坏无效腔清除术及外科引流术，还有 22% 的 AE 患者由于病情已到晚期而无法接受手术治疗。20 世纪 90 年代中期新疆医科大学第一附属医院应用了"选择性半肝阻断 + 超声刀分离技术"实施微创半肝切除术，从而使得肝 AE 根治性切除率由原先 11% 提高到 50%，术后住院天数由原来的 3~4 周缩短至现在的 12~15 天左右；对部分巨大 AE 病灶超过半肝患者实施扩大半肝切除的根治性方式，从而大大提高了手术切除率和治愈率。

1986—1995 年间法国贝藏松医学院肝移植中心报告 21 例终末期肝 AE 患者最终接受了肝移植（世界首家肝移植治疗肝 AE 报告中心），5 年后的存活率为 75%。从而证明原位肝脏移植是可行的，尤其是对伴有 Budd-Chiari 综合征或胆道硬化症的肝 AE 患者。但由于肝移植费用高、可出现严重的并发症，以及仍存在复发或转移的可能性等问题，所以肝移植被视作为外科手术治疗中的最后选择。2002 年 12 月 27 日新疆医科大学第一附属医院在国内首次报告肝移植治疗肝泡型包虫病获得成功，随后四川华西医院，成都军医总院相继报道，据国家器官移植统计，日前累计实施肝移植术的 AE 患者的 8 例围移植期成功率为 100%，三年存活率为 62.5%。

（1）肝 AE 手术适应证

1）根治性肝切除是首选术式，适用于病灶局限于半肝或几个肝段内，无明显的膈肌或邻近器官侵犯。并且全身情况可以耐受该手术。

2）病灶姑息性肝切除，患者不能耐受手术创伤，并且肝 AE 病灶大于半肝或累及主要血管和胆道而无法施肝切除手术者。

3）单纯外引流术，其 AE 病灶过大并伴有严重胆道系统感染和黄疸，难以实施手术切除者。

4）肝移植术：晚期肝泡型包虫病合并梗阻性黄疸或严重感染且不能采用病灶肝切除术者。

（2）手术方法

肝部分切除术是有效治疗的方法。根据病灶大小和病变性质，确定切除范围，可分为以下几种。

1）根治性肝切除术：是目前治疗肝 AE 的首选方法，切除范围要求超过病灶边缘 1cm 以上的正常肝组织，以消除病灶活跃增生区域。欧洲及日本北海道地区的根治性切除率在 50% 以上，而我国的根治性切除率在 30% 左右，其主要因为本病早期症状轻微，就诊时多在中晚期已失去根治性切除时机。

2）病灶姑息性肝切除术：手术切除范围要求尽量减少遗留病变肝脏，切除病灶组织切缘多无出血，切至坏死空腔内可溢出含胆汁样黏稠物。肝囊型包虫术后并发症高的主要原因是外囊残腔存在。早在 1965 年法国已开展肝切除的方法治疗肝包虫，从而达到根治肝囊型包虫目的。尤其近年来肝切除技术的进步该术式已成为根治肝囊型包虫的主要方法之一。

3）单纯性外引流术：病灶部位及全身状况不容许做姑息性肝切除（手术方法从略）。

4）肝移植术：终末期巨块型肝 AE 伴相关肝脏系统并发症且不能用常规肝切除术或抗包虫药物控制患者。

（3）手术治疗的注意事项

1）肝泡性包虫病的四种主要手术方法（病灶根治性肝切除术，病灶姑息性肝切除术，单纯外引流术和肝移植术）的适应证各有不同。病灶根治性肝切除术是首选的理想方法，而病灶姑息性肝切除术虽然手术创伤小但存在遗留活性病灶和胆汁漏长期带管的弊端，并且给以后肝移植带来诸多的困难，应该慎重采用。

2）实施病灶姑息性切除术切至坏死液化腔时，应该用纱垫严密保护病灶周围，以防止液化坏死液溢出污染肝脏和邻近器官。

3）病灶姑息性肝切除或单纯外引流，多需长期带管。

4）该病常侵犯胆道和膈肌，故选择肝切除或肝移植，应准备好做部分膈肌切除时人工材料的修补和肝移植中胆肠吻合的条件。

5）无论采用何种手术方法，长期服川抗包虫病药物（阿苯达唑，甲苯达唑）是必需的，根据 WHO 包虫病诊断治疗指导细则推荐至少服药 1 年以上。

（雒润庆）

第十一章 胆道疾病

第一节 急性胆囊炎

一、病因

急性胆囊炎是腹部外科疾病的常见病种，发病率占急腹症的第 2 位，其发病与胆囊管的梗阻、细菌入侵、血管因素及解剖上的特点等有关。

1. 胆囊颈或胆囊管的梗阻　以结石性梗阻最为多见，急性胆囊炎约 95% 是由于胆囊结石阻塞胆囊管而继发细菌感染引起的。其次是胆囊管由于其他内在性或外在性因素而变窄以至闭塞，如胆囊管扭曲成角，蛔虫阻塞管腔，炎性渗出物或黏液，胆囊颈带蒂息肉等阻塞，管腔炎症后发生纤维化，淋巴结肿胀及粘连压迫均可使胆囊管腔不通或闭塞。胆总管阻塞亦会使胆汁排出受阻，妨碍胆汁排空，利于细菌生长及上行性感染。在胆囊排空障碍时，胆汁淤滞，加上黏液的不断分泌，使胆囊逐渐胀大，致胆囊壁血管和淋巴管受压，在胆囊血供不良情况下更易发生急性炎症，甚至缺血、坏死及穿孔。

2. 血管因素　胆囊动脉通常有 1~2 支，为末梢动脉，在有慢性血管性疾病的基础上，有急性血容量不足时则更易造成胆囊急性缺血。缺血性胆囊炎是指胆囊无结石又无胆管梗阻因素的急性胆囊炎，它是在原有慢性血管疾病基础上出现低血容量性休克时发生。Warren 报道急性非结石性胆囊炎时，全部胆囊切除者胆囊动脉闭塞而不显影，而急性结石性胆囊炎时，胆囊动脉全部显影。这说明血管闭塞因素在非结石性胆囊炎发病原因中占重要地位。

3. 细菌因素　在胆囊管梗阻时，胆囊黏膜以至肌层可有不同程度炎症性改变。在此基础上，细菌通过四条途径进入胆囊：①直接经淋巴管浸入胆囊壁；②从十二指肠经胆总管上行感染，最常见为蛔虫带菌进入胆管，造成胆管部分梗阻和感染；③经门静脉进入肝脏并随胆汁分泌入胆囊；④败血症时，细菌由肝动脉进入胆囊，此途径少见。

通过胆道细菌进入胆汁是细菌性胆囊炎的主要途径，入侵细菌以大肠埃希菌最为常见，其次为梭形芽孢杆菌、肠球菌、产气杆菌、沙门杆菌、肺炎球菌等。常为需氧及厌氧菌混合感染，由产气杆菌引起的感染，胆囊壁坏死，可于 X 线片上看到胆囊周围积气现象，临床上称为气肿性胆囊炎，其胆囊坏疽发生率约 75%，约 20% 发生穿孔，较一般胆囊炎约多 5 倍。少数传染性疾病如伤寒、猩红热、流行性出血热以及严重败血症，细菌通过血行进入胆囊引起非结石性胆囊炎。

4. 创伤、大手术等应激状况　此时因禁食、脱水及发热等致使胆汁浓稠，减低胆囊排空速度，胆汁滞留，加上细菌侵入引起急性非结石性胆囊炎。

5. 化学性刺激因素　高浓度胆盐对胆囊黏膜有强刺激作用，在胆汁滞留情况下胆盐浓度增高，可导致胆囊黏膜损伤。胰液反流至胆囊，胰酶被激活，可侵害胆囊黏膜而引起炎症。

6. 其他原因　如长期使用全胃肠道外营养，使胆囊长期处于"失用性"不收缩的状态，胆汁长期淤积、浓缩，胆盐对黏膜长期刺激引起炎症，并可出现微小结石。在上述各种原因介入时可引起急性胆囊炎，即所谓的 TPN 性胆囊炎。

二、病理

急性胆囊炎发病几乎都有不同程度的胆囊梗阻（结石或胆囊管自身原因），胆汁在胆囊内淤积，随着炎症发展，胆囊内压力增高，黏膜充血、水肿、渗液增多，但炎症只在黏膜层，胆囊轻度胀大，称为急性单纯性胆囊炎。随着病变的发展，囊壁全层受累，黏膜可发生溃疡，可见散在小脓肿，胆囊明显胀大，表面呈灰红或蓝绿色，血管明显充血扩张，浆膜面常附有纤维素性或脓性渗出物，常与邻近器官或组织粘连，胆囊内胆汁呈脓性，称为化脓性胆囊炎，有时胆囊内脓性液多而且增大者称为胆囊积脓。若炎症仍未能控制，囊内压力可更加升高，血循环障碍，常在一处或多处发生坏死，并常于胆囊底或颈部发生穿孔，称为坏疽穿孔性胆囊炎。急性胆囊炎患者有 10% ~ 15% 发生穿孔或坏疽，但多数情况下胆囊已为网膜或邻近脏器组织包裹，穿孔后形成胆囊周围脓肿或形成内瘘。仅 2% ~ 5% 的患者穿孔至游离腹腔而发生胆汁性腹膜炎。

三、临床表现

急性胆囊炎发病前常有进食油腻饮食、情绪波动、生活不规律等生活史。典型症状是胆绞痛发作。上腹和右上腹阵发性绞痛，绞痛后仍有隐痛，以夜间多发，一半的病例疼痛向右肩或右背部放射。有恶心、呕吐。发热 38℃ 左右，畏寒及寒战。疼痛可因身体活动、咳嗽或呕吐而加重，主要是因腹膜刺激所致。患者为减轻疼痛常取仰卧或向右侧卧屈曲大腿位。疼痛阵发性加剧，患者常显吸气性抑制。

当病变发展至化脓性或坏疽性炎症阶段，则可出现高热、寒战，腹痛加剧并呈持续性。穿孔后可出现全腹痛等弥漫性腹膜炎表现。如伴有左上腹或腰部疼痛，应考虑合并胰腺炎。

少数患者因胆囊管过长并扭曲，影响胆囊排空，有人称为胆囊管综合征。在胆囊管扭曲时出现右上腹剧烈绞痛，时而疼痛缓解。疼痛发作时可扪及胀大的胆囊，触痛。反复出现这些症状后可发生急性胆囊炎。

体检时右上腹和剑突下有压痛，并有腹肌紧张，Murphy 征阳性，1/4 患者右肋下扪及增大触痛的胆囊。一般急性胆囊炎无黄疸，如出现黄疸，可能意味着以下两种情况：①胆囊结石排入胆总管导致胆总管下端梗阻；②胆囊结石或增大的胆囊压迫胆总管或肝总管而发生黄疸，即 Mirriz 综合征。

患者在腹部剧痛、高热以至谵妄后，出现黄疸、腹肌紧张及压痛等症状、体征后突然病状减轻，数日后黄疸亦减轻，这种情况多系胆囊内瘘形成。

气肿性胆囊炎（emphysematous cholecystitis）为急性胆囊炎中一特殊类型，约占 1%。由于产气菌感染所致急性坏死性炎症，在高龄患者，患有糖尿病、心血管疾病者发病率高。病后炎症蔓延迅速，胆囊壁缺血坏死，在此基础上产气菌如梭状芽孢杆菌、大肠埃希菌，荚膜杆菌等入侵，致囊壁内产气，气体可经坏死灶溃破进入胆囊腔内，也可从坏死浆膜穿孔处向胆囊周围弥散，应尽早手术治疗。

四、实验室检查

白细胞总数升高，中性粒细胞比例增高。如合并胰腺炎，血、尿淀粉酶水平增高。感染严重发生全腹膜炎时可发生电解质及酸碱平衡紊乱。肝功能检查常提示急性损害。SGPT 轻微升高，20%~40% 患者血清胆红素可达 34.2mmol/L，若明显增高常提示有继发性胆总管结石存在。

五、影像学诊断

1. 平片　一般无特殊发现，可在胆囊周围有程度不一的淤胀肠管，或可将肿大胆囊衬托出软组织包块，称哨兵肠袢。急性胆囊炎时多为十二指肠及右半横结肠淤胀。由于 80% 以上的急性胆囊炎是由结石嵌顿引起，但大部分胆囊结石在平片上并不显影，显影者也因其化学成分不一而在形态、数量、密度上相差甚大。如在检查中发现结石，结合临床及平片所见，对诊断有较大价值。

气肿性胆囊炎，在平片上有独特表现，通常产气仅在胆囊壁间产生气体，呈泡沫状散至黏膜下，可见胆囊壁间有一薄层含气阴影，如病变继续发展，产气过多，气体经糜烂黏膜向胆囊腔内弥散，与腔内液体形成液平面，如经浆膜面破溃处向胆囊周围扩散，在胆囊周围也有气体包绕。

2. 胆囊造影　急、慢性胆囊炎，口服或静脉法胆囊造影多不显影，也不能仅以此表现做出诊断。近 10 年来，此检查已被超声、CT、MRI 等检查所替代。

3. 超声　急性胆囊炎也是超声科常见的急腹症之一，其超声表现因其病程变化而有所不同。早期的单纯性胆囊炎，超声仅见胆囊增大，壁轻度增厚或无明显改变，靠超声图像诊断缺乏特异性。随着病程进展，如呈脓性或坏疽性胆囊炎，其超声表现则较具特征，表现为：①胆囊增大，轮廓线模糊，外壁线不规则。②胆囊壁增厚，回声增强，内可见弱回声或低回声带，形成胆囊壁的"双边"征。此征系浆膜下水肿、出血和炎性细胞浸润所致，对揭示急性胆囊炎较有价值。有的甚至可出现双层或多层弱回声，系重症急性化脓性胆囊炎的表现，又称之"条纹"征，为多层水肿和出血带所致。③胆囊积脓时，胆囊内可见粗大的光点光斑，或絮状和团块状的略高回声，不伴有声影，不形成沉积物。④多伴有胆囊结石，往往嵌顿于胆囊颈部或胆囊管内。⑤坏疽性胆囊炎发生胆囊穿孔时，胆囊周围可见积液，为环绕胆囊的带状或片状液性区。胆囊壁连续中断，使胆囊周围暗区与胆囊内相通，但胆囊壁破孔较少发现，一般位于前壁，穿孔较大时才可发现。⑥胆囊收缩功能差或消失。⑦探头通过胆囊表面区时明显的压痛反应。将探头深压腹壁以接近胆囊底部，嘱患者深吸气，感觉触痛加剧并突然屏住气不动，此即"超声莫菲征"。此法可明显提高超声诊断急性胆囊炎的敏感性，尤其是胆囊壁增厚不明显的患者。⑧气肿性胆囊炎时胆囊底部可见游离气体强回声。

4. CT　急性胆囊炎 CT 表现为胆囊增大，胆囊壁增厚，胆囊增大受检查前是否空腹、前一餐所进食物的成分的影响，故只有胆囊增大，并不能成立胆囊炎的诊断。胆囊壁增厚为较可靠的判断依据，正常胆囊壁厚 1~2mm，超过 3mm 应视为异常，但应除进食后胆囊收缩状态的胆囊壁增厚。急性胆囊炎的胆囊壁增厚多为弥漫性，部分患者平扫不能显示胆壁，应借助于增强扫描。胆囊炎胆汁内因有脓液而密度增高，CT 值常在 20HU 以上。胆囊壁、胆囊腔内可有气体影。增强扫描增厚的胆囊壁明显强化，边缘毛糙模糊，周围可见低密度水肿带环绕。气肿性胆囊炎为少见类型的胆囊炎，特征性表现为胆囊壁内有泡状或线状气体影。胆囊壁内穿孔致胆囊内积气，胆囊壁外穿孔形成胆囊窝部脓肿，甚至可侵及周围肝组织。

5. MRI 胆囊增大，胆囊壁增厚，胆囊周围因积液水肿可呈长 T_1 长 T_2 信号，胆囊内呈长 T_1 长 T_2 信号，气肿性胆囊炎时胆囊壁可见低信号气体影。

此外，经内镜胰胆管造影等检查都有特殊诊断价值。

六、诊断和鉴别诊断

根据病史及体征、实验室检查及特殊检查，急性胆囊炎诊断并不困难。与其鉴别的疾病如下：

1. 急性腹部外科疾病 需与急性胆囊炎鉴别的急腹症有急性阑尾炎、局限性肠炎、十二指肠溃疡合并十二指肠周围炎、胃及十二指肠溃疡穿孔和急性胰腺炎等。

（1）十二指肠溃疡合并十二指肠周围炎：可有右上腹部剧痛并与急性胆囊炎混淆，但十二指肠溃疡患者发作有季节性及时间节律性，可有夜间痛、反酸及呃逆，用碱性药物甚至适当食物或使之暂时缓解。大便隐血可呈阳性。胃镜及 X 线钡剂摄片可发现病变。

（2）胃、十二指肠溃疡穿孔：发病更突然，疼痛更剧烈，发展也更迅速。开始时无发热，腹膜刺激征出现早而强烈。肝浊音界缩小或消失，6~8h 后可因有细菌感染而出现高热等感染征象。肝浊音界可缩小或消失，X 线腹部立位后前位片可见膈下新月形游离气体。

（3）急性胰腺炎：二者均可因饱食或进食油腻饮食而发病，而且两病常同时存在。急性胰腺炎疼痛更为剧烈，多位于左中上腹，可放射至左腰背部。绝大多数胰腺炎血、尿淀粉酶升高，同时 B 超及 CT 可帮助做出诊断。

（4）急性阑尾炎：有时胆囊炎患者无明显胆绞痛病史，胆囊胀大明显甚至延伸至右下腹，易与阑尾炎穿孔局限性腹膜炎相混淆。位于肝或胆囊之下的高位阑尾，急性炎症时不易与胆囊炎相区别，可通过 B 超、CT 等了解右上腹局部情况。急性阑尾炎多数有转移性腹痛病史，发热较急，恶心、呕吐较轻。近年随着超声技术的发展，对急性阑尾炎诊断愈趋有价值。

还需鉴别的疾病有急性肠梗阻、原发性或继发性肝癌出血或梗死等。

2. 非外科性疾病 有些内科疾病需与急性胆囊炎鉴别，如右下肺炎和胸膜炎、右肾结石、急性病毒性肝炎、心肌梗死、心绞痛、急性胃肠炎及带状疱疹等。

七、治疗

急性胆囊炎分为非手术治疗及手术治疗。非手术治疗主要是抗感染，解痉，减少胆囊收缩的因素、维持水盐及酸碱平衡。

手术治疗急性胆囊炎有两种观点：一是主张早期手术。在经过纠正水盐及酸碱平衡紊乱，抗生素应用后即可手术，其理由是：①发病 72h 以内手术，局部虽有充血水肿，但周围粘连少，解剖关系尚清楚，手术操作相对较容易；②有些患者虽经非手术治疗病情能够缓解，但等待不到 6 周又可再发；③可避免患者再入院手术，减轻经济负担及痛苦；④可降低手术并发症和死亡率。另一观点认为急性胆囊炎发作时手术危险性大于择期手术、死亡率也高于择期手术，尤其是老年人的急诊手术，死亡率尤高。应姑息治疗一段时间后再手术，其理由：①患者经过充分准备后耐受手术能力加强；②组织已消除了充血水肿，解剖关系清楚，使手术精确性和安全性大大提高；③手术成功率高，避免再次手术；④术后并发症及死亡率明显降低。两种观点各有利弊，一般达成的共识是：在急性胆囊炎发作24～72h可积极急诊手术，超过72h尽量姑息治疗，如症状不缓解或反而加重，则行急诊手术治疗。

1. 术前处理　在进一步确定诊断后，应根据患者情况选择是否手术，手术指征为：①临床症状重，经禁食、抗感染及补液等治疗后症状无缓解；②胆囊肿大且张力高，触痛明显；③全身中毒感染症状显著，有精神淡漠或烦躁、寒战高热及血白细胞明显升高；④老年患者诊断明确，症状加重迅速。

术前通过病史与有关检查，对患者的全身情况、疾病性质与手术方案要有详细的了解和周密计划，取得患者和家属的密切配合。明确患者有无其他脏器的并发症，尤其是心、肺、肝、肾功能及有无糖尿病。凝血机制有无异常等，并根据不同情况做出相应处理，或请相关科室协助处理。

术前及时补液纠正水盐及酸碱平衡紊乱，监测血电解质及血气分析指标。因胆道感染厌氧菌多见，术前应常规使用抗生素。对梗阻性黄疸、肝功能障碍凝血酶原时间延长患者应肌内或静脉注射维生素K。必要时可间断输入新鲜血以纠正凝血机制紊乱，血小板减少者可输血小板。

除非已发生胆囊穿孔，应尽量采用非手术治疗控制休克，纠正水盐及酸碱平衡紊乱后手术。如已发生胆囊穿孔、全腹膜炎、败血症时，及时手术，手术方式应以简单安全为主，条件许可时行胆囊切除术。

2. 术中处理　急性胆囊炎手术处理时应根据病情，能忍受手术的程度及术者经验，手术条件等综合判断术式。

（1）胆囊切除术：因急性胆囊炎时胆囊充血、水肿，解剖关系不清，组织脆弱易为缝线切割，所以手术时出血比择期手术多，易致肝外胆管损伤，结扎胆囊管残端处易因割裂而发生胆漏。在手术中应做到良好的暴露，不要过分追求小切口，应以逆行胆囊切除为主，在完全看清Calot三角关系后方可处理胆囊管。因水肿的胆囊管炎症消退后有一定程度回缩，切断时较正常解剖时多留一点胆囊管或做间断缝闭胆囊管残端。

（2）胆囊部分切除或大部切除术：对胆囊管汇入肝总管处水肿粘连重，解剖不清，不易分离出胆囊管，或在手术过程中患者病情突然变化，为尽快结束手术而采用此法，或因胆囊壁坏死无法切除，胆囊过深，大部位于肝内，周围粘连重，此时若按常法将胆囊自肝床剥下，将花费很多时间，出血很多，应灵活掌握，选用胆囊部分切除或大部切除术。

手术应做到，胆囊管予以妥善结扎，如分离胆囊管困难，宜从剪开的胆囊内将胆囊管口缝扎。切除大部分胆囊壁，残留的胆囊黏膜必须清除干净，可用5%碘酒或双极电凝刮除黏膜，否则残留胆囊黏膜分泌黏液，将形成小囊肿，一旦感染则发生小脓肿。术后必须放置引流管，1～2周或以后拔管。

（3）胆囊造瘘术：病程长、炎症重、患者情况危重、伴有心血管系统严重并发症不能耐受胆囊切除术者，可行胆囊造瘘术。造瘘后2周行胆囊造瘘管造影，一般在术后3个月后再手术切除胆囊。

3. 术后处理　患者麻醉清醒、血压平稳后可采取半卧位有利于引流。①进行心电监测，记录出入量，病情危重者送ICU监护。②静脉补液，在禁食期间每日补充生理需要量及正在丢失量，如有高热，液量还需追加，并根据血清电解质及血气分析结果调整补液内容。

③术后禁食：开腹手术一般要等待胃肠道功能恢复后进食。腹腔镜胆囊切除术患者可提前进食，一般（6h后）当晚能进食少量流质饮食，次日可恢复正常饮食。④抗感染：根据患者胆囊炎情况使用广谱抗生素加甲硝唑，或根据胆汁细菌培养及药敏试验使用敏感抗生素。⑤腹腔引流管管理：单纯胆囊炎术中见腹腔渗出不多，胆囊管处理稳妥，不一定都放置引流条或仅放置 1 根烟卷引流条。术中若渗液不多则于术后第 2 天拔除。如引流物多或有胆汁，则最好于 72h 以内拔除烟卷引流条自烟卷引出口处插入尿管或其他塑胶管，负压吸引引流，直至渗出物少，经 B 超证实腹腔内无存留液体后拔管。如术中见炎症重，胆囊周渗出物多或为脓性，术后应放置引流管（小网膜孔附近），若术后渗出液不多，无胆汁引流出，可于术后 48h 后拔除。在每日引流物超过 20ml 时不考虑拔管，进一步观察有无胆漏发生，直至日引流液量少于 10ml，才能考虑拔管。⑥离床活动：如患者无严重心、肺、肝、脑等并发症，应鼓励患者早期离床活动。

八、并发症

急性单纯性胆囊炎并发症少，但至化脓和坏疽阶段时易于发生并发症，且常很严重。

1. 胆囊穿孔　发生率为 5%～10%。首次发作的急性胆囊炎穿孔比例高，尤其是患有动脉硬化的老年人。多次发作以致胆囊发生萎缩，发生胆囊急性穿孔机会减少。胆囊穿孔后胆汁进入游离腹腔会引起急性弥漫性腹膜炎，死亡率高。如穿孔前胆囊周围已发生粘连，则可形成胆囊周围脓肿。若系结石压迫而溃烂者，易形成内瘘。

2. 胆囊内瘘　常见的内瘘有胆囊十二指肠瘘、胆囊结肠瘘。少见的有胆囊胃瘘、胆囊小肠瘘及胆囊胆管内瘘。手术发现内瘘率约占 1.5%，术前确诊率较低，并可发生少见的胆石性肠梗阻。

3. 肝脓肿　急性化脓性胆囊炎可直接向胆囊床穿破侵入肝组织发生肝脓肿，也可在并发重症胆管炎后致肝脓肿。

（陈喜全）

第二节　重症急性胆管炎

重症急性胆管炎（ACST）是指临床症状较重的急性化脓性胆管炎，一般又称为急性梗阻性化脓性胆管炎（AOSC）。它是由胆管梗阻、管内高压和急性化脓性感染协同所致，以肝胆系统病损为主，进一步可造成多器官功能和器质性损害的全身严重感染性疾病。它是由胆道蛔虫、胆管结石和炎性纤维性狭窄所引发的严重急腹症。重症急性胆管炎是我国和亚洲地区的多发病，在广大基层医院十分常见。重症急性胆管炎是胆道系统疾病发生死亡的主要原因，病死率至今下降得不理想。

一、病因

胆汁被病原菌污染和胆管梗阻致胆流不畅是发生急性化脓性胆管炎不可缺少的两个基本因素。

1. 胆管梗阻　胆管梗阻的原因有多种。我国以原发性胆管结石最多见，蛔虫次之，炎性纤维性狭窄占第三位。有的是 2 种或 3 种梗阻因素合并存在。其他较少见的梗阻病因有医源性胆管损伤，胆肠内引流术后吻合口狭窄，先天性肝内外胆管囊性扩张、狭窄，硬化性胆管炎，慢性胰腺炎等。

2. 胆道感染　化脓性胆管炎的致病菌几乎都是肠道菌种，细菌主要经肠腔逆行途径侵入胆管。在我国，胆道蛔虫病发生程度不等的急性化脓性胆管炎。滞留于胆管内的蛔虫尸体角皮又常作为结石的核心成分而促进结石形成。感染引起结石，结石梗阻又促发感染，反复胆管炎症可发生纤维性狭窄而加重梗阻，形成相互促进病变发展的复杂链条。华支睾吸虫病是发生胆管炎、胆管结石病的又一种寄生虫病。

各种梗阻因素致胆汁滞流是阻碍净化的重要原因，胆道结石本身已证实是细菌的"掩蔽所"。一旦梗阻加重，胆流排出严重受阻，细菌可迅速繁殖而导致急性化脓性胆管炎。胆肠内引流术后反流性胆管炎就是例证。肿瘤梗阻性化脓性胆管炎肠源细菌的来源尚存争议，有认为系胆汁中早已存在的细菌或未完全梗阻时从肠道的逆入，也不能排除胆管梗阻后经门静脉侵入的可能性。

二、发病机制

1. 胆管内压力的影响　胆管梗阻所致的管内高压是急性化脓性胆管炎发生、发展和恶化的首要原因，梗阻愈完全，管内压愈高，菌血症和内毒素血症发生率愈显著。在胆管持续高压下，除大量细菌毒素从广泛炎性组织经毛细血管和淋巴管吸收入血外，已证明胆管内各种感染物质也可直接进入血液循环中，产生严重的脓毒败血症。归纳入血途径如下：①毛细胆管－肝窦瘘。感染物质循肝小叶中央静脉、小叶旁静脉、肝静脉和下腔静脉达右心，经肺动脉入肺，产生胆砂性栓塞及败血性梗死。②胆源性肝脓肿腐蚀损害肝内血管使细菌入血。③胆管黏膜炎性溃烂累及相邻的门静脉分支，在门静脉内可发现胆砂性血栓。④与肝内淋巴管相通，可能经肝门淋巴管、胸导管入上腔静脉。胆管内高压还会强烈刺激管壁自主神经，抑制交感神经活动可发生神经性低血压、休克。临床上重症胆管炎患者中，脓性胆汁排出后，血压迅速回升和脉率减慢者亦屡见不鲜，表明有神经因素参与。

2. 细菌和毒素的作用　肠源性多菌种联合协同感染而产生大量强毒性的细菌毒素，是引起本病严重感染症状、休克和多器官衰竭的重要原因。感染细菌以需氧革兰阴性杆菌检出率最高，其中大肠埃希菌最常见，铜绿假单胞菌、变形杆菌和克雷白杆菌次之。革兰阳性球菌则以粪链球菌、四联球菌及葡萄球菌较多。胆管内严重感染由革兰阴性需氧和厌氧多种细菌大量释放入血的内毒素，是本病的主要细菌毒素，也是高内毒素血症的主要来源。在发病过程中，肠源性内毒素超常吸收也是不可忽视的加重因素。胆管梗阻后，胆盐排入肠道减少或缺如，使肠内菌群失调，革兰阴性杆菌过度繁殖致内毒素池扩大，同时见肠黏膜、绒毛水肿致屏障功能受损，从而导致细菌和内毒素大量吸收易位至门静脉血内。严重感染时多器官受损，胃肠道黏膜常缺血甚至糜烂，也是肠道内毒素吸收所造成的。

3. 免疫防御功能降低　本病所造成的全身和局部免疫防御系统的损害，直接削弱了机体自身消灭致病菌能力，是感染恶化的重要影响因素。吞噬作用是人体内最重要的防御功能。胆管内高压削弱其吞噬功能。血浆调理素和纤维连接素是促进巨噬细胞系统吞噬功能的重要体液介质。在感染过程中，它们不断与细菌和毒素结合后被分解而明显减少，从而使体内吞噬功能进一步下降。这些都是全身防御免疫系统结构和功能受损的明显表现。

三、病理

胆管急性化脓性感染在胆管内高压未及时解除时，炎性迅速加重并向周围肝组织扩展，引起梗阻近侧所有胆管周围化脓性肝炎，进而因发生多处灶性坏死、液化而形成多数性微小肝脓肿。各级肝胆管还可因管壁严重变性、坏疽或穿孔，高压脓性胆汁直接进入肝组织，加速肝炎发展和脓肿形成。微脓肿继续发展扩大或融合成为肝内大小不等的脓肿，较表浅者常可自溃而破入邻近的体腔或组织内，形成肝外的化脓性感染或脓肿，常见的有膈下脓肿，局限性或弥漫性化脓性腹膜炎，还可穿破膈肌而发生心包积脓、脓胸、胸膜肺支气管脓肿和腹壁脓肿等。胆管下端梗阻引起的肝外胆管或胆囊坏疽，穿孔致胆汁性腹膜炎也较常见。乏特壶腹部梗阻致胰管内压增高，可并发重型急性胰腺炎。

肝脓肿发展过程中，还可腐蚀毁损血管壁（多为门静脉或肝静脉分支），若脓肿又与胆管相通时，则出现胆道出血。胆管壁糜烂、溃疡，损害伴行血管也是胆道出血的原因之一。

细菌、毒素、胆管内感染物质如胆砂石、蛔虫或虫卵，可经胆管–肝窦瘘、胆管–肝脓肿–血管瘘或胆管–血管瘘直接进入血液循环，产生严重的内毒素血症、多菌种败血症及脓毒败血症，并造成多系统器官急性化脓性损害，较常发现的有急性化脓性肺炎、肺脓肿、间质性肺炎、肺水肿、肾炎、肾皮质及肾小管上皮变性坏死、心肌炎、心包炎、脑炎、胃肠道黏膜糜烂和出血等。这些全身严重感染性损害，是导致病情危重、休克难于逆转和发生多器官衰竭的病理基础。

四、临床表现

发病年龄和性别与原发性胆管结石一致，男女接近，青壮年最多见。多数患者有较长期胆道感染史，部分病例曾经接受过急症或择期胆道手术。

大多数患者有胆道疾病史，发病急骤，病情发展迅速。有突发性剑突下或右上腹部持续性顶胀样疼痛，阵发性加重，伴有恶心、呕吐。寒战发热是最普遍的主诉。体温常高至39℃以上，呈弛张热型，少数危重者反应低下，体温可低于正常。脉率明显增快，可达120/min以上。呼吸亦相应增速。有明显的梗阻性黄疸，尿呈浓茶色，大便可呈灰白色。全身感染中毒症状是本病的基本临床表现。较常发生低血压、休克，其中有因高热、出汗、禁食和呕吐等所引起的低血容量性休克，但多数是感染性休克，多为多重原因导致的休克。随着病情加重，发生神志障碍者增多，以反应迟钝、神志恍惚、烦躁不安多见，重者可发展至昏迷状态。

体检可见右上腹腹膜刺激征，肝脏肿大，肝区有叩击痛，有时可以触及肿大的胆囊。若并发胆道穿孔，则出现胆汁性腹膜炎。肝内胆管梗阻引发的急性梗阻性化脓性胆管炎，腹痛较轻，黄疸轻微或无，可无腹膜刺激征。但全身感染症状较为明显，有反复畏寒、发热，肝脏呈不对称肿大，肝区有叩击痛。

血白细胞计数明显增加，$>20 \times 10^9/L$者常见，中性粒细胞所占百分率上升及核左移，重症者中少数也可发现白细胞计数基本正常，而仅显示分类计数异常及中性粒细胞质内可见中毒颗粒的病例。血液细菌培养阳性率为21%～57%，阳性率高低常受病情程度、抗生素应用、抽血标本时机及培养、分离技术等多因素影响。近年来，采用改良鲎试验检测患者血液，确证血中内毒素水平升高，其增高量与病情程度呈正相关。

临床上大致可以分为肝外胆管梗阻和肝内胆管梗阻两型。

1. 肝外胆管梗阻型　上腹部剧烈疼痛和巩膜黄染是本型的主要表现，常伴恶心、呕吐。由于胆管周围炎和继发急性胆囊炎致上腹和右上腹明显压痛及肌紧张。胆囊坏疽穿孔时，可表现明显的局限性或弥漫性腹膜炎。年老体弱者对炎症反应能力降低，腹痛及腹部体征不甚显著。少数因病程早期肿大胆囊的缓冲作用，或胆管不完全梗阻者，黄疸可暂不出现或显示轻微。急症手术中常发现肝外胆管明显扩张，张力增高，切开后脓性胆液喷涌而出。

2. 肝内胆管梗阻型　左右肝管汇合以上梗阻者，腹痛轻微甚至无痛为其特点。一侧肝胆管梗阻可不出现黄疸，临床上仅以畏寒发热为主者并不罕见。腹部多无明显压痛及腹膜刺激征，常表现肝大、压痛和叩痛。一侧肝胆管梗阻则显示不对称性肝大，但病变侧肝可因过去长期梗阻发生纤维性萎缩，健侧肝脏代偿性肿大，此时须仔细对比两侧触叩痛，较明显侧提示为病变所在。更深的肝内胆管支梗阻因累及范围较小，肝脏阳性体征更不明显。急症手术时可见肝外胆管内压不高，胆汁也无脓性改变，但当松动肝内胆管的梗阻后，即有脓性胆汁涌出，便可确定该侧肝胆管梗阻所致。

我国肝内外胆管并存结石者较多，合并蛔虫、狭窄者也不少见，故应警惕同时存在肝内外胆管梗阻的可能性。其临床表现常被肝外胆管梗阻症状所掩盖，有赖于术中探查确定。

五、诊断和分级诊断

Charcot（1877）首先描述腹痛、畏寒发热、黄疸即"三联征"为本病的基本临床表现，Reynolds 等（1959）补充感染性休克和神志改变为"五联症"。临床医生多将这些标准作为不可缺少的诊断依据。我国 1983 年制定的标准则以全身感染中毒征象、急症术中胆管内高压及脓性胆汁等为判断项目，明确规定了严重感染指标如休克的动脉收缩压须 < 9.3kPa，体温 > 39℃或 < 36℃，脉率 > 120/min，白细胞 > 20×10^9/L 等。但是大量临床资料表明，不少确诊者达不到上述感染指标，华西医科大学附属医院 1 000 余例经急症手术证实为本病的临床资料中，近一半病例无休克，临床症状与术中胆管病变程度不一致的情况并不罕见。有的感染症状相对较轻，但术中却发现胆管显著扩张，脓性胆汁自胆管切开口高压喷出。有的术中见胆管炎性较轻或并未发现梗阻原因，而病情严重甚至死亡。根据上述临床实际情况，为减少漏诊、延误治疗和抢救，作者们认为不应过分强调感染症状的定量指标，主张以明显的全身感染症状和本病的局部症状体征为主要依据，结合过去胆道感染病史和手术史，少数须配合 B 超检查或手术发现等综合判定的诊断标准。不能满足于化脓性胆管炎的诊断，而是要确定该病所处的发展阶段、严重程度、病变范围和胆管梗阻的准确部位，以便确定治疗方针。

化脓性胆管炎急性发作阶段，不宜进行各种胆管造影检查，有时腹部 X 线片可能显示肝胆系统及其周围的化脓性炎性特征，如肝大、右膈肌升高及活动减弱、膈上下出现异常阴影区、邻近胃肠道有麻痹性梗阻征，或见积气扩大的肝内、外胆管影等。

B 超扫描可发现肝脏和胆囊肿大。肝内外胆管扩张，有结石者可见结石光团，其后伴有声影。胆管壁增厚，胆管腔内有伴声影或不伴声影的光团，有时胆管可见双平行线的蛔虫声影像。伴胆管结石的胆管炎 B 超诊断与手术所见符合率达 80% 以上，位于十二指肠后和肝门以上的胆管色素结石诊断符合率极低。有时误将肝内钙化点误诊为肝内结石。CT 检查除发现上述征象外对肝内胆管结石的检出率明显优于 B 超，同时还可了解有无合并胆源性肝脓肿和胆汁性肝硬化。少数合并有胆肠内瘘的患者，腹部 X 线片可提示胆道内有气体出现。

急性化脓性胆管炎发作期间，少数非胆管结石或狭窄的患者可用纤维内镜逆行胆管插管引流术（ERBD）和经皮肝穿刺胆管引流术（PTCD），既可诊断，又完成初步治疗。但国内多数急性胆管炎或急性中毒性胆管炎并发于原发性肝内外胆管结石病，插管难以彻底减压和控制感染，因此实际应用较少。CT 扫描或磁共振成像（MRI）对某些肝内外疑难病变的诊断确有一定价值。

华西医科大学附一院的分级诊断标准，简称为"华西分级标准"。按轻重标准分为4级。

Ⅰ级：称单纯 AOSC，病变多局限于胆管范围内，以毒血症为主，血培养阳性者较少且常为一过性。

Ⅱ级：为 AOSC 伴感染性休克，胆管炎加重，胆管周围化脓性肝炎发展，胆管、毛细胆管及肝窦屏障进一步受损，败血症及脓毒败血症发生率增多。

Ⅲ级：为 AOSC 伴胆源性肝脓肿，它是胆管内高压未解除后的必然发展，肝脓肿形成意味着胆管外的感染物质大量释放，仅做胆管减压引流已不能制止病情发展。

Ⅳ级：为 AOSC 伴多器官功能衰竭，是严重感染的后期表现，胆管高压不缓解和肝脓肿未予处理，是内脏功能衰竭发生、发展的根本原因。

注意病情加重升级，其恶化不一定逐级发展，患者可暴发休克而迅速死亡，也可不经休克而发生肝脓肿或多器官功能衰竭。肝脓肿的临床症候常缺少特征性，为改变过去临床确诊较少的状态，应加强 B 超检查和手术中探查。

六、鉴别诊断

国内急性化脓性胆管炎常并发胆管结石，为常见病、多发病。典型的病例可根据其临床表现在术前做出正确诊断。急性胆囊炎、细菌性肝脓肿、胆源性胰腺炎等也可出现右上腹痛、发热、黄疸、高胆红素血症与白细胞计数增高等表现，但很少出现典型 Charcot 三联征或 Reynolds 五联症症状，B 超检查也各有特点，鉴别多不困难。对无腹痛或黄疸，仅有发热症状的肝内型化脓性胆管炎，有时需与急性右肾盂肾炎、右下肺炎或肺梗死等鉴别。

七、治疗

急性化脓性胆管炎治疗的原则是完全控制感染过程和去除发病原因。对严重急性胆管炎和所有急性中毒性胆管炎患者，都应联合使用有效的抗菌药物。造成本病一系列损害致病情恶化的基本病变是胆管内高压下的严重化脓性感染，不能有效解除胆道梗阻就不能阻止急性胆管炎的进展，只有及时行胆管减压和引流脓性胆汁，才能有效制止炎症发展和感染。

1. 手术治疗 实践证明，外科手术是最迅速而确切的胆管减压手段，急症胆管减压手术作为主要治疗方法后，本病死亡率已明显下降。急症手术也存在一些问题：第一，本病患者对手术和麻醉的耐受能力差，手术死亡率和并发症率较择期手术高；第二，局部组织的急性炎症、合并凝血功能障碍、伴有肝硬化、门脉高压，加以过去胆道手术所形成的瘢痕性粘连等，手术困难，甚至因出血不止或找不到胆管而被迫终止手术；第三，由于不能从容探查和处理肝内胆管和肝脏病变，常需再次手术解决。因此，以非手术疗法度过急性期再择期手术最为理想。但是由于胆管梗阻难以自行解除，不可因企求择期手术而贻误减压时机致使病情恶化。

（1）关于手术时机：整个治疗过程都应在严密的监护下进行。对于肝内胆管结石引发本病且发病时间短者，应争取在非手术治疗下度过急性期，待全面检查、了解清楚肝内病变后，选择合适的手术方式加以处理。对于由肝外梗阻因素造成的急性梗阻性化脓性胆管炎，应进行短时间积极的术前准备后迅速有效地解除胆道梗阻并减压引流。对于经短时间药物治疗后血压仍不稳定者，应及时中转手术，切不可消极等待，贻误手术时机。

（2）术前准备：①抗休克治疗。针对感染性休克给予补扩容，纠正水、电解质及酸碱平衡紊乱；及时给予肾上腺皮质激素；输新鲜血或血浆；必要应用以扩张血管为主的升压药（多巴胺）。急性重症胆管炎补液的量和速度最好在中心静脉压的监测下实时调整。急性重症胆管炎往往合并代谢性酸中毒，大量呕吐、胃肠减压加上高钾血症形成之后，又可发展成混合性酸碱平衡失调。补碱时不要"矫枉过正"，应先给计算量的一半，参照 HCO_3^-、CO_2 CP 水平酌情补给。②抗感染治疗：应给予足量有效的抗生素。针对革兰阴性杆菌和厌氧菌，常用第三代头孢菌素加甲硝唑。在胆道梗阻时，许多抗生素不能进入胆道，只有及时地解除胆道梗阻才能充分发挥抗生素的作用。术中应采集脓性胆汁做细菌培养和药敏试验，及时调整用药。尽可能选用对肝脏和肾脏毒性较小的抗生素，要避免应用有肾毒性的庆大霉素等。③对重要脏器的保护与支持：治疗中重点是保护肝、肺、肾、心和脑等重要器官，给予能量合剂和大剂量维生素类，用利尿药以维持尿量，给氧和改善微循环功能。

（3）手术术式的有关问题：胆总管切开减压、解除梗阻及"T"形管引流是最直接而有效的术式。但必须探查肝内胆管有无梗阻，尽量去除肝胆管主干即 1～2 级分支内的阻塞因素，以达到真正有效减压的目的。胆管狭窄所致梗阻常不允许在急症术中解除或附加更复杂的术式，但引流管必须置于狭窄以上的胆管内才能有效。一般不应以胆囊造瘘代替胆管引流，在肝内胆管梗阻更属禁忌。属肝外胆管梗阻者，若寻找胆管非常艰难，病情又不允许手术延续下去，亦可切开胀大的胆囊，证实其与胆管相通后行胆囊造瘘术。

胆管减压引流后可否顺便切除胆囊，需慎重考虑。对一般继发性急性胆囊炎，当胆管问题解决后，胆囊的形态及正常功能常可恢复，故不应随意切除。严重急性胆囊炎症如坏疽、穿孔，或合并明显慢性病变具有切除指征者，则要根据当时病情选择胆囊切除或胆囊造瘘术。全身感染征象严重、休克或生命体征虽有好转但尚不稳定者，选择胆囊造瘘更恰当。

附加胆肠内引流术尤须慎重，我国肝内胆管结石、狭窄多见，在不了解肝内病变情况下，即使术中病情许可，加做胆肠内引流术带有相当盲目性，可因肝内梗阻存在而发生术后反复发作的反流性化脓性胆管炎，给患者带来更多痛苦及危险。

随着内镜技术和介入放射医学发展，国内外已陆续开展经纤维十二指肠镜逆行插管行鼻胆管引流（ERBD）和经皮肝穿刺胆管引流（PTCD）治疗重症急性胆管炎，取得了减压引流的效果，又避免了急症手术风险。这两种技术的共同缺点是引流导管较细，管腔易被胆砂泥或黏稠脓液堵塞。胆管内结石嵌顿、严重狭窄或肝内胆管梗阻，内镜插管难于成功。经皮肝穿刺后高压脓性胆汁可经穿刺孔道或导管脱落后的窦道发生胆管腹腔瘘，形成局限性或弥漫性腹膜炎，还可在肝内形成胆管血管瘘而导致脓毒血症、胆道出血等并发症。内镜下乳头切开术和从胆管取出结石对于 Vater 壶腹结石嵌顿患者有效，但对肝内外胆管多发结石，或胆管不明原因梗阻者，仍须谨慎选用，以免贻误治疗时机。对老年、危重不能耐受手术者，上述微创和无创治疗可作为首选。

2. 非手术治疗　在急性重症胆管炎的非手术治疗期间，必须严密观察生命体征、神志的改变、每小时尿量、血常规、血清电解质、血气分析、心电图以及腹部体征。在严密的观察下保守治疗 4~6h 之后，如果出现寒战、高热、体温 >39℃ 或 <36℃、神志淡漠、血压下降，应果断进行胆道引流。

非手术疗法包括：①静脉滴注强有力的抗生素，联合应用的药物须覆盖肠源性菌种，即需氧、厌氧革兰阴性杆菌和革兰阳性球菌；②积极补充血容量，改善微循环灌注，纠正体液不足、电解质及酸碱失衡；③抗休克中血管活性药物合理使用和短程大剂量肾上腺皮质激素的应用；④补充多种维生素 B、维生素 C、维生素 K 等，及时满足高代谢所需热量；⑤保护、改善和支持重要器官功能。有条件者应收治于 ICU 病房内，以提高抢救成功率。

3. 关于分级治疗　分级诊断的最终目标是为了寻求更合理的治疗对策，拟定出个体化的治疗方法。

Ⅰ级患者首先在抗感染、解痉、补液等非手术疗法下，观察治疗反应，部分病例病情可得到缓解，避免了急症手术，但若全身感染症状和（或）局部病征趋于加重者应急诊手术。观察 48h 左右，病情虽未加重但无好转者，亦宜及时手术。Ⅱ级者应在快速扩容、纠正体液严重失衡和抗休克等短时间准备后，行急症胆管减压引流术。在术前准备过程中也有少数患者休克较快矫正，病情好转而免于急症手术。Ⅲ级者须在胆管有效减压前提下，着重处理好肝脓肿。对术前 B 超或术中探查确诊者，应在胆管减压同一手术中解决肝脓肿的引流问题。术后因病情不好转，经 B 超等检查发现的肝脓肿，则另行处理包括再手术引流。Ⅳ级者，主要是大力纠正内环境紊乱，改善各脏器功能和全身支持，力争在病情有所稳定时及时行胆管减压或脓肿引流，以挽救生命。

八、预后和影响预后的因素

就国内外文献报道所见，总的病死率为 4%~13%，其中休克病死率（不分级别）为 2%~40%，AOSC 所致胆源性肝脓肿病死率为 40%~53.3%，严重感染所致两个以上器官功能衰竭者病死率为 60%~70%。

多种因素可影响本病预后。①病程：病程愈长发生休克的机会和持续时间增加，肝脓肿及内脏功能衰竭发生率增高，这是高病死率的重要因素。②严重并发症：如重症急性胰腺炎、胆道出血、肝脓肿或胆道溃破所致的肝外脓肿及化脓性感染等，能否及时发现和有效处理均直接关系着预后。③肝脏慢性损害：严重广泛的肝纤维化和胆汁性肝硬化，是本病易发生肝衰、肝肾综合征及促进其他器官功能衰竭的病理因素。④年龄：老年患者的重要脏器代偿功能减退，常伴发心血管及代谢性疾病，致抗感染能力降低，预后较差。其他的如免疫功能低下、低蛋白血症、营养不良和重要脏器急、慢性伴发病等也影响预后。

（陈喜全）

第三节　原发性硬化性胆管炎

一、概述

原发性硬化性胆管炎是一种慢性胆管的炎性狭窄。多发于成年人，男性多于女性。常伴有一些其他全身自身免疫性疾病。患者一般不伴有胆管结石，亦无胆道外伤病史。

原发性硬化性胆管炎的原因尚不清楚，可疑病因有：①免疫紊乱，免疫功能失调可能是主要的病因，常见于自身免疫性疾病的 HLA - B8，HLA - DR3 与原发性硬化性胆管炎的发病有关。已证实免疫系统调控失调及 T 淋巴细胞参与了胆管的破坏。患者可伴有甲状腺肿、腹膜后纤维化症等自身免疫性疾病。频繁发作的慢性溃疡性结肠炎患者，可发生硬化性胆管炎。②感染因素，门静脉菌血症可引起胆管纤维性增厚、胆总管周围淋巴结肿大、炎性细胞浸润，黏膜完整。尽管巨细胞病毒和Ⅲ型呼吸肠道病毒对肝内胆管有影响，但患原发性硬化性胆管炎的患者很少有上述病毒感染的证据。

二、诊断

（一）病史要点

该病多见于年轻男性，而且往往与炎性肠病，尤其是溃疡性结肠炎有关。其起病一般呈隐匿性，可有渐进性加重的乏力、瘙痒和黄疸。以右上腹疼痛和发热为表现的进行性胆管炎发作不常见。一些患者可有肝脾肿大或有肝硬化的表现。该病后期呈门静脉高压、腹水、肝功能衰竭等肝硬化失代偿期表现。原发性硬化性胆管炎的症状可以是多样化的，但其主要表现为慢性进行性的胆管梗阻及胆管炎，有时起病之初亦可表现有急性腹痛，伴有间歇性的不规则发热等胆管炎的症状。患者常表现有慢性的、持续性的梗阻性黄疸，黄疸可以在一定范围内波动、起伏，伴有皮肤瘙痒、消瘦、精神欠佳。

（二）查体要点

检查主要发现为肝脾肿大，有时因脾肿大伴有慢性溶血性贫血；晚期患者，常有重度黄疸、严重肝功能损害、胆汁性肝硬化、门静脉高压症的表现。

（三）辅助检查

1. 常规检查　多数原发性硬化性胆管炎的患者有高胆红素血症、血清碱性磷酸酶异常增高、程度不同的肝功能损害。线粒体抗体阴性，而原发性胆汁性肝硬化为阳性。IgM 高于正常。部分患者的抗核抗体和平滑肌抗体为阳性，肝和尿含铜量增高。

2. 其他检查　口服法及静脉法胆囊造影均不显影。

经纤维十二指肠镜逆行胆道造影（ERCP）一般能提供 X 线诊断依据，肝内、肝外胆管多发性狭窄和囊性扩张使胆道树呈不规则的串珠状。主要胆道造影表现有：①受累的胆管管腔变狭窄，可以是弥漫性或局限性的，常见于肝总管上段及左、右肝管的开口处；或是节段性的，如在肝外胆管或某一侧的肝管；有时狭窄部亦可以是多发性的，分别在肝内、外胆管。②肝内胆管的分支减少，胆管僵直。③有时肝内胆管呈串珠状，表示胆管的不匀称性受累；狭窄部上方，有时可见胆管扩张，甚至呈囊状扩张，内有胆泥淤积或色素性结石。④从胆道造影上，原发性硬化性胆管炎的局限性或节段性类型，很难与硬化性胆管癌区别。

经皮肤肝穿刺胆管造影（PTC）对节段性的硬化性胆管炎，特别是局限在肝外胆管或主要肝胆管时，可帮助诊断。

肝活检可发现胆管增生、胆管周围纤维化和炎症、胆道缺失。随着病情进展，纤维化可从门脉区扩展而最终发展为胆汁性肝硬化。

（四）诊断标准

原发性硬化性胆管炎的临床诊断依据有：①进行性阻塞性黄疸及胆管炎。②胆管壁增厚、弥漫性管腔不规则狭窄。③无胆结石。④无胆道手术史。⑤术中扪及胆管增厚、条索感、内径狭窄，病理检查为纤维化性炎症，无癌细胞。

（五）鉴别诊断

应与硬化性胆管癌及毛细胆管性肝炎鉴别，有时难以鉴别，有少数患者在手术时诊断为硬化性胆管炎，经过长时间观察和肿瘤进展，才被证实为胆管癌，甚至在冰冻切片时，也很难与硬化型胆管癌鉴别。

三、治疗

（一）一般治疗

对无症状患者，只需随访观察，定期做肝脏生化等检查。对进行性加重患者以及对慢性胆汁淤积和并发肝硬化患者应予支持治疗。皮质类固醇激素、硫唑嘌呤、青霉胺、甲氨蝶呤的疗效不确切，可能有明显的副作用；熊去氧胆酸可减轻瘙痒。对有胆道感染者应用抗生素。

（二）介入治疗

胆管显著狭窄可经肝或经内镜行扩张治疗，也可放置支架。

（三）手术治疗

7%～10%的原发性硬化性胆管炎患者可发生胆管癌。对溃疡性结肠炎患者行直肠结肠切除术对于原发性硬化性胆管炎没有疗效。

对胆管的病变遍及整个肝外胆管及主要的肝胆管，手术方法常是切开胆总管之后，放置合适的 T 形管引流；如肝总管及胆总管狭窄，或发生在左、右肝管与肝总管汇合处的狭窄，如肝内胆管可能呈扩张，应早期行肝门部胆管引流或扩张部胆管与空肠 Roux - en - Y 吻合，以减少胆管梗阻对肝脏的损害；对合并有胆汁性肝硬化，并同时有门静脉高压和消化道出血者，治疗上常比较困难，应首先引流胆管待肝功能好转后，争取做胆管空肠吻合。

（四）新型技术

肝移植术是唯一可治愈本病的方法。

四、预后评价

原发性硬化性胆管炎的预后较差。最终发展成胆汁性肝硬化、门静脉高压症。多数患者死于肝功能衰竭、肝性脑病。多数人在诊断后仅能缓解 5～10 年，合并有溃疡性结肠炎者预后更差。

（耿　林）

第四节　胆囊结石

一、临床表现

结石形成，结石的大小，是多个还是单个，一般说是不清楚，只有在发作疼痛，寻医就诊，通过检查才能发现有结石，或者由于其他疾病就诊时意外发现。目前，自然人群体检时也发现一部分结石患者，对体检发现的胆结石人群仔细询问病史，常常从未发生腹痛，故称此为无症状的结石，或静止状态的结石。此外尸检也可以发现一部分无症状的结石患者。可惜目前对胆囊结石的准确发生率尚不清楚。

（一）上腹疼痛

胆囊结石形成到出现症状，对每个患者来说，常无恒定的规矩可循。通过仔细地询问病史得知，出现症状前饱胀或油腻饮食往往是重要诱因，其次相当一部分患者是在夜间或静止状况下发生症状。此外也有所谓乘车颠簸之后发生腹痛。什么时候出现症状是难以预知的，但出现症状的原因是清楚的，即结石梗阻是产生症状的原因。发病时 B 超发现胆囊肿大及结石嵌顿在胆囊颈管、胆囊管，而且手术证实如此，说明结石引起梗阻才产生症状。产生梗阻后病变的发展变化其轻重程度是不一致的，其临床症状表现为以下 3 种情况：

（1）典型的胆绞痛：当结石引起梗阻时，胆囊内压力增高，表现为上腹或右上腹剧痛，阵发加剧，持续加重，并向右侧肩背部放射，伴恶心呕吐，检查发现右上腹压痛，重者出现肌紧张，Murphy 征阳性。

（2）典型发作绞痛：经过治疗后症状缓解，日后可反复发作，轻重不等，有时为绞痛，有时为胀痛，不适，伴背部疼痛及消化道症状。

（3）部分患者，多是较大的胆囊结石者，常无典型胆绞痛，可是经常有上腹不适、胀痛、肩背部胀痛、消化不良。

（二）继发胆囊及胆囊外的并发症

胆囊内细小结石可随着胆囊收缩、胆汁排出一起排至胆总管，继经胆总管下段，排至十二指肠。此为自然排石过程，这是药物排石的理论根据。如果一定大小的结石在胆囊管受阻或嵌顿时，胆囊收缩，胆汁亦不能通畅排出，致使胆囊内压力升高，而产生一系列的病理变化，除引起剧烈疼痛外，由于高度浓缩的胆盐刺激，致胆囊黏膜损害。胆囊黏膜炎症、充血、水肿、渗出，进一步使胆囊内压增加而发生胆囊水肿、出血、坏疽、化脓等类型的急性胆囊炎的病理改变。当胆囊出现炎症、化脓、坏疽时，网膜、横结肠、十二指肠和胃将肿大，发炎的胆囊粘连、包裹。经过治疗多数可以好转，坏死的黏膜修复、溃疡愈合、水肿消退、纤维化及瘢痕组织增生、胆囊壁增厚等慢性炎症改变。此时胆囊仍肿大，积液、积脓或萎缩，并局限于周围组织包裹中形成一个巨大的炎性包块，也可以反复再发作。较大的结石则可以填满胆囊颈、哈氏袋，甚至整个胆囊，并向肝总管、胆总管前方纠集，因反复的炎症水肿、瘢痕愈合及增生，致肝门前方呈瘢痕胼胝样改变。

当横结肠、网膜、十二指肠及胃、包裹坏疽穿孔的胆囊，同时胆囊管结石嵌顿不能缓解时，常可发生胆囊结肠、胆囊十二指肠或胆囊胃内瘘。

当结石排至胆总管或胆总管下端发生梗阻，此时除胆道梗阻、胆绞痛外，同时寒战高热、黄疸，称为 Charcot 征，为梗阻性化脓性胆管炎。

此外小结石在排至十二指肠过程中可以刺激并损伤 Oddi 括约肌处的胆管黏膜，使 Oddi 括约肌水肿、痉挛，或结石嵌顿于壶腹部，致胆、胰管内压力增高，胆汁返流至胰管内而诱发急性胰腺炎，并可反复发作，此即为胆源性胰腺炎。化验检查发现血、尿淀粉酶升高，同时白细胞升高，核左移，血清胆红素增高。

（三）Mirrizzi 综合征

为一特殊的解剖及病理情况下的胆囊结石，具有以下特点：①胆囊管低位开口于胆管，并与肝总管并行行走。②胆囊结石、结石嵌顿于胆囊管内。③胆囊管结石压迫肝总管，继发肝总管部分狭窄、梗阻，可以出现梗阻性黄疸。④反复发作的胆管炎。⑤部分患者可以发生胆囊管、肝总管内瘘，因此有结石移至肝总管、胆总管。临床上对这种类型的胆囊结石，术前常常不能得到明确诊断，给手术带来一定的困难，在分离胆囊管时由于未警惕这种特殊的解剖结构（特别在早期病例）而损伤肝总管。如已发生胆囊管、肝总管内瘘，处理不当则术后发生胆管狭窄。

二、诊断

主要依靠病史及检查发现，特别是通过 B 超检查可以确诊，其他影像 CT、MRCP 对有胆囊结石合并胆囊外并发症者是有价值的。

要求通过 B 超检查了解：①是否胆囊结石，结石大小、单发或多发；②胆囊的大小及胆囊壁的厚度；③胆总管的内径（是否合并胆管结石）；④了解肝脏病变情况；⑤有时可以发现胆囊管，并可测出胆囊管内径及长度。了解胆囊的大小、胆囊壁的厚薄及肝门部软组织的强回声情况，评估胆囊三角及肝门部炎症粘连、瘢痕病变情况，为选择手术方法提供参考。确定胆总管、肝总管是否扩张、有无结石，评估有无胆总管探查的指征。了解有无三管征，即：门静脉、肝外胆管、胆囊管，常是判断 mirrizzi 征的重要依据。当 B 超提示胆总管有轻度扩张时，术前应行 ERCP 或 MRCP 检查，以了解胆总管内病变情况。

三、治疗

有症状的胆囊结石，诊断明确，一般都考虑手术治疗，方法是胆囊切除术。一般情况极差，而不能耐受较长时间手术，或术中因严重粘连、局部解剖关系不清，应行胆囊造口待病情好转后再行胆囊切除术。对于高龄且合并高血压、冠心病、严重糖尿病和其他器官严重病变者应慎重进行，应在合并症控制后才能考虑手术。

胆囊结石、急性胆囊炎，除并发胆囊穿孔时应急诊手术外，一般应积极地纠正水电解质平衡，抗感染，情况改善后手术。一般在发病 3~7d 内手术为宜，再晚些时则局部炎症缓解、水肿吸收、溃疡及坏疽等病变尚在修复、愈合过程中，此时局部解剖层次不清，反倒难以分离，易出血，往往需延迟至 3 个月后行胆囊切除较为安全。

腹腔镜胆囊切除术由于创伤小，痛苦少，恢复快而深受患者欢迎，一般是首选的手术方式，其适应证应视手术设备情况、技术熟练程度逐步扩大手术范围。应该强调的是：①重视腹腔镜胆囊切除的适应证。②加强和重视腹腔镜医师的培训和管理。③术中遇到粘连严重、解剖不清，特别是胆囊三角无法分离、解剖、出血不易控制等情况时，提倡主动中转开腹手术，而不是造成不可逆的损伤后才被迫开腹改变手术方式。被动中转开腹手术是不可取的。④LC 手术是一个更精细、更轻柔、更准确的手术，要求医生高度负责，集中精力。

如胆囊结石，继发胆总管结石，条件允许可采用二镜或三镜结合法，处理胆总管结石及胆囊结石而不需开腹手术：即腹腔镜胆囊切除＋胆总管探查，术后经"T"管窦道取石；腹腔镜胆囊切除＋术后 EST。由于微创技术的发展，肝外胆管结石甚至部分肝内胆管结石有望在 LC 术时同时或相继得到良好的治疗，免除开腹手术的痛苦，同时缩短了开腹探查胆总管所花费的时间。但对无条件行 LC 术或无 LC 术适应证，而需剖腹手术者，为了不遗漏胆总管病变仍需探查胆总管，其适应证为：①胆总管显著扩张；②影像学检查及术中探查发现胆管病变；③探查时发现胆总管内有结石；④胆囊管明显扩张同时胆囊内有细小结石者；⑤合并化脓性胆管炎；⑥阻塞性黄疸，伴胆总管扩张；⑦胰头肿大，胆管扩张，有急性胰腺炎病史者。胆总管探查后需常规安置适当粗、细的"T"形引流管，并在温氏孔旁放置引流管一根。

（耿　林）

第五节　胆总管结石

胆总管结石可以是原发于胆管系统的所谓原发性胆管结石，其成分是胆色素结石或以胆色素为主的混合性结石；亦可能是胆囊结石移位至胆总管，其结构成分与胆囊结石完全相同，故称继发性胆管结石。

一、临床表现

不论是原发性或是继发性胆总管结石，如结石下降到胆总管下端刺激 Oddi 括约肌，或在胆总管出口处暂时滞留，引起 Oddi 括约肌痉挛及胆总管下端流出道梗阻，就可能致急性发作性胆绞痛，亦可能出现黄疸，也可能诱发急性胰腺炎。病程发展可以自然缓解，亦可经合理治疗，结石排至肠管，症状缓解。更多的是胆囊内较多的结石下降至胆总管，或胆总管内已有较多大小不等的结石存积，经过治疗后暂时缓解，以后仍会反复发作，因饮食不当或无明确诱因再次发作。如结石阻塞胆管，并发感染，则剑下及右上腹可出现典型的剧烈的刀割样绞痛，疼痛可以向右肩部放射，伴恶心、呕吐。同时出现寒战、高热，相继出现梗阻性黄疸，即 Charcot 三联征。如梗阻不能缓解可发展致中毒性休克、谵妄、昏迷，即急性梗阻性化脓性胆管炎。体检发现剑下和右上腹压痛、反跳痛，腹肌紧张，有时触到肿大的胆囊。胆总管结石在症状缓解期间其临床表现多样，胆总管直径可能增粗至 2 ~ 3cm，其内含有大量结石，而无明显症状、体征；常有不同程度的上腹不适、腹痛，可表现有轻度的全身性黄疸，或轻度发热、畏寒；多数病例会有典型发作的病程和典型的症状、体征。实验室检查可发现白细胞计数明显增高，核左移，血清总胆红素及 1 分钟胆红素增高，尿中胆红素阳性。

胆总管结石，特别是 1cm 左右的结石，下降到壶腹部，可以在典型的腹痛或非典型的症状后，结石嵌顿在壶腹部而引起胆道梗阻。此时可因腹痛不重或无腹痛和发热、畏寒等感染表现，仅有黄疸且进行性加深，甚至出现肝功能受损。此时可误认为肝炎或肿瘤，鉴别诊断时应予注意。

胆总管结石致胆管阻塞及反复发作的化脓性胆管炎，可以引起胆总管十二指肠或胆总管横结肠内瘘，加重胆道感染。胆管结石，尤其是有胆囊内多发小结石时，在排石过程中可致胆总管出口处括约肌痉挛，黏膜损伤、水肿、充血，从而引起 Oddi 括约肌狭窄，此类小结石也可引起严重的梗阻。

二、诊断

对有典型症状、体征的胆总管结石的诊断是不困难的，结合实验室检查及适时 B 超检查，更能明确诊断。鉴别诊断方面应当引起注意的有：①腹痛剧烈而又非典型时，应与肾绞痛、上消化道穿孔性病变、急性胰腺炎鉴别；②右上腹绞痛不典型、感染症状不重时，有逐渐加深的阻塞性黄疸，B超检查仅能揭示胆总管和肝内胆管扩张，此时应与胰头癌、壶腹周围肿瘤鉴别；③伴有慢性肝病、胆管病变的胆总管结石病例，特别是壶腹部嵌顿的结石者，常仅表现有阻塞性黄疸、而B超检查仅发现胆管轻度扩张或扩张不明显，更难以发现胆管内结石，常易误认为肝脏病变而延误诊断及治疗。

MRCP、ERCP、十二指肠低张力钡餐检查都有助于鉴别，必要时在手术中应用纤维胆道镜检查、术中胆道造影都有利于明确诊断。个别病例在必要时PTC检查仍是重要的诊断措施。

三、治疗

胆总管结石的治疗仍然以外科手术为首选。手术前后均应注意水、电解质和酸碱失衡的纠正，重视在阻塞性黄疸状况下凝血机制和肝功能受损的处理，重症感染时抗生素的合理应用，认识手术前、后给患者足够营养支持的重要性。

手术治疗的时机：①症状轻、有发作史者，可在间歇期择期手术治疗。②胆总管结石合并急性胆管炎及阻塞性黄疸时应早期手术。③胆总管结石合并重症胆管炎时，应积极术前准备后急诊手术，或在PTCD后情况改善、诊断进一步明确，尽早手术。

手术方法：胆总管结石常在手术前可获得较准确的定位诊断，术中仍应充分常规探查、术中胆道镜检，有条件时辅以术中胆道造影，用以明确胆管内病变情况、抉择具体术式：①若胆总管上、下端均通畅无狭窄，取净结石放置T管引流。②上端通畅，下端狭窄，可以选用Roux-y胆总管空肠吻合术，如患者情况较差、年迈，或已有多次手术史者，胆总管扩张在2.5cm以上可行胆总管十二指肠吻合术。如为胆总管下端或壶腹部嵌顿结石，视嵌顿结石的情况而定。有时在麻醉下，轻轻地探查就可将结石推入肠管；而对嵌顿甚紧的结石，欲用暴力推入肠腔是危险的。此时应该用纤维胆道镜检查，先在镜下用盐水冲洗，确认是结石嵌顿，再用取石钳或胆匙取石或镜下用网篮取石，若仍然不成功时，可施行十二指肠切开，在胆道探子的引导下，找到十二指肠乳头开口处，切开Oddi括约肌，能顺利地、安全地将结石取出，随后施行Oddi括约肌成形术，可取得良好效果。③如合并肝内胆管结石，则应按肝胆管结石处理。

对单纯胆总管结石可以考虑行纤维十二指肠镜下乳头切开或括约肌切开术，应用网篮取石；或经PTCD窦道扩张后经肝行纤维胆道镜检查并取石；或经扩张的窦道，用气囊导管扩张Oddi括约肌，以利结石排出。腹腔镜胆道手术的发展已能在腹腔镜下行胆总管切开探查，并施行胆道镜检查及取石。显然目前腹腔镜技术的发展使部分胆总管结石患者免受剖腹手术痛苦已成为可能。

（耿　林）

第六节　肝内胆管结石

肝内胆管结石为原发于胆管内的结石，是胆石病中最复杂、最难治的一种。结石的成分以胆色素为主，胆固醇含量甚少，大者可达2~3cm直径或铸型结石，形态常不定，大小不等，最小者呈泥沙样，甚至为糊状胆泥。成形的结石极易压碎，切面可呈分叶状。结石可以局限在某一肝叶或肝段内；可以在肝段、肝叶或半肝内成区域性分布；亦可广泛遍布肝内胆管及肝外胆管。1983—1985 年全国 11 342 例胆石手术病例的调查：肝内胆管结石的发生率占胆石病的 16.1%。国内不同地区肝内胆管结石的相对发病率差别很大，如新疆和上海胆石病手术病例中肝内胆管结石仅 4.5% 和 4.55%。而同期广东汕头和福州肝内胆管结石的发病率 43.1% 和 38.8%。我国从四川中部以东的广大地区，日本、朝鲜及东南亚地区本病的发生率较一般地区都高。该病发生与社会经济状况、饮食习惯、卫生条件有密切关系，农村肝内结石的发生率明显高于城市。

一、肝内胆管结石的特殊性

（1）肝内胆管结石的形成与胆管内急、慢性炎症，寄生虫病，细菌感染，胆汁淤滞，营养及代谢等因素有关。对一个肝胆管结石的患者常可追溯到其在孩童时期就有反复绞痛及蛔虫病史。肝叶切除时切开的肝内胆管中会有大量的胆泥外，常见有脓性胆汁，培养有细菌生长，其细菌生长率高达 97.55%。胆管壁组织学检查有大量炎性细胞浸润，或胆管源性多发脓肿形成，表明胆石与感染有关，而胆石形成与胆汁淤滞、胆道感染、胆管狭窄有密切关系，彼此之间有着密切的因果关系。

（2）肝内胆管解剖复杂、变异较多，其结石的分布也相当复杂，既可以广泛分布，即两侧性、多肝段胆管内都有结石，也可以是局限性分布，常在肝的一侧；局限于一段或几段的胆管内，且不伴肝外胆管结石，特别是双侧肝内 1 级和 2 级肝管以上的多处胆管众多结石，其诊断和治疗是十分困难的。

肝胆管结石虽极难根治，但对其合并症的外科治疗已有很大进步，但治疗效果仍有待提高。据国内资料肝胆管结石手术治疗后残余结石的发生率仍很高（20% ~40%），再手术率也高（37.14% ~60%）。所以肝胆管结石及其外科并发症仍是良性疾病中最复杂、最困难的问题之一。

二、病理解剖特点

1. 结石的分布　根据手术所见，结石可以分布在肝内胆管的任何分支，或广泛或局限地存在于整个肝胆管系统甚至遍及全胆道系统。

（1）细小结石仅在肝内胆管的某一叶的段内的小胆管支内，为局灶型。

（2）结石位于 I 级肝管起始部以上，呈多发、铸型结石，一侧或双侧性，为区域分布型。

（3）结石位于左、右肝管起始部以上，多发、单侧或双侧性。局限或散在，为弥散型。

（4）一侧或双侧肝内胆管及肝外胆管多发性结石，甚至合并有胆囊结石。为多发（广泛）型或复杂型。

2. 胆管病变　胆管的病变是胆管梗阻和感染的结果，表现为胆管壁增厚，其增厚的程度是不一致的，管腔狭窄的位置几乎都在同一级肝管的出口处，呈局限性环状狭窄，狭窄上方胆管扩张。扩张的胆管腔内均填满结石，结石可以为铸型成块结石、泥砂样结石或脓性胆泥。术中胆道镜检查时可以见到胆管黏膜充血、水肿、出血灶及溃疡。胆管壁组织学检查可见：急性期出现管壁化脓性炎症改变及溃疡形成。急性化脓性胆管炎可导致细小胆管壁坏死，感染、脓肿形成，向肝实质蔓延形成肝脓肿，如侵蚀胆管旁动脉可发生肝内胆道出血，细菌和胆砂石进入受损肝静脉或门静脉系统分支内，发生败血症、胆砂石脓血症和脓毒性休克。脓肿向横膈蔓延可形成胆胸瘘，穿破肺可发生支气管胆瘘。急性感染得到控制，胆管壁内结缔组织增生，呈慢性纤维增生性胆管炎，胆管的这种病变将引起和加重胆管狭窄。

3. 肝脏损害　一侧或一叶肝胆管的阻塞、胆管内压增高，引起门静脉支受压，先是管径变细、不规则，发生狭窄或闭塞。肝小动脉则代偿扩张，继之动脉壁增厚、管腔狭窄，终致阻塞，部分肝脏血流量减少。随着胆管阻塞持续加重，肝脏血液的灌流量进一步减少，汇管区纤维化进行性加重，肝细胞减少，直至完全消失，肝纤维化和萎缩。肝内胆管结石引起胆管阻塞及化脓性胆管炎以致胆道高压和高胆红素血症，引起肝内小胆管破裂，伴随着大量细菌和毒素经肝窦入血或渗入小胆管间隙，引起胆管周围炎。同时因胆管阻塞引起血管的改变，先是小动脉内膜炎、管腔狭窄、闭塞，引起肝小叶中央变性坏死、门脉区大量炎性细胞浸润及纤维组织增生、新生肝小叶结节形成，终致胆汁性肝硬化，相继发生门静脉高压症，食管、胃底静脉曲张和大出血。

4. 肝脏形态的变化　肝胆管结石致肝实质受损、病变区域肝萎缩、肝纤维化，无结石或病变较轻的肝组织可以代偿增生、肥大，以致肝脏形态发生变化；肝左叶胆管结石引起肝左叶萎缩时，肝尾叶明显增大，使肝门变浅，肝中裂向右移位，萎缩的肝左叶可向前或向上移位。肝右侧胆管结石，引起肝右叶萎缩，肝左叶则代偿增大，肥大的肝左叶向右可达锁骨中线，甚至达腋中线位置，胆囊和萎缩的肝右叶挤向右上方。此时肝门抬高，并向右后移位，肝门部结构发生逆时针旋转移位。

三、临床表现

局限在某一细小胆管内的小结石，即 B 超检查偶然发现直径 0.5cm 左右的肝内小结石，一般无症状，实际上不需治疗。区域性结石可能无症状，仅有上腹不适、肝区胀痛。当合并感染时可能出现上腹部肝区胀痛、不适，发热，可有恶心、呕吐等上消化道症状，严重时出现寒战、高热。一侧肝胆管结石，当出现胆道梗阻和感染时，可以出现上腹部疼痛，仍以胀痛为主，依梗阻的程度及感染情况，出现不同程度发热、消化道症状，一般不会出现黄疸，出现黄疸多为较低位的肝管阻塞。肝内多处结石合并感染，常常仅有畏寒、高热，甚至出现感染性休克，而无明显腹痛。如结石下降至肝外胆管或合并肝外胆管结石，则表现为胆总管结石的症状和体征，如急性发作则出现典型的化脓性梗阻性胆管炎的临床表现。肝胆管结石患者在未合并严重感染或感染控制后可以无黄疸，但有不同程度的肝区疼痛、胸背部持续性胀痛。在合并胆总管结石梗阻及感染时则有典型上腹剧痛、寒战、高热、黄疸，重者出现休克、神经精神方面的症状，甚至可以并发多发性胆源性肝脓肿。如感染未予及时控制，脓肿可穿破到膈下，直至穿破横膈到肺，形成支气管胆瘘，除上述特点外同时出现肺部感染，咳嗽黄色、苦味的痰液，甚至为胆汁。

四、诊断

肝内胆管结石因无特异性的症状和体征，过去常常是在胆道手术中检查发现或是在手术后经 T 管造影时发现。自 B 超检查广泛应用于临床及特殊检查 MRCP 及 ERCP 的推广应用，在手术前对肝胆管结石已能做出定性和定位诊断。B 超检查的普及为诊断肝胆管结石提供了准确、灵活、简便、经济而又无损伤的诊断方法。MRCP 及胆管的直接造影（PTC 及 ER-CP）可以将立体胆管树展示在平面图像上，且可以变换体位，显示正、侧位及斜位的图像，结合 X 线透视录像全面观察胆管的解剖变异、病变情况。肝胆管结石的 X 线表现：①肝内胆管扩张并在扩张的胆管内见到一个或多个大小不等的负影；②一侧或某一叶段的胆管不显影，常是该处胆管狭窄的上缘结石嵌顿堵塞于胆管开口处；③肝内胆管的某一部分不显影；④显影的左、右肝管呈不相称或孤立的几处扩张；⑤肝内胆管局限性扩张。PTC 检查在肝内胆管扩张的患者几乎都能穿刺成功，但应注意并发症的发生。ERCP 检查需要一定的设备和操作技术，成功率可达 90% 以上，对肝胆管结石而胆管扩张不显著或凝血机制异常不宜于 PTC 者，更显示出其重要的临床价值。对诊断而言此两种检查可以互相补充，有利于进一步明确诊断。当 PTC 和 ERCP 失败或无条件进行此检查时，对无黄疸、肝功能正常者，可行静脉胆道造影，仍可获得良好的胆管显影，有助于诊断。

B 超引导下的经皮肝穿胆管内置管造影，可以减少损伤，提高穿刺成功率，且能达到引流目的。当胆管造影发现一侧胆管不显影时，可在 B 超引导下行对侧的穿刺造影（即选择性胆管造影），以进一步达到胆管良好的显影。胆管的直接造影（PTC 及 ERCP）能更好地显示肝内各级胆管，对肝胆管的病变及胆石的诊断是确定无疑的，但由于有损伤性且有一定的风险，另还有放射损伤之虞。目前 MRCP 及 CT 检查能显示胆石和胆管及肝实质的病变，具有无损伤且安全性大等优点。但不能很完整地显示胆管树的全貌，且对胆管炎及胆管狭窄的诊断存在一定的问题，胆管成像的好坏对诊断价值有直接影响。

手术中 B 超检查、术中胆道造影、术中胆道镜的应用，对进一步寻找病变、补充诊断，取净结石，选择恰当的术式，依具体条件适时选用，都是有用的，尤其是胆道镜检为胆道外科所必需。

通过以上各项检查明确诊断，为治疗提供依据，在手术前应明确以下问题：

（1）是否为结石，是否为肝内胆管结石。

（2）结石的大小、位置：即结石在哪一叶、段的胆管内，哪几个叶、段胆管内。

（3）胆管是否扩张，扩张的程度、范围。

（4）有无胆管狭窄、狭窄的程度、狭窄的位置、多少处狭窄。

（5）是否同时有胆囊结石、肝外胆管结石，胆总管扩张程度。

（6）是否已有胆汁性肝硬化及门静脉高压。

（7）肝脏形态变化情况。即一侧肝萎缩后另部分肝脏代偿增大的情况、肝形态变化、肝段标志、肝门位置等的变化。

五、治疗

肝胆管结石的治疗是采用以手术治疗为主的综合性治疗，还不能达到对病因的根治性治疗，如诊断准确、治疗方法得当，良好的营养支持及周密的围手术期的处理，一般可取得较好的效果。其措施包括手术治疗、内镜取石、抗生素的应用，溶石及碎石治疗亦在尝试之中。

手术时机：诊断明确，最好择期手术，由于肝胆管的解剖复杂、变异多，肝内结石、胆管阻塞、反复发作的炎性变化所致肝、胆管病理变化的演变无统一的模式，结石的分布及大小亦无特殊规律可循，所以手术方法需根据个体情况决定。术前应有一个初步可行方案，同时应根据术中新发现具体处理。肝胆管结石合并急性化脓性胆管炎，最好在急性炎症控制（包括积极的抗感染、PTCD 或鼻胆管减压、支持治疗）后，病情缓解，择期手术。因为急诊情况下肝内结石的诊断不清楚、患者情况差，不能耐受较长时间的手术、也不能对肝胆管结石进行较彻底的治疗。如确实需要急诊手术，则应取出关键结石，引流胆管，并应特别注意水电解质平衡及抗感染治疗。

外科治疗应达到的目的有：①去除病灶，即切除已萎缩、纤维化的及伴有小脓肿形成的毁损肝叶；②尽可能取净成块的结石和胆泥；③处理胆管的病变：即切除含有过多狭窄且无法矫正的狭窄胆管的肝叶、肝段，近端狭窄胆管的切开及整形；④建立合理、通畅的胆肠内引流；⑤为手术后辅助治疗预置的措施（包括经肝断面胆管置管及空肠盲襻预留或置管）。

手术方法：应根据影像检查的综合诊断及术中发现，修正并完善诊断，依个体情况制定手术方案。一般应当包括以下几个方面的联合手术：

1. 取净结石　经不同途径显露、切开胆管，直视下取净结石，必要时行狭窄胆管整形，为胆肠吻合准备条件。

（1）经胆总管、肝总管切开，需要时可切开左、右肝管及狭窄胆管，取净结石、胆管整形、扩大胆管出口。而在下面两种情况时放置 T 管引流：①肝内、外胆管结石伴胆总管扩张、无胆管狭窄者；②肝内、外胆管结石伴胆总管扩张，合并胆管炎，因全身情况欠佳不宜扩大手术或无条件进一步明确病变扩大手术者。

（2）经肝方叶切除或肝中央肝部分切除途径：显露并切开肝总管、左右肝管直至双侧Ⅱ级肝管开口。当左右肝管内均有结石、伴Ⅰ－Ⅱ级肝管狭窄时，切除肝方叶（图 11-1），使肝总管、左右肝管得到良好的显露，为设计切开狭窄的胆管，解除狭窄、取净结石、狭窄胆管整形、建立胆肠引流提供一个宽敞的手术空间和进路。

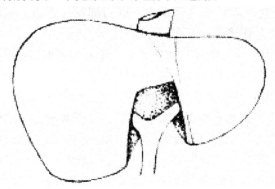

图 11-1　肝方叶切除显露左右肝管

（3）当肝门部粘连、合并门静脉高压症致肝门部满布扩张的门静脉分支，难以经肝门进入胆管，此时视结石的位置、胆管病变及肝脏病变情况而采用的方法有：①经胆囊床肝实质切开或肝中裂切开显露右侧胆管；②经肝左外叶切除、左外叶上、下段切除、经肝断面的胆管进入左肝管；③经肝表面结石感明显处切开进入肝胆管；④经肝圆韧带和镰状韧带左侧缘切开肝实质，沿肝圆韧带向后分离肝实质，显露门静脉左外叶下段支及伴行的胆管，由此切开扩张的左外叶胆管下段支。应该说上述 4 种胆管开口，除肝左外叶上、下段切除后的肝断面胆管可行 LONGMIRE 术外，其他 3 种入肝的胆管开口都不宜应用于胆肠吻合。因此当进入胆管，取净结石，需要行胆肠内引流或其他胆管内有结石时，仍然需要经肝门处理。此时需要经上述进入胆管的开口，应用探条引导进入左、右肝管到肝总管，并在探条引导下切开肝总管及胆总管，继续取石或处理胆管病变。

（4）当肝门部胆管切开后应根据影像检查及术中分离、解剖所见，辨别胆管行走方向及狭窄情况，用细胆道探子引导切开狭窄环，并设计切开方向（以利整形）和长度，完成取石及狭窄胆管整形。只有通过整形扩大了的肝门胆管所建立的胆肠内引流，才是有利于胆汁排出的理想通道。

2. 病损肝叶切除　肝叶切除可达到去除主要的感染病灶、取净结石的目的，对局限在一侧肝叶或某一叶段的结石及其所引起的肝、胆管多发病变和毁损肝叶，肝叶切除是最佳的选择。

（1）肝叶切除的适应证

1）肝胆管结石、已有区域性肝萎缩、肝纤维化。

2）肝胆管结石已并发多发性胆管源性小脓肿形成。

3）合并肿瘤。

4）胆石病合并胆道出血。

5）肝左叶、左外叶肝胆管多发结石、多处狭窄。

6）右肝管结石合并胆瘘、感染时。

（2）肝胆管结石行肝叶切除术的注意事项

1）由于胆道梗阻、反复发作的胆管炎所致肝脏的病理改变致肝脏形态发生变化，使正常肝裂的标志变化或消失，切除范围常要依具体病变情况而定，要特别警惕勿损伤肝左静脉、撕裂腔静脉及门静脉矢状部。

2）由于肝胆管结石患者常有多次手术史，肝门部粘连严重，温氏孔常因粘连完全封闭，阻断肝门及解剖肝门血管都异常困难。

3）肝胆管内填满胆泥、脓性胆汁，故在断肝、切断胆管时应特别注意保护肝创面，尽量避免污染以减少术后感染、胆瘘及慢性窦道的发生。

4）肝叶切除后，肝断面的胆管开口应作相应处理：结扎或置管引流。

3. 胆肠内引流的建立　合理有效的胆肠内引流术是肝胆管结石外科治疗中一个重要的影响整个手术效果的关键所在。肝门胆管空肠吻合术的适应证：①肝总管狭窄伴肝内胆管扩张及肝胆管结石。②左、右肝管开口狭窄、肝内胆管扩张伴结石。③肝胆管结石伴左、右Ⅱ级肝管狭窄者应尽量通过肝部分切除，处理了狭窄后再行胆肠内引流术。

肝总管十二指肠吻合术的适应证：①肝内、外胆管结石，合并胆总管下段狭窄，在尽量取净结石后，而且肝内胆管无明显狭窄。②胆总管直径大于 2.5cm，最好横断胆总管。③老年、体弱的肝胆管结石、胆管扩张者。

去除病灶、解除狭窄和取净结石是通畅引流的基础。在吻合口以上胆管不再存在胆管狭窄和结石阻塞是胆肠吻合术的基本原则，选择哪一种术式主要视梗阻部位、胆管狭窄及扩张的程度而定。各种术式都有其优点与不足之处，术者施行手术的技巧及熟练程度对施行的术式也是有影响的。为建立合理、有效的胆肠内引流术，需注意以下几点：

（1）对公认的弊端或不足之处，应尽量避免或及时采取必要的辅助措施：如胆石未取净，采用任何术式都不能达到理想的结果。因此除了在手术中尽量将结石取净，将病损肝叶切除外，在行胆肠内引流时，可以预置空肠皮下盲袢或肝左外叶、上或下段切除的肝断面胆管预留置管，以备术后应用胆道镜经盲袢或肝断面胆管窦道反复取石以求取净结石。胆总管下端残留盲管是结石残留和发生漏斗综合征的原因，而选用横断胆总管封闭远端，纵切，整形上方胆管后再行胆管端与空肠侧吻合，就可免其发生。

（2）胆管的直径对选择术式有着决定性作用：作者见到一中年男性患者，胆总管十二指肠吻合术后反复疼痛、发热、黄疸，医生在他的出院记录上写着"胆总管直径1.5cm，行胆总管十二指肠侧侧吻合术"，钡餐检查发现吻合口狭窄，吻合口上方有黄豆大一结石负影，表明本例胆肠内引流效果不良。显然是适应证不当及胆管残余结石所致。根据胆管内径大小选择胆肠吻合的术式甚为重要。原则上应是：①胆总管直径小于1.5cm，伴有Oddi括约肌狭窄，宜行Oddi括约肌切开成形术；②胆总管直径2.5cm或大于2.5cm，可行胆总管空肠吻合或胆总管十二指肠吻合术（用端侧吻合，封闭远端胆总管）；③胆总管直径在1.5~2.5cm，宜选用空肠作吻合；④左、右肝管汇合处狭窄切开整形后，因位置较高，仍需行空肠胆管吻合术。此外，胆肠吻合口建立后，吻合口上缘胆管开口（可能是肝总管，左、右肝管，亦可是更高位的胆管）是胆汁出肝通过吻合口到肠道的重要一关，其截面的大小，即胆管的内径，可能吻合前并无明显扩张；或吻合前存在相对狭窄，术中未发现；或行吻合术时造成狭窄，直接影响胆流，影响胆肠内引流的效果。有报道在胆肠内引流术后再次手术时发现吻合口并不小，而在吻合口上缘胆管开口处狭窄，结石堆集在狭窄以上的胆管内。所以过去只注意吻合口的大小，提出大口、超大口，甚至从十二指肠上缘将胆总管向上切开直到左、右肝管，其实是不必要的。胆管内径愈大，吻合口相对就大，如吻合口比胆管内径小就可能发生吻合口狭窄，吻合口只要稍大于胆管的内径，同时在吻合术时避免因技术原因导致吻合口上方胆管狭窄，愈合后局部无瘢痕增生，就可达到胆肠内引流通畅的目的。

（3）空肠Roux-y的建立及抗返流问题：这是胆管空肠Roux-y术中两个基本问题。在距屈氏韧带15~20cm处空肠，保留第一支空肠血管弓，在第二支血管弓处切断空肠及血管弓，称此上段空肠为短袢，远端空肠开口以细丝线连续缝合封闭，向上提并穿过横结肠系膜至肝门下方，称此段空肠为输胆空肠袢。距断端50cm处与上段空肠（短袢）行空肠-空肠端侧吻合术（空肠Roux-y）。短袢的系膜断端固定于输胆空肠袢系膜缘，吻合口上方短袢与输胆空肠袢并列，其肠壁间断缝合固定，使两肠管在入吻合口前同步并行10~12cm，以此作为抗返流措施。此外要求输胆空肠袢的横结肠系膜固定处至吻合口的距离与短袢的长度基本相等。并以此为三角形的两个边，以屈氏韧带短袢的出口处及横结肠系膜孔与输胆空肠固定处的连线为底边的一个等腰三角形。图11-2为这样一个设计：即50cm输胆空肠袢与短袢在横结肠下方先并行、后会合，按肠管顺行运动方向，保证由胃、十二指肠来的食物、消化液及由输胆肠袢来的胆汁同步注入远端空肠。依此建立的合理解剖通道按肠蠕动的方向顺行性运行，不附加其他任何措施，可取得良好效果。

（4）对胆肠吻合术的基本要求：不论哪种形式的胆肠吻合，都应要求吻合口上方无狭窄存在。尽可能取净结石，至少应取净引起梗阻的关键结石。用于吻合的胆管和空肠血运良好，尽可能无瘢痕，组织无缺损。吻合材料尽可能用无损伤针、可吸收线。采用黏膜对黏膜的对合式间断缝合法，进行胆肠吻合。最后要求吻合口足够大。

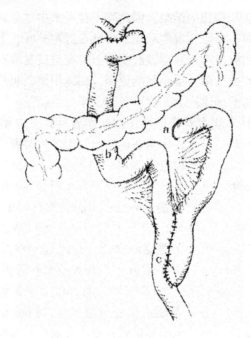

图 11 - 2　重建胆肠吻合

a. 屈氏韧带、短祥出口处；b. 输胆空肠祥，横结肠系膜固定处；c. Roux - y 空肠吻合口

（5）胆肠吻合口是否放置支撑引流管：是否放置支撑引流管，如何放置引流管，一直是一个有争议的问题。作者认为不论是端侧吻合或侧侧吻合，吻合口内径在 2～3cm，有时会更大一些，关键是能否达到胆管与空肠黏膜对黏膜对合式吻合，同时局部血运良好，一般不放置支撑引流管，不会发生胆漏，亦不发生吻合口狭窄。仅在下列情况下才考虑放置引流管：①用于吻合的胆管局部存在炎性瘢痕较多，切除瘢痕组织不满意；②吻合口的局部血供欠佳；③胆管内感染严重，手术时见有多量脓性胆汁；④黏膜对缝不好，甚至胆管黏膜有损伤或缺损。通常采用经肝置管法（图 11 -3），引流管之一端放置在吻合口下缘 20cm 的空肠内，另一端经肝左或右侧肝膈面引出。其作用是达到暂时减压的目的，避免胆肠吻合术后暂时性高胆压情况下所引起的胆漏。这种引流管放置时间约半月，行胆管造影后即可拔除。而过去常有通过吻合口经空肠拖出的引流管放置法，现已很少采用，最大的问题是由于置管段肠管的收缩及松弛致该肠管段长度的改变，而所置导管之长度固定，从而导致长度差，使导管滑脱至肠腔内。如用于吻合的胆管开口较小，不能达到良好的吻合，且吻合口太小（甚至不到 1cm）时，欲想通过放置支撑引流管达到良好愈合而不发生狭窄，也是很困难的。首先，在吻合口很小的情况下放置引流管作支撑，使导管与吻合口及胆管接触，且压迫吻合口及胆管黏膜，因异物刺激，局部肉芽生长。这种在管壁周围生长的肉芽，妨碍了黏膜的生长，加上局部的炎症反应，支撑放置时间越长，局部肉芽生长愈甚。一旦拔管或滑脱，受压的肉芽被解脱，减压后局部发生水肿，加重狭窄，肉芽收缩使吻合口更缩小。其次，当吻合口很小的情况下放置支撑引流管，胆汁只能通过支撑引流管之管腔沟通吻合口上、下的胆肠，引流管一旦堵塞，即可引起急性梗阻性胆管炎。临床上此种引流管不畅通所致的胆管炎屡见不鲜。所以当吻合口很小时不宜于放置这种单一的引流管，而应放置 "U" 形引流管。

（6）胆肠内引流术后 "U" 形管的应用：虽然胆肠吻合口很宽畅，但高位胆管内仍有狭窄性改变。吻合口较小，在 1.5cm 直径以内。吻合口局部较多的瘢痕组织，不能彻底切除、缝合不满意或局部血供欠佳。此时可考虑放置经肝、吻合口 - 空肠的 "U" 形引流管（图 11 - 4）。

"U" 形引流管的作用：①术后支撑、引流、减压，以减少胆漏的发生；②如有暂时阻塞、引流不畅，可以较为容易地随时移动、冲洗或更换；③便于以后更换较粗的 "U" 形引流管或气囊管，扩张治疗狭窄；④经 "U" 形管的一端进入引导取石；⑤可以根据病情需要更换 "U" 形管，取弃方便；⑥如胆肠吻合口通畅，可将导管两端在体外对接成 "O" 形，使胆汁全部进入肠管，避免胆汁丢失。

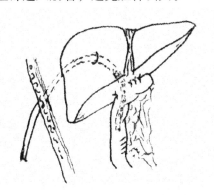
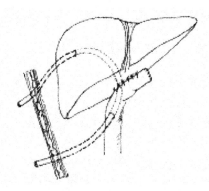

图 11 - 3　胆肠内引流附加经肝、胆管引流　　　图 11 - 4　胆肠内引流附加 "U" 形引流管

（耿　林）

第七节　胆囊癌

胆囊癌是胆道系统中较常见的恶性肝癌，国内统计约占肝外胆道癌的 25%。

一、病因

胆囊癌的病因可能与以下因素有关：①胆囊结石与胆囊慢性炎症。由于结石的长期存在及胆囊黏膜慢性炎症的刺激，可促使上皮增生而发生癌变倾向。国内资料报道胆囊癌合并结石占 20% ~ 82.6%，国外为 54.3% ~ 100%。②胆固醇的代谢紊乱。胆汁滞留与刺激，可能为致癌因素。③细菌的作用。有人报道 2/3 的胆石中可发现厌氧菌和其他细菌，从胆汁培养的厌氧菌中有 40% 是梭状芽孢杆菌，这种细菌与肠道中产生致癌物质的细菌相同。④胆囊腺瘤恶变。良性腺瘤直径多小于 12mm，而恶性腺瘤的直径多超过 12mm。此外，有人研究认为胆囊腺肌病为胆囊癌前病变。

二、病理

胆囊癌好发于胆囊底、体部，其次是颈部与胆囊管。80% 为腺癌（硬化性癌约占 60%，乳头状癌占 25%，黏液癌占 15%），其次为未分化癌（6%），鳞状细胞癌（3%）和混合性癌（1%）。

乳头状癌的癌组织可呈菜花状，并可发生癌组织脱落与出血，导致胆囊管或胆总管阻塞。黏液癌或癌肿黏液性变时，可见胆囊内有大量胶冻状物质。Nevin（1976）提出根据癌细胞分化程度分为3级：Ⅰ级，分化良好；Ⅱ级，中度分化；Ⅲ级，分化不良。并按病变侵犯深度分为五期：Ⅰ期，位于黏膜（原位癌）；Ⅱ期，侵及黏膜与肌层；Ⅲ期，全层受侵犯；Ⅳ期，侵犯全层加局部淋巴结受累；Ⅴ期，侵犯肝脏或转移到其他器官。

胆囊癌的转移途径可经淋巴、血行、胆管、神经和直接蔓延等方式。局部浸润则以肝脏多见。胆囊癌的淋巴转移多经肌层和浆膜下层转移到胆囊颈部淋巴结、肠系膜上血管周围淋巴结、汇合于主动脉旁淋巴结。因此在胆囊癌的根治术中应注意上述两路淋巴结的清扫。血行转移可至肝、肺、骨等处，分化不良者易于发生腹腔内种植转移。

三、诊断与鉴别诊断

胆囊癌早期缺乏临床症状，一旦做出诊断，其病程多已属中晚期。常有以下特征：①长期发作的胆囊炎及胆囊结石病史。②胆囊部肿块质地硬，不规则，若胆囊管阻塞，则胆囊肿大，囊内积液。晚期患者的癌细胞侵犯肝脏，使肝肿大。③当胆囊内癌组织脱落或出血引起胆道阻塞时，继发于胆绞痛之后多可出现黄疸，黄疸的程度较轻，且可消退。亦可因癌组织局部浸润和淋巴转移，压迫胆外胆管而出现黄疸，早期程度较轻，以后逐渐加重。常伴有低热，当胆管发生阻塞和继发感染时，亦可出现高热。在临床上应与胆管的恶性肿瘤、肝癌、胰头癌以及引起上消化道出血的疾病相鉴别。

现代影像学检查可提示早期诊断依据，B超检查为首选的检查方法，影像检查上可发现胆囊黏膜的隆起性改变，胆囊壁增厚，胆囊的内腔消失，胆囊与肝床间的界线消失或变模糊不清，肝脏的转移灶等。影像学检查亦有助于胆管梗阻的定位、淋巴转移的诊断等。

近年来内镜超声检查（EUS）的应用，使早期胆囊癌的诊断率有所提高。

内镜超声检查是采用高频探头在胃或十二指肠腔内对胆囊进行扫描，避免了受腹壁肥厚，肠管积气等影响，对胆囊壁的结构能得到较清楚的图像，使胆囊癌绝大多数可早期得到确诊。

四、治疗

本病的治疗以手术为主。手术的方式一般包括：①单纯胆囊切除术。②扩大胆囊切除术，即同时楔形切除距胆囊床边缘2cm无肿瘤的肝组织，清除所属引流的淋巴结。③肝切除术，包括切除肝右叶、肝外胆管和广泛的淋巴结清除。④肝门部胆管与空肠Roux-en-y吻合术，或置U形管引流术，对无法切除的胆囊癌可采用上述方法以解除胆道梗阻。

手术方式的选择取决于：①肿瘤的大小。②胆囊床肝组织侵犯的程度。③胆道周围淋巴结的转移情况。④胆道邻近器官的侵犯范围。

Ⅰ、Ⅱ期胆囊癌手术切除胆囊后结果良好，Ⅲ期以上的胆囊癌预后很差。近年来，胆囊癌的扩大根治术再次受到注意。对尚能手术切除的第Ⅴ期胆囊癌施行扩大根治术，包括扩大的肝右叶切除、淋巴结清扫、胰十二指肠切除、门静脉重建等手术的联合使用，以提高患者5年生存率。此种手术只能用于年龄不太大，健康和营养情况良好的患者，因为手术后并发症发生率和死亡率均较高。

因胆囊疾患仅作了单纯胆囊切除术，术后经病检发现胆囊癌，如肿瘤局限于肌层以下者，切除胆囊后，不需再次手术。而侵及浆膜下者应再手术切除胆囊床肝组织，并清扫区域淋巴结。为避免再次手术，术中应将所有切除的胆囊剖开检查，如有可疑者，即作冰冻切片。

据文献报道，胆囊原位癌和侵犯肌固有层的 5 年累计生存率分别为 82.6% 和 72.5%，如癌肿浸润浆膜下层和浆膜层，5 年累计生存率分别为 37.0% 和 14.7%，侵犯邻近脏器者，5 年生存率仅为 7.5%。

辅助治疗措施如术中及术后放射治疗、化学治疗等对胆囊癌亦有一定的帮助。

（耿　林）

第八节　胆管癌

一、病因

胆管癌的病因仍然不清楚，但与以下一些因素有关：①胆结石与慢性复发性胆管炎：据文献统计，6% ~37% 胆管癌同时伴有胆石症，有人认为慢性复发性胆管炎导致胆管上皮的非典型增生，可能为癌前病变。②感染：有人报告慢性伤寒菌携带者死于肝胆管癌者 6 倍于对照组，提出细菌对胆盐的降解可能是致病因素。③肝管狭窄、肝内外胆管囊肿致长期引流不畅，也可能与胆管癌的发生有关。④慢性溃疡性结肠炎或原发性硬化性胆管炎可能与肝外胆管癌有关。此外，胆胰汇合部流体力学异常及胰胆返流亦与胆管癌的发生有关，还与其分子生物学特性改变有密切关系。

二、临床分型

肝外胆管一般划分为 4 部分：①上段，胆囊管开口以上直至肝门处的主要肝管。②中段，自胆囊管开口以下至十二指肠上缘。③下段，十二指肠后段与胰腺段胆管。④十二指肠内段包括乳头部。胆管癌可划分为上段胆管癌、中段胆管癌、下段胆管癌，其中以上段胆管癌比例最高，占 60% ~75%。上段胆管癌亦称肝门部胆管癌指肿瘤发生在胆囊管开口以上的肝外胆管，即发生于肝总管、肝管分叉部、左右肝管的第一、二级分支。中、下段胆管癌指自胆囊管开口至壶腹部以上发生的癌，在临床表现和治疗方法上，中段胆管癌和下段胆管癌有许多相同之处，因而往往将中、下段胆管癌作为一个类型。

根据肿瘤发生的解剖部位，Bismuth 和 Corlette（1975）将肝门部胆管癌分为 4 型：Ⅰ型：癌肿位于左、右肝管汇合处以下肝总管，前两者相通。Ⅱ型：癌肿位于左、右肝管分叉处，两者不相通。Ⅲa 型：癌肿位于右肝管和肝总管。Ⅲb 型：癌肿位于左肝管和肝总管。Ⅳ型：癌肿位于左右肝管和肝总管。发生于左右肝管分叉部的胆管癌有早期出现黄疸和肿瘤发展缓慢的特点，有一定的临床病理特征。此种胆管癌亦称之为 Klatskin 瘤（Klatskin tumor）。

三、临床病理特征

胆管癌根据病理大体可分为硬化型、结节型、乳头状和弥漫型。

1. 息肉样或乳头状腺癌　可能来源于胆管黏膜的乳头状腺瘤的恶变，较少见。肿瘤表现为胆管黏膜上的息肉样突出至胆管腔内，胆管腔因而扩大，胆管阻塞常不完全，胆管内有时有大量的黏液分泌物。此类肿瘤的特点一般是不向神经周围淋巴间隙、血管或肝组织浸润，但在胆管甚至肝内胆管的黏膜面上可有多发性病灶，若能早期手术切除，成功率高，预后亦良好。

2. 结节型胆管癌　结节型胆管癌呈结节状向管腔内突起，瘤体一般较小，表面不规则，基底宽，肿瘤可直接侵犯周围组织和血管并向肝实质扩展，但其程度较硬化型为轻。

3. 硬化型胆管癌　在肝门部胆管癌中，此类型最为常见。硬化型癌沿胆管壁浸润，使胆管壁增厚、纤维增生，并向管外浸润形成纤维性硬块。常向肝内方向的胆管浸润、扩展，阻塞肝内胆管的二级分支。此类肿瘤有明显的向胆管周围组织、神经淋巴间隙、血管、肝实质侵犯的倾向。当肿瘤组织已阻塞胆管管腔时，它亦常已侵犯至周围组织或肝组织。神经侵犯是本病的特点。根治性手术切除时常需切除肝叶。硬化型癌与正常胆管壁间的分界一般较为清楚，但有时癌细胞亦可在黏膜下扩展，以致在切除胆管的断端仍可发现有癌细胞。

4. 弥漫型（浸润型）胆管癌　癌组织在肝门部和肝内、外的胆管均有广泛浸润，手术时难于确定癌原始发生于胆管的哪个部位，多不能手术切除。

从组织学上可将胆管癌分为：①乳头状腺癌，多数病例为腔内乳头状型，腺癌组织分化较好，有的向管壁浸润生长。②高分化腺癌，在胆管癌中多见，癌组织环绕管壁内浸润生长，癌组织呈大小不等，形状不规则的腺体结构。③低分化腺癌。④未分化癌。⑤印戒细胞癌等。

四、诊断和鉴别诊断

（一）临床表现

肝门部胆管癌早期缺乏典型临床表现。多以进行性加深的无痛性（或隐痛不适）黄疸就医，常伴有皮肤瘙痒、食欲减退、腹泻和消瘦等，合并有感染时可出现寒战与发热等胆管炎的表现。合并胆管结石者可出现胆绞痛。肝肿大，质地较硬，表面光滑，部分患者在未出现黄疸前就可触及肿大的肝脏。肝门部胆管癌胆囊常不肿大，当癌肿向下蔓延阻塞胆囊管开口后，胆囊分泌的黏液不能排出而潴留在胆囊腔内时，也可触及肿大的胆囊。脾脏肿大及出现腹水均属病程晚期。来源于一侧肝管的癌，临床上并没有黄疸。直至肿瘤沿胆管壁浸润阻塞对侧肝管开口或因肿瘤肝门处转移浸润，阻塞肝总管时，临床才出现黄疸。

中、下段胆管癌的临床特点是较早期出现梗阻性黄疸。胆囊的改变则视癌与胆囊管开口的关系，若胆囊管开口受阻，则胆囊不肿大，若胆囊管通畅，则胆囊肿大。位于胆管壶腹部的癌肿，除有胆总管阻塞的临床表现外，尚有胰管梗阻的症状，如血糖过高或过低，脂肪性腹泻。壶腹部癌肿容易发生溃疡出血，表现为贫血、柏油样便。持续背部隐痛。胆管中段癌因不造成胰管梗阻，故临床上无胰腺内、外分泌紊乱的现象，亦可触及肿大的胆囊。

（二）实验室检查

癌胚抗原（CEA）是目前已在临床广泛应用的消化道肿瘤标志物，在胆道癌患者血清中的阳性率为40%左右，对于胆道癌的诊断有一定的诊断价值，也是判断手术后是否有肿瘤残留或复发的有用指标。近10年来发现CA199、CA125、CA50、CA242等糖链群肿瘤标志物，对胆道癌有较高的灵敏度，其阳性率为75%～80%，仅次于胰腺癌。这一类肿瘤标志物也见于其他消化道肿瘤患者，因其特异性较差，在进行临床诊断时，必须结合各种影像学诊断或通过不同方法（如 PTC 或 ERCP 等）采集胆汁或肿瘤组织，测定上述各种肿瘤标志物、DNA 含量或进行基因诊断等方可确定诊断。最近第三军医大学（梁平等）从人的胆管癌组织中提取和纯化了一种新的胆管癌相关抗原（cholangiocarcinoma related antigen，CCRA），并制备了兔抗 CCRA – IgG，建立了检测 CCRA 的 ELISA 方法。对 308 例各种良性及恶性疾病患者血清 CCRA 浓度进行检测，结果发现，其诊断胆管癌的阳性率为 77.78%，特异性为 95% ~ 10%，明显优于目前所用的上述肿瘤标志物，为胆道癌的早期诊断做出了有意义的探索。

（三）影像学检查

1. B 型超声　超声检查是此病诊断时首先选用的方法。在超声下可显示肝内、外胆管，胆囊肿大的情况，肿块的大小。如肝内胆管扩张、胆总管不扩张（直径小于 5 ~ 7mm），胆囊不肿大则梗阻应在胆囊管开口以上的肝总管，胆总管及肝内胆管扩张，胆囊肿大则梗阻部位在中、下段胆总管或壶腹部。一侧肝内肝管扩张，表示梗阻部位在同侧肝胆管的开口处。肝门肿块加上扩张的左、右肝管，出现所谓"蝴蝶征"的典型表现。在多普勒超声血流图上，可详细观察肿瘤与肝动脉及门静脉的关系，以及血管受侵犯的情况。超声内镜检查（EUS）在诊断下段及中段胆管癌上，较 US 的效果为佳。EUS 系统十二指肠扫查，能显示乳头部直至上段胆管的状态，尤其在诊断癌浸润深度上甚为实用，又可显示胰腺、十二指肠浸润状态和肿大的淋巴结。近年开发出内径仅 2mm 的超声探头获得由胆管内腔扫查的方法（管腔内超声检查，IDUS）。此与 EUS 相同，主要用于检查病变进展程度。

2. CT 扫描　可以得到与超声相同的效果和更为清晰的立体断层图像，对肝门肿瘤或肝叶萎缩以及确定肝尾叶与肝门肿块的关系、胰头区有无占位病变很有帮助。双螺旋 CT 胆管成像和门静脉血管成像，可清晰显示门静脉及胆管系统立体结构，术前可准确了解肿瘤所侵犯范围、部位及血管受侵情况，有利于制定合理的治疗方案。

3. 磁共振成像（MRI）　和 CT 的效果相当，可做不同切面的成像图，更能增加对肝内胆管系统改变的立体构象。通过系列的肝门部体层扫描，可以系统地了解肝内胆管的改变，肿瘤的范围，有无肝实质侵犯或肝转移，肝左、右叶有无程度不等的增大或萎缩。MRCP（磁共振胰胆管成像）对肝外胆管梗阻程度判断和定位诊断准确率为 85% ~ 100%，梗阻原因诊断的准确率为 64% ~ 95%。

4. 经皮肝穿刺胆管造影（PTC）　经皮肝穿刺胆管造影（PTC）能清楚地显示梗阻胆管近端的部位、范围、程度和原因，但肝门部胆管癌时，左、右肝管间交通常受阻，右肝管的 2 ~ 3 级分支，左内、外肝胆管之间的交通亦常受阻，在肝内形成肝段间的分隔现象。因此，PTC 时需要多处选择性穿刺造影才能显露肝内胆管系统的全貌，因而亦增加并发症的机会。

5. 逆行胆道造影　经内镜逆行胆道造影（ERCP）能够显示胆管狭窄、中断、胆管壁不规则或充盈缺损，胆管扭曲与变形。逆行胆管造影可能引起上行性胆道感染。十二指肠镜检查可做壶腹部癌活检。

6. 选择性腹腔动脉、肝动脉、肠系膜上动脉造影与经肝门静脉造影　以了解肿瘤是否侵犯门静脉、肝动脉及其分支，门静脉是否闭塞或有无动静脉瘘，也可显示肿瘤的大小与边界。

五、外科治疗

1. 围手术期的处理　恶性梗阻性黄疸的患者，由于肿瘤本身、高胆红素血症和内毒素血症而导致机体发生一系列变化，如肝、肾、肺、脑及胃肠黏膜等变化和损害，营养不良、免疫功能降低与代谢障碍等。因此，术前应注意恢复血容量，改善营养状况，纠正水、电解质代谢紊乱，低蛋白血症与凝血机制障碍（控制内毒素血症）。胆管梗阻常伴有胆道感染，围手术期预防性应用抗生素可降低术后感染并发症的发生率。减少胃酸分泌，以防止术后发生应激性溃疡而导致的胃肠道出血。

关于恶性梗阻性黄疸术前减黄问题：阻黄患者术后的并发症和死亡率与术前血清胆红素呈正相关。PTCD 有降低血清胆红素，改善肝功能，治疗胆管炎和减少并发症等优点，但也有一些并发症，如胆汁性腹膜炎、腹腔或胆道出血与胆道感染，且易发生堵管或脱管而达不到引流的目的。有人随机对照行 PTCD，发现 PTCD 虽可降低血清胆红质，但未能降低手术死亡率，高位胆管癌时肝内胆管的分隔化，PTCD 不可能起到有效的引流作用，故认为不宜常规来使用。近年来，对拟行手术者，可经 ERCP 置放鼻胆管先行胆道引流（ENBD），通畅的胆汁引流改善因长期阻塞性黄疸而受损的肝脏功能，同时改善全身状况，为手术治疗创造条件。不能手术者，做 ERCP 的同时置放内置金属（或塑料）导管（ERBD），将胆汁引入十二指肠，成为非手术性胆肠内引流术，能有效地减轻黄疸，延长患者的生命。

2. 上段胆管癌的治疗　肝门部胆管癌由于早期诊断困难，切除肿瘤时常要连同肝叶或广泛的肝切除，手术的危险性高，以往的手术切除率很低。Alexander（1984）报道切除率仅 10%，近年来由于影像诊断技术的发展、手术的改进和手术范围的扩大，切除率已有明显提高，切除率已超过 60%。对不能切除的肝门部胆管癌，应解除胆道的梗阻，延长患者的生存时间和提高患者的生活质量。

（1）肝门部胆管癌根治性切除术：手术前可根据影像学检查，判断肝门重要血管有无侵犯，肝内胆管病变的范围，有无肝内转移等，一般可以估计能否行根治性切除以及切除的范围。但是，确定能否切除尚有待于手术探查后决定。探查左侧肝管时，可沿肝方叶下缘至静脉韧带沟检查左肝管的全长有无肿瘤浸润或肿块，在脐静脉窝处穿刺左肝管，以判断阻塞的上限。扩张的肝胆管很容易穿刺并抽出胆汁。对右侧肝管探查则一般较为复杂，检查的方法有：①检查肝右切迹有无肿瘤硬块或浸润，该处为右后段肝管所在。②穿刺右后段肝管是否能抽出胆汁。③游离胆囊，通过胆囊肝床穿刺右前段肝管，若能抽出胆汁，表示其有扩张。但是，如果不能建立右肝管引流时，便不宜游离胆囊，因为胆囊床处有一些细小的胆管与肝内胆管交通，可以发生手术后胆汁漏及胆汁性腹膜炎。

术前如有以下情况提示肿瘤不能切除：①双侧肝内胆管广泛受累。②门静脉主干受累。③门静脉两侧分支受累。④两侧肝动脉与门静脉支受累。⑤一侧胆管被侵犯，另一侧血管受累。肝门部主要血管受侵犯是影响肝门部胆管癌手术切除的重要原因之一。如何对待血管的病变，认识上尚不一致。由于肝右动脉与肝总管之间密切的解剖学关系，肝管分叉部癌常压迫或包围肝右动脉支，使其血流量大为减少，切除肝管分叉部癌时常不得不同时切除肝右动脉，只要门静脉血流畅通，一般无严重后果。对认为不能手术切除的肝门部胆管癌患者，近年来广泛采用血管移植和整形的方法修复门静脉和肝动脉。如果肝动脉或门静脉分支在入肝处受累时，则血管修复手术常是不可有的。单纯门静脉主干受侵犯，可行截除及修复手术。

关于切除范围与术式的选择，可按 Bismuth 或 Corlette 的肝门胆管癌分型法制定相应的手术方式。

Ⅰ型：切除肝门部胆管、胆总管及胆囊 + 胆肠吻合术。

Ⅱ型：切除肝方叶及尾状叶，或加部分右前叶、肝门部胆管、肝外胆管及胆囊 + 胆肠吻合术。

Ⅲa 型：切除右三叶及尾状叶、肝门部胆管、肝外胆管及胆囊 + 胆肠吻合术。

Ⅲb 型：切除左三叶及尾状叶、肝门胆管、肝外胆管及胆囊 + 胆肠吻合术。

Ⅳ型：肝移植术。

对无法切除的肝门部胆管癌，采用异体肝原位或异位移植术，但不能解决早期复发和低存活率问题。Pichlmayer（1988）报告了 16 例肝门部胆管癌行肝移植术，手术死亡率为 25%，平均存活 16 个月。其分析结果表明，对尚未出现淋巴结转移的患者行肝移植术可能会延长存活期，但因抗排斥反应与癌复发问题尚未能解决，目前还难以推广使用。

近年来，国内外一些作者强调肝门部胆管癌常侵犯尾状叶的胆管分支，应通过扩大的左半肝切除或扩大的中肝叶切除，将尾状叶完全切除。

肝门部胆管癌根治性切除的标准是肝胆管断端不残留癌细胞。肝门部胆管癌根治性切除是一创伤性大、复杂而较为困难的手术，重度黄疸、广泛肝切除、原有胆道感染等均是增加手术死亡率（手术后 30d 内死亡）的重要因素。

肝门部胆管癌切除术死亡主要发生在兼行广泛肝切除术的患者，特别是在重症梗阻性黄疸行右肝或扩大肝右叶切除术时，手术死亡率最高。因而手术时尽量保存功能性肝组织是降低手术死亡率的重要措施。

（2）肝内胆管引流术：经术前检查或术中探查确定无法行根治性切除者，为了解除黄疸，改善肝功能，可选用胆肠内引流手术或经肿瘤放置"U"形、"T"形或"Y"形管的引流术。

肝内胆管内引流术是首选的治疗方法，它可以减少因长期带管、大量胆汁流失、胆道感染等给患者造成的不便和痛苦，在一定时间内提高患者的生活质量。位于肝管分叉处的肿瘤，若要充分引流肝内胆管系统，需要引流左、右侧的肝内胆管。

1）左侧肝内胆管空肠吻合术：经典的手术方法是 Longmire 手术，此手术需要切除左外叶肝脏，手术创伤大，不适用于肝管分叉部阻塞。目前常用的方法是圆韧带进路左外叶下段支胆管（Ⅲ段肝管）空肠 Roux – en – y 吻合术。

2）右侧肝内胆管空肠吻合术：常用的方法是经胆囊的肝右前胆管下段支切开空肠吻合。根据肝门部解剖，右肝管前下段支在胆囊床处只有 1~2cm 深度，当有肝内胆管扩张时，很容易在该处切开，并将切口扩大以供吻合。此方法较在右前叶切开肝组织寻找肝内胆管要好。

3）置管引流：即经过将肿瘤阻塞部位扩张后，分别向左、右肝管置入导管，导管远端置于胆总管内，缝合胆总管切口，保存 Oddi 括约肌功能。此手术方法可获得较好的早期效果。但是，内置管经 3~6 个月后，常易被胆色素沉渣所堵塞，以致反复发作胆管炎及黄疸而需再次处理。

"T"管或"U"管引流亦常用于不能切除肿瘤的患者。

经 PTCD 外置管或内外结合置管引流，一般只用于晚期不宜手术探查的患者。在目前情况下，此法尚未能有效地延长患者的生存时间和改善生活质量。

3. 中、下段胆管癌治疗　中、下段胆管癌以手术切除治疗为主，切除的范围应包括胆囊、部分肝胆管、胰头部及十二指肠，同时清扫相应的淋巴结群。局限性的胆管段切除容易留下有癌细胞残留的胆管和淋巴结。

不能手术切除的病例，可经十二指肠内镜内置管引流解除黄疸，经肝穿刺胆管置管或手术引流梗阻以上的胆管。

中、下段胆管癌的手术切除率及预后均优于肝门部胆管癌。

（耿　林）

第九节　胆道闭锁

一、概述

胆道闭锁并非少见疾病，至少占有新生儿长期阻塞性黄疸的半数病例，其发病率为1：8 000～1：14 000个存活出生婴儿，但地区和种族有较大差异，以亚洲报道的病例为多，东方民族的发病率高4～5倍，男女之比为1：20。

以往认为胆道闭锁难以治疗，必将死于感染和肝功能衰竭，自 Kasai 首创的手术方法取得成功以来，疗效获得显著提高，7篇报道562例，存活206例。目前主要是争取早期诊断和早期手术，可能获得更多的存活机会。在日龄60d以内手术者，生存率可达75%；而90d以后接受外科治疗者降至10%。因此，对于新生儿、乳儿的阻塞性黄疸疾患应行早期筛选，以期做出早期诊断。

（一）病因

在病因方面有诸多学说，如先天性发育不良学说、血运障碍学说、病毒学说、炎症学说、胰胆管连接畸形学说、胆汁酸代谢异常学说、免疫学说等。病因是一元论，还是多元论，至今尚无定论。

早年认为胆道闭锁的发生类似十二指肠闭锁的病因，胆道系的发育过程，亦经过充实期、空泡期和贯通期三个阶段，胚胎在第5～10周时如果发育紊乱或停顿，即可形成胆道闭锁畸形。可是，从现实观察有许多不符之处，首先在大量流产儿和早产儿的解剖中，从未发现有胆道闭锁。其次，常见的先天发育异常，如食管闭锁、肛门闭锁等多伴有其他畸形，而胆道闭锁恒为一种孤立的病变，很少伴发其他畸形，罕有伴同胰管闭锁是明显的对比。黄疸的延迟发病和完全性胆汁淤积的渐进性征象（大便从正常色泽变为灰白色），就此怀疑胆道闭锁不是一种先天发育畸形，而是在出生前后不久出现的一种疾病。

近年发现以下事实：①第一次排出的胎粪，常是正常色泽，提示早期的胆道是通畅的；个别病例在出现灰白色粪便之前，大便的正常颜色可以持续2个月或更长时间。肝门区域的肝内胆管亦是开放的，以上现象提示管腔闭塞过程是在出生之后发生和进展的。②特发性新生儿胆汁淤积的组织学特征，具有多核巨细胞性变。有的病例曾作多次肝脏活组织检查，先为新生儿肝炎，后发展为胆道闭锁，尤其在早期（2～3个月前）作活检者。③从肝外胆道闭锁病例所取得的残存胆管组织做病理检查，往往发现有炎性病变，或在直视或镜下可见到中心部萎陷的管道结构或腺样结构含有细小而开放的管腔。因此，认为胆道闭锁是由于传染性、血管性或化学性等因素，单一或合并影响在宫内胎儿的肝胆系统。由于炎性病变大的胆管发生管腔闭塞、硬化或部分消失，病变可进展至出生之后，由于不同的病期长短和肝内病变的严重程度，肝外胆管可全部、部分或一段闭塞。

此概念是新生儿肝炎与胆道闭锁属于同一范畴，是一种新生儿梗阻性胆道疾病，可能与遗传、环境和其他因素有关。因而，胆道闭锁与新生儿肝炎两者的鉴别非常困难，且可以同时存在，或者先为肝巨细胞性变而发展为胆道闭锁。原发病变最可能是乙型肝炎，它的抗原可在血液中持续存在数年之久。因此，母亲可为慢性携带者，可经胎盘传给胎儿，或胎儿吸入母血而传染。在病毒感染之后，肝脏发生巨细胞性变，胆管上皮损坏，导致管腔闭塞，炎症也可产生胆管周围纤维性变和进行性胆道闭锁。

Landing 将新生儿肝炎综合征和胆道闭锁统称为婴儿阻塞性胆管病，根据病变累及部位分为 4 型：①当病变仅累及肝脏时为新生儿肝炎。②若炎症累及肝外胆道而成狭窄但未完全阻塞者，即所谓胆道发育不良，有时这种病变可能逐渐好转，管腔增大，胆道恢复通畅。有时炎症继续发展导致胆道完全阻塞成为胆道闭锁。③若阻塞在肝管或胆囊及胆总管的远端，则为"可治型"胆道闭锁。④若肝外胆管严重受累，上皮完全损坏，全部结构发生纤维化，胆管完全消失，仅有散在残存黏膜者是"不可治型"胆道闭锁。认为这种原因造成的胆道闭锁占有 80% 病例，而纯属胆道先天性发育异常引起的胆道闭锁仅有 10%。先天原因造成者常伴有其他先天性畸形。

（二）病理

一般将胆道闭锁分为肝内和肝外两型。肝内型者可见到小肝管排列不整齐、狭窄或闭锁。肝外型者为任何部位肝管或胆总管狭窄、闭锁或完全缺如。胆囊纤维化呈皱缩花生状物，内有少许无色或白色黏液。胆囊可缺如，偶尔也有正常胆囊存在。

Koop 将胆道畸形分为三型：①胆道发育中断。②胆道发育不良。③胆道闭锁。此种分类对指导临床，明确手术指征和估计预后，有一定的实用意义。

1. 胆道发育中断　肝外胆管在某一部位盲闭，不与十二指肠相通。盲闭的部位在肝管上段，则肝管下段和胆总管均缺如；也有肝管、胆囊和胆总管上段均完整，盲闭部位在胆总管，仅其下段缺如。以上两种仅占 5% ～10% 病例。由于肝外胆管为一盲袋，内含胆汁，说明与肝内胆管相通，因此可以施行肝外胆管与肠道吻合术。

2. 胆道发育不良　炎症累及肝外胆道，使胆管上皮破坏，发生纤维性变，管腔发生狭窄，但未完全闭塞。有时这种病变可能逐渐好转，管腔增大，恢复通畅。有时炎症继续发展，使整个胆道系统完全阻塞，近年主张施行肝门肠管吻合术治疗这种病变。如果仔细解剖肝十二指肠韧带，并追踪至肝门区，可在此纤维结缔组织内发现有腔隙狭小的微细胆管，直径为 1～2mm 的发育不良胆管。

3. 胆道闭锁　肝外胆管严重受累，胆管上皮完全损坏，全部结构发生纤维化，胆道完全消失。在肝十二指肠韧带及肝门区均无肉眼可见的腔隙管道，组织切片偶尔可见少量黏膜组织。此种病例是真正的胆道闭锁。

4. 肝脏病变　肝脏病损与病期成正比，在晚期病例有显著的胆汁性肝硬化、肝肿大、质硬，呈暗绿色，表面有结节。肝穿刺组织在镜检下，主要表现为肝内胆小管增生，管内多为胆栓，门脉区积存大量纤维组织，肝细胞及毛细胆管内淤积胆汁，也可见到一些巨细胞性变，但不及新生儿肝炎为多。后者胆小管增生和胆栓均相对地少见。

二、诊断

(一) 合并畸形

胆道闭锁的合并畸形比其他先天性外科疾病的发生率为低，各家报告相差较大，在7%~32%，主要是血管系统（下腔静脉缺如，十二指肠前门静脉、异常的肝动脉）、消化道（肠旋转不良）、腹腔内脏转位等。

胆道闭锁的典型病例，婴儿为足月产，在生后1~2周时往往被家长和医生视作正常婴儿，大多数并无异常，粪便色泽正常，黄疸一般在生后2~3周逐渐显露，有些病例的黄疸出现于生后最初几天，当时误诊为生理性黄疸。粪便变成棕黄、淡黄、米色，以后成为无胆汁的陶土样灰白色。但在病程较晚期时，偶可略现淡黄色，这是因胆色素在血液和其他器官内浓度增高而少量胆色素经肠黏膜进入肠腔掺入粪便所致。尿色较深，将尿布染成黄色。黄疸出现后，通常不消退，且日益加深，皮肤变成金黄色甚至褐色，可因搔痒而有抓痕，有时可出现脂瘤性纤维瘤，但不常见。个别病例可发生杵状指，或伴有发绀。肝脏肿大，质地坚硬。脾脏在早期很少扪及，如在最初几周内扪及肿大的脾脏，可能是肝内原因，随着疾病的发展而产生门静脉高压症。

在疾病初期，婴儿全身情况尚属良好，但有不同程度的营养不良，身长和体重不足。时常母亲叙述婴儿显得兴奋和不安，此兴奋状况可能与血清胆汁酸增加有关。疾病后期可出现各种脂溶性维生素缺乏现象，维生素 D 缺乏可伴发佝偻病串珠和阔大的骨骺。由于血流动力学状况的改变，部分动静脉短路和周围血管阻力降低，在心前区和肺野可听到高排心脏杂音。

(二) 实验室检查

现有的实验方法较多，但特异性均差。胆道闭锁时，血清总胆红素增高，结合胆红素的比例亦相应增高。碱性磷酸酶的异常高值对诊断有参考价值。γ-谷氨酰转氨酶高峰值高于300IU/L，呈持续性高水平或迅速增高状态。$5'$-核苷酸酶在胆管增生越显著时水平越高，测定值>25IU/L，红细胞过氧化氢溶血试验方法较为复杂，若溶血在80%以上者则属阳性。甲胎蛋白高峰值低于40μg/ml，其他常规肝功能检查的结果均无鉴别意义。

(三) 早期诊断

如何早期鉴别阻塞性胆管疾病，是新生儿肝炎综合征，还是胆道闭锁，这是极为重要的。因为从当前的治疗成绩来看，手术时间在日龄60d以内者，术后胆汁排出率可达82%~90%，黄疸消退率55%~66%；如手术时间延迟，则成绩低下，术后胆汁排出率为50%~61%。由于患儿日龄的增加，肝内病变继续发展，组织学观察可见肝细胞的自体变性和肝内胆管系的损害，日龄在60~100d者小叶间胆管数显著减少，术后黄疸消退亦明显减少，由此可见早期手术的必要性。

但要做出早期诊断是个难题，必须在小儿内外科协作的体制下，对乳儿黄疸病例进行早期筛选，在日龄30~40d时期进行检查，争取60d以内手术，达到诊断正确和迅速的要求。对于黄疸的发病过程、粪便的色泽变化、腹部的理学检查，应作追迹观察，进行综合分析。目前认为下列检查有一定的诊断价值。

1. 血清胆红素的动态观察 每周测定血清胆红素，如胆红素量曲线随病程趋向下降，则可能是肝炎；若持续上升，提示为胆道闭锁。但重型肝炎并伴有肝外胆道阻塞时，亦可表现为持续上升，此时则鉴别困难。

2. 超声显像检查　若未见胆囊或见有小胆囊（1.5cm 以下），则疑为胆道闭锁。若见有正常胆囊存在，则支持肝炎。如能看出肝内胆管的分布形态，则更能帮助诊断。

3. ^{99m}Tc – diethyl iminodiacetic acid（DIDA）排泄试验　近年已取代^{131}碘标记玫瑰红排泄试验，有较高的肝细胞提取率（48% ~ 56%），优于其他物品，可诊断由于结构异常所致的胆道部分性梗阻。如胆总管囊肿或肝外胆管狭窄，发生完全梗阻时，则扫描不见肠道显影，可作为重症肝内胆汁淤积的鉴别。在胆道闭锁早期时，肝细胞功能良好，5min 显现肝影，但以后未见胆道显影，甚至 24h 后亦未见肠道显影。当新生儿肝炎时，虽然肝细胞功能较差，但肝外胆道通畅，因而肠道显影。

4. 脂蛋白 – X（Lp – X）定量测定　脂蛋白 – X 是一种低密度脂蛋白，在胆道梗阻时升高。据研究所有胆道闭锁病例均显升高，且在日龄很小时已呈阳性，新生儿肝炎病例早期呈阴性，但随日龄增长也可转为阳性。若出生已超过 4 周而 Lp – X 阴性，可除外胆道闭锁；如 > 50mg/dl，则胆道闭锁可能性大。亦可服用考米烯胺4g/d，共 2 ~ 3 周，比较用药前后的指标，如含量下降则支持新生儿肝炎综合征的诊断，若继续上升则有胆道闭锁可能。

5. 胆汁酸定量测定　最近应用于血纸片血清总胆汁酸定量法，胆道闭锁时血清总胆汁酸为 107 ~ 294μmol/L，一般认为达 100μmol/LL 都属淤胆，同年龄无黄疸对照组仅为 5 ~ 33μmol/L，平均为 18μmol/L，故有诊断价值。尿内胆汁酸亦为早期筛选手段，胆道闭锁时尿总胆汁酸平均为（19.93）±（7.53）μmol/L，而对照组为（1.60）±（0.16）μmol/L，较正常儿大 10 倍。

6. 胆道造影检查　ERCP 已应用于早期鉴别诊断，造影发现胆道闭锁有以下情况：①仅胰管显影。②有时可发现胰胆管合流异常，胰管与胆管均能显影，但肝内胆管不显影，提示肝内型闭锁。新生儿肝炎综合征有下列征象：①胰胆管均显影正常。②胆总管显影，但较细。

7. 剖腹探查　对病程已接近 2 个月而诊断依然不明者，应做右上腹切口探查，通过最小的操作而获得肝组织标本和胆道造影。如发现胆囊，做穿刺得正常胆汁，提示近侧胆管系统未闭塞，术中造影确定远端胆管系统。假如肝外胆管未闭塞，则做切取活检或穿刺活检，取自两个肝叶以利诊断。如遇小而萎陷的胆囊得白色胆汁时仍应试做胆道造影，因新生儿肝炎伴严重肝内胆汁淤积或肝内胆管缺如，均可见到瘪缩的胆囊。如造影显示肝外胆管细小和发育不良，但是通畅，则做活检后结束手术。假如胆囊闭锁或缺如，则解剖肝门区组织进行肝门肠管吻合术。

三、治疗

1. 外科治疗　1959 年以来，自 Kasai 施行肝门肠管吻合术应用于所谓"不可治型"病例，得到胆汁流出，从而获得成功，更新了治疗手段。据报告 60d 以前手术者，胆汁引流成功达 80% ~ 90%，90d 以后手术者降至 20%。在 2 ~ 3 个月间手术成功者为 40% ~ 50%，120d 之后手术仅 10% 有胆流。

手术要求有充分的显露，做横切口，切断肝三角韧带，仔细解剖肝门区，切除纤维三角要紧沿肝面而不损伤肝组织，两侧要求到达门静脉分叉处。胆道重建的基本术式仍为单Roux – en – Y 式空肠吻合术，亦可采用各种改良术式。术后应用广谱抗生素、去氢胆酸和泼尼松龙利胆，静脉营养等支持疗法。

术后并发症常威胁生命，最常见为术后胆管炎，发生率在50%，甚至高达100%。其发病机制最可能是上行性感染，但蛋白血症很少见。在发作时肝组织培养亦很少得到细菌生长。有些学者认为这是肝门吻合的结果，阻塞了肝门淋巴外流，致使容易感染而发生肝内胆管炎。不幸的是每次发作加重肝脏损害，因而加速胆汁性肝硬化的进程。术后第1年较易发生，以后逐渐减少，每年4~5次至2~3次。应用氨基糖甙类抗生素10~14d，可退热，胆流恢复，常在第1年内预防性联用抗生素和利胆药。另一重要并发症是吻合部位的纤维组织增生，结果胆汁停止，再次手术恢复胆汁流通的希望是25%。此外，肝内纤维化继续发展，结果是肝硬化，有些病例进展为门脉高压、脾功能亢进和食管静脉曲张。

2. 术后的内科治疗　第1年要注意营养是很重要的，一定要有足量的胆流，饮食处方含有中链甘油三酸酯，使脂肪吸收障碍减少到最低限度和利用最高的热卡。需要补充脂溶性维生素A、维生素E和维生素K。为了改善骨质密度，每日给维生素D_3，剂量0.2mg/kg，常规给预防性抗生素，如氨苄西林、先锋霉素、甲硝唑等。利胆剂有苯巴比妥3~5mg/（kg·d）或考米烯胺2~4/d。门脉高压症在最初几年无特殊处理，食管静脉曲张也许在4~5岁时自行消退，出血时注射硬化剂。出现腹水则预后差，经限制钠盐和利尿剂等内科处理可望改善。

四、预后

胆道闭锁不接受外科治疗，仅1%生存至4岁。但接受手术也要做出很大的决心，对婴儿和家庭都具有深远的影响，早期发育延迟，第1年要反复住院，以后尚有再次手术等复杂问题。

接受手术无疑能延长生存，报告3年生存率为35%~65%。长期生存的依据是：①生后10~12周之前手术。②肝门区有一大的胆管（>150μm）。③术后3个月血胆红素浓度<150.5μmol/L（8.8mg/dl）。Kasai报道22年间施行手术221例，尚有92例生存，79例黄疸消失，10岁以上有26例，最年长者29岁，长期生存者中，2/3病例无临床问题，1/3病例有门脉高压、肝功能障碍。

多年来认为Kasai手术应用于胆道闭锁可作为第一期处理步骤。待婴儿发育生长之后，再施行肝移植，以达到永久治愈。近年活体部分肝移植治疗胆道闭锁的报道增多，病例数日见增加，手术年龄在4个月至17岁，3年生存率在80%以上。

（耿　林）

第十节　胆道蛔虫病

胆道蛔虫病（biliary ascariasis）是由寄生于小肠内的蛔虫钻入胆道所致，最常见于胆总管、肝胆管，少数可见蛔虫进入胆囊，是常见的外科急腹症。多发生在青少年和儿童，农村发病率高于城市，女性发病率高于男性。随着卫生条件的改善和防治工作水平的提高，近年来本病发生率已有明显下降。

一、病因

蛔虫寄生于人体中下段小肠内，喜碱厌酸。在人体的胃肠道功能紊乱，Oddi括约肌功能失常，饮食不当，或驱虫治疗不当等多种情况下，有钻孔习性的蛔虫即可通过功能失调的 Oddi 括约肌进入胆道，引起一系列临床症状。

二、病理

肠蛔虫进入胆道后，除引起 Oddi 括约肌收缩，机械刺激产生临床症状外，还可能引起胆道系统及全身一系列变化。

（1）胆道感染：蛔虫带入大量肠道细菌如革兰阴性杆菌（有大肠杆菌、副大肠杆菌等），引起急性化脓性胆管炎，进入胆囊，引起急性胆囊炎。

（2）胆道结石：蛔虫钻入胆管，死亡的蛔虫残体或虫卵成为结石的核心，为胆结石成因之一。

（3）蛔虫钻入主胰管：引起出血坏死性胰腺炎。

（4）蛔虫钻入肝脏、死亡：感染引起肝脓肿及败血症。

（5）其他

1）蛔虫钻入胆管、肝脏引起胆管壁、肝内小动脉及静脉破裂，胆道出血。

2）蛔虫穿破胆囊、胆管，胆汁流入腹腔引起胆汁性腹膜炎。

三、临床表现

胆道蛔虫病常有较为独特的临床症状，临床诊断并不困难。

胆道蛔虫病好发于青壮年及儿童，尤以 21～30 岁最多见，约占 50%。女性多于男性，大多数患者有肠道蛔虫病史。其症状主要如下。

（1）腹痛：是本病的主要症状。一般起病急骤，并无何特别的前驱症状。初起为异常剧烈的上腹部剑突下方的持续性绞痛并阵发性加剧，患者形容之为"钻顶"状痛，剧痛时，患者弯腰抱腹，坐卧不宁，甚者随地打滚，疼痛过后，经一缓解期然后再发作。间歇期可如常人，亦可有轻度胀痛感。虫体完全进入胆道后，疼痛明显减轻，甚或无疼痛症状。

（2）恶心、呕吐：为本病常见症状，多于疼痛剧烈发作时出现。呕吐较剧烈，吐出物为胃内容物，部分患者可呕吐出蛔虫。呕吐后疼痛无明显缓解。

（3）寒战、发热：一般不明显，为继发感染时的中毒症状。儿童患者有时可较早出现。

（4）黄疸：不常见，蛔虫在胆总管内不能退出时，少数患者可在 1～2 天后出现。蛔虫不易引起胆总管完全梗阻，黄疸常较轻，或为间断性，如黄疸较深或持续存在多为死虫体留在壶腹部或有并发症存在。

（5）腹部体征：腹部体征和腹痛症状的不一致性为本病的特点。查体时腹部平坦，绝大多数无腹肌紧张，剑突下或右季肋区可有压痛，无明显反跳痛，有时可触及胆囊，右季肋区有叩击痛。

四、并发症

胆道蛔虫若处理不当，可引发较多严重的并发症，其中肝脓肿为首位，其余尚有胆管和胆囊化脓性炎症、急性胰腺炎、胆道出血、胆道结石、中毒性休克、慢性胆囊炎、肝硬化等。

1. 肝脓肿　胆道蛔虫进入肝内胆管或其所带细菌上行感染可形成肝内胆管炎，炎症进一步发展穿透胆管形成脓肿。临床表现与其他原因的肝脓肿相似，有肝区疼痛、寒战、高热、肝脏肿大、肝区压痛和叩击痛、白细胞计数增高等。

2. 胆管炎和胆囊炎　肠道致病菌被蛔虫带入胆道可诱发急性化脓性胆管炎和胆囊炎，除了胆道蛔虫病的阵发性绞痛外，尚可有持续性胀痛、寒战、高热、黄疸、精神症状及中毒性休克表现。若非急性化脓性感染，可迁延发展形成慢性胆管炎及胆囊炎。

3. 急性胰腺炎　蛔虫进入十二指肠乳头，Oddi 括约肌痉挛、水肿，胆汁胰液排出受阻，感染性胆汁反流可激活胰酶诱发急性胰腺炎。轻者胰腺水肿，重者胰腺出血坏死等。少数病例因蛔虫直接进入胰管引起梗阻、细菌感染，导致急性胰腺炎发生。

4. 胆道出血　胆管炎的发生机制和蛔虫的机械损伤均可引起胆道出血。胆道出血发生前常有右上腹绞痛、寒战、高热等胆道感染症状，随后呕血或伴有黑便。出血量多血压明显下降时可自凝，血压逐渐恢复正常。但感染未控制可再次导致出血，故胆道出血可呈周期性反复发生，间隔一般为 1～2 周。

5. 胆道结石　胆道内蛔虫尸体腐败碎片，加上蛔虫卵沉积在胆道系统，可作为成石核心，与其他成石因素共同作用，导致胆色素、胆固醇沉着，形成肝内外胆管结石、胆囊结石。

五、诊断

一般诊断不难，根据胆道蛔虫病的好发年龄、易患人群及临床表现，绝大多数可确诊。

（1）患者多为儿童或青少年，有肠蛔虫病史。

（2）典型的临床表现，剧烈的腹部绞痛与腹部体征轻微的不相称是本病的特点和诊断要点。

（3）实验室检查白细胞总数无明显增高但嗜酸性白细胞比例升高。

（4）B 型超声检查可发现肝外胆管有扩张，在胆管内有呈平行双边影的蛔虫特征性声影，诊断便可成立。

若诊断较困难，可根据患者情况、医疗条件选用下列检查。

（1）静脉胆道造影：可见胆管扩张，肝内或肝外胆管内有条索状充盈缺损。

（2）十二指肠引流液蛔虫卵检查。

（3）内镜逆行胰胆管造影（ERCP），近年来国内外较多应用，造影同时可引流胆汁查虫卵，如确诊可同时做取虫、冲洗、注药等治疗。

（4）经皮肝穿刺胆汁引流虫卵检查。

六、鉴别诊断

（1）急性胰腺炎：腹痛常为持续性剧痛，位于上腹或偏左，向腰背部放射，无钻顶感。发病后全身情况恶化较快，血清淀粉酶增高明显。但要注意胆道蛔虫病合并急性胰腺炎存在。

（2）急性胆囊炎、胆囊结石：起病相对缓慢，腹痛呈逐渐加剧，多为持续性，阵发性加重，位于右季肋区或剑突下，疼痛不及胆道蛔虫病时严重。呕吐相对较少发生。腹部查体时右上腹压痛明显，可有肌紧张和反跳痛。

（3）消化性溃疡穿孔：发病也急骤，但上腹剧痛可很快波及全腹，为持续性疼痛。查体腹肌紧张、压痛和反跳痛显著。X线立位检查多见膈下游离气体。

（4）急性胃肠炎：可有阵发性腹部绞痛，并恶心、呕吐，有肠道蛔虫病时可吐出蛔虫。但其疼痛程度不及胆道蛔虫病时剧烈，位置也多在脐周或偏上，多有腹泻。腹部查体：无腹肌紧张，无压痛，叩诊可有肠胀气鼓音，听诊肠鸣音亢进。

七、治疗

治疗原则是控制感染、驱除蛔虫、防止复发。

本病以非手术治疗为主，仅在非手术治疗无效或出现严重并发症时才考虑手术治疗。

1. 非手术治疗

（1）解痉止痛：疼痛发作时注射阿托品、山莨菪碱（654-2）或维生素K，必要时可肌内注射哌替啶。

（2）利胆驱蛔：发作时可服用乌梅汤、食醋、30%硫酸镁等。经胃管注入氧气也有驱虫和镇痛作用。驱虫最好在症状缓解期进行，可选用驱虫净、哌嗪（驱蛔灵）或左旋咪唑。如症状缓解后B超检查发现胆管内有虫体残骸时，应继续服用消炎利胆药2周，以排出胆管内的蛔虫残骸体及虫卵，预防结石形成。

（3）抗感染：可选用氨基糖苷类抗生素、氨苄西林、甲硝唑等预防和控制感染。

（4）ERCP取虫：检查时如发现蛔虫有部分在胆道外，可用取石钳将虫体取出。

2. 手术治疗

（1）手术指征

1）经积极治疗3~5天以上，症状无缓解或反有加重者；

2）进入胆管内蛔虫较多，难用非手术疗法治愈者，或蛔虫与结石并存者；

3）胆囊蛔虫病；

4）合并严重并发症，如重症型胆管炎、急性坏死性胰腺炎、肝脓肿、胆汁性腹膜炎等。

（2）手术方式：无并发症者可采用胆总管探查取虫及T管引流。有并发症者应根据患者情况选用适当术式。

八、预防

积极防治肠道蛔虫病是预防本病的关键。要积极开展卫生知识普及教育，对肠道蛔虫病易患人群普查及预防用药和养成讲究卫生的良好习惯是防止再发的重要措施。否则，无论非手术治疗还是手术治疗，胆道蛔虫病都有可能复发。

（郑建兴）

第十一节　胆道出血

肝内肝外血管与胆道发生病理性沟通，血液经胆道流入十二指肠而发生消化道出血称胆道出血。胆道出血又称胆血症（henlobilid），是胆道疾病和胆道手术后的严重并发症，也是上消化道出血的常见原因。胆道出血可来自肝内和（或）肝外胆管，在我国以肝内胆管出血常见。

一、病因

胆道出血的病因分为以下六类。

（1）感染性胆道出血：急性梗阻性化脓性胆管炎、肝脓肿、胆道蛔虫症、肝内、外胆管结石、急性胆囊炎。

（2）外伤性胆道出血：肝胆道外伤、肝内血肿、医源性外伤（包括 PTC、PTCD、肝穿刺活检等）。

（3）血管性胆道出血：肝动脉瘤破入胆道。

（4）手术后胆道出血：包括炎性、感染、损伤。

（5）肿瘤性胆道出血：胆道肿瘤、肝细胞癌、肝海绵状血管瘤破入胆道。

（6）少见原因的胆道出血：急性胰腺炎、胆道造影剂刺激、重症梗阻性黄疸、出血倾向、药物所致等。

二、发病机制

胆道出血可来源于伴行的门静脉支和伴行或交叉的肝动脉支，一般以来源于肝动脉分支者最为常见，因肝动脉内的高压血流，故容易发生破溃入胆道内导致出血。来源于门静脉分支的胆道出血一般较为少见，多发生于合并肝内感染及多发性肝脓肿、肝组织坏死、肝脏结构破坏时。

胆道出血发生的部位，肝内胆管系统最为常见，因该处肝动脉分支、门静脉分支、肝内胆管分支均包裹在同一 Glisson 纤维鞘内，关系非常密切；肝胆管系统发生感染、化脓性胆管炎、结石嵌顿时，可发生肝胆管黏膜上的穿透性溃疡、胆管周围炎，故可致伴行的肝动脉分支破溃而形成胆管血管瘘。肝外胆管出血多由于胆管周围的肝动脉支溃破所致，最常见的是发生在胆道手术后。

三、临床表现

胆道大量出血的典型临床症状为：①剧烈上腹部疼痛；②呕血及便血；③黄疸；④肿大的胆囊。症状可能呈周期性，每隔 1~2 周便出现 1 次，严重者亦可以频频发作。

胆道出血症状出现的机理，开始时由于大量的高压血液涌入胆道内，造成胆道内高压，引起胆道及括约肌痉挛，表现为剧烈绞痛。绞痛之后，一般便有呕血或便血；在带有 T 管的患者，在腹痛的同时可见鲜血从 T 管内流出，并很快便在管内凝固。由于胆道内高压，所以胆囊肿胀，胆囊内充满血液和血凝块。出血后血压下降，血液在胆管内迅速凝固，故出血往往能自行停止，待血凝块溶解后，出血又可再发，如此可呈周期性发作，到后期时，患者每表现为严重贫血、低蛋白血症、全身水肿、营养不良直至全身衰竭。

如果出血时血液的压力较低（如来自门静脉、肝实质、肝静脉的出血）以及无括约肌机制（如胆肠吻合术后）时，胆道出血可表现为"无痛性"不典型的消化道出血症状。此时，患者多感到肝区发胀，无典型的胆绞痛，继而出现消化道出血。出血可能为间歇性，亦可能为持续和频繁发作。

胆道出血往往是肝、胆疾病、外伤的一个并发症，患者除了出血所引起的症状之外，同时有原发病的临床表现。

四、诊断

诊断首先是根据患者曾有外伤（包括医疗上的介入性处理）、胆道感染和胆道疾病的病史，突然发生的腹痛及上消化道出血，合并有胆囊肿大或有黄疸，特别是呈周期性发作的趋向，则临床诊断胆道出血多可成立。

进一步的诊断分析则涉及病因和出血部位问题，需要有现代影像诊断技术的帮助。

（1）B超扫描：B超能发现肝内感染、肿瘤、动脉瘤、胆道结石、胆道蛔虫等与出血相关的病灶。

（2）胆道造影：经皮肝穿刺胆道造影或经内镜逆行胆道造影显示胆道内充盈缺损，提示为结石或凝血块，若显示肝内腔隙与胆道相通，更有助于诊断。已经手术并放置T管者，可经T管做胆道造影。

（3）消化道内镜检查：可以排除其他原因引起的消化道出血，可直接看到十二指肠乳头有血流出而确诊胆道出血，还可以作逆行胆道造影检查以发现胆道的病变。

（4）肝扫描：^{99m}Tc标记的红细胞闪烁图像，可显示肝内有巨大空隙，此方法对肝肿瘤、外伤及炎症引起胆道出血有特殊的诊断价值，且可显示血管发育异常所造成的胆道出血。

（5）选择性腹腔动脉及选择性肝动脉造影：对诊断出血部位和某些病因（如外伤、动脉瘤）有重要意义，可显示出肝动脉出血的部位、动脉瘤、血管异常、肿瘤及肝内腔隙等，有定位诊断价值。

其他的一些检查如电子计算机体层扫描（CT）、磁共振（MRI），对诊断困难的病例有一定的帮助，尤其是对肝内肿瘤的定位、定性诊断有较大帮助。

五、治疗

随着对胆道出血病因、病理变化认识的深化，对其治疗经历了非手术治疗、手术治疗、介入放射和选择性手术相结合的个体化综合治疗的发展过程。

1. 非手术治疗　也可作为术前、术后支持治疗。

（1）非手术治疗指征

1）出血量不多，或多次出血而出血量逐渐减少，出血间隔期逐渐延长又容易自行停止者；

2）无寒战、高热、黄疸或感染性休克等重症胆管炎表现；

3）患者情况极差，已不能耐受手术治疗。

（2）治疗措施：采用止血剂、扩容疗法、输血、输液以维持必要的血容量，并注意水与电解质的平衡和热量的供给；抗生素控制胆道感染；局部用药，有T管者，可采用经T管治疗的方法，注药主要有肾上腺素或去甲肾上腺素、麻黄素、过氧化氢溶液及卡洛磺钠等。

2. 手术治疗　手术治疗应掌握好手术指征、手术时机和手术方式。

（1）手术指征：在非手术治疗期间如发生下列情况，应积极准备行手术治疗：

1）反复大量出血超过两个周期；

2）胆道大出血造成失血性休克而不易纠正；

3）腹痛、寒战、高热、黄疸、重症急性化脓性胆管炎并多源性休克；

4）经非手术治疗出血无停止倾向；

5）经各种诊断较确定胆道出血的病灶，经手术可获彻底治愈者。

（2）手术时机：宜在活动出血期进行。

（3）手术方式：根据相应病因酌情采用胆囊切除术、胆总管探查＋T管引流术、肝部分切除术、肝动脉结扎术等手术方法。

3. 介入放射治疗　选择性肝动脉栓塞术既能明确诊断出血部位，又可同时进行治疗，是治疗胆道出血最有效的方法。

（郑建兴）

第十二章　肛管直肠疾病

第一节　肛管、直肠的解剖

　　肛管是消化道末端，上自齿状线，下至肛门缘，长约 3~4cm。有人将肛管上界扩展至齿状线以上 1.5cm，即肛管直肠环平面，称外科性肛管。肛管表层在上段为柱状上皮及移行上皮，下段为移行上皮及鳞状上皮。肛管为肛管内、外括约肌环绕，平时呈环状收缩封闭状态（图 12 -1）。

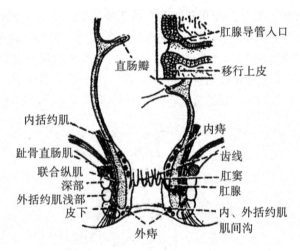

图 12 -1　肛管解剖
小图为肛腺导管入口

一、齿状线

　　齿状线为直肠和肛管的交界线，由肛瓣及肛柱下端组成，该线呈锯齿状，为重要的解剖标志。胚胎时期齿状线是内、外胚层交界处，故齿状线上、下血管，神经及淋巴来源都不同：①齿状线以上血液由直肠上、下动脉供应，齿状线以下血液由肛门动脉供应。②齿状线以上是直肠上静脉丛通过直肠上静脉回流至门静脉，若曲张则形成内痔；齿状线以下为直肠下静脉丛，通过肛管静脉回流至下腔静脉，曲张则形成外痔。③齿状线以上黏膜受自主神经支配，无疼痛感；齿状线以下为皮肤，受脊神经支配，疼痛反应敏锐。④齿状线以上淋巴引流主要流至腹主动脉周围淋巴结；齿状线以下的淋巴主要回流至腹股沟淋巴结及髂外淋巴结，故直肠癌向腹腔内转移，而肛管癌向双侧腹股沟或髂内淋巴结转移。

　　齿状线以上的黏膜，由于括约肌收缩，出现 8~10 个纵行条状皱襞，长约 1~2cm，称直肠柱（肛柱）。各直肠柱下端之间，借半月形黏膜皱襞相连，此皱襞称肛瓣。肛瓣与直肠柱之间的直肠黏膜形成许多袋状小窝，称肛隐窝（肛窦），隐窝开口向上，深约 3~5cm，底部有肛腺开口。肛瓣下方有 7 ~ 8 个三角形乳头状突起，称为肛乳头。肛瓣撕裂可致肛瘘、肛窦炎、肛乳头炎等。正常肛管内有 4 ~ 8 个肛腺，开口在肛窦处，肛腺在黏膜下有一管状部分，称肛管腺。肛腺大多向下、向外伸展到内括约肌层，少数可穿过该肌到联合纵肌层、外括约肌层，甚至到坐骨直肠间隙肛腺常是感染入口。

白线位于齿状线肛缘之间，外观不明显，直肠指诊可摸到一浅沟，为内括约肌下缘和外括约肌皮下部交界处。

二、直肠

直肠是结肠的延续，长约 12 ~ 15cm，上端于第三骶椎平面接乙状结肠，沿尾骶骨前面向下穿过盆膈至尾骨平面与肛管相连，形成约 90°的弯曲。直肠上端与结肠大小相同，下段扩大成为直肠壶腹，直肠壶腹部黏膜有上、中、下三个皱襞，内含环状纤维，称直肠瓣，直肠壶腹是粪便排出前的暂存部位。直肠在盆腔的位置与骶椎腹面关系密切，与骶椎有相同的屈度。直肠在额状面有向左、右方向突出的弯曲，当行乙状结肠镜检查时，必须注意这些弯曲，以免损伤直肠。直肠上 1/3 前面和两侧面有腹膜覆盖，中 1/3 前面有腹膜，并向上返折形成直肠膀胱陷凹或直肠子宫陷凹，下 1/3 全部位于腹膜外。直肠无真正系膜，解剖学无直肠系膜这一名词。外科学所说的直肠系膜指的是中下段直肠的后方和两侧，包裹直肠形成 1.5 ~ 2cm 厚的结缔组织。其间含有动脉、静脉、淋巴组织及大量脂肪组织，上至第三骶锥前方，下达盆膈（见图 12 - 2）。直肠两侧有侧韧带将其固定于骨盆侧壁。

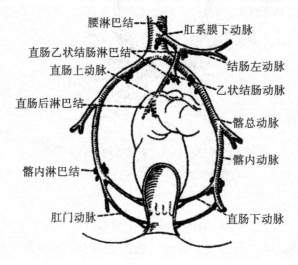

图 12 - 2 肛管直肠淋巴

直肠肛管肌肉有两种功能不同的肌肉，一为随意肌，位于肛管之外，即肛管外括约肌与肛提肌；内层环肌延伸至直肠下端增厚，构成肛管内括约肌，内括约肌围绕肛管上 2/3，为不随意肌。外括约肌是随意肌，被直肠纵肌和肛提肌纤维穿过分成皮下部、浅部、深部。皮下部是环行肌束，位于肛管下端皮下层内，内括约肌的下方。浅部是椭圆形肌束，起于尾骨，向前围绕肛管，止于会阴体，与尾骨相连部分形成坚强韧带，称肛尾韧带。深部位于浅部上方，是环行肌束，与耻骨直肠肌纤维合并。肛管外括约肌平时闭合肛管，排便时舒张，帮助排粪，排粪后又立即使肛管闭合。联合纵肌由三层肌纤维组成，内层是直肠纵肌的延长，中层是肛提肌悬带，外层是外括约肌顶环的延长。三层肌纤维在括约肌下方形成中心腱，由中心腱分出很多纤维隔。联合纵肌借其丰富的放射状纤维，将肛管各部包括内外括约肌联系在一起，形成一个功能整体，同时这些纤维通过肛周脂肪，附于骨盆壁和皮肤上，起到固定肛管、协助括约肌功能作用。肛提肌是直肠周围形成盆底的一层肌肉，由耻骨直肠肌、耻骨尾骨肌及髂骨尾骨肌三部分组成，起自骨盆两侧壁，斜行向下止于直肠壁下部两侧，临床呈漏斗状，对承托盆腔内脏，帮助排粪，括约肛管有重要作用。特别是耻骨直肠肌在收缩时能将肠管向耻骨联合处牵拉，增加肛管直肠交接处角度形成肛直角，有重要括约作用。由耻骨直肠肌、外括约肌深部、内括约肌和联合纵肌纤维组成一肛环，称肛管直肠环，在直肠指检时可清楚摸到。此环有重要括约功能，如被完全切断，可引起大便失禁。

男性直肠下部前方借直肠膀胱膈与膀胱、前列腺、精囊腺、输精管壶腹及输尿管盆段相邻；女性直肠下部借直肠、阴道膈与阴道后壁相邻，直肠后方是骶尾骨和梨状肌。

肛管直肠周围有数个间隙，其间含有脂肪结缔组织，极易感染，形成脓肿。在肛提肌下的间隙有：①肛门周围间隙：位于坐骨肛管横膈与肛门周围皮肤之间。②坐骨直肠间隙：在肛门两侧，肛提肌之下，坐骨肛管横膈之上，左右各一，可在肛管后相通。在肛提肌以上间隙有：①骨盆直肠间隙：位于直肠两侧，肛提肌之上，盆腔腹膜之下，左右各一。②直肠后间隙：在直肠与骶骨间，肛提肌之上，与两侧骨盆直肠间隙相通。

三、直肠肛管的血管、淋巴和神经

1. 动脉　齿状线以上供应动脉主要来自肠系膜下动脉终末支 – 直肠上动脉，其次为来自髂内动脉的直肠下动脉和骶中动脉；齿线以下的血液供应为肛管动脉，它们之间有丰富的吻合。

2. 静脉　直肠肛管有两个静脉丛。直肠上静脉丛位于齿状线上方的黏膜下层，汇集成数支小静脉，穿过直肠肌层汇成直肠上静脉，经肠系膜下静脉回流入门静脉。直肠下静脉丛位于齿状线下方，在直肠、肛管的外侧汇集成直肠下静脉和肛管静脉，分别通过髂内静脉和阴部内静脉回流到下腔静脉。

3. 淋巴　直肠肛管的淋巴引流以齿状线为界分上、下两组，上组在齿状线以上，有三个引流方向。向上沿直肠上动脉到肠系膜下动脉旁淋巴结，这是直肠最主要的淋巴引流途径；向两侧经直肠下动脉旁淋巴结引流到髂内淋巴结；向下穿过肛提肌至坐骨肛管间隙，沿肛管动脉、阴部内动脉旁淋巴结到达髂内淋巴结。下组在齿状线以下，有两个引流方向。向下外经会阴及大腿内侧皮下注入腹股沟淋巴结，然后到髂外淋巴结；向周围穿过坐骨直肠间隙沿闭孔动脉旁淋巴结引流到髂内淋巴结。上、下组淋巴网有吻合支，彼此交通。因此，直肠癌有时转移到腹股沟淋巴结。

4. 神经　齿状线以上由交感神经和副交感神经支配。交感神经主要来自骶前（上腹下）神经丛，该丛位于骶前、腹主动脉分叉下方，在直肠深筋膜外组成左右两支，向下走行至直肠侧韧带两旁，与来自骶交感干的节后纤维和第 2~4 骶神经的副交感神经形成盆（下腹下）神经丛。骶前神经损伤可使精囊、前列腺失去收缩能力，不能射精。直肠的副交感神经来自盆神经，含有连接直肠壁便意感受器的副交感神经。第 2~4 骶神经的副交感神经形成盆神经丛后分布于直肠、膀胱和海绵体，是支配排尿和阴茎勃起的主要神经，在盆腔手术时，要注意避免损伤。齿状线以下的肛管及其周围结构，主要由阴部神经的分支支配，主要的神经分支有肛直肠下神经、前括约肌神经、会阴神经和肛尾神经。肛直肠下神经的感觉纤维异常敏锐，故肛管的皮肤为疼痛敏感区。

四、直肠和肛管的生理功能

直肠有排便、吸收和分泌功能，可吸收少量的水、盐、葡萄糖和一部分药物，也能分泌黏液以利排便，肛管的主要功能是排泄粪便。排便过程是非常复杂的神经反射。直肠下端是排便反射的主要发生部位，是排便功能中的主要环节，在直肠手术时应予足够的重视。

（苏永红）

第二节　肛管、直肠的检查方法

一、检查体位

患者的体位对直肠肛管检查很重要，体位不当可能引起疼痛或遗漏疾病，故检查时，应根据患者身体情况或检查目的具体要求，选择不同的体位（见图 12 - 3）。

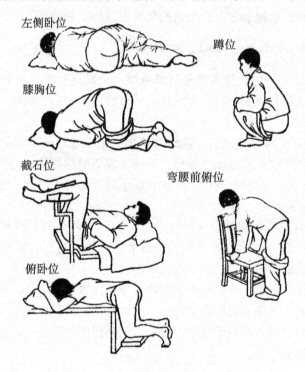

图 12 - 3　检查及治疗肛管直肠疾病时患者体位

1. 左侧卧位　患者向左侧卧位，臀部靠近床边，左下肢略屈，右下肢屈曲贴近腹部。

2. 膝胸位　患者双膝跪于检查床上，头颈部及前胸部垫枕，双前臂屈曲于胸前，臀部抬高，此体位是检查直肠肛管最常用的体位。此体位肛门显露清楚，肛窥及硬式乙状结肠镜插入方便，但不能持久，因此病重及年老体弱的患者不宜采用。

3. 截石位 患者仰卧于专门的检查床上，双下肢抬高并外展、屈髋屈膝、放在支腿架上，是直肠肛管手术的常用体位。需做双合诊时亦选择该体位。

4. 蹲位 取下蹲排大便姿势，用于检查内痔、脱肛、息肉等。蹲位时直肠肛管承受压力最大，可使直肠下降 1～2cm，因此可见内痔、脱肛最严重情况。

5. 弯腰前俯位 双下肢略分开站立，身体前倾，双手扶于支撑物上，该方法是肛门视诊最常用的体位。

6. 俯卧位 患者俯卧在特制的检查台上，髋关节弯曲，双腿下垂，双膝跪于下端，臀部抬高，头部稍低。此体位患者舒适，手术操作也方便，适合于肛门直肠的检查和手术。

二、肛门视诊

常用体位有左侧卧位、膝胸位、弯腰前俯位和截石位。观察应注意肛门有否畸形，肛周皮肤有无红肿、溃疡、糜烂、疣状物，有无外痔、瘘口、脓性或血性物，有无黏液、粪便。视诊有时可发现很有诊断价值的佐证：肛瘘可见瘘管外口或肛周黏有粪便或脓性分泌物；血栓性外痔可见暗紫色的圆形肿物；疣状物或溃疡常见于性病或特殊感染；肛裂在肛管后正中处可见条形溃疡；肛周脓肿可见炎性肿块。分开肛门后，嘱患者用力屏气或取蹲位，用力作排便动作，有时可使内痔、环状痔、息肉或脱垂的直肠从肛门脱出。

三、直肠指检

直肠指检是简单而重要的临床检查方法，尤其对及早发现肛管直肠癌意义重大，凡疑有直肠肛管疾病者均应行直肠指检。据统计 70% 左右的直肠癌可在直肠指检时被发现，而直肠癌延误诊断的病例中 85% 是由于未作直肠指检。

1. 直肠指检步骤

（1）右手带手套或指套，涂以石蜡油，首先进行肛门周围指检，注意肛管有否肿块、触痛、肿物、外痔等。

（2）测试肛管括约肌松紧度：正常时直肠仅能伸入一指并感到肛门环收缩，在肛管后方可触及肛管直肠环。

（3）直肠指诊时，食指要全部插入直肠，并有序的从右、前、左、后一圈顺逆二次触诊。检查肛管直肠壁有无触痛、波动、肿块及狭窄，触及肿块时要确定其形状、大小、位置、质地、能否活动等。

（4）直肠前壁距肛缘 4～5cm，男性可扪及直肠壁外的前列腺，女性可扪及子宫颈，不要误认为病理性包块。

（5）根据检查的具体要求，必要时作双合诊检查。

（6）手指抽出后观察指套有否血迹或黏液，若有血迹而未触及病变，应行乙状结肠镜检查。

2. 经直肠指检可发现的常见病变

（1）内痔：内痔多较柔软不易扪及，如有血栓形成，可扪及硬结，有时有触痛、出血。

（2）肛瘘：沿瘘外口向肛门方向延伸，双合诊常可扪及条索状物或瘘内口处小硬结。

（3）直肠息肉：可扪及质软可推动的圆形肿块，多发息肉者可扪及大小不等的质软肿块，移动度大的息肉可扪及蒂部。

（4）肛管直肠癌：在肛管或食指可及的直肠内，可扪及高低不平的肿块或菜花样肿块，肠腔可有狭窄，指套上常有脓血或黏液。

（5）直肠指检还可以发现直肠肛管外的一些常见疾病，如前列腺肥大、盆腔脓肿、急性附件炎、骶前肿瘤等。

四、肛门镜检

肛门镜一般长7cm，内径大小不一，肛门镜检查时多用膝胸位，检查前应先做肛门视诊和直肠指检，如有局部炎症、肛裂、妇女经期时应暂缓肛门镜检查。

检查方法：右手持镜，拇指顶住芯子，肛门镜端涂以液体石蜡，左手分开臀沟，用肛门镜头轻压肛门片刻后缓慢推入。进镜先朝脐孔方向，通过肛管后改向骶凹，将肛门镜全部推进后拔出芯子，注意芯子上有否血迹。调好灯光将镜子缓慢退出，边退边观察，观察黏膜颜色、有否溃疡、出血、息肉、肿瘤及异物，在齿状线附近注意有无内痔、肛瘘内口、肛乳头及肛隐窝有无炎症等。

五、乙状结肠镜检查

硬管型乙状结肠镜是诊断直肠上段和乙状结肠下段病变的重要检查方法。其能直接看到距肛缘25cm以内的肠壁病变，可发现直肠指检无法摸到的肿块。通过该镜还可以电灼息肉，同时对可疑病变作活组织检查，以明确诊断。检查常用膝胸位，进入直肠操作同直肠镜检查，当肠镜前端进到15cm时，可见肠腔变窄及见较多黏膜皱褶，此即直肠、乙状结肠交界处。直肠有急性感染，肛管有疼痛性疾病，腹腔有广泛粘连，妇女经期及严重心、肺、脑等疾病的患者，暂不作乙状结肠镜检查。检查一般是安全的，只有很少患者发生穿孔、出血等并发症。

六、纤维结肠镜检查

目前临床上应用较广。直肠疾病如息肉、肿瘤等常规要求检查全部结肠，纤维结肠镜不仅能观察到直肠、结肠的病变，同时还能进行大肠息肉的电灼、摘除、出血点止血、肠扭转复位、大肠吻合口良性狭窄的扩张等治疗，还能通过纤维结肠镜用激光、微波治疗大肠息肉和大肠癌。

七、影像学检查

1. X线检查　钡剂灌肠或气钡双重造影检查对肛管、齿状线附近的病变无意义，对直肠内肿瘤，直肠黏膜脱垂等病变有重要价值。

2. 腔内超声检查　可以观察直肠壁厚度及各层结构，直肠癌时可清楚地显示直肠壁受累层次。

3. CT检查　对直肠癌的诊断、分期、有无淋巴结转移以及肠外侵犯的判断有重要意义。

4. MRI检查　在判断直肠肛管癌浸润及扩散范围、正确分期以及术后方法的鉴别诊断较CT优越。

八、直肠肛管功能检查

1. 直肠肛管测压　直肠肛管测压是通过生理压力测试仪检测肛管直肠内压力和肛管直肠间的生理反射，从而获得实际测量时的有关肌肉活动资料，以了解肛管直肠功能状态。肛管括约肌损伤、排便不能节制的患者，常有肛管静息压和肛管缩榨压下降；先天性巨结肠症患者，直肠肛管抑制反射消失；耻骨直肠肌肥厚患者常有括约肌功能长度增加。测压对肛裂和患者选择括约肌切断术或扩肛术有一定意义，肛管静息压低则不应行该项手术。在行括约肌重建术时，术前、术后均行应肛肠测压。

2. 直肠感觉试验　检查包括直肠扩张试验和直肠黏膜电感觉试验。直肠内容物对直肠壁感受器的刺激是引起排便反射的启动因素，该项检查可以检测排便反射弧的感受器及感觉传导是否正常，适于慢性便秘和结、直肠炎病人的检查。便秘患者表现为直肠感受性低，结、直肠炎患者表现为直肠敏感性增加。

3. 模拟排便试验

（1）球囊逼出试验：在受试者直肠壶腹置入球囊，并向球囊内注入 50ml 温水后嘱受试者将球囊排出，如受试者不能将球囊排出，可再注入温水 50ml，至 200ml 仍不能排出，结束试验。通过本试验可了解直肠排空功能，排空功能正常的人，可排出 50ml 的球囊。此检查对出口处便秘诊断有一定价值。

（2）球囊保留试验：将球囊置入受试者直肠壶腹，用泵以每秒 60ml 速率向球囊注水，正常人均能保留不断扩张球囊至直肠最大耐受量水平（产生盆底不适或疼痛），而肛门失禁患者在未达到直肠耐受量水平前已将球囊排出。该项检查主要用以检测粪便控制功能。

4. 排粪造影　是一种专门研究功能性出口梗阻所致便秘的 X 线检查方法。所谓功能性出口梗阻指只有排粪过程中才表现出来的直肠、肛管一系列功能异常，包括耻骨直肠肌肥厚、肛管内括约肌失弛缓症、直肠黏膜脱垂、内套叠、直肠前突、盆底及会阴下降等，这些功能性异常若应用结肠双对比造影或纤维结肠镜检查均无发现。排粪造影是诊断功能性梗阻所致便秘的重要检查手段。

5. 盆底肌电图检查　此检查有助于评价盆底肌肉神经支配情况和分析大便失禁原因。

（苏永红）

第三节　直肠和肛管外伤

一、病因

直肠、肛管的开放性损伤以战伤多见，尤下腹部和（或）会阴部的锐器伤，如刀伤及枪弹伤等。平时则多由于高处坠下臀部骑跨或跌坐于尖锐物体上。闭合性损伤以平时多见，多因骨盆骨折，骨折端刺伤所引起。交通事故、斗殴、工伤、手术误伤、分娩、内镜检查，同性恋人经直肠性交等，均可造成直肠、肛管损伤。

二、病理

直肠、肛管损伤的病理改变，视病损部位、程度、范围、时间及有无合并伤而定。直肠仅伤及浆肌层或黏膜而无全层破裂者，一般无严重效果。若伴有大血管、骶前静脉丛损伤时，可致大出血，可发生出血性休克，甚至死亡。腹膜内直肠破裂可致弥漫性腹膜炎；腹膜外直肠破裂可致严重的盆腔蜂窝织炎；直肠后壁或侧壁损伤可引起直肠后间隙感染。这些损伤所致感染，可造成严重的毒血症、败血症，甚至发生中毒性休克致死。肛管损伤可因括约肌损伤、感染、瘢痕挛缩及括约肌功能障碍而发生肛门失禁或狭窄，还可形成瘘或窦道。

三、临床表现

腹膜内直肠破裂性损伤最早表现为腹膜刺激症状。患者受伤初期感下腹部疼痛，此后范围渐渐扩大，可弥漫全腹，但以下腹部为主。腹部有明显压痛、反跳痛、腹肌紧张及肠鸣音消失，直肠破裂气体可经裂口进入腹腔，腹部叩诊肝浊音界缩小或消失。当弥漫性腹膜炎致腹腔炎性渗出积液，扣诊可获移动性浊音。由于直肠内容物刺激不如消化道内容物对腹腔的刺激强烈，腹膜炎进展较缓慢。腹膜外直肠损伤的疼痛开始较轻，范围不易确定，可放射到骶尾部或肛门周围，并伴有里急后重感。

肛门流血是直肠尤其是肛管损伤的重要症状之一。凡下腹、会阴、骶尾、臀部或肛周的开放性损伤（包括贯通伤、盲管伤、刺伤等），如有粪便从伤口溢出，都应考虑到直肠肛管损伤。合并尿道或膀胱损伤时可发生排尿困难、血尿、可见尿液从肛门外溢。合并阴道损伤时，则大便可从阴道外溢。当肛管损伤发生括约肌受损时可发生大便失禁。当直肠、肛管损伤出现创伤性休克，大多合并其他内脏损伤、骨盆骨折、大血管损伤、腹膜后大出血等。直肠、肛管损伤可引起严重的腹膜炎或盆腔周围组织感染，重者可发生中毒性休克。直肠、肛管损伤晚期可并发直肠膀胱瘘、直肠阴道瘘、直肠外瘘及肛门狭窄等。

四、诊断

直肠、肛管开放性损伤诊断一般较容易。闭合性损伤时，根据外伤史和上述临床表现，大多可确诊，还可以借助以下检查进行诊断。

（1）直肠指诊：受伤部位较低者，可摸到破口，破损区肿胀、压痛、指套上有血污或肠腔内有积血、血块。如发现肛管有损伤，可属患者收缩肛门，以确定有无括约肌损伤。

（2）直肠或乙状结肠镜检查：若直肠指检阴性，仍疑有直肠损伤时，可行直肠或乙状结肠镜检查，镜检可见直肠裂口或穿孔。

（3）X线检查：腹膜内直肠损伤可见膈下游离气体，可发现骨盆骨折。如为盲管伤，可经X线确定金属异物位置。当疑有直肠肛管损伤时，禁止做钡餐灌肠检查，以免加速感染扩散。

五、治疗

直肠、肛管损伤应尽早采取手术治疗，手术越早，腹腔内及直肠周围组织感染程度则越轻，预后也好。当伴有创伤性、失血性休克时，应先抗休克治疗挽救患者生命，然后尽早手术。手术按损伤的部位、范围等不同因素，采用不同手术方法。

1. 腹膜内直肠损伤的处理　损伤小而轻，时间短可行缝合修补并盆腔引流。损伤重、时间长、位置低感染严重的直肠损伤应在伤处近侧作去功能性乙状结肠造瘘，远侧肠道大量生理盐水冲洗并彻底清除粪便后关闭。术后8～12周待炎症完全消退后再行Ⅱ期手术，端端吻合闭合造瘘口。

2. 腹膜外直肠损伤的处理 腹腔探查如确定为腹膜外直肠破裂，可行乙状结肠或横结肠造瘘，关闭腹腔，另做会阴部切口进行直肠周围引流，并据情况处理腹膜外破口。若破口小，位置低，污染不重者，可不必修补，待其自行愈合；若破口大可行对位缝合；若破口在腹膜返折附近，可游离直肠破口并缝合。后将盆腹膜缝合于破口近侧直肠，使裂口位于腹膜外，并在腹膜外裂口附近置引流，待裂口及切口愈合后再行Ⅱ期手术关闭结肠造瘘。

3. 手术应常规探查 是否有腹内脏器损伤，髂内、外等大血管是否有破裂出血，若有，分别予以处理。

若直肠后或两侧有血肿时，应切开探查。若是骶前静脉丛破裂出血应特别小心谨慎处理，因骶前静脉丛来自下腔静脉系的骶前静脉和来自椎静脉系的椎体静脉相互吻合而成，此丛缺乏静脉瓣，且骶前静脉血管从骶骨孔穿过后紧贴骶骨表面走行，周围缺乏软组织，损伤时通过单纯缝扎或结扎往往不能止血。一旦它损伤出血，只有压迫止血或用骶骨针止血。

4. 肛管和肛门损伤处理 若肯定只有肛管和肛门伤，可不作腹腔探查。应行彻底清创，尽可能保存健康组织，尽量妥善保存和修补肛门内、外括约肌，尤其外括约肌。黏膜予以缝合，伤口一般不缝合，以利引流。严重肛管伤应行乙状结肠造口，若有广泛组织缺损和坏死的损毁伤，可考虑会阴切除和永久性腹壁乙状结肠造瘘术。

由于大肠内粪便中存在大量细菌可造成伤口的严重感染，故术前、术中、术后及时大剂量联合使用抗生素十分必要。选用抗生素须兼顾抗需氧菌及抗厌氧菌，术后应据药敏实验，随时调整抗生素。同时应据患者全身情况，及时纠正水、电解质失衡和给予营养和能量支持治疗。

（苏永红）

第四节 直肠脱垂

直肠脱垂指肛管、直肠甚至乙状结肠下端向下移位突出于肛门外的一种病理状态。仅黏膜下脱是不完全脱垂，直肠全层下脱为完全脱垂。脱垂部分位于直肠内称内脱垂，脱出肛门外则称外脱垂。直肠脱垂以儿童及老年人多见，直肠脱垂在儿童是一种自限性疾病，多数在5岁前自愈，故以非手术治疗为主。成人完全性直肠脱垂较严重者，长期脱垂将致阴部神经损伤产生肛门失禁、溃疡、肛门周围感染、直肠出血、脱出肠段水肿坏死及狭窄，应以手术治疗为主。

一、病因

发病原因尚未完全清楚，下列各因素与发病有关。

小儿骶尾骨弯度小，直肠较垂直，腹内压增高时，直肠缺乏支持而易于脱垂。直肠前陷凹腹膜反折过低，腹内压增高和肠襻压迫使直肠前壁突入直肠壶腹导致脱垂。老年人肌肉松弛，生育过多或分娩时会阴撕裂亦可使直肠发生脱垂。

长期便秘、腹泻、慢性咳嗽和排尿困难等引起腹内压增高，可导致直肠脱垂。近年来国外研究发现，直肠脱垂常伴有精神或神经系统疾患，两者间的关系目前尚不清楚，有人认为神经系统病变时，控制及调节排便的功能发生障碍，直肠慢性扩张，对粪便刺激的敏感性减弱，从而产生便秘和控制排便能力下降。排便时异常用力，使肛提肌及盆底组织功能减弱，也是直肠脱垂的常见原因。目前认为直肠脱垂的形成机制存在着两种学说：滑动性疝学说认为，直肠前陷凹腹膜反折过低，直肠膀胱或直肠子宫陷凹过深，形成疝囊，腹内压增高和肠襻的压迫使直肠前壁突入直肠壶腹，向下经肛管脱出肛门；肠套叠学说认为，正常直肠上端固定于骶岬附近，长期咳嗽、便秘等引起腹内压增高，使固定点受伤，乙状结肠直肠交界处发生肠套叠，此套叠顶部逐渐下降至直肠下部，然后脱垂脱出。

二、临床表现

直肠脱垂可发生在任何年龄，以儿童和老年人多见。根据脱垂程度，分为部分性脱垂和完全性脱垂两种：部分性脱垂，为直肠下端黏膜与肌层分离，且向下移位形成皱襞，故又称黏膜脱垂或不完全脱垂。其脱出组织较少，长度为 2~5cm，可以是部分黏膜或全圈黏膜下脱，可呈放射状排列。脱垂部分为两层黏膜，与肛门之间无沟状隙。完全性脱垂为直肠全层脱出，严重时直肠和肛管均翻出肛门外。脱出组织多，长度常超过 10cm，形状呈宝塔状，黏膜皱襞呈环状排列，脱垂部分为两层折叠的肠壁组织。成人大多是完全脱垂，女性较多，常伴有肛门功能不良。

直肠脱垂患者常有慢性便秘、排粪无规律的病史。起病缓慢，早期感觉直肠胀满，排粪不净，以后感觉排便时有肿块脱出而便后自行缩回，疾病后期咳嗽、用力或行走时都会脱出，需用手托住肛门。如直肠脱出后未及时托回，可发生肿胀、炎症，甚至绞窄坏死。患者常感大便排不尽，肛门口有黏液流出，便血、肛门坠胀、疼痛和里急后重，有时伴有腰部、下腹部或会阴部酸痛不适。

三、诊断

直肠外脱垂诊断并不困难。患者蹲下做用力排便动作，即可见红色球形肿块突出肛门 2~5cm，有放射状沟纹，指检示其为两层折叠的黏膜，排便后自行缩回。完全脱垂的脱出肠段较长，呈椭圆形或宝塔状，长约 10cm，有层层折叠的环状皱襞，两层黏膜之间可触及肌层，直肠指检感肛管括约肌松弛无力。直肠黏膜脱垂需与环状内痔相鉴别，两者病史不同，环状内痔脱出可见梅花状痔块，充血呈暗红色，易出血，痔块间是凹陷的正常黏膜，直肠指检，括约肌收缩有力，而直肠黏膜脱垂有括约肌松弛。直肠内脱垂诊断较困难，当病史有习惯性便秘或排便不净感应怀疑本病。诊断需借助直肠指检、内镜检查或排粪造影。

四、治疗

1. 非手术疗法　纠正便秘，养成良好的排便习惯。注意治疗慢性咳嗽和腹泻，去除腹内压增高的因素。直肠脱出后需立即托回，防止脱垂黏膜受损，复位后可用纱布卷堵住肛门，也可用丁字带压紧肛门以防脱出。也可用注射疗法，用 5%~10% 酚甘油经肛门注射于直肠黏膜下，使黏膜与肌层粘连；或经肛周作直肠周围注射，使直肠与周围组织粘连固定。儿童直肠脱垂多可自愈，以非手术治疗为主，成人直肠脱垂经非手术治疗可减轻症状，一些部分脱垂可以治愈。

2. 手术疗法　成人完全性直肠脱垂以手术治疗为主，手术方法较多，选择上存在争论。按手术入路分为经腹、经会阴和经腹会阴手术。全身情况好的患者采用经腹术式，老人及高危患者作经会阴术式治疗。根据病因及病理改变不同，可有很多术式可供选择，大致手术方法为：消除直肠膀胱或子宫陷凹，修补加强骨盆底和肛管括约肌，提高、固定直肠，切除部分冗长的直肠、乙状结肠。很多手术是几种方法的结合。目前常用手术有以下几种：

（1）直肠悬吊固定术

1）Ripstein 手术（Teflon 悬吊术）：经腹切开直肠两侧腹膜，将直肠后壁游离至尾骨尖，向上牵拉直肠，将宽5cm 的四氟聚乙烯（Teflon）网带围绕直肠上部，两端固定于骶骨岬下方的骶前筋膜及骨膜上，将网带边缘缝合于直肠前壁和侧壁。手术要点为提高盆腔陷凹，手术简单，不切除肠管，复发率和死亡率低。该手术目前在美、澳等国较流行，但仍有一些并发症，如便秘、肠腔狭窄和悬带脱落。Gorden 综合文献报道 1 111 例，复发率2.3%，并发症率16.5%，Tjandra（1993）在 27 年内用该手术治疗完全性直肠脱垂 142 例，随访 1～15年，复发率为8%。

2）聚乙烯醇（Ivalon）海绵植入术（Well 直肠固定术）：此术由 Well 首创，故又称Well 手术，也称直肠后方悬吊固定。经腹游离直肠至肛管直肠环后壁，将半圆形 Ivalon 海绵薄片缝合于骶骨凹内，将直肠向上牵紧，使海绵片包绕直肠，缝合于直肠侧壁，前壁留2～3cm 宽空隙，避免肠腔狭窄，术后 Ivalon 海绵周围产生炎症及纤维化，使直肠变硬并与骶骨固定，避免肠套叠形成。此法复发率及死亡率低，主要并发症是植入海绵片引起盆腔化脓，一旦感染，需取出悬吊薄片。预防要点：术前充分肠道准备，海绵薄片内放置抗生素粉剂，术中用大剂量广谱抗生素，止血彻底，术中如不慎弄破结肠，则不宜植入。Marti（1990）收集文献报道 688 例 Well 手术，感染率2.3%，手术死亡率1.2%，复发率3.3%。

3）骶骨上直肠悬吊术：Orr（1974）提出用两条股部阔筋膜将直肠固定于骶骨上，每条宽2cm，长10cm。适应游离直肠，将筋膜带一端缝在直肠前外侧壁，向上牵紧直肠，将两条筋膜的另一端固定于骶骨岬上方的筋膜，达到悬吊的目的。近年来主张用尼龙、丝绸带或由腹直肌鞘取下的两条筋膜替代阔筋膜带固定直肠。Loygne 于 1972 年报道用此法治疗 140例，手术后死亡 2 例，复发率为 3.6%。

4）耻骨上直肠悬吊术（Nigro 手术）：Nigro 认为，由于耻骨直肠肌松弛无力，不能将直肠拉向前方，肛管直肠角消失，使直肠呈垂直位以至脱出。因此，他主张再建直肠吊带，重建肛管直肠角。术中用 Teflon 网带与直肠下端的侧方及后方缝合固定，最后将 Teflon 带缝在耻骨上，达到悬吊目的。此手术难度较大，主要并发症为出血及感染，需有经验者进行。

（2）直肠前壁折叠术：1953 年沈克非根据成人完全性直肠脱垂的发病机制提出直壁折叠术。方法：经腹游离并提高直肠，将乙状结肠下段向上牵起，在直肠上端和乙状结肠下端前壁自上而下或自下而上做数层横形折叠缝合，每层用丝线间断缝合5～6针。每折叠一层可缩短直肠前壁 2～3cm，肠壁折叠长度一般为脱垂的两倍，折叠凹陷向下，缝针只穿过浆肌层，不穿透肠腔。由于折叠直肠前壁，使直肠缩短、变硬并与骶骨固定，有时将直肠侧壁固定于骶前筋膜，既解决了直肠本身病变，也加固了乙状结肠直肠交界处的固定点，符合治疗肠套叠的原则。

（3）直肠乙状结肠部分切除术：可分为经腹切除和经会阴切除。经会阴切除可在局麻下进行，手术简单、安全，手术死亡率和并发症率低，适用于老年高危患者，但切除不够彻底，长期复发率高于经腹手术者。经腹切除既治疗完全性脱垂，同时改变便秘，疗效可靠，术后复发率低，但有一般结、直肠切除吻合的并发症。

1）经会阴直肠乙状结肠部分切除术：即经会阴脱垂肠管一期切除吻合术（Altemeir 手术）。此手术适用于老年人不宜行经腹手术者，脱垂时间长，不能复位或肠管发生坏死者。优点是：从会阴部进入，易看清解剖变异，便于修补。可在局麻下进行，不需植入人造织物减少感染机会，死亡率及复发率低。但本法仍有并发症，如会阴部及盆腔脓肿，直肠狭窄等。

2）经会阴直肠黏膜切除肌层折叠术（Delorme 手术）：齿线上 1～2cm 处环形切开黏膜至黏膜下层，将黏膜与肌层分离成袖状直到脱垂顶端并完全切除，将数针缝线穿过脱垂底部黏膜边缘，穿过数处肌层由顶部黏膜边缘穿出，结扎后使肌层折叠，黏膜对合。

3）经腹直肠乙状结肠部分切除术：方法类似直肠前切除，术中切除冗长、游离的乙状结肠和直肠，行一期吻合，术后吻合口与盆腔及骶骨粘连固定以制止脱垂，对伴有乙状结肠憩室等病变及慢输型便秘的患者尤为合适。有时行前切除后，可将直肠后壁固定于骶前筋膜，称切除固定术或 Goldberg 手术。

（4）肛门环术（Thiersch 手术）：在局麻下进行，将尼龙网带、硅橡胶或金属丝置于肛门口皮下，使肛门缩小，以此来机械性地支撑直肠，阻止其脱垂。手术简单，创伤小，适用于年老体弱者。但复发率高，易并发便秘及粪便嵌塞。

（5）经腹腔镜直肠固定术：这是近年来刚开展的新型手术。该手术创伤小，适用于不能耐受开腹手术的直肠脱垂患者。术中先经腹腔镜游离乙状结肠和部分直肠，暴露骶骨，将一钛制的 4cm×10cm 长方形筛网用双尖钉固定于骶骨前、直肠后，最后把筛网两侧固定于直肠外膜上。

（苏永红）

第五节　肛管、直肠周围脓肿

肛管、直肠周围脓肿发生在肛门，肛管和直肠周围，是常见的肛管直肠疾病，其性质与全身其他部位的脓肿相似，但破溃或切开后常形成肛瘘。

本病以中青年多见，儿童和老年少见，但也可发生在婴幼儿。常常是混合感染，主要的病原菌是大肠杆菌、厌氧菌和类杆菌，其次是葡萄球菌、链球菌和变形杆菌，有时可见结核杆菌感染。

一、病因和病理

肛管及直肠下部周围有丰富的蜂窝组织，容易感染并形成脓肿，这类脓肿的感染病灶大多来自肛腺，因肛窦开口向上，粪便容易进入肛窦而导致肛腺感染，Eisenhammer（1956）认为肛腺感染先蔓延至内外括约肌间形成括约肌间脓肿，然后向下、外和向上扩散发展成不同部位的脓肿，腹泻和服剧烈的泻药也是引起肛腺和肛窦感染的重要原因，也有些脓肿并不来源于肛腺，可由肛管、肛门损伤、肛裂、血栓性外痔、内痔注射、肛管直肠脱垂或肛管直肠手术后引起的；此病也可来源败血症、糖尿病、血液病和营养不良等全身性疾病；少数病例可源于结核、溃疡性结肠炎或克罗恩病等。

肛管、直肠周围脓肿分肛提肌下部脓肿和肛提肌上部脓肿，前者包括肛周脓肿和坐骨直肠窝脓肿，后者为盆腔直肠窝脓肿、直肠后脓肿及少见的高位肌间脓肿。

二、诊断和治疗

肛管、直肠周围脓肿有局部持续性疼痛及畏寒、发热、头痛、食欲不振及白细胞升高等全身中毒症状。症状随脓肿的大小和部位而略有不同，如浅表的肛周脓肿以局部症状为主，而深部的骨盆直肠窝脓肿以全身症状为主。检查时，浅部脓肿局部有压痛性肿块或扣及波动感，诊断容易。而深部脓肿肛周外观无异常，直肠指检可扣及压痛性肿块。临床诊断有困难者，可借助于直肠内超声检查（IRUS）帮助确诊。所用的超声为焦距2～5cm的7MHz的直肠超声仪。IRUS可识别临床可疑的化脓性病灶，了解直肠周围病变，还可确定脓肿和瘘与括约肌的关系。

一旦脓肿形成，就应积极做手术引流。肛管、直肠周围脓肿的手术要点为：脓肿定位准确，引流既要彻底又不要损伤肛管括约肌。手术前应穿刺定位，将抽得的脓液做微生物学检查，了解其菌种和来源，以警惕肛瘘发生。如病原菌为葡萄球菌或链球菌等皮肤来源的病原菌，通畅引流后一般不继发肛瘘；如细菌为大肠杆菌或厌氧菌等肠道来源的细菌则说明感染来源于肛腺，术中应仔细寻找并引流其内口，否则，简单的引流会继发肛瘘。

三、各种脓肿类型

1. 肛周脓肿 肛门周围皮下脓肿最常见，多由肛腺感染经内外括约肌向下经外括约肌皮下部向外扩散而成，常位于肛门周围皮下部。脓肿一般不大，主要症状为肛周持续性疼痛，受压、咳嗽或排便时加重；如在肛门前部可引起排尿困难。全身感染症状不明显。局部检查见肛门边缘皮肤红肿，伴硬结和触痛。后期可有波动感，必要时可行穿刺证实。需及时引流，否则脓肿会在皮下蔓延至两侧坐骨直肠窝。

少数早期肛周脓肿用抗生素及局部理疗可以消退，但多数需手术引流。手术方法有两种：①如为单纯性脓肿，可在局麻下压痛最明显点或有波动感处穿刺定位后作一放射状切口。放出脓液后伸入手指探察脓腔大小，分开其间隔，扩大切口使其与脓腔直径等大，以利引流。最后将凡士林纱布填入脓腔。②如脓肿与肛陷窝相通，可于切开脓肿后用探针仔细寻找内口。然后切开瘘管，适当切除皮肤、皮下组织及内口周围组织，使之引流通畅。如内口较深，瘘管通过内括约肌，可采用挂线疗法。术中也可探察脓肿与括约肌间隙的关系以注意肛瘘的可能。如脓肿源自括约肌间隙，则说明感染来源于肛腺，需切开瘘管和内口，单做引流容易继发肛瘘；如脓肿与括约肌间隙无关系，则按单纯性脓肿处理，不会并发肛瘘，以上手术优点是脓肿一期愈合，不再形成肛瘘。如寻找内口困难，不要盲目寻找，以免使炎症扩散或形成假道，仅作切开排脓，待肛瘘形成后，再作肛瘘手术，这样效果好，治愈率高。

2. 坐骨直肠窝脓肿 此病也较常见，多由于肛腺感染经外括约肌向外扩散到坐骨直肠间隙而成。该间隙位于肛提肌以下，空隙大脓肿范围较肛周脓肿深而广，局部疼痛和全身感染症状均较明显，如不早期治疗，脓肿可经肛管后方绕过括约肌到对侧坐骨直肠窝内形成蹄铁形脓肿，或向上穿过肛提肌形成骨盆直肠脓肿，或蔓延至会阴部。初起表现为肛门不适或轻微胀痛，然后出现畏寒、发热、头痛和乏力等全身感染症状，局部疼痛加重，有时可出现排尿困难或里急后重。由于感染位置较深，早期局部体征不明显，以后出现红肿及压痛，脓肿较浅者可有波动感。直肠指检患侧有压痛性肿块，甚至有波动感。

因其位置深易蔓延，故应尽早引流。在压痛最明显处先穿刺定位抽得脓液，然后在此处作一前后方向的弧形切口，切口离肛缘大于 5cm 以外，以避免损伤括约肌且切口要足够大，伸入手指分开脓腔内纤维间隔，排出脓液，放置引流。

3. 骨盆直肠窝脓肿　临床较少见，此脓肿发生在骨盆直肠间隙内。该脓肿位于肛提肌上方，盆腔腹膜以下，该间隙位置深，容积大，易形成大型脓肿。如脓液引流量超过 50ml 要考虑这一脓肿的可能性。感染常由直肠炎、直肠溃疡或外伤所致，也可由括约肌间脓肿或坐骨直肠窝脓肿及邻近组织炎症蔓延所致。初起常表现为寒战、发热、全身乏力的全身感染症状，严重者可出现败血症，但局部症状不明显，不易早期诊断，患者仅感直肠部沉重及里急后重感，有时由排尿困难，肛周会阴部外观多无异常，下腹部有时可有压痛及肌紧张，指检在肛提肌上方直肠壁可扪及压痛及隆起，甚至有波动感。确诊主要靠穿刺抽脓，也可借助直肠内超声（IRUS）帮助诊断。

这类脓肿大，易蔓延，应尽早作手术治疗。手术切口同坐骨直肠窝脓肿。但手术时切口应更大。将左手食指伸入直肠内探查脓肿位置并作引导，另一手持血管钳经皮肤切口，穿过肛提肌进入脓腔，再用手指伸入脓腔分开肛提肌纤维及脓腔间隔，扩大引流。冲洗脓腔后，放入橡皮管或烟卷引流。

4. 直肠后脓肿　此病发生在直肠后间隙内，该间隙位于骶前方及直肠后方。其病因与症状与骨盆直肠脓肿相似，患者自觉直肠内坠胀感，骶尾部酸痛排便时加重。体检见尾骨与肛门之间有深压痛，直肠指检在直肠后方可摸到隆起或波动感。

手术方法同骨盆直肠脓肿的手术治疗，在肛门外侧多偏于后方，穿刺定位后由前向后切开，经坐骨直肠窝引流。

5. 高位肌间脓肿　这类脓肿发生在直肠下部括约肌间隙上部的直肠环肌和纵肌间的结缔组织内，位于肛提肌上方，以前称之为黏膜下脓肿，但真正的黏膜下脓肿少见。此脓肿多在直肠下部的两侧和后方，常由肛窦炎、直肠炎、内痔感染、直肠损伤和肛门周围脓肿等引起。发病隐匿。初起时肛门内有沉重感，以后酸痛，排便时疼痛加重，伴全身不适和发热，常在脓肿破溃后，脓液排出直肠时才引起注意。直肠指检可扪及直肠内有卵圆形肿块，有触痛和波动感，内镜检查见直肠壁上圆形隆起，黏膜红肿。如已破溃，可见由破溃口流出脓液。

治疗时，用窥器显露肛管和直肠下部，可见脓肿，用小尖刀或电刀在直肠内纵形切开脓肿排脓，切口应足够大，使引流通畅，伤口内放入凡士林纱布引流。如脓肿已破溃。黏膜坏死，引流不畅可扩大创口，并切开至感染的内口，术后定期作直肠指检或肛门镜检查，以保持引流通畅。也可采用挂线疗法：显露直肠下部找到感染内口，将探针由瘘口向上探入 2.0～2.5cm 经黏膜穿入肠腔，挂上两条丝线，向两侧分别结扎，可使组织坏死。4～5d 后脓腔完全开放，这样可避免直肠壁一期切开后所致出血。若肛周脓肿或坐骨直肠窝脓肿同时存在，则先处理后者。

（苏永红）

第六节　肛裂

肛裂是齿线以上肛管皮肤层的纵形小溃疡，呈梭形或椭圆形，常引起剧痛，难以自愈。肛裂绝大多数是在肛管后正中线上。若侧方有肛裂或患多处裂口，应考虑可能为肠道炎性疾病，如克罗恩病、溃疡性结肠炎和结核病等。

肛裂分急性和慢性两种。急性肛裂病史短，裂口创面新鲜，色红，基底浅平，无瘢痕形成。慢性肛裂病史长，裂口色苍白，基底深，底部肉芽组织增生、裂口上端常见肥大肛乳头，下端皮肤水肿增生形成"前哨痔"。此三者被称为肛裂"三联征"。慢性肛裂用非手术治疗很难痊愈。

一、病因

肛裂的发生可能与肛管其特殊的解剖部位有关，肛管外括约肌在肛门后方形成肛尾韧带，该韧带的血供及伸缩性差。肛管向后、向下形成肛管直肠角，排便时肛管后侧所承受压力较大，在后正中位处易受损伤。慢性便秘患者，因大便干硬，排便时用力过猛，容易损伤肛管皮肤。如此反复损伤会使局部裂伤深及皮肤全层，形成一慢性溃疡。此外，齿状线附近的慢性感染，如肛窦炎等向下发展形成皮下脓肿，脓肿破溃后即形成慢性溃疡。近年来的研究发现，肛裂的形成与内括约肌痉挛有关。肛裂患者的内括约肌压力持续增高，其直肠亦受内括约肌反射性的过度收缩，但当肛裂治愈后，此现象也随之消失。故认为，肛裂的形成亦与内括约肌痉挛有关。

二、症状与诊断

肛裂常见于中、青年人，常见症状为疼痛、便秘和便血，疼痛是肛裂的主要症状。排便时肛管扩张，干硬的粪块直接刺激肛裂溃疡面的神经末梢，以及排便后肛管括约肌的长时间痉挛，导致了患者排便时和排便后肛门的剧烈疼痛，患者因肛门疼痛而不愿大便，久而久之引起便秘并使便秘加重，便秘后更为干硬的粪块通过肛管，使肛裂进一步加重，如此形成恶性循环。出血也是肛裂的常见症状，色鲜红，但出血量不多，仅见于粪便表面或在便纸上发现，很少发生大出血。

根据上述典型症状，结合体检发现肛管后正中位上的肛裂溃疡创面或肛裂"三联征"，即可明确诊断。

三、治疗

对肛裂的治疗原则是软化、通畅大便，制止疼痛，解除括约肌痉挛，促进溃疡创面愈合。具体需根据急、慢性肛裂来选择不同的治疗方案。浅表的急性肛裂可采用非手术治疗，多能治愈；慢性肛裂者多需手术治疗。

1. 非手术治疗　急性肛裂患者可通过软化大便，保持大便通畅，局部用浓度为 1∶5 000 高锰酸钾温水坐浴，或局部红外线、微波照射进行治疗。肛裂创面可用 20% 的硝酸银烧灼以利于肉芽组织生长。疼痛甚者，局部涂以镇痛油膏。

2. 手术治疗

（1）肛管扩张术：适用于急、慢性肛裂不伴有肛乳头肥大或"前哨痔"者。局麻下进行，要求扩肛伸入 4~6 指，以解除括约肌痉挛。优点是操作简便，不需特殊器械，疗效快，术后只需每日坐浴即可。但此法可并发出血、肛周脓肿、痔脱垂及短时间大便失禁，并且复发率较高。

（2）肛裂切除术：切除肛裂及周围瘢痕组织，使之形成一新鲜创面而自愈。全部切除"前哨痔"、肛裂和肛乳头肥大，并切断部分内括约肌。目前此法仍常采用，优点是病变全部切除，引流畅，便于创面从基底愈合。缺点是创面大，伤口愈合缓慢。

（3）内括约肌切断术：基于慢性肛裂患者内括约肌张力过高的学说，内括约肌发生痉挛及收缩是造成肛裂疼痛的主要原因，故可用括约肌切断术治疗肛裂。方法有下列两种：①侧位内括约肌切断术：摸到括约肌间沟后，在肛门缘外侧皮肤做 2cm 长弧形切口，用弯血管钳由切口伸到括约肌间沟，显露内括约肌后，直视下用电刀切断内括约肌，并切取一小段肌肉送活检，两断端严密止血。此法优点：直视下手术，切断肌肉完全，止血彻底，并能进行活组织检查。②侧方皮下内括约肌切断术：摸到括约肌间沟，用小尖刀刺入内、外括约肌之间，由外向内将内括约肌切断。此法优点是避免开放性伤口，痛苦少，伤口小，愈合快。缺点是肌肉切断不够完全，有时易并发出血。

自 1959 年 Eisenhammer 提出外侧内括约肌切断术以来，该手术已成为慢性肛裂的首选治疗方法。但上述各术式有各自的特点，术者应根据患者病情及自身情况酌情选用。Keighley（1993）综合分析了 9 位作者的经验后认为：内括约肌切断术的复发率及大便失禁率比肛管扩张术低，侧位皮下内括约肌切断术患者痛苦小，伤口愈合快，但并发症较多，只适合于有经验的术者。开放性的内括约肌切断术更安全，可行，容易推广。

（苏永红）

第七节　肛瘘

肛瘘是一种常见病，但有时处理不易，早在公元前 5 世纪 Hippocrates 著文以及 1376 年 John 和 1612 年 Lowe 等著文讨论有关肛瘘的诊治方法以来，肛瘘的发病率不见下降，复杂性肛瘘的处理依然困难，肛瘘手术导致的肛门失禁等并发症仍有发生，故仍需重视。

一、病因及病理

除先天性和肿瘤病因外，肛瘘多是直肠肛管感染的结果。至于感染则有特异性和非特异性之分，前者包括结核、克罗恩病和放线菌病，后者则是肛腺隐窝感染发展的结果。

解剖学显示有两类肛腺起自直肠窦下部，一类是黏膜下层的单纯腺体结构，另一类是穿入肌层的腺体的分支管，也称肌内肛腺，其数目不超过 6 个。该肛腺的主要导管多向外下方穿入内括约肌，Lockhart Mummery 认为这些腺体提供肠道细菌引起直肠周围脓肿的途径，肛旁脓肿不是由隐窝炎引起。肛管感染是沿内、外括约肌行走的肛管纵肌向直肠肛管周围组织蔓延的。肛腺的数目、深度和形态变异很大，半数的肛管可见肛腺管，其中 33% 穿入内括约肌，10% 的导管壁有黏液生成细胞，导管的开口处位于肛管的后方，这也就是肛瘘多发于后位的原因。位于肌层内的肛腺和具有黏液分泌功能者一旦发生感染尤易发生肛瘘。Seow - Choen 分析肛瘘管道肉芽组织的细菌学调查，发现大肠杆菌、肠球菌和脆弱类杆菌是主要的需氧菌和厌氧菌。而 Goliger 认为肛腺隐窝感染学说并不能完全阐明肛瘘的发病过程，因为肛瘘肉芽组织中细菌量不多，毒力也不大。总之，肛腺与肛瘘之间的关系至今仍未完全明确，但从肛管、直肠周围脓肿的两种不同类型来看，一类是肛腺与肛瘘有关的原发性急性肛腺肌间瘘管性脓肿，另一类是肛腺与肛瘘无关的急性非肛腺瘘管性脓肿。前一类肛管直肠周围脓肿经破溃或切开引流后，脓腔缩小，形成迂曲的管道，外口缩小，成为肛瘘。肛瘘有内口、外口、瘘管及支管。内口是引起肛瘘的感染入口，多在肛窦内及其附近，肛管后部中线两侧多见。有人称肛隐窝炎为肛瘘的伴发症或前驱病。肛隐窝炎好发于肛管后正中，这是因为该部有较多且明显的隐窝，形似漏斗，易受粪便的刺激，肠腔内病原体可渗透到隐窝底部肛腺开口处，导致腺管水肿、阻塞而使炎症扩散。有些学者认为，后正中处由于外括约肌的特殊结构（三环系统），抵抗力最弱，且直肠下动脉不在后联合处形成动脉分支。

肛瘘的主要瘘管是原发内、外口之间的瘘管，管道有弯有直，可浅可深。大多数瘘管行走在内、外括约肌之间，有的经过外括约肌到坐骨直肠窝内，少数有分支。如主要瘘引流不通畅，可在其周围发生脓肿，破溃后可形成小瘘管。外口是肛管直肠脓肿破溃或切开引流处，位于肛周皮肤上，大多靠近肛门。由于细菌不断经内口进入瘘管，瘘管已迂曲，引流不充分，管壁由肉芽和纤维组织构成，故难以自行愈合。一般单纯性肛瘘只有一个内口和一个外口，这种类型最为多见，若外口暂时封闭，引流不畅，可形成脓肿，脓肿可向他处破溃形成另一外口。如此反复发作，可使病变范围扩大而形成多个外口。这种肛瘘被称为复杂性肛瘘。

肛瘘的发病及其发展：内口是感染的入口，已被公认，瘘管久治不愈是由于不断有感染来自内口，因此手术时切开或切除内口是治愈肛瘘的关键。

二、分类

肛瘘的分类方法很多，常用的有：Goodsall 分类法、Milligan 分类法、Goligher 分类法、Steltzner 分类法和 Parks 分类法等。目前临床上最常用的是 Parks 分类法，该分类法对指导手术很有帮助（图 12 - 4）。

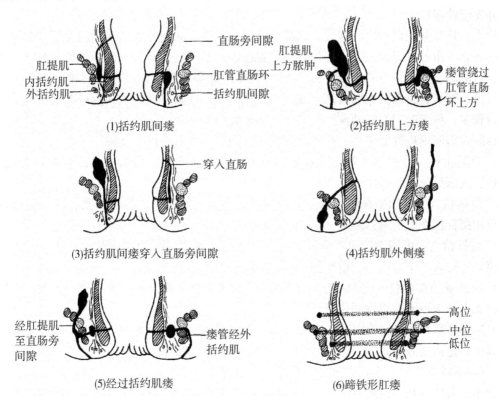

(1)括约肌间瘘 (2)括约肌上方瘘

(3)括约肌间瘘穿入直肠旁间隙 (4)括约肌外侧瘘

(5)经过括约肌瘘 (6)蹄铁形肛瘘

图 12 - 4 肛瘘的类型

Parks 分类法共分成括约肌间瘘（再分成单纯性、高位盲管、高位直肠瘘口和无会阴瘘口等几种）、经括约肌瘘（在高位或低位穿入外括约肌，又分成非复杂性和高位盲管两种）、括约肌上瘘和括约肌外瘘 4 种。

1. 括约肌间瘘 多为低位肛瘘，最常见，占 70% 左右，为肛管周围脓肿的结果。瘘管穿过内括约肌间在内、外括约肌间下行，开口于肛缘皮肤。

2. 经括约肌瘘 可分高、低位的肛瘘，占 25% 左右，多为坐骨直肠窝脓肿的结果。瘘管穿过内括约肌和外括约肌深、浅部之间，外口有一个或数个，并有分支相互沟通，外口距肛缘较近。

3. 括约肌上瘘 为高位肛瘘，较少见。瘘管向上穿过肛提肌，然后向下经坐骨直肠窝穿出皮肤。因瘘管常累及肛管直肠环，故手术需分期进行。

4. 括约肌外瘘 最少见，为骨盆直肠脓肿合并坐骨直肠脓肿的后果。瘘管穿过肛提肌而直接与直肠相通。这类肛瘘常见于克罗恩病或外伤所致。

三、临床表现和诊断

肛瘘常有肛周脓肿自行破溃或切开引流的病史，此后伤口经久不愈，成为肛瘘的外口。主要症状为溢脓，脓液多少与瘘管长短及病程长短有关，有时瘘口暂时封闭，脓液积聚，可出现局部肿痛伴发热，以后封闭的瘘口破溃，又排出脓液。如此反复发作可形成多个瘘管互相沟通。少数患者可由外口排出粪便和气体。肛门皮肤因脓液刺激常感瘙痒、变色和增厚，甚或并发慢性湿疹。

检查：外口常在肛周皮肤表面，凹陷或隆起，挤压有脓液流出，浅部的瘘管可在皮下摸到硬的条索，由外口通向肛门。高位肛瘘位置较深，不易摸到瘘管，且外口常有多个。如肛门左、右侧均有外口，应考虑为"蹄铁形"肛瘘，这是一种特殊类型的肛瘘，瘘管围绕括约肌，由一侧坐骨直肠窝通向对侧，或呈半环形，如蹄铁状，在齿状线附近有一个内口，外口数目较多，位于肛门左右两侧。

诊断时需明确瘘管的走向，尽可能找到瘘管内口，方法有以下几种：

1. 直肠指检 可初步了解内口位置、有无分支及其类型，指检时可摸到内口似硬结，有压痛，按压后见脓液排出。

2. 肛镜检查 仔细检查齿状线上下，注意肛窦有无充血、凹陷或排脓，对可疑存在的内口可用探针探查以明确诊断。

3. 探针检查 可用探针探查瘘管的行径、方向和深浅。探针应细而软，从外口插入后沿管道轻轻探入，不可用力，以免探针穿破瘘管壁引起感染或假道。

4. 注入亚甲蓝染料 把 5% 亚甲蓝溶液自瘘管外口注入瘘道内，观察事先放入肛管直肠内白纱布上的染色部位以判断内口位置。

5. X 线造影术 向瘘管内注入 30%～40% 的碘甘油或复方泛影葡胺，X 线摄片可显示瘘管的部位、走向及分布。

6. Goodsall 规律 在肛门中间划一横线，若肛瘘外口在横线前方，瘘管常呈直型，呈放射状分布；若外口在横线后方，瘘管常呈弯型，内口多在肛管后正中肛隐窝处。多数肛瘘符合上述规律。Cirocco（1992）分析 303 例肛瘘手术，发现 Goodsall 规律对预测后方外口的肛瘘行径相当准确，特别是在女性患者中，符合率达 97%，但它对前方外口的肛瘘预测不够准确。Goodsall 未认识到前方肛瘘也主要起源于前正中隐窝。

7. MRI 检查　近年来有人分析比较 MRI、CT 和肛管腔内超声检查，认为对复杂性肛瘘、蹄铁形肛瘘和手术处理困难的病例，MRI 检查有其优势且准确率高，临床正确使用 MRI 尚可提高手术成功率并有效监测复杂性肛瘘的治疗效果。

四、治疗

肛瘘形成后不能自愈，需采用手术方法将瘘管切开，必要时将瘘管周围瘢痕组织同时切除，敞开创面以利于愈合。手术时必须确定内口，并完全切除之，以防复发。根据瘘管深浅、曲直度及其与肛管括约肌的关系选用肛瘘切开、切除术或挂线疗法等治疗。非手术治疗包括热水坐浴，应用抗生素及局部理疗，但只适用于脓肿初期以及术前准备时。

1. 肛瘘切开术　适用于低位肛瘘。手术时充分敞开瘘管，利用肉芽生长使创口愈合。手术中先要确定内口位置，用探针检查或由外口注入亚甲蓝，也可在探针引导下边切开瘘道边逐步探查直至找到内口为止。弄清瘘管与肛管直肠环的关系，如探针在环下方进入，可全部切开瘘道而不引起肛门失禁。如探针在环上方进入直肠（如括约肌上瘘或括约肌外瘘），则不可将瘘管全部切开，应用挂线疗法或分期手术。第一期将环下瘘管切开，环上瘘管用挂线扎紧；第二期等大部分外部伤口愈合后，肛管直肠环已粘连固定，此时再沿挂线处切开肛管直肠环。术中应切除边缘组织及瘘管壁上的腐烂肉芽，使伤口呈底小口大的 V 字形，以便创口由深向浅愈合。

2. 肛瘘切除术　适用于瘘管壁较硬的低位肛瘘。术中先确定内口，明确瘘管与肛管直肠环的关系，用组织钳夹住外口的皮肤，从外向内将瘘管壁及周围瘢痕组织一同切除；创面完全敞开或部分缝合，止血后填入碘仿纱条或凡士林纱布。

3. 挂线疗法　适用于高位肛瘘或老年人有肛门手术史及肛管括约肌功能不良者，以及瘘管走向与括约肌关系不明确的患者。挂线疗法有两个目的：其一是松松结扎以供引流之用，或用以刺激瘘管壁周围产生炎症并纤维化，或用手术评估瘘道的标记。其二是紧紧结扎挂线以缓慢切割管壁，使被结扎的括约肌发生血运障碍，逐渐受压并坏死，并使基底创面逐渐愈合。此法的优点是肛管括约肌虽被切割，但不会收缩过多而改变位置，一般不会引起肛门失禁。该方法成功的要点是：①要准确找到内口；②伤口必须从基底部开始使肛管内部伤口先行愈合，防止表面皮肤过早粘连封闭。Pearl（1993）应用挂线疗法治疗 116 例复杂或高位肛瘘患者，先行挂线使高位肛瘘变成低位肛瘘，然后切开瘘管，随访 23 个月，疗效满意，仅 5% 患者出现肛门失禁，3% 患者瘘管复发。

4. 瘘管切除一期缝合术　适用于单纯性或复杂性低位肛瘘。术前需作肠道准备，术后控制排便 5~7d，手术前、后用抗生素。手术要点：①瘘管全部切除，留下新鲜创面。②皮肤及皮下脂肪不宜切除过多，便于伤口缝合。③伤口要缝合对齐，不留无效腔。④术中严格无菌操作，防止污染。

（苏永红）

第八节　痔

痔是直肠下端黏膜下、肛管和肛缘皮肤下层的静脉丛瘀血、扩张和迂曲所形成的柔软静脉团。痔是常见病，任何年龄都可发生。目前多数学者认为痔是"血管性肛垫"，为正常解剖的一部分，存在于不同年龄、性别和种族，当其不出现出血、疼痛、脱垂等症状时，不能称为是病，只有当肛垫扩大并合并上述症状时，才被认为是一种疾病。

一、概述

（一）病因

痔的病因尚未完全清楚，可以由多种因素引起，目前有下列几种学说。

1. 肛垫下移学说　肛管血管垫是位于肛管、直肠的一种组织垫，又称"肛垫"，系出生后就存在的解剖结构。当肛垫松弛、肥大、出血或脱垂时，即产生痔的症状。肛垫由 3 部分结构组成：上皮下间隙静脉丛；结缔组织；Treitz 肌。该肌由 Treitz（1853）首先描述，起自肛管内括约肌内侧面，该肌是介于肛门衬垫和肛管内括约肌之间的平滑肌，其有固定肛垫的作用。在正常情况下，肛垫附着在肌肉壁上，由于 Trietz 平滑肌排列成束状，在这些肌束中共有平滑肌和弹力组织的结缔纤维，与纵形肌、内括约肌连接在一起，排便后肛垫借其自身的纤维收缩作用，可缩回肛管，当肛垫充血或肥大时，即易损伤而致出血，后期 Treitz 肌肥厚或断裂，肛垫则脱出肛门，肛垫充血程度除受便秘、妊娠等肛管压力影响外，还与内分泌、精神等因素有关。

2. 静脉曲张学说　已知痔静脉扩张、回流受阻是内痔成因之一。在解剖上，门静脉系统及其属支直肠静脉丛无静脉瓣，血液易于淤积而使静脉扩张、迂曲，加之直肠上、下静脉丛壁薄、位置浅、抵抗力弱及末端直肠黏膜下组织松弛，都不利于静脉回流而导致其扩张。屏气时腹内压增高、便秘、妊娠和盆腔内巨大肿瘤等因素，可使直肠静脉回流受阻而曲张成痔。慢性感染亦可损伤肛管、直肠静脉壁而导致静脉曲张。

3. 遗传、地理及饮食因素　痔患者常有家族史，可能与饮食、排便习惯和环境等因素有关，但遗传是否与痔的发生有关，目前尚无明确证据。在我国山区和农村居民的痔发生率低，可能与其高纤维素饮食结构有关。目前，在一些发达国家，鼓励多食高纤维食品，除了可预防直肠癌的发生，还可降低痔的发生率。

（二）病理和分类

痔是突向直肠下端及肛管表面的有黏膜覆盖的曲张静脉团块。突出部分又称痔块。其表面呈暗红或紫红色，由海绵状组织与肛管括约肌紧密相连，其内部为弯曲的小动脉和曲张壁薄的静脉丛，扩张的静脉内常有血栓形成，有时可发现动静脉瘘，局部见急慢性炎症。内痔表面为柱状上皮，外痔表面为鳞状上皮。

根据所在的解剖部位不同，可将痔分为三类（图 12 - 5）：

内痔：位于齿状线上方，表面为黏膜覆盖，由直肠上静脉丛扩张而成，常见于直肠下端的左侧、右前和右后三处。初起内痔突向肠腔，日久可逐渐突出肛门外，表现为便血和脱垂。

外痔：位于齿状线下方，表面由皮肤覆盖，由直肠下静脉丛形成，又可分血栓性外痔、结缔组织外痔（皮垂）、静脉曲张性外痔和炎性外痔。

混合痔：在齿状线附近，为皮肤黏膜交界组织覆盖，由直肠上、下静脉丛吻合形成，兼有内痔和外痔的两种特点。

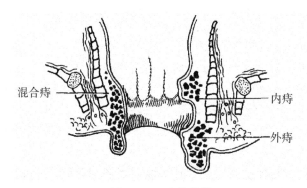

图 12 - 5 　痔的分类

二、内痔

（一）分期

根据内痔发生的部位，分原发性内痔（母痔）和继发性内痔（子痔），这与血管分支有关。直肠上动脉主要的终末分支分布在直肠下端右前、右后及左侧的直肠黏膜柱中，该三处并行的直肠上静脉丛易于扩张、迂曲和充血，形成原发性内痔。继发性内痔常与母痔相连。母痔及子痔都可脱出肛门外，呈梅花状者称环状痔。若内痔脱垂，水肿不能回纳，称嵌顿性内痔。若有血循环障碍，称绞窄性内痔。内痔分为下列四期。

第一期：主要是排便时出血，呈滴血或喷血状，出血量较多，痔块不脱出肛门。肛镜见直肠下端黏膜呈质软、红色的结节或团块状突起。

第二期：除便血外，排粪时痔块可脱出肛门外，排便后可自行复位。

第三期：排便、用力屏气或咳嗽等腹内压增高时，痔块即可脱出肛门，不能自行复位，需用手推回或卧床休息后方回使痔块回纳。

第四期：痔块长期脱出于肛门外，不能回纳或还纳后立即脱出。

（二）临床表现

1. 便血　为内痔最常见的早期症状。其特点是无痛性、间歇性便后出血。出血可呈滴血状或喷血状，数日后可自行停止。便秘、粪便于硬或食用刺激性食物是痔出血的常见诱因。

2. 肿块脱出　内痔发展至第二、三期时即可脱出肛门外。脱出的痔块初时便后可自行回纳，以后逐渐增大，不易自行复位，必须用手推回，不然脱出的痔块有嵌顿的可能。

3. 疼痛和瘙痒　单纯性内痔无疼痛，当内痔或混合痔脱出嵌顿，出现感染、糜烂、血栓形成甚至坏死时则有不同程度的疼痛。痔块脱出或肛门括约肌松弛时，常有分泌物流出而刺激肛门皮肤，产生瘙痒不适甚至慢性湿疹。

（三）诊断

根据病史及直肠下端和肛门的检查，内痔诊断并不困难。除一期内痔外，其他三期内痔均可在肛门视诊下见到，必要时可于蹲位下用力屏气或排粪便后立即观察，这时可清楚地看到痔块大小、数目及部位。直肠指检多无异常发现，但可除外直肠癌及直肠息肉等引起便血的其他病变。肛门镜检查大部分可直接窥视内痔呈紫红或暗红色结节状突起，有时局部伴出血或糜烂。

（四）鉴别诊断

内痔的诊断多无困难，但应与下列疾病鉴别。

1. 直肠癌　临床上易将直肠癌误诊为内痔，这类教训已非罕见，主要原因是仅凭症状而诊断，忽视直肠指检及内镜检查，尤其是直肠指检。直肠癌为高低不平的肿块或边缘隆起的溃疡病灶，易出血，常伴有肠腔狭窄。

2. 直肠息肉　也可有便血，当息肉脱出肛门外易被误诊为痔脱垂。但直肠息肉为圆形，呈实质性，多有蒂，色泽为黏膜样粉红色。

3. 肛管、直肠脱垂　与环状痔不同，直肠脱垂黏膜呈环形，表面光滑，色粉红，括约肌松弛，而环状痔黏膜呈梅花瓣状，色暗红。

（五）治疗

目前对内痔的治疗有下列看法：①无症状的痔不需治疗，只需注意饮食结构合理，保持大便通畅，保持肛门周围清洁，预防并发症的发生。只有当痔并发出血、脱垂、血栓形成及嵌顿等情况时，才需治疗。②鉴于内痔的发展机制多种多样，单纯一种学说，如肛垫压增高、肛坠下移、静脉曲张或肛管狭窄，都不能解释全部内痔的发病病因，故治疗措施应视其主要解剖及生理异常而定。如为黏膜上皮下间隙组织松弛引起，则可用注射疗法、红外线透热凝固、双极透热疗法、直流电灼或微波等方法固定黏膜。如肛管内括约肌痉挛或以直肠颈压力增高为主要原因，则可用扩肛术。内痔的治疗方法很多，在治疗上应采取个体化原则，根据病情选择使用。

1. 非手术疗法

（1）肠功能调节：保持大便通畅，改变用力屏气排便的习惯。便秘者要找出其病因，如肛管出口梗阻或结肠排空延缓等，要针对性处理。对慢性便秘的患者，建议多食水果及谷类食物，必要时给予轻泻剂，设法运用饮食调节来建立通畅排便。

（2）注射疗法：硬化剂注射适用于无并发症的内痔，可起到止血、防止或减轻脱垂的目的。将硬化剂注入痔块周围，使其产生无菌性炎症，以达到小血管闭塞和痔块内纤维增生、硬化和萎缩的目的。常用的硬化剂有5%～10%的苯酚甘油、5%的鱼肝油酸钠等，每个痔前者注射0.3～0.5ml，后者注射1～3ml。近期国内普遍使用消痔灵注射液，其疗效有明显提高，并适用于三期内痔和混合痔，治愈率达96.2%。

（3）枯痔钉疗法：其原理是将用药物制成的针状物插入痔块中心，使其发生异物性和化学性炎症，使痔组织坏死后逐渐愈合而呈纤维化。此法适用于二、三期内痔和混合痔的内痔部分。枯痔钉分砒和无砒两种，目前多采用黄柏、大黄制成的"二黄枯痔钉"，既有枯痔疗效，但无砒中毒之弊。插钉一般深斜行1.0cm，相距0.2～0.4cm，插钉多少按痔大小及数目多少而定。

（4）胶圈套扎法：通过器械将小型胶圈套入内痔根部，利用胶圈的弹性阻断内痔的血运，使痔缺血、坏死、脱落而治愈。适用于各期内痔及混合痔的内痔部分，以第二、三期内痔最适宜。该法操作简单迅速，术前不需特殊准备。但有疼痛、水肿和继发出血的缺点，复发率比手术切除为高。

（5）红外线凝固法：是一种使蛋白凝固的硬化疗法。探头红外线焦点对在齿线上方痔块基底部黏膜上，照射1.0～1.5s，造成直径3mm和深3mm的组织蛋白凝固，1～4周内黏膜发生小溃疡，痔块内血流减少，4~6周溃疡愈合，黏膜与其上方的组织粘连以固定肛垫，减轻脱垂。适用于第一、二期内痔。此法简便、疗效快，可多次治疗。

（6）冷冻疗法：应用液态氮（-196℃）通过特制探头与痔块接触，使痔组织冻结、坏死和脱落，以后创面逐渐愈合。适用于第一、二期内痔，疗效良好。缺点是术后创面黏液分泌多，疼痛时间长，伤口愈合慢且容易复发。

（7）激光疗法：激光能穿透组织，使痔的黏膜及黏膜下层组织变性、凝固、纤维化及萎缩，是目前治疗内痔的一种新方法。用功率65W的Nd-YAG激光在齿状线上方照射痔核，照射直径1.5mm，密度为每平方厘米4点，每次1s，整个痔核即变得苍白、萎缩。适用于第一至第三期内痔及混合痔。据报道近期效果良好，治愈率达85%。

（8）微波治疗：微波是一种电磁波，它在含丰富水分的生物组织内产热，使局部温度不断升高，引起生物组织凝固变性，还可使周围小血管痉挛及血管内皮破坏而形成血栓。适用于第一至第三期内痔以及混合痔。使用微波波长为2450MHz，功率为45W，凝固点密度为每平方厘米2~3点，用针状电极直接刺入痔核，持续5s，使组织凝固。据报道，近期治愈率达80%。

（9）肛管扩张术：Lord（1969）认为痔的存在与直肠下端及肛管出口狭窄有关，故主张用肛管扩张术治疗以降低肛管压力并使排便通畅，不再发生静脉丛充血，减轻痔的症状。扩肛术适用于肛管高压者或疼痛剧烈，如内痔嵌顿、绞窄。

2. 手术疗法　由于非手术疗法对大部分内痔有较好的效果，因此近年来国内、外已较少采用手术治疗。手术只限于非手术治疗失败或不宜作非手术治疗者。此法适用于第二至第四期内痔及混合痔。

（1）外剥内扎法：即外痔部分解剖剥离和内痔部分钳夹缝扎。手术简单，创伤小、愈合快，一次可切除2~3个母痔，且并发症少，疗效可靠。

（2）痔环形切除术：适用于严重的环形痔或内痔伴有直肠黏膜脱垂者。可一次将环形痔全部切除。缺点是手术创面大，术后易并发感染和肛门狭窄，故并发症较多，目前已有环切吻合器的供应。

手术宜在连续硬膜下或骶麻下进行，使用软木塞或组织钳将环形痔拉出，在齿线附近做环形切口，在括约肌浅层剥离皮下及黏膜下痔组织，将痔组织与表面黏膜切除，边切开时边用缝线间断或连续缝合，缝合组织包括正常黏膜、肛门外括约肌上缘的肛纤维和肛管皮肤。术后注意保持肛周清洁，防止感染，使伤口一期愈合。注意在切除痔静脉丛时要保留足够的肛门皮肤，以防术后肛管黏膜翻出。切口愈合后，应做直肠指检，如有狭窄倾向，需定期扩肛，以防术后肛管狭窄。

（3）急性嵌顿性内痔的手术治疗：内痔脱出嵌顿，特别是环形痔急性脱垂嵌顿，有广泛血栓形成及严重水肿，此时行急诊痔切除术被认为有可能发生化脓性门静脉炎等严重并发症，多采用非手术治疗，但治疗时间长，可并发溃疡和组织坏死，治疗成功后仍需择期手术。目前认为，痔急性期水肿并非感染所致，且肛周组织有较强的抗感染能力，行急诊痔切除与择期手术一样安全，并发症并不增加，且急诊手术能免去患者再次住院行择期手术，痛苦较非手术治疗小。Eu（1994）分析204例因急性血栓、溃疡、坏死或嵌顿入院12h内行急诊手术的患者，与同期择期手术500例比较，结果发现，术后并发出血、肛管狭窄和失禁的发生率与择期手术无显著差异，两组均未发生化脓性门静脉炎和败血症。若患者不宜行痔切除或痔套扎，可行侧位内括约肌切断术。此法适用于内括约肌张力过高和伴有肛管高压的患者。Roover（1989）报道应用此手术治疗 25 例由于用力排便导致痔水肿、血栓形成甚至坏死的脱垂嵌顿性第四期痔，亦称急性痔病，此时括约肌张力增高，静脉充血明显。手术后疼痛即刻缓解，水肿、脱垂于手术后数日内逐渐好转。

三、外痔

外痔位于齿状线以下，表面为肛管皮肤覆盖。外痔可分为血栓性外痔、结缔组织外痔（皮垂）、静脉曲张性外痔及炎性外痔四种，常见的为血栓性外痔和结缔组织外痔。

（一）血栓性外痔

血栓性外痔较常见，可因外痔静脉丛的静脉炎导致静脉血栓形成，也可因用力排便或剧烈活动而使肛缘的静脉破裂，血液渗至皮下组织内形成血栓性肿块。临床表现为剧烈疼痛和局部肿胀，初起肿块较硬，触痛明显，数日后血块逐渐吸收变软，疼痛减轻。如发病在 1 ~ 2d 内而疼痛不减轻者，则需要切除血栓或切除痔核，如在发病后 3 ~ 4d 以后疼痛逐渐减轻，肿块缩小变软，往往不需手术，经对症治疗常可治愈。

（二）结缔组织外痔

简称皮垂，为肛门边缘皮肤皱折、增厚形成的皮赘。其内为增生的纤维结缔组织，很少有扩张的血管，通常是血栓性外痔或肛门部手术的后遗症，多无明显症状，偶有瘙痒或异物感。可采用通便、保持肛门周围清洁和避免局部刺激等措施，一般不必行手术切除。

（苏永红）

第九节　痔吻合器环形切除术（PPH）

痔吻合器环形切除术也被称为痔脱垂经吻合器直肠下端黏膜环切术，简称 PPH（procedure for prolapse and hemorrhoid）。

1950 年 Gass 和 Adams 指出，痔是由于肛管支持组织变性，引起部分黏膜及黏膜下组织下移的结果，首次提出了黏膜滑动学说。1975 年 Thomson 发现肛管内有特别的结构，命名为"肛门衬垫"。肛垫由 3 部分组成：①静脉或称静脉窦。②结缔组织。③Treitz 肌。该肌是指介于肛门衬垫和肛门内括约肌之间的平滑肌，该肌具有固定肛垫的作用。当肛垫松弛、肥大、出血或脱垂时，即产生痔的症状。肛管黏膜下组织高度特化的血管衬垫的发现，给黏膜滑动学说以有力的支持。肛管黏膜滑动下移成痔的学说，目前已引起人们的广泛注意，并给痔的治疗带来了新的前景。

传统的痔切除 Milligan - Morgan 手术基于痔发生的静脉曲张学说，一直作为痔手术的"金标准"，其优点是有确切的治疗效果，缺点是术后疼痛较重、伤口愈合慢，并有可能发生不同程度的肛门狭窄或大便失禁等并发症。但随着肛垫学说的提出和被广泛接受，这种切除肛垫治疗方式引起了人们的质疑。近年来广泛开展的 PPH 手术基于肛垫下移学说，1998 年，意大利 AntonioLongo 首先对重度脱垂内痔采用吻合器经肛门切除直肠下端黏膜 4cm，即施黏膜对端吻合，而不切除内痔、肛管及齿状线组织，取得了良好的治疗效果，随之该技术在全世界范围内得到了推广。其理论基础为：①切除直肠下端 4cm 黏膜（距齿状线 5cm），对端吻合后将下垂的内痔组织向上提至肛管内；②直肠下端4cm黏膜环切后，痔的血流循环受到了一定程度的阻断，术后痔组织萎缩变小，从而减轻痔的脱垂；③手术切除组织不累及肛管组织、齿状线及皮肤，术后疼痛感觉极轻，气与便的辨别能力不受影响，并发症少。

这项技术及PH装置，能确保将黏膜与黏膜的吻合置于肛门直肠环以上，距齿状线至少2cm。肛管扩张器CAD33能确保荷包缝合的无损伤性并保留无横纹括约肌。缝扎器PSA33帮助衡量荷包缝合与齿状线之间的距离，从而使荷包定位更方便。HCS33的设计，使切除大的黏膜脱垂也更加容易。脱垂切除的标准化以及缝线牵拉及荷包位置的量化，都是这项技术重大进步的标志。与传统手术相比，PPH的优点有术后疼痛轻、住院时间短、恢复快和近期效果好，其不足之处在于器械昂贵，远期疗效如是否复发和肛门狭窄、术后出血等并发症有待进一步观察。

（一）适应证

（1）Ⅲ、Ⅳ度环形混合痔。

（2）内痔伴重度黏膜脱垂者。

（二）禁忌证

Ⅰ、Ⅱ度轻度内痔，不适合行此项手术。

（三）术前准备

（1）肠道准备同肛瘘切除一期缝合术。

（2）器械准备：33mm吻合器（HCS33）、挂线器（ST100）、透明的肛门镜、肛管扩张器（CAD33）和缝扎器（PAS33）。

（四）麻醉及体位

低位腰麻或硬膜外阻滞麻醉，俯卧位或截石位。

（五）PPH手术步骤

（1）麻醉后扩张肛门，使内痔完全脱出，然后轻揉痔核，使痔还纳后，在痔块脱垂较少且肛膜外翻较轻微的3个点用3把无创伤钳固定撑开，使圆形肛管扩张器（CAD33）更容易被导入。导入的CAD33能使痔脱垂或肛管黏膜脱垂部分复位。移去内栓后，脱垂的黏膜落入CAD33的套筒中。由于CAD33是透明的，术者可以透过它观察到齿状线。如果需要，外科医师可以在会阴部12点和6点的位置，用2条缝线或无创伤钳将CAD33固定。

（2）通过CAD33导入肛镜缝扎器（PAS33），此装置能遮蔽直肠壁周围270度范围的脱垂黏膜，从而使缝线仅仅缝合通过PSA33开口暴露的那部分脱垂黏膜。缝线的距离必须距齿状线3~4cm。当然，具体位置应根据脱垂程度作相应的调整。通过旋转PSA33，可以完成对整个肛管四周的荷包缝合。如果遇到不对称痔脱垂，可以通过两个"半荷包"来完成，"荷包"距齿状线的距离视具体需要而定。

（3）旋开圆形痔吻合器（HCS33）至最大位置。导入HCS33并使其钉砧头深入至荷包线的上端，然后将缝线打结。

（4）在带线器（ST100）的帮助下，将缝线的尾端从HCS33的侧孔中拉出。将拖至吻合器外的缝线打结或通过施夹钳固定。将HCS33的头部完全导入肛管，在此过程中，建议部分收紧吻合器。

（5）适度牵拉荷包缝合线，将脱垂的黏膜层置入 HCS33 头部的空腔中。闭合吻合器，击发并切除空腔中的脱垂黏膜。击发后保持 HCS33 处于闭合状态至少 30s 以上，以帮助止血。

（6）轻轻地旋开 HCS33，并从肛管中移出。

（7）通过肛门镜检查吻合口。如果需要，可以加缝几针止血。吻合为黏膜对黏膜的直接吻合，至少距齿状线 2cm，不影响肛门括约肌层。

（六）术中注意点

（1）首先要扩肛使痔松弛容易还纳。

（2）行环形荷包缝合时，缝合深度为黏膜下层，不能太深，以免损伤肛门括约肌层及阴道。缝线应在齿状线上 5cm，必要时可再做一圈荷包缝合，特别是黏膜脱垂较多者。

（3）插入吻合器后适当收紧缝线，使脱垂的黏膜进入吻合器中，然后再旋紧吻合器。击发前，要进一步确定阴道的完整性。

（4）取出吻合器后，要再次检查吻合口，看是否完整及光滑、是否有出血，发现有吻合口裂或出血者，需加缝几针。

（七）并发症及处理

1. 尿潴留　尿潴留为最常见的并发症，与麻醉和术后肛门疼痛有关，处理方法：一般术后留置导尿管 1d。

2. 吻合口出血　在击发吻合器后，保持吻合器关闭状态 30s，可起到压迫止血作用。如果仍有出血，可通过肛门镜在出血处加缝几针。

3. 吻合口裂开或瘘　若荷包缝合均匀，每针距离 0.5cm，吻合口不会裂口或瘘。吻合完毕后，经肛门镜检查吻合口，并用手指扪诊吻合口，发现较大裂隙的地方应加缝几针。

4. 直肠阴道瘘　在女性患者荷包缝合牵引线应避免位于直肠前壁，以防止阴道后壁被牵拉入吻合器，一并切除后导致直肠阴道瘘。预防方法：①荷包缝合仅限于黏膜及黏膜下层；②在击发吻合器前，必须检查阴道后壁是否被牵拉入吻合器内。

5. 直肠狭窄　是一种并非较少见的并发症，主要发生在术后出血或吻合口裂开以及感染时，盲目大块组织被缝扎所致，因此在发生出血或吻合不全的情况时，必须在肛门镜直视下找到出血点或裂开处，进行精确缝扎。此类狭窄属于直肠中段狭窄，可考虑内镜下球囊扩张术或经骶直肠狭窄段纵切横缝术。

目前对 PPH 的一些看法：由于症状缓解率高、术后疼痛轻、住院时间短和恢复快等特点，PPH 有望成为治疗严重痔脱垂的一种新方法。但在实际应用中 PPH 远没有预想的满意，各种并发症也不断被报道，如术中击发吻合器时患者出现下腹部疼痛或心动过缓或低血压、术后出血、直肠狭窄、术后持续性疼痛、便急、短暂性肛门排气失禁和便污现象、直肠吻合口黏膜下感染、直肠阴道瘘，甚至出现危及生命的盆腔感染，PPH 术后症状复发率较高，如便后出血、外露痔核复位不全等。因此有人对此提出如下质疑：①痔血管主要来自直肠下动脉，少部分来自肛门动脉，直肠上动脉一般不参与痔血供应，因此，齿状线上 4~5cm 环切直肠黏膜，不会阻断痔的血管供应，而且痔的动脉供应血管是经肠壁由外向内垂直进入肌层，并非黏膜由上向下走行。所以，环切齿状线上方的黏膜（包括黏膜下）对阻断痔的供血是无解剖根据的，即使有也是极其有限的。②对滑脱、增大、下移的病理性肛垫不做处理，这些组织是不可能恢复的多余组织，它是引起症状的主要问题所在，不予切除是不合理的。③Ⅲ～Ⅳ度痔呈环形脱出的只是临床上见到的一种类型，而大多数见到的脱垂痔是呈不均匀一致的脱垂。将痔拉向上方的 PPH 术式，对融合痔和单发痔是不可能将其拉平的。同时也认为传统痔切除术的不合理性是它对病理性肛垫组织的除根，PPH 手术的不合理性是它对病理性肛垫的无作为。Ⅲ、Ⅳ期痔疮的治疗应考虑对因与对症相结合，为此，中南大学湘雅第二医院老年外科对传统 PPH 方法进行了改良。作者于 2004 年 10 月至 2005 年 10 月间采用该改良的吻合器痔切除手术方法治疗 18 例Ⅲ、Ⅳ期痔疮取得满意效果。这种改良的吻合器痔切除手术的主要内容包括：①利用硬化剂固定直肠黏膜及肛垫，同时机化肛垫内的血管，使痔块退缩，减少术后出血发生，保证远期疗效；②部分切除病变严重的肛垫（痔核组织），并完成一次性钉合，做到术后就能解决痔疮下脱的问题；③术后肛门疼痛往往持续时间较长，故在肛管的皮下注射长效镇痛剂，镇痛时间可长达 1 周，以减少术后的不适。由于吻合器内仓容积有限，实际上切下的组织只属于痔核中上部分，基底部被钛钉钉合而得到固定。与传统的 PPH 相比，吻合器痔切除手术保留了生理性直肠黏膜，更强调脱出痔核的对症切除，由于切除线低，对出血、吻合口裂开或瘘的处理方便更易掌握及操作，避免了由于高位切除直肠黏膜所致的一系列并发症，但术后肛门不适，疼痛较 PPH 严重，恢复时间要长一些。吻合器痔切除术的注意事项：①拧紧螺母前，注意将下脱的痔核尽量拖入吻合器仓内；②吻合器击发前，一定要拧紧螺母，以防切缘出血；③完成手术前应仔细检查吻合口处有无渗血，对可疑处予以缝合；④对切除不满意的痔核可用手工补切，再用 3－0 薇乔线缝合，主要用于外痔皮垂的处理。

（苏永红）

第十节　肛门失禁

肛门失禁是排便功能紊乱的一种症状，患者失去控制排气、排便的能力。发病率不高，不直接威胁生命，但造成身体和精神上的痛苦，严重地干扰了正常生活和工作。

一、分类

根据失禁的程度不同，可分为完全性失禁和不完全失禁两种：①完全性失禁：肛门不能控制干便、稀便及气体的排出；②不完全性失禁：仅能控制干便，而不能控制稀便和气体的排出。

按失禁的严重程度可分为 3 度。

一度：粪便偶然污染内裤。

二度：不能控制粪便漏出经常污染内裤，并伴有气体失禁。

三度：完全失禁。

二、病因

肛门功能的控制有复杂的、多方面的因素，通过协调、综合地来完成。任何一个环节的异常就可能导致肛门失禁。节制肛门排粪功能主要有五个因素：

1. 肛管直肠黏膜的刺激反应　肛直肠黏膜下有压力感受器，当肛管直肠被充盈时，这些感受器接受刺激后通过神经传送信息经脊髓和中枢神经，根据刺激的内涵和外在环境的适宜与否来决定松弛或收缩括约肌，从而来调控排气和排便。

2. 肛管直肠的成角　正常人的肛直肠存在 80°～90°角度，可阻止粪便因重力关系而向下脱出。生理和病理性因素使肛管直肠角的改变也是排便失控的重要一环。

3. 扑动瓣作用　肠壁的节律性收缩，形成扑动瓣，使肠腔闭锁，从而达到调控排粪作用。

4. 协调作用　排粪动作是一个复杂的生理过程，由中枢、脊髓、自主或不自主等多种神经作用，协调和协同地进行才能顺利地完成，任何环节的不协调，就可能导致失调。当粪便进入直肠，刺激肠壁压力感受器，引起冲动，有排便感。如条件适宜，大脑皮质对下级神经的抑制解除，随之结肠和直肠收缩，肛门括约肌舒张，膈肌和腹肌收缩，增高腹内压力，这些协调动作，帮助粪便排出。粪便通过肛管，反射性引起肛管舒张和直肠收缩，推挤粪便排出。协调动作，通过中枢、腰骶部脊髓内排粪中枢、交感神经和副交感神经等来完成。

5. 肛门外括约肌的收缩　由于外括约肌的收缩张力较高，可以阻止内括约肌向下推动粪便的力量，在认为环境不适宜的情况下，通过自主性的强力收缩，并依靠随意性会阴和腹肌的收缩，把粪块从肛管直肠挤回乙状结肠，也中止肛管直肠黏膜的刺激反应，这样就取消一次排便活动。

根据以上生理病理机制，很多神经系统疾患，结肠直肠疾患和对肛管直肠的直接损伤等，均可造成肛门失禁。肛门失禁的主要和常见的病因有：①神经系统疾患：脑血管意外，脑动脉硬化，脑外伤，脊髓损伤，脊髓瘤，脊柱裂等；②结肠、直肠疾患：先天性巨结肠，溃疡性结肠炎，结肠、直肠癌，直肠脱垂，肛管直肠畸形等；③肛管直肠直接损伤，其中手术损伤是常见原因，包括肛瘘、肛裂和痔等手术以及硬化剂注射。此外，还有会阴撕裂、意外伤、枪弹伤和异物等病因。老年人身体衰弱，粪便嵌塞亦可引起失禁。

三、临床症状

肛门失禁有不同病因和不同程度，因此临床表现也各有不同。有些病例的表现为主要病变所掩盖，如脑外伤和脑血管意外患者，神志不清，粪便溺床，除护理中注意外，人们多集中注意对脑部情况的处理。先天性巨结肠病例，主要表现为大便秘结、腹胀和腹部极度膨隆等。由于大量粪便充塞结肠，使结肠、直肠协调作用失控，加以肠壁神经缺如，硬粪箝压直肠等因素，出现肛门失禁，粪水从硬粪旁漏出。在常见的肛管直肠手术后并发肛门失禁的患者中，有些病例症状较轻，诉腹泻时稀便不能控制，有些患者主诉会阴部常有黏液和粪便沾染。也有主诉粪便不能随意控制，或夜间不能控制。也有在排气时有漏粪等不同程度的失控表现。

四、诊断

1. 病史　需询问引起肛门失禁的原因，初起时症状，目前失禁的严重程度，肛直肠部有无手术史、放射史、受伤史。大便习惯，排便次数及粪便质地，有无神经系统、代谢方面的疾病及泌尿系统的疾病等病史。

2. 体检

（1）视诊：完全性失禁，视诊常见肛门张开呈圆形，或有畸形、缺损、瘢痕、肛门部排出粪便、肠液，肛门部皮肤可有湿疹样改变。用手牵开臀部，肛管完全松弛呈圆形，有时肛管部分缺损瘢痕形成从圆孔处常可看到直肠腔。不完全失禁肛门闭合不紧，腹泻时也可在肛门部有粪便污染。

（2）直肠指诊：肛门松弛，收缩肛管时括约肌及肛管直肠环收缩不明显和完全消失，如为损伤引起，则肛门部可扪及瘢痕组织，不完全失禁时指诊可扪及括约肌收缩力减弱。

3. 内镜检查　直肠镜检查可观察肛管部有无畸形，肛管皮肤黏膜状态，肛门闭合情况。纤维肠镜检查可观察有无结肠炎、克罗恩病、息肉、癌肿等疾病。可用硬管结肠镜观察有无完全性直肠脱垂。

4. 排粪造影检查　可测定肛管括约肌、肛管、直肠部形态解剖结构，动力学功能状态的 X 线钡剂检查可观察有无失禁及其严重程度，不随意漏出大量钡剂是失禁的标志。

5. 肛管测压　可测定内、外括约肌及耻骨直肠肌有无异常。肛门直肠抑制反射，了解其基础压、收缩压和直肠膨胀耐受容量。失禁患者肛管基础压、收缩压降低，内括约肌反射松弛消失，直肠感觉膨胀耐受容量减少。

6. 肌电图测定　是测定括约肌功能范围，确定随意肌、不随意肌及其神经损伤及恢复程度。

7. 肛管超声检查　近年来应用肛管超声检查，能清晰地显示出肛管直肠黏膜下层、内外括约肌及其周围组织结构，可协助诊断肛门失禁，观察有无括约肌受损。Yang（1993）应用肛管超声检查肛门失禁 38 例，23 例中 17 例（74%）发现肛管括约肌有缺损，患者都有肛周肛门直肠或阴道手术史，15 例中 6 例（40%）无外伤史，体检时常规检查也未发现肛管括约肌有缺损，应用这一检查后才确定括约肌有缺损病变，对肛门失禁的诊断较有价值。

五、治疗

肛门失禁的治疗应按发病原因及损伤范围选用不同的治疗方法。肛门失禁如是继发性的则需治疗原发疾病，如中枢神经系统疾病、代谢性疾病、肛管直肠疾病等，肛门失禁有的可治愈或改进。

1. 非手术疗法　①促进排便：治疗结肠直肠炎症，使有正常粪便，避免腹泻与便秘，避免服用刺激性食物，常用多纤维素食物。②肛管括约肌操练：改进外括约肌、耻骨直肠肌、肛提肌随意收缩能力，增加肛门功能。③电刺激：常用于神经性肛门失禁。将刺激电极置于外括约肌内。或用塞和肌电计刺激括约肌和盆底肌，使之有规律收缩和感觉反馈，均可改善肛门功能。

2. 手术疗法　由于手术损伤、产伤或外力损伤括约肌致局部缺陷。先天性疾病、直肠癌术后肛管括约肌切除等则需进行手术治疗，可采用括约肌修补术、直肠阴道内括约肌修补术、括约肌折叠术、皮片移植肛管成形术和括约肌成形术等。

（1）肛管括约肌修补术：目的是将切断的括约肌两端由瘢痕组织分离中予以缝合。多用于损伤不久的病例，括约肌有功能部分占 1/2 者。如伤口感染应在 6～12 个月内修补，以免肌肉萎缩。若就诊时间晚，括约肌已萎缩变成纤维组织，则术中寻找及缝合都困难，影响疗效。方法：沿瘢痕外侧 1～2cm 处行半环行切口，切开皮肤和皮下组织，将括约肌断端由瘢痕组织处适当分离，切除瘢痕组织，但括约肌断端应留少量纤维组织，以便缝合。沿内外括约肌间隙，将内括约肌由外括约肌处分离，并向上分离肛提肌。分离时注意不要损伤黏膜，用两把组织钳夹住内、外括约肌的断端，交叉试拉括约肌的活动度及松紧度，合适后将直径 1.5~2cm 的肛门镜塞入肛内，再试拉括约肌。用丝线分别进行端端间断缝合或重叠缝合内、外括约肌，缝合后取出肛门镜，最后缝合皮下组织和皮肤，术后应该控制大便 3~4d，便后坐浴换药，保持局部清洁。Marti（1990）曾综合文献分析 7 位作者的 401 例括约肌修补的结果，成功率达 90%。

（2）括约肌折叠术：适用于括约肌松弛病例。

1）肛管前括约肌折叠术：在肛门前方 1~2cm，沿肛缘做一半圆形切口，将皮肤和皮下组织向后翻转，覆盖肛门，牵起皮片，在两侧外括约肌和内括约肌之间可见一个三角间隙，用丝线缝合两侧外括约肌，闭合间隙，使肛管紧缩，最后缝合皮肤。

2）阴道内括约肌折叠术：因切口离肛门较远，故感染机会少。在阴道后壁做一环形切口，将阴道后壁向上分离，显露外括约肌前部，将括约肌牵起，用丝线折叠缝合，使括约肌缩紧。将食指伸入肛管，测紧张度，伤口上端提肛肌亦予以缝合，最后缝合阴道后壁。

（3）Parks 肛管后方盆底修补术：适用于直肠脱垂固定术后仍有失禁及自发性失禁患者。在肛缘后方做一弧形切口，皮下分离，分离肛管直肠后内、外括约肌，将内括约肌和肛管牵向前方，并向上分离到耻骨直肠肌上方，尽可能显露两侧髂尾肌及耻尾肌。将两侧肌肉间断缝合，特别是耻骨直肠肌要缝合牢固，以缩短耻骨直肠肌，使肛管直角前移，恢复正常角度，外括约肌亦缝合缩短，伤口缝合，放置引流。由于此手术已造成出口处狭窄，若用力排便将使外伤处破裂，故术后排便不能用力，必要时服泻剂，Parks 等（1971）曾报告 183 例，术后肛管自制能力完全恢复达 72%，有进步 12%，无进步 16%。

（4）皮片移植肛管成形术：适用于肛管皮肤缺损和黏膜外翻引起肛门失禁者。将带蒂皮片移植于肛管内，例如 S 形皮片肛管成形术。手术方法：取膀胱截石位，沿外翻黏膜边缘作一环形切口，与周围组织分离，切除多余黏膜，以肛管为中心作 S 形切口，形成上下两处皮片，上方皮片移向肛管右侧，下方皮片移向肛管左侧，皮片内侧边缘与黏膜相缝合，黏膜缘与皮片可全部缝合。

（5）括约肌成形术：目前多用股薄肌或臀大肌移植于肛管周围，代替或加强括约肌功能。适用于括约肌完全破坏或先天性无括约肌，以及不能用括约肌修补术治疗者。

1）股薄肌移植括约肌成形术：先取平卧位，沿大腿内上股薄肌处行 5~8cm 纵行切口，切开筋膜，露出股薄肌，向上游离至神经血管束处。在膝内上行 3~4cm 纵切口，找到肌薄肌向上游离与上切口相通，在胫骨结节行 3~4cm 斜切口，找到肌薄肌的止点，在肌腱止点的骨膜处切断，再将肌薄肌由股上部切口牵出，用盐水纱布包裹备用。改截石位，在肛门前、后正中，距肛缘 2cm 处行一切口，用长钳在皮下围绕肛门两侧分离成两个隧道，使肛门前后两个切口相通，再在对侧耻骨结节相对处作 2~3cm 切口，与肛门前切口做一个皮下隧道。将肌薄肌由股上部切口牵出，向上分离，再将肌束通过隧道拉至肛门前方切口，围绕肛门一侧到肛门后方，再绕过对侧到肛门前方，由耻骨结节处切口牵出，把股薄肌围绕肛门一周，拉紧肌腱，使肛门尽量缩紧，将肌腱固定于耻骨结节膜上，最后缝合各切口。一般在站立时两腿内收可控制大便，下蹲时肛门松弛，但个体差异较大，需要有一段时间去摸索控制排便的方法。近来有人倡用肛管动力性肌股薄肌成形术治疗排便失禁，即股薄肌成形术后，再植入一电极以刺激股薄肌，使其处于长期收缩。电刺激导致的阻力增加，使其肌纤维由Ⅱ型（疲劳占优势）逐渐变为Ⅰ型（耐疲劳）。刺激器的开关由体外磁铁控制，以利排便。近期临床证实长期电刺激可使移位的股薄肌长期保持张力而恢复排便自制。但刺激器价格昂贵，在体内易感染，长期效果需随访。

2）臀大肌移植括约肌成形术：应用带蒂臀大肌束围绕肛管替代括约肌，如 Chestwood（1903）手术，将两侧臀大肌各分离出一条宽3cm肌片，远端切断，近端仍和骶尾部相连，将肌片在肛管后方交叉，围绕肛管后，在肛管前方缝合，效果不甚满意。Chittendon（1930），Mclanahan（1941）von Rapport（1952）Dittertow，Grim（1983）Schmidt（1986）相继曾应用此项手术。

手术方法为一期，分两步进行。第一步：持续硬膜外麻醉下，取左侧或右侧卧位，常规作同侧臀部及下肢消毒，铺巾，在同侧大腿及臀部外侧作L形切口，切开皮下及筋膜，暴露臀大肌肌腹，分离带蒂臀大肌肌束宽约4cm，连同股外侧肌肌束上半部，以便保持其肌束长度（在解剖过程须避免损伤坐骨神经及重要血管），并保留其带蒂肌束的神经支配及血供。通过同侧坐骨结节部皮肤隧道，将游离的臀大肌肌束拖到会阴部，缝合大腿及臀部皮肤。第二步：取膀胱截石位，常规冲洗肠腔，消毒皮肤，在两侧坐骨结节内侧各作半月形切口暴露坐骨结节部滑膜，通过两个切口向前至会阴部，向后在尾骨坐骨尖水平作皮下潜行性隧道，在作皮下隧道时切忌戳破直肠肠壁及肛管。将游离的带蒂臀大肌通过皮下隧道围绕直肠下端肛管一周，并保持其一定的紧张度。将游离臀大肌肌束固定缝合于双侧坐骨结节滑'膜上。缝合皮肤，必需置引流。治疗先天性或外伤等原因造成肛管不能控制大便的多种手术方法均得不到较为满意的效果，许多学者主张作腹壁结肠造口术。早在1952年，Pickrell曾报道利用带蒂神经血管的肌薄肌移植，肛管括约肌成形术治疗肛门失禁，其主要优点是肌力较强，收缩大腿时可产生收缩肛管作用。1982年 Proshian 提出用臀大肌重建肛管括约肌，其肌力优于股薄肌，无严重感染，转移的带蒂血管神经的臀大肌肌束未因感染而引起纤维化，是保证转移肌束起到收缩括约肌功能的重要因素，所以预防感染是手术成功的关键。为了有效预防感染，获得手术成功，除了在手术时必须严格遵循无菌操作外，充分的术前准备亦是十分重要的，术前增加营养，增强病员体质，同时必须充分作好肠道准备，包括清洁肠道及肠道抗生素的应用。

（苏永红）

第十一节　直肠后（骶前）肿瘤

在骶、尾骨之前和直肠之后有一骶前间隙，其上界是腹膜盆腔反折，即直肠膀胱或子宫陷凹底部；其后下方是肛提肌和尾骨肌；两侧为输尿管和髂血管。发生在这一间隙内的肿瘤称为直肠后或骶前肿瘤。由于组织结构复杂，肿瘤类型较多，但临床上发生率较低，根据美国的 Mayo 临床中心记录，住院患者中约 1/40 000。

一、肿瘤分类

按解剖学和病理学可分为4类：①先天性畸形，如上皮囊肿、黏液分泌囊肿、畸胎瘤、脑膜膨出等；②神经源性，如神经纤维瘤、神经纤维肉瘤、神经鞘瘤、成神经细胞瘤、节细胞神经瘤等；③骨源性，如成骨肉瘤、巨细胞瘤、骨软骨瘤、尤纹（Ewings）肉瘤、骨髓瘤等；④其他，如脂肪瘤、纤维肉瘤、血管瘤、淋巴瘤等。根据 1985 年 Jao 报道的目前最大的一组病例，共 120 例，其中先天性畸形最多见，达 79 例，占全组 65%；神经源性 14 例，占 12% 骨源性 13 例，占 11%；其他 14 例，占 12%，男性 46 例，女性 74 例，女性较男性为多。根据 1949 年 Lovelady 和 Dockerty 分类，脊索瘤归属于先天性，亦有人主张属骨源性。脊索瘤为恶性肿瘤，由胚胎时脊索发生，生长在骶骨和脊柱，以骶尾部最多，常见于中年男性。脊索瘤初起时有外膜，生长较缓慢，以后包膜破裂，向周围浸润，并可由淋巴和血管侵入附近组织，并可转移至淋巴结、肝、肺、胸膜等。手术切除后，由于广泛浸润，局部常有复发。骶前肿瘤中以先天性囊肿常见，囊肿中以皮样囊肿最常见，内含鳞状上皮和皮肤附件，故可以有毛发，而上皮囊肿只含鳞状上皮而不含皮肤附件。有些学者曾将皮样囊肿归属畸胎瘤，其实畸胎瘤虽亦为先天性囊性肿瘤，但多数是部分囊性，部分实质性，且由三种原始胚层组织演变而来，不仅可有毛发，且可有骨、软骨和牙齿等。在骨源性肿瘤中，以巨细胞瘤最常见，女性多见；在其他肿瘤中，以淋巴瘤多见。

二、临床表现

症状多变，早期较小时往往无症状，逐渐长大或囊肿继发感染时，可出现多种症状，其中最常见的是低位背痛；长期坐倚可增加疼痛，可向直肠、臀部或大腿内侧放射，大便秘结常见。由于肿瘤压迫膀胱，可引起尿潴留或尿频。真正的大便失禁或尿失禁少见，但当浸润性肿瘤阻断交感和运动神经通路时可以发生。

症状存在时间多较长，根据 Jao 120 例的分析，诊断成立前，平均已存在症状 12 个月，个别报道有存在 40 年之久者。一般恶性肿瘤比良性肿瘤有较多症状，如 Jao 组中良性肿瘤 69 例，恶性肿瘤 51 例，有疼痛症状者共 72 例，恶性肿瘤占 45 例（62%）。良、恶性患者有大便习惯改变共 39 例，其中恶性肿瘤占 25 例（64%）。有下肢触痛感者 39 例中，26 例为恶性（67%）。先天性囊肿多表现有肛管直肠问题，Howkins 报道 40 例，其中 15 例（38%）表现有复发性肛周脓肿和脓窦，另有 5 例窦管在检查时才发现。14 例（35%）曾进行过 1 次或多次肛旁手术，只有 5 例（12%）无症状，肿块在普查中发现。

对骶前存在的感染，究竟是肛周脓肿延伸或感染的骶前囊肿，有时鉴别存在困难，有五种情况提示存在着骶前囊肿：①直肠后间隙复发性脓肿；②以前认为的肛瘘经多次手术未愈；③当一个肛周或直肠窦管存在时，但不能确定一个原发开口；④存在肛后小凹；⑤尾前区固定或局部饱满。从肛门或肛周窦内拔出毛发或干酪样物，亦提示在深部存在着骶前畸形，在女性患者中尤应提高警惕。

三、检查

体检时可见肛周有粪便污染，有肛门隆凸、肛后凹陷、肛瘘外口，在小儿可见腹脊膜膨出。直肠指检非常重要，骶骨前可扪及实质性或囊性肿块，乙结肠镜在肿块较大时可见直肠局部隆起。

骨盆 X 线平片于骶骨前可见软组织影、钙化影、压迫移位影及恶性肿瘤破坏浸润影。如有瘘口可作瘘管造影术。

行肛门、阴道腔内超声及腹腔部联合超声检查，对深部肿瘤、小肿瘤有较高诊断率，同时可作肝肾区超声检查观察有无转移、肾积水现象。在超声引导下，也可作针刺细胞学诊断。

CT 检查，可显示解剖层次、肿块和骶前关系、骶前肿瘤大小、密度、形态等。

静脉尿路造影及钡灌肠，可见脏器受压、受阻、移位等情形。

动脉造影可显示肿瘤及骨盆部血管分布情况，脊髓造影术则有助于对脑脊膜膨出的诊断。

活体组织检查最好是切除整个肿瘤送检，如病变不能手术或决定辅助疗法时，则可经直肠后壁或骶前、直肠外部位（在直肠内预先放置手指作引导，或在直肠腔内超声及 CT 引导下）作穿刺活检，骶前肿瘤手术野有时与肛管直肠部非常接近，术时可能进入肠腔，所以手术前必须做好肠道准备工作。

四、治疗

一旦诊断成立，即有手术指征。实质性肿块常是恶性，囊肿可能继发感染而使手术困难，囊性肿瘤亦可能恶变，因此应争取尽早进行手术。手术切除的目的是去除病灶，一般术后并发症和手术死亡率极低。根据肿瘤大小及性质决定手术途径。

1. 腹部径路 肿瘤部位较高可作腹部径路切口，游离乙状结肠后将直肠拉向前方。分离肿瘤时，需谨慎。手术时注意骶前出血，该处为骶中血管及骶前静脉丛分布区域。细心仔细结扎每处血管，同时保护主要神经分支。

2. 后径路 适用于肿瘤部位较低及感染性囊肿。手术时取俯卧位，在骶骨部作一水平位，弧形切口，暴露骶骨、尾骨、肛尾韧带。小肿瘤可不切断括约肌或耻骨直肠肌，在骶骨旁进入切除肿瘤。如切除困难可切除尾骨，进入肛提肌上部间隙，分开两边臀大肌，巨大肿瘤可将骶柱4、5切除，分开骶神经，不使受损，Localio 等曾切除骶椎2，保留了括约肌和膀胱功能。此径路最大并发症为出血，如囊肿样病变，需切除尾骨以防复发，如属感染性囊肿，则直肠后外侧径路较为方便；如囊肿已穿破到直肠则禁用后径路切口。脓肿需经骶骨引流然后作分期手术。

3. 腹骶部径路 Localio 等描述此径路，应用于切除巨大直肠后脊索瘤及畸胎瘤。常在腹部先游离直肠后上端肿瘤后，缝合腹壁改俯卧位，作骶骨切口或腹骶部联合操作，再取侧卧，腹部及骶骨部同时手术，此法最大优点是可结扎骶中血管，便于止血。

4. 经骶骨径路 如骶骨囊肿穿破进入直肠，则经骶骨切口引流。

5. 经括约肌径路 病灶小，尤其单个囊肿可作此径路。从内外括约肌间可游离到距肛门约 6～10cm 深处进入直肠后径路。

辅助或姑息治疗可作放射疗法，对软组织肉瘤（淋巴瘤、骨髓瘤、畸胎瘤）可能有效。化疗效果则不明显。

五、预后

良性肿瘤、囊肿作全切除，预后良好，如不作彻底切除，则可能复发。恶性肿瘤则预后较差，软组织肉瘤、畸胎瘤，5 年生存率很低，脊髓瘤即使是低度恶性；要获得 5 年生存也相当困难，因为转移率很高。Pearlman 和 Friedmen 报告 10 年生存率15% ～20% 。Higinbothan 等报告 5 年生存率10% ，Localio 等报告则低于2% ，Joa 等报告 5 年生存率超过75% ，预后结果报告不齐。要获得根治率需要早期诊断和治疗，需要肛肠外科、神经外科和骨科多科医师的合作。

（苏永红）

第十二节 先天性直肠肛门畸形

一、概述

先天性直肠、肛门畸形十分常见，占消化道畸形的第一位，据一般文献报道约为1/5 000，男女性别的发病率大致相同，以婴儿或儿童为多见，成人极少见。此症类型繁多，治疗方法各异，常伴有其他器官发育方面的畸形，从而死亡率较高，手术效果欠佳，术后常遗留排便功能障碍。近年来，根据畸形的类型以及个体差异，选择合适的手术年龄和方法，提高了手术疗效，降低了死亡率。

1. 胚胎学 在胚胎7.5mm时，管状尿囊开始发育为膀胱，与午非管（Wolfian duct）合并后，向下延伸为尿生殖窦，其后部与后肠相连接，形成一个空腔，称泄殖腔。此腔前接生殖窦，后通肠管，为一扁形空腔，有生殖膜与体外相隔。肠管发育扩展超过泄殖腔部分称尾肠。另外在泄殖腔两侧外面有纵行凹陷，内有嵴，沿此将尿、生殖系与肠系分开。在胚胎9.4mm时，由于鞍状的中胚层向下生长，使尿生殖窦和肠系之间的裂纹加深，两系统间的口径缩小，变成狭小的导管，称泄殖腔管。当胚胎22mm时，原始会阴出现，泄殖腔膜的前部发育为尿生殖膜，后都为肛膜，两膜间有间质继续向下、向内伸展，形成间隔，相继尿生殖窦开始向外开口。肛膜破裂较晚，它首先在肛门部形成凹陷，称为原肛，凹陷渐深至肛膜破裂与直肠相通，此时约为胚胎30mm时。幼胚的直肠外形虽有很大变异，但一直到胎儿出生时仍为纺锤形，上端形膨大，称为肛球，此即成人的直肠壶腹，纺锤状管下端有一短而不明显的膨大部，称为尾球，相当于成人直肠肛门的下端，称"中间带"。尾球大约在胚胎30mm时大部分均已消失。

会阴肌肉的发育：会阴肌肉就地发育，起源于局部的间质，在胚胎第2个月已存在皮肌的形态，名为泄殖腔括约肌。在3个月时，皮肌分化为肛门外括约肌、提肛肌和尿生殖窦括约肌，当外生殖器形成后（4~5个月），尿生殖窦括约肌又分出膜尿道括约肌、坐骨海绵体肌、会阴浅横肌等，以后再分出会阴深横肌。

2. 病因学 直肠肛门畸形和瘘管的发生大都因为胚胎在第七或八星期时，由于尾肠、原始肛、肛膜及间质的分隔等胚胎发育紊乱所致。

（1）尾肠退化消失时，发生过度变化，其闭塞过程向上波及直肠，向下波及肛膜，使直肠形成盲袋，或使肛膜不被吸收，或原始肛发育紊乱，而导致肛门直肠闭锁。如仅连累直肠，而不影响肛膜的吸收，则导致直肠闭锁，肛门正常。

（2）原始肛与直肠末端间之肛膜吸收异常。导致肛门膜状闭锁、肛门狭窄或直肠肛门交界处狭窄和肛腔与会阴之间小瘘管。

（3）中胚层间质向小分隔时发生异常。泄殖肛管未被封闭，导致直肠及泌尿系或会阴间的各种瘘管。在女孩苗勒管沿尿生殖窦后壁向下发展时，隔断与直肠间原来存在的交通管而形成直肠、阴道或舟状窝瘘。

3. 病理生理 排便的正常功能是一个相当复杂的问题。粪便刺激肛门的皮肤、肛管、直肠和提肛肌的神经末梢，引起排便感觉。该感觉主要沿盆神经和腹下神经内感受器传到脊髓腰骶部的排便中枢，同时也传到大脑皮质，引起便意，传出冲动经盆神经、阴部神经的传出纤维到达直肠的内、外括肌和提肛肌。耻骨直肠环（提肛肌的一部分）附着于耻骨下面，环绕直肠，当该环收缩时，肛门直肠交界处被拉向前，增加二者之间的角度，并关闭直肠。在肛门直肠畸形中，此环对排便控制有重要作用。在直肠肛门畸形病例中，由于先天性因素常形成排便的失常。

（1）肛门皮肤、肛管直肠感觉：在大多数病例，由于肛门不存在而使肛门感觉缺如；在高位闭锁时，由于直肠发育不全，盲袋位于盆底之上，因此往往缺乏这部分的感觉。

（2）神经反射：一般直肠肛门畸形病例的神经发育是正常的。但若同时伴有骶骨未发育或腰骶部脊柱裂（有或无脊膜膨出），可出现大便失禁情况，多数同时有小便失禁。

（3）括约肌：如上所述会阴肌肉，包括外括约肌和提肛肌的发育是独立进行的，即使在最严重的直肠肛门畸形病例中，括约肌绝大多数是存在的，但一般发育是不完全的。有人报道，有15%~30%的畸形病例伴有骶骨发育不良，认为若骶骨有4个节段，则提肛肌是正常的；倘少于4个节段，常有提肛肌发育不全，至于内括约肌在高位闭锁病例中自然是缺如的。在高位畸形时，直肠盲端往往在耻骨直肠环上方，该肌仅环绕于尿道或阴道。

4. 发病率、性别和伴有畸形　近年来在文献中有关发病率的统计，报道不一，较多作者认为约在1 500名新生儿中可以遇到1例。上海第一医学院妇产科曾统计30 525名新生儿，其中发现11例，平均2 800：1。性别方面，文献报道为男性多于女性。

本症往往伴有其他发育畸形，国内外报道中，其平均发生率达40%，但实际上恐不止此数，因为可能尚有某些内部畸形未被发现，据一般统计约1/5的死亡率与伴发畸形有直接关系。伴发畸形最多为泌尿生殖畸形，其余依次为脊柱、消化道、心脏以及其他各种畸形，对是否神经节细胞缺乏的先天性巨结肠或手术引起的直肠、结肠血液供应缺乏所致的继发性巨结肠，尚有争论。

5. 病理分类　先天性直肠肛门畸形的分类方法很多。

（1）Ladd分类法：

Ⅰ型：肛门已形成，但肛门或直肠下端有狭窄（肛门或直肠狭窄），此型约占肛门直肠畸形的6%。

Ⅱ型：肛门闭锁，只有一层薄膜覆盖肛门（膜式闭锁），约占3%。

Ⅲ型：肛门闭锁、直肠闭锁、直肠盲端距肛门部皮肤有相当距离，此型多见，约占总数的88%。

Ⅳ型：肛门及肛管均正常存在，但直肠下端盲闭、直肠盲端与肛管间的距离不等（直肠闭锁），此型约占3%。

但是无论哪一种类型的肛门直肠畸形，都可以并发泌尿、生殖系统瘘或会阴瘘，其发生率约为50%，尤其以女性多见。

（2）Gross分型：

Ⅰ型：肛门狭窄。Ⅱ型：膜式闭锁。Ⅲ型：肛门闭锁。Ⅳ型：直肠闭锁。

（3）1970年国际分类法（stephans smith）：此分类是根据直肠盲端与提肛肌平面的关系而分。

1）低位畸形：男性患儿分肛门闭锁、肛门膜式闭锁、肛门狭窄、肛门闭锁并会阴瘘；女性患儿分肛门闭锁、肛门膜式闭锁、肛门狭窄、前庭瘘。

2）高位畸形：男性患儿分为无瘘直肠闭锁、直肠闭锁并膀胱或尿道瘘；女性患儿分无瘘直肠闭锁、直肠闭锁阴道瘘、泄殖腔畸形。

（4）1984年Wing Spread分类

1）女性，高位：a. 肛门直肠发育不全，无瘘；b. 肛门直肠发育不全，并直肠阴道上2/3瘘；c. 直肠闭锁。中位：a. 直肠前庭瘘；b. 直肠阴道下1/3瘘；c. 无瘘的肛门发育不全。低位：a. 肛管前庭瘘；b. 肛门皮下瘘；c. 肛门狭窄。其他：少见畸形。

2）男性，高位：a. 肛门直肠发育不全，无瘘；b. 肛门直肠发育不全，伴直肠尿道或前列腺瘘；c. 直肠闭锁。中位：a. 肛门闭锁，直肠尿道球部瘘；b. 肛门发育不全，无瘘。低位：a. 肛管皮下瘘；b. 肛门狭窄。其他：少见畸形。

按照以上分类，凡低位患儿均可行经会阴肛门成形术，中位则行骶会阴肛门成形术，而高位者则行腹会阴或腹、骶会阴肛门成形术。因此分类有助于治疗式式的选择，故常为首选分类法。

二、临床表现

直肠肛门畸形临床上表现为完全性或不完全性低位肠梗阻。

1. 直肠肛门闭锁　患儿出生后无胎便排出，因呕吐、腹胀而常以急诊求治。频繁呕吐，呕吐物初为胃内容物或混有胎便，数日后呕吐粪便样物。腹胀，早期全腹膨隆，可闻及肠鸣。数日后，因梗阻而肠道积气，扩张肥厚，且有大量液体渗入腹腔，故腹胀如鼓，腹壁红肿，并向会阴部扩散，且伴有腹壁静脉怒张。全腹叩诊鼓音，可有移动性浊音。肠鸣音可消失。患儿脱水，电解质失衡，表现为前囟凹陷，眼窝下陷，皮肤干燥而有皱褶，可伴酸中毒，如不及时治疗，很快进入中毒性休克状态而死亡。

2. 直肠肛门畸形并瘘　此类患儿表现为部分性肠梗阻。如瘘口宽大，则早期无特殊表现。

3. 局部检查　其体征随各种类型而异。

（1）直肠肛门狭窄：肛门存在，但直径仅2～3mm，无法进行手指肛门检查。

（2）膜式闭锁：无肛，肛穴处有肛膜，呈紫黑色（因胎便储存在肛膜上），加腹压时可见肛膜向外突出，且有冲动感。

（3）直肠肛门闭锁：无肛，肛穴处有色素沉着，有陷窝，窝中心有小嵴，肛窝大小不一，大者容一指尖，周围皮肤有皱纹，当刺激臀部或会阴部皮肤时，肛穴部皮肤呈向心性收缩，内陷或出现皱褶。

（4）直肠闭锁：肛门外观正常，无胎便，肛查时可触及肛门上数厘米处通过受阻，此病例很少见。

（5）直肠会阴瘘：瘘口宽大者会阴部的瘘口似肛门，但仔细检查，瘘口位置偏离肛穴，无正常的肛柱及肛窦。若瘘口小而细长，则可通向阴囊部，并可见串球状黑色物，此即是胎便存留于瘘管中，若将探针插入瘘口，再以手指触摸肛穴部探针，以此可估计直肠盲端与皮肤的距离。

此外，会阴瘘可分为两种：一种是瘘口距肛穴1cm以上，称远位瘘；若距肛穴0.5～1cm，则为近位瘘。

（6）异位肛门：肛门位置虽偏离肛穴，但肛柱、脏窦俱全，此类肛门开口往往偏离肛门括约肌中心。

（7）直肠舟状窝瘘：无肛，大便自处女膜外舟状窝处排出，肛穴存在，无冲动感，探针探入时直肠盲端距离皮肤有相当距离。

（8）直肠阴道瘘：无肛，亦无瘘口，大便自处女膜内阴道处排出。肛穴存在，无冲动。

（9）直肠泌尿系瘘：无肛，亦无瘘口，尿液混有胎便或见尿道口污染胎便。若为尿道瘘，则先排混有胎便的浑浊尿，后排清亮尿；若为膀胱瘘，则全部尿液均混有粪便。肛穴存在，有色素沉着，刺激臀部时肛穴部有收缩，但腹压增加时局部无冲动感。

4. 辅助检查

（1）指肛检查：以手指触肛浅窝，患儿哭闹时随腹压增加局部隆起，或有冲动感，则直肠盲端距肛穴皮肤较近。否则反之。

（2）直肠穿刺：用注射器自肛穴中心穿刺，一面推进，一面抽吸，以吸出粪便为度，记录此时刺入注射器针头的深度，即为直肠盲端距肛穴皮肤的距离，但高位闭锁时为避免危险而禁用。另外当胎便黏稠时，不易成功。

（3）实验室检查：对肛门直肠畸形应做手术准备，故必须检查血常规及出、凝血时间，同时要检查血气分析，以便及时纠正酸中毒，必要时及时补钾。

（4）X线平片检查

1）胸部X线平片：由于小儿呕吐，易误吸。

2）对于无瘘的肛门直肠畸形患儿，欲了解直肠盲端距肛门皮肤的确切距离，较科学的根据是倒立位腹部侧位X线平片。其方法是先于原肛穴处点一金属或涂少许钡剂标记，然后提起婴儿双足，倒置3min后摄腹部及骨盆侧位片。由于结肠内气体上升至直肠盲端，从摄片中可测量气影与金属标记间的距离，所得之数即为直肠盲端距肛门皮肤间的距离，以此了解病变是高位、中位还是低位，以便决定治疗方案。这虽是一种较好的检查方法，但亦不十分准确，影响可靠性的因素有：a. 生后24h内，吞咽的气体尚未到达直肠。b. 由于地心吸力，倒置时直肠盲端向腹腔移位，增加了直肠盲端与皮肤间的距离。c. 有些小儿胎便黏稠，量多，不易流动，倒置后气体不能上升，因此倒立位片所示距离大于实际距离。d. 直肠盲端与肛穴皮肤间距离的确切估计，应以骶耻联线为标准，直肠盲端位于骶耻连线上者为高位闭锁，其直肠盲端气影与肛穴皮肤间的距离大于2cm。若少于2cm者为低位，取其中者，则为中位闭锁。但有时由于摄片技术关系，亦难使平片清晰满意。

直肠膀胱瘘者，平片可显示膀胱有气影，这是由于气体由直肠瘘进入膀胱所致。

（5）B型超声检查：主要是用于各种类型的诊断，特别是伴瘘者。①方法：自瘘口注入生理盐水20～40ml，头高足低30°，使水流向盲端，再以B超测定盲端位置，若为膀胱瘘，则膀胱内有细小强回声和较强的光点游动。②设立PC线：将探头置于耻骨联合上缘切面，并与躯干纵轴保持平行，向左右移动，即可在一个切面上示耻骨、膀胱、直肠盲端和骶尾骨呈串珠状强回声光团。因第1骶椎宽，向前倾斜构成骶曲起始，易于辨认，向下数第5光团处即为骶骨末端，此点与切面近处的耻骨间设一连线，即PC线。③正常直肠在骶前穿过盆隔提肛肌与外括约肌使肛门开口体外。直肠闭锁时，盲端与肛穴皮肤间有软组织相隔，在B超中显示非均质强回声；若直肠盲端充满胎便，则示低回声。④与X线检查对比：X线摄片必须接受X线照射，而且吞气后需6～8h乃至24h，盲端才能充气。当胎便黏稠时，气体不易到达盲端。患儿哭闹时，提肛肌收缩，盲端可上升2～3cm；加上摄片技术的影响，差异较大。

B超检查属无损伤性检查，可仰卧而不必倒置，其盲端回声显示不受时间限制。同时可进行不同角度的观察，当小儿哭闹，盲端上升时，有助于盲端的辨认，所以误差较小。

三、诊断与鉴别诊断

1. 诊断

（1）病史：生后无胎便，或胎便排出延迟。呕吐、腹胀等完全性或不完全性肠梗阻表现。

（2）查体：腹隆似球，腹壁静脉怒张，或腹壁红肿等肠梗阻表现。患儿无肛或有瘘口但位置偏离肛穴。若为阴道瘘或泌尿系瘘，则患儿能排胎便，但排出部位不详，此类患儿可无腹胀。

（3）X线倒立位平片可对直肠盲端与肛穴皮肤间距离进行确切估计。

（4）B型超声检查。

（5）必要时辅以肌电图检查。

根据以上检查，诊断并不困难，但要明确类型，充分了解直肠盲端距肛门皮肤的距离，根据患儿的一般情况，及肛门直肠畸形的类型、分类，制订具体治疗方案。

2. 鉴别诊断　本病亦有胎便排出延迟或排便不畅，但肛门位置正常，无异常开口，遇此类患儿应指肛检查，或用温盐水灌肠即可鉴别。

（1）胎便黏稠症：肛门位置正常，无异常开口，如以过氧化氢灌肠，即可解除排便困难。

（2）其他原因的肠梗阻：如小肠闭锁或狭窄、胎便性腹膜炎、新生儿胃肠道穿孔、弥漫性腹膜炎等。

3. 并发畸形　先天性直肠肛门畸形30%～50%有并发畸形，如先天性心脏病、泌尿生殖系统的缺陷、食管闭锁及肠闭锁等。对于简单的并发畸形，可同时进行矫治，但对复杂畸形，特别是暂不影响生命危险的畸形，应分期矫治，以免耐受不了手术打击而导致死亡。

四、治疗

先天性直肠肛门畸形的治疗原则是手术矫治，其术式应随不同的类型而异。

1. 直肠肛门狭窄　一般先采用扩张法，先用小号开始，渐渐加粗，定时扩肛，同时加强排便训练。定时扩肛开始可每日1次，每次15～20min，以后渐渐减少次数，持续3～6个月，直至排便正常，而且不再发生排便困难为止。如肛膜未完全破裂，应处膀胱截石位，于6点处切开皮肤，分离直肠后壁，将直肠后壁拖出做"V"形切开，再将直肠与皮肤缝合即可。

2. 会阴肛门成形术　适于肛门膜式闭锁或闭锁长度仅0.5cm左右，有瘘管者适于直肠前庭瘘、直肠会阴瘘（远位瘘）（详见后面手术部分）。

3. 经骶肛门成形术　经骶肛门成形术为Pena手术的改良，适用于中、低位肛门直肠畸形，及并发瘘者，如肛门闭锁、直肠尿道瘘、阴道下1/3瘘等。术中可以同时修复瘘口（详见后面手术部分）。

4. 腹会阴肛门成形术　如直肠盲端距肛穴皮肤在2cm以上，则为高位闭锁，应行腹会阴或腹骶会阴肛门成形术。

五、直肠肛管狭窄手术类型

直肠肛门狭窄（anorectal stricture）指肛门、肛管、直肠腔变窄，造成排便困难。狭窄的原因很多，先天性缺陷、损伤、炎症等。

肛门狭窄可分为 3 度，轻度：肛管较紧，但可通过食指或中号 Hill – Fergusson 牵开器；中度：食指及中号 Hill – Fergusson 牵开器不能进入肛管；重度：小指及小号 Hill – Fergusson 牵开器不能进入肛管。直肠狭窄按其形状分为 3 类，①环行狭窄：直肠腔由周围向内缩小，呈一环行，直肠纵径小于 2.5cm；②管状狭窄：直肠纵径在 2.5cm 以上，呈管状；③线状狭窄提直肠腔一部分缩窄，不波及肠腔全周。肛门部手术后或损伤后轻度狭窄，可用扩张法治疗；中度狭窄如扩张效果不大，可采用一处或多处内括约肌部分切开术；重度狭窄常需手术治疗。直肠下部环行狭窄可用扩张法治疗，每日用手指或扩张器扩张 1 次，或每周 1~2 次，渐渐加大扩张器，扩张时不可用力过猛并每次勿扩张过大，以免撕破肠壁。直肠上部狭窄，不宜用此法治疗，因有时可撕破腹膜。对管状狭窄，或在腹膜反折以上的环状狭窄，宜用手术疗法。

1. Y – V 皮瓣肛管成形术（Anoplasty with Y – VFlap）

（1）适应证：齿线以下肛管狭窄或瘢痕挛缩。

（2）禁忌证：肛周存在炎性病变者。

（3）术前准备：正规肠道准备。

（4）麻醉：连续硬膜外麻或鞍区麻醉。

（5）体位：截石位。

（6）手术步骤：①用电刀纵行切开后位狭窄环状瘢痕。②右食指插入狭窄环上方，与肛外的右大拇指检查肛管一周，了解狭窄程度及范围，分离切口两侧瘢痕。③在纵切口的外端做一"V"字形切口，使创面成"Y"形。④游离"Y"形全层皮瓣（可包括部分瘢痕），充分分离后，将皮瓣的尖端拉至切口的顶端。⑤用 2 – 0 可吸收线及细不吸收线，间断缝合黏膜及皮肤，伤口形成"V"形。必要时在前方做同样的 V – Y 形切口。⑥消毒创口，用干纱布压迫创口，外用纱布包扎固定。

（7）术中注意事项：①切口一般起于尾骨尖向前经过狭窄环至齿线正常皮肤。②切开皮肤和皮下组织不要切断括约肌。③游离皮瓣时，应留下少数脂肪组织，不能太薄。将皮瓣尖端拉向肛管，缝合于肛管切口的上端，因而 Y 字形切口成为 V 形。注意不要缝合括约肌，缝合时要避免黏膜外翻。

（8）主要并发症：皮瓣感染及坏死是手术失败的主要原因，要注意预防。

2. 直肠内狭窄后方切开术（intrarectal posterior incision of stricture）

（1）适应证：腹膜反折平面以下，手指可摸到的环状狭窄。

（2）术前准备：同 Y – V 皮瓣肛管成形术。

（3）麻醉、体位：同 Y – V 皮瓣肛管成形术。

（4）手术步骤

1）术者以手指充分扩张肛管后，以组织钳将肛缘向前、后、左、右拉开，以显露狭窄段的下缘。在后中线将环状狭窄以电刀做纵行切开，深达肠壁肌层。

2）狭窄切开后，可先以手指再以扩张条做一系列扩张，直至狭窄扩张为止。需要时可在环状狭窄的后半圈再做 2~3 个纵行切开。出血点用电凝止血。

3）以较粗的橡皮管，外绕凡士林纱布数层并将其固定于橡皮管外，塞入肛门内，通过已切开的狭窄肠段，以维持扩张，另一方面可控制出血并供排气。以大号别针贯穿肛门外的橡皮管以防止其缩入肛门。

（5）术中注意事项

1）术中应仔细探查狭窄的程度及范围，以决定纵行切开是单处或多处。

2）切开深达肌层，但不要切断括约肌。

3）止血要仔细

（6）术后处理

1）肛门内橡皮管可在术后 36～48h 拔除。以后每天以手指或扩张条扩张，直至切开处愈合（一般需 2～3 周）。出院后继续每周扩张 1～2 次，直至狭窄倾向消失为止。

2）术后其他按正规直肠手术的常规处理。

（7）主要并发症：创口感染及出血常可再次造成狭窄。此外术后定期扩张也是预防狭窄的重要措施。

六、肛门、直肠闭锁手术类型

各种类型的先天性肛门直肠畸形均需手术治疗，但根据畸形的不同类型、瘘管大小以及患儿情况（包括全身情况严重、未成熟儿及伴有其他重要畸形等），可有不同的手术时间和手术方法。目前，对高位肛门直肠畸形者是否应在新生儿期做一期肛门成形术，存在不同的看法。有人认为应先做结肠造瘘，待 1 岁左右再做肛门成形术，其理由：①较大年龄手术，骨盆增大，组织发育较好，便于手术操作，使直肠能更容易通过耻骨直肠环，降低大便失禁的发生率，同时对手术的耐受性增高，大大降低了手术死亡率。②由于造瘘手术的不断改善，结肠造瘘的并发症显著减少。③对伴有泌尿系瘘管者，造瘘术后仔细清洁末端结肠，能改善泌尿道感染情况，有时甚至在造瘘时，即先切断瘘管。④在 1 岁左右时，对患儿排尿的控制及是否有某些伴发畸形情况容易了解。⑤认为在 1～1.5 岁时对训练排便功能没有影响。⑥由于已有造瘘，无粪便污染的威胁，可减少肛门切口感染。同时，在术后可缓慢扩肛，以免撕裂和过度伸展耻骨直肠环纤维；若未做造瘘，必然要在术中及术后使肛管扩大到一定大小才能使粪便通畅经过，这样，易撕裂损伤肌环纤维，影响排便控制能力。⑦利用结肠造瘘作结肠造影，可正确判断畸形类型和瘘管位置，纠正倒立位 X 片造成的误差。现在这个看法逐渐得到许多作者的赞同。主张在新生儿期做一期肛门成形术的作者认为：①在新生儿期手术，肠段游离容易，骨盆腔较浅，容易解剖直肠盲端和瘘管；②新生儿结肠造瘘的并发症很多，死亡率也较高，而且也不易为家长所接受；③结肠造瘘后，增加了第二次手术困难；④伴有直肠泌尿系瘘管者，若仅先做结肠造瘘，易并发泌尿道感染，甚至发生高氯性酸中毒；⑤在新生儿做肛门成形术后，易建立正常的排便功能。

对于肛门膜状闭锁者，将肛膜做"十"字切开，然后切除多余肛膜，缝合黏膜与皮肤即可，术后置肛管 24h，2 周后持续扩肛；对于其他类型的畸形，各种手术方法均有一定的利弊，应按具体情况适当选用。

1. 会阴肛门成形术（perineal anoplasty）

（1）适应证

1）低位肛门畸形，瘘孔小或其他情况不能维持正常排便者，应于出生后或新生儿时期立即手术。

2）肛门狭窄或瘘孔较大，如前庭瘘等基本能正常排便者，于6个月后手术。

（2）麻醉、体位：全身麻醉，截石位。

（3）手术步骤：①切口：插消毒导尿管后，在会阴部浅窝处做"×"型或纵型切口，切开皮肤和皮下组织，其下即见肛门外括约肌纤维，在括约肌中间，循纤维方向，用蚊式血管钳将其分开。②寻找直肠盲端：切口两侧皮肤各缝1针作牵引线，向外拉开，以利于暴露。在括约肌深部钝性分离软组织，找出直肠盲端，在盲端穿两根粗线作牵引用；继续紧贴直肠解剖，慎勿伤尿道或阴道及戳破肠壁，游离至直肠能松弛地拉至肛门为止。③直肠切开：沿直肠盲端中线切开，任胎粪尽量流出，并将其拭干净。④直肠会阴皮肤吻合：直肠壁与会阴肛周皮肤用3-0铬制肠线或细丝线间断缝合，缝线不要扎得太紧，以免组织水肿时，切割组织造成肛门周缘糜烂，最后置入肛管。

（4）术中注意事项：①在解剖直肠盲端时，要经常摸导尿管，以免损伤泌尿生殖器官。②直肠要充分游离，以保证缝合线不紧绷，否则发生回缩，造成狭窄。

（5）术后处理：①麻醉清醒后进食。②合理使用抗生素。③术后2~3d拔除肛管。④导尿管一般应放置4~5d，间断开放，必要时应作冲洗。⑤术后7~10d拆除缝线。⑥做好肛门部护理工作（消毒、换药、清洗、干燥等）。⑦术后第2周开始扩肛，每天一次，一个月后改为2~3d一次，坚持6个月以上扩肛。

（6）主要并发症：①肛门狭窄：主要是由于直肠的回缩，或肛门感染所引起。②直肠黏膜外翻：主要是由于肛门开口过大，或肛周皮肤缺损所引起。

2. 腹会阴肛门成形术（abdominoperineal anoplasty）

（1）适应证：用于直肠和盲肠位置较高或与膀胱、尿道、阴道有瘘管相通者，若患儿全身情况良好，技术条件齐备，可一期完成，但一期手术较复杂，死亡率较高，应十分慎重。若各种条件不具备，应于出生后做横结肠造口术，待患儿2岁后，一般情况好时，再做腹会阴肛门成形术以及横结肠造口关瘘术。

（2）术前准备：①术前改善患儿全身情况，纠正水与电解失衡，保温、增补等措施。②插胃管到胃肠减压术。③有瘘管的患儿，术前应洗肠，直至清洁为止，术前应做肠道准备。④要用预防抗生素。⑤术前或术中放置导尿管。⑥术前应备血。

（3）麻醉：全身麻醉。

（4）体位：截石位。

（5）手术步骤：①静脉切开易在肘部。尿道内插入细导尿管。②会阴部切口：同会阴部肛门成形术，探查会阴深达1~2cm，若未见直肠盲端，即停止探查，创口内置纱布填塞。③腹部切口：左下腹旁正中切口，自脐水平至耻骨上缘，切开腹膜后充分暴露直肠、乙状结肠。④探查：循降结肠、乙状结肠寻找直肠盲端，在无瘘管的肛门直肠闭锁病例中，直肠被胎便充盈，极其膨胀。⑤解剖直肠乙状结肠：在膀胱腹膜反折处，切开后腹膜，先暴露两侧输尿管，并将其向外侧推开，以免损伤，然后紧靠直肠壁解剖直肠及瘘管，以免损伤骨盆神经。在膨胀直肠壁缝一小荷包口，用粗针穿刺吸出胎便，使膨胀的直肠和结肠萎瘪。游离直肠、乙状结肠，一般需要结扎切断痔上动脉和乙状结肠动脉下支，有时甚至需要切断肠系膜下动脉。解剖完毕后，即可将瘘管切断，将瘘管的非直肠一端的残株行贯穿结扎，切除极其膨胀的直肠远端，将直肠端开口做荷包暂时缝闭，同时用手触摸双侧肾及输尿管，以了解是否伴有泌尿系畸形,对女性应注意生殖器官畸形。⑥直肠下降:在小盆腔部位,用长血管钳紧靠尿道或阴道,力求在耻骨直肠环内向下分离做一隧道,并与会阴部切口交通,再以子宫扩张器逐步扩张,注意慎勿损伤尿道或阴道。从会阴切口,伸入长血管钳至盆腔,夹住已游离的直肠远端荷包结扎丝线,将其轻轻地松弛地拉至会阴切口,恰在肛门皮肤水平。注意肠系膜在下方,勿使直肠乙状结肠扭转,用细丝线将直肠壁与切口周缘皮下组织缝合几针,然后用3-0铬制肠线或丝线将直肠边缘全层与皮肤间断缝合。

(6)术中注意事项:①剖腹时切勿损伤膀胱。②游离直肠盲肠时,必须保护好双侧输尿管,以免损伤。沿直肠壁游离时,紧贴直肠,以免损伤直肠周围组织,避免损伤骶前静脉丛。③如直肠盲端太低,难以完全剥离,可切断盲端,将剩余盲端黏膜剥离切除,或用苯酚烧灼以破坏黏膜分泌功能。④断瘘管时应尽量彻底,以免遗留憩室,但切勿损伤尿道,一旦损伤应及时修补,并保留尿管1周以上。⑤直肠盲端太粗,难以从耻骨直肠肌环中拖出,应在严格无菌条件下,在系膜对侧缘进行肠壁剪裁,以利盲肠通过肌环拖出。⑥拖出直肠长度需合适,太短则吻合口过紧,易造成吻合口裂开,直肠回缩;太长可形成直肠黏膜脱垂。⑦分离盆腔时,切勿损伤骶丛神经和外括约肌,以免术后大便失禁。⑧新建肛门必须通过手指,以利扩肛。⑨彻底冲洗腹腔及盆腔,避免感染,影响肛门吻合口愈合。

(7)术后处理:①术后禁食,注意水电解质平衡。②持续胃肠减压2~3d,肛门排气后开始进食。③导尿管术后留置2~3d,预防泌尿系感染。④术后应用广谱抗生素,预防感染。⑤加强会阴部护理、换药,注意清洁、干燥。⑥术后2~3个月肛门部愈合良好后,可关闭结肠造口。

(8)主要并发症:①肛门狭窄:较常见,主要是由于会阴部切口过小,吻合口裂开、感染、瘢痕形成所致。术后2周开始定期扩肛,若狭窄严重则要做肛门整形手术。②尿道狭窄:由于术中手术时损伤尿道所致,应请泌尿外科及时处理。③肛门失禁:主要是由于瘢痕过多以及损伤肛管括约肌及骨盆神经丛。④直肠黏膜脱垂:由于直肠过长或肛门开口过大所致。

3. 骶会阴肛门成形术(sacroperineal anoplasty) 由于新生儿提肛肌仅距肛门1.5cm左右,故在会阴部盲目分离直肠盲端时,极易损伤耻骨直肠环,更不易使直肠嵌入此环中。骶部切口,可以较清晰辨别耻骨直肠环,又较容易处理在耻尾线水平的瘘和游离直肠。

(1)适应证:主要适于中位肛门闭锁,但对于较低的高位或较高的低位闭锁也可使用。确诊后立即做横结肠造口术,术后6个月行该手术。

(2)术前准备:①正规肠道准备,术前3d流质饮食,予肠道消炎药,并给予适当的泻药。②术前清洗肠道,直至清洁为止。③术前或术中放置导尿管。④由结肠造口向远端放入粗肛管或粗的硅胶管,直达直肠盲端作为术中标志。

(3)麻醉:全身麻醉。

(4)体位:俯卧位,耻骨垫高或右侧卧位,背部略前倾。

(5)手术步骤:①术前男孩尿道置导尿管,女孩阴道内置适当大小肛管,各与阴茎或阴唇皮肤缝合固定,取俯卧位,暴露会阴部。②骶尾部皮肤纵切口,长3~5cm,切口下端距肛缘1cm。③暴露直肠:横形切开骶尾软骨,连同提肛肌将尾骨向下拉开,注意在其两侧有骶。神经会阴支。切开椎前筋膜,用薄片拉钩牵开软组织,以暴露直肠盲端。④游离直肠:紧贴直肠钝性分离,以免损伤盆腔神经丛。伴有瘘管者,沿直肠盲端纵向切开,在肠腔内找到瘘口，沿瘘口行球拍状切开，然后分离瘘口，将其切断后，残端缝扎或缝合，如此操作便于瘘口的分离，且可避免处理宽短的瘘管时损伤尿道或阴道后壁。在直肠盲端作牵引线，并继续游离直肠至松弛地下降达肛窝皮肤水平。⑤建立耻骨直肠环通道：在沿尿道或阴道后壁处找到该肌环，平行地将直角钳插入肌环，轻柔地向尾端边推进边张开直角钳二叶（以便直肠能通畅通过），一直到会阴体（女孩到前庭），然后将直角钳顶端转向后至会阴部新肛门。⑥肛门切口：肛窝皮肤做"×"形切口，约1.5cm，翻开切口四个皮瓣，暴露外括约肌，用血管钳经外括约肌中间插入软组织，并轻柔扩张，与经骶骨切口伸入耻骨直肠环的直角钳沟通。⑦直肠下降，肛门形成：与耻骨直肠环内穿过带子，从两切口引出作牵引用，从肛门用血管钳通过肌环，将直肠缓慢地拉至肛门，注意肠端勿扭转，并避免手指在肌环内强力扩张。抽出带子后，直肠壁与肛门皮下组织用丝线缝合几针，直肠全层与肛门皮肤用3-0肠线或丝线间断缝合。⑧骶部切口依层关闭，切口内置引流。

（6）术中注意事项：①游离直肠，应紧贴直肠钝性分离，以免损伤神经。②分离直肠前壁时要特别小心，因直肠前壁与尿道或阴道之间常有瘘管存在，粘连较紧，剥离困难，应仔细分离。③直肠尿道瘘切除及缝合结扎时，不要靠尿道太近或太远，以免造成狭窄或憩室。④寻找外括约肌及耻骨直肠肌时，要特别小心，必要时以电刺激找到各肌位置，务使直肠盲端准确通过肛提肌及括约肌群中央，避免盲目性。

（7）术后处理：①麻醉清醒后6h，可进流质饮食。②引流管术后1~2d拔除。③导尿管术后2~3d拔除，如放置膀胱造口管，一般手术后14d左右，观察1~2d无不良反应则拔除。④术后应用抗生素控制感染。⑤术后2~3个月肛门部愈合良好后，可关闭结肠造口。⑥术后加强肛门清洁护理。⑦术后2周开始扩肛，同时训练排便功能，为时3~6个月，若仍发生排便困难，应继续扩肛。

（苏永红）

第十三节　直肠、肛管癌

一、直肠癌

直肠癌（carcinoma of rectum）是乙状结肠直肠交界处至齿状线之间的癌，是消化道常见的恶性肿瘤。中国人直肠癌与西方人比较有3个流行病学特点：①直肠癌比结肠癌发生率高，约1.5：1；最近的资料显示结直肠癌发生率逐渐靠近，有些地区已接近1：1，主要是结肠癌发生率增高所致。②低位直肠癌所占的比例高，占直肠癌的60%~75%；绝大多数癌肿可在直肠指诊时触及。③青年人（<30岁）直肠癌比例高，为10%~15%。直肠癌根治性切除术后总的5年生存率在60%左右，早期直肠癌术后的5年生存率为80%~90%。有关直肠癌的病因、病理等均在前面提及，不再重述。

（一）临床表现

便血和排便习惯改变是直肠癌最早出现及最常见的症状。80%~90%的直肠癌可有便血，血液呈鲜红或暗红色，混有黏液或脓液，有时可见脱落的坏死组织。由于癌肿的刺激，早期患者可出现大便次数增多，有排便不尽感，随着病灶增大，阻塞出口，可引起便秘、大便变细变形、腹胀等。

男性患者当癌肿穿透前壁侵犯前列腺或膀胱时，可出现血尿、尿频、尿急、尿痛等。女性患者则可浸润阴道后壁引起白带增多，严重时可形成直肠阴道瘘。穿透直肠后侧壁可侵犯盆壁、骶骨和骶神经丛，可致骶尾部疼痛、坠胀感，这种症状多持续而顽固。

（二）诊断

本病的诊断并不十分困难，有75%以上的患者仅通过简单的直肠指检就能发现病灶。但直肠癌的误诊率却很高，其主要原因是医师忽视了直肠指检。基于直肠癌属于常见的消化道恶性肿瘤，但又极易误诊，临床医师应对每一个有便血、直肠刺激症状或大便习惯改变者常规做直肠指检和乙状结肠镜检查，以及早发现病变。

直肠癌的筛查应遵循由简到繁的步骤进行。常用的检查方法有以下几项：

1. 大便潜血检查　此为大规模普查或对高危人群作为结、直肠癌的初筛手段。阳性者再作进一步检查。无症状阳性者的癌肿发现率在1%以上。

2. 直肠指诊　是诊断直肠癌最重要的方法。由于中国人直肠癌近75%以上为低位直肠癌，能在直肠指诊时触及。因此，凡遇患者有便血、大便习惯改变、大便变形等症状，均应行直肠指诊。一般采用胸膝位或截石位，体质虚弱者用左侧卧位。这些体位可触及距肛门7~8cm的病变。必要时使用蹲位，可触及10~12cm以内的直肠病变。指诊可查出癌肿的部位，距肛缘的距离，癌肿的大小、范围、固定程度、与周围脏器的关系等。

3. 内镜检查　包括直肠镜、乙状结肠镜和纤维结肠镜检查。门诊常规检查时可用直肠镜或乙状结肠镜检查，操作方便、不需肠道准备，但在明确直肠癌诊断需手术治疗时应行纤维结肠镜检查，因为结、直肠癌有5%~10%为多发癌。内镜检查不仅可在直视下肉眼做出诊断，而且可取组织进行病理检查。

4. 影像学检查

（1）钡剂灌肠检查：用以排除结、直肠多发癌和息肉病。

（2）内窥镜下超声波检查（EUS）：EUS与常规的内窥镜检查及放大内窥镜检查等不同之处在于可获得病变病理切面断层像，具有一定的客观性。对病变性质、浸润深度及淋巴结转移判断上具有较高的准确性和实用性，为直肠癌术式选择提供重要信息。EUS对结直肠癌浸润深度诊断的准确率为80%~96%，早期癌诊断的准确率为70%~89%，进展期结直肠癌为96.0%~99.2%。

（3）MRI检查：可以判断浸润深度和淋巴结转移，但准确性低于EUS，两种检查结合进行浸润深度的评估，对直肠癌的诊断及术前分期有重要价值。

（4）CT检查：可以了解直肠癌盆腔内扩散情况，有无侵犯膀胱、子宫及盆壁，是术前常用的检查方法。腹部CT扫描可检查有无肝转移癌及腹主动脉旁淋巴结肿大。近年来应用螺旋CT进行三维立体构象，发展成三维CT虚拟内窥镜（3D-CT），改变了对较小病变诊断率不高的缺点。

（5）PET-CT检查（positron emission tomography computed tomography，正电子发射计算机断层显像）：针对病程较长、肿瘤固定的患者，为排除远处转移及评价手术价值时，有条件者可进行PET-CT检查。该检查可发现肿瘤以外的高代谢区域，从而帮助制订治疗方案。

（6）腹部B超检查：由于结、直肠癌手术时有10%~15%同时存在肝转移，所以腹部B超或CT检查应列为常规。

5. 肿瘤标记物　目前公认的在大肠癌诊断和术后监测有意义的肿瘤标记物是癌胚抗原

（carcinoembryonic antigen，CEA）。但认为 CEA 作为早期结、直肠癌的诊断尚缺乏价值。一般认为对评价治疗效果和预后有价值，连续测定血清 CEA 可用于观察手术或化学治疗效果。手术或化学治疗后 CEA 明显降低，表示治疗效果良好。如手术不彻底或化学治疗无效，血清 CEA 常维持在高水平。如手术后 CEA 下降至正常复又升高，常提示肿瘤复发。

6. 其他检查　低位直肠癌伴有腹股沟淋巴结肿大时，应行淋巴结活检。癌肿位于直肠前壁的女性患者应作阴道检查及双合诊检查。男性患者有泌尿系症状时应行膀胱镜检查。

7. 直肠中下段黏膜外肿块的诊断与鉴别诊断　在肛肠科诊疗过程中，通过指检发现直肠黏膜外肿块是比较常见的事。由于黏膜外肿块不像直肠癌那样直观，良恶性一时也难于鉴别，因此常易误诊。直肠黏膜外肿块其起源复杂，可来自于黏膜外肠壁组织或肠外组织。根据病变性质这些肿块可分为 3 类：

（1）良性肿瘤：如平滑肌瘤、纤维瘤、脂肪瘤。

（2）恶性肿瘤（包括原发和转移）：如平滑肌肉瘤、恶性淋巴瘤、畸胎瘤、胃癌种植转移等。

（3）炎性肿块或其他良性增生：如痔疮注射治疗后组织反应性增生或机化、结核、性病性肉芽肿等。以直肠黏膜外肿块为首发症状者较少，多数是以直肠会阴部症状而发现的。这些症状与直肠癌症状又极为相似，所以如果是单纯凭指检结果往往与直肠癌相混淆，尤其是肿瘤突破直肠黏膜者。全面的询问病史，对诊断有一定帮助，腔内 B 超可确定肿块大小及范围，对判别肿块来源也有帮助。对于较大的肿块或来自骶骨的肿瘤，CT 或 MRI 可了解肿瘤的占位情况及破坏情况。有一部分肿瘤来自于胃肠肿瘤的转移，应注意寻找原发病灶，如胃镜、钡餐等。肿块活检是唯一的确诊手段，活检应在良好的麻醉下进行，松弛肛门括约肌，切开黏膜层，在明视下切取肿块组织。一次活检失败后可多次重复，多数病例可获得确诊。

（三）治疗

长期以来，直肠癌的治疗都是以手术为主的传统治疗模式。随着科学的发展，对直肠癌的治疗观念和方法均发生很大变化。现代肿瘤的治疗已经进入了临床多学科综合治疗时代。针对直肠癌的多学科综合治疗在国内外普遍开展，这就需要影像学专家、放疗科专家和肿瘤内科专家积极参与共同制订术前治疗方案。因此，需要外科治疗的直肠癌患者，首先应该接受临床多学科的肿瘤综合治疗团队对患者进行合理的术前评估和临床分期（TNM），讨论制订适合病情并且符合现代直肠癌治疗观念的合理的综合治疗方案。

1. 手术治疗的方式　手术治疗是直肠癌获得根治的唯一方法。外科医师在术前与术中一定要注意：①严格的肠道准备。因为手术创伤大、部位深、污染重、感染机会多。②正确的术式选择。因为直肠癌的术式很多，要根据患者的全身情况与局部病变等因素，综合考虑选择一种最适合的术式，一定要尽量达到根治的目的。③直肠癌若发生梗阻时。要正确地选择是急诊手术还是择期手术，要尽量将急诊手术变为择期手术。④手术中要严格掌握"无菌"与"无瘤"的原则。手术操作要按正规程序进行。⑤手术中要仔细检查，注意大肠的多原发癌特点，及远处转移情况。⑥手术中要防止意外损伤与大出血的发生。⑦手术中要正确地掌握直肠癌的根治范围。⑧对肝转移的处理。笔者在临床上经常遇到这样的情况，是 I 期处理，还是 II 期处理，这不仅要根据患者的全身与局部情况决定，还一定要重视患者与家属的意见才能决定。处理的方法：肝转移灶局部切除、肝部分切除、栓塞或介入、埋泵等，要根据具体情况来决定。目前常用于直肠癌的手术方式有以下几种。具体操作详见后面相关手术部分。

（1）腹会阴直肠癌联合切除术（abdotninoperineal resection）：即 A－P 切除术，又称 Mile 手术，这是治疗直肠癌的经典术式。1908 年 Mile 首先详细描述了这种手术的操作过程，现在人们所做的 Mile 手术已在诸多方面有别于 Mile 本人所做的手术，在诸多方面有所改良，切除范围包括乙状结肠远端、全部直肠、肠系膜下动脉及其区域淋巴结、全直肠系膜、肛提肌、坐骨直肠窝内脂肪、肛管及肛门周围 3~5cm 的皮肤、皮下组织及全部肛门括约肌，于左下腹行永久性乙状结肠单腔造口。Miles 手术也有人用股薄肌或臀大肌代替括约肌行原位肛门成形术，但疗效尚待肯定。

（2）低位前切除术（Dixon 手术）：是 Dixon 于 1939 年倡导的保肛手术。手术时将直肠病变根治性切除后行乙状结肠与直肠的端端吻合，该术式最突出的优点是符合生理要求，最大缺点是吻合操作较为困难，尤其是肥胖、骨盆狭小等不利因素时。其指征一般限于距肛缘 7~8cm 的直肠癌或其他恶性肿瘤，在使用吻合器的条件下，可使距肛缘 4~5cm 的直肠癌获得切除并完成低位或超低位吻合。笔者认为手术的根治性是第一位的，若施行 Dixon 手术只是为了保肛，不能达到根治的目的，则应寻求其他的术式。

（3）结肠经肛管拖出术（Bacon 手术）：这种手术由 Babcock（1932）首创，后由 Bacon（1945）推广，现在进行的多为改良的 Bacon 手术。适应于距肛缘 6~10cm 的直肠癌。腹部操作基本同 Dixon 手术，会阴部操作是经肛在齿线上方切断直肠，将乙状结肠从肛门拉下固定于肛门。10~14d 后切除肛门外多余结肠，这种手术由于操作比较繁琐，目前多由 Dixon 手术取代。

（4）经腹直肠切除结肠肛管吻合术（Parks 手术）：又称为肛管袖套内结肠肛管吻合术一，Parks 于 1972 年提出这一手术方法，他在 Bacon 手术的基础上进行了改良，要求同时保留了肛门内、外括约肌。这要求保留一定长度的直肠，并将保留之直肠残端黏膜白齿线上剥除（仅保留内括约肌），然后将结肠自保留之肛管袖套内拖出与肛管行单层缝合。这一手术方法适用于距肛缘 5~7cm 的直肠癌，癌肿远侧直肠切除不小于 2cm。经过长期观察，Parks手术的长期效果是良好的，其 5 年生存率与术后复发率均与 Dixon 手术差不多。但并发症较多，处理困难。

（5）直肠切除乙状结肠造口术（Hartmann 手术）：经腹将直肠癌病灶切除后，将远侧直肠残端关闭，并将乙状结肠造口于左下腹部。适用于直肠肿瘤姑息性切除术后或病灶切除后的全身或局部情况不允许行结肠直肠吻合的病例。经过观察如果患者生存超过 2 年而无复发征象者，还可考虑行结肠直肠吻合，消除造口以改善生存质量。

（6）其他：除了以上几种比较常用的术式之外，还有一些术式可供选择：①经肛门直肠肿瘤局部切除术；②后盆腔清除术；③全盆腔清除术；④经骶尾直肠肿瘤局部切除术；⑤经腹骶直肠切除术；⑥经耻骨径路直肠癌低位切除术；⑦腹会阴切除、肛门成形术；⑧腹会阴切除、原位肛门重建术；⑨腹腔镜下直肠癌切除术；⑩姑息性手术：如乙状结肠造口、姑息性局部切除等。这些术式各有其相应的指征，可根据病情需要、医者技术而选择。

2. 手术方式的选择　直肠癌手术所面临的关键问题仍是保肛问题，众多的术式也是围绕此问题而产生。最近大量的临床病理学研究提示，直肠癌向远端肠壁浸润的范围较结肠癌小，只有不到 3% 的直肠癌向远端浸润超过 2cm。这是选择手术方式的重要依据。手术方式的选择根据癌肿所在部位、大小、活动度、细胞分化程度以及术前的排便控制能力等因素综合判断。如何选择最适宜的术式，使患者达到既根治了疾病又有良好生活质量，则是专科医师所经常面临的抉择。

（1）直肠的外科分段与术式选择：直肠解剖学上的上中下段分界尚无统一标准，尽管直肠的长度相对恒定，但个体之间仍有较大差异，因此规定这样一个国际公认的标准似乎不切实际。而从外科学角度提出直肠的外科分段应该更符合实际需要，有人认为其分段的大致标准是：肛管—齿状线以下到肛缘的距离，为 2.0～3.0cm；直肠下段—距肛缘 6.0cm 以下；直肠中段—距肛缘 6.0～8.0cm 范围内的直肠，上界为腹膜返折水平以下；直肠上段—距肛缘 8.0cm 以上的直肠，即腹膜返折水平以上的直肠。

根据这样的直肠分段标准，在单一考虑肿瘤所在部位因素的情况下，术式选择宜遵循：①直肠上段癌原则上都可选做直肠前切除术，但对癌肿已浸透肠壁向周围浸润者，为了切除的彻底性；可考虑行 Hartmann 手术或 Mile 手术等术式。②直肠中段癌，腹膜返折以下的癌肿，在直肠得以从盆底充分游离后，并保证肿瘤远侧肠管能被足够切除（一般为 2～3cm）的情况下，肛提肌以上残留的直肠长度是决定手术方式的重要因素。残留直肠大于 2cm 者考虑做 Dixon 手术，小于 2cm 者可用吻合器做超低吻合术或 Bacon 手术或 Parks 手术；紧贴肛提肌者做 Mile 手术。③直肠下段癌主要采用 Mile 手术，近年来对早期病例也行局部切除。

（2）肿瘤病变特点与术式选择：①当癌肿已侵犯肛管直肠环时，Mile 手术是唯一可供选择的术式。②当癌肿位于直肠前壁，侵犯女性阴道或子宫者可选做后盆腔清除术；侵犯男性前列腺或膀胱而无其他组织结构受累可做全盆腔清除术。③病灶位于腹膜返折线以下，局限于黏膜或黏膜下层，分化程度高，肿瘤直径 <3cm 者，可做经肛门或经骶或经会阴局部肿瘤切除术。④对原发病灶能切除伴有孤立可切除性转移灶者，可争取一期切除原发灶和转移灶；对转移灶不能切除者，宜将原发灶切除，术后给予其他辅助治疗。⑤癌肿局部浸润、固定，经分离后虽能切除，但对局部切除的彻底性有怀疑，估计局部复发的可能性较大，而肛提肌又可保留者，可选用 Hartmann 手术，局部标上银夹，术后辅以放射治疗。2 年后如局部无复发，而患者有恢复肠道连续性的要求，可再次剖腹探查，如确无异常情况，可行结肠直肠吻合术。⑥癌肿局部浸润、固定，分离切除困难而又无远处转移，可先做乙状结肠袢式造口，同时经直上动脉插管作区域性化学治疗或作放射治疗，如治疗后肿瘤缩小，则可考虑做二期肿瘤切除。如肿瘤变化不大或进一步发展，则继续保持乙状结肠造口状态，以防止梗阻。⑦癌肿浸润、固定，伴有远处转移或腹腔内广泛播散，宜做横结肠袢式造口，以防止梗阻。

（3）患者特点与术式选择：①某些高龄或有重要脏器功能障碍者，无法耐受经腹部的直肠切除术，肿瘤≤3cm 时可行经肛肿瘤局部切除，手术前、后应加行放化疗。晚期有梗阻者做姑息处理，用电灼、液氮冷冻或激光部分去除肿瘤组织或辅以支架以疏通肠道。②患者心理状态：这主要涉及保肛问题，原则上应在最大可能达到治愈的前提下才考虑患者的生存质量。但如患者一味追求保肛，就要考虑患者的意见，在有可能牺牲根治的情况下保留肛门。然而这种做法应是在患者具有强烈书面要求的情况下作为不得已的选择。③患者的经济情况：如患者仅有勉强进行手术治疗的经济条件，而无法保证后续的综合治疗，手术则以根治性切除为主。④患者的肥胖程度和盆腔大小：有些病例尽管直肠肿瘤位置不很低，但如果患者肥胖或骨盆狭窄，使得做结肠直肠手术吻合十分困难，这样很难保证吻合口严密性，在无吻合器的情况下不妨改行其他术式。

（4）双吻合技术的应用：自20世纪70年代始管状吻合器在我国逐渐得到应用。即使后来有了荷包缝合器，也未真正解决超低位吻合问题。双吻合器的出现改变盆腔深部进行直肠残端的缝合困难的问题，从而使原本切除后无法进行对端吻合的病例完成了低位或超低位吻合，不但提高了保肛率，而且吻合口瘘的发生率有了显著降低。目前结直肠双吻合器吻合和结肠J型袋肛管吻合已成为当前保肛手术中两个主要术式。

有资料显示，双吻合器吻合术后排便功能要优于 Park 手术，一般认为在距肛缘 6 ~ 7cm的吻合，其功能良好；在距肛门 5cm 的吻合口常有排便功能不良，特别是吻合口距肛缘仅3cm 者症状更重，这主要表现为排便次数增多、里急后重。但这种排便功能不良随着时间的推移一般均可恢复，一般不超过1年。近年国外为了改善术后的排便功能，有学者将结肠J袋肛管吻合术取代结肠肛管直接吻合术。资料表明，结肠J袋肛管吻合术后的控便功能至少在术后 1 ~ 2 年内明显优于结肠肛管直接吻合术，但长远来说两者差异并不明显。应用吻合器吻合的病例其吻合口狭窄的发生率高于手工吻合，因此要求吻合器管径宜在 32mm 左右。

（5）直肠癌的局部切除：直肠癌局部切除术是一种缩小手术范围，保留肛门括约肌的一种术式。它在现代直肠肿瘤的治疗中有着较为重要的作用。随着结肠镜筛查的逐渐普及，早期结直肠癌的诊断率逐渐提高，直肠癌局部切除术的临床应用也逐年增加。如果能够严格选择病例，早期直肠癌局部切除术的疗效也可以与传统根治手术相媲美，仅适用于黏膜或黏膜下层、≤3cm、低恶性或中等恶性、隆起型、早期低位的直肠癌，临床检查及腔内B超扫描需无可疑的肿大淋巴结。对于某些癌肿已浸润或穿透肌层，但患者年迈、体弱，伴心、肺、肝、肾等功能不全，不能耐受剖腹手术的患者，可选做姑息性局部切除术，术后辅以放疗和化疗。手术入路根据肿瘤位置和距肛缘的距离决定。距肛门较近的采用经肛门切除，距肛门较远的采用经括约肌入路或经骶尾入路。局部切除创伤小，手术简单，肛门功能好，可作为根治性或姑息性手术。但需严格掌握适应证，术后辅以放疗巩固疗效。

局部切除术的另一个进展就是经肛门内窥镜微创手术（transanal endoscopic microsurgery，TEM），这使原来限于低位直肠癌的局部切除术扩展到直肠上段，甚至乙状结肠。Buess 等在总结他们113例直、乙结肠癌采用 TEM 的结果时指出，虽无手术死亡，但术后发生严重并发症需再次手术者8例，占7%，因此强调局部切除术不应超越黏膜下层。

（6）腹腔镜直肠癌切除术：腹腔镜手术是一种微创伤手术技术，它具有创伤小、安全性高、并发症少、康复快、住院时间短等优点，近年来越来越多地被应用到直肠癌手术。既往所担心的是能否达到根治要求和开窗部位复发问题，随着技术的熟练与同开腹手术相差无几，在淋巴结清除数目上亦无差异。在开窗部位复发的发生率最近的一些报道已为0。为了保证腹腔镜直肠癌切除术的疗效，应遵循下列原则：①初起时应固定一组人员操作，以便较快地掌握手术要点，有利于降低手术死亡率和并发症发生率；②严格选择病例，目前仅适用于良性病变、早期癌肿和局限于肠壁的癌肿，并要求体型不胖者；③手术如感困难，应及时中转剖腹，切勿犹豫，以免发生并发症及其意外。

3. 根治性切除的新认识

（1）直肠系膜全切除：直肠癌根治性切除的范围应包括癌肿和其两端足够长度的肠段及其系膜、血管和引流淋巴结，以及受侵的邻近组织。1986 年 Heald 等首先报道并强调直肠系膜全切除（total mesorectal excision，TME）在直肠根治性切除术中的重要性。1992 年他们报道一组152例直肠癌按直肠系膜全切除的要求行根治性切除术，结果显示其中42例肿瘤远切端≤1cm的病例中，术后未见复发；另110例远切端>1cm组中术后4例复发（3.6%），全组局部复发率为2.6%，创造出大组病例复发率最低的记录。Heald等提出的直肠系膜是指由盆筋膜脏层包裹的直肠背侧的脂肪、血管和淋巴组织。直肠系膜全切除的手术要求是在直视下在骶前间隙中进行锐性分离，保持包裹直肠系膜的盆筋膜脏层的完整无损，以防癌细胞播散、种植和残留。他们指出，即使直肠系膜内无淋巴结转移，亦常隐藏着腺癌细胞巢。以往人们采用钝性分离，不但直肠系膜切除不全，而且可引起癌细胞的播散和残留，可能这就是导致直肠癌根治术后局部复发率居高不下的主要原因。为了保证直肠系膜内转移的癌细胞被彻底清除，对行保肛手术的病例，肿瘤远端的直肠系膜切除应不少于5cm。按照这一原则，Aitken报道了64例直肠根治性切除术，其中52例为低位前切除，12例为腹会阴联合切除，平均随访33个月，结果并无1例单纯局部复发。Wibe等比较了1978—1982年间未采用TME时直肠癌根治性切除术后的局部复发率为35%，而1993—1996年间109例，按TME原则手术后的局部复发率为6.6%，两组差异有显著性。这些资料说明，直肠系膜全切除对提高手术疗效、降低局部复发率的重要意义。因此，作为直肠根治性切除，不论保肛手术或腹会阴切除术，都应按照直肠系膜全切除的操作原则来进行手术。除此以外，术中严格的无瘤操作也非常重要，为了消灭创面残留的肿瘤细胞，减少术后复发，笔者近来使用无水乙醇局部灌洗创面30秒，可有效杀死癌细胞，达到减少复发的目的。

（2）侧方淋巴结清扫的扩大根治术：日本学者自20世纪70年代起即致力开展侧方淋巴结清扫的扩大根治术治疗直肠癌。但由于手术创伤大，术后导致排尿障碍和性功能障碍，致使手术的推广采用受到限制。后来他们又提出了保留自主神经的侧方淋巴清扫术，实践证明一侧自主神经保留后排尿功能和性功能有所改善。但手术的疗效究竟如何呢？最近Moriya等报道了一组565例腹膜返折下T_2期以上的直肠癌治疗结果，448例行根治性切除术，包括行侧方淋巴清扫术者322例和一般根治术126例。向上转移与向侧方转移的5年生存率分别为59%和43%，并无差异。在侧方淋巴结清扫的病例中，淋巴结受累侧自主神经切除与否，5年生存率分别为27%与53%（P<0.01），有显著差异。故他们认为侧方淋巴结受累时该侧自主神经不宜保留，同时指出侧方淋巴结清扫的扩大根治术仅适用于直肠系膜内淋巴结有转移或癌肿已侵及肠周径一圈者。

4. 直肠癌并发症的处理

（1）并发肠梗阻的外科处理：肠梗阻是直肠癌的晚期并发症之一，可为突然发生，也可为逐渐发生。多由肿瘤增生阻塞肠腔或肠腔缩窄所致，也可由于肿瘤处发生急性炎症、充血、水肿、出血等所致。鉴于梗阻多发生在病程的晚期，患者常伴有恶病质，一般情况较差。手术治疗是绝对指征，但须重视积极的术前准备，目的是改善患者的全身情况，纠正紊乱的内环境，以提高对手术的耐受性和安全性。手术方式为：①原发病灶能切除者，无论是根治性还是姑息性手术，均要求予以一期切除。切除后肠道能吻合重建者，采用灌洗方法在台上清洁肠道。方法是经盲肠部插一Foley导尿管进入盲肠内，充盈气囊，用缝线紧缩；以防渗漏污染；从Foley导管灌入生理盐水1 200ml；将结肠内容彻底排净后拔出Foley导管，缝合该处肠壁，再作肿瘤切除。如肠壁水肿严重宜作造口。②对原发病灶不能切除者，做乙状结肠或横结肠造口。

（2）直肠癌并发穿孔的外科处理：直肠癌并发穿孔有两种情况：①穿孔发生在癌肿局

部；②近侧结肠穿孔，系癌肿梗阻的并发症。穿孔发生后，临床可表现为弥漫性腹膜炎、局限性腹膜炎或局部脓肿形成，弥漫性腹膜炎常伴有中毒性休克，病死率极高。直肠癌并发穿孔者应行急诊手术，手术原则为：①清理腹腔。②尽可能切除原发病灶。对无法切除病灶者做乙状结肠双管造口，一期开放减压。③对于近侧结肠所发生的穿孔，在癌肿切除后和结肠造口减压后，穿孔处予以修补缝合或将穿孔处造口。

5. 腹部造口的围手术期护理及其并发症防治　对直肠肛管恶性肿瘤患者来说，术后结肠造口是很常见的情况，术后做好护理不但使患者心理上感觉良好，而且可减少伤口感染，便于清洁卫生。现在许多造口都是一期开放，术后即可排便。为了做好护理减少污染，目前使用的一次性造口袋可解决此问题，方法是根据造口大小裁剪造口袋背面的猪油膏，然后将造口袋贴于造口周围的腹壁皮肤上，使造口突入造口袋内，排出的粪便可通过袋尾部的开口放出，并可进行冲洗。一个造口袋可使用 3~5d，术后使用 2~3 个袋即可维持到伤口拆线。

6. 综合治疗　肠壁和淋巴结阳性的直肠癌病例采用术后辅助放疗和化疗已成为常规，并有肯定的作用。

（1）放射治疗：手术切除虽然目前是治疗直肠癌的最好治疗手段，但单纯切除后局部仍有较高的复发率，无疑盆腔放射性治疗是清除残留癌细胞的唯一可供选用的方法。这种辅助性的放射治疗在于杀灭残留癌细胞或降低癌细胞的活性。临床应用方式有：①术前放射治疗：具有减弱癌细胞活性、减少术中癌细胞播散、缩小肿瘤、提高切除率等优点。缺点是手术时间要推迟，一般在放射治疗后 4~10 周手术才能进行，因而有增加远处转移的危险；放疗引起局部炎症和纤维化增加手术难度。放射治疗剂量以中等剂量为宜，为 3 500~4 500cGy；②术后放射治疗：在肿瘤切除后对可能有残留的地方标记银夹进行定位，有助于照射部位的精确性。术后放射治疗对减少盆腔内复发具有肯定效果。直肠癌与结肠癌不同的是放射治疗对直肠癌的效果是肯定的，对于估计首先行手术切除困难的晚期病例或高度恶性病例，术前放射治疗可增加手术切除机会和切除的容易程度，并可减少由于手术操作造成的转移。

辅助性放射治疗的选用：凡属Ⅲ、Ⅳ期的患者均适用于辅助性治疗。术前指检如发现肿块固定，活动度小，往往表示肿瘤已穿透肠壁侵犯周围组织，在未发展有远处转移时，可争取术前放射治疗。术后证实肿瘤已透出肠壁侵犯周围组织或证实有淋巴结转移或为直肠癌早期行局部切除者，术后可加行辅助性放射治疗。对手术的彻底性感到有怀疑者应及早进行。

（2）化学治疗：化学治疗是直肠癌综合治疗的重要组成部分，具体见结肠癌一章。

（3）新辅助放化疗：在欧洲，直肠癌行新辅助放化疗得到众多医疗中心的认同。直肠癌在术前行直线加速器适型放疗 2Gy/次，5 次/周，总剂量 46Gy，同时辅以 5 - Fu 为基础的化疗，如 FOLFOX6 方案、MAYO 方案 2~4 个疗程，术后再辅以化疗。术前放化疗能使直肠癌体积缩小，达到降期作用，从而提高手术切除率及降低局部复发率。多中心、随机、大样本资料显示，新辅助放化疗对直肠癌的治疗是有益的。推荐在Ⅲ、Ⅳ期结、直肠癌患者中应用辅助化疗、新辅助化疗；而在中低位、中晚期直肠癌建议新辅助放化疗。大多数文献报道在Ⅱ期患者中也可获益，Ⅰ期结、直肠癌患者不建议使用辅助化疗。

二、肛管癌

肛管癌（carcinoma of the anac canal）是发生在肛管及肛周皮肤的癌，占全部大肠癌的1%～2%。其发生可能与人类的乳头瘤状病毒、吸烟及宿主的免疫抑制等有关。近来在治疗原则上亦发生了根本的转变，多学科的综合性治疗在选择的病例中已逐渐替代了明显破坏性的单一手术治疗。

（一）概念

肛管目前概念尚不统一，可分为2种：①解剖学肛管：又称皮肤肛管，是指齿状线以下肛门开口的区域，其管腔内覆以移行皮肤，平均长为2.1±0.03cm，男性略长。②外科学肛管：又称括约肌肛管，是指齿状线以上约1.5cm的肛管直肠线（肛直线、Herrmann线），至肛门开口的区域。其管壁全部由内、外括约肌包绕，肛直线是直肠柱（Morgagni柱）上端的连线。平均长为4.2±0.04cm，男性略长。从某种意义上来讲，解剖学肛管比较合理，因为无论是从胚胎发育与解剖学上来看，还是从肿瘤发生与转归来看。但是直肠黏膜与肛管上皮没有截然的明显标志，也就是没有一种绝对的划分方法。

由于肛管目前的概念较不一致，也使肛缘的含义模糊。有的将解剖学肛管发生的癌称为"肛缘癌"；也有的将肛门为中心的直径5～8cm圆形区域内的皮肤癌称为"肛缘癌"，而从肿瘤学观点来看，"肛缘癌"的含义以后者为好。发生在肛管及肛周皮肤的癌以鳞癌（80%以上）最多见，其他还有基底细胞癌、一穴肛原癌（发生于移行上皮的癌）、腺癌（多由直肠癌向肛管播散，少数源于肛管腺）、恶性黑色素瘤，以及各种软组织的肉瘤等。多系浸润性生长。淋巴道转移是主要途径，一般转移到腹股沟淋巴结和盆腔淋巴结，恶性程度较高时可出现肠系膜淋巴结转移。

（二）临床表现与处理

1. 临床表现　主要表现为肛门处肿块、皮肤溃烂、结节形成、肛门狭窄、排便失禁、疼痛与血便等。肛管癌早期即可侵犯神经引起剧烈疼痛，尤其在排便时，疼痛明显加重，从而对排便恐惧造成便秘。排便失禁是因为肿瘤侵犯肛门括约肌所致。肛管癌肿有时外翻而突出肛门处呈菜花状，有的中央凹陷四周隆起呈环堤状溃疡，触之容易出血，多为鲜血，附在大便表面，故容易误诊为痔疮。若发生闭孔淋巴结转移而累及闭孔神经时，患者常顽固性会阴部疼痛并向大腿内侧放射。若淋巴引流向下与肛周皮肤淋巴结相汇合后引流至腹股沟淋巴结，或因肿瘤并发感染时，均可引起腹股沟淋巴结肿大、淋巴结质硬、固定融合时，多为癌肿转移所致。

肛管癌临床表现典型，指检与局部组织活检多能确诊。但应与痔疮、性病，以及其他肛管直肠良、恶性肿瘤鉴别。

2. 处理　以手术切除为主的综合治疗，手术前后辅助性化疗、放疗，以及其他中医中药、免疫治疗等。少数早期病例做局部切除即可达到治愈目的。大多数患者在确诊时已到进展期，因此，腹会阴联合切除术是主要术式，腹股沟淋巴结肿大时一并清扫。术后辅以放射治疗和化学治疗。

（苏永红）

第十四节　直肠、肛管癌手术类型

一、直肠、肛管癌经腹会阴联合切除

Mile operation 的切除范围，包括全部直肠、乙状结肠下段及其系膜、肠系膜下动脉和周围淋巴结、肛提肌与坐骨直肠窝内脂肪、肛管和肛门周围皮肤约 5cm 以及全部肛管括约肌。乙状结肠近端在下腹壁做永久性人造肛门。手术有腹部与会阴两组，同时或先后进行手术。

Mile 手术是直肠癌根治术的经经典手术，1908 年 Mile 详细描述了该手术的操作过程。随着时间进展，Mile 手术使直肠癌患者的治愈率与安全性不断提高，1908—1914 年 Mile 治疗 61 例直肠癌患者，其中手术死亡率为 36.2%；在以后的 12 年手术死亡率降至 17%；1936 年报道 200 例，住院死亡率为 10%。以后他的学生 Abel 将根治性切除率提高到 94%，死亡率为 5.3%，Abel 已使总的 5 年生存率达 63%。Mile 手术在临床上已运用 100 年，对其改进的研究从未间断，在不断地改良。据笔者统计 Mile 手术切除率目前已达 98% 以上，死亡率已下降到 2% ~ 3%。

（一）适应证

位于直肠齿状线以上 7 ~ 8cm 以内的直肠恶性肿瘤。随着现代医学的发展，尤其是吻合器的广泛使用，Mile 手术中的很多病例被各种保肛手术，尤其是 Dixon 手术所替代，Mile 手术临床运用越来越少。但笔者认为对于癌肿手术，保存生命、防止复发是第一位的，尤其对于经济困难的患者，若保肛手术不能达到癌肿根治切除，而 Mile 手术可能达到根治性切除时，在患者与家属同意的情况下，Mile 手术仍应优先考虑。

（二）禁忌证

对于 Mile 手术切除的禁忌证同适应证一样都只是相对而言，一般对于严重的心、肺功能不全以及腹腔内广泛转移者不适宜，另外肠梗阻明显、患者手术条件差，应预先做结肠造瘘，待梗阻解除后，再行二期切除术。

（三）麻醉与体位

气管插管全麻或连续硬膜处麻醉。常规采用头低脚高的膀胱截石位。

（四）操作步骤

（1）常规采用腹会阴联合消毒、导尿与腹会阴联合铺巾。手术组分两组人员同时或先后开始。

（2）施行左中下腹旁正中或正中切口，近来许多医院包括笔者所在医院施行右旁正中切口自脐上 2 ~ 3cm，下至耻骨联合。分层进腹后，先后探查癌肿是否转移，触摸肝脏及其附近的脏器组织与淋巴结→腹主动脉、肠系膜下与髂内血管等附近的肠系膜淋巴结 – 全部大肠有无另外癌灶，最后探查癌灶的大小及其周围情况。确定癌灶是否能切除。

（3）显露手术野：用湿盐水和棉垫将小肠推向上腹部，用纱布条在癌肿的近端扎住肠管，沿降结肠及乙状结肠系膜左侧根部至直肠的腹膜返折处剪开分离，并向盆腔与直肠膀胱凹陷（女性直肠子宫凹陷）的间隙逐步分离，显露左侧输尿管，避免损伤。

（4）将乙状结肠翻向左侧，用同样分离方法，向下直至直肠膀胱凹陷，与对侧切开处相会合，同样显露右侧输尿管，避免损伤。

（5）结扎肠系膜下血管：显露肠系膜下血管后，有的作者主张从肠系膜下静脉注入 5 - FU 250mg，再在血管根部三钳之下，双重结扎肠系膜下血管，同时清除附近的淋巴结，注意避免损伤输尿管。现在有作者不主张从血管根部结扎，因为对患者的生存率及局部复发率的改善均意义不大，反而影响造口端肠管的血运供应而造成坏死。

（6）游离直肠的骶骨前间隙：提起乙状结肠及其系膜，找到层次清楚的骶骨前间隙在直视下用电刀或钝性游离，直达尾骨尖端肛提肌平面，分离时应把骶骨盆筋膜壁层内的脂肪组织、淋巴结消除干净，不能损伤骶前静脉丛，否则造成难以止住的大出血，乃至死亡，一旦发生应立即压迫止血，后用 PDD 型骶丛止血钉（皮氏止血钉）钉入止血。若无 PDD 钉也可采用子宫垫或热盐水纱布垫压迫止血。

（7）游离直肠前壁：将直肠向上向后推压，用电刀或钝性剥离直肠前壁，使之与膀胱、精囊腺、前列腺分开（女性应将直肠与阴道后壁分开，注意损伤），注意彻底缝扎止血。

（8）游离两侧直肠侧韧带：先后显露两侧直肠侧韧带，分别用两把长弯止血钳夹住后，切断双层结扎（直肠下动脉亦被结扎在内），将直肠前后、左右都游离到肛提肌平面。注意避免损伤输尿管。

（9）在左下腹部，相当于髂前上棘与脐孔连线的中、外 1/3 交界处。做一直径为 2.5 ~ 3cm 的圆形切口，将皮肤、皮下组织和腹外斜肌腱膜切除。顺肌纤维方向分开腹内斜肌和腹横肌，切开腹膜。用一把有齿直止血钳自此造口处伸入腹腔内，夹住预定切断的近端乙状结肠，在其远侧再夹一把止血钳，在两钳间切断乙状结肠。将近端乙状结肠断端自造口处拉出腹外 4 ~ 6cm，作人造肛门用。或者按 Goligher 的办法，将近端乙状结肠通过腹膜后隧道引至造口位置，暂用盐水纱布保护。

（10）远端乙状结肠断端用粗丝线捆扎，后用橡皮手套包裹捆扎，送入骶骨凹陷。彻底止血后，将盆腔底部两侧腹膜连续或间断缝合，重建盆底。

（11）近端乙状结肠壁的浆膜层或脂肪垂与腹膜、筋膜及皮下组织各用 1 号或 4 号丝线间断缝合数针。拉出腹外的乙状结肠用有齿止血钳夹住，术后 48° ~ 72° 松开。近 10 年来笔者所在医院所做人造肛门均采用一期成形，开放人造肛门，彻底止血，消毒后用一次性人工肛门袋保护，既能防止伤口感染，又能减轻护理的负担。

（12）将近端乙状结肠缝合于外侧壁层腹膜上，理顺肠襻，以防止术后形成内疝。切口按层缝合。

（13）当腹部手术组即将直肠完全游离后，会阴部手术组立即开始手术，用 7 号或 10 号丝线环绕肛门缘做一荷包缝合关闭肛门口。再距肛门一般 2 ~ 3cm，肛管肛门癌应距肛门 4 ~ 5cm 处做一梭形切口。切开皮肤，皮下组织逐一结扎或电凝止血。用组织钳夹位肛门两侧皮肤切口向外牵引，沿坐骨结节及臀大肌肉内侧缘继续分离，注意结扎肛门动脉。

（14）将肛门直肠向前牵拉，用电刀横形切开盆筋膜壁层，用手指钝性分离，伸入骶骨前间隙，与腹部手术组会合。然后将远端乙状结肠和直肠拉出切口外，切断直肠尿道肌和部分耻骨直肠肌。在男性应按留置导尿管所标记的尿道位置细心分离，避免损伤尿道膜部；在女性须将直肠与阴道分离，这样就可将肛门、直肠和乙状结肠由会阴部切除。

（15）盆腔创面彻底冲洗及止血后，在创口内放置引流管，从会阴部另戳孔引出。会阴部切口间断缝合或褥式缝合。

若患者因年老、体弱等原因不能行 Mile 手术或一期切除吻合，可行经腹直肠切除，永久性结肠造口（Hartmann 手术）。即经腹将肿瘤切除，远端直肠封闭，近端结肠拉出做人工肛门。此法优点是手术操作简易迅速、出血及并发症少、恢复期短。缺点是根治性差。

（五）术中注意事项

（1）Mile 手术切口常用的中下腹部正中切口绕脐、左旁正中切口绕脐、右旁正中切口绕脐，右旁正中切口较好，因距人造肛门较远，对切口污染机会减少。

（2）分离乙状结肠系膜及直肠中、上段两侧腹膜尽量多保留，便于直肠、肛管切除后，能有足够腹膜缝合覆盖盆底与创面，缝合应严密，以防术后小肠坠入易导致肠梗阻。笔者遇到 2 例因盆底腹膜缝合较稀，术后小肠壁嵌入而导致肠壁坏死而形成肠瘘（肠管壁疝）。

（3）向下切开腹膜时，应注意先推开膀胱壁勿使受损。

（4）腹腔探查时，要注意肿瘤的固定是炎症浸润，还是肿瘤侵犯，若是肿瘤广泛侵犯固定（冰冻盆腔），不要勉强切除，否则可能发生大出血或周围组织损伤；若是炎症浸润，小心细致分离，有时可使看来无法切除的肿瘤变成可以切除。

（5）提起分离后的乙状结肠应在预定切线处，用纱条扎紧肠管，向肠腔内注入 5 - FU 500mg。避免手术中挤压致肠壁破裂，使脱落在肠腔内癌肿细胞污染手术野，发生种植转移的危险。

（6）术中应将双侧输尿管仔细显露加以保护，随时注意防止损伤。

（7）结扎肠系膜下与直肠上血管时，必须证实根部结扎后，造口处乙状结肠供血正常。近年来许多学者认为，在血管根部结扎后并不能提高生存率，而且可能发生血供障碍，故在适当较高的部位结扎即可。

（8）分离直肠后侧时应在直肠系膜深筋膜与骶前筋膜之间的疏松纤维组织内，用电刀或钝性分离，避免用手指强行钝性分离。避免损伤骶前静脉而引起难以控制的大出血，甚至危及患者生命。一旦发生不要用止血钳盲目快夹或电烙止血，以及慌乱缝扎，否则将导致更大的出血，应用盐水棉垫填压止血、手指压迫止血后，进一步暴露手术野用 PDD 钉（皮氏骶丛止血钉）钉入骶骨内，达到止血的目的。

（9）分离直肠前侧时，应在腹会阴筋膜（Dinovilliver 筋膜）前面解剖。仔细分离膀胱、精囊腺、前列腺（女性子宫颈、阴道），避免损伤，一旦出血可以缝扎止血，若有必要时可以部分或全器官切除。

（10）游离清扫髂血管周围淋巴结时，应防止骶丛神经损伤，在处理双侧韧带时，应避免损伤盆神经丛，从而防止术后影响膀胱与性功能障碍。

（六）术后处理

Mile 手术后一般处理见总论篇，但一些特殊处理如下：

（1）术后大多数患者有排尿功能障碍，留置导尿管一般术后 7d 左右拔除，留置期间应定时开放导尿管，每天应冲洗膀胱。若出现排尿障碍应延迟拔除导尿管，找出原因及时处理。

（2）会阴部引流管术后应严密观察，少量出血时应全身或局部应用止血药物，若发生大量出血时，应及时手术止血。

（3）人造肛门术后处理：①若采用肠壁与皮肤一期开放缝合时，术后应每天观察肠壁的颜色，注意有无回缩出血、坏死等情况。②若采用止血钳闭式缝合法，术后止血钳应在48°~72°取出，贴上人工肛门袋，并教会患者或陪人更换肛门袋。

二、经腹腔直肠低位前切除术（Dixon 术）

Dixon 手术是直肠癌保留肛门的一种最好的手术方法，不仅保留了肛门，而且也保留了直肠下段的感觉及排便功能。Dixon 术的切除与吻合均在盆腔内进行，吻合口在腹膜外。由于双吻合器的临床使用，使 Dixon 术适用范围增宽，应用日益广泛。

（一）适应证

肿瘤下缘距肛缘 4~7cm 直肠癌。

（二）操作步骤

（1）手术的腹部切口，腹腔内探查，分离直肠、乙状结肠等同 Mile 手术，有时因结肠过短，为保证与下段直肠进行无张力吻合，则要将降结肠游离至脾曲，切断脾结肠和部分胃结肠韧带，使结肠脾曲充分游离。

（2）提起乙状结肠与直肠上段，并用纱条扎紧癌肿的近端肠管，向肠腔内注入 5 - FU 500mg。距癌肿远端 2~5cm 以下的直肠夹两把大直角肠钳，靠近下端直角钳切断直肠，断端用新活尔灭或络合碘消毒。

（3）用两把直角钳或有齿止血钳夹住拟切断处的癌肿近端乙状结肠并予切除，取出切除的肠管和病变组织。

（4）将近段乙状结肠往下送入盆腔，与直肠靠近，准备做端对端吻合。先在直肠断端和结肠断端两侧缝合固定 2 针，并做牵引。然后用或褥式缝合吻合口后壁浆肌层。在乙状结肠近端夹一把肠钳，切除乙状结肠和直肠被直角肠钳夹扎过的部分。

（5）用丝线做吻合口后壁的全层间断吻合或用可吸收线做全层连续吻合。用同样方法做吻合口前壁的全层内翻吻合。

（6）吻合完毕后，取出肠钳，用丝线行前壁浆肌层间断缝合。

（7）端对端吻合完毕后，用盐水冲洗盆腔，一般不放置引流，但有的临床医师在吻合后壁置一导管引流，于会阴部做一戳口引出。然后用可吸收线或丝线缝合修补盆底腹膜，使吻合口置于腹膜外。最后逐层缝合腹壁切口。手术完成后应用手指扩张肛门。

另外目前临床上采用双吻合器（圆筒肠吻合器）吻合：

1）在乙状结肠及直肠切线上分别置荷包钳行荷包缝合，同时切断乙状结肠及直肠，移去切除的肠段，放开荷包钳。

2）先行扩肛，自肛门插入 32~33mm 双吻合器，逆时针旋转尾端旋钮直至中心杆上黄红色标记露出，将底座送入乙状结肠断端内，结扎荷包缝线及扎紧直肠断端荷包缝线。顺时针转动尾端旋钮，拧紧吻合器，打开保险闸，扣动扳机击发，完成吻合，略松开旋钮，退出吻合器。有的临床医师在吻合完成后，为防止意外，在吻合口处再加一层丝线间断全层加固。检查切割之上、下二环是否完整，吻合口是否完善。随着吻合器的发展，为了进一步达到无癌、无菌的操作原则，在处理两断端时，采用 4 把闭合器或切割闭合器来完成这一手术。

（三）术中注意事项

（1）开腹探查，游离肠管，防止输尿管等脏器组织的副损伤以及骶前静脉丛损伤所致大出血等。均同于 Mile 术。

（2）切口应采用左旁正中切口，从耻骨以上延伸至脐上 4～5cm。有利于游离结肠与结肠脾曲，从而减少吻合张力。

（3）切断肠系膜下动脉时，一般应该在左结肠动脉分支处以下，否则影响肠管血供，造成吻合口愈合不良而致肠瘘。

（4）取吻合器吻合时一定要注意，消除两断端附近的脂肪和疏松组织，有利于吻合；在荷包缝线结扎后，为防止肠壁某一处滑脱，可再加粗丝线结扎一道；吻合完成后，应检查吻合器切割下来的两圈肠壁是否完整；为防止吻合口瘘，必要时在吻合口处，外加丝线全层间断缝合一圈，既可预防肠瘘，又可防止出血。

（5）癌肿下段若切除肠管不够，疑吻合口有癌存留时，应术中快速切片活检，若有残留癌细胞时，则应改变做 Mile 术。

（6）手术完成后，应用手指扩肛至 4 指以上。

（7）术后严密观察，防止吻合口瘘的发生，若放置了引流管，应在术后 5d 以上才能拔除。

三、拖出式直肠切除术（pull through operations on the rectum）

按直肠癌生物学的特点及部位，认为只要肛提肌没有肿瘤浸润，则残留的直肠能够做吻合，就可以实施保存括约肌功能的直肠癌根治术。拖出式直肠切除术，是 1939 年 Babcock 首先创立，以后随着医学的发展出现了许多改良术式，但由于该术式有不足之处，故现在临床上应用不广，只有当残留的直肠不能做吻合或吻合失败之后而采用该术式。

（一）Bacon 手术

该手术在完成腹部根治性手术后，主要是剥去肛管黏膜，将上端乙状结肠经肛管肌鞘中从肛门拖出，使结肠浆膜面与肛管粗糙面紧贴，在结肠内置导管绑住残端。2 周之后粘着愈合，剪去肛外多余结肠。由于二次性愈合，必然会导致过多的瘢痕形成，使吻合部变得僵硬，术后肛门狭窄。另外该术式不但切除了全部直肠，也切除了肛提肌，同时在消除坐骨直肠窝内脂肪组织时，很容易损伤肛管神经，从而括约肌功能极有限，因此有人认为相当于会阴部的结肠造口。后来许多学者做了一些改变 Bacon 的手术，使其可能获得较满意排便功能。

（二）改良 Bacon 手术

该手术的腹部手术同 Dixon 术，一定要保证结肠拖出肛门外无张力。以大量的消毒液冲洗会阴部与结肠后，以新洁尔灭或络合碘等消毒。①充分扩张肛管括约肌。在肛门边缘前后左右各安置一组织钳，向四周牵拉，使肛管外翻显露齿线。②用电刀在齿线远端 1～2mm 处做一环形切口，经肛管皮肤和肛管黏膜下肌层，深达内括约肌，用弯剪刀继续向上剥离到肛提肌平面以上。然后向内向外环形切断肛提肌以上的直肠，通过肛管将直肠及乙状结肠拖出。③乙状结肠拖出的长度，一般以其上方丝线结扎处露出肛门外约 5cm 为准。然后检查腹腔内结肠及其系膜的张力是否过大、肠管有无扭转、结肠的血循环是否良好。④用细可吸收线将拖出的肠壁浆膜和肛管皮肤固定数针，以防结肠回缩。离肛门 5cm 处切断结肠。⑤在结肠内放一导管，以利排气。环绕结肠和导管，紧紧结扎肠壁控制肠壁和系膜的出血。

⑥导管的末端连接拖出的结肠周围用凡士林纱布及较软的敷料包扎。最后在腹腔内将结肠固定于新的位置。缝合盆腔腹膜。骶前间隙放一双套管引流，从会阴部戳口引出。腹部各层按层缝合。术后 7～10d 待拖出的结肠与周围组织已有愈合后，即可在麻醉下常规消毒铺巾施行二期会阴部手术，拆除肛门固定缝线，离直肠断端下方 1cm 处切断多余的乙状结肠，用可吸收线间断缝合乙状结肠与直肠断端。结束手术后卧床休息 2～3d。水肿的结肠黏膜可回缩至肛门内。

（三）Babcock - Black 手术

该手术不剥离肛管黏膜，而将乙状结肠从中拖出，使直肠残端与结肠浆膜直接愈合。Babcock（1959）主张在肛管后正中处将括约肌切断，并与拖出的结肠缝合，防止括约肌痉挛影响肠襻血供。而 Black 只做肛管扩张效果良好，并无肠坏死发生。

（四）Maunsell - Weir 手术

该手术 1892 年首先由 Maunsell 提出，直到 1901 年 Weir 才应用于临床，故称为Maunsell - Weir 手术。Swenson 因根据 Weir 手术原则，用以切除先天性巨结肠而闻名。以后 Welch 及 Rheinlander 又用 Swenson 法切除直肠下端癌肿，故又称为 Welch 手术。手术方法是经腹低位切除后再将肛管直肠拖出外翻，又将结肠从中拉出后，两个断端于肛门外间断吻合后退缩回肛内。该手术虽然保留了正常的排便功能，但手术操作较困难，容易发生吻合口瘘与狭窄，故现在临床应用较少。

（五）Turnbull - Gutait 手术

该手术于 1961 年由 Turnbull - Gutait 等 4 人提出，手术将 Maunsell - weir 手术分为二期手术完成。第一期手术是将肛管、直肠残端拖出外翻，不剥离黏膜，也不切断肛管括约肌，结肠从肛门拉出，与外翻肛管直肠残端施行间断吻合，中央置管，以消毒敷料保护，待外翻肛管与结肠浆膜层愈合后。第二期手术在 2 周后剪去肛门外结肠残端，肛门任其自行恢复。该手术吸取各法之长处而去其短处，比较安全。

四、经腹骶与经耻骨径路直肠癌切除术

（一）经腹骶直肠癌切除术

是经腹部与骶部联合切除直肠癌进行吻合的保留肛门括约肌功能的直肠癌手术。该手术于 1962 年由 Maunsell 等人提出，因手术繁杂，又需变换体位，没有进一步开展。Localio 以直肠中段癌为对象，1969 年报道 24 例成功手术病例后又重新受到重视。至今已应用于所有适合进行直肠癌前切除或超低位前切除术的患者。优点：①泌尿生殖膈的腹腔侧、膀胱（男性）、阴道（女性）后面以及两侧壁都能在直视下得以彻底淋巴结清扫。②如癌肿已侵犯到骶骨，可行骶骨一并切除。③直视下进行断端肠管吻合也较容易。④对于肿瘤下缘的切缘距离能够直视下辨认。但该手术需变换体位、延长了手术时间，可能延长骶部切口的愈合时间。具体操作步骤如下。

（1）体位：先仰卧位行腹部操作后改变为右侧俯卧位行骶部操作，但术中需变换体位；也可直接采用右侧倾斜的侧卧位，但往往影响腹部操作，此时宜取下腹部斜切口。

（2）腹部与盆腔的乙状结肠、直肠游离方法同 Dixon 手术。

（3）骶部切开，暴露直肠：可取骶尾部左下缘至肛门之间向斜切口或水平横切口。长

约 10cm，逐层切开，切除尾骨，进一步游离直肠后侧壁，使全部直肠游离到肛提肌水平，切除结直肠后，去除标本，施行手法或吻合器进行肠道吻合。

（4）缝合骶尾部切口，并予骶尾部置引流管。

（5）冲洗腹腔，修复盆底腹膜并关腹。

（二）经耻骨径路直肠癌切除术

（1）体位、腹部切口、腹盆腔探查、肠管的游离均同 Dixon 手术，进一步估计肿瘤切除后剩余直肠长度而决定是否需经耻骨入路。现在由于各种吻合器的临床广泛应用，故该入路很少采用。

（2）耻骨直至两侧耻骨结节以外部分的切除：自耻骨联合紧贴耻骨向深部暴露耻骨前面及两侧耻骨上皮，切开骨膜 5～6cm，骨膜剥离器剥离其骨膜，以小直角钳引入线锯离断两侧耻骨上、下支，使该部分连同耻骨联合一并切除，注意勿伤及其后的膀胱、前列腺及耻骨后间隙内的阴部静脉丛。

（3）游离膀胱、显露直肠：从膀胱的左侧（必要时自导尿管内向膀胱注入盐水以辨认其界限）分离、切断左膀胱韧带及左膀胱下血管，游离膀胱，将其和前列腺、精囊（女性为子宫及左附件）向右侧牵拉即可使直肠显露（此时可由助手行肛门指诊协助）。注意辨认左侧输尿管下段，勿使受损。

（4）游离直肠：直视下由助手从肛门指诊引导分离直肠，切断结扎两侧直肠侧韧带，将乙状结肠及经腹游离的直肠向上和肛侧提起，游离直肠后壁，使直肠完全游离至肛提肌水平。

（5）肠道重建：按前术原则切断直肠及在结肠拟定切线处切断，移去标本，切端充分消毒，助手充分扩肛行保留直肠段的冲洗消毒，行直结肠端端吻合。吻合方式可以手法缝合或应用吻合器吻合。

（6）腹部外侧肌群及股内侧肌群缝合修复。

（7）置骶前负压引流管、冲洗等同其他保肛术式。关腹。另外，需于耻骨联合骨缺损处置一根负压引流管。

五、直肠癌扩大的腹盆腔淋巴结清除术

直肠癌由于其特殊的解剖学特点，又无浆膜层，因此与周围组织紧密相连，且淋巴引流与血液循环十分复杂，故容易发生淋巴与血行转移。往往由于手术范围不足而造成周围性浸润与淋巴结转移癌的残留。从 19 世纪以来许多学者深入研究，肯定了直肠、肛管淋巴向上方、下方、侧方的引流途径。1940 年日本久留腾指出直肠癌 3 个方向进行淋巴结清除实属必要，尤其强调了侧方清除的必要性，这与欧美学者的观点迥然不同，国内大多数学者的研究认为：上方的淋巴引流是任何部位的直肠、肛管癌主要转移途径；下方仅为肛管癌的转移途径；而对于发生在腹膜返折线以下的直肠癌可能发生侧方淋巴结转移，故应进行侧方淋巴结清除术。笔者多年来在临床工作中支持这一观点。对于进展期直肠癌扩大根治术的适应证有：①全身状态能耐受手术者；②局部无严重周围器官浸润者；③无第三站以远淋巴结及远处脏器转移者；④年轻患者术前病检为低分化腺癌或黏液癌者，应放宽手术指征。

手术操作：

（1）麻醉、体位、切口与腹腔内探查均同 Mile 手术。

（2）探查后游离乙状结肠、直肠上段与双侧输尿管均同 Mile 手术。

（3）进一步暴露手术野扩大清除淋巴结，清除淋巴结范围于。①上方淋巴结清除：剪开腹主动脉的后腹膜，向上达十二指肠水平部的下缘开始向下清除肠系膜下动脉根部周围的淋巴结。同时剪开肠系膜下动脉的深筋膜，显露各个分支，并清除这些分支周围的淋巴结及结缔组织，直达痔上动脉起始部，在此处切断痔上动脉，结扎如同 Mile 术，也可在肠系膜下动脉的根部切断结扎。如行拖出术或低位前切除术，一定保存乙状结肠分支。痔上动脉旁淋巴结及肠旁淋巴结连同原发灶一并清除。②侧方淋巴结清除：在清除肠系膜下动脉及痔上动脉旁淋巴结后，开始进行侧方清除。首先剪开腹主动脉及下腔静脉前的浅筋膜及两血管的外膜，清除其前面及两血管间沟中的淋巴结及脂肪组织，直达左右髂总动脉分叉部。再向下及左右两侧同样清除髂总动脉旁淋巴结，向下清除髂外淋巴结，继续清除腹股沟深组淋巴结，直达腹股沟韧带处。在髂内外动脉分叉部开始清除髂内动脉周围的淋巴结及脂肪组织，然后在髂内外静脉的夹角中开始向下清除闭孔淋巴结。在清除闭孔淋巴结时一定要注意走行于髂内外静脉之间的闭孔神经，切勿损伤。

（4）进一步游离直肠：①游离后壁：清除上方及侧方淋巴结后，首先在骶前筋膜的浅面锐性游离后壁，并清除骶骨前筋膜前面的脂肪组织，再一直向下，直达骶尾关节处或更低位（可尽量向肛门侧游离，如此便于会阴部操作）。注意不要损伤骶前静脉丛。②游离前壁：直肠与膀胱之间很少有淋巴结，可在左右侧腹膜剪开线的汇合处开始游离显露出膀胱的外膜，在直肠周围结缔组织与膀胱外膜之间向下游离前壁，锐、钝性分离直达前列腺中部的高度。避免损伤精囊腺、前列腺以及人口处的输尿管。③游离两侧壁：尽量靠近骨盆侧壁向下游离直肠侧壁，在直肠侧韧带的上方可能发现痔中动脉，靠近其根部结扎切断。侧方游离应向下超过精囊腺，以利会阴部操作。

手术至此，可开始会阴部操作，会阴部及腹部以后操作步骤同 Mile 术。亦可根据病灶部位决定行低位前切除吻合术。

六、腹股沟淋巴结清除术

肛管癌或肛周癌的腹股沟淋巴结清除术，可与原发癌手术同时或分期进行。若患者情况较好时，一般临床医师主张同时进行，因为在腹会阴联合切除时，同时清除髂腹股沟淋巴结则更为方便、彻底。

（一）腹股沟浅组淋巴结清除术

（1）麻醉与体位：①麻醉：全身麻醉或连续硬膜外麻。②体位：仰卧位，双下肢分开外展。

（2）切口：髂前上棘内侧2cm，跨过腹股沟韧带中外1/3处，至卵圆窝体表投影的外侧一条斜切口。

（3）分离皮瓣：游离切口两侧的皮肤与皮下脂肪（可以稍留一薄层脂肪组织，防止皮瓣坏死）。

（4）清除淋巴脂肪组织：沿上述皮瓣范围的周边切开，显露其深面的肌肉和腱膜，将深筋膜与脂肪组织行整块切除。分离过程中，于切口下部切断大隐静脉主干及其属支，并将股动脉的内、外侧及其上端的分支逐一切断、结扎，将筋膜与脂肪组织从股三角向上方剥离，将大隐静脉于汇入股静脉处结扎切断，移去标本。放置引流管，缝合皮肤。

（二）髂腹股淋巴结清除术

（1）麻醉与体位：均同腹股沟浅组淋巴清除术。

（2）切口：单独施术同浅组清除术；如与腹会阴联合切除进行，可采用如图12-6示两种切口途径。

（3）同前清除腹股沟浅组淋巴结后，切断腹股沟韧带，向下切至卵圆窝，向上切开长约5cm的腹外斜肌腱膜，暴露腹股沟管和腹内斜肌，解剖精索或子宫圆韧带，将其以纱带牵向一侧保护。自卵圆窝向上清除股血管周围淋巴、脂肪组织，根部结扎旋髂深动静脉及腹壁下动脉。将腹股沟韧带的内侧段从股神经、股动静脉的前方剥离，打开股管。将患者改为头低卧位，使壁层腹膜从髂窝向上内回缩，并以大拉钩暴露，显露髂血管，沿已清除的股动脉向上打开股血管鞘，解剖髂外血管与腹部解剖会合。将髂内、外及髂总血管周围、髂腰肌前面的淋巴、脂肪组织整块切除。

（4）以粗丝线缝合腹股沟韧带及腹外斜肌腱膜，将腹外斜肌腱膜缝合于耻骨梳韧带上。将缝匠肌于起始端切断，使肌腹上端内旋，其外缘变为内缘，覆盖于股血管前面，粗丝线将其断端缝合于腹股沟韧带上，其新内缘与耻骨肌及长收肌间断缝合数针。置引流管，缝合皮肤。

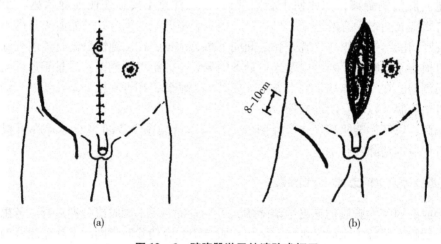

图12-6 髂腹股淋巴结清除术切口

（a）完成腹部操作后，另做切口清除；（b）与腹部联合清除

七、肛管、直肠癌局部切除

局部切除既可作为肛管直肠癌根治性治疗的一种方法，也可作为姑息性治疗的一种手段。肿瘤的局部切除指将肿瘤及其周围0.5~1cm的肠壁全层切除。笔者认为：局部切除作为中、低位早期肛管，直肠癌，包括原位癌的根治性治疗，应慎重选择病例，虽然避免了Mile手术或Dixon手术，减少了并发症与死亡率，但增加了复发率，然而局部切除的复发可经补救手术仍有治愈的可能性。另外局部切除作为姑息性治疗的手段，主要用于高龄及伴手术高危因素的患者，或手术后局部复发以及减轻或解除晚期癌症患者痛苦的一种手段。笔者在十多年的临床工作中做了12例经肛门、直肠、肛管癌的局部切除，没有发生任何并发症与死亡率，但有2例术后患者与家属要求改Mile手术，2例术后分别在1年、1年半内复发

而做，Mile 手术。

局部切除有许多途径：

（1）经肛门癌肿的局部切除，适应于距肛缘 6cm 以下的直肠下段早期癌肿。该手术一定要麻醉良好，充分扩肛后，将肿瘤拖出，用组织钳在肿瘤上方夹住健康的肠壁进行肿瘤的肠壁全层切除，后进行肠壁的全层间断缝合，彻底止血，置入肛管结束手术。

（2）经骶部癌肿的局部切除，适应于直肠中上段（距肛缘 6～10cm）的后壁肿瘤。由于现代医学的不断发展，一次性双吻合器的广泛临床运用，该术式现在已应用较少。

（3）经腹部癌肿的局部切除，适应于直肠上段（距肛缘 10cm 以上）及乙状结肠、直肠交界处的早期肿瘤。该术式现在也较少应用。

（4）在内窥镜（直肠或乙状结肠镜）的配合下，采用电灼、激光等进行肿瘤局部切除，仅适应于早期的肿瘤；对已确诊的直肠、肛管癌病例，应慎重选用。

八、保留自主神经的直肠癌根治术

随着直肠、肛管癌扩大根治术的开展，生存率已有了明显的提高，但由于手术范围的扩大、术中神经的损伤，造成术后患者的排尿功能与性功能障碍的发生率也明显增加。一般直肠癌术后导致排尿障碍者为 45%，男性性功能障碍者占 85%，笔者在四十多年的临床工作中，虽然没有这方面的统计数字，但遇到的这类患者却不少，确实有待临床解决。随着经济文化、生活水平的不断提高，肿瘤患者往往并不满足于挽救了他们的生命，而进一步要求生存质量的提高，渴求能很好地参与社会以及家庭的活动与生活，这就对直肠、肛管癌的手术提出更高的要求。

排尿与性功能的障碍主要是因为直肠、肛管癌手术中导致了支配盆腔脏器的自主神经损伤的结果。首先是从腹主动脉前面进入骶骨前面的骶前神经，其次是经骶骨孔进入骨盆神经丛的盆内脏神经，另有从骨盆神经丛发生的侧支经侧韧带基底进入膀胱、尿道、前列腺等盆腔脏器的纤维。因此为了使直肠、肛管癌手术既能提高生存率，又能减少术后的并发症，保存排便与性功能，提高生存质量，近年来国内外许多学者不断开创、发展了保留自主神经的直肠癌根治术，亦称为功能性扩大根治术（NPO）。

保留自主神经的直肠癌根治术是否成功，关键在于切除的范围与剥离的层次要解剖清楚，而且该术式只适应于 Duke - sA、B1 期的癌肿，既要做到癌肿根治的目的，又要保存术后的排尿和性功能，则必须认真选择适应证。

手术操作：

1. 切口与探查

（1）切口：腹部正中切口，从耻骨联合开始绕过脐的左侧（或右侧）至脐上 4～5cm，分层开腹。

（2）探查与决定手术方式：手术方式的决定应由探查结果来决定，原则是在保证癌肿根治性效果的前提下再考虑 NPO。通常是盆腔已有了肉眼淋巴结转移，需做扩大淋巴结清除。癌肿位于腹膜返折线以下，直径超过 3cm 者不应考虑 NPO。但探查时癌肿仅占肠壁的一侧，尚未超过肠壁的 1/2 周径，则可保存健侧的神经。另外，患者年轻，盆腔可疑转移淋巴结能与神经分开者，术后又有辅助性放疗的条件时，则可考虑 NPO。

2. 腹部游离与淋巴结清扫

（1）分离肠系膜下血管与骶前神经：提起乙状结肠并切开乙状结肠系膜左侧的侧腹膜，分离腹膜下的结缔组织，寻找到左髂总动脉并将左输尿管和精索（卵巢）动静脉推向外侧。延长切口上方达肾下极处，下方至髂内动脉，显露腰大肌后，用纱布填塞压迫止血。

再在右髂总动脉中点的上缘打开后腹膜，沿下腔静脉外缘向上延至十二指肠横部，沿髂总动脉向下延长达髂内动脉。此时，可见距主动脉分叉处约4cm的外上方隆起的肠系膜下动脉根部。提起乙状结肠系膜，触摸肠系膜下动脉的搏动，进一步辨认。为了避免损伤肠系膜下动脉神经丛，应距肠系膜下动脉根部1cm处结扎切断，近端双重缝扎。然后向左分离2cm左右，寻及肠系膜下静脉，在尽可能高的位置行结扎切断（图12-7）。牵扯起肠系膜下动静脉的断端，于乙状结肠系膜的根部向下分离。结扎切断左结肠动脉主干与乙状结肠动脉第1支主干，按照肠管切除的原则，结扎剪断乙状结肠系膜，距肿瘤15cm以上切断肠管。

（2）向下牵引远侧端肠管及其系膜，即见主动脉前网状的银白色神经纤维，两侧较密集，中间较稀疏，并集中于主动脉分叉处。此时若发现肠系膜下动脉根部、主动脉前或主动脉及下腔静脉间沟有肿大淋巴结时，应仔细予以清除，切忌打开主动脉鞘向下剥离和清除，以避免损伤骶骨前神经。

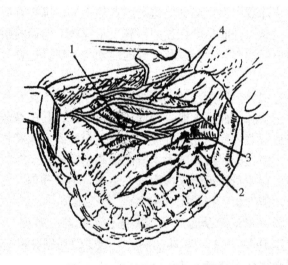

图12-7 切断肠系膜下动静脉
1. 骶前神经；2. 肠系膜下静脉；3. 肠系膜下动脉根部；4. 右侧输尿管

（3）在主动脉分叉处，即骶前神经与主动脉之间，缓缓进行分离，将神经牵扯向一方。清除主动脉分叉部淋巴结及骶前淋巴结（图12-8）。

主动脉分叉处淋巴结紧贴左髂总静脉，须先切开髂总动脉的外膜，由动脉的边缘逐渐接近静脉。如剪断静脉的细小分支出血不止，应用温盐水纱布压迫止血。切忌盲目钳夹，以免夹破静脉壁导致更大出血。越过静脉后，顺着神经继续向下剥离。距主动脉分叉处约3cm，骶前神经又分为左右下腹神经，当向下牵引肠管的远侧断端后，即见下腹神经呈条索状伸向腹膜返折下的直肠两旁，其间亦有许多细小分支与直肠相连，剪断这些分支、神经，便和直肠分离开来。此时将主动脉分叉处淋巴结、骶前淋巴结一并切除送检，然后再向前剥离直肠，边剪开直肠与骶前之间的膜状粘连边进行剥离，直达盆底处。需注意左髂内静脉位于髂内动脉的内侧，较靠近骶前的中线部位，若损伤该静脉，造成大出血。

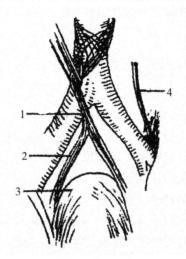

图 12 - 8　腹主动脉分叉处的骶前神经
1. 骶前神经；2. 下腹神经；3. 直肠；4. 左输尿管

（4）靠近髂内动脉切开尚保留的后腹膜，使之两侧的切开线于直肠前会合，再提起膀胱侧的腹膜边缘，看准间隙向后剥离直肠，剪断直肠与精囊、前列腺（阴道）之间的粘连。此时不要显露精囊腺，不要剪破前列腺包膜，以保留前列腺、精囊的细小神经分支。

（5）清除髂总动脉内侧淋巴结及髂内淋巴结。剥离髂内外动脉之间的结缔组织，显露髂内外静脉分叉处。此处俗称"老虎口"，分破后不易止血，须谨慎分离。在髂内、外动脉和静脉之间即可见稍稍隆起的闭孔外膜，打开这层外膜后，轻轻剥离闭孔内的脂肪组织及淋巴结，直至清楚地显露闭孔神经及闭孔动脉。

（6）顺着髂内动脉继续向下分离：当分离至直肠中动脉根部，可见到扁平网状而垂直于直肠中动脉的神经组织，且与下腹神经相续，此即谓盆丛。若在盆丛内侧剪断结扎直肠中动脉，盆丛便会完好地保存下来。但是，因盆丛紧贴盆壁，与直肠之间尚有一定的间隙，若以下腹神经作导引，看清进入盆丛的位置，一般不做盆丛全貌的解剖，也能成功地保存盆丛。

（7）盆内脏神经：从 2～4 骶前孔穿出后，在盆壁侧筋膜下向前向上进入盆丛后下角，因行走的方向是最靠近内侧和腹侧，除非癌肿已固定在骶前而做强行剥离，通常是很难损伤该神经的。若有意观察该神经的位置及走行，可待标本从会阴部移去后，扪摸 2、3、4 骶前孔，再于孔的外侧剥离骶前筋膜，可见银白色片状神经纤维集中后向前向上的走行，轻轻牵扯该神经，即知与盆丛的关系。

3. 会阴部操作　会阴部皮肤的切线上方达阴囊会阴交界处，下方至尾骨前缘，两侧紧邻坐骨结节。通常是距肛缘做 5cm 左右的环形切口。逐层切开后，先扪及坐骨结节，在其内侧结扎剪断直肠下动静脉后，再由尾骨前寻及臀大肌，在剥离臀大肌外膜的同时清除坐骨直肠凹的脂肪组织。然后再于尾骨前打开肛提肌，使会阴部与腹腔相通。此操作应和助手联合进行，以免在会阴部掀起骶前筋膜向前推进时损伤盆内脏神经。盆底打开后，再沿着盆壁向两侧扩展，开大敞口，使之能容远侧断段肠管顺利地从敞口内翻出。接着再牵拉肠管，切断残存的肛提肌。

经过上述处理后，用大量蒸馏水彻底冲洗创口，会阴部置引流管，一期缝合。

4. 腹部人造肛门与逐层关腹　同 Mile 手术。

九、肛管、直肠癌的盆腔脏器合并切除术

肛管、直肠癌患者得到确诊时，有 10% 以上已发生局部病变侵袭邻近的组织和器官。对于肛管、直肠癌而言，手术的最终目的是控制局部癌肿病灶进一步播散、发展以及防止术后复发等，而实施根治性手术，这就要求彻底消除原发病灶，消除所涉及区域转移的软组织、系膜与淋巴结等，从而降低复发率、转移率，提高生存率。

男性直肠癌除上部癌肿侵犯膀胱体部时可仅行合并膀胱部分切除外，下部癌肿侵犯膀胱底部、前列腺、尿道时，应行全盆腔脏器切除术。女性肛管癌侵犯阴道后壁时，可仅行阴道后壁合并切除；而女性直肠癌侵犯子宫颈、阴道壁时，应行后盆腔脏器切除术。直肠后壁癌肿侵犯骶骨时，由于切除骶 3 以下的骶骨不会影响排尿功能，因而应行骶 3 以下的骶骨合并切除。

直肠癌的盆腔脏器合并切除术虽可能达到根治的目的，但手术复杂，损伤大，术后机体的功能损失较多，并发症较多，因此应严格掌握手术适应证，须根据患者的年龄、全身情况以及患者与家属的要求意见等，谨慎选择病例，权衡该手术的利弊。

1. 初发直肠癌合并切除的适应证

（1）术中探查所见癌组织确实已侵犯盆腔内邻近的其他器官；

（2）术中估计浸润部位需行部分切除或全部切除才可能达到根治的目的；

（3）无远隔部位转移，腹膜种植或远处（第三站）淋巴结转移（术中快速病理诊断）。

2. 复发直肠癌合并切除的适应证

（1）有病理切片诊断，已确认复发；

（2）复发部位位于骶：以下，局限于盆腔内，而且未侵犯盆腔侧壁；

（3）无肝脏与其他器官的远隔转移以及远处淋巴结转移（术中快速病理诊断）；

（4）能满足上述条件，可望行根治性再切除。

（一）全盆腔脏器切除术（total pelvic exenteration，TPE）

全盆腔脏器切除的范围应包括切除乙状结肠、直肠、肛门，做永久性人造肛门；切除膀胱、前列腺，做尿路造口；施行彻底的上方与侧方淋巴结清扫（图 12-9、图 12-10）。

1. 麻醉与体位

（1）麻醉：气管插管全身麻醉。

（2）体位：膀胱截石位，臀部稍抬高。

2. 手术切口　下腹部正中切口左侧绕脐向上 4~5cm，向下达耻骨联合上方。

3. 术中探查　术中应仔细探查，确定有无肝脏等脏器转移及同时性多发癌的可能性、腹膜与远处淋巴结转移等（快速病理检查），探查癌肿的部位与盆腔脏器粘连浸润的程度（快速病理检查）。综合术中发现与病理诊断最后决定是否施行全盆腔脏器切除术。

4. 游离乙状结肠与输尿管　游离乙状结肠后在预定的造瘘口处用纱条扎住。切开乙状结肠系膜外侧与左髂窝后腹膜之间的融合处向下沿小骨盆内侧壁向前切开达膀胱前方，并充

分游离输尿管至膀胱入口处后用纱带吊起。然后切开乙状结肠系膜右内叶，向上达十二指肠水平，向下亦切开至膀胱前方。充分游离输尿管至膀胱入口处，用纱带吊起。

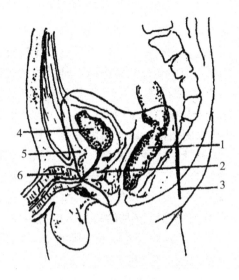

图 12 - 9　全盆腔脏器切除范围

1. 直肠；2. 前列腺；3. 切除范围；4. 膀胱；5. 耻骨前列腺韧带；6. 阴茎海绵体

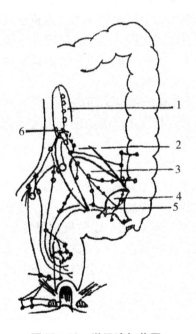

图 12 - 10　淋巴清扫范围

1. 主动脉旁淋巴结；2. 主淋巴结；3. 中间淋巴结；4. 肠旁淋巴结；5. 肠壁淋巴结；6. 肠系膜下动脉

5. 上方淋巴结清扫　在十二指肠水平下方，横向切开腹主动脉及下腔静脉鞘，向下剥离，清除脂肪、淋巴组织至腹主动脉分叉处。显露出肠系膜下动脉根部，清除根部周围的脂肪、淋巴组织，于根部结扎肠系膜下动脉、下静脉。扇形切断乙状结肠系膜至预定造口处。

6. 侧方淋巴结清扫　沿髂总动脉分叉处切开鞘膜，向下剥离髂内动脉和髂外动脉之间的脂肪、淋巴组织，仔细显露并保护闭孔管处，清除闭孔淋巴结及周围脂肪组织，向下清除达肛提肌腱膜处。

7. 游离直肠　在骶骨岬前方进入直肠后间隙。在骶前筋膜前方的疏松组织内剥离，保持正确的剥离层次。在直视下游离直肠后壁达肛提肌上方。此时直肠后方完全游离。在耻骨后游离膀胱前腔，用钝性与锐性剥离相结合的办法切断耻骨膀胱韧带，向下达耻骨联合下水平达耻骨前列腺韧带。然后向两侧游离膀胱侧腔，于盆壁处切断、结扎输精管，低位切断两侧输尿管后，继续游离膀胱侧腔达直肠侧韧带前方。至此，直肠前方基本游离。然后继续游离直肠的侧方，在游离前先结扎双侧髂内动脉、髂内静脉及其分支，以减少出血。靠近盆壁分次钳夹、切断、结扎骶骨膀胱韧带，直肠侧韧带。至此直肠膀胱基本游离，膀胱前腔、膀胱侧腔、直肠侧间隙和直肠后间隙之间完全相通，向下也都已游离达肛提肌上方。

8. 游离耻骨前列腺韧带　将直肠、膀胱一起整块牵向上方，充分暴露耻骨后连至前列腺前面的耻骨前列腺韧带。由于耻骨前列腺韧带内有来自阴茎背静脉的 Santorini 静脉丛，一旦静脉撕破，断端回缩耻骨联合下方，则止血将非常困难，因而距耻骨联合 1cm 于耻骨前列腺韧带靠近前列腺处先以粗丝线缝扎，然后逐次切断耻骨前列腺韧带，向下游离达前列腺尖部。

9. 会阴部操作　会阴部切口与 Mile 术大致相同，但前方可稍向前多切一些。依次切开皮肤、皮下，清除坐骨直肠脂肪，从根部切断直肠下动脉。切断肛尾韧带，沿骨盆切断肛提肌，将直肠自腹腔拉下。继而向前切断耻骨尾骨肌和耻骨直肠肌，再切开会阴横肌，向深处进一步切断会阴中心腱。阴茎海绵体根部静脉较多，容易出血，应逐次缝扎，沿尿道球部向后方切离。根据导尿管判定尿道膜的位置，切开尿道膜部，拔出尿管，切断尿道，远侧端予以缝扎，沿其近侧端向上切开尿生殖膈，向前上方与前列腺尖部前方的腹部切口相通，将肿块整块移去切除。

10. 重建尿路　重建尿路方法有 3 种：①回肠带膀胱术；②输尿管与乙状结肠吻合术；③输尿管皮肤造口术。采用的术式与操作应由泌尿专科医师完成为最好，也可以由经验丰富的普外科医师来完成。

11. 人造肛门　方法同 Mile 手术。

12. 重建盆底、关腹　人造肛门完成后，应仔细缝合乙状结肠系膜切缘与侧腹膜的裂隙，继而缝合盆底腹膜，重建盆底。若盆腔缺损太大时，可采用几种方法填补：①让小肠襻自行坠入盆腔内，但应注意勿使肠襻扭结，以防发生肠梗阻；②大网膜转移充填盆腔内；③利用人造合成材料织布（网）与小骨盆入口处的盆壁四周缝合固定，表面覆盖网膜。

手术结束前，彻底止血，放置双套管负压引流，分层关膜。

（二）后盆腔脏器切除术

1. 切除范围

（1）切除乙状结肠、直肠、肛门，行永久性人工肛门。

（2）切除子宫、附件、阔韧带、阴道后壁和后 1/2 阴道（此操作最好由妇科医师完成）。

（3）彻底的上方淋巴结清扫和侧方淋巴结清扫。

2. 操作步骤

（1）麻醉与体位：同 Mile 术。

（2）切口：同 Mile 术。

（3）游离乙状结肠与解剖双侧输尿管：同 Mile 术。

（4）清扫上方淋巴结：同 Mile 术。

（5）游离直肠后方：同 Mile 术。

（6）前方游离：于小骨盆缘切断卵巢悬韧带，近侧双重结扎。于其前方切断，结扎子宫圆韧带。将乙状结肠系膜两侧的腹膜切口向前延伸至膀胱子宫凹陷前方，沿膀胱子宫凹向下游离 2～3cm，将膀胱推向前方，使之与宫颈和阴道前穹窿分开。

（7）侧方游离与清扫侧方淋巴结：沿髂内动脉走行剥离髂内动脉血管鞘。沿腰大肌内缘剥离子宫阔韧带。仔细解剖输尿管，可见其于阔韧带基底部前方进入子宫颈旁组织内。剥离髂内动脉至显出子宫动脉根部，此时可见到子宫动脉从输尿管上方横过进入子宫颈旁。于根部切断，结扎子宫动脉。将输尿管牵向前外侧予以保护，在其内侧分次钳夹，切断阔韧带基底部和子宫主韧带，直至见到输尿管向前沿阴道壁外侧前行进入膀胱。向下游离尿生殖膈上方，使子宫侧方完全游离。阔韧带基底部子宫静脉丛，其与膀胱静脉丛相交通，不小心损伤容易引起难以控制的出血，因而要仔细于直视下确实可靠地钳夹、切断、结扎。继而沿髂内动脉找到直肠中动脉，于根部切断、结扎。再依次切断直肠侧韧带、骶骨直肠韧带和骶骨子宫韧带。切断骶骨直肠韧带时，在不影响整块切除的前提下，尽量离骶骨远些，以便尽量保留盆内脏神经，减少术后的排尿障碍。沿髂总动脉分叉处向下清除髂内动脉和髂外动脉之间的脂肪淋巴组织。向下继续清扫膀胱侧间隙内的闭孔淋巴结及周围脂肪组织，向下直达肛提肌上方。

（8）切开阴道前壁：从膀胱子宫陷凹腹膜切开的子宫侧切缘，将之与子宫一起上提，于子宫颈下方横行切开前穹窿的阴道壁，将输尿管向外侧拉开，继续向两侧切开侧穹窿。

（9）会阴部操作：会阴部切口同 Mile 手术。但向前延长至阴道侧壁 1/2 处以便切除肛门和肛提肌外，还整块切除会阴体、阴道直肠隔、阴道后壁和后 1/2 阴道侧壁。切开皮肤、皮下清除坐骨直肠凹脂肪组织，于根部切断直肠下动脉，近盆壁切断肛提肌，继续向前切断会阴浅横肌和耻骨直肠肌，达阴道侧壁。然后自下向上分次钳夹、切断阴道侧壁，再行缝扎，以减少出血。向上与腹部操作时已横行切开的阴道前壁断端会师，即可将后盆腔脏器整块自会阴口移去。

（10）人造肛门：同全盆腔脏器切除术。

（11）缝合切口：冲洗盆腔。仔细缝闭盆底腹膜，有张力时可适当向两侧游离盆底腹膜。缝合间隔不要过大，以免术后小肠陷入而造成肠梗阻。将小肠顺序放入盆腔。逐层缝合腹壁切口，于骶前放置引流管。会阴部切口一层缝合，前方至阴道外口留下能容 2 指的间隙以便重建阴道。阴道侧壁不缝合，术后 2 个月左右阴道黏膜上会长出肉芽组织形成新的阴道后壁。

（苏永红）

第十三章　下肢浅静脉曲张

一、概论

下肢浅静脉曲张多为大隐静脉及其属支病变，是外科的常见病。1916 年，Homans 提出将下肢浅静脉曲张分为单纯性（原发性）和继发性两大类。前者深静脉无病理改变，仅为隐股静脉瓣关闭不全，使血液从股总静脉倒流入大隐静脉，逐步破坏大隐静脉中各个瓣膜，引起浅静脉曲张；后者因下肢深静脉血栓形成堵塞管腔，在后遗症期间浅静脉代偿性扩张，或者于血栓再通的过程中，破坏隐股静脉瓣和深静脉及交通静脉中的瓣膜，使深静脉血液倒流入浅静脉内，造成浅静脉曲张。他主张对单纯性者做大隐静脉高位结扎加剥脱术，而对后者则不能采用这种手术治疗，因为在深静脉回流受阻的情况下，又阻断了大隐静脉的回流通道，则必然会使静脉回流障碍的病情加重。1938 年，Linton 指出，小腿下段交通静脉瓣膜功能不全所引起的血液倒流，与足靴区溃疡形成有密切关系，主张做交通静脉结扎术。这就是沿用至今已 70 余年之久的传统手术方法。此外，在临床也根据 Homans 的观点，广泛采用屈氏（Trendelenburg）和潘氏（Peithes）试验，来鉴别单纯性和继发性大隐静脉曲张。

长期以来，传统的观念认为，下肢深静脉受筋膜和肌肉保护，加上瓣膜单向开放和胸腔内负压的解剖生理功能，足以对抗重力的影响，促使静脉血向心回流，只有在血栓形成堵塞管腔，或者当血栓再通破坏静脉中的瓣膜后，才会引起下肢深、浅和交通静脉这三个系统的病变，出现下肢浅静脉曲张的临床表现。因此，传统的观念一直将下肢深静脉功能不全列为下肢深静脉血栓后遗症的同义词。

20 世纪 80 年代以后，随着电子工业的迅速发展，检测血管病变的手段不断更新和问世，特别是静脉造影术和各种无创检查方法在临床广泛采用，以及临床研究的逐步深入，学者们对下肢静脉病变有了新的认识。目前，按血流动力学变化，可将下肢静脉病变分为血液倒流性和回流障碍性两大类。前者主要为静脉中的瓣膜失去单向开放的生理功能，发生关闭不全而不能制止血液倒流；后者则为静脉回流通道受阻而引起。这说明导致下肢浅静脉曲张的病因是多方面的。因此，下肢浅静脉曲张只是一种临床表现，而不是一个单独的疾病。

二、流行病学

下肢浅静脉曲张的患病率具有显明的地理分布特点，各个不同地区之间有很大的差异。总的来讲，下肢浅静脉曲张在工业发达国家中的患病率远高于发展中国家。据报道，在西方工业发达国家的成年人中，患病率约占 50%。据 Beaglehole 统计，在西方成人的手术中，以下肢浅静脉曲张者为数最多；其患病率在南威尔士高达 53%，而在热带非洲仅为 0.1%。20 世纪 80 年代，Schanzer 报道，在美国每年困患下肢静脉曲张所损失的劳动日超过 200 万天。统计资料说明，在加拿大的患病率为总人口的 20%；美国有患者 2 400 万以上；在意大利、法国、西班牙和新西兰，患病率为 31% ~40%，而埃及则为 6%。90 年代 Callam 报道世界各发达国家中，患病率为40%~50%。Ruckley报道，美国每年因下肢静脉曲张而丧失的劳动日达460万天。2004年，TenBrook等报道，美国每年因此消耗的医疗费用高达数十亿美元。

调查资料说明，即使在同一地区内的人群，由于出生地和生活习惯的不同，他们之间的患病率也有明显的差异，如生活在西耶路撒冷的居民中，来自北非移民的患病率为：男性6.3%，女性25.8%；来自美国和欧洲的居民中，男性为12.8%，女性为31.7%；在美国出生的黑人的患病率与美国人并无显著差异。

下肢浅静脉曲张的患病率，也有鲜明的年龄和性别特征。世界各地的调查资料均表明，患病率随年龄增长而升高，并且女性多于男性。Novo报道，在意大利西西里的西部，20~30岁年龄组中的患病率为13.6%，60岁以上者则为46.67%。Coon报道，美国男性的患病率为19%，女性为36%。Ahramson报道，以色列男性和女性的患病率分别为10%和30%；在20~24岁人群中男性为1.2%，女性为8%；在65~74岁人群中，则分别为35.8%和54.2%。根据在以色列和南威尔士的调查结果，双下肢浅静脉曲张者在所有患者中分别占76%和60%。

下肢浅静脉曲张的确切病因，各家看法尚不统一。Burkitt认为，这是人类进化为直立动物所付出的代价。常见的说法有：①静脉和瓣膜先天性结构不良论；②生活环境致病论两种。文献中所报道的致病因素，主要有下列几种。

（1）家族史：Mekky报道，在英国女性患者中，1/3患者的父母中至少有1人患下肢浅静脉曲张；这种情况在埃及女性患者中，父母中至少有1人患下肢浅静脉曲张者所占的比值为1/20；在这两个国家中，有家族病史妇女的患病率，明显高于无家族史者；英国有家族史和无家族史妇女的患病率，分别为44%和27%。

（2）长时间站立工作：综合文献报道，在所有长时间站立工作的人群中，发生下肢浅静脉曲张的可能性，较常人增加60%。Abramson在调查中发现，在站立工作者中，男性患病率为9.9%.女性为31.9%；在站立工作时间不长的人群中，则分别为7.2%和22.7%。

（3）体型高大、粗壮和肥胖：Mekky调查英国和埃及纺织女工，发现体重为35~54kg者，在这两个国家的患病率分别为21.5%和3.9%；体重为55~74kg者，分别为35.1%和7.1%；体重为75~94kg者，则分别为49%和10.5%。Novo指出，在体重超过标准20%的人群中，患病率为44.8%，未超过标准体重20%的患病率为31.1%。

（4）妊娠：妇女妊娠后，除腹压增高外，膨大的子宫亦可压迫髂静脉，阻碍下肢血液的回流。Abramson在调查中发现，于25~34岁的妇女中，从未怀孕者下肢浅静脉曲张的患病率为24%，而至少有1次妊娠史者则为31.7%。同时，Novo的资料表明，有妊娠史妇女的患病率为52.96%，无妊娠史者22.22%；患病率还与妊娠次数有关，在41~50岁的妇女中，未曾怀孕者的患病率为21.73%，妊娠1次者为50%，妊娠2次者为57.57%，妊娠7次以上者为100%。据Widmer报道，在西方国家中，妇女与男性患病率的比例为1.2：1；若将妊娠妇女与男性比较，则为4.6：1。

（5）饮食习惯：Burkitt认为，在西方国家的日常食物中，因缺乏纤维素所引起的便秘，是下肢浅静脉曲张的主要原因。在Novo调查的一组人群中，有习惯性便秘者的患病率为42.3%，无便秘者为35.2%。

（6）腹压增高：文献资料都强调在致病因素方面腹压增高的重要性。Van Bemmelen在动物实验中证实，下肢深静脉近侧血柱逆向重力持续增强，可破坏下肢静脉系统的瓣膜，引起深静脉功能不全和浅静脉曲张。他的实验方法是在股动、静脉近侧段之间建立动静脉瘘，经过一段时间后，即可导致其远侧静脉瓣膜功能不全。许多学者提出，各种引起腹压增高的情况，如吸烟等所致的慢性咳嗽、便秘和站立工作等，都可造成下肢浅静脉曲张。Beaglehole 报道，妇女穿紧身衣者的患病率，较不穿这种服装者高 40%。同样，据 Abramson 的调查资料，穿紧身衣妇女的患病率为 41.2%，不穿紧身衣者为 30.1%。

（7）坐位工作：Stanhope 和 Alexander 提出，长时间坐位工作者，易发生下肢浅静脉曲张病变。Beaglehole 指出，坐位工作的致病性尚未受到应有的重视。他认为，今日的西方生活中，经常坐于椅子上的习惯，与席地而坐不同，能引起下肢浅静脉曲张。

最近有些学者指出，长时间坐位并伴跷二郎腿姿势者，可因阻碍下肢静脉血液回流，而易引发下肢浅静脉曲张。已在媒体广为宣传。

周围血管疾病的流行情况，我国尚无统计资料。1959 年，上海邮电系统 7 000 余名职工的调查结果，下肢浅静脉曲张的患病率为 6.4%。20 世纪 90 年代初期，上海交通大学医学院附属第九人民医院血管外科在国家卫生部资助下，于山东、江苏、安徽、浙江四省和上海市，调查年龄在 15 岁以上，包括各种职业的人群共 60 000 余人。发现血管病患者 5 402 人，患病率为 8.89%；全国标化患病率为 9.08%；世界标化患病率为 10.42%。男女患病率分别为 11.01% 和 6.27%；全国标化患病率分别为 11.97% 和 7.15%；世界标化患病率分别为 20.16% 和 15.91%。男性患病率明显高于女性。患病率随年龄增长相应地升高，15 ~ 34 岁年龄组的患病率为 1% ~ 6%；35 岁以后患病率持续上升，从 9.49% 升为 70 岁年龄组的 21.31%。在所有患者中，年龄 35 岁以上者占 85%。在全组 5 402 名血管疾病患者中，下肢浅静脉曲张共 5 200 人，占患者总数的 96.26%，其患病率为 8.56%，全国标化患病率为 9.96%。男女患病率分别为 10.72% 和 5.89%；全国标化患病率分别为 10.15% 和 6.6%；世界标化患病率分别为 11.58% 和 7.63%。患病率随年龄而升高，35 岁以上者占患者总数的 86%，40 ~ 70 岁各年龄组的患病率，由 12.84% 增至 19.70%。各种职业人群的患病情况如下。

（1）重体力劳动者（冶金、矿山、机械、搬运等）：在受检的 17 170 人中，下肢静脉曲张共 1 903 人，患病率为 11.08%。

（2）中、轻度体力劳动者（电子、食品、机修、安装等）：在受检的 2 907 人中，下肢静脉曲张共 1 586 人，患病率为 5.46%。

（3）农业劳动者：在受检的 14 534 人中，下肢静脉曲张共 1 711 人，患病率为 11.77%。

（4）下肢浅静脉曲张好发人群：在本组受检的 60 777 人之外，又随机调查下肢浅静脉曲张好发人群 4 750 人：①煤矿工人：受检 361 人中发现患者 74 人，占 20.49%。其中 40 岁以下者 18 人（24.32%）；40 岁以上者 56 人（75.68%）。②理发师：受检 626 人中发现患者 112 人，占 17.89%。其中 40 岁以下者 31 人（27.67%）；40 岁以上者 81 人（72.33%）。③饮食业职工：受检 887 人中发现患者 137 人，占 15.44%。其中 40 岁以下者 35 人（25.54%）；40 岁以上者 102 人（74.46%）。④营业员：受检 279 人中发现患者 51 人，占 18.27%。其中 40 岁以下者 11 人（21.56%）；40 岁以上者 40 人（78.44%）。⑤中学教师：受检 492 人中发现患者 69 人，占 14.02%。其中 40 岁以下者 8 人（11.59%）；40 岁以上者 61 人（88.41%）。⑥长期坐位工作者（科室人员、轻工业装配工人等）：受检 2 105 人中发现患者 342 人，占 16.24%。其中 40 岁以下者 54 人（15.78%）；40 岁以上者

288 人（84.22%）。

分析调查结果，与下肢浅静脉曲张有关的致病因素如下。

（1）重体力劳动：本组中重体力劳动和农业劳动者的患病率，分别为 11.43% 和 12.06%，均明显高于中、轻度体力劳动者（5.8%）。并且在前二者中，男性的患病率分别为 13.05% 和 8.24%，女性患病率则分别为 8.43% 和 6.65%。这说明男性的劳动强度大大超过女性，所以其患病率也明显增高。本组中的 361 名煤矿工人，全为重体力劳动的男性，其患病率高达 20.49%。相反，在中、轻度体力劳动者中，男女患病率分别为 6.43% 和 5.07%，二者无大差异。

（2）站立工作：本组共调查长时间站立工笔者，包括理发师、饮食业职工、营业员、中学教师等共 2 284 人，发现患者 369 人，患病率为 16.16%，比全组中各职业人群的总患病率 8.89%，高出 1 倍。

（3）体型粗大：本组 522 名患者中，身材高大、粗壮或过于肥胖者占 36%。此外，这些患者的临床表现一般均较严重，且多为双下肢病变者。

（4）妊娠：在本组 1 602 名女性患者中，有 758 人于妊娠期发病，占 47.31%。发病大多在第一或第二胎，怀孕 6 个月后。

（5）坐位工作：在本组受检的 2 105 名长时间坐位工作者中，患病率为 16.24%。

上述各种因素都与下肢静脉系统近侧逆向压力增高，或者与静脉血液回流障碍有密切关系。

三、临床表现

下肢浅静脉曲张患者的临床表现，主要是浅静脉曲张，其次为患肢肿胀、胀痛、酸胀或沉重感，小腿下段和踝部皮肤营养障碍性病变，包括皮肤抓痒、湿疹、皮炎、色素沉着和溃疡形成等。由于下肢浅静脉曲张的病因是多方面的，所以其临床表现的病情和程度也各有不同。最轻者只有程度较轻、范围较小的大隐静脉曲张，而无其他症状和体征；重者可出现患肢明显肿胀，以及踝部严重的皮肤营养障碍性病变，以致危害患者的生活质量和工作能力。一般认为，只有大隐静脉曲张而无深静脉病变者的临床症状和体征较轻，有的甚至仅表现为浅静脉曲张，而没有肿胀、皮炎和皮肤营养障碍性病变；如果深静脉有病变，并且是造成浅静脉曲张的病因时，患肢才会出现较重甚至是非常严重的临床表现。

（1）浅静脉曲张：主要为大隐静脉及其属支发生曲张性病变。扩张、屈曲的程度和病变的范围，随病情的轻重而不同。一般在小腿部静脉曲张的病变较为广泛和明显。部分患者的小隐静脉也发生曲张，可单独存在或与大隐静脉曲张同时存在。一般认为，小隐静脉曲张多继发于深静脉的病变。近年来，DePalma 等提出，浅静脉曲张的标准为其管径大于 4mm。

一般认为，GSV 主干的扩张程度与病情严重的程度成正相关，有文献报道发现，静脉临床严重度分级（venous clinical severity score，VCSS）与生活质量（quality of life，QOL）之间仅有较弱的相关性。因此，以 GSV 直径作为治疗 GSV 反流的医疗唯一标准并不合适。

（2）患肢肿胀、疼痛、酸胀和沉重感：一般认为，这些是较重的症状和体征，多发生于深静脉有病变的患者。肿胀多发生在小腿，特别是踝关节平面，呈凹陷性肿胀，其程度和范围随病情的轻重而有很大的不同。通常在晨起时，肿胀消失或减轻，在午后或较长时间站立、行走后，肿胀出现或加重。疼痛、酸胀和沉重感多发生于直立或行走时。

（3）小腿下段皮肤营养障碍性病变：解剖学资料说明，在足靴区，尤其是踝部内侧，由于静脉网丰富，静脉压力高，静脉管壁薄，容易发生扩张，加之踝部皮肤和皮下组织纤维，因此，皮肤抓痒、湿疹、皮炎、色素沉着和溃疡形成等病变，多局限于内踝附近。随病情的轻重，皮炎、湿疹和色素沉着的程度和范围也有很大的差异，严重时可遍及小腿下段，甚至包括整个小腿。最严重的表现是溃疡形成，一般称为静脉性溃疡或静脉淤血性溃疡。可为单发或多发性，大小各异，愈合后可以复发，重者可为经久不愈的溃疡，持续数年甚至数十年不愈合，少数可发生癌变。CornwalUl 等在伦敦的一个地区调查结果显示，于总人口 198 900 人中，共有踝部静脉性溃疡患者 357 人，共累及 424 条下肢，占 0.18%；在 40 岁以上的人群中，其患病率增为 0.38%。

静脉性溃疡的致病原因，各家已提出许多不同的解释和理论，但至今尚未取得一致。综合文献资料，可归纳为下列几项。

（1）下肢静脉系统淤血和高压：Bumand 等在下肢不同程度静脉病变患者的足部测量浅静脉压力，发现多有压力升高的改变。Wood 等发现，血液透析患者做腕部动静脉瘘手术后，可并发类似踝部的静脉性溃疡，一旦将瘘口结扎，溃疡即迅速愈合，因此他们认为，静脉高压是引起溃疡的原因。Negus 指出，在正常情况下，当小腿肌肉松弛时，足部的静脉血液大都经内踝上静脉，通过交通静脉流入小腿深部的静脉窦内；在小腿肌肉收缩时，可对静脉系统施加高达 33.25kPa（250mmHg）的压力，从而使交通静脉瓣膜关闭，并迫使深静脉和静脉窦中的血液向心回流。小腿静脉窦多位于腓肠肌内（腓肠肌静脉丛），总容量约 140ml，接近于心脏的容量，因此，他将小腿肌肉舒缩所产生泵的作用，称为"第二心脏"。在下肢深静脉和交通静脉功能不全时，每当小腿肌肉收缩，深静脉中的部分血液（可多达 60ml）即经交通静脉倒流入踝上的静脉网中，使局部静脉系统发生淤血和高压，从而引起足靴区一系列营养障碍性病理变化。Sethia 等检查和分析静脉性溃疡患者 60 例，其病因分别为深静脉血栓形成后遗症、原发性深静脉瓣膜功能不全、交通静脉和隐股静脉瓣功能不全和交通静脉瓣功能不全等，其中前二者占 63.3%。

Bumand 等利用 1 根外径为 1.3mm 的聚乙烯导管，在管腔内灌满含肝素的生理盐水，导管一端衔接刺入足背浅静脉的穿刺针，另一端接通压力传感器和记录装置。在患者直立时，先测量静静脉压，然后使患者足尖着地，抬起足跟做节拍性活动，并记录静脉压下降的最低值，计算压力的下降率；停止活动后，再记录压力回升到原来水平的时间。他们共检查 119 条患肢，并另取 38 条正常下肢作为对照。在 38 条正常下肢中，活动后静脉压平均下降 68%；119 条患肢在活动后平均下降 30% 左右。值得指出的是，在足靴区有溃疡形成的患肢中，活动后压力的下降率明显减小；各患肢在施行相应的手术治疗后，活动后压力的下降率都显著增加，并且足靴区的营养障碍性病变也相应地好转或消失。Cueral 等报道，下肢深静脉瓣膜功能不全患者，施行相应的瓣膜重建术后，下肢静脉系统的高压消除，症状消失，溃疡愈合。Taheri 等指出，正常的压力恢复时间应在 20 秒以上。

（2）毛细血管数目、形态和通透性改变：Landis 早已指出，下肢静脉系统高压可使毛细血管网的腔内压力升高。Whimster 等报道，深静脉功能不全患肢的内踝部真皮层内，毛细血管的数目显著增多，并且与小腿部肌肉所产生泵的作用呈反比。他们还认为，毛细血管在增殖的同时，还可发生管腔扩张和通透性增加等改变。Jager 等报道，在正常下肢的皮肤内，毛细血管的分布均匀，于每平方毫米范围内，平均有50根；在深静脉功能不全的患肢中，皮肤内毛细血管的数目和形态都有很大的改变，位于功能不全交通静脉附近的皮肤，或者色素沉着区内，毛细血管的数目可减少到每平方毫米10根以下。此外，毛细血管分布的密度越小，其形态的改变也越显著，主要表现为扩张和迂曲。有时甚至在直径数毫米的范围内，竟无毛细血管可以见到，称为"无血管区"，在其外缘毛细血管的管径可扩张到$50\mu m$，并常迂曲而呈小球状。他们认为，Bumand和Whimster等发现毛细血管增多是由一种假象所造成，因为当时尚无法对毛细血管进行立体计数，所以在病变状态下发生延长、扩张、迂曲成团的毛细血管（尤其在"无血管区"的外缘者），可被误认为是毛细血管的数目增多。他们认为，由于在下肢深静脉功能不全时，足靴区皮肤内毛细血管的数目虽然减少，但是管径扩张和形态迂曲，并且每个内皮细胞之间的裂隙，又可比正常增加10倍以上，所以毛细血管的通透性必然明显增高。

（3）组织间隙纤维蛋白沉积：在正常情况下，白蛋白可自由地从毛细血管向外渗出，进入周围组织中，而纤维蛋白则受到严格的限制。动物实验证明，当下肢发生静脉系统高压时，毛细血管的通透性增加，使组织间隙内纤维蛋白的浓度增加2倍以上，而溶纤维蛋白的活力却无增强，并可发现有α-抗纤维蛋白溶酶的存在。纤维蛋白沉积在毛细血管壁的周围，形成一层鞘状结构，在毛细血管和其邻近组织间筑成一道屏障，使物质交换大为减少、明显减慢或停顿，从而使组织细胞发生缺氧和坏死。Burnand等的实验证实，在无薄膜阻隔的情况下，氧的弥散能力均为$5.04 \times 10^{-5} cm^3/(min \cdot mmHg)$，若要通过一层厚为$1mm$的纤维蛋白膜，其弥散能力即降为$0.228 \times 10^{-5} cm^3/(min \cdot mmHg)$；二氧化碳受薄膜的阻碍不大，一般均能较自由地渗过薄膜。Burnand等在犬的实验中，通过股动静脉瘘的模型，造成后肢静脉系统高压后，用放射性核素24Na、^{126}I标记人体白蛋白和纤维蛋白原进行试验，发现纤维蛋白原由毛细血管中逸出的速度明显比前者快速。纤维蛋白原在毛细血管周围被血栓形成机制激活，形成不可溶性的纤维蛋白复合物，阻碍毛细血管和组织间进行正常的物质交换，从而使细胞的新陈代谢过程遭到严重破坏。Leach等在正常肢体以及静脉高压患肢的皮下，注射^{126}I标记纤维蛋白原和凝血酶，使其在皮下组织中形成凝块，然后观察蛋白凝块清除的时间，发现患肢需历时10天，而正常肢体只需3天，即能将凝块完成清除。这说明，在静脉系统高压时，组织清除纤维蛋白的能力显著下降，从而导致皮肤增厚、硬结形成等营养障碍性病变。

（4）淋巴回流障碍：组织间过量的液体和小分子物质，均由淋巴管引流，所以淋巴管的通畅在维持组织间体液平衡，以及正常的细胞内环境等方面，起着十分重要的作用。在肢体静脉高压时，淋巴管的回流量显著减少。Jager等在深静脉功能不全患肢的踝部皮下，注射荧光右旋异硫氰酸盐0.1ml后，利用荧光微淋巴照相技术，研究皮肤微淋巴管的情况，发现有溃疡形成者的淋巴网受损，而不能被染料完全充盈，病情严重者淋巴管的渗透性增加，染料积聚在组织间隙内：在正常肢体中，可见到连接浅层淋巴网和深层主干淋巴管的前收集管者占70%，而在深静脉高压的患肢中仅38%。他们认为，当淋巴回流量减少20%后，即可造成组织间隙内体液积聚。

（5）动静脉瘘：Haimovici提出，毛细血管前动静脉瘘的存在，可能是引起下肢浅静脉曲张的病因之一。他的依据是：①股动脉造影时静脉相呈现的时间，正常为17~21秒，而在有浅静脉曲张的患肢中，则缩短为2~11秒；②多普勒超声检查，发现80%曲张的浅静脉中有搏动性血流，③利用手术显微镜观察，多可见到管径为 1mm 左右的动静脉瘘支，进入曲张的浅静脉或隐静脉干中；④用热像仪能找出这些动静脉瘘的位置。但是这些动静脉瘘的存在，究竟是下肢浅静脉曲张的病因，还是其后果，至今文献中未有报道。

（6）白细胞嵌陷：血液通过微循环，由动脉侧流向静脉侧，依赖于动静脉压差、血管阻力和血液黏度等因素。值得注意的是，白细胞虽然在血液中为数甚少，它的大小与红细胞相似，但其僵硬度（包括其内部的黏度和变形的时间）比红细胞高出 2 000 倍。由于受流变学作用，白细胞被排出血流的中心轴，而处于血流的边缘带。白细胞紧靠内皮细胞翻转流动，其流速显著低于血流中心的有形成分。近来学者们发现，在静脉高压的患肢中，白细胞发生嵌陷（trapping）或丢失（lost）现象。在正常人的下肢中，大约有 5% 的白细胞嵌陷或"丢失"于毛细血管后的微小静脉内，而患静脉高压的下肢，站立 1 小时后，于患肢远侧嵌陷或"丢失"的白细胞，增加到 30% 左右。当患肢抬高后，绝大部分嵌陷或"丢失"的白细胞，又回到血液循环中。他们还发现，在白细胞嵌陷或"丢失"的同时，血小板也发生相应的现象。学者们又发现，嵌陷的白细胞能释出一些酶，损坏毛细血管后微小静脉的管壁。而毛细血管后微小静脉的数量远多于毛细血管前的微小动脉，所以前者的表面面积显著大于后者，因此，前者在液体和溶质的交换中，发挥十分重要的作用。白细胞嵌陷于毛细血管后，可引起微循环内的炎性反应，使纤维蛋白聚集，并由纤溶酶和白细胞弹性蛋白酶释出血管活性物质，使局部血管扩张和炎性充血，造成静脉性溃疡形成。

近年来学者们指出，患者踝部溃疡形成的病因，远较局部缺氧的传统说法复杂得多。他们认为，人体白细胞在组织缺氧的条件下，可释出各种酶和氧自由基，对组织产生损害作用。下肢静脉高压时，大量白细胞黏附于毛细血管后微小静脉的内膜上并被激活释出一些炎性中介物质。学者们发现，下肢静脉病变患者于平卧时，抽取股静脉和上肢静脉血液，然后使患足下垂 45°，然后平卧 30 分钟再同样抽血，结果表明在患足下垂时，白细胞计数下降 27%，血浆中血栓烷 B，增加 158%；同时在血液中还可检出白细胞的碎屑如弹性蛋白酶和乳铁蛋白等。此外还发现，单核细胞的功能减退，以及患者血液中单核细胞 - 血小板复合物增多（对照组为 8%，患者为 29%），同样白细胞，血小板复合物也由对照组的 3.6% 增为患者的 7.2%，这些都表明体内有炎症反应的病变存在。在踝部皮肤病变处乳头状真皮的毛细血管内，细胞间黏附分子 - 1（ICAM - 1）表达增高，并且在其周围有 T - 淋巴细胞和巨噬细胞等浸润。近年还发现，在踝部皮肤病变有显著纤维化改变的部位，TGF - β1 的基因表达和生成量显著增高。学者们认为，被激活的白细胞从毛细血管进入这些病变的皮肤后，刺激成纤维细胞生长，造成炎症的组织纤维化，进而减少踝部血液灌注，终于导致溃疡形成。近来还发现，这些患者血浆中内皮细胞生长因子（VEGF）的含量，于直立位较平卧时显著升高。此外，血浆中表面黏附分子、可溶性 ICAM - 1 和 VCAM - 1 均显著增多，这可能与溃疡形成也有一定的关系。

传统的观念多认为，踝部溃疡多与深静脉和小腿交通静脉病变有关，而单纯浅静脉曲张不大可能引起溃疡；但近年来不少学者们认为，单纯性大隐静脉曲张（或伴有交通静脉功能不全）肯定会导致踝部溃疡形成，综合文献报道在全部静脉性溃疡者中约占 10%。上海交通大学医学院附属第九人民医院血管外科曾对静脉性溃疡的 200 条下肢做各种检查后发现：①站立活动时，静脉压平均下降率为 26.5%，停止活动后，压力回升时间平均为 10.4 秒；②足靴区阻抗血流图的波幅较健肢，或者较正常人平均下降 46%；③内踝皮肤硬变区，经皮氧分压平均值为 4.123kPa（31mmHg），明显低于正常值；④小腿下段近溃疡部位，以激光多普勒进行检测，在膝部加压阻断血流再解除压迫，以及在局部加温 44℃ 后，波幅上升不显著，与正常人比较减低 50% 以上。同时，在临床实践中发现，凡是病程较短、面积较小的溃疡患者，只要卧床休息抬高患肢，并经过一般处理 2~3 周后，溃疡多能自行愈合。本组资料说明，静脉性溃疡与下肢静脉系统的高压状态有密切关系，而组织间纤维蛋白沉积、局部毛细血管的改变等，可能都是静脉高压所引起的后果。

四、病因分析

学者们通过下肢静脉造影（特别是深静脉顺行造影）发现，下肢静脉病变多种多样，浅静脉曲张只是绝大多数下肢静脉病变所共有的临床表现。下肢静脉血液倒流性病变，主要为瓣膜功能不全失去单向开放的生理功能，或者因为先天性瓣膜发育不良或缺失，而不能制止静脉中的血液倒流。在病变初期，可能瓣膜的损害只发生于浅静脉或深静脉，但如不及时给予诊治，最终将导致患肢的深静脉、浅静脉和交通静脉三个系统均处于淤血和高压状态，造成静脉扩张和其中瓣膜的损害，酿成程度不同的临床表现，严重者可致残。下肢静脉血液回流障碍性病变，主要为静脉腔内堵塞或受外界压迫，使静脉的回流受阻。主要为深静脉血栓形成及其后遗症，以及其他一些阻碍血液回流的病变。

自 1981 年 10 月至 2012 年 11 月，共对下肢浅静脉曲张患者 17 726 例，共 19 270 条下肢做下肢深静脉顺行造影检查资料的分析如下。全组 17 726 例中，男性 11 751 例，占 66.44%；女性 7 675 例，占 43.48%。年龄最小者 5 岁，最大者 88 岁。在 19 270 条患肢中，病变于左下肢者共 10 430 条，占 54.12%；右下肢 6 784 条，占 35.20%；双下肢 946 例，共 1 892 条，占 10.67%。全组共 19 270 条患肢，均有较明显的临床表现，如浅静脉曲张、肿胀、皮肤营养障碍等病变，这些都是做下肢深静脉造影检查的适应证。

检查结果发现，下肢静脉最常见的三大病变分别为：原发性深静脉瓣膜功能不全，共 11 413 条下肢，占 64.38%；深静脉血栓形成后遗症，共 4 364 条下肢，占 24.61%；单纯性大隐静脉曲张 2 383 条，占 13.44%。其他为先天性静脉畸形骨肥大综合征（KTS）、先天性深静脉无瓣膜症、小腿深静脉缺如、髂静脉回流障碍综合征、下腔静脉阻塞等。KTS 分为 5 种类型，即单纯外侧静脉曲张型，占 35%；股浅静脉狭窄或闭塞型，占 23%；腘静脉狭窄或闭塞型，占 24%；无深静脉型，占 18%；髂-股静脉狭窄或闭塞型，占 1%。

下肢静脉倒流性病变主要包括原发性下肢深静脉瓣膜功能不全、单纯性大隐静脉曲张（伴有或无小隐静脉曲张）、先天性下肢深静脉无瓣膜症（包括先天性瓣膜发育不全）、下肢深静脉血栓形成后遗症Ⅲ型等。下肢静脉回流障碍性病变主要包括深静脉血栓形成后遗症、KTS、髂静脉回流障碍综合征等。血栓形成后遗症分为全肢静脉主干和局段主干闭塞两种类型。全肢型者按再通程度的不同，又分为完全闭塞型（Ⅰ型）；以闭塞为主的再通型（ⅡA型）：以已再通为主的再通型（ⅡB型）和完全再通型（Ⅲ型）。Ⅲ型者由于完全再通后其中的瓣膜均遭破坏，所以属血液倒流性病变的范畴。本资料说明，在下肢静脉病变的患肢中，属倒流性病变者占 73.30%；回流障碍性病变者占 27.60%（表 13-1 和表 13-2）。

表 13 - 1　19 270 条下肢 (17 726 例) 造影结果

疾病	患肢数	百分比 (%)	疾病	患肢数	百分比 (%)
原发性深静脉瓣膜功能不全	11 413	64. 38	先天性深静脉无瓣膜症	102	0. 57
深静脉血栓形成后遗症	4 364	24. 61	小腿深静脉缺如	42	0. 23
单纯性大隐静脉曲张	2 383	13. 44	髂静脉回流障碍综合征	551	3. 10
KTS	551	3. 10	下腔静脉阻塞	34	0. 19

表 13 - 2　4 364 条下肢深静脉血栓形成后遗症的类别

闭塞类型	患肢数	百分比 (%)	闭塞类型	患肢数	百分比 (%)
Ⅰ 型	720	16. 50	股 - 腘静脉	244	5. 59
ⅡA 型	749	17. 20	腘静脉	156	3. 58
ⅡB 型	381	8. 73	胫腓干静脉	64	1. 50
Ⅲ 型	227	6. 35	小腿深静脉	217	4. 97
髂 - 股静脉	832	19. 07	腓肠肌静脉丛	457	10. 47
股浅静脉	321	7. 36			

本组资料说明，虽然下肢浅静脉曲张的病因多种多样，各不相同，但是它们所造成的病理生理变化却很相似。血液倒流性病变者，因瓣膜关闭不全使血液倒流，造成静脉系统淤血和高压，引起相应的临床表现；回流障碍性病变者，因静脉血液回流受阻，同样也酿成静脉系统淤血和高压，在临床也出现与倒流性病变相似的临床表现。这两种下肢静脉病变类型，虽然它们的病因、血流动力学变化和病理改变截然不同，但是因此而酿成的病理生理变化却十分相似，都是静脉高压的状态。所以，学者们认为，下肢浅静脉曲张等是各种静脉病变所共有的症状和体征；发现有这些临床表现的患者，都应当做相应的检查，以提供正确的诊断和治疗依据。这是下肢静脉系统病变的特点。

根据本组资料，占下肢静脉系统疾病前三位患病率者，依次为原发性深静脉瓣膜功能不全、深静脉血栓形成后遗症和单纯性大隐静脉曲张。但必须指出，很多属于单纯性大隐静脉曲张的患者，由于浅静脉曲张不十分显著，或者没有其他的症状和体征，因而不来院就诊，也可因在门诊做无创性检查提示深静脉无异常等，而未做下肢深静脉造影。因此，实际上单纯性大隐静脉曲张的患病率，一定高于本组资料中的数据。

五、分类

1994 年，美国静脉学会为下肢慢性静脉疾病制定出分类法，并为欧美各国学者所接受。这个方法称为 CEAP 分类法，由临床表现 (C，clinical features)、病因学 (E，etiology)、解剖分布 (A，anatomic distribution) 和病理生理学 (P，pathophysiology) 组成。C - 有症状或无症状，以 (s/a) 表示 (s = symptomatic；a = asymptomatic)，共分为 1 ~ 6 级 (class)：0 级，无可见或触及的静脉疾病体征；1 级，有毛细血管扩张、网状静脉、踝部潮红；2 级，有静脉曲张；3 级，有水肿但无静脉疾病引起的皮肤改变；4 级，有静脉疾病引起的皮肤改变，如色素沉着、湿疹和皮肤硬化等：5 级，有静脉疾病引起的皮肤改变和已愈合的溃疡；6 级，有静脉疾病引起的皮肤改变和正发作的溃疡。E - 原发性、继发性或先天性，以 (p， s 或 c）表示（P = primary，s = secondary，c = congenital）。A－浅静脉、交通静脉或深静脉，以（s，p 或 d）表示（s = superficial vein，p = perforator，d = deep vein）。P－静脉血液倒流、回流障碍或二者均同时存在，以（r，o 或 r/o）表示（r = reflux，o = obstruction，r/o = reflux + obstruclion）。

六、检测方法

传统应用于检测下肢浅静脉曲张的方法，包括屈氏试验和潘氏试验。屈氏试验主要用于检测隐股静脉瓣膜的功能，还可观察交通静脉瓣膜的功能。但是这种试验并不能判断隐股静脉瓣和交通静脉瓣膜功能不全，是否继发于深静脉病变，更不能鉴别深静脉功能不全的类型。潘氏试验用以检测下肢浅静脉曲张患肢的深静脉主干是否通畅，以决定有无大隐静脉剥脱术的适应证。旧的观念认为，血栓形成后遗症是下肢深静脉功能不全的病因，深静脉主干被血栓堵塞，而继发下肢浅静脉代偿性曲张。因此试验呈阳性结果者，表示深静脉主干闭塞，如果做大隐静脉高位结扎加剥脱术，必然加重静脉血液回流障碍的病情，所以是大隐静脉手术的反指征；试验为阴性者，才可做大隐静脉剥脱手术。目前新的观点已认识到，下肢深静脉血栓形成后完全再通者，尤其是原发性深静脉瓣膜功能不全和先天性下肢深静脉无瓣膜者，试验结果均为阴性，如果采用只涉及浅静脉系统的大隐静脉剥脱术，手术后必然由于深静脉系统病变所造成的高压和淤血并未解决，甚至还不断加重，从而导致病情无改善或迅速复发而遭到失败。因此，屈氏试验和潘氏试验因不能全面、正确评估下肢浅静脉曲张的病因和病情，已不再被认为是必不可少的检测方法。

近年来，无创性检测仪器已广泛应用于临床，在大多数情况下可替代有创检查，但是于某些情况时仍需做造影检查。下肢静脉造影术包括深静脉顺行造影、深静脉逆行造影、经皮腘静脉插管造影（瓣膜功能定位检测）和浅静脉造影等，其中下肢深静脉顺行造影术，是检查下肢静脉病变的首选方法，即对可疑有静脉病变的下肢，一般都首先采用顺行造影检查，了解病变的性质、范围和程度等情况，然后根据需要再做其他的造影检查，以及有关的各种检测。其目的在于明确诊断，并且为治疗方法的选择提供可靠的依据。

下肢深静脉顺行造影能够提供整个患肢静脉系统的清晰图像，包括深静脉主干的通畅情况、畸形、显影中断和闭塞、管径大小、瓣膜分布和形态、狭窄或受压、管壁光滑度、侧支形成等。在大多数情况下，顺行造影可基本显示患肢静脉系统病变的全貌，有助于临床医师选用进一步检查的方法。例如，在顺行造影 X 线片中呈典型原发性深静脉瓣膜功能不全者，虽然诊断基本明确，但还需进一步做逆行或经皮腘静脉造影（瓣膜功能定位检测），测试瓣膜功能损坏的程度和范围，以确定有无手术指征并作为选用合适瓣膜重建术式的依据。顺行造影显示髂－股静脉血栓后遗闭塞者，即使在盆腔已有大量侧支形成，但仍需做动态压力检测，根据静息直立位压力、活动患肢后压力下降率和停止活动后压力恢复的时间等，来判断已形成的侧支循环是否起到完全分流的作用：闭塞段远侧深静脉主干的压力是否已升高到需要做大隐静脉交叉转流术的程度；也可经患侧股总或腘静脉向闭塞段远端插管，同时经健侧深静脉或上肢深静脉，向患侧深静脉段的近端插管，测定闭塞段近、远侧的静脉压差是否大于 $0.49kPa$（$5cmH_2O$），必要时还需做经皮腘静脉造影，以明确股－腘静脉段中的瓣膜，是否已因其近侧髂－股段闭塞后，逆向压力增高而遭破坏，引起股腘静脉段的血液倒流性病变，从而有可能在施行大隐静脉交叉转流后，再做股浅静脉自体带瓣静脉段移植术，或者腘静脉外肌襻形成术。下肢深静脉血栓形成后遗症的患肢，经应变容积描记（SPG）检测表明回流通畅者，仍有必要做深静脉顺行造影检查，以明确患肢的静脉血液是由已经再通的深静脉回流，还是通过深部和浅部的丰富侧支分流，发挥减压的效果。

在目前采用的各种无创性检测手段中，近年来双功彩超特别受到重视，并已在临床越来越广泛地应用。它不但可以提供血管的解剖信息，而且还能够提示血管的功能状态，已越来越多地替代静脉造影，作为检测下肢静脉系统病变的可靠手段之一。近来，又有腔内彩超扫描检查（intravascular ultrasound scan，IVUL）问世，只需将带探头的导管经髂-股血管穿刺，送至要检测的血管段，即可观察血管腔内、管壁和管腔外的病变，并可检出管腔闭塞的程度，从而显著提高血管病变诊断的准确率。

七、治疗原则

综上所述，下肢浅静脉曲张只是由许多不同病因所酿成的一种共同的临床表现。因此，对下肢浅静脉曲张的患者，特别是临床表现较严重者，都不能贸然诊断为单纯性大隐静脉曲张，而必须通过新的、相应的检查，明确病因、确定诊断，然后针对发病原因采取适当、有效的治疗方法。

下肢浅静脉曲张者大多能通过手术治疗，达到明显减轻病症或治愈的目的。手术方法可概括分为两大类：①矫正血液倒流的手术，主要包括大隐静脉高位结扎＋剥脱术＋分段结扎术，以及各种下肢深静脉瓣膜重建术；②纠正血液回流障碍的手术，如采用自体静脉或人造血管所作的各种深静脉搭桥转流术等。

（王雪平）

第十四章　血管瘤和血管畸形

第一节　概念与分类

一、引言

几个世纪以来，新生儿血管源性"胎记"（vascular birthmarks）一直困扰着临床医生。传统上，这些"胎记"都统称为"血管瘤"（hemangioma）。对于血管瘤，过去的认识和学术争论，始终没有一个较完整和合适的定义，各类文献诠释也比较混乱。如"由胚胎期间成血管细胞增生而形成的常见于皮肤和软组织的良性肿瘤"、"以血管为主要成分的先天性畸形"等，具有肿瘤和畸形的双重特性。1863年，由细胞病理学之父 Virchow 提出了最初的分类概念，即根据"血管瘤"的外观表现分为毛细血管瘤、海绵状血管瘤和蔓状血管瘤，但这些概念都是描述性的，对于疾病的诊断与治疗没有实质性的帮助。过去的十年间，人们对"血管瘤"的认识有了广泛的提高，血管畸形（vascular malformation）概念从血管瘤中独立出来，以不同的血管病变的发生、发展的生物学特征及血流动力学，区别于各种"血管瘤"病变，两者诊断和治疗方法的选择及判断预后等方面，也极为不同。

血管瘤和血管畸形是最常见的先天性血管系统发育异常，是一组常见的血管疾患，发病率为2%左右，发生在口腔颌面部占全身的40%~60%，主要在颜面皮肤、皮下组织、肌层及口腔黏膜，其次为四肢、躯干等部位，也可发生于内脏、大脑等器官和组织，不仅影响人体的外貌、解剖结构、生理功能，并由于其造成畸形及容貌缺陷给患者带来巨大的精神压力甚至心理障碍。还有一部分因病变复杂，累及范围较广泛，且发生溃疡、感染、出血，或特殊部位危及生命，而治疗上又没有特别有效的手段，给医务工作者带来了极大的困惑与挑战。病变治疗涉及血管外科、整形外科、口腔颌面外科、骨科、眼科、五官科、皮肤科等多个学科，同时该领域涉及显微重建、颅颌面、美容外科、介入、激光医学和许多专项治疗，长期以来临床各科对血管瘤、血管畸形分类诊断缺乏科学统一的分类标准，疗效的差异也很悬殊，需要多学科共同参与，相辅相成。近年，人们对该领域取得了一些经验和认识进展，国际上有了新的分类方法，根据新的分类方法同时更新了治疗策略。

二、分类

血管瘤和血管畸形是两种性质完全不同的病变，有着完全不同的临床表现、病程和转归，过去由于对两者的分类和诊断比较混乱，给临床治疗带来很多困难，也给患者增加了不必要的痛苦。最初的分类大多数是临床描述性的，如草莓状血管瘤、海绵状血管瘤和蔓状血管瘤，虽然这种分类把血管瘤与其他血管恶性疾病区分开来，但由于很多不同性质的血管瘤病变具有相同的外观表现，容易误导进一步的诊断和治疗。

  "血管瘤"基于组织病理学和胚胎学的生物学分类是一大进步,它最初阐明了"血管瘤"这一血管发育畸形病变(vscular anomalies)由两种不同的血管病变组织发生而来,即血管瘤和血管畸形,由 Mulliken 和 Glowaki 等于 1982 年首先正式提出,将具有血管内皮增殖和消退行为的归为血管瘤,而不具增殖倾向的血管内皮及衬里组成的血管病变归为血管畸形,两者还是有本质的区别(表 14-1)。1988 年,国际脉管性疾病研究协会(ISSVA)汉堡国际研讨会在 Mulliken 生物学分类的基础上确立了现代的 Hamburg 分类,并被各国学者接受。

表 14-1 血管瘤和血管畸形的区别

	血管瘤	血管畸形
发病时间	多在出生后 1 个月内	通常出生时即存在
发病率(男/女)	1.3~7	1:1
生长速度	增殖期限于身体发育	与身体发育同步
自然消退	50%~70%可完全消退	无
雌激素水平	E_2 多明显增高	E_2 无明显增高
泼尼松治疗	可加速病变消退	多无效
病理学改变	增殖期:可见大量增生活跃的内皮细胞,形成团块状偶见核分裂象肥大细胞数目明显增多,管腔少或形成裂隙,基底膜多层。消退期血管内皮细胞明显减少形成大量的毛细血管管腔血管之间纤维组织增多在完全消退期间,原管腔部分被大量纤维组织和脂肪组织所代替,管腔受压变窄	仅表现为结构异常,是正常的内皮细胞更新,毛细血管小静脉及淋巴管等异常扩张或形成腔窦周围有纤维结缔组织包绕,无内皮细胞及肥大细胞增多基底膜单层

  在此之后,1993 年,在 Mulliken 分类的基础上,Jackson 等根据血液流速和动静脉分流速度,将血管畸形进一步区分为高流量的动静脉畸形和低流量的静脉畸形。1995 年,Waner 和 Suen 在前者的基础上又加以补充和改善,提出更新的分类方法,将血管畸形具体分为微静脉畸形、静脉畸形、动脉畸形、淋巴管畸形、动静脉畸形以及混合型血管畸形等(表 14-2)。

表 14-2 传统血管瘤概念的生物学分类法

血管瘤(hemangioma)	增生期(proliferating)
	消退期(involuting)
血管畸形(vascular malformations)	
高血流量(high-flow)	动静脉畸形(arteriovenous malformations)
	动静脉瘘(arteriovenous fistulae)
低血流量(low-flow)	静脉畸形(venous malformations)
	淋巴畸形(lymphatic malformations)
	毛细血管畸形(capillary malformations)
	混合型畸形(mixed malformations)

  1996 年,国际脉管性疾病研究协会(ISSVA)正式采用 Mulliken 的生物学分类,1996

年，Enjolras 和 Mulliken 将血管瘤除婴儿血管瘤外，还提出先天性血管瘤的概念，包括迅速消退型先天性血管瘤（rapidly involuting congenital hemanyoma，RICH）和不消退型先天性血管瘤（noninvoluting congenital hemangioma，NICH），RICH 可在 1 年左右完全消退，NICH 却不发生消退，又增加了卡波血管内皮瘤（Kaposiform hemangioendothelioma）、簇状血管瘤（tufted angi - oma）、梭形细胞血管内皮瘤（spindle cell hemangioendothelioma）、其他罕见血管内皮瘤（other，rare hemangioendotheliomas）、皮肤获得性脉管肿瘤（dermatologic acquired vascular tumors），原先 hemangioma 的英文概念也进一步扩大为 vascular tumors，从而系统形成了血管瘤和血管畸形的 ISSVA 国际现代学分类（表 14 - 3）。对于血管畸形分为高低血流量型还是快慢血流型，笔者认为没有本质上的区别。

表 14 - 3　血管瘤和血管畸形的 ISSVA 国际现代学分类法

血管瘤（vascular tumors）	婴幼儿血管瘤（infantile hemangioma）
	先天性血管瘤（congenital hemangiomas）
	迅速消退型（RICH）
	不消退型（NICH）
	簇状血管瘤（tufted angioma）
	卡波血管内皮瘤（Kaposiform hemangioendothelioma）
	梭形细胞血管内皮瘤（spindle cell hemangioendothelioma）
	其他罕见血管内皮瘤（other，rare hemangioendotheliomas）
	皮肤获得性脉管瘤（dermatologic acquired vascular tumors）
血管畸形（vascular malformations）	
慢血流型（slow - flow）	
	毛细血管畸形（capillary malformations，CM）
	葡萄酒色斑或鲜红斑痣（port - wine stain）
	毛细血管扩张（telangiectasia）
	血管角质瘤（angiokeratoma）
	静脉畸形（venous malformations，VM）
	普通散发型（common sporadic）
	Bean 综合征（Bean syndrome）
	家族型表皮与肌间静脉畸形（familial cutaneous and mucosaI，VM）
	静脉球变畸形（Glomuvenous malformation，GVM）
	Maffucci 综合征（Maffucci 8yndrome）
	淋巴畸形（lymphatic malformations，LM）
快血流型（fast - flow）	
	动脉畸形（arterial malformations，AM）
	动静脉畸形（arteriovenous malformations，AVM）
	动静脉瘘（arteriovenous fistulae，AVF）
混合型畸形（complex - combined vascular malformations）	
	CVM、CLM、LVM、CLVM、AVM - LM、CM - AVM

另外，根据先天性血管畸形的临床特征分类，还可分为局部、弥漫和主干型。较轻的是局部型，有高阻力血流异常交通的肿块明显；弥漫型较局部型在循环方面有更大的重要性，下肢较上肢易受累；主干型血流动力学更活跃。

血管瘤和血管畸形这样的分类与过去的形态学分类是相互关联的，比如葡萄酒色斑，又称鲜红斑痣，属于真皮毛细血管畸形，因此，现也称为先天性毛细血管畸形；部分先天性淋巴水肿患者存在淋巴管畸形。海绵状血管瘤往往以静脉畸形为主，故可称为海绵状静脉畸形。蔓状血管瘤中存在不同程度的动静脉畸形，尤其是以先天性动静脉瘘为特征。Klippel - Trenaunay 综合征属于 CVM，即毛细血管畸形。因此，这样的分类更有利于对疾病性质的判断和指导治疗。但是，南于形态学分类中的疾病名称很形象，而且已经被长期使用，因而在本书中仍然根据形态学分类的顺序对各类血管瘤和血管畸形逐一叙述，同时在使用中注意和细胞生物学分类结合，强调对各类血管瘤和血管畸形性质的认识。

（王雪平）

第二节　血管瘤

血管瘤是一种良性血管内皮细胞增生性疾病，以血管内皮细胞阶段性增生形成致密的网格状肿块为特征。在增生期，由于新的滋养和引流血管的不断形成，形态学上可能与高流速的血管畸形相似，但随后的退化和最终的消退现象，是区别于血管畸形的主要特征。所以冠以"血管瘤"一词，意为良性肿瘤并且伴异常的细胞增生，这些病变在某些阶段有内皮细胞的分裂活性。

一、病理基础及发病机制

1. 病理基础　①增生期血管瘤的组织病理学表现，以丰满的增生性内皮细胞构成明确的、无包膜的团块状小叶为特征，其中有外皮细胞参与；细胞团中央形成含红细胞的小腔隙；血管内皮性的管道由血管外皮细胞紧密包绕，有过碘酸雪夫反应（PAS）阳性的基底膜；内皮细胞和外皮细胞有丰富的、有时为透明的胞质，较大的、深染的细胞核，正常的核分裂象不难见到，有时较多，甚至可见轻度的多形性；肿瘤团外可有增生毛细血管形成的小的卫星结节；此期的血管腔隙常不明显，网状纤维染色显示网状纤维围绕内皮细胞团，说明血管的形成。②退化期，早期血管数量明显增加，扩张的毛细血管排列紧密，结缔组织间质少；尽管血管内皮为扁平状，仍可见到分裂象；随着退化的进展，增生的血管数量减少，疏松的纤维性或纤维脂肪性组织在小叶内和小叶间开始分隔血管；由于结缔组织性替代持续进展，有内皮细胞增生和小管腔的小叶减少；虽然血管减少，整个退化期血管的密度还是较高；可根据其是否有残留的增生灶再分亚型；当分裂活性不明显时，病变相似于静脉和动静脉畸形。③在末期整个病变均为纤维和（或）脂肪性背景，肥大细胞数量相似于正常皮肤；病变中见分散的少量类似于正常的毛细血管和静脉，一些毛细血管壁增厚，呈玻璃样变的表现，提示先前存在的血管瘤，无内皮和外皮的分裂；局部破坏真皮乳头层者可伴反复溃疡的病变，表现为真皮萎缩，纤维性瘢痕组织形成，皮肤附件丧失；罕见情况下可见营养不良性钙化灶；退化不完全的病例存在增生的毛细血管岛。

2. 发生与消退机制　作为发病率高达 1% 以上的最常见儿童期良性肿瘤，发生机制的研究将是和特异治疗相关的关键点。大多数血管瘤具有四个令人关注的特点，即出生后短期快速增殖、女婴多见、自发溃疡、自行消退，它们均可能成为机制研究的突破口。新增的研究进展形成各种假说：①血管瘤由停滞在血管分化早期发育阶段的胚胎全能成血管细胞，如在增生期血管瘤中存在的内皮祖细胞（EPCs），在局部聚集并增生所致，CD14、CD83 在增生期血管瘤内皮细胞上共表达，提示其髓样细胞来源；②利用组织学和基因芯片技术发现血管瘤和胎盘表达谱具有强相似性，如共表达 GLUT - 1、Lewis Y、CD32 等胎盘标志物，提示血管瘤源于"意外"脱落后增殖的胎盘细胞；③少数面部血管瘤存在的节段分布特征，以及血管瘤合并颅、动脉、心和眼部异常的 PHACE 综合征，骶部血管瘤伴发的泌尿生殖器的异常特殊病例，均提示其可能是发育区缺陷的表现；④血管生成失衡学说引发大量促血管生成因子和抑制因子的表达水平研究，目前仍未获得期待中的核心调控因子；⑤受血管瘤自发溃疡启发，我们发现缺氧诱导因子 HIF - 1α/VEGF 通路活化可能起重要作用；⑥与非内皮细胞，比如肥大细胞、树突状细胞、血管周细胞、髓样细胞等分泌细胞因子有关；⑦增生期吲哚胺 2，3 - 双加氧酶（IOD）表达上调，T 细胞抑制，使得血管瘤逃脱免疫监视而快速增生等。当然，血管瘤消退机制研究相对较少，推测肥大细胞、线粒体 cyt - b 等通过增加内皮细胞凋亡。此外，大量存在于增生期的具有脂肪形成潜能的间充质干细胞至消退期分化成脂肪，参与了血管瘤的消退机制。这是至今被学者们认可的研究方向。

二、临床表现和影像学诊断

1. 临床表现　不同于血管畸形的是，血管瘤通常于出生时并不存在，而在 1 个月时明显显现，常见于高加索人、女性和早产儿，头颈部好发，是最常见的新生儿肿瘤，比例高达 10% ~ 12%。血管瘤的发病部位决定其临床表现，如果浅表，典型表现为小的红痣或红斑，可在出生后 6 ~ 12 个月时快速增生，可形成局部肿块（似草莓状），肿块有时生长巨大（图 14 - 1），草莓色外观是由于肿块浅层多量的红色血管聚集而致。如果病灶深在，表面覆盖的正常皮肤由于深部的病灶而似浅蓝色。病灶表面温度偏暖，在增殖期可有轻微搏动感。12 个月之后，大多数血管瘤进入消退期，此期可长达 5 年以上，超过 50% 的病灶于 5 岁时完全退化，超过 70% 的病灶在 7 岁时完全退化，最晚可达 12 岁。当血管瘤退化后，病灶软化、萎缩，被纤维脂肪组织替代，色泽也由红色变为单一灰色。原先体积比较大的病灶，由于病灶萎缩，表面皮肤可能变得松弛而成皱纸样（crepe paper）。退化的病灶偶尔表面可遗留瘢痕或毛细血管扩张。血管瘤的并发症通常出现于早期 6 个月内，最常见的是溃疡，可发生于 10% 的患者，特别是嘴唇和生殖器受累者。出血的并发症较少见，通常也不严重。血管瘤也可出现先天性心功能衰竭（如肝脏血管内皮瘤），或出现血小板消耗（如 Kasahach - Merritt 综合征），这些疾病将在后面的章节中谈到。弥漫性的病灶可能会压迫呼吸道、影响视觉、出现听力障碍。病灶引发骨骼畸形非常少见。罕见血管瘤病例可伴发其他发育不良性疾病，比如颅后窝畸形（posterior fossa malformations）、右位主动脉弓（right aortic arch）、主动脉缩窄（coarctaUon of the aorta）、泌尿生殖系统发育异常（genilourinary anomalies）和脊柱裂（spinal dysraphism）等。

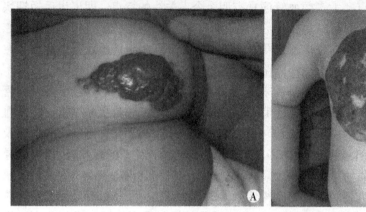
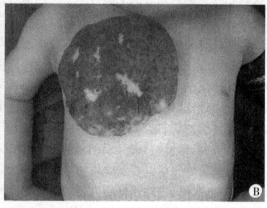

图 14-1 典型"草莓状"血管瘤

2. 影像学诊断 浅表的血管瘤根据上述临床表现易于诊断，但为了确切治疗有症状的血管瘤，需要了解清楚它的累及范围。对于诊断有困难的病例，影像学检查必不可少。在 CT 或 MR 增强图像上，表现为范围明确的造影剂浓聚的局部肿块（图 14-2），在增生期甚至可以看到供养动脉和引流静脉。MR 目前仍是血管瘤最佳的形态学诊断与评估手段，增生期典型表现为 T_1 加权像低于肌肉组织的低信号表现和 T_2 加权像的高信号表现，而在消退期可能表现为 T_1 加权像高信号的脂肪影像，缺少血流信号。如果病灶缺乏有力的临床表现及影像学诊断依据，那么病理检查是排除婴幼儿横纹肌肉瘤、纤维肉瘤、神经纤维肉瘤等恶性肿瘤的最终手段。

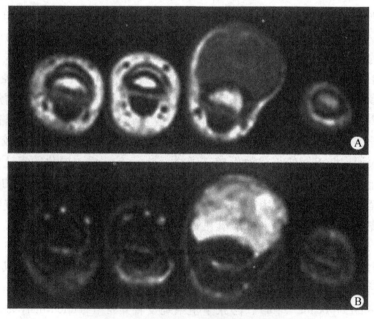

图 14-2 手指增生性血管瘤 MR 表现
A. T_1 加权像低信号；B. 含钆造影剂增强示高信号

三、治疗

大约75％的血管瘤会自行消退而无需治疗。血管瘤治疗的指征取决于多因素，比如小孩的年龄、情感需求、病灶的部位、有无消退迹象和有无症状等。急于求成的盲目治疗极不合理，在做数月动态随访观察之后，根据病灶的变化再做治疗方案，病灶增大迅速而无明确消退迹象，或出现各种并发症甚至累及周围重要解剖部位时，可考虑积极治疗。当幼儿入学前，血管瘤范围已经在缩小或者病灶本来就比较小，可采取适当的观察。当确实需要治疗时，首先可考虑药物治疗：①系统药物治疗：口服激素敏感比例超过70％，仍是治疗难治性、多发性及危重的增生期血管瘤的首选疗法，但有胃肠道反应、体重增加、高血压、免疫抑制和生长迟缓等副作用，从大样本的治疗经验看，用药者很少出现明显并发症；②危及生命而激素治疗无效的重症血管瘤，包括Kasabach－Merritt综合征，可考虑使用干扰素，或长春新碱治疗，后者已有8年随访报道提示其安全性，值得关注，但少数病例使用α－干扰素可能引发中枢神经系统副作用比如痉挛性双瘫，对于难治性的血管瘤应限制使用；③局部药物治疗：适用于局限的小面积病灶，皮质类固醇激素瘤体内注射最常采用。抗肿瘤药物如平阳霉素等注射亦有效，主要见于国内报道，急需循证医学数据，国外使用博来霉素，其治疗机制也是抑制血管内皮细胞增殖，但要控制平阳霉素总量，婴幼儿不超过40mg，病变范围较大、平阳霉素注射量较多时，治疗前和治疗结束时要拍胸片，检查肺部是否出现异常；④新型免疫调节剂是新增治疗，如咪喹莫特霜剂局部应用，可诱导机体局部产生细胞因子如干扰素、白介素、肿瘤坏死因子等作用于血管瘤内皮细胞，抑制其增殖并促进凋亡，笔者所在医院使用的经验是未达期待的理想结果；⑤对小面积的增生期浅表病灶进行及时、微小剂量的放射性核素敷贴如^{99m}Tc或^{90}Se，不增加皮肤损伤，起效和消退迅速，是较好的适应证。

激光仍是目前比较理想的治疗方法，常用的为Nd：YAG激光连续照射。特别适用于婴幼儿初发的较小病灶，不需要麻醉，手术时间仅数十秒。预后为局部的浅表瘢痕。Nd：YAG激光对病灶组织有选择性治疗作用，优于放射性核素敷贴，α射线对病灶和正常组织同时有杀伤作用。对于病灶迅速增大者，主张应用激光分次照射，可先行病灶周围缘扫描照射，再过渡到整个病变区，缺点是治疗后瘢痕较明显。对于深在病灶，可用脉冲式Nd：YAG激光，能量200～240J/cm^2，脉冲宽度30～50ms，同时设置动态冷却系统。注意治疗的即刻反应，以病灶略有苍白萎缩为宜，应尽可能地避免光斑重叠，否则容易产生剂量过度而引发组织瘢痕，治疗的原则是低剂量的激光促进血管瘤向消退方向发展。另外，脉冲染料激光建议用于消退后残留的毛细血管扩张或出现溃疡出血的血管瘤，后者可加速愈合。

由于毛细血管瘤的特性，单纯的激光治疗仍有复发可能性，采用外科手术切除瘤体的方法才能彻底治愈。原则上说，对于局限的、能直接切除缝合的小病灶完全可以在增生早期即进行外科切除，但术前应考虑使术后瘢痕不甚明显。对于出生后不久的婴幼儿也可以考虑手术，缝合应尽可能做得十分精细，力求根治，对后期外观影响也要小。笔者所在科室曾对2例半岁内婴儿的胸壁血管瘤进行手术切除，瘤体虽然巨大，占据大半胸壁，但仍可完整切除，且考虑女性患儿的特殊性，保存了乳头结构（图14－3）。对于生长于眼睛等不适合行药物治疗的关键部位血管瘤，手术是唯一手段，引发气道压迫的病灶需行手术尽快切除。对于头颈部血管瘤，为改善外观，也可进行手术治疗，这主要依赖于患者及父母的主观要求。同时手术也应用于那些消退后遗留皮肤松弛或纤维脂肪组织增生的病例，可改善外观。少数病例经药物、激光等治疗仍无法消退，也可行外科手术彻底切除。但往往有些病灶范围较广难以彻底切除，目前该类血管瘤的治疗仍是一个棘手问题。

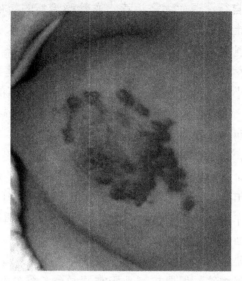

图 14 - 3　胸前壁巨大血管瘤，术后保存乳头结构

四、Kaposiform 血管内皮瘤

Kaposiform 血管内皮瘤是一种浸润性、多变的幼儿血管瘤，主要生长于躯干和四肢，形成大小不一的紫色水肿样肿块（图 14 - 4）。它也有增生和消退现象，但比血管瘤持久，易浸润周围组织，并大量消耗血小板（Kasabach - Merritt 现象），最终可导致出血。尽管持续输入血小板，但血小板仍会处于低水平（$< 5 \times 10^9 / L$）。治疗上有多种方案，化疗、激素、α - 干扰素、放疗等疗效不一。外科手术切除能治愈，但多数病例不行手术，因为术中、术后出血的风险很高。近来，应用微导管技术进行介入栓塞治疗取得了较好的效果。PVA 颗粒和无水乙醇比较常用，但栓塞技术要求比较高，而且非常耗时，因为该类病灶的供养血管很丰富，要全部栓塞难度很大，远期的介入栓塞疗效还未见新的报道。

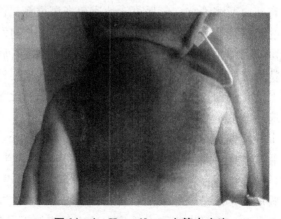

图 14 - 4　Kaposiform 血管内皮瘤

（王雪平）

第三节　血管畸形

血管畸形是胚胎血管发生过程中结构异常，血管内皮细胞无异常增殖，整齐排列成管腔，周围有正常网状结缔组织包绕，可见平滑肌组织，随年龄而逐渐增大，不会发生自然消退。对绝大多数病例来说，出生后早期快速增生的病史可以鉴别血管瘤与血管畸形。对确诊的血管瘤，消退是通常的结果。对疑难的病例来说，病理特点和诸多新增的细胞学标志物的免疫组化检测和血尿检测都是鉴别的新手段，基因芯片将来亦可作为新增工具。各种新的细胞学、分子生物学检测手段，都揭示了血管瘤与血管畸形完全不同的发病机制。

一、病理基础与发病机制

1. 病理基础　①毛细血管畸形：过去被称为毛细血管瘤、葡萄酒色斑或鲜红斑痣（PWS），这些病变在临床和组织学都属于真性畸形，由乳头丛内毛细血管后微静脉组成，故称毛细血管畸形或微静脉畸形。光镜下毛细血管畸形无内皮细胞过度增生，仅表现为结构异常、上皮下血管丛增多，毛细血管一般以薄壁及管径正常为特征，似呈扩张状，其累及的范围可由表皮下达真皮深层参差不齐，扩张或增多的毛细血管内往往含有红细胞，而周围组织无异常，肥大细胞数目接近正常，基膜为单层。毛细血管畸形随年龄增长，颜色逐渐加深，厚度增加，在 $20 \sim 30$ 岁后，PWS 会出现鹅卵石样结节病变。1999 年，Waner 等根据静脉扩张程度将病变分为四型：Ⅰ型，早期病变，血管直径 $50 \sim 80 \mu m$，病变呈浅或深粉红色斑，在强光 6 倍透射电镜下观察可看到血管；Ⅱ型，血管直径 $80 \sim 120 \mu m$，病变呈现浅红色斑；Ⅲ型，脉管直径 $120 \sim 150 \mu m$，病变呈深红色斑；Ⅳ型，血管直径 $>150 \mu m$，病变常呈紫色、深紫色，并出现鹅卵石样结节。②静脉畸形：一般的静脉畸形仅表现为静脉管壁的增厚增粗；光镜下，HE 染色见多数静脉畸形组织内衬有血管内皮细胞的薄壁血窦结构，中间夹杂多量大小不等、不规则微小血管及毛细血管结构，伴有血管平滑肌细胞，细胞外间质成分生长，少数见脂肪细胞。肌间静脉畸形可见大量肌细胞。少数浸润性病变组织结构紊乱，血窦结构丰富，不规则微小血管众多且呈纵横交错排列的网状结构，管腔内红细胞充盈，部分血栓形成，细胞外间质成分生长活跃，富含成纤维细胞和胶原组织，平滑肌丰富，可见较多量的中性粒细胞和淋巴细胞存在。部分病例可见腔内红细胞、血小板钙化而形成的静脉石。③动静脉畸形：为高流量血管畸形，过去被称为蔓状血管瘤，其共同结构特点为：在不同程度的静脉畸形或毛细血管畸形的基础上，伴有先天性动静脉瘘存在，病灶及周围区域内可见念珠状或索状弯曲迂回的粗大而带搏动的血管，是由大动静脉瘘和泛发的大量微小动静脉瘘共同构成的畸形血管结构，与结构单纯的后天性动静脉瘘有较大区别。

2. 发病机制　①毛细血管畸形：从病理生理研究上看，除了先天血管发育畸形的病例基础外，有学者还发现病灶周围的神经分布密度减少，提示毛细血管畸形的血管扩张与血管缺乏神经支配有关。国内的研究也发现，随着年龄的增大，出现的结节状增生的改变中以单纯的扩张为主，没有发现细胞增殖和血管新生的迹象，是一种随年龄而逐渐进行性血管扩张的过程，可能伴有局部微小动静脉瘘的存在。②静脉畸形：在出生时即存在，不同于肿瘤等后天获得性疾病，在以后漫长的自然病程中，常常随着身体发育而相应成比例生长，青春期或怀孕时体内激素水平的改变，或创伤、感染等因素的刺激，均可促进病变的生长，出现畸形血管扩张迁曲、病灶内血栓、静脉石或新的动静脉沟通，甚至引发感觉、活动异常、关节畸形等功能障碍，这些均提示了静脉畸形病变存在着病理结构的不稳定性，以及进行性发展的"恶性化"特点。由于静脉畸形是由衬有内皮细胞的无数血窦所组成，伴有血管平滑肌细胞，处于大量的 ECM 中，有 ECM 的降解、重构及血管成形和重塑的病理基础。对于以降解 ECM 为主要生理功能的 MMPs/TIMPs 来说，特别是 MMP-9/TIMP-1，很可能参与静脉畸形 ECM 的降解、重构，以及其内血管成形和重塑的过程，从而导致 VM 呈进行性发展，而且可能出现弥漫性、浸润性生长的"恶性化"病理过程。上海某医院血管外科通过病例免疫组化研究发现，MMP-9 在周围静脉畸形中总表达率为 82.35%（图 14-5），MMP-9 蛋白阳性染色，主要见于静脉畸形组织微小血管内皮细胞胞质及胞膜，呈棕黄色，部分血管平滑肌细胞可见阳性染色，血管中膜阳性染色多见，外膜基本无阳性染色，少量细胞外间质细胞和血细胞阳性染色，部分重度反应者，可见细胞核阳性染色，说明 MMP-9 的表达与静脉畸形的发生密切有关。MMP-9 在静脉组织内可能受到某种因素激活，这些因素可能是创伤、炎症，或是青春期、怀孕等体内激素改变，而静脉畸形内血液淤滞所造成的缺血、缺氧环境是不容忽视的因素，这些因素所致人体内环境的变化刺激血管内皮细胞、平滑肌细胞、中性粒细胞、巨噬细胞等，使 MMP-9 被大量分泌并激活，正常组织内，MMP-9 缺乏必要的分泌刺激因素，呈低表达，一旦正常组织和部分非浸润病变，受到内外刺激因素的明显影响，各种产 MMPs 细胞受到激活后，分泌 MMP-9 蛋白大量增加，产生瀑布效应，过度启动细胞外基质 ECM 的降解，破坏血管基底膜，产生内皮细胞的移位、炎症细胞浸润等诱发血管成形和重塑，病灶逐步在周围组织内进行性生长，形成类似肿瘤组织浸润的现象；静脉畸形多散发，但有遗传性，在部分静脉畸形患者染色体 9p21 上发现特异性的基因片段 VMCM1，在血管内皮细胞特异性受体 TIE-2 上发现基因突变，这种突变很有可能与血管畸形的发生有关。③动静脉畸形：目前研究未发现动静脉畸形有增殖能力的依据，主要认为是畸形血管在异常血流动力学作用下的结果，更确切的机制至今仍然存在争议：畸形血管结构引发异常的血流动力学状态，导致局部的血流阻抗更低，血流量加大，促使病灶进一步扩张和发展：病灶中的组织一方面因为阻抗低而"盗血"，占用大量的血流，另一方面又因动静脉瘘效应导致滋养区域的缺氧状态，使局部组织的营养和愈合能力都较低下，同时缺氧还可能导致新生血管形成而加重了原发疾病；广泛的动静脉瘘造成回心血量的大大增加，导致心脏容量负荷增大，形成心功能不全及衰竭的潜在危险。

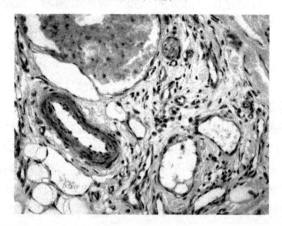

图 14-5　MMP-9 阳性染色主要见于静脉畸形微小血管内皮细胞胞质及胞膜

二、临床表现

血管畸形不同于血管瘤，不是新生物，是血管或淋巴管在形态发育上的变异，有高流量与低流量之分，前面分类时已有介绍。它的主要特点是出生时即有，并随着身体的发育而生长，大多数的病例可以通过病史和体格检查发现，确诊仍需要影像学检查。

1. 毛细血管畸形　由于其外观表现，毛细血管畸形一般被称为葡萄酒色斑（PWS）或鲜红斑痣，或称为微静脉畸形（图14-6），发生率国外统计为新生儿的0.3%~5%，占血管畸形的20%左右，临床比较常见。可并发另一类发育畸形（太田痣）。广义毛细血管畸形还包括单纯毛细血管扩张或后天获得性毛细血管扩张症，如蜘蛛痣、螨虫感染、肝脏疾病造成的"肝掌"、外伤后毛细血管扩张症等。

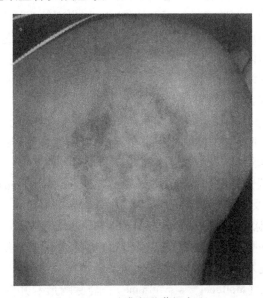

图14-6　肩背部葡萄酒色斑

鲜红斑痣表现为出生时即有的皮肤红斑，可为粉红色、鲜红色、紫红色（暗红色）等，不高出于皮肤表面，绝大多数临床压诊无褪色，无皮温升高。患者年龄增大以后，病变几何形态多数不发生改变，呈现按部位同比例增大的特征，多数病灶颜色逐年加深，自然病程无消退现象，怀孕、手术和创伤可能导致疾病的发展。患者大多无不适主诉，极个别伴有异常出汗或感觉异常，一般无明显功能障碍，少数因伴有各种综合征而出现相应症状。

很多混合型血管畸形综合征常伴发鲜红斑痣，主要有：①S-W综合征（Sturge-Weber syndrome）：以颅面部毛细血管扩张伴大脑的钙化为特征，往往发生于三叉神经第1支供应的皮肤，有同侧脑膜毛细血管畸形和皮质萎缩；②K-T综合征（Klippel-Trenaunay syndrome）：以葡萄酒色斑、静脉畸形、骨与软组织肥大为三联征，也称为先天性静脉畸形骨肥大综合征，后面章节还会详细介绍；③V-H-L病（Von Hippel-Lindau disease）：是一种遗传性疾病，为常染色体优势的病损，由视网膜血管畸形和良性成血管性血管扩张畸形构成，可伴随有嗜铬细胞瘤、肾上腺样瘤、胰和肾脏囊肿；④R-T综合征（Rubinstein-Taybi syndrome）：表现为精神和行为退化、拇指和眶距增宽、生长障碍、小头畸形、视觉异常；⑤B-W综合征（Beckwith-Wieoleman syndrome）：表现为腹壁闭合不全、脐疝和直肠分离、大内脏、巨人症、超骨龄、小头不对称、性腺缺失、肌肥大、膈异常；⑥Cohb 综合征（Cohb's syndrome）：极为罕见，有单发的皮肤和脑脊膜血管畸形；⑦Coat 病（Coat's disease）：是一种良性毛细血管扩张，常见于脸部、胸部、关节和甲床。

2. 静脉畸形　或称为海绵状血管畸形，临床上最为常见，是由衬有内皮细胞的无数血窦所组成，是一种低流速的血管畸形，传统分类称为海绵状血管瘤。

病变特点为出生时即已出现畸形，病变大多发生于头面部、口腔黏膜、四肢、肝脏、脊柱及其他部位，表现为弥散的多点状、网状扩张的静脉，表面皮肤可见蓝色、紫色病灶。发生于肌肉内或肌束间，称为肌间静脉畸形（intramuscular venous malformations）。四肢等部位发生的病变由于血管"瘤体"构成上的差别，可表现为海绵状血管畸形，或具有蜂窝状的血管畸形。绝大部分均表现为随着年龄增大而缓慢增大、增厚的病灶，极少数出现神经受压的疼痛症状，而大多数均无不适症状，不慎外伤时，可出现较多的出血，继发感染时常有出血。体格检查时，静脉畸形常表现为皮肤或黏膜下的蓝色肿块，质地柔软，容易压缩，体位试验阳性，即令患者置瘤体低于心脏的特定体位，数分钟后会出现瘤体增大、膨胀的现象，高于心脏体位后，瘤体即缩小、瘪陷，肿块内可扪及硬性颗粒，为静脉石。

与静脉畸形相关的综合征如下：

（1）蓝色橡皮 - 大疱性痣综合征（blue rubher bleb nevus syndrome，BRBNS）：发病罕见，以全身持续多发的皮肤、黏膜、肌肉、骨组织静脉畸形为特征，包括胃肠系统，部分病例证实有染色体 9p 的基因突变。

（2）家族性皮肤黏膜静脉畸形（mucoculaneous familial venous malformations）：发病特征与 BRBNS 相似，但不累及胃肠病变。

（3）血管球细胞静脉畸形（glomovenous malformations，GVM）：也称为"血管球瘤"，是与血管球细胞相关的静脉畸形，血管壁的平滑肌细胞层由血管球细胞形成，这些球细胞被称为平滑肌原细胞，易复发，硬化剂治疗有效。

（4）Maffucci 综合征（Maffucci's syndrome）：静脉畸形合并多发性内生软骨瘤，骨组织内静脉畸形和内生软骨瘤易导致骨损害。

3. 动静脉畸形　动静脉畸形是由联系大的供血动脉与引流静脉间的大量不规则血管（血管巢）所组成，缺乏毛细血管床。

动静脉畸形男女发病率相似，青春期、怀孕或激素治疗的激素水平变化可能刺激其生长。国际脉管性疾病研究协会（ISSVA）Schobinger 分型将动静脉畸形在临床上分为四期。Ⅰ期：静止期，毛细血管性色素沉着或微小皮肤搏动性包块；Ⅱ期：临床扩展期，病情和临床症状加重，表现为界限不清的膨隆，皮肤呈现正常或暗红色，皮温升高，触诊动脉搏动更加有力，听诊可闻吹风样杂音，质地较硬，无明显压缩感，可见增大引流静脉；Ⅲ期：组织破坏期，出现破溃、出血、骨损害等并发症；Ⅳ期：失代偿期，过度动静脉分流致循环血量增加、心动过速和心室肥大，引起心衰，发病率约 2.5%。动静脉畸形可累及头颈部、躯干、内脏器官（如肺、肝、肾、脾和胰），可局限，多数弥漫，累及多层组织，出现出血、破溃或肿块巨大时可损害邻近或全身组织器官。

肢体的动静脉畸形典型表现为皮温高、皮色红、质韧、肿胀的软组织包块，引流静脉通常清晰可见，并可触及震颤，听诊可闻及杂音，并发软组织缺血和水肿时，往往导致溃疡。皮肤破溃甚至坏死的原因，部分是由于动静脉分流的关系，与软组织静脉高压和肿块压迫作用也关系密切。溃疡最终可能引发致命的出血，或并发感染，没有溃疡和外伤的自发性出血很少见。肌间的静脉畸形可产生明显的疼痛感。盆腔内静脉畸形罕见，表现为盆腔疼痛、足部水肿、月经过多、出血（产前、产后）或盆腔搏动性肿块，男性可表现为排尿困难、尿频、尿急、里急后重和尿血。动静脉畸形还可产生溶骨性骨质破坏或肢体过度生长，病灶巨大、持续时间长或发生于婴幼儿者，可致充血性心力衰竭，生长在颅内可引起颅内出血、脑梗死、癫痫、局限性脑神经功能损害，脊髓动静脉畸形表现为出血或脊髓神经根病。牙槽骨动静脉畸形可由于拔牙、出牙或感染而发生致命性出血。

腹部内脏器官的动静脉畸形比较少见，一旦发生，则越接近脏器黏膜出血的可能性越大。肝脏动静脉畸形临床表现与肝脏血管内皮瘤相似，容易混淆。胰腺动静脉畸形通常伴发遗传性出血性毛细血管扩张症（Osler – Weber – Rendu syndrome 或 Hereditary Hemor-rhagicTelangiectasia：常染色体显性疾病，表现为毛细血管扩张、反复鼻出血以及毛细血管扩张症的家族史）。脾脏动静脉畸形通常无症状，偶尔尸检发现，有症状者表现为脾肿大、疼痛、脾出血、门静脉高压或脾功能亢进。肾脏的血管畸形罕见。

肺动静脉畸形可孤立发病（15%），或合并 Osler – Weber – Rendu 综合征（60% ~ 90%），多发（55%），双侧发病（40%），大多位于肺下叶，多数只有一根供血动脉（80%），症状主要为动静脉分流引发的供氧不足，表现为呼吸困难和发绀，反常栓塞可致脑血管意外（CVA）、短暂性脑缺血发作（TIA）或脑脓肿和（或）充血性心力衰竭。

三、诊断与治疗

1. 毛细血管畸形　根据临床表现，诊断比较容易。至今尚无完美的治疗手段能达到理想的 PWS 清除率。近来多采取激光光动力疗法（PDT），主要有脉冲染料激光、氩激光及氪激光，机制是利用产生的光化学反应产物（单态氧、自由基等），导致血管内皮细胞损伤，管壁破坏、机化后，毛细血管闭锁。临床资料表明，此法具有破坏病灶血管，但不损伤皮肤的选择性特点，疗效显著。近来的工作集中于探索更为精确的激光治疗最佳波长以及能量参数，以期达到更好的治疗效果。增加了波长、脉宽、能量选择及动态冷却系统的第二代 PDL，能够作用于更深、更粗的血管，虽然临床上没有能够实现清除能力的飞跃性进展，但痛苦少，并发症率下降，清除率稍升。强脉冲光治疗，体现挑战激光的临床清除率，因其参数选择多样，故具临床研究潜力。在方法学上，一次多遍激光是可能有效的新进展。临床重点在于对治疗相关预后因子的研究，比如经过 videomicroscopy 获知血管深度，连续组织切片三维血管重建获知血管直径，因为直径小于 $12\mu m$ 的微血管难获有效凝固。个体之间的异质性，提示非侵入性成像系统和数学模型预测个性化治疗参数对激光治疗的价值。光动力学（PDT）治疗原理和激光完全不同，处于领先地位的国内临床实践，已经证实其能达到更自然的消退结果，在多方面具有优势和潜力，但治疗对经验依赖更高。光敏剂的发展将会使 PDT 治疗的推广突破瓶颈，带动新产业和临床研究，成为最重要的方向之一。有学者在 488nm 波长氩激光与混合氪激光动力比较研究的基础上，提出"光敏剂与激励激光匹配"理论，选择与光敏剂 PsD – 007 吸收峰对应 413nm 氪激光，提高光动力效应，降低激光照射功率密度，以减少热效应所致皮肤损伤，治疗鲜红斑痣 50 余例，均取得显著疗效，并无 1 例发生渗出、结痂、色素改变、瘢痕形成等并发症，是目前鲜红斑痣最佳的治疗手段。对于一些无效、伴发瘢痕或扩张增生的 PWS 病例，设计得当的皮肤扩张手术优于植皮，是选择整形手术的核心对象，激光可辅助边缘复发灶的治疗。

2. 静脉畸形

（1）诊断：根据临床表现，结合穿刺、影像学检查不难明确诊断。

采用穿刺活检，获得暗红色可凝血液即可确立诊断，若为清亮液体则多为淋巴管瘤，血性不凝固液体多为神经纤维瘤，鲜红色血液需排除动静脉畸形，或可能是误穿入动脉。穿刺最好在超声引导下，使用带皮条的 20～21 号针头直接穿刺病灶，连接注射器后，缓慢负压回抽，见回血后，注入造影剂（建议使用低渗性碘离子造影剂），拍片后可显示典型的三种图像（图 14-7）：①密集造影剂浓聚区和晚期正常引流静脉影；②弥散造影剂浓聚区和晚期引流静脉影；③变异不规则静脉影。

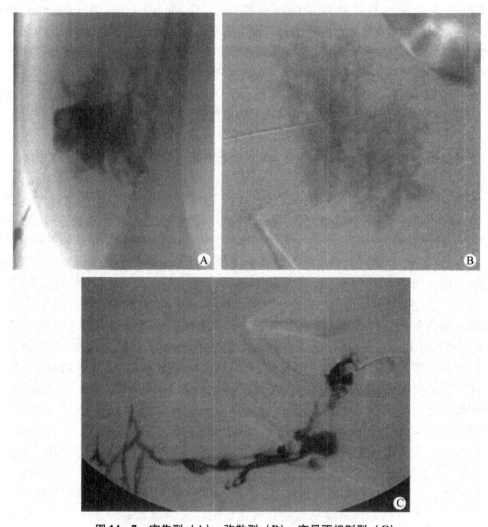

图 14-7　密集型（A）；弥散型（B）；变异不规则型（C）

B 超可以区分血管瘤和血管畸形，并进一步区分各种类型的血管畸形，一般使用高频线性探头（5～12MHz）。在灰度图像上，静脉畸形表现为可压陷的低回声或异质性病灶，可发现特征性的钙化图像（<200% 的病例），也可见无回声通道。彩色多普勒血流显像（CD-FI）对显示血流和器官的灌注有很高的灵敏度和分辨率，对于初步区分静脉畸形和动静脉畸

形有一定的优势，静脉畸形可见瘤体的衬里及腔内液性回声，呈单相低速血流，同时有静脉频谱也是区分其他血管病变的有力依据，动静脉畸形的病灶血流信号较静脉畸形病灶明显丰富（图14-8）。超声的优点在于无创、简便、价廉，缺点是人为因素影响较大，对于表现病变的范围或病变与邻近结构的关系有一定的局限性，无法显示立体解剖外形及与邻近组织的清晰界面，20%的静脉畸形病灶彩超检查可无血流信号，因此仅适合做血管畸形的初步筛查方法。Valsalva和手动压迫等操作有助于发现病灶内血流信号。

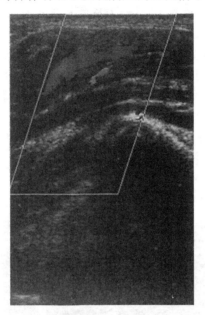

图14-8 静脉畸形彩色多普勒血流显像

X线平片显示静脉石，可以间接证实静脉畸形的诊断，一般少见，软组织水肿和骨损害可以在平片上得到初步评估。

CT检查可以很好地显示静脉畸形中的静脉石，但病变本身若无强化，难以显示病变与周围结构的关系。近来出现的多层螺旋CT血管造影（3D-CTA），可多角度、立体显示病变的范围、血供特点及与邻近血管、肌肉、骨关节等结构的关系，使病变更加直观、清晰、逼真，在高流量的动静脉畸形的显示上有很大优势，对于低流量的静脉畸形显示效果不如MR。

MRI检查是评估静脉畸形的最好方法，可以清晰显示病变的范围及与周围结构的关系，特别以T_2加权和脂肪抑制像的显示为优，可直接提供各种层面的影像，还能表现出血液流变学的特征，将高流量与低流量的血管病变区别开来。在T_1加权像时，静脉畸形病灶呈低信号，病灶内有出血或血栓形成时可表现为异质性信号，在T_2加权像时表现为明显的高信号，结合脂肪抑制像和含轧造影剂（马根维显等）增强显影，可以明确显示病灶的充血灌注像，三维成像可显示引流静脉。高信号区域内的低信号可能为血栓块、静脉石或病灶内隔膜。硬化剂注射后，病灶在T_1和T_2像上呈异质性信号，造影剂增强后可显示残余病灶。临床上体格检查往往低估静脉畸形病灶的范围、深度及个数，故建议术前常规检查。对于骨组织和钙化病变的显示，MRI不如CT。MRI的缺点是可能存在数字"伪影"，具体应用时需紧密结合临床表现和超声检查。

血管造影是诊断静脉畸形的传统标准，穿刺后血管造影可以明确病灶的范围，有利于行硬化剂或栓塞治疗，但由于部分蜂窝状静脉畸形各腔之间并不沟通，故穿刺造影显示可能不完全，动脉穿刺 DSA 检查对于低流量的静脉畸形意义不大，部分病例可显示动静脉微瘘。

（2）临床分型：静脉畸形按其病变范围、部位和深度，一般分为局限型和弥漫型两大类。病变局限、包膜完整者常可通过手术治疗取得良好疗效，而弥漫型病变范同广，广泛累及皮肤、皮下脂肪组织，并侵入肌肉、骨关节、血管神经间隙，手术往往难以完整切除，若勉强切除，则因大范围肌肉切除，或因神经损伤而产生相应功能障碍。在此分类的基础上，上海某医院血管外科通过自 1996 年 12 月—2004 年 4 月间手术治疗的 281 例周围静脉畸形的病例分析，结合 MRI 所示病变范围、部位、深度以及有无浸润性，将静脉畸形分为 4 型（图 14-9）。①局限性非浸润型：病变局限，可有完整病灶外膜，多为单个，也可为多个散在分布，多位于深浅筋膜之间，部分可位于深筋膜下，不浸润肌肉、肌腱、神经或血管；②局限性浸润型：病变局限，无包膜，多为单个，多位于深筋膜下，浸润肌肉、肌腱、骨关节、神经或血管，位于浅表者，表现为累及皮肤和（或）皮下组织；③弥漫性非浸润型：病变弥漫，无明确界限，病变直径多超过 8cm，位于深浅筋膜之间，不广泛浸润皮肤、肌肉、肌腱、神经或血管；④弥漫性浸润型：病变弥漫，无界限，病变直径超过 8cm，广泛浸润皮肤、皮下组织、肌肉、肌腱、骨关节、神经或血管，少数累及整侧肢体。这 4 型病变的手术方式、手术疗效以及术后并发症的情况均各有不同。

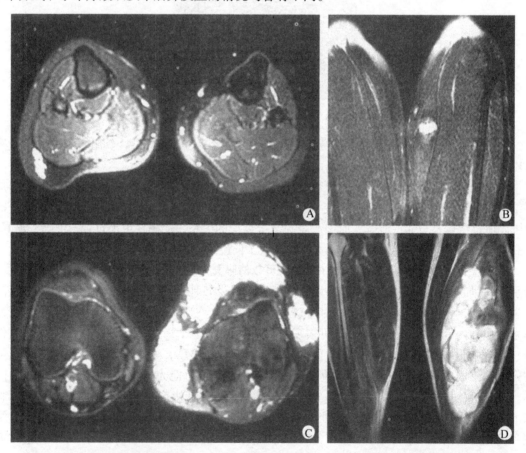

图 14-9　Ⅰ型：局限性非浸润型（A）；Ⅱ型局限性浸润型（B）；Ⅲ型：弥漫性非浸润型（c）；Ⅳ型：弥漫性浸润型（D）

（3）治疗：静脉畸形的治疗应该遵从多途径、个体化的治疗原则，疗效取决于病灶的部位、大小、范围和功能影响程度，以及患者的美容要求。治疗的主要目的是减缓患者的症状和提高组织器官功能。方法包括抗凝祛聚（减少血栓或 DIC）、弹力压迫、硬化剂注射、激光和手术切除等。

无症状的静脉畸形可采取保守治疗，特别是青春期、怀孕和口服避孕药的患者。肢体弥漫性的静脉畸形以弹力袜治疗为主。对于已发生血栓的病变可适当使用抗炎治疗。环氧合酶 2（COX－2，cyclooxygenase－2）抑制剂（如西乐葆等）有助于缓解疼痛。静脉畸形病灶内可形成局部血管内凝血，临床上可无症状和体征，慢性的消耗性血管内凝血可有 D－D 二聚体阳性，血小板和纤维蛋白原 Fg 水平可正常或下降。静脉畸形术前凝血异常必须得到纠正，推荐使用低分子量肝素和医用弹力袜，必要时输注冷凝蛋白质、血小板和新鲜血浆。糖皮质激素、干扰素和其他抗血管生成药物，已证实对静脉畸形基本无用。

硬化剂注射疗法或结合手术切除，是目前治疗有症状的静脉畸形的主流手段。直接瘤腔内注射硬化剂可以使病灶渐进萎缩，在大多数的脉管畸形疾病中心已成为首选治疗，特别适合伴有疼痛的局限性病灶，治疗后即使病灶残留疼痛也可消失。单一的硬化剂注射治疗已渐少用，与其他方法联合应用可提高治疗效果，常作为手术前的辅助治疗，缩小病变、减少术中出血，或作为手术激光治疗后的辅助措施，进一步处理残留病灶。硬化剂主要通过对血管内皮细胞的破坏来达到治疗目的，具体机制因硬化剂种类的不同而异：化学反应型制剂如离子碘或无水乙醇；渗透作用型制剂如水杨酸类或高渗盐水；清涤剂如鱼肝油酸钠、十四烷硫酸钠、聚多卡醇和泛影酸钠。目前常用无水乙醇、5% 鱼肝油酸钠和平阳霉素，疗效比较肯定，其他高渗葡萄糖和脲素等，疗效不一，与硬化剂类型、剂量、病变类型、范围等有关。随着硬化剂和硬化治疗的不断发展，治疗静脉畸形的效果将越来越肯定。

硬化剂腔内注射的技术要点：注射须在透视下操作，使用 20～24 号 20 号穿刺针（Catlllon、Teflon 等），经 B 超、CT 或 MR 引导下穿刺置管，然后造影评估病灶形态、范围及容量大小，特别需要注意引流静脉。在引流静脉显示前，根据充分灌注整个病灶所需的造影剂量可粗略计算出硬化剂的初次注射剂量，必要时可加用剂量，以更好地硬化病灶．同时可驱除病灶内积血。肢体部位病灶可使用止血带，提高硬化效果。有条件可使用自动加压驱血带，采用低于动脉收缩压的压力值，持续阻断静脉引流，可适当调整压力值，最好能使引流静脉不显影。注射造影剂后维持驱血带 20～30 分钟，减少无水乙醇或血凝块进入引流静脉的风险，去除驱血带前最好缓慢降低压力。驱血带的使用也有争议，有学者认为手动压迫引流静脉可操作性强，可有效避免肺栓塞的发生。皮肤表面应用冷盐水可减少皮肤损害。

主要硬化剂的介绍见表 14－4。

表 14－4　主要硬化剂介绍

硬化剂	使用方法（乳化）	剂量
无水乙醇	7ml 无水乙醇与甲泛葡胺粉剂（3.75g）或与非离子型造影剂混合	最大剂量：1ml/kg
3% 十四烷硫酸钠	与甲泛葡胺粉剂或稀释造影剂混合	最大剂量：30ml/次
泡沫剂	5ml 十四烃基硫酸钠：2ml 碘油造影剂：5～10ml 空气	未明确报道

硬化剂	使用方法（乳化）	剂量
Ethibloc	7.5ml 成品，2ml 乙醇稀释	推荐：20ml/次 最大剂量：14ml/次 肌间最大 7.5ml

1）无水乙醇（95%～98%乙醇）：无水乙醇是最常用的硬化剂，药效强，对内皮细胞的破坏作用最大。乙醇可引发内皮细胞即刻蛋白凝同和血栓形成。注射时，单用非稀释无水乙醇或与碘油造影剂乳化（9：1 或 10：2）或与甲泛葡胺粉剂乳化，在透视下注射。每次注射总剂量不能超过 1ml/kg（或 60ml），血液中乙醇水平与注射剂量之间相关。无水乙醇硬化作用最有效，但相应的副作用也最多最严重。最常见的并发症是局部组织损伤，如皮肤坏死（10%～15%）、周围神经损伤（约 1%）。大多数并发症是暂时性的，也有永久性损害的报道。乙醇栓塞的发生率从 7.5% 到 23% 不等。严重并发症有心跳骤停和肺栓塞。有学者报道 50 000 例栓塞或硬化剂治疗中发生 4 例心肺衰竭，发生机制不明，可能为肺血管痉挛、肺栓塞或即刻心脏毒性反应。中枢神经系统障碍、低血糖症、高血压、甲亢、溶血、肺栓塞、肺血管痉挛、心律失常、电机械分离等文献中均有报道。因此，操作时全程心电监护至关重要，特别是处理巨大血管畸形时，有学者建议全身麻醉，甚至进行肺动脉压监测。

2）聚多卡醇（aetoxisclerol，polidocanol）（3%）：是清涤剂之一，乳剂型，主要用于小范围的静脉畸形，对血管内皮细胞变性作用强，注射时产生的气泡影可有助于识别引流静脉，指导压迫相邻正常静脉，避免使硬化剂流入。有学者建议与利多卡因混合使用，可减轻注射后疼痛。注射时，每次腔内注射 1ml，总剂量不超过 6ml，配合使用 1% 利多卡因液 0.2～1.0ml。并发症为皮肤坏死、坐骨神经损伤或感染，发生率在 6%～8%，心脏骤停有 1 例报道。

3）十四烷硫酸钠（sotradecol，sodium tetradecyl sulfate）：也是清涤剂之一，其作用机制是使血管内皮血栓形成或纤维化，液态剂型，暴露于空气中可形成泡沫。泡沫型作用时间久，与血液可形成分明界限。注射时，5ml 十四烷硫酸钠、2ml 碘油造影剂与 5～10ml 空气混合，可使用两个注射器接于三通上，硬化剂与空气同时注入，比例在 1：4 或 1：5。注射剂量目前没有明确报道。有学者报道 15 例患者中 3 例发生皮肤坏死。

4）乙醇胺油酸酯（etbanolamine oleate）（5%）：与碘油造影剂混合使用（5：1～5：2），剂量为每次 2ml，总次数不超过 10 次，总剂量不超过 20ml。不饱和脂肪酸致血栓作用明显，约 50% 的油酸 30 分钟内与血清蛋白发生结合，这也可能导致肾毒性、血管内溶血和肝毒性的副作用，注射过程中或注射后可使用结合珠蛋白以防止此类并发症的发生。有学者报道结合使用弹簧圈，总疗效可达 92%（23/25），对于头面部的静脉畸形可使用球囊暂时性阻断颈内静脉以防止硬化剂进入循环系统，有 2 例发生牙关紧闭现象，均于 1 周内缓解。

5）Ethibloc（ethicon，hamburg）：一种植物提炼的乙醇衍生物，是玉米蛋白、乙醇、造影剂的混合剂，作用机制主要是强大的细胞炎性反应。注射用法：有注射成品。并发症：无严重持续性并发症，10% 的患者出现硬化剂外溢现象。有学者报道总有效率约 74%（28/38）。

6）组织黏合剂（histoacyl）：是一种遇血液等含离子型物，即产生多聚合作用的生物制剂，多用于术前，有报道用于眼眶静脉畸形。

另外，弹簧圈常用于阻断引流静脉，使硬化剂滞留于病灶内，避免肺栓塞的发生，特别是在引流静脉显影迅速以及正常静脉与畸形病灶毗邻的情况下。弹簧圈可直接于穿刺针内置入，或常规于股静脉或颈静脉经导管置入。对于肢体的静脉畸形，周围静脉内导管还可及时行静脉造影，以评估硬化剂注射时肢体的缺血性变化。

血管内治疗消除了大出血、非特异损伤、复发、解剖视野差、切除难等 VM 治疗的外科难题，甚至避免了皮肤瘢痕。对于大、中型体积和流量较高的 VM，需选择栓塞引流静脉的硬化治疗，较之单纯硬化剂注射明显增效，通过内皮细胞、血红蛋白变性，导致血栓形成，减低流量，大大增加硬化效果，病灶消退增快而少复发。林晓曦等在大宗病例实践中仅遇到低发生率的局部坏死和一过性的周围神经损伤病例。但国外报道涉及的中枢神经抑制、溶血、肺栓塞、肺血管痉挛、心搏骤停致死等严重并发症，提示意外可能超越严密的监护和医生的经验，故值得更多告知、权衡和更多相关研究。对小型低流量 VM，平阳霉素注射治疗亦可。微波热凝结合手术治疗机制，主要是利用微波使瘤体组织内血管闭塞、血液凝固，致瘤体迅速变性和萎缩，辅以手术切除炭化变性组织，以促进愈合及矫正畸形。此外，铜针和电化学治疗可望减少皮肤等非特异创伤，将有益于流量过大病灶的后续硬化治疗。长脉冲Nd：YAG 激光为代表的激光治疗，已提供了治疗浅表小畸形静脉的理想方法，大部分代替了传统的硬化技术，可作为后续辅助，原理是运用波长为 1 064nm 的 Nd：YAG 激光对病变内血红蛋白特异性的热凝固效应来破坏病灶，使病灶炭化、萎缩，达到消除病灶的目的。缺点是穿透力不足，对深部病变作用小，如增大功率或连续激光照射，可致高温对重要神经组织的损伤。

近年来出现的高功率半导体激光，以其诸多性能及临床方面的优势，已被众多激光医学专家所接受，并就"半导体激光代表着医用激光发展的方向"这一论点达成共识。英国DIOMED 公司，率先制造了全球第一台高功率医用半导体激光仪，应用最为普遍，在下肢浅静脉曲张的腔内治疗上已取得了肯定的疗效。国外部分学者已尝试应用半导体激光腔内治疗静脉畸形，其理论与 Nd：YAG 激光相似，也是利用激光对静脉畸形病灶内的血红蛋白的特异性作用，使病灶炭化、萎缩，但治疗方式由非接触式改变为可接触式，术后短期疗效肯定。DIOMED 半导体激光在原理上使激光技术发生革命性的突破，它的发射介质是由多个半导体芯片二维阵列组成。由于半导体激光的电光转换率高（30%），没有多余的热量产生，从而避免了传统激光 Nd：YAG、KTP、Ho：YAG 及 CO_2 激光所需的庞大水冷系统，因此体积精巧，重量轻。810nm 激光波长，汽化效果较 1 064nm 快 3 倍，同时兼具良好的止血效果，所以术中、术后出血少。接触式光纤直接深入病灶，解决了 Nd：YAG 激光不能穿透皮肤的缺陷，光纤可多方位多层次作用于病灶，汽化效果更强。术中光束在血液中的穿透力仅为 0.3mm 对血管外的神经和组织没有电刺激，所以患者的损伤小，出血少，疼痛轻，愈合快，并发症少，患者住院时间短。上海某医院血管外科初步尝试经皮穿刺置入 Diomed 半导体激光仪光纤治疗皮下软组织间静脉畸形病变，目前治疗 100 余例，得到比较好的近期疗效，远期疗效有待进一步随访观察（图 14 – 10）。腔内激光治疗的总体疗效满意，局限型疗效优于弥漫型，与手术切除疗效类似。主要体会有：①术前常规行彩色多普勒超声（图14 – 11），有利于对病灶的进一步明确，标记定位穿刺点及穿刺方向，有利于腔内激光的"靶向"作用，不易直接损伤神经和其他组织，无神经损伤及组织坏死等严重并发症；②穿刺深度已见明确回血为佳，有条件入短导丝者，可顺导丝途径置入短鞘，使光纤充分深入病灶，加强激光作用；③较大病灶可反复多次穿刺激光，可尝试不同穿刺方向进入病灶，或间隔性多次激光，激光间歇，助手按压病灶；④对于浅表病灶，避免光纤直接接触皮肤，激光照射时术区以普通生理盐水冲洗降温，可有效防止光纤近距离接触对皮肤的损伤；⑤激光后即刻可能不会出现如同浅静脉曲张后的硬结样效果，经过术后加压包扎仍可达到闭塞病灶的效果；⑥术后激光术区覆盖凡士林油纱或酒精纱布，可减少或减轻术后皮肤烧灼伤；⑦术后超声随访简便易行，可及时发现未完全闭塞病灶，经过再次腔内激光仍可达到完全闭塞效果；⑧术前 MR 或超声提示病灶内有静脉石者，不建议行腔内激光，对缓解病灶疼痛可能意义不大；⑨术前术后建议常规查出凝血指标 PT、APTT、Fg，特别需注意纤维蛋白原 Fg，据以往经验，静脉畸形患者切除术后易出现 Fg 过低。

手术切除仍是目前最彻底的治疗方法。局限型的静脉畸形可行手术切除，但要充分估计失血量并采取相应措施，切除后的创面大多可直接缝合，多个或面积较大病灶切除后的组织缺损，可用植皮、局部皮瓣转移或游离皮瓣移植修复。对于弥漫型或侵犯神经、血管、肌肉、骨关节的静脉畸形，单一的手术切除往往难以奏效，必须结合其他方法。所以，手术可能仅是肢体浅筋膜巨大 VM 占位等特殊病例治疗之首选。对于眼眶内、颅内外沟通、部分肢体肌间泛发病灶，继发骨关节畸形，即需多学科合作制定治疗计划。

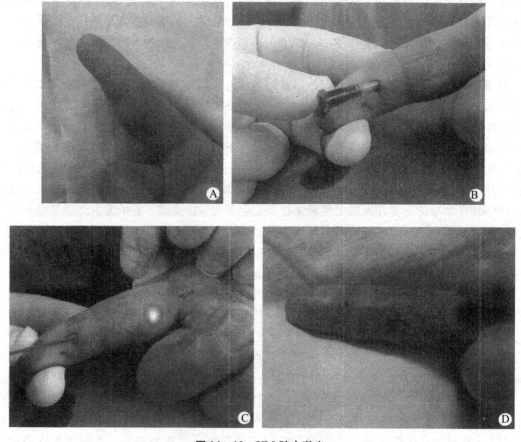

图 14 - 10　VM 腔内激光

A. 术前观；B. 病灶穿刺见明确回血；C. 瞄准光下发射激光；D. 术后 7 天，病灶闭塞

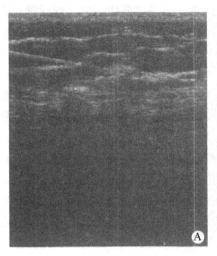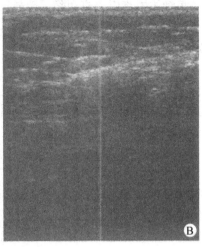

图 14 - 11 彩超引导下 VM 腔内激光

A. 光纤置入病灶；B. 激光发射

术前按局限性非浸润型、局限性浸润型、弥漫性非浸润型、弥漫性浸润型来分型，对手术治疗具有指导意义，根据病变分型的不同采用不同的手术方式是必要的。①局限性非浸润型：以单纯手术切除为主，切除彻底，总有效率达98％以上，复发率低于2％，对于多发局限性病变，可能因术中遗漏较小病灶，致病灶残留而引起日后复发，手术并发症少，多为切口下积液或切口脂肪液化等（图 14 - 12）。②局限性浸润型：若手术切除不引起大的组织缺损或功能损害，则以手术切除为主，可联合 Nd：YAG 激光治疗，加强对残余病灶的处理，尽量使病灶达到完整清除，降低复发率。少数病变浸润较深，由于 Nd：YAG 激光的穿透力不足，病灶不能达到完全清除，仍有残余复发。此类病变伴有组织浸润，术后并发症相对较多，单纯手术切除者多见切口下血肿，考虑残余病灶出血可能；切口愈合不良、皮瓣坏死，多为累及皮肤、皮下组织病变的过量切除后致皮肤血供障碍引起；浸润肌肉、肌腱、神经的病变，经手术创伤后出现相应功能障碍。运用 Nd：YAG 激光治疗后，由于其对病灶的特异性凝固作用，一般不损伤正常组织，术后并发症相对较少，少数有肢体肿胀，多为激光照射引起的组织水肿。③弥漫性非浸润型：病灶巨大但未累及神经、肌肉、血管、骨关节等重要组织结构。以往多数认为此型病变广泛，难以完整切除而达不到良好的手术效果，或担心术中大量出血，或怕大范围软组织切除后出现伤口不愈，甚至感染等棘手并发症，因而在处理上多以保守为主。经临床及 MRI 分析，我们发现此型病变虽广泛但界限相对清晰，手术仍可直接切除，仔细解剖一般不损伤重要组织结构。由于病变一般局限于深、浅筋膜之间，出血相对较少，术后严重并发症少。尽量一期完整切除，皮肤切除过多者可一期行植皮术，可能是由于组织本身血供较丰富的缘故，术后植皮成活率较高。病变确实广泛者，可分部位分期手术，部分可联合 Nd：YAG 激光治疗残余病灶。手术体会：尽量于病灶外周及底部翻剥病灶，而不从病灶中间开始向两侧翻剥皮瓣，此法可大大减少出血量，病灶切除亦较完整，病灶表面皮肤可再利用，反取皮后植于创面，无需另外取皮，相应减少手术创伤，切除后创面需严格止血，植皮创面加压包扎时间可适当延长，10 天左右为宜，具体据创面实际情况来定，如有异味可尽早拆开（图 14 - 13）。④弥漫性浸润型：此类病变既广泛生长又伴浸润，病例相对常见。以病变区手术翻瓣联合 Nd：YAG 激光治疗术为主，病变广泛多需分部位多次手术。单纯手术难以完整切除，勉强切除者，因过多肌肉切除，或因神经损伤而产生相应功能障碍。术后并发症的数量和种类相对增多，主要为单纯手术切除术后患者，运用Nd：YAG 激光治疗后，术后并发症明显较少。手术翻瓣结合 Nd：YAG 激光治疗术，是先手术逐层暴露静脉畸形病灶，再运用 Nd：YAG 激光对病变内血红蛋白特异性的热凝固效应来破坏病灶，使病灶炭化、萎缩，达到消除病灶的目的。对浸润性特别是弥漫性病变，具有创伤小、出血少、疗效确切、术后出现功能障碍少等优点，可避免皮肤的损害，达到较好治疗效果，也可避免因大范围切除病灶而引发的组织缺损和功能障碍，相对来说也是一种微创治疗手段，有良好的应用发展前景。术中注意问题：有条件上止血带者，应充分合理的运用止血带，可有效减轻术中、术后的出血；病灶清除应力求彻底，勿遗漏或遗留病灶，以减少复发；激光照射时术区以冰生理盐水冲洗术区降温，可有效防止连续 Nd：YAG 激光所致高温对重要神经组织的损伤；对于较深层的病灶，可先行浅层病灶激光凝固，剥离后继续暴露深层再以激光照射，直至病灶完全萎缩；激光照射后出现的组织渗出与反应性肿胀，术后可适当加用激素防治。

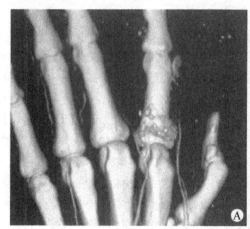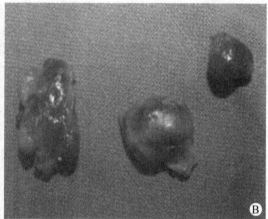

图 14－12　局限性非浸润型静脉畸形可完整切除

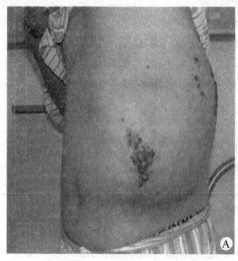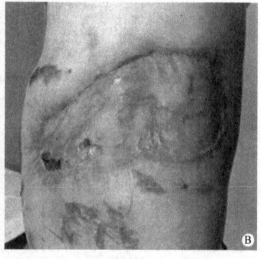

图 14－13　弥漫性非浸润型静脉畸形也可直接完整切除

就静脉畸形的治疗前景来看，单一的治疗模式已经不能满足现实的需要，新分类方法的出现，为分类选择优化综合治疗模式确立了可能性，以期达到不同类型病变分别处理的最佳效果。但目前对于静脉畸形的治疗手段还相当有限，仍需进一步探索。

3. 动静脉畸形

（1）诊断：动静脉畸形特征性的影像学表现为粗大的供血动脉和引流静脉，CT 增强或 MR T_1 和 T_2 加权像旋转回音序列上显著的流空效应可助诊断。在 MR 梯度回音序列上血管影表现为高亮信号，通常不显示实质包块或血管巢，这与血肿表现明显不同。若病灶内有出血可出现各种不同的信号变化。CT 和 MR 也有助于发现软组织水肿与骨骼变化。肢体的病变根据病史与体格检查易于诊断，影像学诊断有助于进一步明确病变的范围和深度。对于肺动静脉畸形，CT 诊断优于 MR。腹部内脏器官动静脉畸形大多需要通过 CT 或 MR 得到明确诊断。血管造影因其创伤性，目前很少用于常规诊断，仅用于疑难疾病诊断和栓塞治疗，但血管造影显示供血动脉、畸形血管巢和引流静脉最为清晰（图 14 - 14）。

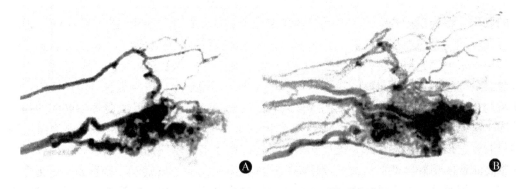

图 14 - 14 动静脉畸形 DSA 动脉像及静脉像表现

（2）治疗：大多数的动静脉畸形累及多个手术层次，浸润深部组织，完整手术切除难度很大，严重出血的风险很高，甚至可能导致组织器官损害。经过成功栓塞治疗后，手术切除的可能性则大大增加。但目前的栓塞技术还不足以达到完全、彻底地阻塞消除病灶，主要还是用以控制疾病症状，比如疼痛、远端缺血性溃疡、出血和充血性心力衰竭等。对于肢体广泛性的动静脉畸形，如果无法施行栓塞术控制症状，截肢可能是最终的办法。

施行栓塞之前，通常需要进行诊断性动脉造影。最好栓塞与造影分期进行，一方面可以减少造影剂量，另一方面可以有充足的时间准备合适的栓塞器械和材料，而对于小儿患者，造影与栓塞需要在全麻下操作，为减少全麻风险，一般同期进行。

目前的栓塞技术以超选择性动脉插管栓塞为佳，需配合使用微导管技术。该技术目的是为了选择性地栓塞畸形"血管巢"的供养动脉，而不影响对邻近器官组织的必要血供，达到精确"靶效应"。由于大多数的动静脉畸形病灶有大小不等多根供养动脉和引流静脉，因此超选栓塞技术要求比较高，难度大，而且相当费时。栓塞需要尽可能地靠近血管巢，由远及近尽可能栓塞所有供养血管，如果阻塞太靠近供养血管近端，则可能导致新的供养血管生成，导致栓塞失去相应疗效，这也是复发的常见原因。另外，过早阻塞供养血管近端，也就不能进一步深入血管巢进行栓塞，栓塞的效果不能满意。如果经动脉途径不能很好地栓塞病灶，那么直接穿刺，甚至经静脉途径均是可行的。

常用的栓塞材料有 PVA 颗粒、无水乙醇、组织胶等。PVA 颗粒大小从 $50\mu m$ 到 $1\,000\mu m$ 不等。栓塞颗粒的大小取决于所需栓塞血管的直径，必须足够大，避免进入静脉系统。PVA 的栓塞往往不完全，效果比较短暂，复发率很高，反而影响复发后进一步栓塞治疗，所以目前一般用于手术切除前辅助治疗，减少术中出血。无水乙醇在前面静脉畸形章节已经谈到过，是一个非常强效的栓塞剂，它通过强烈的炎症反应来破坏血管壁成分。乙醇栓塞的技术重点是要尽可能地加大无水乙醇对血管巢的破坏作用，而同时防止乙醇对其他重要组织器官的损害。一般采用超选择性导管技术或直接经皮穿刺，将无水乙醇准确送入血管巢。阻断供养动脉或引流静脉有助于加强栓塞作用，可使乙醇较长时间滞留在血管巢内。供养动脉阻断可使用球囊导管，如果不可行，就进行引流静脉阻断，方法有止血带、血压袖带或手动压迫，可根据病灶的部位进行相应调整。通过造影，可以估计栓塞剂需要的剂量，一般为引流静脉显示前所需要使用的造影剂量。每次注入乙醇后，让其滞留几分钟后再松开供养血管或引流血管的阻断，随后再进行造影，直至造影剂滞留在血管巢内为治疗最终目标。无水乙醇栓塞的效果明显，并发症发生率比较高，最高报道达 15%，最重要的是要评估毗邻重要组织器官发生坏死的风险，特别是皮肤组织。总剂量也需要控制，如果超过 1ml/kg 或大于 60ml，则全身性中毒反应的风险明显加大。虽然并发症大多有其自限性或可以成功治愈（比如皮肤坏死可通过植皮来治疗），但神经损伤往往呈永久性。为减少栓塞引起的局部或全身的反应，有学者建议全部患者均使用全麻，更多的学者仅对小儿使用全麻，成年患者可使用镇静剂令其处于清醒状态，如此可以及时评估乙醇栓塞后的局部或全身反应，特别是评估肢体的神经损害情况。组织胶（N－butyl－cyanoacrylate，NBCA）在血管巢内形成紧密的充填物而达到治疗的目的，它以液体形式注入，遇血液中离子物即产生多聚反应而形成固态。组织胶可使用于非常高流速的动静脉畸形，可以快速阻塞病灶，而避免栓塞剂流入静脉系统。相比无水乙醇而言，组织胶并不彻底破坏血管巢，可能导致最终血管巢再通。弹簧圈和可脱卸式球囊只能阻塞近端供养动脉，对血管巢阻塞效果差，不建议使用于动静脉畸形，特别是肢体部位，除非动静脉瘘支特别大，或者没有组织胶等栓塞材料。大约 80% 的肺动静脉畸形为单一供养动脉型，使用弹簧圈和可脱卸式球囊效果可靠，治愈率可达 84%。肾动静脉畸形很罕见，通常比较小，经皮栓塞治疗主要解决血尿、高血压、充血性心力衰竭等症状，材料主要有弹簧圈、明胶海绵、PVA 颗粒和 NBCA 胶等。乙烯乙烯醇共聚物（ethylene vinyl alcohol copol－ymer，Onyx），是近来出现的一种新的生物相容性液态栓塞剂，溶于二甲基亚砜（DMSO）溶液后使用。当该混合物与血相遇后，DMSO 迅速扩散开，而 Onyx 则在原位迅速固化形成柔软而有弹性的不与血管壁粘连的栓塞体。溶于 DMSO 中的 Onyx 浓度决定了栓塞的速度，浓度越低栓塞速度越慢，但在沟通支中的栓塞距离也更远，适合于低流量的静脉畸形病变。相反，高浓度适合于高流量的动静脉畸形病变，栓塞速度快则可避免栓塞剂流入引流静脉，引起肺栓塞。由于 Onyx 比 NBCA 更能进入畸形病灶异常丰富的沟通支，故栓塞效果更为理想。另外，Onyx 不与血管粘连，可保持血管的完整性，故栓塞术后的手术切除比 NBCA 也更容易。远期疗效有待进一步验证。

上海某医院血管外科在治疗动静脉畸形方面有比较丰富的经验，早期在一组先天性动静脉畸形的手术治疗中，对于局灶性和部位较表浅的患者，在控制血流的情况下，先做瘘支结扎，再行病灶切除，取得了较好临床效果，复发率低（图 14－15）。然而，大多数的先天性动静脉畸形患者，其病变呈弥散性、部位较深或累及重要组织、器官，手术无法切除或术中无法控制出血，治疗非常困难。根据其病变的部位和范围，采用不同的治疗方法，如病变位于主干血管周围，切除病灶有可能损伤主干血管者，则行瘘支结扎、病灶切除和血流重建术；如病灶弥散、位置较浅，则采用分期、分段结扎瘘支和病灶切除，术前或术中行介入栓塞，皮肤缺损可行皮瓣移植（图 14 - 16）；如病灶位置深或累及重要组织、器官，则采用一次或多次介入栓塞治疗（图 14 - 17）。对于弥散性、范围较广的动静脉畸形患者，经治疗后大部分有不同程度复发，症状加重者必须行截肢或截趾（指）术，但这些患者术后短期内症状均有不同程度缓解，患者的生活质量得到明显改善，对合并有严重症状的病变采用手术和介入治疗是必要的。手术或介入的重点是切除或闭塞病灶，因为只有去除和闭塞病灶才能消除血流的压力差，消除"蓄水池效应"，阻断病变的发生和发展。因此如何彻底去除先天性动静脉畸形的病灶，是今后治疗本症的研究方向，理想的栓塞剂的出现越来越值得期盼。

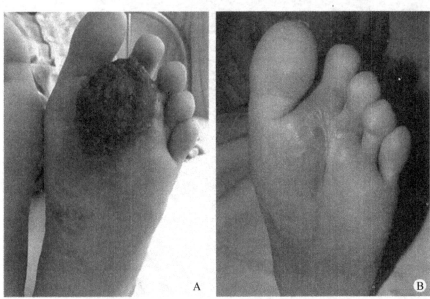

图 14 - 15　足底动静脉畸形病灶行单纯切除术

A. 术前；B. 术后

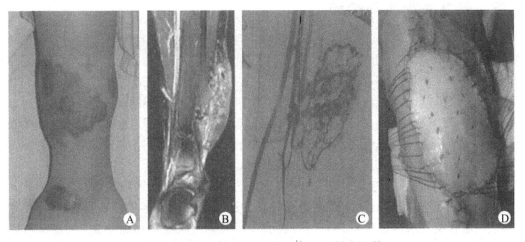

图 14 - 16　动静脉畸形病灶切除加皮瓣移植术

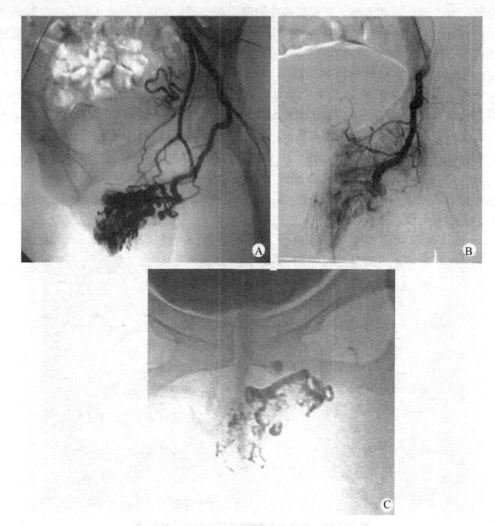

图 14 −17　盆腔动静脉畸形病灶 NBCA 栓塞术

四、特殊类型血管畸形

1. 先天性动静脉瘘　虽然也属于高流速血管畸形，但有别于动静脉畸形，主要定义为连接单一动脉和静脉间的粗大的瘘支，少儿时不常见，多为创伤后发生。动静脉分流可导致充血性心力衰竭。小的动静脉瘘可自行闭塞，大的病灶会随时间逐渐增大，在肢体表现为搏动性肿块，并可闻及血管杂音。经动脉造影，易于诊断。内脏动静脉瘘多为医源性，内出血为主要特征。治疗上主要通过弹簧圈、可脱卸式球囊、乙醇等栓塞，旨在阻断动静脉瘘支或紧邻的引流静脉。也有报道使用动脉覆膜支架覆盖瘘支治疗成功的。如果供养动脉为非主干血管，可以用弹簧圈、脱卸式球囊或组织胶封闭该血管。

2. 淋巴畸形　比静脉畸形少见，也被称为淋巴水囊肿或淋巴管瘤，是淋巴系统的发育异常，可累及多层皮下组织，以低流量为特征，通常呈多房、多腔，按形态分为微囊型（旧称毛细血管型，水囊直径＜2cm）、大囊型（旧称囊性水瘤）和混合型。微囊型淋巴管畸形主要累及软组织，包括皮肤、黏膜，主要发生在舌、颊、口底、舌根等部位黏膜层和黏膜下层。大囊型淋巴管畸形来源于胚胎的迷走淋巴组织，是充满淋巴液的先天病变，可见黄色胆固醇结晶，由单个或多个大小不同的囊腔组成，各囊腔有纤维隔分开，囊腔可以互通，囊壁菲薄，并且透明，具有浸润性生长方式，可以侵及皮下组织、肌肉及腺体，或深层形成大的肿块，较为局限。主要发生在颈部、颌下区及口底。

（1）临床表现：与其他血管畸形相似，出生时即有，头、颈、腋窝好发，男女发病相近，主要发生于皮肤、黏膜下。部分淋巴畸形生长迅速，范围可累及多层软组织，甚至可生长入纵隔。肿块巨大者可压迫气道。合并出血后，肿块质地变硬，而出现继发性感染、质地可变软、皮温增高、出现红斑。合并病毒感染性疾病，肿块往往会增大。过度发展的淋巴畸形还可有其他并发症，如上腔静脉压迫、乳糜胸、肺发育不全，甚至死亡。淋巴畸形多伴其他血管畸形，如毛细血管畸形、静脉畸形等，并可伴有相邻骨骼的过度生长。但不同于静脉畸形，淋巴畸形一般压迫后不会缩小，而 Valsalva 动作后不增大，体位试验多为阴性。

局限性淋巴管瘤（lymphangioma circumscriptum，LC）是最为表浅的淋巴畸形，表现为皮肤表面可见的薄壁、清亮的囊性小疱，有时可有淋巴液溢出，若有出血，水疱可变为粉红色，常见于肩、臀、颈、嘴部。典型皮下的淋巴畸形表面往往覆盖局限性淋巴管瘤。

（2）影像学诊断：大囊型淋巴畸形 MR 上表现为多个大的囊肿，T_1 加权像与肌肉等信号，T_2 加权像呈高信号，钆造影剂增强后呈边缘增强影、隔膜型增强影或无增强，液性信号特征可能提示囊肿内有血性产物。囊肿周围软组织可表现为水肿样变。肢体骨骼变化和过度生长在 CT 上表现最佳。微囊型淋巴畸形在 MR 上表现相似，在 T_2 加权像上呈弥散性的高信号（图 14 - 18）。超声对于淋巴畸形的诊断简单、有效，表现为低流量的囊肿信号。

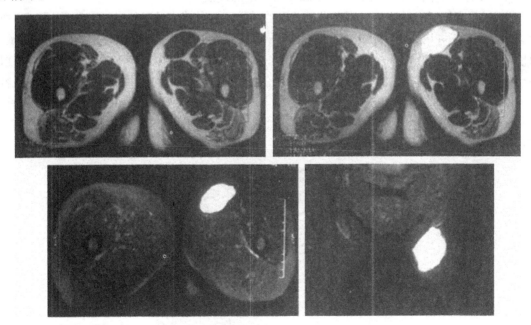

图 14 - 18　淋巴畸形 MR 在 T_1 加权像与肌肉等信号，T_2 加权像呈高信号，含钆造影呈高信号

（3）治疗：同其他血管畸形相似，治疗指征主要是缓解症状，如疼痛、气道受压，或改善外观。大囊型淋巴畸形主要以手术切除和硬化剂治疗为主，硬化剂的疗效与手术相近，并发症相对较少。硬化剂主要通过直接穿刺注射，有无水乙醇、多西环素、博来霉素、Ethibloc 和溶链菌（OK-432）等。博来霉素是一种化疗药物，全身副作用比较大，甚至有发生肺纤维化的可能。OK-432 是一种超抗原，来源于溶链菌 - A，因为是生物制剂，在部分国家还不能使用。Ethibloc 在静脉畸形章节已有谈到。多西环素用于治疗微囊型淋巴畸形，新生儿因体重过轻不适合使用乙醇，故以多西环素替代。巨大淋巴畸形往往需要大剂量的硬化剂，适宜使用多西环素。多西环素以粉剂型为主（100mg），以生理盐水化成 10 或 20mg/ml 浓度，总量可用至 100ml。注射时可产生疼痛感，但无毒性，偶有发热等轻微副作用。最常用的硬化剂还是无水乙醇，在前面章节已有详细介绍，治疗淋巴畸形时最大剂量也不得超过 1ml/kg 或 60ml。

硬化剂注射方法：根据淋巴囊肿的大小，可置入单根或多根血管穿刺管，多侧孔，或猪尾巴型导管，用以吸取囊肿内液体。根据所回抽液体量的大小，决定所需注入硬化剂的多少，大多学者建议，硬化剂的量为回抽液体量的 30%～100%。可注入造影剂以调整穿刺针或导管的位置，回吸造影剂后注入硬化剂。超声引导下硬化剂注射，可减少造影剂的使用，及时注入硬化剂，保持其浓度不被稀释，作用效果不被弱化。CT 也可引导硬化剂注射，硬化剂混合小剂量造影剂注入病灶，以 CT 确定囊肿的充盈程度。硬化剂混合小剂量造影剂的注射法，在荧光透视帮助下可评估硬化剂有无流入静脉系统。使用无水乙醇时，囊内滞留时间可达 15 分钟，拔除穿刺针前也要吸干乙醇，而使用多西环素可不用回抽，因其副作用较小，可留于体内。同样，压力带有助于减少硬化剂的外溢。

Sheils 等介绍了一种治疗大囊型淋巴畸形的导管置入技术（图 14-19）。先使用 14G 血管穿刺管到达囊肿内，再顺其置入 5F 猪尾巴导管，注入造影剂充填，以评估硬化剂使用量。回抽造影剂后，先注入 1% 的利多卡因滞留 10 分钟；回抽后，注入 3% 十四烷硫酸钠，滞留 1～2ml；回抽后再注入无水乙醇滞留 15 分钟。每一次注射，剂量均控制在 50% 的囊肿容量。回抽乙醇后，导管仍留于囊肿内，另一端与负压吸引器相连，负压吸引最长可达 3 天，同时给予患者口服抗生素。负压吸引间期可再次注入硬化剂，直至没有引流液。1 个月后 B 超随访，约 95% 的病灶完全闭塞。

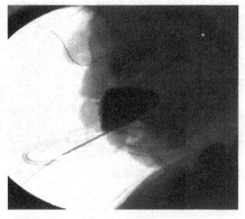

图 14-19　大囊型淋巴畸形的导管置入技术

对于微囊型淋巴畸形，一般无法进行上述置管技术，多行 B 超引导下硬化剂注射。多西环素是治疗微囊型淋巴畸形常用硬化剂，一般不推荐使用无水乙醇，因其皮肤坏死、神经损害等局部副作用的发生率较高。

3. 静脉畸形骨肥大综合征（Klippel – Trenaunay syndrome，KTS） 是一种复杂而又少见的先天性血管畸形疾病，典型 KTS 呈三联征：①表皮毛细血管畸形（通常是葡萄酒色斑），多在一侧肢体呈局灶性分布，不一定完全累及整个肢体，偶尔在肥大的一侧肢体以外部位也可以存在；②静脉曲张和畸形，通常伴有肢体外侧胚胎期残留静脉，可无深静脉畸形；③骨与软组织增生、肥大，可累及双侧肢体，增生并不一定要增长、增粗，可仅为骨皮质增厚、骨密度增高，而软组织增生也可以不显著。以上特征符合任意两项，即可诊断为 KTS。少数合并有临床意义的动静脉瘘的，多称之为 PWS（Parkes – Weber syndrome），也有称之为 KTWS（Klippel – Trenaunay – Weber syndrome）。KTS 病变可侵犯身体各个部位，如上、下肢，臀部，躯干及头部等，可同时侵犯多个部位，但以下肢多见。近来合并其他器官血管畸形的病例报道渐趋增多，如大脑、脊髓、口腔、胸腔纵隔、腹腔、盆腔、食管、肠道、阴道、会阴部、膀胱等，多表现为受累器官的不规则出血。

KTS 治疗方法的选择，主要取决于患者是否合并有严重的深静脉畸形、受累肢体的不等长和畸形导致的并发症。对于 KTS 的外科治疗，北京协和医院的汪忠镐等早在 1986 年就有报道，提出了节流与开源法。所谓节流指应用主干动脉分支的栓塞和结扎法，以减少病变区的血液循环；所谓开源是针对此征既有动静脉瘘或分流（导致血液窃流从而增加静脉回流），又有回流静脉发育不良（使静脉回流更为困难），而采用健侧大隐静脉耻骨上转流术以引流淤滞于患肢的静脉血，从而改善患肢静脉回流。虽然此方法后来已不太使用，但汪忠镐院士提出的"开源节流"的手术方针一度成为治疗的宗旨。对于那些深静脉发育不良、长段闭塞或缺如者，肢体外侧粗大扭曲的静脉常是下肢静脉回流的代偿通道，切除曲张浅静脉会加重患者的症状，故此类患者主要采用保守治疗，如长期穿循序减压弹力袜等，上海某医院血管外科收治的 74 例患者中 25 例行保守治疗，34 例深静脉通畅者行切除外侧畸形的曲张浅静脉和血管瘤样病变组织，5 例深静脉检查提示股浅或腘静脉明显狭窄的，行股浅或腘静脉松解术，术后深静脉扩张良好，深静脉回流改善后再行畸形浅静脉切除术。近来笔者所在科室根据腔内激光微创治疗曲张浅静脉的原理，同样治疗 KTS 患者肢体外侧的畸形曲张浅静脉取得了较好疗效（图 14 – 20）。目前已治疗 10 余例，有效率在 90% 以上，在国内较早尝试了 KTS 的微创治疗，其远期治疗效果有待进一步评价。

由于 KTS 为先天性疾病，出生后即出现症状和体征，后渐加重，往往至青春发育期症状和体征明显加重，故早期治疗有其必要性。Baraldini 等对 29 位 KTS 患儿的静脉病变实行早期手术，平均手术年龄为 10.3 岁，结果安全有效，建议尽早手术，但对于静脉病变的早期手术是否有助于改善肢体过度生长，由于随访时间较短，作者无肯定结论。Raab 等通过对行骨骺固定术矫正肢体长度差异的病例分析认为，女孩 9 岁之前、男孩 11 岁之前不适宜行骨骺固定术，并非越早治疗越好。因此，对于 KTS 的早期治疗也应有针对性和选择性。至于最佳手术时机的确定依据和方法，还有待进一步探索。

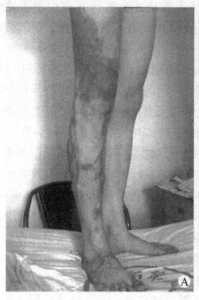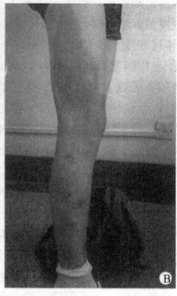

图 14 – 20　KTS 行 EVLT 术前术后比较

五、栓塞与硬化剂治疗的并发症

选择性插管栓塞治疗主要用于动静脉畸形，目前技术还未完善。如果栓塞剂达不到血管巢内部或没有得到充分栓塞，则治疗易失败。其他并发症还有远端组织器官误栓塞、正常血管血栓形成、恶心呕吐、疼痛、发热、水肿以及栓塞后综合征。作为强有效的硬化剂，无水乙醇的作用不言而喻，但其并发症率也相当高，可达 10% ~ 15% 。局部并发症有组织坏死、神经病变和皮肤破溃。全身性并发症有中枢神经系统障碍、低血糖症、高血压、肺动脉高压、心律失常、心动过缓、肺血管收缩、纤维蛋白原消耗性 DIC、血红蛋白尿、肺栓塞、心血管衰竭，最终导致死亡。

六、血管瘤与血管畸形术前准备

血管瘤和血管畸形的治疗指征在前面已有谈到，主要是缓解患者症状，比如疼痛、出血、破溃、功能障碍等，而大多数的病例很难彻底治愈，这一点必须在术前向患者明确告知。介入术前常规行出凝血指标、肾功能检查。使用乙醇以外的硬化剂，治疗小的局限性血管畸形病灶时，给予镇静剂即可。当使用无水乙醇治疗大的血管畸形时，特别是患者已有心功能不全，建议全麻，并行肺动脉压监测。部分学者建议预先进行血液水化，防治溶血引发的肾功能损害。术前常规导尿。血管鞘、微导管、导丝、栓塞剂等介入器材预先准备完善。术前即刻及术后可给予皮质醇激素，以减轻组织水肿。淋巴畸形硬化剂治疗后易并发感染，术后抗生素需持续给予 10 天以上。对于经动脉插管治疗的患者，止吐药、抗生素、镇痛剂可常规应用。

七、血管瘤与血管畸形术后处理与随访

除常规血管术后的处理外，还有一些栓塞术后的特殊处理：术后肢体需抬高以减轻水

肿；可使用麻醉药加强镇痛效果，必要时可用镇痛泵；使用无水乙醇后需密切观察局部皮肤，若有皮肤红热反应，提示有皮肤损伤，轻微者可使用抗生素或烧伤油膏治疗，严重者需及时联系整形外科医师准备植皮术；肢体神经系统检查以评估有无神经损害；术后水肿比较常见，几天后达到高峰，一般 2 周后消退，大范围的病灶治疗可能引发比较严重的水肿，甚至累及气道，需密切监视，必要时入住 ICU，可及时气管插管保护气道通畅；有血红蛋白尿者，用碳酸氢钠碱化尿液以保护肾功能，避免血红蛋白管型形成；插管治疗大囊型淋巴畸形时，导管需留置体内数天，期间患者最好住院观察。

常规 4~6 周后随访，以评估治疗效果，决定是否需再次栓塞或硬化剂治疗。随访以临床观察和 B 超、MR 为主。

八、结论

血管瘤和血管畸形的治疗目前仍是难题。新分类方法的出现，为个体优化综合治疗模式成为可能。MRI 是评估病灶大小、范围、深度的金标准。大多数的血管瘤可自行消退，首先以观察随访为佳，对于非消退型的血管瘤，可行腔内硬化剂栓塞，治疗目的不在于根治而是预防和处理出血或血小板减少症等各种并发症。高流速血管畸形的腔内栓塞治疗，以微导管技术为主，术前需准确评估病灶，制定有效、可靠的方案。无水乙醇的治疗作用最为有效，但对其使用仍需谨慎，局部与全身并发症的发生仍难避免。另外，术前与术后的正确处理对并发症的防治相当重要。总之，单一的治疗模式已经不能满足现实的需要，多学科（包括皮肤科、血管和整形外科、放射科、耳鼻喉科、颌面外科）综合治疗血管瘤和血管畸形的模式是今后的发展方向。

（王雪平）

第四节　血管平滑肌肉瘤

发生于血管的肿瘤，有血管平滑肌瘤（leiomyoma）、血管平滑肌肉瘤和血管外膜细胞瘤（hemangiopericytoma）等。其中原发性血管平滑肌肉瘤（leiomyosarcoma，LMS）是一种相对比较多见的恶性肿瘤。自 Virchow 首先于尸体解剖中发现以后，在很长一段时间内，只有零星的尸解报道。近年来，由于诊断技术日益提高，特别是各种血管造影方法普遍开展，文献中临床病例的报道日益增多。LMS 起自血管壁的平滑肌细胞。1871 年，Perl 首先报道在尸解中发现 LMS。据 Hallock 等报道，在 34 000 个尸解中仅有 1 例。LMS 多发生于静脉，特别是下腔静脉，只有约 2% 发生于动脉。据 Dzsinick 等报道，在 210 例中，60% 位于下腔静脉；又据文献统计，在所有腹膜后肉瘤中，属静脉 LMS 者约占 6%。

一、病理解剖学

LMS 一般呈卵圆形，部分为分叶状，为灰黄或白色的肿块，质地中等而偏硬，与管壁组织紧密粘连。直径一般为 4~5cm，但文献报道中最大者重达 3 500g。LMS 本身并无包膜，受累血管的内膜大多完整；剖面为黄白色、大小不规则的结节，有散发性小片出血，中央区偶有坏死。基本结构的特点是不典型的平滑肌细胞增生，并与众多的血管相混杂，可沿外膜扩张，并侵入邻近组织。LMS 中的肌肉为长梭状平滑肌束，呈交叉或环状排列，平滑肌细胞质的染色较深，细胞核异形，在每一高倍镜视野（hpf）中，可见多达 5~6 个核分裂象。

Varela - Duran 报道的 LMS 6 例中指出，核分裂数越多，则肿瘤转移和手术切除后的复发率也越高，因此，核分裂数是估计预后的重要病理依据，他将 10 个连续高倍镜视野中的最高分裂数，分成 3 组做出估计（表 14 - 5）。在他报道的病例中，有 1 名 76 岁的女性患者，曾因右手第 3 指肿块而将该指切除，3 年后又在右面颊发现结节肿块，手术切除后病理切片检查证实为血管 LMS，术后 3 年半和第 4 年，又因右手局部复发两次手术，复查第 1 次手术切除的原发病灶，肿块大小为 1.5cm×1.5cm，而核分裂数则大于 35/hpf。LMS 亦可发生于血管以外的其他部位，如胃肠道、子宫和软组织等。但是这些部位的 LMS 则与发生于血管者不同，即肿块小于 2cm×2cm 时，基本已无核分裂活动。

表 14 - 5　核分裂数/10hpf 与预后的关系

分组	例数	核分裂数	局部复发	远外转移
第 1 组	2	10~20	−	−
第 2 组	1	20~25	+	−
第 3 组	3	>35	+	+

二、临床表现和诊断

在 Fishcher 报道的 120 例血管 LMS 中，半数以上（62/120）发生于下腔静脉，25% 在大隐静脉，其余顺序为股静脉、颈内静脉、髂静脉和腘静脉等。在下腔静脉 LMS 中，80% 的患者为 50 岁以上的女性；发生在其他较大静脉者，2/3 为男性；发生于大动脉者，则无性别的差异。Ostrow 等报道，LMS 于动脉的发生率仅为静脉的 1/5，其顺序为肺动脉、颈动脉、锁骨下动脉、腋动脉、髂动脉、股动脉、腘动脉、胸廓内动脉、肠系膜下动脉和主动脉等。Wayne 统计文献报道，发现有 3 例血管 LMS 位于动静脉瘘的瘘口。

血管 LMS 无特殊种症状，因此，几乎近半数的病例是由于不明原因的腹痛和腹块而剖腹探查才被发现：其余病例多是在尸解中发现的。引起疼痛的原因，可能是肿瘤本身富于神经组织，也可能是由于肿瘤内的血管收缩导致局部缺血所致。

发生于下腔静脉 LMS 的临床表现，与病变部位、生长速度和有无血栓形成有关。下腔静脉分为 3 段，中段位于肾静脉和肝静脉之间；上、下段分别于其近、远侧，即肝上段，位于肝与右心房之间；肾上段于肾静脉与肝静脉之间；肾下段于肾静脉与髂总静脉之间。据 Brewster 综合下腔静脉 LMS 48 例的资料，位于上、中、下段者分别为 25、14 和 9 例。据 Mingoli 等统计 144 例发现，3/4 起自肾上和肾下段，其中肾上段为 42%，肾下段为 34%；1/4 发生于肝上段。发生在下段的 LMS，可有不同程度的下肢水肿，但因 LMS 多不向管腔内生长，且管腔受压而阻塞的演变缓慢，侧支循环得以在管腔闭塞前逐步建立，所以除非继发血栓形成，水肿一般并不严重；较常见的症状为腹痛，位于右下腹和右腰部：半数的病例可扪及肿块。位于中段者，症状与下段相似，腹痛多在右上腹，与饮食和胃肠道功能无关；肿瘤可压迫肾静脉，出现轻度蛋白尿或典型的肾病综合征，若有血栓形成或肾动脉受压，可出现肾性高血压症。位于上段者，可表现为不同程度的肝功能损害，若肝静脉受压或血栓形成使肝静脉出口堵塞，则出现肝肿大、腹水和下肢水肿等；文献中曾有肿瘤向管腔内生长的报道，并延伸入右心室而堵塞三尖瓣者。Brewster 曾报道位于下腔静脉上段的 LMS，使患者发生气急、腹胀、肝脏肿大、下肢水肿等，病情严重者于剖腹探查时，可见到腹腔内有腹水数升之多，肝脏活检示小叶充血和出血性坏死，腹腔选择性动脉造影和腔静脉造影，可显示右上腹肿块，下腔静脉已完全闭塞。

实验室检查一般无特殊发现。检查手段包括超声、CT、MRI 和下腔静脉造影等。不但能发现 LMS，并可定位，更能提供下腔静脉、肾静脉、肝静脉等病变的情况，有助于手术治疗方法的选择。必要时，可在超声或 CT 引导下，以细针做 LMS 穿刺，取活组织检查。

发生于大动脉的 LMS 比较少见。Hopkins 报道 1 例右髂总动脉 LMS 患者，并发慢性腹主动脉-髂动脉骑跨型血栓形成，因右下肢疼痛和间歇性跛行 3 年而入院，发现右下肢苍白，无动脉搏动扪及，主动脉造影显示肾动脉平面以下不显影。剖腹探查时，发现主动脉末端分叉处和右髂总动脉均为肿瘤所包围，腹主动脉下段闭塞。术后 1 个月患者死亡，尸解时见到腹主动脉内血栓已向近侧扩展到横膈平面，内脏梗死，继发腹膜炎，但未见转移病灶。

三、治疗方法和效果

1. 治疗方法的选择　手术切除是首选方法。LMS 恶性程度低，生长缓慢，病程较长，因一般外科医师对它的认识不足，且诊断也较困难，所以当确诊或施行手术时，肿瘤已具有相当大的体积，但据文献报道，所有 LMS 患者在手术时已有转移者不到 50%。在手术时，除位于下腔静脉上段和主动脉者外，一般都能从周围组织中将 LMS 解剖出来，只有晚期和少数发展较快的 LMS，才于手术时发现已侵及邻近的器官。因此，在治疗方法上，均应采取积极的手术切除。Stringer 认为，积极的外科根治性手术，常能取得较好疗效。他援引 1 例 59 岁的女性患者，因左下腹和腹股沟肿块 2 年而施行探查手术，术中发现为左股动脉 LMS，并已扩展到盆腔内，但未有转移。即做左半盆腔根治性切除术，术后 5 年随访时，一般情况良好。还有 1 例 37 岁的女性患者，曾因右上腹有足球大小的肿块做剖腹探查术，术中发现为下腔静脉肿瘤，因无法切除而关腹；术后 54 个月，经血管造影确认为 LMS，先注射多柔比星治疗 3 天，并给予 33.3 GBq/kg（3 500R）剂量的放射疗法，肿块即逐步缩小；6 周后经腹膜后途径将肿瘤切除，手术范围从肝门到盆腔，将中、下段下腔静脉和右肾整块切除。术后用肿瘤疫苗和卡介苗做免疫治疗，患者情况良好。

2. 下腔静脉 LMS 的手术方法和效果　手术的选择应根据肿瘤种类、范围、病变或血栓形成部位、下腔静脉阻塞程度和侧支形成的情况等而定。

（1）位于下腔静脉上段并影响肝静脉者，目前尚无特殊有效的方法。

（2）位于中段者，因常累及肾静脉，处理也较困难。在手术时，右肾往往不能保全，而左肾则固有丰富的侧支循环，包括肾上腺、性腺和腰椎等静脉，并与半奇、椎旁和腰升支静脉系统间均有广泛的交通支，所以在结扎左肾静脉后，左肾仍可保留。若左肾有病变，即应重建一侧或双侧肾脏的静脉循环，在术中患者一般都能耐受阻断和结扎中段下腔静脉。手术切除的范围，一般均从肝静脉开口的远侧至髂总静脉的起始处。常用的手术途径是于第 8 肋骨床做胸腹联合切口，切断肝三角和冠状韧带后，将有肝连同已游离的十二指肠和胰头向前方翻转，以显露下腔静脉中段和下段。BrewSter 报道的一例 55 岁女性患者，因右下腹疼痛和肿块，曾剖腹 2 次未能切除，病理切片检查证实为 LMS，下腔静脉造影显示病变已累及双侧肾静脉。第 3 次手术时做胸腹联合切口，将下腔静脉中段连同 10cm×8cm 大小的 LMS 一并切除，右肾做自体移植，左肾保留，将左肾静脉予以结扎，术后给予放射治疗

52.54GBq/kg（5 500R），情况良好。

（3）LMS 位于下段时，患者一般均能很好地耐受根治性切除术，这个部位的 LMS 多数向下腔静脉腔外生长，所以肿瘤体积即使较大，但管壁受累的程度反而较轻，一般比较容易做 LMS 和其周围组织的广泛切除。

（4）术后下肢水肿的发生率：因各种其他病变而做下腔静脉结扎的患者中，约有 1/3 术后并发下肢静脉回流障碍性水肿。Fischer 复习文献资料指出，因下腔静脉肿瘤、腹膜后肿瘤而切除下腔静脉后，下肢水肿的发生率仅为 15%；他同时还收集文献报道，下腔静脉 LMS 施行手术切除的 59 例，其中仅 9 例并发下肢水肿，并发率为 15%，他认为，在这些病变中，下腔静脉的堵塞是逐步形成的，因此，在下腔静脉完全闭塞前，已经建立了丰富的侧支循环。

（5）关于下腔静脉的重建：一般认为，肾下段下腔静脉切除后，如有丰富的侧支循环可不必重建；切除肾上段下腔静脉而不重建时，常可并发肾功能损害和下肢水肿。目前学者们多认为，如下腔静脉仅部分闭塞，而其大部分管壁又必须切除时，都应做下腔静脉重建。重建下腔静脉选用的最佳血管替代物，是有外环支撑的聚四氟乙烯人造血管，以对抗腹腔内的压力和内脏的压迫。必须指出，人造血管的管径应该与患者下腔静脉相匹配（最好人造血管的管径等于或大于 16mm），并且要尽可能缩短人造血管的长度，以免术后并发血栓形成。至于是否要在移植的人造血管远侧做暂时性动静脉瘘，各家的意见尚不统一。有些笔者认为，做肾下段下腔静脉重建时，如人造血管的长度超过 15cm，其管径小于 14mm，则需做远侧暂时性动静脉瘘。有的学者主张将动静脉瘘建于股静脉；而另一些学者则主张将其建于下腔静脉远端。有不少学者认为做肾上段和肝上段下腔静脉重建者，由于血流加快，可不做动静脉瘘。下腔静脉中的血栓扩展至右心室，应做心 - 肺静脉转流术。综合文献资料说明，人造血管重建下腔静脉术后的长期通畅率多令人满意。

四、预后

血管 LMS 术后局部复发率约 36%。Bailey 指出，切除范围要广泛，应包括肿瘤段血管和其周同粘连的组织；即使对局部复发者，仍应多次手术切除。手术切除能缓解症状，延长病程，但 75% 的患者最后均因局部复发或远处转移而死亡。Stdnger 曾援引文献中一例 50 岁女性患者，在施行胆道手术时，发现右侧卵巢肿块，切除后经病理切片证实为静脉 LMS。6 个月后因局部复发再次切除。9 个月后右上腹又出现肿块，并逐渐增大，2 年后做第 3 次手术，切除的肿瘤重达 3 500g；另一名 49 岁男性患者，患乙状结肠系膜内血管 LMS，于 14 年内先后手术 6 次，包括乙状结肠切除、小肠切除等，最后终因恶病质而死亡。

综上所述，LMS 是发生于全身各部位血管的低度恶性肿瘤，以下腔静脉最为多见。即使手术时切除不彻底，以及复发或转移后经过多次手术切除，并辅以化学和放射疗法者，仍可取得较好的姑息性疗效。本症若能在早期做出诊断，并采用积极的手术治疗，就能提高治疗效果。

（王雪平）

第十五章 外周血管疾病

第一节 动静脉瘘

一、概述

动脉和静脉之间存在不经过毛细血管网的异常通道，称为动静脉瘘。动静脉瘘发生在任何血管，从口径略大于毛细血管或中间小动脉的小血管直到主动脉与腔静脉。本病多发于四肢。小的动静脉瘘多是先天性的，常有多个瘘口，受累肢体出现形态和营养障碍性改变，对全身循环的影响小。后天性动静脉瘘一般为单发且瘘口较大，它除了造成受累肢体静脉压升高和瘘口远端肢体缺血的局部表现外，由于大量高压的动脉血直接进入静脉向心回流，因此，对全身血液循环产生明显影响。

动静脉瘘的病因分为先天性和后天性。先天性动静脉瘘形成于胚胎发育期。在胎儿血管发育的中期，动脉不仅与伴随静脉同行，而且与周围的毛细血管间有广泛的吻合。出生后，这些吻合逐渐闭合，代以动、静脉各行其道的主干。如果原始的丛状血管残存，即成大小、数目和瘘型不一的动静脉间异常通道。它在病理上分为三种类型。①干状动静脉瘘：在动、静脉主干间有一个或多个细小瘘口，伴有浅静脉扩张或曲张、震颤及杂音；②瘤样动静脉瘘：在动、静脉主干的分支间存在瘘口，伴有局部血管瘤样扩张的团块；③混合型：兼有上述两种的病理改变。后天性动静脉瘘的成因包括大多数外伤（贯通伤、挤压伤）、医源性损伤（血管穿刺、血管手术）、动脉瘤破裂、感染、恶性肿瘤等。它分为四型。①管状型：动、静脉之间仅有一条单纯的交通；②动脉瘤型：瘘口通过假性动脉瘤与静脉相通，也称间接瘘；③直接交通型；④多瘘口型。

动静脉瘘造成动、静脉间的异常交通，可产生不同程度的局部和全身血流动力学变化。其中局部的变化包括：瘘局部血流变化取决于瘘口的大小、阻力及动脉侧支循环建立情况。瘘口小、高阻及侧支循环建立不良时，瘘近端动脉血流增加少，血液按正常方向向远端流动；反之，瘘近端动脉血流增加明显，多时可增加数倍，远端动脉血流停滞，甚至逆流。瘘近端静脉血流显著增加，甚至有搏动。远端静脉血流在数小时，常按正常方向流向心脏；瘘大时，瘘口处压力超过远端静脉压，血液发生逆流，急性期，静脉瓣膜尚能阻止逆流，慢性瘘继发静脉瓣膜关闭不全，远端静脉扩张，血液逆流。瘘口近端动脉压通常正常，慢性瘘近端动脉扩大时，近端动脉压可能升高。远端动脉压总是降低，离瘘口越远，动脉压越低。近端静脉流出道阻力低，压力变化不大。远端静脉压取决于瘘口大小和静脉瓣膜功能，小瘘，急性瘘（静脉瓣膜功能良好）时，静脉压力很高；反之，血液倒流，静脉压力降低，但仍高于正常。瘘口常随时间的推移而增大，严重时近端动脉会迂曲延长，甚或瘤样改变；近端静脉亦会出现曲张或瘤样改变，远端静脉瓣膜关闭不全，静脉曲张。动静脉瘘对全身循环的影响，取决于瘘口的部位、大小、存在时间以及瘘口周围纤维化的程度。瘘口小，离心脏远，发生时间短时，心脏代偿功能良好，心排量将明显增加，使中心动脉压接近瘘前水平，心率维持在正常范围；反之，心肌容易损坏，代偿不足最终出现心力衰竭。

二、诊断

（一）病史

（1）先天性动静脉瘘：在婴幼儿期，一般无症状，或仅有轻度软组织肥厚。至发育期可出现明显症状，主要表现为：①肢体增长、增粗。由于骨骼周围动静脉交通，骨髓内血流丰富造成。患肢沉重、肿胀、疼痛，伴跛行；②常伴有血管瘤，呈蓝色，高出皮面；③静脉瓣膜关闭不全。静脉高压，瓣膜受损，局部静脉曲张，甚至有搏动，皮肤色素沉着、湿疹、静脉性溃疡；④动脉供血不足。先天性瘘由于瘘口小一般不引起远端肢体缺血，少数可出现肢端疼痛、溃疡，甚或坏疽；⑤心力衰竭。极少数瘘口大而病程长者出现。

（2）后天性动静脉瘘：可在伤后一小时出现，但由于动静脉交通处常被血块暂时阻塞，因此，多在伤后几小时或几天才出现症状，其临床症状是渐进的。①局部症状：急性期主要表现为患肢肿胀、疼痛、麻木、乏力等。随病程进展，瘘口会扩大，慢性期出现静脉瓣膜关闭不全，静脉曲张，皮肤营养障碍；动脉分流较大，出现远端肢体动脉供血不足表现；②全身症状：大的动、静脉瘘（如主动脉-腔静脉瘘）较早出现循环障碍，心脏扩大，心力衰竭表现。肢体动静脉瘘，出现心力衰竭较晚。

（二）查体

（1）肢体肿胀：肢体增长、增粗，以致跛行、骨盆倾斜、脊柱侧弯（仅见先天性者）。有的患者可见患肢毛细血管扩张、海绵状血管瘤（仅见于先天性者）、浅静脉曲张、皮肤色素沉着、湿疹、静脉性溃疡。有的患者出现肢体远端苍白、溃烂等。

（2）瘘口附近，可闻及粗糙的连续的隆隆样"机器"杂音，瘘口越大，杂音越响，瘘口相应的体表可触及血管震颤，甚至可触及曲张静脉搏动。

（3）指压瘘口试验（Branham征）：瘘口大而分流量较多者，用指压瘘口阻断分流后，迫使血流流向毛细血管网，外周阻力增加，使血压升高，脉率变慢。

（三）辅助检查

（1）动脉节段性测压：瘘口远端动脉压力出现不同程度下降，还可定量测定肢体动脉血流变化，描记脉动波以协助诊断。

（2）皮肤温度测定：用热敏电阻直接测温，或热像图可记录到瘘口部位皮温明显升高。

（3）静脉血含氧量测定：从邻近瘘口的浅静脉采血，可发现血液呈鲜红色，比正常静脉血含氧量明显增高。

（4）静脉压测定：患肢静脉压明显增高。

（5）双功能彩色超声多普勒检查：可以观察到动脉血经瘘口向静脉分流。但先天性瘘的瘘口小而多，难以判断。

（6）CT和MRI：可显示病变的范围，肌肉、骨骼受累的情况，MRI优于CT。另外，CTA或MRA也可清楚显示瘘口。

（7）动脉造影：是诊断动静脉瘘最有价值的方法，对制定手术方案有决定性意义。

（四）诊断标准

有出生后下肢软组织较厚，随年龄增长而逐渐加重，并有肢体增大、增长、皮温升高、多汗等表现；或创伤后局部出现搏动、震颤、粗糙而连续的血管杂音，伴浅静脉扩张，远端组织缺血或静脉淤血性改变的症状，即可做出先天性或后天性动静脉瘘的诊断。上述的辅助检查结果亦有助于诊断。

三、治疗

（一）先天性动静脉瘘的治疗

大多数患者为多发性瘘，散在分布，手术根治困难，治疗方案需个体化。

1. 一般治疗　无症状或症状轻微的可随访。以肢体胀痛为主要症状的，用弹力袜对症治疗。

2. 手术治疗　病变局限者可行动静脉瘘切除术。如病变广泛、不能切除的累及非主干动脉的瘘可行瘘口近端主要动脉分支结扎术。下肢长度差异大且跛行明显者，可考虑做患肢骨骺抑制术。对少数严重心力衰竭、患肢坏疽、反复大出血者可考虑行截肢或关节离断术。

3. 介入栓塞治疗　手术前栓塞能减少术中出血，缩小病变范围，有利于术中尽量切除。

（二）后天性动静脉瘘的治疗

一旦瘘口形成很少能自行愈合，一般均需手术治疗。手术原则是关闭瘘口，恢复动静脉正常血流。

1. 手术治疗

（1）四头结扎术：长期的慢性动静脉瘘，周围已有广泛的侧支及曲张血管，无法切除瘘管，可尽可能靠近瘘口处，分别结扎动、静脉的近远端。

（2）瘘管结扎术：适用于管状小型动静脉瘘。

（3）瘘管关闭，血管重建术：切除瘘口，分别修补动、静脉瘘口，或以补片修补破口。当瘘无法切除时，可在瘘口两端切断动脉，端端吻合重建动脉，缺损大时用自体静脉或人工血管移植重建动脉，然后修补静脉裂口。

2. 介入栓塞治疗　适用于小的、非主干动脉的动静脉瘘。栓塞剂包括明胶海绵、不锈钢圈、记忆合金弹簧圈等。

3. 腔内血管内支架治疗　适用于大中动脉的动静脉瘘。

四、预后

先天性动静脉瘘瘘管多，病变范围广泛，很难彻底切除，切除后复发率极高，患者多预后不佳。后天性动静脉瘘诊断明确后，手术治疗常可取得满意效果，预后较好。

五、最新进展

近几年，通过介入方法在瘘口处释放覆膜血管支架，以隔绝动静脉之间的血流。动静脉瘘开放手术难度和风险较大，而介入技术有效地避免了开放手术大范围的分离和解剖，大大地降低了手术难度和风险。尤其是某些特定部位，如肾动脉、无名动脉或锁骨下动脉的动静脉瘘，手术的难度及风险极大，腔内覆膜血管支架的置放取得了较满意的近期疗效，但远期疗效有待进一步观察。

（刘　云）

第二节　主动脉夹层

一、概述

主动脉夹层（aortic dissection，AD）是指主动脉腔内的血液，从主动脉内膜撕破裂口进入主动脉中膜，使中膜分离，并沿主动脉长轴方向扩展，从而造成主动脉真、假两腔分离的一种病理改变。它是常见的、最复杂和最危险的主动脉疾病之一。年自然发病率约 1/10 万。

AD 的致病因素主要有年龄、性别、种族、高血压、动脉硬化、特发性主动脉中层退行性变、遗传性疾病、先天性主动脉畸形、主动脉壁炎症反应、创伤、怀孕等。Stanford A 型的 AD 患者 2/3 在急性期（2 周）内死于夹层破裂或心包填塞，心律失常等并发症。Stanford B 型经保守治疗约有 75% 的患者可过渡到慢性期，发展为慢性夹层动脉瘤，但 5 年生存率仅为 10%～15%，大多死于瘤体破裂。

传统的 AD 分型方法中应用最为广泛的是 Stanford 分型和 Debakey 分型。Debakey 将 AD 分为三型：Ⅰ型 AD 起源于升主动脉并累及腹主动脉；Ⅱ型 AD 局限于升主动脉；Ⅲ型 AD 起源于胸降主动脉，其中向下未累及腹主动脉者称为ⅢA，累及腹主动脉者称为ⅢB。Stanford 大学的 Daily 等将 AD 分为两型：Stanford A 型相当于 Debakey Ⅰ型和Ⅱ型，StanfordB 型相当于 DebakeyⅢ型。

二、诊断

在诊治过程中，我们首先需明确 AD 的分期。AD 发病 3d 之内称为急性期，3 天至 2 个月为亚急性期，2 个月以上为慢性期。

（一）病史

对怀疑 AD 的患者最重要的是尽快明确诊断。在急诊室遇到的典型 AD 患者往往是年龄较大的男性，多具有高血压病史和伴突发剧烈胸背痛史。如果并存主动脉瓣严重反流可迅速出现心衰、心包填塞，导致低血压和晕厥。主动脉分支动脉闭塞可导致相应的脑、肢体、肾脏、腹腔脏器缺血症状，如脑梗死、少尿、截瘫等。主动脉壁损伤导致致热源释放引起发热的发生率并不高，但需要注意和其他炎症性发热相鉴别。

（二）查体

（1）血压升高：95% 以上的患者可出现血压升高，可能与主动脉弓压力感受器受累释放儿茶酚胺，或肾动脉阻塞引起肾缺血导致肾素 - 血管紧张素系统激活有关。

（2）休克表现：急性期大约有 1/3 的患者出现面色苍白、大汗淋漓、四肢皮肤湿冷、脉搏细速和呼吸急促等休克现象。血压与休克表现不呈平行关系，患者有休克表现，但是血压仅稍有下降，甚至不下降或反而升高。

（3）心脏表现：约半数患者出现主动脉瓣关闭不全，主动脉瓣区闻及舒张期杂音。慢性期可出现周围血管征等表现。

（4）周围血管表现：当夹层累及锁骨下动脉时，受累侧上肢可出现脉搏减弱。当降主动脉受累严重时，可出现下肢缺血体征，如下肢苍白、发凉、脉搏减弱等。

（5）其他表现：如某些神经系统病理表现。

（三）辅助检查

1. 主动脉 Duplex 彩超　包括经胸或经食管超声心动图描记法。其优点是可在床边无创进行，无需造影剂，可定位内膜裂口，显示真、假腔的状态及血流情况，并可显示并发的主动脉瓣关闭不全、心包积液及主动脉弓分支动脉的阻塞。但该检查较为主观，对检查者要求较高。

2. 主动脉 CTA　CTA 断层扫描可观察到夹层隔膜将主动脉分割为真假两腔，CTA 的各种等重建图像可提供主动脉全程的二维和三维图像，是目前最常用的术前影像学评估方法。其主要缺点是造影剂产生的副作用和主动脉搏动产生的伪影干扰。

3. 主动脉 MRA　MRA 无创，可从任意角度显示 AD 真、假腔和累及范围，其诊断 AD 的准确性和特异性均接近 100%，有替代动脉造影成为 AD 诊断金标准的趋势。其缺点是扫描时间较长，用于循环状态不稳定的急诊患者有一定限制；另外，磁场周围有磁性金属时干扰成像，因而不适用于体内有金属植入物的患者。

4. 主动脉数字减影血管造影术（DSA）　尽管无创诊断技术发展迅速，主动脉 DSA 仍然保持着诊断 AD "金标准" 的地位，目前常在腔内隔绝术中应用。其常规方法是采用经动脉穿刺，将 6F 造影导管送至升主动脉或弓部，以 20～25ml/s 的速度注射造影剂 40～50ml，以正、斜位片全面评估 AD 裂口的数量、分布、大小及与重要分支动脉的关系，结合术前 MRA 和（或）CTA 精确评估瘤颈的口径、长度及扭曲度等，以最终选定腔内移植物和确定隔绝方案。有时经股动脉插管不易进入夹层真腔，导致造影困难，此时可改用经肱动脉插管造影。新一代三维 DSA 造影对准确判断夹层裂口的大小和位置有其他各项检查难以企及的效果。DSA 的缺点是其有创操作及应用造影剂均有导致并发症的可能。

5. 其他检查　如血管腔内超声、X 线平片等。

（四）诊断标准

（1）疼痛特点：发作开始即为持续性撕裂样或刀割样疼痛。

（2）临床上虽然有休克表现，但是血压可以不降，在发病早期还可能升高。

（3）突然出现的主动脉瓣关闭不全体征，伴有心力衰竭进行性加重。

（4）病变部位触摸到搏动性肿块或听到血管杂音。

（5）双侧颈动脉、肱动脉、桡动脉或股动脉搏动强度不一致，或一侧消失，或两臂血压有明显差别。

（6）急腹症或突然的神经系统障碍伴有血管阻塞现象。

（7）胸部 X 线平片显示进行性主动脉增宽或外形不规则，局部异常隆起。

（8）本病诊断有赖于 DSA 或选择性动脉造影、MRA、CT 和超声心动图。

（五）鉴别诊断

该病需与以下疾病鉴别：

（1）急性心肌梗死：根据病史、ECG 及心肌酶谱、肌钙蛋白 I、T 的动态变化，一般可明确诊断。

（2）急腹症：结合病史、体格检查、影像学及实验室检查明确诊断。

（3）其他原因引起的主动脉瓣关闭不全。结合病史、心脏超声检查。

（4）真性主动脉瘤。

（5）急性主动脉中断。

（6）其他。

三、治疗

（一）保守治疗

患者应严格卧床，避免用力及较剧烈的活动，立即开始药物治疗，目的为控制疼痛、降低血压及心室收缩速率，防止夹层进一步扩展或破裂及其他一些严重并发症的发生。

（二）外科治疗

Stanford A 型夹层原则上采用手术治疗，由胸心外科医师完成。Stanford B 型夹层急性期如出现以下情况应紧急手术：①夹层破裂；②进行性血胸以及严重的内脏和肢体缺血；③无法控制的疼痛和高血压；④正规保守治疗后夹层进行性扩展等。手术方式有：破口切除人工血管置换术、主动脉成形术、内膜开窗术和各种血管旁路手术等。

（三）血管腔内治疗

主要目的是封堵主动脉内膜破口，消除假腔血流，使假腔血栓形成而治愈夹层。Stanford B 型夹层的腔内支架治疗在国内外开展较为广泛，近期疗效满意，已成为首选治疗手段，远期疗效有待随访。手术方法如下。

患者取仰卧位，两侧腹股沟区消毒铺巾全麻或局麻下切开暴露股动脉约 3cm，直视下穿刺股动脉后置入 5Fr 猪尾造影导管到 T_{12} 水平造影确认导管位于真腔及观察内脏血管血供情况，然后在导管导丝的配合下将导管送至升主动脉行左前斜位造影，判别真假腔、标记头臂干、左锁骨下动脉、左颈总动脉开口以及夹层破口，测量两者间的距离，瘤体近端正常主动脉的最大直径，与术前 CTA 对照后选择适当的支架。沿导管将超硬导丝插至升主动脉。为防止释放过程中支架移位将血压降至收缩压 90mmHg 左右。全身肝素化后切开股动脉 1/3 周径，沿导丝送入支架人造血管释放系统到预定位置，固定内鞘管，缓慢退出外鞘管，记忆合金支架自动张开，再次造影观察左侧颈总、左锁骨下动脉血流，支架有无内漏，如果内漏严重可用配套球囊行支架内扩张使支架更好地贴壁减少内漏，立即再次造影观察弓部血管分支和内脏动脉的血流。最后恢复患者血压，以适量鱼精蛋白中和肝素，缝合股动脉和腹股沟部切口。回病房后继续控制血压、心率。

该术的主要并发症有：内漏、截瘫、支架植入后综合征、支架移位、夹层延迟破裂、移植物感染、术中术后夹层破裂等。

四、预后

虽然腔内手术治疗 AD 时间尚短，但由于较之传统手术的低致残率、低致死率，微创、恢复快等优势，对于慢性期 Stanford B 型主动脉夹层腔内支架人造血管植入术已经成为公认的首选治疗方法，传统手术已逐渐成为补充手段。

五、最新进展

1. Stanford B 型 AD 适应证的拓展 传统的腔内治疗手术适应证要求近端破裂口与左锁骨下动脉开口距离大于 15mm，随着经验的逐渐积累，当近端破裂口与左锁骨下动脉开口距离小于 15mm 时，在术前建立左颈总动脉 - 左锁骨下动脉旁路的前提下仍可行腔内手术，甚至当夹层近端破口距左侧颈总动脉小于 15mm 时我们采用右颈总动脉 - 左颈总动脉，左侧锁骨下动脉旁路的前提下腔内治疗仍然可行。新的分支支架人造血管更进一步简化了操作。

2. Stanford A 型 AD 的腔内治疗 撕裂口位于升主动脉区域的主动脉夹层已不再成为血管腔内治疗的禁区，但病例的选择应有一定的指征，即支架前缘置放时必须要有足够的锚定区，即撕裂口的位置应距离冠状窦至少 2.0cm，以利于支架前缘的锚定，切不可将裸支架置于主动脉瓣区，从而造成主动脉瓣扩张。腔内修复主动脉病变之前做右颈总动脉 - 左颈总动脉 - 左锁骨下动脉的旁路术；经股动脉或右颈总动脉将修改的支架型血管主体放入升主动脉。通过腔内技术重建主动脉弓实现累及升主动脉和主动脉弓主动脉病变的微创治疗。这可能成为复杂胸主动脉病变新的腔内治疗模式。

（王雪平）

第三节　腹主动脉瘤

一、概述

腹主动脉瘤（abdominal aortic aneurysm，AAA）是因为动脉中层结构破坏，动脉壁不能承受血流冲击的压力而形成的局部或者广泛性的永久性扩张或膨出。Johnston 等认为这种永久性扩张或膨出的直径应该大于正常预期的腹主动脉直径的 50% 以上才能诊断为动脉瘤。大多数医师认为腹主动脉直径超过 3cm 时可以诊断为腹主动脉瘤。

腹主动脉瘤多发于老年人，自 50 岁以后发病率逐渐上升，据报道为 3 ~ 117/10 万。随着人口老龄化及检测手段的日趋先进等因素，发病率仍呈上升趋势。男女之比约为 4：1 ~ 6：1。患腹主动脉瘤的危险因子是男性、老年、家族史、吸烟、高血压病、高血脂症、动脉硬化闭塞症和冠状动脉硬化性心脏病等。其中吸烟和家族史最为重要。腹主动脉瘤破裂的危险因子是瘤体直径大、高血压和慢性阻塞性肺病。动脉瘤的形状与破裂也有关，偏心的囊状比同心的均匀扩大的更倾向于破裂。瘤体的直径越大，破裂的几率就越大。

根据瘤体侵犯部位的不同，可分为两大类：一类是肾动脉水平以上的高位腹主动脉瘤，也可称为胸腹主动脉瘤；另一类是肾动脉水平以下，称为腹主动脉瘤。临床上多见于肾动脉水平以下，髂动脉以上的腹主动脉瘤，瘤体近远端都有一段动脉壁较为正常，为手术治疗的有利条件。

以往的观点认为腹主动脉瘤多由动脉粥样硬化而引起，但这无法解释一些腹主动脉瘤患者同时存在动脉硬化闭塞的现象。目前，多数观点认为将腹主动脉瘤归咎于动脉的退行性改变更为准确。此类约占腹主动脉瘤的 90%，其他的因素还包括创伤、梅毒感染、真菌感染、动脉中层囊性变、大动脉炎、先天性结缔组织病及吻合口破裂形成的假性动脉瘤等。腹主动脉瘤多位于肾动脉水平以下至主动脉分叉，部分累及髂动脉。肾动脉水平以下的主动脉壁的弹力纤维含量及滋养血管较少，可能是腹主动脉瘤多位于肾动脉以下的主要原因。随着分子生物学的发展，近年来的研究提示腹主动脉瘤的形成可能与局部动脉壁的酶学改变有关，并具有一定的遗传学基础。

二、诊断

（一）病史及查体

临床上约有 3/4 的腹主动脉瘤是在体检时发现的无症状患者。

1. 搏动性肿块　腹部搏动性肿块是最典型的体征，常位于脐周偏左，呈膨胀性搏动。

2. 腹痛　一部分患者可有腹部隐痛。当动脉瘤出现迅速增大时，可因腹膜受牵拉而引起剧烈腹痛，并向腰背部放射。腹部触诊可有压痛。

3. 下肢动脉栓塞　瘤壁的附壁血栓或动脉粥样硬化斑块脱落可致远端动脉栓塞，出现肢体疼痛、皮色苍白，动脉搏动减弱或消失，严重时可发生肢体坏死。

4. 压迫症状　较大的动脉瘤还可引起邻近脏器的压迫症状，如胃肠道梗阻，以十指肠受压最多见。如压迫输尿管，还可导致肾积水。

5. 破裂　破裂是腹主动脉瘤最严重的并发症。如破裂向游离腹腔，可发生猝死。如破裂后局限于后腹膜，患者常有腹部或腰背部持续性剧痛，体检可发现腹部搏动性肿块，并伴有休克表现。一部分患者的腹部体征及休克表现常不明显，易延误诊断。

6. 其他　腹主动脉肠瘘和腹主动脉下腔静脉瘘是罕见的并发症。瘤体偶尔会与邻近肠管发生粘连和侵蚀，最终产生腹主动脉肠瘘。多发生于十二指肠第四段。起初表现为慢性上消化道失血，如黑便和贫血，最终会出现突发性呕血和休克。如发生腹主动脉下腔静脉瘘，多数患者会因下腔静脉和肾静脉高压而出现下肢肿胀和血尿，腹部听诊可闻及典型的、隆隆样杂音。约 75% 的患者可出现急性心力衰竭。

（二）辅助检查

1. 腹部平片　腹部平片偶尔能显示腹主动脉瘤壁的"蛋壳样"钙化影，常在正位片上较明显。因大部分患者无此表现，目前已极少使用，但在行腹部平片检查时，不应忽略这一影像学表现。

2. 彩色多普勒超声波检查　根据扫描图像可以了解下列问题：①有无腹主动脉瘤；②腹主动脉瘤的直径大小，其准确程度可达 3mm 左右；③动脉瘤腔内有无血栓形成，血栓部位、大小、范围以及动脉瘤腔内通道的口径大小；④动脉瘤壁搏动的幅度；⑤进一步了解腹主动脉瘤上下端腹主动脉的腔径大小、规则及钙化程度；⑥了解肾动脉上腹主动脉上端与膈肌的关系；⑦因为超声检查为无损伤的检查，可以对手术或非手术患者进行追踪观察，了解手术效果或瘤体增长程度；⑧还可以了解腹主动脉和动脉壁夹层之间的渗漏情况。

3. 磁共振血管成像检查（MRA）　是最先进的无创影像学检查方法，通过计算机成像，能清晰显示主动脉瘤的形态，除横断面和矢状面的图像外，还可三维血管成像，对诊断动脉瘤极有帮助。国内已比较广泛地应用这一无创诊断技术。

4. 计算机断层扫描血管成像技术（CTA）　CTA 检查也是一种无创检查技术，对肾上腹主动脉瘤、胸腹主动脉瘤以及累及髂总动脉的腹主动脉瘤在诊断和测量上有明显的优越性，从影像学上它可得到胸腹段的各个横切面和多排 CT 合成的三维立体图像，质量很高，为腔内和手术治疗提供了正确的形态学资料。

5. 腹主动脉造影 过去列为常规检查，但现在认为只有必要时才进行造影。因为腹主动脉瘤腔内常有附壁血栓，造影剂只能通过动脉瘤腔的中央部分，不能反映出全貌，只有在下列情况才能考虑腹主动脉造影：①以上无创检查仍诊断不肯定者，特别是瘤颈与肾动脉的关系不确切者；②伴有肾性高血压者，或怀疑兼有肾动脉病变者；③瘤体较大，怀疑动脉瘤在肾动脉以上，需了解病变范围和累及的内脏动脉，以决定手术方案者；④存在多处动脉瘤，如髂动脉瘤、股动脉瘤。

此外，在腔内移植术中，血管造影仍被视为测量工作的最终依据。

（三）诊断标准

根据本病缓慢的病程，腹部脐周围或中上腹扪及有膨胀性搏动的肿块，伴有下肢急性或慢性缺血症状者。腹部扪诊瘤体有轻度压痛，一些病例并可以听到血管杂音及震颤，即可怀疑腹主动脉瘤，进一步行 B 型超声检查、CT 检查或磁共振检查，显示腹主动脉瘤直径大小，与邻近组织的关系，必要时行腹主动脉造影，以进一步明确诊断。

但应注意在瘦弱的患者因其腹壁较薄，常能扪及腹主动脉搏动，此时勿将位于脐周的腹主动脉分叉部误以为腹主动脉瘤。扭曲的腹主动脉亦可扪及搏动性肿块，但常位于腹中线左侧，而腹主动脉瘤的右侧边界一般位于腹中线右侧。此外，伴有传导性搏动的腹腔或后腹膜肿瘤常与腹主动脉瘤相混淆，但此时肿块缺少向四周的膨胀性搏动。

三、治疗

腹主动脉瘤的治疗方法有开放手术治疗、腔内人工支架型血管修复术和保守治疗。我们认为手术仍是腹主动脉瘤的主要治疗手段。近年来关于手术适应证有了新的认识，我们认同美国血管外科学会新近提出的手术指征：随意确定一个临界直径应用于所有患者是不合适的，治疗必须因人而异。AAA 手术指征的掌握主要在于权衡手术风险、瘤体破裂风险和预期寿命。随机研究发现，直径 < 55mm 的 AAA 患者每年破裂风险为 0.6% ~ 3.2%，直径 55 ~ 59mm 者为 9.4%，60 ~ 69mm 者为 10.2%， > 70mm 者为 32.5%，而择期手术死亡率为 2.7% ~ 5.8%。因此，国外开放手术的指征是瘤径 > 55mm 并且预期寿命 > 2 年，国内结合国人正常腹主动脉直径相对较细的情况，指征为瘤径 > 50mm。

（一）开放手术

1. 手术方法（OR） 肾动脉下的腹主动脉瘤手术方法基本已成常规：多数术者采用经腹手术途径，显露腹主动脉和双髂动脉，静脉肝素化后，用无创血管钳钳夹腹主动脉及双髂总动脉。纵切瘤体前壁，迅速取尽血栓及动脉硬化斑块，逐一缝扎各腰动脉。一般取直径 18mm 或 20mm 直型或 Y 形聚四氟乙烯人造血管或涤纶人造血管行血管重建。肠系膜下动脉一般可结扎。

2. 术后并发症及预防 应当承认开腹手术，常常会出现较多的并发症。早期严重并发症是腹腔内或腹膜后大出血，可能与吻合口出血、渗血或全身凝血功能障碍等有关。如有出血性休克表现，则应密切注意腹部情况，必要时需手术止血，术后肾功能衰竭仍为常见并发症，原因是手术大或有暂时肾缺血过程等所致。术中应用甘露醇 12.5 ~ 25g，呋塞米 20 ~ 40mg 利尿，必要时，术后可重复应用或增大剂量。术后要注意观察降结肠及乙状结肠有无缺血表现，以便及时发现和处理。动脉瘤患者大多因动脉硬化致病，患者常并发心、脑、肾等重要脏器的动脉硬化，阻断腹主动脉后，血流动力学的改变、手术的打击等造成患者心脑血管的意外，术中、术后应采用预防措施，应用扩血管、强心药物、避免血压过高等。重视血管开放后出现松钳休克综合征的预防，术中一定要控制血压的平稳，避免血压的大起大落。术中应用血液回输装置（cell－saver）减少了血液的丢失，减少甚至不用外源性输血。髂内动脉重建尤为重要。如局部条件允许应尽可能行双侧或单侧髂内动脉重建手术。吻合口管壁条件差时，人工血管与腹主动脉吻合时多采用垫片加强的方法，有效地避免血管的撕脱，防止了吻合口出血和假性动脉瘤，避免动脉栓塞。围手术期注重心肺功能的处理等均很重要。

3. 破裂性腹主动脉瘤的手术方法 破裂性腹主动脉瘤保守治疗预后不佳，死亡率高达80%以上。有条件时应急诊手术。手术关键是如何迅速有效地控制腹主动脉的近心端，以便控制出血，完成手术。打开腹腔后，应果断采取控制出血的措施，否则因腹压骤然降低，造成更大的破裂和出血，常可导致患者死亡。控制出血的方法大致有：①先进胸，在膈上控制降主动脉的下端，然后再开腹手术；②直接进腹，迅速打开小网膜，膈下控制腹主动脉，此法最为常用，迅速有效；③肾动脉上方，用特制的器械或用手指或用纱布块，压迫腹主动脉，作为腹主动脉暂时控制出血措施，然后再改在膈下阻断腹主动脉；④若腹主动脉瘤已有明显破口，可从该破口插入 Foley 尿管，球囊注水，阻塞腹主动脉近心端而控制出血。只有在控制出血后，才能按上述手术方法，从容完成动脉瘤切除，人造血管移植的手术。腹主动脉瘤破裂后，急诊手术的死亡率为20%～50%，仍然明显高于择期手术病例。

（二）腔内人工支架型血管修复术（EVAR）

近年来国内外在腔内治疗腹主动脉瘤的实验和临床进行了大量的工作，有了很大的突破。腔内治疗具有治疗的创伤小、出血量少、胃肠功能恢复快和患者住院时间缩短等优势。国外一项多中心的对照性试验表明，其腔内治疗组（235 例）早期重要并发症发生率为14%，而外科手术组（99 例）为57%。上海中山医院手术病例主要并发症发生率为16.6%，围手术期死亡率为0.53%，与腔内治疗相比并无明显劣势。

四、预后

国外资料近五年腔内治疗和手术治疗在 1：2～1：3（Mayo 中心为 94：261，美国一项 7 112 例患者调查，手术64%，腔内治疗36%）。总体近期30d 手术治疗死亡率（1%～2%）和并发症高于腔内治疗，但相差不是太大或几乎为零，但腔内治疗患者更趋高龄、高危，部分文献报道两者相差更大，校正后近期死亡率和并发症要更低于手术。但更远期随访腔内并发症要更高。2 年左右大概有10%～20%发生移位，10%～20%有内漏，2 年需处理的并发症约10%～20%。目前随访平均为2~3 年，到5 年的还不多。

腔内隔绝术的手术适应证相对较窄，瘤颈近端成角不可以小于120°，髂动脉成角最大不能超过90°，动脉瘤近端瘤颈长度小于1.5cm、颈瘤的严重钙化、瘤颈内膜附壁血栓形成和漏斗状瘤颈是腔内治疗的禁忌。腔内治疗的远期并发症比较多，需要严密定期复查。内漏发生率为10%～44%，需要中转外科手术治疗者为动脉瘤继续增大、破裂、移植物移位等。外科手术治疗远期疗效肯定，并发症比较少。

在解剖位置合适介入治疗的前提下，高龄、不适合开腹手术者，以及其他手术高危的患者，腔内血管治疗是最合适的。腔内治疗的动脉瘤直径与手术治疗原则相同。对于解剖位置不合适的患者，勉强行腔内血管治疗可明显增加并发症的发生率，多需要转为开放手术治疗。是手术治疗还是腔内治疗，患者的意愿非常重要，让患者充分地了解情况以便做出选择是必需的。

腹主动脉瘤是手术治疗好，还是腔内治疗好，取决于外科医师对手术治疗和介入治疗的把握程度、医院条件和治疗的成功率、患者的意愿、经济问题等。相信在今后相当长的医学历史阶段中，手术和介入治疗将继续同时并存，相互扬长避短，不断改进，不断提高，使腹主动脉瘤的治疗效果达到更高的水平。

（靳林上）

第四节　雷诺综合征

一、概述

雷诺综合征（raynaud syndrome）是指肢体动脉和小动脉出现阵发性收缩状态，常于寒冷或精神紧张时发病，表现为肢体尤其手指（足趾）皮肤出现对称性的苍白、青紫和潮红的阵发性改变。一般以上肢最常见，偶可累及下肢。女性多见，占60%~90%，尤其多见于伴有结缔组织疾病的20~30岁女青年。男性患者则多见于老年，且伴有动脉粥样硬化，操作振动剧烈工具的人员发病率高达40%~90%。

二、诊断

（一）病史

1. 病因未明　雷诺综合征的病因，至今未完全明了，主要的诱因有寒冷刺激、情绪波动、精神紧张等，相当部分的雷诺综合征患者生活在气候较为寒冷的北欧、北美、英国、中国北方等地；女性患者常于月经期加重，妊娠期减轻，可能与性腺功能有关；常有家族史，提示与遗传有关；患者血液循环中肾上腺素与去甲肾上腺素的含量增高，呈交感神经功能亢奋状态；长期从事振动性作业（如汽钻、电锯）的工人中间，雷诺综合征的发病率可高达50%，长期从事冷热交替工作如食品行业的工人，其雷诺综合征发病率亦增高；多数患者的免疫学检查提示：血清中有抗原-抗体复合物存在，通过化学递质或直接作用于交感神经终板，引起血管痉挛及与之相关的临床表现。

2. 症状　典型的雷诺综合征发作主要表现在寒冷和精神紧张时，手指皮肤出现典型的发作性苍白、青紫、潮红性改变。但不少患者仅有两种改变。每次发作的持续时间大致是10~30min。发作多有明显的对称性特征。两侧小指和无名指常最先受累，继而延及食指和中指。拇指因血运丰富而很少累及。除范围外，发作的程度上也有明显的对称性，少数患者最初发作为单侧，以后转为两侧。如果是长期单侧、单指受累，则有力地提示有潜在的动脉阻塞性改变。

3. 伴发多种疾病　雷诺综合征患者常伴有多种其他疾病：①结缔组织疾病，是最常见的伴随疾病。②动脉阻塞性疾病。③药源性因素引起或加重雷诺综合征。④其他致病因素如慢性肾衰竭、冷凝集增多症、冷球蛋白血症、高凝状态等疾病。

·583·

（二）查体

雷诺综合征的查体多数正常，应重点观察手和手指的皮肤，患肢末端有无持续性的缺血表现包括溃疡和坏疽；同时体检时还应注意有无关节炎、关节痛、肌痛、皮疹、脱发、黄色瘤、毛细血管扩张、肢端肿胀和口咽、会阴溃疡以除外硬皮病和白塞综合征等，检查有无周围血管脉搏减弱或消失，有无血管杂音和动脉硬化表现。

（三）辅助检查

特殊检查下列特殊检查有助于诊断。

（1）冷激发试验：将患部浸于4℃左右冷水中1min，诱发症状发生。

（2）阻塞性手指低温激发性试验：由 Nielsen 和 Lassen 描述，是目前雷诺综合征最敏感、特异的试验方法。方法是患者置于21℃的室温状态下，将一用于冷却的、有双入口的袖带置于远端指骨（常见右手食指），测量手指收缩压作为基线血压，冷水灌注试验指5min后，测手指血压，计算冷却后手指收缩压占基线血压的百分比，以正常作对照进行比较。血压降低20%以上者可诊断雷诺综合征。该方法敏感性可达100%，特异性达80%，准确性达97%。

（3）皮肤紫外线照射试验：皮肤对紫外线照射的红斑反应减弱。

（4）X线检查：可见末节指骨脱钙。

（5）手指体积描记波幅分析和手指动脉压测定：为一无损伤的检查方法，可准确地评价手指血流状态。

（6）动脉造影检查：方法是先在正常情况下经股动脉插管至肱中动脉，加压注入造影剂，手部连续摄片，无症状者，仅显示轻的或无血管痉挛；而绝大多数雷诺综合征的患者，显示血管痉挛明显加重。动脉造影是一种有损伤的检查方法，因此，不列为常规检查，目前只在怀疑存在上肢大动脉闭塞性疾病时才考虑使用。

（四）诊断标准

雷诺综合征的诊断主要依靠病史确定，因此，对所有患者均应仔细询问病史，注意症状发作时的特点，尤其应注意发作时皮色改变的性质、范围和持续时间，询问有无心绞痛、心肌梗死、一过性脑缺血发作史等，其次是患者有无关节酸痛、吞咽困难、口腔干燥、肌痛、低热、皮疹等其他提示存在结缔组织疾病的临床表现；还有患者有无其他部位动脉硬化闭塞的病变，如冠心病、脑梗死、短暂性脑缺血发作以及其他大动脉的闭塞性病变。

三、治疗

（一）一般治疗

对于症状轻微的雷诺综合征患者，应避免寒冷刺激，保持手温。避免情绪激动和创伤。由于香烟中的烟碱成分致血管痉挛收缩，有吸烟习惯者，应戒烟。有明显职业原因患者，应调换工作或职业。经上述措施，约10%患者可自行缓解。

对精神过分紧张和伴失眠患者，可给谷维素、溴剂或安定、氯氮等调整中枢神经或精神。

（二）药物治疗

对于雷诺综合征患者除针对原发性疾病的治疗外，为缓解血管痉挛性发作常需采用药物治疗。

1. 肾上腺素能神经阻断药

（1）利舍平（reserpine）：为交感神经递质耗竭药物，对轻度雷诺综合征患者适用。利舍平 0.25mg，3 次/d，可缓解临床症状。

（2）胍乙啶（guahethidine）：本品同利舍平一样，可影响肾上腺素能神经递质的摄取、存储和释放，从而阻断交感神经末梢冲动的传导，使周围血管扩张。但易导致直立性低血压，应用受到限制。剂量为 10～20mg，1～2 次/d。

（3）甲基多巴（methyldopa）：其代谢产物为假性递质，干扰交感神经递质的功能，使交感神经功能降低。一般剂量为 1～2g，分两次口服，可增加手指（趾）的血流量，改善肢端温度，减少发作次数。主要不良反应是直立性低血压。

（4）哌唑嗪（prazosin）：哌唑嗪可阻断交感神经节后 α 受体，抑制血管收缩，不影响节前 α 受体，是目前治疗雷诺综合征不良反应小的有效药物，给药 1 周内发作次数可减少 50%。剂量为 1mg，2～3 次/d。常见不良反应有直立性低血压和晕厥，为避免不良反应，建议首次用药和逐渐加量时应在睡前给药。

需要指出的是上述各类肾上腺素能神经阻滞剂均有不同程度的直立性低血压和（或）心动过速的不良反应，因此，最好是在睡前服药，或者多种药物低剂组合服用。

2. 钙离子通道阻断剂　钙离子通道阻断剂可松弛血管平滑肌和减轻动脉血管痉挛，在血管扩张的同时有周围血管阻力降低和血流增加作用，目前已经相当程度上替代了肾上腺素能神经阻滞剂的应用。最常用的是硝苯地平（心痛定）10mg，3 次/d。但有导致面部潮红、头痛及消化道不适的不良反应，对此可改用缓释剂型，一天只需服用一次，不良反应小。

3. 改善微循环的药物

（1）前列腺素 E（PGE）及前列环素（PGI_2）：可显著扩张末梢血管，同时抑制血小板的聚集，因此，可以明显改善雷诺综合征者的末梢循环，缓解症状。此药短期效果相当明显，但长期疗效不确切，且价格较为昂贵。

（2）潘通：为己酮可可碱类药物，可改善微循环中红细胞的变形能力，由于存在直立性低血压及过敏症状，因此，推荐首剂 100mg 加入 250ml 5% 葡萄糖注射液中静脉滴注，若无不良反应，第二天起每天 300mg 加入 500ml 5% 葡萄糖液中静脉滴注，维持 10d。

4. 肾上腺素能 β 受体兴奋剂　主要为 β_2 受体选择性兴奋剂，可一定程度上松弛血管平滑肌，所用药物有间羟异丙肾上腺素及间羟叔丁肾上腺素。

5. 局部用药　2% 硝酸甘油油膏局部涂搽，每次 20min，每天 4～6 次，具有扩张外周血管，解除血管痉挛作用，能改善指趾温度和血流，惟其作用短暂，需经常应用。

6. 其他药物

（1）罂粟碱：可显著扩张末梢血管，改善皮温微循环，口服 30mg，3 次/d，也可以局部动脉内注射，每次 30mg，效果相当明显，但使用不够方便。

（2）血管紧张素转换酶抑制（ACEI）：如卡托普利（开搏通），口服 12.5mg，3 次/d。可改善末梢循环。

（3）降钙素基因相关肽（CGRP）：是一种神经递质，它在末梢神经中的分布尤其丰富，对于调节体内各器官的血流量有重要作用。Bunker 等采用 CGRP 静脉滴注治疗继发于结缔组织病的雷诺综合征患者，结果表明患者指端血流量及皮温有明显改善。

（三）血浆置换治疗

由于一部分雷诺综合征的患者存在着血液黏度的变化以及血小板功能的改变，因此，有人应用血浆置换进行治疗，其作用机制首先是降低血液中的纤维蛋白水平，此外它也有助于溶解纤维蛋白沉积，清除有害的循环免疫复合物。一般每周置换 2～2.5L 血浆，共 4～6 周。当然需要指出的是血浆置换疗法主要适用于存在血液黏度指标异常的症状严重的雷诺综合征患者，而对于大部分患者，作用并不明显。因此，血浆置换治疗对大部分患者并不适用。

（四）手术疗法

大多数患者（80%～90%）经内科治疗可使症状好转或停止发展。因此，只有在内科治疗无效，或者存在指、趾动脉闭塞时才考虑使用外科治疗。

1. 交感神经节切除术　上胸交感神经切除术和腰交感神经切除术，分别用于治疗上肢和下肢的动脉缺血性疾病。由 Atkins 于 1949 年首先提出经胸腔途径切除胸交感神经节，但对患者的正常生理影响较大。后 1971 年 Roas 提出经腋窝胸膜外途径切除胸交感神经节，此法出血较少，显露好，创伤较小，但是需要去除第 1 肋骨，而且，在肺上叶有病变或局部存在瘢痕粘连时，解剖较困难。为此 Telford 又提出经锁骨上途径手术，损伤较小，但显露较困难，且易引起气胸。胸交感神经干位于脊柱两侧，相应的肋骨之前，其中第 1 胸交感神经节参与星状神经节组成，手术中需切除第 2、3、4 胸交感神经节，而不应切除第 1 胸交感神经节，否则可能引起同侧 Horner 征、鼻塞和头皮脱屑等并发症。需要指出的是术后早期患者症状可能缓解，肢体末端变暖，但远期疗效欠佳，2～5 年复发率较高，究其原因主要有下列几方面：①交感神经变异或者星状神经节内本身含有支配上肢血管的神经支导致切除不完全。②术后交感神经再生或者存在对侧交叉过来的交感神经。③交感神经切除后血管对肾上腺素及去甲肾上腺素产生高敏反应。④伴发有其他疾病，尤其是动脉闭塞性疾病。鉴于本手术较大，患者较难接受，因此，近年来已较少采用。

2. 尺、桡动脉或指、趾动脉交感神经末梢切除术　早期较多采用腕关节处尺、桡动脉外膜及交感神经末梢切除，短期效果较好，皮温可明显升高，但一部分远期易复发。近年来开展手术剥除末梢指、趾动脉的外膜及交感神经末梢，切断旁路支配，复发率有明显下降。

3. 指、掌动脉显微吻合　有学者报道采用指、掌动脉的吻合取得一定疗效，但大多数雷诺综合征患者末梢动脉广泛受累限制了这一术式的应用。

四、预后

原发性雷诺综合征进展缓慢，由于内科疗法可使 80%～90% 的患者症状缓解或停止进展，因此，轻度和非进行性患者不必考虑手术治疗。继发性雷诺综合征患者因继发疾病而异，交感神经切除术的长期效果并不理想，往往在术后 2～5 年疾病复发。为了控制症状发作，对指尖已有疼痛的表浅溃疡可施行交感神经切断术，一般可使疼痛缓解、病灶愈合。利用显微外科技术做指动脉交感神经切除术或者吻合术，具有保留交感神经主干的功能和手术创伤小的优点，是近年来应用于临床的新术式，适当选择病例可以试行。

五、最新进展

1. 胸腔镜下的胸交感神经切除术　随着胸腔镜的发明，理论上镜下交感神经切除术可以降低动脉的张力，环节小动脉的痉挛，改善手指的供血。Class 于 1994 年对 14 例雷诺病患者施行胸腔镜下交感神经切断术，结果显示痉挛性雷诺征患者 6 例均复发而血管闭塞性雷诺综合征患者术后无复发。

2. 化学性胸交感神经切除术（chemical thoracic sympathectomy，CTS）　胸交感神经切除是外科较有效的治疗方法，但是手术的痛苦令很多患者却步，胸腔镜下的胸交感神经切除术减小了手术的创伤，是外科治疗上的一大进步。但是其需要全麻，并且治疗费用较高。

（靳林上）

第五节　血栓闭塞性脉管炎

一、概述

血栓闭塞性脉管炎（thrombosis angiiitis obliteranes，TAO）是一种以肢体中、小动脉为主的炎症性闭塞性疾病，偶尔静脉也可受到侵犯。病变主要累及四肢远段的中、小动静脉，病理上主要表现为特征性的炎症细胞浸润性血栓，而较少有血管壁的受累。研究表明吸烟与 TAO 之间密切相关，患者中有吸烟史者（包括主动和被动吸烟）可高达 80% ~ 95%。可能的机制有：烟碱能使血管收缩；对烟草内某些成分的变态反应导致小血管炎性、闭塞性变化；纯化的烟草糖蛋白可影响血管壁的反应性。其他可能参与血栓闭塞性脉管炎起病的因素还包括遗传易感性、寒冷刺激、性激素（由于本病多见于青壮年男性）、高凝倾向、内皮细胞功能受损及免疫状态紊乱。血栓闭塞性脉管炎的发病虽为全球性分布，但亚洲地区的发病率明显高于欧美，我国各地均有发病，但以北方地区为主，可能与气候寒冷有关。

二、诊断

（一）病史和查体

血栓闭塞性脉管炎多见于男性吸烟者，一般在 40 ~ 45 岁以前起病，按照病程的进展以及病情的轻重，临床上可分为三期。

第一期：局部缺血期，主要表现为患肢的苍白、发凉、酸胀乏力和感觉异常（包括麻木、刺痛、烧灼感等），然后可出现间歇性跛行（简称间跛），即当患者行走一段路程（间跛距离）后，由于局部组织的缺血缺氧，酸性代谢产物的大量积聚，引起局部肌肉组织剧烈的胀痛或抽痛，无法继续行走，休息片刻后，随着酸性代谢产物的排空，疼痛症状即可缓解，但再度行走后又可复发，而且随着病情的进展，间跛距离会逐渐缩短，休息时间延长。间歇性跛行是动脉供血不足的一种表现，但与动脉硬化导致肢体缺血不同的是血栓闭塞性脉管炎的间跛往往起始于足背或足弓部，随着病情的进展，才会出现小腿腓肠肌的疼痛，体检则主要表现为患肢远端的动脉搏动减弱。此外，此期还可能表现为反复发作的游走性血栓性静脉炎，表现为浅表静脉的发红、呈条索状，并有压痛，需对此引起重视。

第二期：营养障碍期，此期主要表现为随着间跛距离的日益缩短，患者最终在静息状态下出现持续的患肢疼痛，尤以夜间疼痛剧烈而无法入睡。同时，患肢皮温明显下降，出现苍白、潮红或发绀，并伴有营养障碍，可表现为皮肤干燥、脱屑、脱毛、指（趾）甲增厚变形及肌肉的萎缩、松弛，体检提示患肢的动脉搏动消失，但尚未出现肢端溃疡或坏疽，交感神经阻滞后也会出现一定程度的皮温升高。

第三期：组织坏死期，为病情晚期，出现患肢肢端的发黑、干瘪、溃疡或坏疽，多为干性坏疽，先在一两个指（趾）的末端出现，然后逐渐波及整个指（趾），甚至周边的指（趾），最终与周围组织形成明显界线，坏疽的肢端可自行脱落。此时患者静息痛明显，整夜无法入睡，消耗症状明显，若同时并发感染，可转为湿性坏疽，严重者出现全身中毒症状而危及生命。

值得一提的是血栓闭塞性脉管炎往往会先后或同时累及两个或两个以上肢体，可能症状出现不同步，但在诊治时应引起注意。

（二）辅助检查

1. 常规检查

（1）临床上主要是行常规的血、尿及肝肾功能检查了解患者全身情况，测定血脂、血糖及凝血指标，明确有无高凝倾向和其他危险因素。此外，还可行风湿免疫系统检查，排除其他风湿系疾病可能，如 RF、CRP、抗核抗体、补体、免疫球蛋白等。

（2）无损伤血管检查：即通过电阻抗血流描记，了解患肢血流的通畅情况，通过测定上肢和下肢各个节段的血压，计算踝肱指数（ABI）评估患肢的缺血程度及血管闭塞的平面，正常 ABI 应大于或等于 1，若 ABI 小于 0.8 提示有缺血存在，若两个节段的 ABI 值下降 0.2 以上，则提示该段血管有狭窄或闭塞存在。此外，本检查还可以作为随访疗效的一个客观指标。

（3）多普勒超声检查可以直观地显示患肢血管，尤其是肢体远端动、静脉的病变范围及程度。结合彩色多普勒血流描记，还可测算血管的直径和流速，对选择治疗方案有一定的指导意义。

2. 其他检查

（1）CT 血管造影（CTA）目前临床较常用多排螺旋 CT 血管成像，作为一种新型非损伤性血管成像技术，正在临床广泛地应用。其可以准确地检测下肢动脉节段性狭窄和闭塞，但对末梢细小的血管显示效果较差。

（2）磁共振血管造影（magnetic resonance angiogra;hv，MRA）这是近年来新发展起来的一种无损伤血管成像技术，在磁共振扫描的基础上，利用血管内的流空现象进行图像整合，从而整体上显示患肢动、静脉的病变节段及狭窄程度，其显像效果一定程度上可以替代血管造影（尤其是下肢股腘段的动脉）。但是 MRA 对四肢末梢血管的显像效果不佳，这一点限制了 MRA 在血栓闭塞性脉管炎患者中的应用。

（3）数字减影血管造影（DSA）目前为止，血管造影（主要是动脉造影）依旧是判断血栓闭塞性脉管炎血管病变情况的"黄金标准"，虽然 DSA 为有创检查，而且无损伤的检查手段也越来越多，但是在必要的情况下，仍需通过造影来评估血管的闭塞情况，指导治疗方案。在 DSA 上，血栓闭塞性脉管炎主要表现为肢体远端动脉的节段性受累，即股、肱动脉以远的中、小动脉，但有时也可同时伴有近端动脉的节段性病变，但单纯的高位血栓闭塞性脉管炎较为罕见。病变的血管一般呈狭窄或闭塞，而受累血管之间的血管壁完全正常，光滑平整，这与动脉硬化闭塞症的动脉扭曲、钙化以及虫蚀样变不同，可以资鉴别。此外，DSA 检查还可显示闭塞血管周围有丰富的侧支循环建立，同时也能排除有无动脉栓塞的存在。

（三）诊断标准

（1）绝大多数发病于 20~45 岁。

（2）绝大多数男性吸烟者，在我国女性患者 <5%。

（3）有游走性浅静脉炎的病史和体征。

（4）主要侵犯肢体中小动脉。

（5）动脉造影显示多呈节段性闭塞，两段间基本正常，侧支动脉形态似树根样。

（6）除外动脉硬化闭塞症（ASO）等动脉闭塞性疾病。

（7）如获血管标本，可看到 TAO 特有的病理变化。

（四）鉴别诊断

根据血栓闭塞性脉管炎的病史特点，在诊断中应与下列疾病进行鉴别。

1. 动脉硬化闭塞症　本病多见于 50 岁以上的老年人，往往同时伴有高血压、高血脂及其他动脉硬化性心脑血管病史（冠心病、脑梗死等），病变主要累及大、中动脉，如腹主动脉、髂动脉、股动脉等，X 线检查可见动脉壁的不规则钙化，血管造影显示有动脉狭窄、闭塞，伴扭曲、成角或虫蚀样改变。

2. 急性动脉栓塞　起病突然，既往常有风湿性心脏病伴房颤史，在短期内可以出现远端肢体苍白、疼痛、无脉、麻木、麻痹。血管造影可显示动脉连续性中断，而未受累的动脉则光滑、平整，同时，心脏超声还可以明确近端栓子的来源。

3. 大动脉炎　发病年龄在 10~29 岁者占 70%，女性患者占 65%~70%，活动期有风湿样全身症状，病变主要在主动脉及其分支动脉上，上肢血压低和无脉是最常见的体征。

4. 雷诺现象　此征发生于青年女性，初期多有典型的雷诺现象，双手比双足多见，而且严重。晚期者会出现指尖处片状坏疽或营养特点状瘢痕、桡和足背动脉搏动正常。

三、治疗

（一）一般治疗

（1）戒烟：研究表明即使每天抽烟仅 1~2 支就足以使血栓闭塞性脉管炎的病变继续发展，使得病情恶化。

（2）保暖：由于血栓闭塞性脉管炎易在寒冷的条件下发病，因此，患肢应当注意保暖，防止受寒，但也不能热敷，因会加重缺氧。

（3）加强运动锻炼：包括缓步走和 Buerger 运动。

（二）药物治疗

药物治疗主要适用于早、中期患者，包括以下几类。

1. 血管扩张剂

（1）血管 α 受体阻断剂：妥拉唑啉，可口服，推荐剂量 25~50mg，3 次/d，也可 25~50mg，肌内注射，2 次/d。

（2）钙离子阻滞剂：尼卡地平、佩尔地平，一般剂量为 5~10mg，3 次/d。

（3）盐酸罂粟碱：本药可显著解除血管痉挛，且起效较快，一般口服或动脉内注射，一次 30mg，3 次/d。

2. 抗凝剂　理论上抗凝剂对血栓闭塞性脉管炎并无效，但有报道可减慢病情恶化，为建立足够的侧支循环创造时间,这可能与预防在脉管炎基础上继发血栓形成有关。目前使用的抗凝剂为肝素及华法林。但抗凝治疗一般在临床很少应用。

3. 血小板抗聚剂 可防止血小板聚集,预防继发血栓形成。常用药物如肠溶阿司匹林,一般剂量为 25 ~ 50mg,1 ~ 2 次/d,本药虽为肠溶片,但有时患者的胃肠道不良反应仍较明显;双嘧达莫,3 次/d,一次 2 片;西洛他唑(Pletal)50mg,2 次/d;或用噻氯匹定(Ticlid)250mg,1 片/d。

4. 改善微循环的药物 主要有下列几类。

(1)潘通:为己酮可可碱类药物,可加强红细胞变形能力,促进毛细血管内的气体交换,改善组织氧供。由于存在直立性低血压及过敏症状,因此推荐首剂 100mg 加入 250ml 5% 葡萄糖注射液中静脉滴注,若无不良反应,第二天起 300mg 加入 500ml 5% 葡萄糖中静脉滴注,维持 10d。

(2)前列腺素 E_1(PGE):此类药物可抑制血小板聚集,并扩张局部微血管,静脉用药可明显缓解疼痛,并促进溃疡愈合,目前在临床上使用较为广泛。而通过脂质球包裹 PGE_1(商品名凯时)可沉积在病变血管局部,持续释放。推荐剂量 20μg 加入 20ml 生理盐水中,静脉推注,1 次/d,10 ~ 14d 为一个疗程,每 3 ~ 6 个月可以重复一个疗程。此药短期效果相当明显,但长期疗效不确切,且价格较为昂贵。

5. 止痛剂 为对症处理,缓解静息痛。

口服用药有非甾体类的抗炎镇痛药,如吲哚美辛(消炎痛)、双氯芬酸(扶他林)、布洛芬(芬必得);作用较为温和的索米痛片、曲马朵缓释片(100mg 一片,每晚服用一片)以及新型的麻醉类止痛药美施康定(硫酸吗啡控释片),其剂量有 10mg 和 30mg 两类,一般每晚睡前服用一片。

6. 激素 一般不宜使用,仅在病变进展期(如血沉较快),在短期内可予使用。常用药物有泼尼松 10mg 口服,3 次/d,或者地塞米松 0.75mg 口服,3 次/d。

(三)高压氧治疗

高压氧治疗可以提高血氧分压,增加血氧张力及血氧弥散程度,从而达到改善组织缺氧的目的。具体的方法为:待患者进入高压氧舱后,在 20min 左右将舱内压力提高到 2.5 ~ 3 个大气压,给患者分别呼吸氧浓度为 80% 的氧气 30min 和舱内空气 30min,反复 2 次,然后再经过 20 ~ 30min 将舱内压力降至正常。如此 1 次/d,10d 为一个疗程,休息数天后可开始第二个疗程,一般可持续 2 ~ 3 个疗程。经过如此治疗后一般患者的症状均有不同程度的缓解,皮温升高,溃疡缩小,有一定的近期疗效。

(四)手术治疗

目前血栓闭塞性脉管炎的手术方法较多,但由于病变多累及中小动脉,因此手术效果欠理想。手术术式主要有下列几种。

1. 腰交感神经节切除术 本术式至今已有 70 年历史,主要适用于一、二期患者,尤其是神经阻滞试验阳性者,同时也可以作为动脉重建性手术的辅助术式。由于血栓闭塞性脉管炎大多累及小腿以下动脉,因此手术时主要切除患肢同侧 2、3、4 腰交感神经节及神经链,近期内可解除血管痉挛,缓解疼痛,促进侧支形成,但远期疗效不确切,而且对间歇性跛行也无显著改善作用。手术入路有前方径路和后外侧径路两种,以前者术野显露较好,使用较多。术中下列几点请予以注意：①应正确辨认腰交感神经节，与其他类似组织相鉴别，其中生殖股神经为白色，但无结。为此术中应将切除的腰交感神经节即刻送检病理证实。②腰静脉与腰交感神经节关系密切，右侧腰静脉在右交感干前跨过，左侧腰静脉则位于腰交感干，在腰交感神经节切除术左侧手术时，距腹主动脉外后侧方切开腰大肌内缘及脊柱旁筋膜，在腰大肌内侧沟缘脂肪组织中，显露呈结节状黄白色腰交感干后方，术中应避免损伤腰静脉，一旦出血，予以缝扎。③对男性患者，手术时尤其要注意应避免切除双侧第 1 腰交感神经节，以免术后并发射精功能障碍。

同理，对于上肢血栓闭塞性脉管炎可考虑采取胸交感神经节切除。

2. 动脉旁路术　主要适用于动脉节段性闭塞，远端存在流出道者，但由于血栓闭塞性脉管炎者多为中、小动脉病变，因此符合这项适应证的患者较少。可采用自体大隐静脉倒置移植或原位大隐静脉移植，也可利用人造血管做旁路。

3. 动脉血栓内膜剥除术　本术式也主要适用于股—腘动脉节段性闭塞，远端流出道血管条件尚佳的病例，因此适合本术式的患者不多。术中在剥除血栓内膜后，可在局部血管壁上加缝一人工血管补片，扩大动脉腔，减少术后再狭窄及闭塞的发生。

4. 动静脉转流术　由于许多血栓闭塞性脉管炎患者患肢末梢动脉闭塞，缺乏流出道，因此，很多学者均考虑通过动脉血向静脉逆灌来改善血栓闭塞性脉管炎的缺血症状。首先是由 Johansen 通过动物实验证实采用分期动静脉转流术可有效地改善缺血下肢的动脉血供，其首次手术是在动脉和静脉之间端侧吻合——移植物来建立下肢的动静脉瘘，通过动脉血冲入静脉，一部分向心回流，另一部分向远端持续冲击，最终造成远端静脉瓣膜单向阀门关闭功能丧失，而后行第二次手术结扎近端静脉，使所有动脉血均向静脉远端逆行灌注。

目前的临床实践表明，动静脉转流术可改善血栓闭塞性脉管炎患者的静息痛，但术后肢体肿胀明显，有湿性坏疽可能（尤其是同时合并糖尿病者），因此，并不降低截肢率，而且对于术后动脉血逆行灌注的微循环改变也有待进一步探讨。

5. 大网膜移植术　主要适用于动脉流出道不良，不宜行动脉搭桥以及三期的血栓闭塞性脉管炎的病例，可缓解疼痛，有利于溃疡愈合。主要是将大网膜剪裁成长条形，同时保留其原有血管蒂供应，然后从腹腔游离到患肢的深筋膜下固定，通过大网膜本身丰富的血管网对缺血的下肢提供侧支血流。此后又有学者直接取游离的大网膜与下肢动静脉吻合，然后与深筋膜固定来改善下肢供血。这两种方法经临床应用证明均有一定疗效，部分患者溃疡愈合，疼痛缓解。而且进一步实验研究表明 24h 内大网膜即可与缺血组织产生粘连，造影证明大网膜动脉的血流能灌注下肢组织后并经深静脉回流。但本术式创伤大，操作较复杂，而且大网膜个体差异很大，因此，远期效果待随访，且目前临床应用较少。

6. 截肢术　对于晚期患者，溃疡无法愈合，坏疽无法控制，或并发感染时，可予以截肢或截指（趾）。

截肢术主要应用于坏疽或感染扩散到足跟甚至踝关节以上者，截肢平面应尽量考虑行膝下截肢，以便今后可安装假肢。术中不宜使用止血带，截肢残端的皮瓣及肌肉应适当保留得长一些，避免缝合时张力过大，影响愈合，术后切口需注意引流，如果肢体残端血供仍然较差，愈合不良，必要时可提升截肢平面。

截指（趾）术一般不宜采用局部浸润麻醉，以免感染扩散，术中应注意将坏死组织完全剪除，术后一般将碘仿纱条填塞创面，敞开换药。此外，还可以局部使用表皮或纤维细胞生长因子（如贝复济），以利肉芽生长。

四、最新进展

血管内皮生长因子（VEGF）基因治疗。

由于血栓闭塞性脉管炎主要累及肢体远端的中、小动脉，因此，很多情况下动脉流出道不佳，无法施行动脉架桥手术，而促进侧支血管再生则成为一项重要的治疗措施。由此，随着分子生物学的发展，基因治疗性血管生成为血栓闭塞性脉管炎患者带来一种全新的治疗手段。

血管内皮生长因子（VEGF）可以特异性地与血管内皮细胞表面的VEGF受体结合，从而促进内皮细胞分裂，影成新生血管。在动物实验方面最早是由Reissner于1993年将覆有phVEGFl65的气囊导管插至实验兔的股动脉，通过血管成形术将气囊与动脉壁紧密接触而完成基因转移，后RT-PCR证实在局部组织有VEGF的表达，血管造影及肌肉活检也提示有新的侧支形成。此后是Isner首先将这一技术应用于临床，他采用患肢注射phVEGFl65的方法，共治疗了9例下肢动脉缺血伴溃疡的患者，随访表明血流显著增加达80%，明显侧支形成达70%，溃疡愈合率超过50%，同时症状也得到明显缓解。当然VEGF本身也存在着一定的不良反应，其中主要一点是它可以促进肿瘤生成并加速转移，此外，VEGF也有可能加重由于糖尿病引起的视力恶化，因此，目前VEGF的基因治疗尚属试验阶段，远期疗效有待进一步研究。

对于血栓闭塞性脉管炎主要是介入插管至病变部位溶栓，常用溶栓药物为尿激酶，一次推荐用量为25万U，也可保留导管在动脉内持续给药。但由于血栓闭塞性脉管炎远端血管多为闭塞，而且血栓以炎性为主，因此，疗效尚不确切。

此外，对于节段性狭窄病变，如果导引钢丝可以通过，也可考虑予以血管成形并释放支架。

五、预后

血栓闭塞性脉管炎虽然常在肢端造成严重的损害，甚至截肢而致残，但是本症并不侵袭冠状动脉、脑动脉和内脏动脉。因此，本症对患者的寿命并无显著影响。综合国内外文献报道，患者的5年生存率和10年生存率分别为97%和94%。

（靳林上）

第六节　单纯性下肢浅静脉曲张

一、概述

（一）定义

单纯性下肢浅静脉曲张又称原发性下肢静脉曲张（primary lower extremity varicose velns），是指下肢深静脉及穿通静脉通畅且瓣膜功能正常情况下，仅限于隐-股静脉瓣膜关闭不全，使血液从股总静脉反流入大隐静脉，逐步破坏大隐静脉中各个瓣膜，远端静脉淤滞，继而病变静脉壁扩张、变性、出现不规则膨出和扭曲，包括大隐静脉曲张和小隐静脉曲张。

（二）病因和发病机制

静脉壁软弱、静脉瓣膜缺陷以及浅静脉内压力升高，是引起浅静脉曲张的主要原因。静脉壁薄弱和静脉瓣膜缺陷，有明显的遗传倾向。任何增加血柱重力的后天性因素，如长期站立、重体力劳动、妊娠、慢性咳嗽、习惯性便秘等，使瓣膜承受过度的压力，逐渐松弛，不能紧密关闭；循环血量经常超负荷，亦可造成压力升高，静脉扩张，从而形成相对性瓣膜关闭不全。当隐－股或隐－腘静脉连接处的瓣膜遭到破坏而关闭不全后，就可影响远侧和穿通静脉的瓣膜。由于离心愈远的静脉承受的静脉压愈高，因此静脉曲张在小腿部远比大腿部明显。而且病情的远期进展比开始阶段迅速。小腿肌肉泵对下肢静脉回流起着主动的推动作用，肌组织的病理改变和收缩力的软弱，将使泵血功能大为减弱，其结果是静脉腔内血液排空不良和内压升高，肢体酸胀、沉重、乏力，并加重静脉曲张。迂曲的静脉内，血流缓慢，易引起局部的血栓性静脉炎，出现红、肿、热、痛等症状。炎症消退后，静脉壁可与皮肤粘连呈条索状，色素沉着。静脉炎可反复发作。由于静脉高压向皮肤微循环传递，内皮细胞损害、纤维蛋白渗出和沉积、局部组织缺氧，造成营养交换障碍及毒性代谢产物释放，引起皮肤和皮下组织出现色素沉着、脂质硬化等营养性改变。

（三）流行病学

下肢静脉曲张是一种较为常见的静脉疾病，多于年轻时发病，一般以中壮年发病率高。下肢静脉曲张是许多静脉病变所共同的一种临床症状。大部分患者都发生在大隐静脉，少部分发生在小隐静脉或两者同时存在，病情一般较轻，手术治疗后可取得满意效果。

（四）发病率

下肢静脉曲张的患病率，具有显著的地理分布特点，各个不同地区间有很大的差异。据报道，在南威尔士高达53%，而在热带非洲仅为0.10%。一般在发达国家的患病率高。我国的流行病情况尚无统计资料。孙建民等曾在华东四省一市做周围血管病流行病学调查，15岁以上各种职业人群6万余人，患病率为11%。

二、诊断

原发性下肢静脉曲张以大隐静脉曲张多见，单独的小隐静脉曲张少见；以左下肢多见，但双下肢可先后发病。主要临床表现为下肢浅静脉扩张、伸长、迂曲。如病程继续进展，当穿通静脉瓣膜破坏后，可出现踝部轻度肿胀和足靴区皮肤营养性变化，包括皮肤萎缩、脱屑、瘙痒、色素沉着、皮肤和皮下组织硬结、湿疹和溃疡形成。

（一）病史

发病初期，患者无明显不适。下肢浅静脉曲张逐渐进行性扩张、隆起、迂曲，以膝下小腿内侧为明显，伴有患肢酸胀、沉重不适，容易疲劳乏力，久站及午后加重，休息后或抬高肢体明显好转。少数伴有小腿肌肉痉挛现象。病程较长者，在小腿，特别是踝部皮肤常出现营养性改变，包括皮肤萎缩、色素沉着、脱屑、湿疹样皮炎、皮下组织硬结和溃疡形成。有时并发血栓性静脉炎和淋巴管炎。浅静脉血栓可发展为深静脉血栓。由于外伤等原因，可造成急性出血。

（二）查体

通过查体了解浅静脉瓣膜功能、深静脉回流和穿通静脉瓣膜功能情况，便于确定治疗方案。下列传统检查有助于诊断：①大隐静脉瓣膜功能试验（tren delenburg 试验）。患者仰卧，抬高下肢使静脉排空，在大腿根部扎止血带，阻断大隐静脉，然后让患者站立，10s 内释放止血带，如出现自上而下的静脉逆向充盈，提示瓣膜功能不全。应用同样原理，在腘窝部扎止血带，可以检测小隐静脉瓣膜的功能。如在未放开止血带前，止血带下方的静脉在 30s 内已充盈，则表明有穿通静脉瓣膜关闭不全。②深静脉通畅试验（perthes 试验）。用止血带阻断大腿浅静脉主干，嘱患者用力踢腿或做下蹲活动连续 10 余次。此时，由于小腿肌泵收缩迫使静脉血液向深静脉回流，使曲张静脉排空。如在活动后浅静脉曲张更为明显，张力增高，甚至有胀痛，则表明深静脉不通畅。③交通静脉瓣膜功能试验（Pratt 试验）。患者仰卧，抬高下肢，在大腿根部扎止血带。然后从足趾向上至腘窝缚缠第一根弹力绷带，再自止血带处向下，缠绕第两根弹力绷带。让患者站立，一边向下解开第一根弹力绷带，一边向下继续缚缠第二根弹力绷带，如果在两根绷带之间的间隙内出现曲张静脉，即意味着该处有功能不全的交通静脉。

（三）辅助检查

1. 常规检查　多普勒超声检查可作为首选。

2. 其他检查　静脉造影检查是金标准，但属于有创检查，且应注意造影剂引起的不良反应。还有容积描记、下肢静脉压测定等方法。这些辅助检查可以更准确地判断病变性质、部位、范围和程度。尤其疑有深静脉血栓后遗症、原发性深静脉瓣膜功能不全的患者更需上述无创检查及静脉造影，以明确深静脉通畅和瓣膜功能情况。

（四）诊断标准

一般根据下肢浅静脉曲张的症状和静脉造影检查可确立诊断。

（五）鉴别诊断

单纯性下肢浅静脉曲张必须与伴有继发性下肢静脉曲张的疾病相鉴别，才能确立诊断。

1. 原发性下肢深静脉瓣膜功能不全（primary lower extremity deep vein valve insufficiency，PDVI）　PDVI 可继发浅静脉曲张，但症状相对严重，做下肢活动静脉测压试验时，站立活动后压力不能降至正常。最常用的方法是多普勒超声检查，最可靠的检查方法是下肢静脉造影，能够观察到深静脉瓣膜关闭不全的特殊征象。

2. 下肢深静脉血栓形成后遗综合征　在深静脉血栓形成的早期，浅静脉扩张属于代偿性表现，伴有肢体明显肿胀。在深静脉血栓形成的再通过程中，由于瓣膜遭破坏，静脉血液逆流及静脉压升高导致浅静脉曲张，并伴有活动后肢体肿胀（合并有淋巴水肿）、静脉性疼痛、皮肤营养障碍性改变比原发性下肢静脉曲张重。如鉴别诊断仍有困难，应做彩色超声多普勒或下肢静脉造影检查。

3. 动静脉瘘　多为先天性或外伤性。由动－静脉瘘继发的浅静脉曲张，局部曲张显著，有的为怒张；肢体局部可扪及震颤和闻及连续性血管杂音；肢体增粗、皮温增高、易出汗，静脉血的含氧量增高，远端肢体可有发凉缺血表现，浅静脉压力高，抬高肢体静脉不易排空。静脉造影时不规则的末梢迂曲静脉及主干静脉早期显影是诊断依据。在先天性动静脉瘘，患肢常比健肢长且增粗。

4. 静脉畸形骨肥大综合征（klippel－trenaunay syndrome，KTS）　本病为一种少见的先天性血管畸形。KTS 多于出生后或幼儿行走时出现，并随年龄增长而加重，都具有典型的三联征表现：①多发性血管痣（瘤），常见为下肢外侧皮肤有广泛葡萄酒色血管痣或血管瘤变化。②患肢较健侧增粗、增长。③浅静脉曲张，但不一定全部同时出现。部分患者可伴有多趾、巨趾、并趾畸形及淋巴系统异常。Servelle 分析 768 例 KTS 患者的病因后指出患肢主干静脉狭窄或闭塞的原因主要是受到纤维束带、异常肌肉或静脉周围鞘膜组织的压迫所致，认为只有切除松解遂些异常组织，才能有效缓解患肢慢性静脉高压状态。

5. 其他　下腔静脉阻塞可引起双下肢肿胀及浅静脉曲张（可有下腹壁、臀部、腰背部甚至下胸壁浅静脉曲张），因此在双侧下肢静脉曲张患者，必须检查上述部位，以免误诊。如疑下腔静脉阻塞，需进一步行 CTV 或静脉造影等检查。

三、治疗

单纯性下肢静脉曲张的治疗，可分为姑息疗法、药物治疗、手术疗法。

（一）姑息疗法

保守治疗只能延缓浅静脉曲张的病变进程，减轻临床症状和体征，而不能根治浅静脉曲张性病变。仅适用于早期轻度静脉曲张、妊娠期妇女、年龄大、不愿手术者及全身情况差难以耐受手术的患者。

1. 一般治疗　要求患者避免久站、重体力劳动、强体育运动或训练，休息时抬高患肢，要求超过心脏平面，促进静脉回流，以减轻肢体肿胀、疼痛或沉重感。

2. 穿循序压力袜　在站立或行走时穿循序压力袜压迫浅静脉，借助远侧高而近侧低的压力差，以利回流，使曲张静脉处于萎瘪状态。循序压力袜可增加皮下组织间隙的张力，以对抗毛细血管通透性，达到促进血液回流和防止血液反流，减轻下肢酸胀和水肿，延缓病情进展，但不能达到彻底治疗的目的。但夜晚睡觉时禁用，有诱发肢体肿胀、深静脉血栓形成的危险。无压力袜时可采用弹力绷带；但同时伴有下肢缺血表现时，禁止使用。

3. 梯度压力治疗　当肢体发生肿胀时，用 12 腔间歇梯度压力治疗，对肢体静脉淋巴性水肿疗效较好。

（二）药物治疗

药物治疗仅适用于减轻临床症状及促进溃疡愈合，对瓣膜功能及静脉曲张无作用。药物种类繁多，有降低毛细血管通透性、改善血流动力学、改善微循环等，常用的有迈之灵、爱脉朗、前列腺素 E_1 等。

（三）手术治疗

手术是根本的治疗方法。凡有症状且无禁忌证者（如手术耐受力极差等）都应手术治疗。手术包括大隐或小隐静脉高位结扎及主干与曲张静脉剥脱术。已确定穿通静脉功能不全的，可选择筋膜外、筋膜下或借助内镜做穿通静脉结扎（离断）术。应根据患者情况选择手术方式。

1. 大隐静脉高位结扎剥脱、分段曲张静脉团剥脱术　这是传统、经典的手术方法。做高位结扎时，同时将主干的 5 条属支均予以切断和结扎，以防止术后患肢复发浅静脉曲张。

2. 大隐静脉高位结扎剥脱、曲张静脉团剥脱加穿通支静脉结扎（离断）术　这是疗效确切的手术方法。

3. 单纯曲张静脉剥脱术　适用于隐-股静脉瓣膜功能正常，大隐静脉无反流者。将保留大腿段大隐静脉，行膝下大隐静脉及曲张静脉团剥脱。有利于大腿段自体大隐静脉资源被利用。约 2/3 以上患者检查均有大隐静脉反流现象，因此目前较多采用大隐静脉高位结扎、曲张静脉团剥脱加穿通静脉结扎术，可以永久性阻断大隐静脉血液自上而下和穿通静脉自深而浅的反流，从而逆转其病理生理变化，效果确切，复发率低。

4. 手术方法

（1）术前准备：患者站立，用记号笔标记曲张静脉走行及穿通静脉的位置。如条件允许，也可用多普勒超声标记穿通静脉。

（2）麻醉：采用硬膜外麻醉。

（3）手术步骤

1）体位：仰卧位，患肢轻度外旋。消毒范围自脐水平至患肢足趾。

2）切口：于耻骨结节外下方 4cm 处或腹股沟皮纹下方股动脉搏动点内侧 0.5～1cm 处做顺皮纹切口，长 2～4cm。此切口优点为：便于暴露卵圆窝；便于结扎大隐静脉各属支；利于切口愈合及减少瘢痕；减少淋巴漏的发生。

3）切开浅筋膜，显露大隐静脉主干后结扎各属支，距隐—股静脉交界点约 0.5cm 切断，近端缝扎。如遇双大隐静脉，一并切断结扎，避免遗漏。

4）向远端大隐静脉内插入剥离器至膝关节或内踝处，将静脉残端缚于录螭器头部，慢慢抽出。

5）不能置入剥离器的成团曲张静脉，按术前标记范围，另做小切口 2～3mm 局部切除。

6）如有小隐静脉曲张，则在腘窝处横切或纵行切口，用同样方法高位结扎剥脱。

7）穿通支静脉标记处做小切口，给以切断结扎。

8）逐层缝合切口，覆盖敷料后弹力绷带自，足背向上至腹股沟部加压包扎。

（4）术后处理：术后抬高患肢，鼓励患者尽早活动踝关节，一般术后 1d 下床活动，9～14d 拆线，可酌情穿循序压力袜，可适当给予祛聚药物。

（5）并发症防治

1）切口出血及血肿形成：多数是大隐静脉近端结扎线脱落所致，必要时打开切口，寻找断端，重新缝扎。

2）股静脉损伤：是一种严重并发症，术中大隐静脉近端牵拉过度误扎股静脉；结扎大隐静脉近端过短，易结扎部分股静脉造成股静脉狭窄，深静脉回流不畅，造成肢体肿胀；大隐静脉汇入股静脉处撕裂出血，应及时修补。因此，要正确识别大隐静脉，操作轻柔准确，结扎大隐静脉距股静脉入口处 0.5cm，切勿过度牵拉，避免撕裂和误扎股静脉。

3）隐神经损伤：隐神经出内收肌后与大隐静脉伴行，因此，剥脱该部位时，尤其在内踝处隐神经与大隐静脉紧贴，分离时轻柔、仔细，一旦损伤可造成小腿及足内侧感觉障碍。

4）小腿皮下水肿：多为术后压迫包扎不均匀引起。术后检查发现皮下血肿，重新加压包扎，必要时清除血肿后再加压包扎。

5）静脉曲张复发原因及对策：大隐静脉曲张手术后复发大致与以下原因有关。①未切实做到高位结扎。②扩张的属支误认为是大隐静脉结扎。③大隐静脉残留端保留过长、属支结扎遗漏。④变异的双大隐静脉结扎遗漏或股骨外侧静脉直接汇入股静脉，其上端位于筋膜之下，术中难以发现，如遗漏可使术后复发。⑤瓣膜关闭不全的穿通静脉未结扎或遗漏。⑥忽略了同时存在的小隐静脉曲张的处理。⑦一部分大隐静脉瓣膜关闭不全患者同时存在深静脉瓣膜关闭不全，虽然剥脱了大隐静脉，但因深静脉血液反流，导致静脉高压，引起穿通支静脉瓣膜关闭不全，使残留静脉又逐渐扩张、迂曲。这是静脉曲张手术后复发的一个重要原因。⑧其他与手术操作不规范有关。

为此，手术中应仔细辨认大隐静脉主干及其属支，结扎所有属支；大隐静脉高位结扎残端部易保留过长，应以 0.3~0.5cm 为合适；注意大隐静脉解剖变易，切误遗漏；瓣膜关闭不全的穿通支静脉术前尽量标出，术中一一结扎切断。对有原发性深静脉瓣膜关闭不全患者，还需做深静脉瓣膜修复或重建手术，该术式疗效肯定。

（四）新型技术

1. 硬化剂注射和压迫疗法　利用硬化剂注入曲张静脉后引起的炎症反应使之闭塞。适用于少量、局限的病变，或作为手术的辅助疗法，处理残留的曲张静脉。应避免硬化剂渗漏造成组织炎症、坏死或进入深静脉并发血栓形成。

2. 穿通静脉结扎（离断）术　正常情况下，穿通静脉功能是将浅静脉系统的血液向深静脉系统引流，进而向心脏回流。但穿通静脉瓣膜功能不全时，穿通静脉却发挥着病理作用。下肢深静脉系统的血液就会向浅静脉系统异常逆流，引起小腿浅静脉曲张瘀血，甚至发生静脉溃疡。因此，对穿通支静脉功能不全者须做穿通静脉结扎术。

（1）切口选择：根据多普勒定位、下肢静脉顺行造影穿通支逆流可作出正确定位。临床上较重要的小腿穿通支静脉有位于内踝的 Cockett Ⅰ 交通支，距足底（13±1.0）cm，即内踝上约四横指，小腿内侧中部的 Cockett Ⅲ 交通支，距足底（24±1.0）cm，以及前两者之间的 Cockett Ⅱ 交通支，距足底（18±1.0）cm。

（2）方法：小腿皮肤正常者可取 2~3mm 切口，于筋膜下或外切断并结扎穿通支静脉；对局部同时有曲张静脉团时用同一切口剥离切除曲张静脉；对于足靴区皮肤有色素沉着、皮炎、溃疡及瘢痕无法做皮肤切口的，可行 SEPS 治疗。

3. 腔镜深筋下穿通支结扎术（subfascial endoscopic perforator surgery, SEPS）　SEPS 术式是基于静脉微创外科观念的建立和腔镜外科技术发展的结果。SEPS 适用于严重的慢性静脉功能不全、CEAP 分类 4 级以上，即 C4（皮肤色素沉着、疼痛、皮肤瘢痕硬结）、C5（愈合后的溃疡）、C6（活动性溃疡）的病例，是在正常皮肤做切口，避开了色素沉着和溃疡区皮肤，有效解决了术后切口坏死及感染并发症。结扎后有利于溃疡愈合。SEPS 手术的并发症有：皮肤肿胀、麻木感持久存在、烧灼所致皮肤烫伤、坏死、皮下气肿等。

四、预后

单纯性下肢浅静脉曲张病程进展中可能出现下列并发症。

（一）血栓性浅静脉炎

曲张静脉内血流缓慢，容易引起血栓形成，并伴有感染性静脉炎及曲张静脉周围炎，可用抗生素及局部热敷治疗。炎症消退后，常遗有局部硬结与皮肤粘连。症状消退后，应施行曲张静脉的手术治疗。

（二）溃疡形成

踝上足靴区是承受压力较高的部位，又有恒定的穿通静脉，一旦其瓣膜功能破坏，皮肤发生营养性改变，易在皮肤损伤破溃后引起经久不愈的溃疡，大都并发感染，愈合后常复发。处理方法：创面湿敷，抬高患肢以利回流，较浅的溃疡一般都能愈合，接着应采取手术治疗。较大或较深的溃疡，经上述处理后溃疡缩小，周围炎症消退，创面清洁后也应做手术治疗，同时做清创植皮，可以缩短创面愈合期。SEPS 手术可有效治疗静脉性溃疡。

（三）曲张静脉破裂出血

大多发生于足靴区及踝部。可以表现为皮下瘀血，或皮肤破溃时外出血，因静脉压力高而出血速度快。抬高患肢和局部加压包扎，一般均能止血，必要时可以缝扎止血，以后再做手术治疗。

五、最新进展

近年来随着血管外科的飞速发展，出现了很多新的治疗方法，如经皮浅静脉环形缝扎术、点式剥脱术、硬化剂注射疗法、大隐静脉瓣膜成形术、电凝术、旋切器旋切术、射频消融疗法、静脉曲张刨吸术、激光治疗术等。

（一）经皮浅静脉连续环形缝扎术

经皮浅静脉连续环形缝扎术（percutaneous continuous circumsuture，PCCS）是采用大隐静脉高位结扎后对曲张的浅静脉隔皮缝扎的手术方法。具体方法是从曲张静脉一侧皮肤进针，绕过静脉深面，从对侧出针，进行螺旋形捆扎。术中无手术切口，术后不予弹力绷带包扎。缝扎法的学者认为曲张的大隐静脉是由于承受淤积血液压力所累，在解决了血液回流障碍后，不必剥掉这些受累的血管，扩张的血管留在体内也无妨；大隐静脉曲张术后复发多是由于患肢深静脉瓣膜或穿通支、深静脉血栓形成后遗症等原因所致，并非由于这些浅静脉的存在所造成；高位结扎加环形缝扎术符合微创治疗的原则，减少创伤，术后恢复快，但长期观察有一定的复发率。

（二）点式剥脱术

点式剥脱术（dot - stripping）首先高位结扎、剥脱大隐静脉主干，对于曲张的分支静脉采用多处约 1mm 的小切口切除病变静脉。患者术后切口不缝合，能早期下床活动，术中出血极少，手术时间短，不妨碍美观，瘢痕小，局部复发率低。其优点是手术瘢痕较传统手术明显缩小，疗效相近。但仍遗留较多明显手术瘢痕。

（三）硬化剂注射压迫疗法

下肢静脉硬化剂治疗是向曲张静脉内注入化学性硬化剂，刺激静脉内膜产生炎症反应，继后血栓形成，血管内膜粘连，最后导致曲张静脉纤维性堵塞，消除或减轻局部的静脉高压。硬化疗法是 1853 年由 Cassaigness 首先提出。由于需要多次注射和复发率高达 50% ~ 63%，几度处于被弃的边缘。当今再度兴起的主要原因是迎合部分患者不愿意手术、费用低和重形体美的心理需要。1967 年 Fegan 提出硬化剂注射压迫疗法（compression sclerotherapy，CST），强调硬化剂注射后弹性压迫的重要性。随着操作技术的不断改、进和新一代硬化剂的研发，联合手术的硬化剂治疗临床应用前景广阔。

1. 制剂　按照硬化剂的化学结构可分为三类：①表面活化剂或去污剂，如鱼肝油酸钠、polidocanol（聚多卡醇），该类物质干扰内皮细胞表面脂质代谢。polidocanol 泡沫剂具有较小剂量和较大内膜接触面的优点。②化学刺激剂，如多碘化盐、甘油络酸盐，直接作用于内皮细胞使其坏死，内皮下胶原纤维裸露，促使血小板和纤维蛋白沉积。③高渗溶液，如高渗葡萄糖、高渗 NaCl 溶液，通过细胞内外渗透压的改变使内皮细胞脱水、坏死。

2. 方法　Fegan 方法的操作原则包含三点：①小剂量（0.5ml）硬化剂准确注入一短段静脉腔内，硬化剂与管壁接触时间不少于 1min。②注射完毕立即进行主动活动（行走0.5h），以减少血栓形成并发症的发生率。③小腿部位静脉注射后应持续压迫 6 周以上、大腿部位持续压迫 1 周，使静脉内膜充分黏合，以免形成较大的血栓，日后因血栓再通而复发，同时可减轻硬化剂引起的疼痛和炎症反应。为达到上述要求，注射时患者应取斜卧位而不是直立位，选用细针，先拍击静脉或下垂肢体，使静脉充盈，以便于穿刺。针头刺入静脉证实有回血后，改为平卧位，在穿刺点上下各用手指向近远侧压迫，使受注射的静脉段处于空虚状态。注入硬化剂 0.5ml，维持手指压迫 1min 然后局部置纱布垫压迫，自踝至注射处近侧应用弹力绷带或穿弹力袜，立即开始主动活动，至少在注射后的 1 周内尽量多走动。硬化剂注入静脉腔内，患者仅有刺痛感觉，如果发生疼痛，提示硬化剂外溢，应停止注入，换用生理盐水稀释外渗液。

硬化剂疗后通过血栓纤维化使静脉腔完全闭塞，这一过程通常需要 6 个月以上。过大的血栓阻碍静脉内壁的黏附和融合，当血栓溶解或收缩后，静脉腔再通，造成曲张静脉复发。另外，血栓可以通过交通静脉蔓延至深静脉，引起深静脉血栓形成，甚至肺栓塞。因此，在注射硬化剂的过程中和注射之后，都应该排空静脉，一旦发现静脉排空后，迅即出现血液充盈，提示有交通静脉存在，应仔细寻找并予以阻断，以免硬化剂进入深静脉。造成深静脉血栓的并发症。

近 20 年来，血管镜开始在临床应用，Belcaro 等最先将此用于硬化剂治疗，血管镜可到达静脉的起止点，注入硬化剂观察血管反应，联合多普勒超声直观监测注射硬化剂的部位、速度、剂量，减少和预防并发症的发生，大大提高了硬化剂注射的安全性和有效性。

3. CST 适应证　①毛细血管扩张、网状静脉扩张和小静脉曲张，尤其是直径小于 4mm 的小静脉首选硬化剂注射。②非隐静脉主干的大口径曲张静脉、属支静脉、穿通静脉，宜先纠正主干静脉近端的反流和静脉高压。③大、小隐静脉曲张，虽然手术治疗仍为首选，部分患者可以根据静脉的口径、反流程度及症状轻重，选择合适的硬化剂注射。④术后残留的曲张静脉、不能耐受手术患者。⑤正在接受抗凝治疗的静脉曲张患者。

4. CST 禁忌证　①绝对禁忌证：硬化剂过敏；胶原性疾病史；近期有血栓形成病史；伴有局部或全身性感染；卧床制动患者；下肢严重缺血患者。②相对禁忌证：过敏体质；妊娠早期和哺乳期；乳胶过敏；高凝状态（C 蛋白、S 蛋白缺乏等）；有深静脉血栓形成复发或肺栓塞史；糖尿病微循环病变；未控制的高血压（如嗜铬细胞瘤）。

5. CST 常见的并发症　有过敏反应、血栓性静脉炎、皮肤坏死、色素沉着、新生毛细血管形成等。

6. 硬化剂疗法优点及存在问题　操作简单、患者痛苦轻、不需住院、费用低，对包括术后复发及残留的局部曲张静脉效果好，且能满足不愿意手术和肢体"美容"患者的心理需要。但不能安全阻断高位主干静脉和治疗穿通支静脉反流，这是复发率高的根源。

7. 注意事项　硬化剂治疗复发率高，常需要多次注射；有一定并发症，避免注射药液外溢或引起硬化剂过敏、皮肤起血疱、水疱、硬化剂渗入皮内或皮下脂肪，出现皮肤片状坏死和难愈性溃疡；损伤周围神经引起肢体顽固性疼痛；注射时血液排空和压迫不完全，导致难以吸收的血栓性静脉炎；因加压包扎过紧甚至发生深静脉血栓形成，严重的甚至发生肺栓塞死亡。故临床应用受到一定限制。

（四）电凝法

电凝法（electrocoagulation）是利用电凝使曲张静脉的内膜受到破坏，辅助局部压迫使管腔闭塞，进而形成血栓栓塞及纤维化使管腔闭塞，达到消除静脉曲张的目的。此术式减少切口和并发症，缩短手术时间，不影响患肢的美观，疗效肯定。

董国祥设计的导管电凝术，电凝器：直径 1mm，长约 1.2m 的不锈钢丝，一端焊接直径约 3min、长约 5mm 柱状铜质电凝头（尖端钝圆），外套输尿管导管（绝缘），另一端折一直径为 3mm 小圆 < 接电极。套管针：为 8～9 号有芯腰穿针，针体套输尿管导管（绝缘），针尖外露 2mm（导电）。于患肢内踝处切开皮肤 1cm，分离出大隐静脉，切断，远心端结扎 9 向近心端导入电凝器达卵圆窝处，在电凝头导引下，沿腹股沟皮皱切开皮肤 2～3cm，常规分离，结扎各静脉属支及主干。接通电极（功率为 30～40W），即时缓慢匀速退出（连续电凝，速度约 1cm/s），同时助手用手轻压并随退出电凝器头移动，完成主干血管的电凝。电凝小腿迂曲浅静脉：用尖刀刺破皮肤约 2mm，将套管针缓缓插入曲张血管内或其周围组织内，同法电凝，逐一电凝所标记曲张静脉。其机制是：通过电灼伤血管内膜，促使其粘连从而使血管闭合，即旷置了该段血管，截断了曲张静脉腔内血液倒流，达到了切除血管同样的作用。与传统术式相比，极大地减少了创伤，住院时间明显缩短，也降低了医疗费用。

董国祥等总结 10 年 426 例患者经电凝法治疗的经验，认为电凝术是治疗大隐静脉曲张可靠的方法，远期疗效好。

（五）射频消融疗法

射频消融系统是由计算机控制的腔内闭合射频发生器和直径为 2mm 和 2.7mm 的闭合电极两部分组成，治疗电极头部由一个球形电极头和周围数个可自膨胀式电极片组成。射频消融治疗机制为仅与发射电极接触的有限范围内（<1mm）的局部组织高热，使其变性，热量在向周围组织传导过程中迅速被驱散，阻止热量向深层组织扩散。射频消融静脉闭合是一种新型治疗大隐静脉曲张方法。

腔内射频消融治疗（endovenous radiofrequency obliteration）大隐静脉曲张其中一个机制是：利用射频的热效应使瓣膜处的静脉壁胶原挛缩，管腔缩小，完成对静脉瓣功能不全的修复，阻止了血液反流。这项技术最早是在 1996 年，VNUS 医学中心实验室开始动物实验。尽管它在修复瓣膜功能方面，作用还不完全可靠，但的确能缩小静脉的管径。这是一种新颖的管腔介入的修复瓣膜功能的方法。

腔内射频消融治疗大隐静脉曲张的另一个机制是：经导管将射频探头导入曲张静脉腔内，射频探头释放热量，使静脉塌闭，结构崩解炭化。射频探头释放的热量主要局限在静脉管腔内，透过管壁释放到周围组织的热量非常少，不会对周围组织产生热损伤。在 1% 的利多卡因局麻下，多普勒超声引导 6F 或 8F 的导管将探头从大隐静脉踝关节处插入至卵圆窝下方约 1cm 水平。射频探头的输出功率设为 6W。射频探头后退的速度由计算机根据静脉壁的温度自动调节，如果探头设置的温度为 85℃，则导管后退的速度为 2.5cm/min，当温度设在 90℃，则导管后退的速度为 4.0cm/min。后退速度太慢会在探头和导管上形成血栓影响功能，太快不会对管壁产生热损伤。大量研究表明，射频消融是大隐静脉曲张剥脱术良好的替代治疗方法。体外研究显示，内皮细胞的丢失与静脉壁胶原的变性和平滑肌坏死有关。影响因素包括温度、探头与静脉壁的接触有关。管腔内的蓄积温度与管壁阻力决定的血流速度、探头的设置温度和后退速度有关；探头与静脉壁的接触与探头、静脉腔的直径有关。影像学研究显示，射频消融治疗后，即刻做多普勒超声，静脉腔回缩为65%~77%，腔内仍有少量血流，但很快静脉腔就被形成的血栓所堵塞。此后静脉腔会继续挛缩直到彻底消失，在术后12个月，85%的治疗静脉做多普勒超声已不能发现。

（六）曲张静脉透光刨吸术

透光法静脉旋切术（transilluminated powered phlebectomy，TIPP）是另一种可供选择的微创治疗方法。该手术采用的 Trivex 系统汇集了3种技术，更便于曲张静脉的切除。此系统是在水环境中及直视曲张静脉的条件下通过内镜切除静脉。先行大隐静脉属支结扎及高位结扎，接着将大隐静脉剥脱到踝部。然后将 Trivex 系统的内镜光源从切口插入，该装置有两个通道，一个用于沿着曲张静脉下方及边上的皮下组织平面输入麻醉充盈液，另一个则提供了一个45℃的照明装置发出的光源，以此透射皮肤下的静脉束，调暗手术室的灯光，将内窥照明装置推进静脉深处，曲张静脉束会透射在皮肤上。曲张静脉在其下方光亮的皮下组织上的轮廓为暗色条状。在其相应位置切一小口，将内窥电动组织切除器插入。该装置含有一个旋转的管状刀头，该刀头被包在一个护套中，切割窗口位于外侧。该组织切除器被插在静脉平面内，顺着静脉曲张的路线慢慢地将其旋切，随后该静脉会在直视下被碎解，碎解后的产物会立刻被连接在该器械背部的吸入装置吸入该系统内。透视法可确保所有的曲张静脉均被去除。刀头的旋转方向可以是顺时针，也可以是逆时针，最常用的设置是以1 000圈/min的转速进行交替模式的操作。术后恢复顺利，术后次日即下床活动，有不同程度的皮下瘀血，瘀血在10d左右消退。Spitz 等研究证实，透光静脉旋切术治疗大隐静脉曲张是安全、有效和美观的。

（七）静脉腔内激光治疗术

半导体激光治疗术（endovenous laser treatment）无须剥脱主干，于血管腔内治疗即可完成，将损伤降至最低，且不遗留手术瘢痕，患者痛苦较少，容易接受，因此值得推广。半导体激光治疗下肢静脉曲张的原理是激光导致血液沸腾产生蒸汽气泡引起了静脉壁热损伤，导致血凝状态升高使静脉内广泛血栓形成而最终闭锁静脉达到治疗目的。其具体方法是：①于术肢大腿内侧腹股沟韧带下方约2cm处切开皮肤皮下2cm，游离出大隐静脉主干后高位结扎。②小腿上止血带，用18G套管针穿刺内踝部位的大隐静脉，成功后松开止血带，经套管插入超滑导丝。③撤出套管针，用尖刀片稍微扩大穿刺孔，以便导管进入。④测量自穿刺点至卵圆窝投影的长度，在多用途导管上做标记，剥离光纤外包膜，使裸露的光纤长度刚好超过多用途导管1~2cm。⑤在超滑导丝的引导下将多用途导丝插入大隐静脉至超过标记点约2cm，拔出导丝，用注射器回抽有血，注入少量肝素盐水。⑥用无菌液状石蜡涂抹光纤，打开指示光，将光纤插入导管，关闭手术灯，观察光线的走行，至光纤与导管等长，后撤导管约1cm，将导管与光纤一同后撤直到在卵圆窝投影看到指示光，再后撤0.5~1cm。⑦用13W/0.5Hz半导体激光烧灼，一边以0.2~0.5cm/s速度后撤导管和光纤，至距内踝穿刺点约0.5cm，一边烧灼，助手一边对已烧灼部位加压压迫。⑧在其他曲张血管部位用18G套管针穿刺后，插入光纤，撤出导管后烧灼。⑨术毕用无菌敷料覆盖穿刺点，用纱布对曲张血管走行部位进行加压，用弹力绷带包扎患肢三天后改穿医用弹力袜。术后予抗感染治疗 2 ~ 3d。梅家才等报道用该方法治疗下肢静脉曲张 450 例，疗效满意。半导体激光治疗下肢静脉曲张是一种不遗留明显手术瘢痕的微创手术方法，具有创伤小、恢复快、安全、有效、美观、住院时间短等特点。腔内激光是治疗大隐静脉曲张可靠的方法，但缺乏大量远期临床观察指标的证据。

（靳林上）

第十六章 普外科常见疾病护理常规

第一节 化脓性感染

一、化脓性感染概述

(一) 常见致病菌及其致病特点

见表16-1。

表16-1 外科感染常见的化脓性致病菌

致病菌	致病特点	脓液特点
金黄色葡萄球菌	革兰染色阳性。常寄生在人的鼻、咽部、皮肤,产生溶血素、杀白细胞素和血浆凝固酶等,引起疖、痈、脓肿、骨髓炎、伤口感染等。	黄色、稠厚、量少、不臭,能引起全身性感染,感染易局限化,常形成转移性脓肿
链球菌	革兰染色阳性。存在于口、鼻、咽和肠腔内。溶血性链球菌能产生溶血素和透明质酸酶、链激酶等,常引起淋巴管炎、急性蜂窝织炎、脓毒症等	淡红色、稀薄、量大
大肠杆菌	革兰染色阴性。大量存在于肠道内,单独致病力并不大。常和其他致病菌一起造成混合感染,如阑尾炎脓肿、急性胆囊炎等	混合感染产生的脓液稠厚,灰白色,有恶臭或粪臭味
铜绿假单胞菌(绿脓杆菌)	革兰染色阴性。常存在于肠道内和皮肤上。它对大多数抗菌药物不敏感,故成为继发感染的重要致病菌,特别是大面积烧伤的创面感染。有时能引起严重的脓毒症	淡绿色,有特殊的甜腥味
变型杆菌	革兰染色阴性。存在于肠道和前尿道,为尿路感染、急性腹膜炎和大面积烧伤感染的致病菌之一。对大多数抗菌药物有耐药性	脓液具有特殊的恶臭
克雷伯菌、肠杆菌、沙雷菌属	革兰染色阴性。存在于肠道内,常为医院内感染的致病菌	条件致病菌
芽孢厌氧菌主要是脆弱类杆菌	革兰染色阴性的专性厌氧菌。存在于口腔、胃肠道和女性生死道内的正常菌株,常和其他需氧菌和厌氧菌一起形成混合感染,如腹膜炎	恶臭,产气

(二) 身体状况

1. 局部表现 红、肿、热、痛和功能障碍是化脓性感染的典型症状。病变范围小或位置较深者,局部症状可不明显;病变浅表范围较大者,局部症状较突出;体表病变形成脓肿时触诊可有波动感;慢性感染也有局部肿胀或硬结肿块,但疼痛大多不明显。特异性感染:

如气性坏疽则表现为局部剧痛，进行性肿胀，皮下积气；结核病患者可发生寒性脓肿；真菌感染者局部可发生溃疡、脓肿、瘘道。某些器官感染时，可出现该器官受损的相应症状，如胆管感染或肝脓肿时，患者可出现腹痛和黄疸。

2. 全身表现　轻重不一，感染轻微的可无全身症状；感染较重的常有发热、头痛、全身不适、乏力、食欲减退等；严重者可发生体液代谢紊乱、营养不良、贫血、低蛋白血症，甚至可以发生感染性休克和多器官功能障碍等。

（三）辅助检查

1. 实验室检查

（1）血常规：一般均有白细胞计数增高、中性粒细胞比例升高，严重者可出现核左移现象。

（2）生化检查：肝功能、肾功能等检查，营养不良者需检查血清蛋白。

（3）细菌培养：可根据情况取分泌物、血、尿、痰、脓液等进行细菌培养和药敏试验，必要时可重复进行。

2. 影像学检查

（1）X线检查：了解有无肺部、骨骼感染，有无胸、腹腔积液积脓等。

（2）B超检查：有助于探测体内有无积液，如深部脓肿。

（3）CT、MRI检查：有助于实质性脏器病变的诊断，如肝脓肿。

3. 其他检查　如内镜检查、局部穿刺检查等。

（四）治疗原则

化脓性感染的治疗原则：及时消除感染因素和毒性物质（脓液、坏死组织等），积极控制感染，增强机体的抗感染能力以及促使组织修复。具体措施包括局部和全身治疗两个方面，一般轻症感染者仅用局部疗法便可治愈，但对重症感染则需局部治疗和全身治疗两者并用，必要时手术治疗。

1. 局部治疗

（1）保护患部：患部休息，避免受挤压。局部制动、抬高，必要时加以固定，能减轻疼痛，并有利于炎症局限化和肿胀的消退。

（2）物理疗法：有改善局部血液循环、增强局部抵抗能力、促进炎症吸收或局限化的作用，可酌情采用热敷、红外线、超短波等治疗。

（3）外用药物：有改善局部血液循环、散瘀消肿、加速感染局限化以及促使肉芽组织生长等作用。多用于浅部感染，但有时也用于深部感染。常用药物有：①新鲜蒲公英、紫花地丁、马齿苋、败酱草等捣烂外敷；②50%硫酸镁溶液湿敷，用于蜂窝织炎、淋巴管炎等；③金黄散、鱼石脂软膏等外敷，用于脓肿未形成阶段。

（4）局部封闭或注药：某些急性化脓性感染的初期，如急性乳腺炎，可采用普鲁卡因加抗菌药物溶液，于病灶周围和乳房后封闭；对于寒性脓肿者，可于局部潜行穿刺抽脓后注入异烟肼或链霉素等抗结核药物。

（5）手术疗法

1）切开引流：急性化脓性感染一旦形成脓肿应及时切开引流。

2）病灶切除术：将严重感染或坏疽的脏器切除，如阑尾炎手术。

3）病灶清除术：如骨髓炎和结核病的病灶清除等。

2. 全身治疗　主要包括抗感染治疗和支持疗法。

（1）抗菌药物的应用

1）严格掌握药物应用指征，正确合理使用有效的抗菌药物。应根据细菌培养和药物敏感试验结果使用和调整抗菌药物种类。

2）抗菌药物的给药方法，对较轻和较局限的感染，可口服或肌内注射给药；对严重的感染，应静脉给药。一般说来，分次静脉注射给药效果较好，比静脉滴注的组织和血清内药物浓度高。

3）抗菌药物的使用时间，一般在体温正常、全身情况和局部感染病灶好转后 3~4 天，即可考虑停药；但严重的全身感染，则应在 1~2 周后停药。

（2）支持疗法

1）保证患者有充分的休息和睡眠，维持良好的精神状态。

2）维持体液平衡。

3）加强营养支持，给予高热量和易消化的饮食，补充多种维生素，尤其是维生素 B、维生素 C。必要时可采用肠外营养支持，以弥补体内能量的不足和蛋白质的过多消耗。

4）有贫血、低蛋白血症或全身性消耗者，应予少量多次输新鲜血。

5）严重感染的患者可给予胎盘球蛋白、丙种球蛋白或康复期血清肌内注射，以增加免疫能力。

（3）其他处理

1）体温过高时，宜用物理降温法（冷敷、冰袋、乙醇擦浴）或解热的中、西药。

2）同时治疗感染发生前的原有疾病，如糖尿病、肾功能不全等。

3）对严重感染者，可考虑在给予足量有效的抗菌药物的同时应用肾上腺皮质激素，以改善患者的一般情况，减轻中毒症状。

4）选择中医中药，必要时可服用清热解毒类中药。

二、常见浅表软组织化脓性感染患者的护理

（一）疖

1. 概述　疖是单个毛囊及其周围组织的急性化脓性感染，常扩散至皮下组织。好发于头面部、颈部、背部、腋部和会阴部等毛囊与皮脂腺丰富的部位。致病菌大多为金黄色葡萄球菌，因金黄色葡萄球菌的毒素含有凝固酶，脓栓形成是其感染的特征。多个疖同时发生或反复发生在身体各部，称为疖病。常见于营养不良的小儿或糖尿病患者。

2. 身体状况　最初局部出现红、肿、痛的小结节，以后逐渐肿大，呈锥形隆起。数日后，结节中央因组织坏死而变软，出现黄白色小脓栓，红、肿、痛范围扩大，继而破溃，脓栓脱落，炎症逐渐消失而痊愈。

疖一般无明显的全身症状，但面部疖可有较重的全身症状，特别是"危险三角区"内的疖，如被挤压或挑刺，感染容易沿内眦静脉和眼静脉进入颅内的海绵状静脉窦，引起化脓性海绵状静脉窦炎，出现眼部及其周围组织的进行性红肿和硬结，伴疼痛和压痛，并有头痛、寒战、高热甚至昏迷等，病情十分严重，死亡率很高。

3. 辅助检查

（1）血常规检查：白细胞计数及中性粒细胞比例明显增加。

（2）血糖和尿糖检查：可了解糖尿病患者的血糖控制程度。

（3）脓液细菌培养及药敏试验：可明确致病菌和敏感的抗菌药物。

4. 治疗原则　对炎症结节早期可用热敷或物理疗法（透热、红外线或超短波），以促进炎症吸收，亦可外敷鱼石脂软膏、红膏药或金黄膏。已有脓头时，可在其顶部点涂苯酚。有波动时，应及早切开引流。对未成熟的疖，不应随意挤压，以免引起感染扩散。对伴有全身症状的疖和疖病，应给予抗菌药物，注意休息，补充维生素，适当增加营养提高抵抗力。

5. 健康教育　注意个人日常卫生，保持皮肤清洁，特别是在盛夏，要勤洗澡、洗头、理发、勤换衣服、剪指甲。及时治疗疖，防止感染扩散。面部危险三角区的疖，严禁挤压。

（二）痈

1. 概述　痈是多个相邻的毛囊及其周围组织的急性化脓性感染，或由多个疖融合而成。多见于成人，致病菌为金黄色葡萄球菌。糖尿病患者发生率较高。项部痈俗称"对口疗"；唇痈俗称"锁口疮"；背部痈俗称"搭背疮"。感染常从毛囊底部开始，沿阻力较弱的皮下脂肪柱蔓延，再沿着深筋膜向四周扩散，侵及附近的许多脂肪柱，再向上传人毛囊群而形成具有多个"脓头"的痈（图 16-1）。

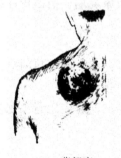
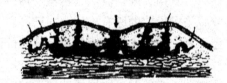

(1) 背部痈　　　　　　　　　　　　(2) 痈的切面

图 16-1　痈

2. 身体状况　痈初起呈一片稍隆起的紫红色浸润区，质地坚韧，界限不清，在中央部的表面有多个脓栓，破溃后呈蜂窝状。以后，中央部逐渐坏死、溶解、塌陷成"火山口"状，其内含有脓液和大量坏死组织。痈易向四周和深部发展，周围浸润性水肿，局部淋巴结肿大、疼痛，并伴有相应功能障碍。患者多有明显的全身症状，如畏寒、发热、食欲下降、白细胞计数增加等，严重者可并发全身化脓性感染而危及生命。痈的自行破溃大多较慢，全身反应较重。唇痈容易引起颅内的海绵静脉窦炎，危险性更大。

3. 辅助检查

（1）血常规检查：白细胞计数及中性粒细胞比例明显增加。

（2）血糖和尿糖检查：可了解糖尿病患者的血糖控制程度。

（3）脓液细菌培养及药敏试验：可明确致病菌和敏感的抗菌药物。

4. 治疗原则

（1）全身治疗：患者应适当休息和加强营养，必要时用镇痛剂，选择有效的抗菌药物，积极治疗糖尿病。

（2）局部处理：初期红肿阶段，治疗与疖相同。如红肿范围大，中央部坏死组织多，或全身症状严重，应手术治疗，但唇痈不宜手术。手术方法：一般在局部浸润麻醉下作"＋"字或"＋＋"字形切口，有时亦可作"｜｜｜"形切口。切口的长度要超出炎症范围少许，深达筋膜，尽量剪去所有坏死组织，同时也要尽量保留有活力的皮肤，以免造成皮肤缺损太多影响伤口的愈合（图16－2）。如皮肤缺损面过大，待肉芽组织健康时，可考虑植皮。亦可直接做痈切除术，肉芽组织长出后即植皮，可缩短疗程。

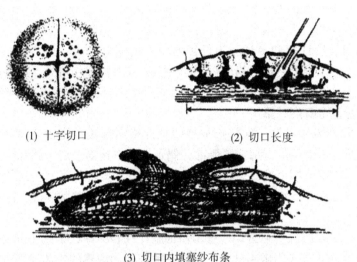

(1) 十字切口　　　　　　(2) 切口长度

(3) 切口内填塞纱布条

图16－2　痈的切开引流

5. 护理措施

（1）控制感染：合理使用抗生素。

（2）及时手术和换药：清除坏死组织和脓液。

（3）维持正常体温：高热患者给予物理降温，必要时药物降温。鼓励患者多喝水。

（4）有效控制疼痛：严重者按医嘱给予镇痛剂。

（5）预防脓毒症：一旦病情加重，及时报告医师并配合救治。

6. 健康教育

（1）注意个人日常卫生：保持皮肤清洁，特别是在盛夏，要勤洗澡、洗头、理发、勤换衣服、剪指甲。及时治疗疖，防止感染扩散。

（2）糖尿病患者应有效控制血糖。

（3）唇痈时严禁挤压：以防扩散引起颅内感染。

（三）急性蜂窝织炎

急性蜂窝织炎是皮下、筋膜下、肌间隙或深部疏松结缔组织的一种急性弥漫性化脓性感染。

1. 病因和病理　致病菌主要是 β－溶血性链球菌，其次为金黄色葡萄球菌，亦可为厌氧菌。炎症可由皮肤或软组织损伤后感染引起。由溶血性链球菌引起的急性蜂窝织炎，因链激酶、溶血素和透明质酸酶的作用，病变扩展迅速，甚至能引起脓毒症。由葡萄球菌引起的蜂窝织炎，比较容易形成局部脓肿。

2. 身体状况 因致病菌的种类、毒性、发病的部位和深浅而不同。

（1）表浅的急性蜂窝织炎：局部明显红肿、剧痛，并向四周迅速扩大。其特点是病变不易局限，扩散迅速，容易导致全身性感染，局部病变与正常组织无明显界限。如病变部位组织松弛，如面部、腹壁等处，则疼痛较轻。

（2）深部急性蜂窝织炎：局部红肿多不明显，常只有局部水肿和深压痛，但病情严重，全身症状突出，有高热、寒战、头痛、全身无力、白细胞计数增加等表现。

（3）口底、颌下和颈部的急性蜂窝织炎：感染起源于口腔和面部，可因喉头水肿和气管受压，引起呼吸困难，甚至窒息。炎症有时还可蔓延到纵隔。

（4）由厌氧菌、拟杆菌和多种肠道杆菌所引起的蜂窝织炎：称产气性皮下蜂窝织炎，可发生在被肠道或泌尿生殖道排出物所污染的会阴部或下腹部伤口处，造成皮下组织及深筋膜坏死，但不侵及肌层。表现为进行性的皮肤、皮下组织及深筋膜坏死，破溃后脓液恶臭，局部可检出捻发音，全身症状重。

（5）新生儿皮下坏疽：是一种特殊类型的急性蜂窝织炎，常由金黄色葡萄球菌引起。本病好发于新生儿容易受压的背部或腰骶部，偶尔发生在枕部、肩、腿和会阴部。在冬季比较容易发生。新生儿皮下坏疽发病急，多见于新生儿背、臀部等经常受压的部位，病变扩散迅速，如不及时进行积极治疗，可以并发脓毒症、支气管炎和肺脓肿等，故其死亡率较高。

3. 辅助检查

（1）血常规：发热的患者血常规检查示白细胞计数和中性粒细胞比例增高。

（2）脓液细菌培养及药物敏感试验：可明确致病菌和敏感的抗菌药物。

（3）影像学检查：有利于了解深部组织的感染情况。

4. 治疗原则 患部休息，局部用热敷、中药外敷或理疗，全身应用抗菌药物。如已形成脓肿，应及时切开引流。口底及颌下的急性蜂窝织炎，经短期积极的抗感染治疗无效时，即应及早切开减压，以防喉头水肿，压迫气管而窒息。对产气性皮下蜂窝织炎，应及早做广泛的切开引流，清除坏死组织，伤口用 3% 过氧化氢溶液冲洗和湿敷。

5. 护理措施

（1）维持正常体温：必要时给予适当的降温。

（2）控制感染：合理使用抗菌药物。

（3）加强创面护理：对厌氧菌感染者，予以 3% 过氧化氢溶液冲洗和湿敷创面。脓肿切开引流后，要注意保持引流通畅，及时换药，促进切口愈合。

（4）注意休息和加强营养：以提高机体抵抗力。

（5）疼痛管理：抬高患肢和制动，必要时按医嘱给予镇痛剂。

（6）防止窒息：对颈、面部感染的患者，注意观察其呼吸情况，一旦发现异常，应立即报告医师，并做好气管插管等急救准备。

（四）丹毒

1. 概述 丹毒是皮肤网状淋巴管的急性感染，由 β 溶血性链球菌从皮肤的细小伤口入侵所致。丹毒起病急，蔓延快，很少有组织坏死或化脓。与正常组织界限清楚，易复发，有接触传染性是其特点。

2. 身体状况

（1）局部表现：丹毒的好发部位为下肢和面部。局部为片状鲜红色斑，边缘清楚，并略隆起，高于正常皮肤。手指轻压可使红色消退，但在压力除去后，红色即很快恢复。在红肿向四周蔓延时，中央的红色消退、脱屑，颜色转为棕黄色。红肿区有时可产生水泡，一般不化脓。局部有烧灼样痛。附近淋巴结常肿大。足癣或血丝虫感染可引起下肢丹毒的反复发作，有时可导致淋巴水肿，甚至发展为"象皮肿"。

（2）全身症状：起病急，患者常有头痛、畏寒、发热和全身不适等症状。

3. 辅助检查　血常规检查示白细胞计数和中性粒细胞比例增高。

4. 治疗原则　休息，抬高患处。局部用50%硫酸镁湿热敷，全身应用青霉素、头孢类等抗菌药物，并在全身和局部症状消失后仍继续应用3~5日。同时应积极治疗与丹毒相关的足癣、血丝虫、溃疡及微小的创伤等，以免丹毒复发。

5. 健康教育　丹毒有接触传染性，需床边隔离，在接触丹毒患者后，应当洗手消毒，防止医源性传染。

（五）急性淋巴管炎和急性淋巴结炎

致病菌从破损的皮肤或黏膜侵入，或从其他感染性病灶处侵入淋巴管内，引起淋巴管及其周围淋巴结的急性炎症，称为急性淋巴管炎和淋巴结炎。

1. 概述　主要致病菌是β溶血性链球菌、金黄色葡萄球菌等，可来源于口咽部炎症、足癣、皮肤损伤及皮肤、皮下化脓性感染灶。浅部急性淋巴结炎好发于颈部、腋窝和腹股沟。淋巴管炎可引起管内淋巴回流障碍，并使感染向周围组织扩散。淋巴结炎为急性化脓性感染，病情加重可向周围组织扩散，其毒性代谢产物可引起全身炎症反应，若大量组织细胞崩解液化，则可集聚形成脓液。

2. 身体状况　急性淋巴管炎分为网状淋巴管炎和管状淋巴管炎，丹毒即为网状淋巴管炎。管状淋巴管炎常见于四肢，以下肢为多，因为它常并发于足癣感染。

（1）管状淋巴管炎：可分为深、浅两种。浅层淋巴管炎：在伤口近侧出现一条或多条"红线"，硬而有明显压痛。深层淋巴管炎：不出现红线，但患肢出现肿胀，疼痛明显且有深压痛。两种淋巴管炎都可以产生畏寒、发热、头痛等全身症状。

（2）急性淋巴结炎：轻者仅有局部淋巴结肿大和略有压痛，并常能自愈。较重者，局部有红、肿、热、痛，并有触痛，伴有发热、白细胞增加等全身症状。炎症扩散至淋巴结周围，几个淋巴结可粘连成团。若发展成脓肿，则疼痛加剧，局部皮肤暗红、水肿，压痛明显，少数可破溃流出脓液。

3. 辅助检查

（1）血常规：发热的患者血常规检查示白细胞计数和中性粒细胞比例增高。

（2）脓液细菌培养：脓肿形成时可抽脓做细菌培养及药物敏感试验。

4. 治疗原则　急性淋巴管炎和急性淋巴结炎（未成脓之前）应着重对原发病灶的治疗，如对疖、痈、急性蜂窝织炎、丹毒等原发感染的治疗。如果忽视对原发病的治疗，急性淋巴结炎常可转为淋巴结的慢性炎症。急性淋巴结炎已形成脓肿时，除应用抗菌药物外，还应及时切开引流。

5. 护理措施

（1）维持正常体温，必要时给予适当的降温。

（2）控制感染，合理使用抗菌药物。

（3）局部护理：按医嘱行局部外敷相关药物，脓肿切开引流者要及时换药。

（4）并发症的观察和预防，如脓毒症、血栓性静脉炎。

6. 健康教育

（1）注意个人卫生和皮肤清洁。

（2）积极治疗和预防原发症灶，如手癣、足癣、皮肤损伤等。

（六）脓肿

1. 概述　感染后，病变组织坏死、液化，在器官、组织或体腔内形成局限性脓液积聚，并形成完整的脓腔壁，称为脓肿。常见致病菌以金黄色葡萄球菌为主。

2. 身体状况　浅表脓肿，局部隆起，有红、肿、热、痛的典型症状，与正常组织分界清楚，压之剧痛，可有波动感。深部脓肿，局部红肿多不明显，一般无波动感，但局部有疼痛和压痛，并在疼痛区的中央可出现凹陷性水肿。患处常有运动障碍。在压痛或水肿明显处，用粗针试行穿刺，抽出脓液，即可确诊。小而浅表的脓肿，多不引起全身反应；大的或深部脓肿，则由于局部炎症反应和毒素吸收，常有较明显的全身症状，如发热、头痛、食欲不振、恶心和白细胞计数增加等表现。

3. 治疗原则　脓肿尚未形成时的治疗与疖、痈相同；如脓肿已有波动或穿刺抽得脓液，即应切开引流。切开引流应定时换药，遵医嘱给予抗菌药物。同时做好局部和全身治疗的有关护理。

三、手部急性化脓性感染

（一）概述

手部急性化脓性感染包括甲沟炎、指头炎、腱鞘炎、滑囊炎和掌中间隙感染，多由手部轻微外伤，如擦伤、刺伤等引起，主要致病菌是金黄色葡萄球菌。手是从事多种活动的重要器官，手部感染引起的肌腱和腱鞘的损伤有时可严重影响手的功能。

1. 手部解剖特点　手的掌面皮肤表皮层厚且角化明显，不易溃破，故掌面皮下脓肿可在穿破真皮后，于表皮角化层下形成"哑铃状脓肿"，治疗时如仅切开表皮，则达不到充分引流的目的。手的掌面皮下有很致密的纤维组织索，与皮肤垂直，一端连接真皮层，另一端固定在骨膜、腱鞘或掌深筋膜。这些纤维将掌面皮下组织分成许多坚韧密闭的小腔。感染很难向四周扩散，而往往向深部组织蔓延，在化脓前就可引起腱鞘炎、滑囊炎及掌深间隙感染；在手指末节则直接延及指骨，形成骨髓炎。掌面组织较致密，手背部皮下组织较松弛，淋巴引流大部分从手掌到手背，故手掌面感染时，手背常明显肿胀，易误诊为手背感染。手指组织结构致密，感染后组织内张力很高，神经末梢受压，疼痛剧烈。手部腱鞘、滑囊与筋膜间隙互相沟通，发生感染后常可蔓延全手，甚至累及前臂。

2. 处理原则　手部感染的初期，患部做湿热敷，根据病情给予抗菌药物。经过这些处理后，感染大多可以治愈。在感染已形成脓肿时，应及时做切开引流术，引流切口用乳胶片或凡士林纱布条，至少48小时后或到没有脓液时才能拔除引流物。切开时麻醉应采用区域神经阻滞或全身麻醉，一般不用局部浸润麻醉，以免感染扩散；也不可加用肾上腺素，以免血管痉挛而引起手指末端血液循环障碍。对病情严重的患者，应做细菌培养和药物敏感试验，以便选用有效的抗菌药物。

（二）常见手部感染

1. 甲沟炎　甲沟炎是甲沟及其周围组织的化脓性感染。多因微小刺伤、挫伤、逆剥倒刺或剪指甲过深等损伤而引起，致病菌多为金黄色葡萄球菌。

（1）身体状况：开始时，指甲一侧的皮下组织发生红、肿、热、痛，有的可自行消退，有的却迅速化脓。脓液自甲沟一侧蔓延到甲根部的皮下及对侧甲沟，形成半环形脓肿（图16-3）。如不切开引流，脓肿可向甲下蔓延，成为指甲下脓肿，在指甲下可见到黄白色脓液，使该部指甲与甲床分离。指甲下脓肿亦可因异物直接刺伤指甲或指甲下的外伤性血肿感染引起。甲沟炎多无全身症状。急性甲沟炎如不及时处理，可成为慢性甲沟炎或慢性末节指骨骨髓炎。慢性甲沟炎有时可继发真菌感染。

（2）治疗要点：早期可用热敷、理疗、外敷鱼石脂软膏或三黄散等，应用磺胺药等抗菌药物。已有脓液的，可在甲沟处做纵向切开引流。感染已形成甲床下积脓者，可行拔甲术，或将脓腔上的指甲剪去。拔甲时，应注意避免损伤甲床，以免日后新生指甲发生畸形。

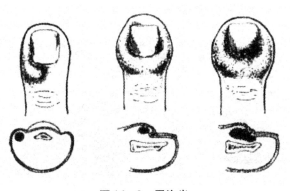

图16-3 甲沟炎

2. 脓性指头炎 脓性指头炎是手指末节掌面的皮下组织化脓性感染，多由刺伤引起。致病菌多为金黄色葡萄球菌。

（1）病理：手指末节掌面的皮肤与指骨骨膜间有许多纵形纤维索，将软组织分为许多密闭小腔，腔中含有脂肪组织和丰富的神经末梢网。在发生感染时，脓液不易向四周扩散，故肿胀并不显著，可以引起非常剧烈的疼痛，还能压迫末节指骨的滋养血管，引起指骨缺血、坏死（图16-4）。

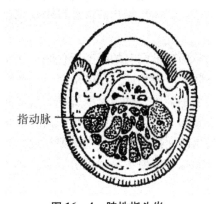

指动脉

图16-4 脓性指头炎

（2）身体状况：初起，指尖有针刺样疼痛。以后，组织肿胀，迅速出现进行性的剧烈疼痛。当指动脉被压，疼痛转为搏动性跳痛，患肢下垂时加重。剧痛常使患者烦躁不安，彻夜不眠。指头红肿并不明显，有时皮肤反呈黄白色，但张力显著增高，轻触指尖即产生剧痛。此时多伴有全身症状，如发热、全身不适、白细胞计数增加等。脓性指头炎如不及时治疗，常可引起末节指骨缺血性坏死，形成慢性骨髓炎，伤口经久不愈。

（3）护理措施

1）缓解疼痛：抬高患肢并制动，减轻局部充血水肿。

2）促进创面愈合，按时换药。

3）严密监测生命体征，控制感染。早期，当指尖疼痛，检查发现肿胀并不明显时，局部可用热敷，亦可用药外敷，经上述处理后，炎症常可消退。如一旦出现跳痛，即应在患指侧面做纵向切开减压引流术（图16-5）。

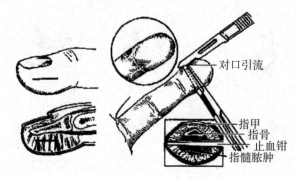

图16-5　脓性指头炎切开引流术示意图

4）合理应用抗菌药物。

5）严格观察和预防指骨坏死。

6）加强防护，避免手外伤。

7）炎症消退后注意手指功能锻炼。

（4）健康教育：保持手部清洁，指甲不宜剪得过短。重视手部任何微小损伤的处理。

3. 手掌深部的急性化脓性感染　急性化脓性腱鞘炎、滑囊炎和手掌深部间隙感染均是手掌深部的化脓性感染，多因手指掌面被刺伤或由邻近组织感染蔓延而致。致病菌多为金黄色葡萄球菌。

手的五个屈指肌腱在手指掌面各被同名的腱鞘所包绕。在手掌处，小指的腱鞘与尺侧滑液囊相通，拇指的腱鞘则与桡侧滑液囊相通。尺侧滑液囊与桡侧滑液囊在腕部经一小孔也互相沟通。因此，拇指和小指发生感染后，感染可经腱鞘、滑液囊而蔓延到对方，甚至蔓延到前臂的肌间隙。而示指、中指和无名指的腱鞘则不与任何滑液囊相沟通。但示指的屈指肌腱和鱼际间隙相通，中指和无名指的屈指肌腱和掌中间隙相通，上述肌腱鞘发生感染时，常可分别引起鱼际间隙和掌中间隙的感染，但不易侵犯滑液囊（图16-6）。

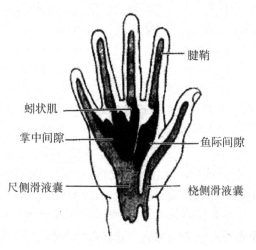

标注：腱鞘、蚓状肌、掌中间隙、鱼际间隙、尺侧滑液囊、桡侧滑液囊

图 16 - 6　手掌深部间隙的解剖位置示意图

（1）急性化脓性腱鞘炎和化脓性滑囊炎

1）身体状况：手的掌面腱鞘炎多因深部刺伤感染后引起，亦可由附近组织感染蔓延而发生。病情发展迅速，24 小时后局部疼痛及炎症反应即较明显。典型的腱鞘炎体征为：患指除末节外，呈明显的均匀性肿胀，皮肤极度紧张。患指所有的关节轻度弯曲，常处于腱鞘的松弛位置，以减轻疼痛，任何微小的伸指运动均能引起剧烈疼痛。检查时，沿整个腱鞘均有压痛。化脓性炎症局限在坚韧的鞘套内，故不出现波动。

由于感染发生在腱鞘内，与脓性指头炎一样，疼痛非常剧烈，患者整夜不能入睡，多同时伴有全身症状。化脓性腱鞘炎如不及时切开引流或减压，鞘内脓液积聚，压力将迅速增高，以致肌腱发生坏死，患指功能丧失。炎症亦可蔓延到手掌深部间隙或经滑液囊扩散到腕部和前臂。

尺侧滑液囊和桡侧滑液囊的感染，多分别由小指和拇指腱鞘炎引起。①尺侧滑液囊感染：小鱼际处和小指腱鞘区压痛，尤以小鱼际隆起与掌侧横纹交界处最为明显。小指及无名指呈半屈位，如试行将其伸直，则引起剧烈疼痛；②桡侧滑液囊感染：拇指肿胀、微屈，不能外展和伸宜，压痛区在拇指及大鱼际处。

2）治疗原则：早期治疗与脓性指头炎相同。如经积极治疗仍无好转，应早期切开减压，以防止肌腱受压而坏死。术后每天换药，一周后手指活动，进行功能锻炼。

（2）手掌深部间隙感染

1）病因：掌中间隙感染多见中指和无名指的腱鞘炎蔓延而引起，鱼际间隙感染则因示指腱鞘感染后引起；也可因直接刺伤而发生感染。致病菌多为金黄色葡萄球菌。

2）身体状况：①掌中间隙感染，手掌心正常凹陷消失、隆起、皮肤紧张、发白，压痛明显，中指、无名指和小指处于半屈位，被动伸指可引起剧痛，手背部水肿严重；有全身症状如高热、头痛、脉搏快、白细胞计数增加等。②鱼际间隙感染，大鱼际和拇指指蹼明显肿胀，并有压痛，但掌心凹陷仍在；拇指外展略屈，示指半屈，活动受限，特别是拇指不能对掌，伴有全身症状。

3）治疗原则：抬高患肢、休息、制动，局部外用金黄散，理疗，止痛等，遵医嘱全身使用抗菌药物，协助医师早期切开引流，做好引流术后护理。

4）护理措施：①疼痛和体温过高的护理：参照甲沟炎和脓性指头炎相关内容。②肌腱坏死和手功能障碍的预防和观察：观察局部肿胀、疼痛变化，进行必要的功能锻炼。③提供相关知识：重视手健康保护。

四、全身化脓性感染

全身化脓性感染通常指病原菌侵入机体血液循环，并在体内生长繁殖或产生毒素而引起的严重全身感染或中毒症状，主要表现为脓毒症和菌血症。严重感染引起的全身反应包括体温、呼吸、心率及白细胞计数方面的改变，上述反应并非感染所特有，亦可见于创伤、休克、胰腺炎等情况，其实质是严重侵袭造成体内炎症介质大量释放而引起的全身效应，称全身炎症反应综合征（SIRS）。由感染引起的全身炎症反应综合征，统称为脓毒症。其中血培养检出病原菌者，称菌血症。当脓毒症合并有器官灌注不足的表现（乳酸酸中毒、少尿、急性神志改变等），称脓毒综合征。严重者可致感染性休克、多器官功能不全综合征（MODS）。

（一）病因

导致全身性外科感染的原因是致病菌数量多、毒力强和（或）机体抗感染能力低下。它常继发于严重创伤后的感染和各种化脓性感染，如大面积烧伤创面感染、开放性骨折合并感染、急性弥漫性腹膜炎、急性梗阻性化脓性胆管炎等。容易引发脓毒症的因素有：

1. 机体抵抗力的削弱　如糖尿病、老人、幼儿、营养不良、低蛋白血症等。

2. 长期使用糖皮质激素、免疫抑制剂、抗癌药　或使用广谱抗菌药物改变了原有共生菌状态。

3. 局部病灶处理不当　脓肿未及时引流或引流不畅。

4. 长期留置静脉导管尤其是中心静脉置管　很易成为病原菌直接侵入血液的途径，成为不断播散病菌或毒素的来源。

5. 肠源性感染　肠道是机体中最大的"贮菌所"和"内毒素库"。在严重创伤等危重的病人，肠黏膜屏障功能受损或衰竭，肠内致病菌和内毒素移位。

（二）病理生理

全身感染对机体的损害不仅由病原菌，而且还因其内毒素、外毒素等毒性产物及介导的多种炎症介质所致。感染过程中细菌繁殖并裂解、游离、释放毒素，刺激机体产生多种炎症介质，这种介质适量时可起到防御作用，过量时则可引起组织损害。若感染未能得到及时控制，可因炎症介质的产生失控而发生级链或网络反应而致全身炎症反应综合征，以致脏器受损和功能障碍，严重者可致多器官功能障碍综合征。

（三）身体状况

（1）起病急，突发寒战，继而高热，体温可达 40～41℃ 或体温不升。

（2）头痛，头晕、出冷汗、恶心、呕吐、腹胀、面色苍白或潮红。

（3）不同程度的意识障碍，如神志淡漠或烦躁、谵妄，严重者昏迷。

（4）心率加快，脉搏细速，呼吸急促或困难。

（5）体液代谢失调和不同程度的代谢性酸中毒。

（6）肝、脾大，也可出现黄疸或皮下瘀斑。

（7）严重者出现感染性休克及多器官功能障碍甚至衰竭。

（四）辅助检查

（1）白细胞计数明显增高，一般可达（20～30）×10⁹/L，或白细胞计数降低；核左移，出现中毒颗粒。

（2）可有不同程度的酸中毒、氮质血症、溶血；尿中出现蛋白、血细胞、酮体等；体液代谢失衡和肝、肾功能受损征象。

（3）寒战高热时抽血进行细菌培养，阳性率较高。

（五）治疗原则

积极处理原发病灶，选择有效的抗菌药物控制感染及加强全身支持疗法。

（六）护理诊断及合作性问题

1. 体温过高　与致病菌毒素吸收入血液有关。

2. 营养失调：低于机体需要量　与机体代谢量增高有关。

3. 恐惧　与病情突然变化及不断进展有关。

4. 有体液不足的危险　与丢失过多及摄入不足有关。

5. 潜在并发症　感染性休克、颅内感染、呼吸衰竭、肾衰竭等。

（七）护理措施

1. 严密观察病情变化　应进行生命体征的监测，观察患者的血压、脉搏、呼吸、血氧饱和度以及心电图的变化，同时密切注意患者的临床表现，如病情有变化应及时报告并配合医师处理，以免延误治疗。

2. 纠正休克　出现感染性休克时应首先给予纠正，使用高浓度氧气或人工辅助呼吸，使血氧饱和度维持在95%左右，并及时开通多个静脉通路，给予输血、输液及抗休克药物。

3. 保持呼吸道通畅　协助患者翻身、叩背咳痰、深呼吸，如痰液黏稠，给予雾化吸入，以使痰液稀释而排出，床头常规备用吸痰装置，必要时负压吸出痰液。

4. 保持体液平衡　监测24小时出入量，并详细记录患者的尿液、呕吐物和腹泻的次数、量、性状及颜色。保持有效的静脉输液通道，单位时间内给予足够的液体量，以纠正水、电解质的失衡。

5. 选用有效的抗菌药物　首先根据临床症状考虑致病菌的种类，选择敏感的抗菌药物，血培养及药敏试验结果出来后再进行进一步的调整。对感染严重者，可联合应用抗菌药物，以增强疗效。

6. 避免交叉感染　换药时严格注意无菌操作，消除周围的致病因素，必要时住单间或隔离间，以免引起交叉感染。

7. 高热患者的护理　高热患者应卧床休息、限制活动，以降低新陈代谢，减少产热；降低室内温度；当体温超过38.5℃时，应采用物理降温的措施，体温过高时甚至可结合应用冬眠药物，以加强降温的效果。高热患者多有口唇干燥，嘱其常漱口，并按时做好口腔护理。保持皮肤清洁、干燥，年老体弱、幼儿等抵抗力低下的患者，应加强观察、勤翻身，以免发生压疮。

8. 伤口的护理　注意观察局部伤口情况，感染是否得到有效控制；尤其对脓肿切排者，应保持引流通畅，经常换药，保持局部清洁、干燥。对于伤口疼痛者，可酌情适当给予止痛剂。

9. 加强支持疗法　鼓励患者进食高蛋白、高热量、含丰富维生素、高碳水化合物的低脂肪饮食，对无法进食的患者可给予鼻饲或全胃肠道外静脉营养，以满足机体的需要，增强抵抗力，促进康复。

10. 确保患者安全　对有意识障碍的患者要有专人护理，必要时使用约束带，以免坠床等意外损伤的发生。

11. 心理护理　了解患者产生焦虑的原因，根据引起的相关因素采取相应的措施，解除恐惧和减轻焦虑。

12. 健康教育　①向患者讲解疾病的病因、症状、治疗方法及预后，使其充分了解病情，缓解焦虑情绪；②注意劳动保护，避免损伤，对已有损伤者，要采取措施防止感染；③指导病人对一切明显的感染病灶应及时就医，防止感染进一步发展，对于隐匿的病灶应尽早查明并做适当的处理；④经常锻炼身体，增强体质，提高抗病能力。

（文清云）

第二节　特异性感染

一、破伤风

（一）疾病概要

破伤风是由破伤风梭菌侵入机体伤口内，并生长繁殖，产生大量毒素所引起的一种急性特异性感染。

1. 病因　破伤风梭菌广泛存在于泥土和人畜粪便中，是一种革兰染色阳性厌氧性芽孢梭菌，其菌体易被消灭，但芽孢的抵抗能力很强。破伤风梭菌及其毒素都不能侵入正常的皮肤和黏膜。破伤风发病因素主要有三个方面：①破伤风梭菌直接侵入伤口；②机体抵抗力下降；③局部伤口因深而窄、引流不畅，为破伤风梭菌提供一个缺氧的环境，有利于厌氧菌的生长，如锈钉、木刺、烧伤、动物咬伤、新生儿断脐时的感染等。

2. 病理生理　破伤风是一种毒血症。破伤风梭菌只在伤口的局部生长繁殖，产生的外毒素才是造成破伤风的原因。破伤风梭菌外毒素有痉挛毒素和溶血毒素两种，前者是引起症状的主要毒素，对神经有特殊的亲和力，能引起肌痉挛；后者则能引起局部组织坏死和心肌损害。破伤风的痉挛毒素进入血液循环和淋巴系统，并附合在血清球蛋白上，到达脊髓前角灰质或脑干的运动神经核。到达中枢神经系统后的毒素，主要结合在灰质中突触小体膜的神经节上，使其不能释放抑制性递质（甘氨酸或氨基丁酸），以致 α 运动神经元失去正常的中枢抑制而兴奋性增强，引起特征性的全身横纹肌的紧张性收缩或阵发性痉挛。痉挛毒素也能兴奋交感神经，导致大汗、血压不稳定和心率增快等。

（二）护理

1. 护理评估

（1）健康史

1）主要了解患者有无开放性损伤史，尤其是有无木刺、锈钉的刺伤史；伤口处理经过；新生儿断脐经过等。

2）了解破伤风预防接种史。

（2）身体状况

1）潜伏期：破伤风的潜伏期平均为6～12日，亦有短于24小时或长达20～30日，甚至数月，也可发生在摘除存留体内多年的异物如子弹头或弹片后发病。新生儿破伤风一般在断脐带后7天左右发病，故俗称"七天风"。一般来说，潜伏期时间越短，症状越严重，死亡率'越高。

2）前驱期：多先有周身乏力、头晕、失眠、头痛、咬肌紧张酸胀、烦躁不安、打呵欠、反射亢进等症状，一般持续12～24小时。

3）发作期：典型表现是肌肉强直性痉挛和阵发性抽搐。最初是咬肌，以后顺次为面肌、颈项肌、背腹肌、四肢肌群、膈肌和肋间肌。患者开始感到咀嚼不便，张口困难，随后有牙关紧闭。面部表情肌群呈阵发性痉挛，使患者具有独特的"苦笑"表情。颈项肌痉挛时，出现颈项强直，头略向后仰，不能做点头动作。背腹肌同时收缩，但背肌力量较强，出现腰部前凸、头及足后屈，形成"角弓反张"。四肢肌收缩时，因屈肌比伸肌有力，肢体可出现屈膝、弯肘、半握拳等姿态，强烈的肌痉挛有时可使肌肉断裂，甚至发生骨折。在持续紧张收缩的基础上，任何轻微刺激，如光线、声响、疼痛、震动或触碰患者身体，均能诱发全身肌群的痉挛和抽搐。每次发作持续数秒至数分钟，患者面色发绀，呼吸急促，口吐白沫，磨牙，头频频后仰，四肢抽搐不止，全身大汗淋漓，非常痛苦。发作的间歇期，疼痛稍减，但肌肉仍不能完全松弛。发作越频繁，间歇期越短，病情越严重，死亡率越高。抽搐发作期间，患者神志始终清楚，因而表情十分痛苦、恐惧。一般无高热，若出现高热往往提示有肺部感染的可能。病程一般为3～4周，痉挛发作通常在3天内达高峰，5～7天保持稳定，10天后症状逐渐减轻。

破伤风患者可发生骨折、舌咬伤、尿潴留和呼吸停止、窒息、肺部感染、酸中毒、循环衰竭等并发症。

（3）心理状况：由于疾病的反复发作，患者十分痛苦，非常恐惧和悲观；因需隔离治疗，病人常有孤独和自卑感。

（4）辅助检查：在伤口渗出物中，涂片检查可发现有破伤风梭菌。可有水、电解质平衡紊乱，二氧化碳结合力降低。若合并有肺部感染时，可见血白细胞计数增多，中性粒细胞比例增高。

（5）治疗原则：破伤风是一种极为严重的疾病，死亡率高，因此要采取积极的综合治疗措施，包括消除毒素来源、中和游离毒素、控制和解除痉挛、保持呼吸道通畅和防治并发症等。

1）消除毒素来源：在良好麻醉、控制痉挛的基础上进行彻底的清创术。清除坏死组织，敞开伤口，充分引流，局部可用3%过氧化氢溶液冲洗和湿敷。对伤口已愈合者可以不做特殊处理。

2）中和游离毒素：尽早使用破伤风抗毒素（TAT），中和血液中的游离毒素。首次剂量1～6万U加入5%葡萄糖溶液500～1 000ml内静脉缓慢滴注，连续应用或加大剂量并无意义，且易致过敏反应和血清反应。使用机体免疫球蛋白，早期应用有效，一般只做深部肌内注射1次，剂量为3 000～6 000U。

3）控制痉挛：是治疗的重要环节。根据病情给予镇静、解痉药物，对病情较轻者，可使用一般镇静剂，如地西泮、苯巴比妥钠、10%水合氯醛；对病情严重者可给予冬眠合剂Ⅰ号（氯丙嗪50mg、异丙嗪50mg、哌替啶100mg），用药过程中要严密观察呼吸、血压、脉搏和神志的变化。对抽搐频繁且上述药物不能控制者，可在气管切开及控制呼吸的条件下，遵医嘱使用硫喷妥钠和肌松剂。

4）应用抗菌药物：青霉素可抑制破伤风梭菌，80万~120万U，肌内注射或静脉滴注，每4~6小时1次。同时合用甲硝唑，每日2.5g，分次口服或静脉滴注，持续5~7日。

5）防治并发症：①补充液体，纠正水电解质代谢失调及酸中毒。②选用合适的抗菌药物预防其他继发感染，如肺炎等。③保持呼吸道通畅，病床旁应常规备有吸引器、人工起搏器和氧气、气管切开包等，以便急救；对抽搐频繁而又不易用药物控制的患者，应及早做气管切开术，必要时行人工辅助呼吸，以降低因窒息而导致的死亡率。

（6）预防措施：破伤风治疗较困难，但预防简单、易行，效果好。

1）正确处理伤口：所有伤口都应及时彻底清创，清除破伤风梭菌、改善局部血液循环是预防的关键。如发现接生消毒不严时，必须用3%过氧化氢溶液洗涤脐部，然后涂以碘酊消毒。

2）人工免疫：使机体产生稳定的免疫力，也是可靠的预防办法，包括主动免疫和被动免疫。①主动免疫，注射破伤风类毒素，可以使机体获得自动免疫。"基础注射"共需皮下注射类毒素三次：第一次0.5ml，以后每次1ml，两次注射之间需间隔4~6周，第二年再注射1ml，作为"强化注射"，以后，每5~10年重复强化注射1ml，即可达到保护作用。因此，凡10年内做过自动免疫者，伤后仅需注射类毒素0.5ml，即可预防破伤风。②被动免疫，是伤后预防破伤风最有效、最可靠的方法。伤后12小时内注射破伤风抗毒素（TAT）1 500U，超过12小时剂量加倍，儿童与成人剂量相同。有条件者可使用机体破伤风免疫球蛋白，1次注射后在机体内可存留4~5周，免疫效能比破伤风抗毒素强10倍以上，其预防剂量为250~500U，肌内注射。每次注射破伤风抗毒素（TAT）前，应询问有无过敏史，常规做过敏试验，如为阳性，应进行脱敏疗法。

2. 护理诊断及合作性问题

（1）有窒息的危险：与膈肌、喉肌、呼吸肌持续痉挛和黏痰堵塞呼吸道有关，是患者死亡的主要原因。

（2）皮肤的完整性受损：与外伤有关。

（3）疼痛：与肌肉强直性痉挛和阵发性抽搐有关。

（4）恐惧、焦虑：与反复抽搐引起的痛苦、病情危重、担忧疾病预后有关。

（5）营养失调——低于机体需要量：与痉挛消耗和不能进食有关。

（6）潜在并发症：水、电解质和酸碱平衡紊乱、骨折、舌咬伤、尿潴留、肺部感染和心力衰竭等。

3. 护理措施

（1）一般护理：患者需安置在单独隔离病室，室内保持安静，门窗安装较深色的窗帘，使光线暗淡，以免强光刺激，温度15~20℃，湿度约60%。医护人员说话应轻声、走路应轻快，动作应轻柔，各种治疗及护理操作尽可能安排在使用镇静剂30分钟后集中进行，尽量减少外界对患者的不良刺激，以避免诱发痉挛和抽搐。

（2）专人护理：密切观察病情、生命体征变化，详细记录抽搐发作持续时间和间隔时间及用药效果。在每次发作后要注意观察，保持静脉输液通路的通畅。

（3）严格执行消毒隔离制度：医护人员接触患者应穿隔离衣、戴帽子和口罩；谢绝探视病人；患者的用品、排泄物及接触过的所有物品均应消毒，更换下的伤口敷料应予以焚烧，以防止病菌的传播和交叉感染。

（4）伤口护理：伤口未愈者，应配合医师彻底清创，同时用3%过氧化氢或1∶5 000高锰酸钾冲洗和湿敷，以消除无氧环境。

（5）保持呼吸道通畅：对抽搐频繁、药物不易控制的严重患者，应及早行气管切开，以改善通气，必要时进行人工辅助呼吸。紧急情况下，可行环甲膜粗针头穿刺，并给予吸氧，保证呼吸道通畅。气管切开者按气管切开护理常规护理。

（6）维持体液和营养平衡：遵医嘱给予补液，纠正水、电解质紊乱及酸中毒。给予患者高热量、高蛋白、高维生素、易消化的食物。不能进食者，在痉挛控制后给予鼻饲，必要时可行胃肠外营养。

（7）观察药物疗效：遵医嘱及时、准确给予破伤风抗毒素（TAT），中和血液中的游离毒素，TAT注射前应做皮试；给予镇静、解痉药物，控制痉挛的发作。在治疗的过程中要注意观察药物疗效，以便及时调整。

（8）保护患者防止受伤：患者发作期应专人护理，可使用带护栏的病床，采用保护性措施，如使用约束带加以固定，以防止痉挛发作时患者坠床或自伤；关节部位放置软垫保护关节，防止肌腱断裂或骨折；应用合适的牙垫，避免痉挛发作时咬伤舌。

（9）人工冬眠的护理：应用人工冬眠的过程中，做好各项生命体征的监测，随时调整冬眠药物的用量，使患者处于浅睡眠状态。

（10）心理护理：患者由于张口困难，可能难以表达自己的内心活动，此时应通过其眼神、形体动作来了解其心理反应和感受，给予心理上的支持和鼓励，减轻和消除患者的孤独感和恐惧感，稳定患者的情绪，提高治疗的信心。

（11）留置导尿管：抽搐发作时很容易导致尿潴留，所以应留置导尿，同时做好会阴部护理，防止泌尿系统感染。

4. 健康教育　加强宣传教育，让人们对破伤风有清楚的认识，凡有外伤发生时一定要及时正确地处理伤口，伤后常规注射TAT；加强劳动保护，注意安全生产；指导农村育龄妇女选择到正规医院去生育、引产、刮宫，以免引起产妇及新生儿发生破伤风；定期接受破伤风类毒素预防注射。

二、气性坏疽

（一）疾病概要

气性坏疽通常是由梭状芽孢杆菌引起的一种严重的以肌肉组织坏死或肌炎为特征的急性特异性感染。发病急，预后差。

1. 病因　多见于肌肉组织广泛损伤的患者，特别是伤口较深而污染严重处理不及时者。气性坏疽属厌氧菌感染，病菌为革兰染色阳性梭状芽孢杆菌，主要是产气荚膜梭菌、水肿杆菌、腐败杆菌和溶组织杆菌等。感染往往是两种以上致病菌的混合感染。气性坏疽的发生，并不单纯地决定于气性坏疽杆菌的存在，而更决定于机体抵抗力和伤口的情况，即需要一个利于气性坏疽杆菌生长繁殖的缺氧环境。因此，失水、大量失血或休克，而又有伤口大片组织坏死、深层肌肉损毁，尤其是大腿和臀部损伤，弹片存留、开放性骨折或伴有主要血管损伤，使用止血带时间过长等情况，容易发生气性坏疽。

2. **病理生理** 气性坏疽的病原菌主要在伤口内生长繁殖，很少侵入血液循环引起败血症。产气夹膜杆菌产生 α 毒素、胶原酶、透明质酸酶、溶纤维酶和脱氧核糖核酸酶等，红细胞破坏引起溶血、血红蛋白尿、尿少、肾组织坏死、水肿、液化，肌肉大片坏死，使病变迅速扩散、恶化。糖类分解产生大量气体，使组织膨胀；蛋白质的分解和明胶的液化，产生硫化氢，使伤口发生恶臭。由于局部缺血、血浆渗出及各种毒素的作用，伤口内的组织和肌肉进一步坏死和腐化，更利于细菌的繁殖，使病变更为恶化。大量的组织坏死和外毒素的吸收，可引起严重的毒血症。某些毒素可直接侵犯心、肝和肾，造成局灶性坏死，引起这些器官的功能减退。

（二）护理

1. 护理评估

（1）健康史：要了解患者的创伤史，尤其是发病的时间及经过。患者多有开放性损伤史，潜伏期一般为 1~4 天，也可短至 6~8 小时，在伤口缺氧及机体抵抗力下降的情况下更易发生气性坏疽。对伤后大出血、伤处大片组织坏死、深部肌肉损伤、开放性骨折伴有血管损伤者，更应注意有发生气性坏疽的可能。

（2）身体状况：①局部表现：早期患者自觉患部沉重，有包扎过紧感或疼痛，此为前驱症状。以后，突然出现患部"胀裂样"剧痛，不能用一般止痛剂缓解。患部肿胀明显，压痛剧烈。伤口周围皮肤水肿、紧张，苍白、发亮，很快变为紫红色，进而变为紫黑色，并出现大小不等的水泡。伤口内肌肉由于坏死，呈暗红色或土灰色，失去弹性，刀割时不收缩，也不出血，犹如煮熟的肉。伤口周围常扪到捻发音，表示组织间有气体存在，轻轻挤压患部，常有气泡从伤口逸出，并有稀薄、恶臭的浆液样血性分泌物流出。②全身症状：早期患者表情淡漠，有软弱、头晕、头痛、恶心、呕吐、出冷汗、烦躁不安、高热、脉搏快速（100~120 次/分），常伴有恐惧或欣快感，呼吸急促，伴有进行性贫血。晚期有严重中毒症状，血压下降，最后出现黄疸、谵妄和昏迷。

（3）心理状况：①心理反应，由于突然发生、发展迅速、很快引起严重的全身症状，患者伤肢剧痛，难以忍受，一般止痛剂效果不好，且病情严重，甚至可能需要截肢，对患者心理打击很大，故患者常有焦虑、恐惧、悲伤等心理反应。②认知状况，了解患者及家属对疾病的发生、发展、治疗及预后的认知程度，经济及心理承受能力，患者对医院环境的适应情况等。对截肢者应评估患者对截肢的接受程度和截肢后适应性的训练的了解。

（4）辅助检查：局部渗出物涂片可发现大量革兰染色阳性的粗大杆菌。X 线摄片检查常显示软组织间有积气。由于毒素破坏大量红细胞，血红蛋白迅速下降或呈进行性贫血。

（5）治疗原则：气性坏疽发展迅速，如不及时处理，患者常丧失肢体，甚至死亡。故一旦确诊，应立即积极治疗。

1）紧急清创：彻底清创是预防创伤后发生气性坏疽的最可靠方法。在伤后 6 小时内清创，几乎可完全防止气性坏疽的发生，清创范围应达正常肌肉组织。清创后，多处切开，一般应敞开引流。

2）应用抗菌药物：首选大剂量的青霉素 1 000 万 U/d，可控制化脓性感染，并减少伤口处因其他细菌繁殖消耗氧气而形成的缺氧环境。大环内酯类和抗厌氧菌类抗菌药物也有一定的疗效。

3）高压氧治疗：在3个大气压纯氧下，以物理状态溶解在血内的氧比平时增加20倍左右，可提高组织的氧含量，抑制气性坏疽杆菌的生长繁殖，并使其停止产生α毒素，可提高治愈率，减少伤残率。

4）支持疗法：少量多次输新鲜血，纠正水、电解质代谢失调；给予高蛋白、高能量的饮食，以提高患者的抗病能力。

5）对症处理：包括解热、镇痛等，以改善患者状况。

2. 护理诊断及合作性问题

（1）疼痛：与创伤、伤口感染、伤肢肿胀有关。

（2）组织完整性受损：与组织损伤、感染、坏死有关。

（3）营养失调：与营养摄入不足、消耗增加有关。

（4）自我形象紊乱：与失去部分组织和肢体而致形体改变有关。

（5）焦虑、恐惧：与疾病的严重性和担心预后有关。

（6）潜在并发症：中毒性休克等。

3. 护理措施

（1）严格执行接触隔离制度：具体方法、要求同破伤风患者的护理。

（2）密切监测病情变化：设专人护理，密切监测患者的生命体征变化，对重症患者要警惕中毒性休克的发生；密切观察伤口的肿胀情况，特别是突然发作的伤口"胀裂样"剧痛；准确记录疼痛的性质、特点及发作时的相关情况。

（3）疼痛的护理：对疼痛难以能缓解的患者，应给予止痛剂；疼痛剧烈时还可以给予静脉止痛泵止痛；对截肢后出现幻觉痛者应给予耐心的解释和心理治疗，尽可能消除幻觉痛。

（4）伤口的护理：进行清创，截肢后的伤口应敞开，应用3%过氧化氢溶液或1：5 000高锰酸钾溶液冲洗或湿敷，及时更换敷料。

（5）合理使用抗菌药物：遵医嘱于术前、术中及术后静脉滴注抗菌药物，首选大剂量青霉素1 000万U/d，同时静脉注射头孢哌酮、甲硝唑等。

（6）心理护理：对此类患者应以同情、关心的态度，对需要截肢的患者，应耐心向其解释手术的必要性和重要性；截肢后耐心倾听患者诉说，安慰、鼓励患者正视现实，树立生活信心，勇敢面对生活。

4. 健康指导　指导患者掌握自我护理技巧，对患肢进行自我按摩及功能锻炼，以便尽快恢复患肢的功能；教育患者加强劳动保护，避免损伤；告知患者有关使用假肢的知识，指导病人制订出院后的康复计划，使其尽快适应新的生活，恢复生活自理能力。

（文清云）

第三节　缺水

体液主要由水及溶解于水的溶质（电解质、葡萄糖、蛋白质等）组成，可分为细胞内液和细胞外液。体液量与年龄、性别和体型有关，肌肉组织含水量较多，脂肪组织含水量较少，因此，女性及肥胖者体液低于男性及瘦者。一般正常成年男性体液量约占体重的60%；女性约占体重的50%；婴幼儿含体液量多，约占体重70%；新生儿体液量占体重80%。人体在正常情况下每日水的摄入量与排出量相对稳定，保持着动态平衡。

细胞内液是细胞进行物质代谢的场所，约占体重的40%。细胞外液是细胞直接生活的液体环境，约占体重的20%，主要由血浆（约占体重的5%）、组织间液（约占体重的15%）构成。血浆为血管内液，是体内物质运送的主要递质。组织间液是分布在血管外的细胞外液，绝大部分组织间液能迅速地与血管内液或细胞内液进行着交换并取得平衡，对内环境的稳定具有重要作用，故称为功能性细胞外液。另有一小部分组织间液，即结缔组织液和所谓透细胞液（如脑脊液、胸腔液、关节液和消化液等），约占体重的1.5%，它们在维持体液平衡方面作用甚小，故称为无功能性细胞外液（第三间隙液），但是，在病理状态下，如损伤、感染、疾病等，这部分的组织间液变化较显著，可导致体液失衡。

一、疾病概要

水钠代谢正常是维持内环境的重要因素，在细胞外液中，水和电解质共同维持细胞外液容量与渗透压的稳定，其中，Na^+是决定渗透压的主要成分，血清钠的正常值为135～150mmol/L。不同的病因及不同的病理生理变化，可导致不同类型的水钠代谢失调，临床常见有：高渗性缺水、低渗性缺水和等渗性缺水。

（一）病因

1. 高渗性缺水　高渗性缺水又称原发性缺水，缺水多于缺钠，血浆渗透压>310mmol/L，细胞外液呈高渗状态。常见原因有：①水摄入不足，如食管癌患者吞咽困难、昏迷、禁食、静脉输入大量高钠液体等。②水排出过多，如尿崩症患者经肾脏排出大量的低渗尿；皮肤水分丢失，如高热、高温环境下大量出汗（汗液为低渗液，含氯化钠0.25%）；呼吸道水分丢失，如气管切开、脑损伤引起的过度换气。

2. 低渗性缺水　低渗性缺水又称慢性缺水或继发性缺水，缺钠多于缺水，血浆渗透压<290mmol/L，细胞外液呈低渗状态。常见原因有：①消化液持续丧失，如反复呕吐、腹泻、肠瘘、长期胃肠减压等；②大创面的慢性渗液，如大面积烧伤创面的慢性渗液；③长时间应用排钠利尿药（氯噻酮、依他尼酸等）；④肾脏疾病，如急性肾衰竭的多尿期、急性肾小球肾炎等；⑤过多低钠性液体进入体内，如静脉输入大量的无钠液体、大量出汗后只补充水、反复多次用低渗液体洗胃或灌肠等。

3. 等渗性缺水　等渗性缺水又称急性缺水或混合性缺水，为外科临床最常见。水和钠丢失的比例大致相当，血清钠含量和细胞外液渗透压均保持在正常范围。常见原因有：①消化液急性丧失，如大量呕吐、严重腹泻、急性肠梗阻、胃肠减压、肠胰胆管瘘等；②体液急性丧失，如急性腹膜炎、大面积烧伤的早期等；③反复多次抽放胸腔积液或腹水等。

（二）病理生理

1. 高渗性缺水　早期由于细胞外液渗透压升高，刺激抗利尿激素分泌，使肾脏再吸收水分增加，尿量减少，使体内水分增加，以降低细胞外液渗透压和恢复血容量。如继续缺水，因循环血量的显著减少，引起醛固酮分泌增加，促进水钠的吸收，造成细胞内缺水，导致细胞功能受损。

2. 低渗性缺水   早期血清钠低于正常范围,细胞外液呈低渗状态,抑制抗利尿激素分泌,使水在肾小管内的再吸收减少,尿量排出增多,从而提高细胞外液渗透压,而细胞外液反而更少。由于组织间液进入血液循环,以部分地补偿血容量不足,使组织间液的减少更超过血浆的减少。为了保持血容量相对稳定,肾素－醛固酮系统兴奋,水再吸收增加,与此同时,抗利尿激素分泌增多,导致少尿。如血容量继续减少,细胞外液长时间处于低渗状态,促使细胞外液向渗透压相对较高的细胞内转移,导致细胞内水肿,出现细胞代谢失调。

3. 等渗性缺水   早期由于血浆渗透压变化不大,细胞内液不会代偿性向细胞外液转移,故细胞内液量不发生明显变化,如体液持续丧失时间较长,细胞内液将逐渐外移,引起细胞内缺水。

二、护理评估

(一) 健康史

(1) 详细了解引起患者水钠代谢失调的原因,如患者是否有失水的高危因素,如发热、出汗、大面积烧伤、呕吐及腹泻等;有无应用利尿药。

(2) 正确评估水钠代谢失调的严重程度,如患者有无体重增加或减轻、口渴、尿少、皮肤黏膜干燥、意识障碍、生命体征改变等表现。

(3) 观察患者有无出现急躁、不安等不良情绪。

(二) 身体状况

1. 高渗性缺水   突出的临床表现为口渴,口渴与失水程度成正比,患者常表现为尿少、皮肤和唇舌干燥、眼眶凹陷、脑功能障碍等,很少出现休克症状。临床上根据缺水的程度可分为三度:①轻度缺水者,仅有口渴而无其他症状,缺水量为体重的2%～4%。②中度缺水者,患者有极度口渴、乏力、尿少、皮肤干燥失去弹性、唇舌干燥、眼眶凹陷、烦躁不安等,缺水量为体重的4%～6%。③重度缺水者,除以上症状外,患者还出现躁狂、谵妄、昏迷等严重的脑功能障碍症状,缺水量超过体重的6%。

2. 低渗性缺水   临床特点是较早出现周围循环衰竭。患者表现为无口渴,有恶心、呕吐、头晕、软弱无力、视觉模糊等,当血容量进一步下降时,可出现尿量减少、腓肠肌痉挛、腱反射减弱及不同程度的意识障碍等。临床上根据缺钠的程度可分为三度:①轻度缺钠者,血清钠＜135mmol/l,患者感软弱无力、头晕、手足麻木等。②中度缺钠者,血清钠＜130mmol/L,患者除以上症状外,还可出现恶心、呕吐、脉搏增速、血压不稳或下降、脉压减小、尿少、表情淡漠、视觉模糊等。③重度缺钠者,血清钠＜120mmol/L,患者出现休克、肌痉挛性抽痛、腱反射减弱或消失、意识障碍不断加深,甚至昏迷。

3. 等渗性缺水   临床表现为既有缺水症状又有缺钠症状。患者出现恶心、厌食、乏力、尿少、皮肤干燥、唇舌干燥、眼眶凹陷,但口渴不明显。如出现脉搏细速、肢端湿冷,血压不稳或下降等血容量不足症状时,说明机体丧失液体的量已达体重的4%～6%。如体液继续丧失,则休克症状更严重,并伴有代谢性酸中毒、中枢神经功能障碍或循环功能障碍时,说明机体丧失液体量已超过体重的6%。

(三) 心理－社会状况

患者由于疾病的原因导致情绪低落,因疾病不同的严重程度而出现不同的心理压力。

（四）辅助检查

水钠代谢失调患者，实验室中血液和尿液的检查结果，有助于疾病的诊断和治疗。①高渗性缺水：血清钠 >150mmol/L，血浆渗透压 >310mmol/L；尿量减少，尿比重 >1.025。②低渗性缺水：血清钠 <135mmol/L，血浆渗透压 <280mmol/L；尿钠明显减少，尿比重 <1.010。③等渗性缺水：血清钠和血浆渗透压正常，血液浓缩；尿量减少，尿钠减少或正常，尿比重正常或偏高。

（五）治疗与效果

治疗原则：去除病因；及时补充丧失的液体和电解质；保持细胞内外渗透压的平衡。缺水和缺钠治疗需掌握"缺多少，补多少，宁少勿多，避免矫枉过正"的原则。治疗计划包括补液总量、补液种类和补液方法三个方面，并根据病情的变化，及时进行调整。

1. 补液总量　分三部分：①已丧失液体量（累积损失量），即患者从发病到就诊时已丧失的液体量，此部分液量根据临床表现和实验室检查，按缺水或缺钠程度而定，第一天补给总量的1/2，其余量可在第二日酌情补给。②继续损失量（额外损失量），即在治疗过程中继续丧失的液体量，包括外在性液体和内在性液体。外在性液体，如呕吐、腹泻、引流液、出汗、胃肠道瘘、胃肠减压和气管切开等；内在性液体是积聚在体腔内的液体，如胸腔内、腹腔内积液等。继续损失量当日估算出，于次日补给，补充液体的种类及量应根据所丧失体液的来源和其电解质成分而定，不同体液丧失时所伴随丢失的电解质成分和量则不同。③生理需要量，即在静息情况下，正常人每日需要的生理基础量。

2. 补液种类　需根据体液失调的不同类型，选用适宜的溶液补充。常用晶体溶液（包括非电解质溶液和电解质溶液）和胶体溶液。

3. 补液方法　轻症患者口服补液最安全。如需静脉输液者，在输液中应掌握"先快后慢、先盐后糖、先晶后胶、液种交替、尿畅补钾"的补液原则，以确保液体输入安全、有效。①先快后慢，指明显缺水或有效循环血量锐减的患者，初期输液速度要快，同时打开几条静脉通道输入已丧失的液体，待病情好转后减慢滴速，防止加重心肺负荷。但对于心肺功能障碍者，输液速度不可过快。②先盐后糖，是先输入含钠溶液（高渗性缺水除外），后输入葡萄糖溶液，有利于稳定细胞外液渗透压和恢复细胞外液容量，因葡萄糖进入体内则会被细胞迅速利用，对维持渗透压意义不大。③先晶后胶，应先输入晶体溶液（平衡盐溶液）进行扩容，补充血容量，然后输入适当的胶体溶液，维持血浆胶体渗透压。但大出血患者应尽早补充胶体溶液。④液种交替，指在输入多种类型的液体时（电解质类、葡萄糖类、碱类、胶体类）应交替输入，有利于机体的代偿调节，防止长时间内输入一种液体而出现体液失衡。但高渗性缺水初期宜持续补充葡萄糖溶液，低渗性缺水初期宜持续补充盐水。⑤尿畅补钾，是指尿量在 ≥40ml/h 时方可补钾，以免急性肾衰竭而发生高钾血症。但严重创伤和大手术后的患者，因组织细胞破坏，大量的 K^+ 自细胞内逸出细胞外，故一般 2~3 日内不需补钾。

三、护理诊断及合作性问题

1. 体液不足　与液体摄入不足或丧失过多有关。

2. 皮肤完整性受损　与昏迷患者局部皮肤长期受压、汗液刺激等因素有关。

3. 生活自理能力下降　与疾病的严重性、身体虚弱有关。

4. 有损伤的危险　与患者意识障碍，易出现意外受伤有关。

5. 焦虑　与疾病造成的不适、担心不良的预后有关。

四、护理措施

1. 观察病情变化　观察并记录生命体征、尿量、皮肤黏膜干燥的程度、神志及精神状态改变等病情变化。

2. 记录出入液量　要认真记录24小时的液体出入量，并根据临床表现和实验室检查结果，正确估算出已丧失的液体量和继续损失的液体量，为诊断、治疗和护理提供可靠的依据。

（1）入液量的估计：包括口服饮食、管饲饮食、静脉补液量、鼻及胃管冲洗液量、灌肠液量等。

（2）排液量的估计：包括尿量、粪便量、呕吐量、胃管吸出量、汗液量、创面渗出液量、各引流管引流出的液量、不显性失水（皮肤和呼吸）及内在性失液量。①发热液体丧失量估计：体温升高可增加皮肤蒸发，每升高1℃，皮肤丧失低渗液体为3~5ml/kg，上升到40℃时，成年人需多补600~1 000ml。②出汗液体丧失量估计：中度出汗，丧失液体量为500~1 000ml，含钠1.25~2.5g；大量出汗，丧失液体量为1 000~1 500ml，含钠2.5~3.8g；通常汗湿一身衬衣裤，丧失液体量约1 000ml。③呼吸道液体丧失量估计：气管切开的患者，每日呼吸中丧失液体量是正常的2~3倍，为700~1 000ml。

在估算液体的出入量中，还应包括内生水和内在性液体丧失量的估计，因后者体液丧失在第三间隙中，如胸、腹腔内积液，胃肠道内积液等，病情虽严重但不出现体重减轻，所以液体丧失的量不能用体重的变化来计算，应根据病情的严重程度来估计，并在补液的过程中，随着病情的变化及时调整补液计划。

3. 确保有效输液　①观察患者液体输入是否通畅和顺利，穿刺部位有无肿胀、液体有无外溢，及时排除输液障碍。②掌握输液的量和速度，按计划完成每日的液体总量，注意防止因输液速度过快或短时间内输入过量的液体而出现肺水肿等循环负荷过重的不良反应；水中毒患者应控制液体输入量，输液速度要慢；输入脱水药的速度应快，否则不但疗效不显，而且会增加体内的液体量使病情加重。③观察输液疗效，有利于进一步调整输液方案。输液疗效观察项目如下：如躁动、嗜睡、昏迷等意识障碍情况是否好转；口渴、眼眶凹陷、皮肤弹性减退等缺水征象是否减轻；生命体征变化、尿量减少等血容量不足现象是否改善；实验室检查及其他辅助检查测得值是否接近或恢复正常等。

4. 给予心理支持　要给予患者和家属心理上的支持和鼓励，应耐心倾听患者叙述内心的感受，认真解释患者提出的各种问题，以消除心理顾虑，减轻心理压力，提高战胜疾病的信心，积极配合治疗和护理。

5. 健康指导　向患者及家属宣讲水对健康的重要性，每日口服足量的水，以确保机体代谢的需要。要进行预防缺水知识的宣传，特别是体液大量丧失（出汗、腹泻等）后应及时、正确补充，不能喝大量的白开水，而应以淡盐水为宜，防止疾病的发生。

（文清云）

第四节　钾代谢失衡

正常人体内钾98%分布在细胞内，是细胞内的主要阳离子，正常血清钾离子浓度为3.5～5.5mmol/L。

一、疾病概要

1. 低钾血症　常见原因有：①钾摄入不足，如长期进食不足、昏迷、吞咽困难、厌食等。②钾排出过多，如消化液的大量丧失（呕吐、腹泻、胃肠道瘘等）、长期使用排钾利尿药、急性肾衰竭的多尿期、盐皮质激素（醛固酮）过多等。③钾由细胞外转移至细胞内，如体内输入葡萄糖和胰岛素促进糖原合成时及碱中毒时。④长期输入不含钾盐的液体。

2. 高钾血症　常见原因有：①钾摄入过多，如口服或静脉补钾过量、速度过快，短时间内输入大量的库存血液。②钾排出减少，主要见于肾脏排钾功能障碍。如肾衰竭，使用保钾利尿药导致钾不能随尿排出，以及盐皮质激素（醛固酮）不足等。③钾由细胞内转移至细胞外，如严重的挤压伤、溶血、酸中毒等。

二、护理评估

（一）健康史

询问疾病发生的原因，是否存在钾摄入不足或钾排出障碍的钾代谢失调的诱发因素，了解有无应用排钾或保钾的利尿药，观察血钾过低或过高的严重程度。

（二）身体状况

1. 低钾血症　主要表现为神经、肌肉应激性降低和心肌应激性增强。①肌无力，最早出现，开始表现为肌肉无力，以后进一步出现吞咽困难、呼吸困难甚至软瘫，腱反射减弱或消失。肌张力和腱反射是判断低钾血症程度的重要体征。②循环系统功能障碍，主要表现为心肌兴奋性增强，出现心悸和心动过速、传导阻滞和节律异常、血压下降，严重时心室纤颤甚至心脏停搏在收缩期。③消化系统功能障碍，表现为恶心、呕吐、便秘、腹胀、肠麻痹等。④中枢神经统功能障碍，出现烦躁、嗜睡、昏迷。⑤低氯性碱中毒。

2. 高钾血症　突出表现为钾对心肌的抑制作用，严重可导致患者死亡。①神经肌肉症状，轻者可出现手足感觉异常、疲乏、肌酸痛，严重者四肢无力。②心血管症状，轻者出现血压降低、心率减慢，严重者可出现微循环障碍，表现为皮肤苍白和湿冷、低血压、心律失常、甚至心脏停搏在舒张期。③胃肠道症状，表现为恶心、呕吐、腹泻、腹胀。④高氯性酸中毒。

（三）心理-社会状况

主要评估患者和家属对疾病及伴随症状的认知程度、对疾病引起的不适而造成的心理反应和承受能力，以利于针对性地采取有效措施。

（四）辅助检查

1. 低钾血症　血清钾<3.5mmol/L，血pH升高；心电图表现为T波低平或倒置，ST段降低，QT间期延长，出现U波。

2. 高钾血症　血清钾 > 5.5mmol/L，血 pH 降低；心电图出现早期 T 波高而尖，QT 间期延长，QRS 波增宽。

（五）治疗与效果

治疗原则是去除病因，及时纠正钾代谢失调。

1. 低钾血症　主要是根据血清钾浓度降低的速度和程度来及时补充钾盐。血清钾浓度在 2.5 ~ 3.5mmol/L 时，消化道功能良好者可口服补钾，常用 10% 氯化钾溶液 10 ~ 15ml，每日 3 次，口服补钾最安全；血清钾浓度 < 2.5mmol/L 时，应静脉补钾。

静脉补钾的原则：①浓度不过高，不超过 0.3%，即 5% 葡萄糖溶液 1 000ml 中加入 10% 氯化钾溶液不能超过 30ml。②滴速不过快，成人静脉滴注 0.3% 氯化钾溶液的速度不可超过 60 滴/分，严禁静脉推注补钾。③总量不过大，禁食者每天补充氯化钾生理需要量 2 ~ 3g；轻度缺钾者，每天补充氯化钾 4 ~ 5g；严重缺钾者，每天需补充氯化钾的总量不超过 6 ~ 8g。④尿少不补钾，要求尿量在 40ml/h 以上时，方可补钾。

2. 高钾血症　高钾血症有导致心脏停搏的危险，故应积极治疗原发疾病、改善肾功能、纠正酸中毒，迅速降低血清钾浓度。①禁止钾摄入。停用一切含钾或保钾的药物，避免进食含钾量高的食物。②促进钾排出。使用呋塞米 40mg 静脉推注，从尿中排钾；口服或保留灌肠阳离子交换树脂，每克可吸附 1mmol 钾；同时口服甘露醇或山梨醇导泻，从消化道排钾；通过血液透析或腹膜透析排钾。③拮抗钾作用。使用 10% 葡萄糖酸钙 20ml 加入等量的 25% 葡萄糖溶液静脉缓注，钙的拮抗只能暂时缓解钾对心肌的毒性作用，不能降低血清钾浓度。④降低钾浓度。输注 25% 葡萄糖溶液 100 ~ 200ml，每 5g 糖加入胰岛素 IU，以促进糖原合成；输注 5% 碳酸氢钠溶液（高渗碱性溶液），促进 $Na^+ - K^+$ 交换，使 K^+ 转入细胞内，从而降低血清钾浓度。

三、护理诊断及合作性问题

1. 活动无耐力　与骨骼肌无力及低血压有关。
2. 心排出量减少　与心律失常和心肌功能改变有关。
3. 气体交换受损　与呼吸肌无力有关。
4. 有受伤的危险　与骨骼肌无力，易出现意外损伤有关。
5. 焦虑或恐惧　与疾病造成的种种不适及担心预后有关。

四、护理措施

1. 严密观察病情　严密观察生命体征及尿量的变化、有无心律失常、血压下降、意识障碍等症状，并结合实验室血清钾的检查及心电图的表现进行综合判断，及时处理。特别要注意呼吸和循环功能衰竭的征象。

2. 合理饮食结构　由于钾代谢异常致患者食欲下降而影响营养的摄入，故在纠正血清钾的同时应加强营养的补充，活动无耐力者应协助进食。低钾血症患者应高热量、高蛋白、高纤维素的饮食，补充富含钾的食物，如新鲜水果、蔬菜、鱼、肉、蛋、谷类、豆类、奶类、巧克力、花生、芝麻、胡桃、莲子等。高钾血症患者饮食应少量多餐，禁食富含钾的食物，如水果类等。避免进食高纤维素及易产气食物。

3. 确立安全活动模式　对钾代谢异常患者应制定有效的安全活动模式和保护措施，减少受伤危险，防止意外伤害发生。①对于低血压或血压不稳者，应少搬动患者，在改变体位时动作要慢，避免因眩晕而跌伤。②对于肌无力患者下床活动时应搀扶，避免摔伤。③对于意识障碍者，病床应加防护栏，视病情的严重程度，适当应用约束带加以保护。④患者周围环境中的危险物品应妥善放置，避免外伤。⑤协助患者活动，安排具体的活动时间、内容和形式，并根据肌张力的改善程度而及时调整活动的幅度，防止因长期卧床而出现废用性肌萎缩。

4. 恢复胃肠道功能　建立正常的排便习惯，多饮水，防止便秘；腹泻者应观察腹泻的次数、量及性状，必要时可用止泻剂。

5. 维持有效呼吸　改善呼吸型态，增强气体交换。①协助患者取半卧位，以增加呼吸肌的力量。②训练患者深呼吸和有效咳嗽，以减轻呼吸肌的能量消耗和促进分泌物的排出。

6. 提供心理支持　加强对患者和家属心理上的支持，进行正确疏导，稳定患者情绪，减轻焦虑或消除恐惧，提高疾病治疗和护理的信心。要保持环境安静，避免噪声和外来压力的刺激，以减少患者的不适感。

7. 健康指导　向患者宣传有关疾病预防的知识，警惕电解质失衡的原因，保持每天电解质的生理需要量。

（文清云）

第五节　低钙血症

钙是人体骨骼的重要组成成分，约99%的钙是以磷酸钙和碳酸钙的形式存在于骨骼和牙齿内，仅有少部分存在于细胞内外液中。血清总钙含量为2.5mmol/L，其中约半数为蛋白结合钙，5%为与有机酸结合的钙，其余的45%为离子化钙，离子钙起着维持神经肌肉稳定性和参与血液凝固的作用。

一、疾病概要

低钙血症可发生于急性重症胰腺炎、坏死性筋膜炎、肾衰竭、消化道瘘、降钙素分泌亢进和甲状旁腺功能受损者。

二、护理评估

（一）身心状况

低钙血症主要表现为神经肌肉兴奋性增强，如：口周和指（趾）尖麻木或刺痛感、手足抽搐、肌肉痛、疲倦、易怒、焦虑等；有膝反射亢进，耳前叩击试验（Chvostek 征）阳性。

（二）辅助检查

低钙血症者血清钙 <2mmol/L。

（三）治疗与效果

去除病因，及时补钙以保持体内钙的平衡。给予10%葡萄糖酸钙 10～20ml 或 5%氯化钙 10ml 静脉缓慢推注，每分钟 1～2ml，以缓解症状，必要时 8～12 小时后重复注射。对于长期需要补钙的患者，可口服钙剂和补充维生素 D。

三、护理诊断及合作性问题

1. 焦虑　与疾病引起的不适有关。
2. 疼痛　与肌痉挛有关。
3. 自理能力缺陷　与手足抽搐、肌张力下降等原因有关。

四、护理措施

1. 加强心理护理　稳定患者情绪。
2. 加强生活护理　协助患者进行洗漱、进食、如厕等日常生活料理，防止跌伤等意外事故的发生。
3. 静脉补钙时　防止渗漏皮下而导致组织坏死。
4. 给予高钙饮食
5. 健康指导　对于易发生低钙的高危人群要进行疾病的预防性指导，使他们认识到补充钙和维生素 D 的重要性，防止缺钙。对于钙代谢异常的患者要讲述有关疾病发生的原因及症状，使患者能积极配合治疗和护理。

（文清云）

第六节　酸碱失衡

维持机体组织、细胞进行正常的生命活动，需要体液保持适宜的酸碱度。机体在代谢过程中，虽不断摄入和产生酸性和碱性物质，但正常情况下，机体可维持血 pH 在 7.35～7.45 的正常范围内。保持这种相对的稳定状态有赖于血液的缓冲系统、肺的呼吸及肾脏的排泄等一系列调节机制的作用。当体内产生酸性或碱性的物质过多及机体调节机制发生障碍并超出机体代偿能力时，将导致不同类型的酸碱平衡失调。临床上酸碱平衡失调分为代谢性酸中毒、代谢性碱中毒、呼吸性酸中毒及呼吸性碱中毒。在疾病的发展过程中，各种酸碱平衡失调可能同时或相继发生。

在病理情况下，当血 pH < 7.35、H^+ 浓度高于正常时为酸中毒；当血 pH > 7.45、H^+ 浓度低于正常时为碱中毒。临床上因代谢因素引起体内酸性或碱性物质过多，使血浆中 HCO_3^- 降低或增高，称为代谢性酸中毒或代谢性碱中毒。因肺泡通气及换气功能障碍引起呼吸的改变而导致 CO_2 排出少或过多，导致血 $PaCO_2$ 增高或降低，称为呼吸性酸中毒或呼吸性碱中毒。

一、疾病概要

由于各种原因引起体内酸或碱积聚过多，均可导致不同类型的酸碱平衡失调。

1. 代谢性酸中毒　主要原因：①酸性代谢产物过多，如糖尿病酮症、休克、心力衰竭、呼吸衰竭等引起的乳酸积聚；严重创伤、严重感染等高分解代谢时的产酸过多。②酸性物质摄入过多，如输入大量生理盐水或过多的氯化铵引起的高氯性酸中毒。③碱性物质丢失过多，如腹泻、肠瘘、肠梗阻等丧失大量碱性消化液。④肾功能障碍，如肾小管对 H^+ 排出过少或对 HCO_3^- 再吸收减少。

2. 代谢性碱中毒　引起的原因有：①酸性胃液丢失过多，如幽门梗阻、严重呕吐、长期胃肠减压等，丢失大量的 HCl。②碱性物质摄入过多，如在纠正酸中毒时补碱过量、输入大量含抗凝剂的库血等。③严重低钾血症，K^+ 从细胞内转移至细胞外，进行 $H^+ - K^+$ 和 $Na^+ - K^+$ 交换，从而引起细胞内的酸中毒和细胞外的碱中毒。④利尿药的作用，如应用大量的呋塞米时，抑制了肾近曲小管对 Na^+ 和 Cl^- 的再吸收，但随尿排出的 Cl^- 多于 Na^+，出现低氯性碱中毒。

二、护理评估

（一）健康史

询问病史，应详细了解有无糖尿病及心、肝、肺、肾功能障碍等疾病史，了解患者的生活和饮食习惯、用药史、酸（碱）性物质丢失过多等原因。

（二）身体状况

当体内的酸或碱超过了机体的调节机制、破坏了内环境稳定时，临床上表现出一系列酸碱中毒的特征。

1. 代谢性酸中毒　其表现取决于发生酸中毒的原因、程度、速度和代偿情况。①神经系统症状，如头痛、嗜睡或昏迷。②心血管系统症状，常伴有高钾血症，抑制心肌收缩，一般患者心率较快，心音较弱，血压偏低；因 H^+ 浓度增高使毛细血管扩张，面色潮红、口唇樱红色，但休克患者因缺氧而发绀。③呼吸系统症状，呼吸深而快为典型的特征，以加速 CO_2 排出，由于体内酮体增多，呼出气体有烂苹果味。④消化系统症状，出现恶心、呕吐等。

2. 代谢性碱中毒　主要表现为：①重症者抑制呼吸中枢，表现为呼吸浅而慢。②脑细胞活动障碍表现精神异常，如嗜睡、谵妄甚至昏迷等。

3. 呼吸性酸中毒　主要表现呼吸抑制或呼吸道梗阻引起急性缺氧和二氧化碳潴留。①呼吸困难、胸闷、气促、发绀。②心律失常、血压下降。③头痛、烦躁、嗜睡、昏迷。

4. 呼吸性碱中毒　主要表现有：①呼吸异常，早期呼吸深而快，晚期呼吸浅慢或不规则。②意识障碍，可有眩晕、惊厥或昏迷。③神经 - 肌肉应激性增强，出现肌震颤、手足抽搐、口周和四肢麻木。④心率增快。

（三）心理 - 社会状况

主要评估出患者对疾病的认知程度和心理承受能力，以利于针对性地采取措施。患者由于疾病的原因而导致心血管和呼吸等功能的改变，引起一些不适感，同时患者缺乏对疾病有关方面知识的了解，因此出现精神过度紧张，使呼吸进一步加快，可能导致病情加重。

（四）辅助检查

代谢性酸中毒，血 pH 降低、血 HCO_3^- 降低（正常值 24mmol/L）、血 CO_2CP 降低（正常值 25mmol/L）、血 $PaCO_2$ 降低（正常值 40mmHg）、血 K^+ 升高、尿呈酸性。

代谢性碱中毒，血 pH 升高、血 HCO_3^- 升高、血 CO_2CP 升高、血 $PaCO_2$ 正常或代偿性升高、血 K^+ 降低、尿呈碱性，但缺钾性碱中毒时，尿可呈酸性（称反常酸性尿）。

呼吸性酸中毒，血 pH 降低、血 $PaCO_2$ 升高、血 CO_2CP 略有增高、血 HCO_3^- 可正常。

呼吸性碱中毒，血 pH 升高、血 $PaCO_2$ 降低、血 CO_2CP 略有降低、血 HCO_3^- 降低。

（五）治疗与效果

酸碱中毒应尽快去除原发病因，及时纠正酸碱失调，保持血液中正常的酸碱度，以维持机体内环境的平衡。

1. 代谢性酸中毒　去除病因是治疗代谢性酸中毒的关键。①轻症者（血 HCO_3^- 值为 16～18mmol/L）经去除病因和补液后，通过机体调节机制的作用可自行纠正，不需补碱。②重症者（血 HCO_3^- 值 < 10mmol/L），需应用碱性药物治疗，如患者伴有休克或肝功能障碍，应首选5%碳酸氢钠溶液，以提高血 HCO_3^- 的浓度。HCO_3^- 所需量（mmol/L）=〔正常血 HCO_3^- 值（mmol/l）- HCO_3^- 测得值（mmol/L）〕×体重（kg）×0.4，首次给药应在 2～4 小时内输入总量的1/2，余量要根据血气分析结果和电解质的浓度来决定是否输入。

补碱不可过量，防止碱输入过多而出现碱中毒。5%碳酸氢钠溶液为高渗性，输入过快会导致高钠血症，使血浆渗透压升高，应注意预防。

2. 代谢性碱中毒　对于低氯性碱中毒者，可输入生理盐水或葡萄糖盐水，以补充细胞外液和氯离子。缺钾性碱中毒者，在纠正碱中毒同时应补钾，并且尿量必须在40ml/h以上。严重代谢性碱中毒者（血 pH > 7.65，血 HCO_3^- 45～50mmol/L）应尽快中和细胞外液中过多的 HCO_3^-，可用稀释的稀盐酸溶液（盐酸浓度为 0.15mol/L），经中心静脉导管缓慢滴入（25～50ml/h），切忌将该溶液经周围静脉输入，以避免因漏入皮下，导致组织坏死。

三、护理诊断及合作性问题

1. 心排出量减少　与抑制心肌收缩或心律失常有关。
2. 意识障碍　与脑功能代谢异常有关。
3. 低效性呼吸型态　与通气或换气功能障碍有关。
4. 活动无耐力　与肌无力和反射减弱有关。
5. 有受伤的危险　与中枢神经功能障碍或肌肉抽搐有关。

四、护理措施

1. 密切观察病情　应动态地进行病情观察，综合分析病情变化。注意观察生命体征变化，特别是呼吸频率及深浅度的改变。要密切观察心血管和脑等重要脏器功能情况，并结合实验室检测的结果，尤其是血气分析和电解质浓度的变化，及时调整治疗方案和护理计划。

2. 维持酸碱平衡　及时补充所需的水、电解质、酸性及碱性药物，并记录 24 小时液体的出入量。在应用酸碱药物时应注意掌握输液的量和速度，防止在纠正酸碱中毒时，因矫正过度而出现更为复杂的混合型酸碱平衡失调。

3. 保持呼吸通畅　改善呼吸功能，维持有效的呼吸型态。鼓励患者深呼吸，进行有效的咳嗽和咳痰，给予雾化吸入稀释痰液，必要时做气管插管或气管切开。

4. 提供心理支持　由于疾病的原因会导致患者情绪不稳和心理压力增加。因此要提供心理支持和给予必要的心理疏导，耐心倾听患者的叙述，并做好解释，同时应讲解有关疾病方面的知识，以减轻焦虑，使之处于接受治疗和护理的最佳心理状态。

5. 健康指导　及时消除致病因素，是防止发生酸碱中毒的关键。①治疗高热、休克、糖尿病、呕吐、腹泻等疾病，避免引起酸性或碱性物质产生或丢失过多。②正确使用呼吸机，及时改善呼吸型态和解除呼吸道梗阻等。③及时补充水和电解质，并正确掌握应用原则。④向患者宣讲有关疾病预防的知识，防止酸碱中毒发生。

（文清云）

第七节　甲状腺功能亢进症

甲状腺功能亢进症简称甲亢，是指由多种病因导致的甲状腺功能增强，甲状腺激素（TH）分泌过多所导致的临床综合征，其原因包括弥漫性毒性甲状腺肿（Graves 病）、结节性毒性甲状腺肿和甲状腺自主高功能腺瘤，以 Graves 病最多见。临床主要体征有甲状腺弥漫性增大，扪诊可有震颤感、眼征、高代谢症候群和自主神经功能失常等。患者常多语，性情急躁，易激动，失眠，怕热，多汗；伴有心悸、脉快、脉压增大；基础代谢率增加，食欲亢进，消瘦，易疲劳；典型者双眼突出，眼裂增宽。甲状腺大部切除术是目前治疗甲亢的一种常用而有效的方法。

一、护理措施

（一）一般护理

（1）保持环境安静，室温稍低，注意通风换气。保证休息，避免疲劳。

（2）入院时测量体重及生命体征并记录，以后每天测量脉搏 4 次，注意节律的变化。每周测量体重两次。

（3）提供高热量、高蛋白、富含维生素和钾、钙的饮食。每天饮水 2 000～3 000ml，有心脏病者应避免大量饮水。限制高纤维素饮食，如粗粮、蔬菜等，以免引起腹泻。避免进食含碘丰富的食物，如海带、紫菜、海蜇等。禁止摄入浓茶、咖啡等刺激性食物或饮料。

（4）遵医嘱用药，注意观察药物疗效及不良反应。使用抗甲状腺药物常见的不良反应有粒细胞减少、药疹、中毒性肝炎、肝坏死、精神症状、狼疮样综合征、味觉丧失等。

（5）关心、体贴患者，态度和蔼，避免刺激性语言，耐心做好解释疏导工作，解除患者的焦虑和紧张情绪，主动配合治疗。

（6）需行手术者应进行体位练习。术前练习颈过伸位。取平卧位，肩下垫枕头，头向后仰。甲状腺瘤患者练习 1.5～2h/d。结节性甲状腺肿患者 2～2.5h/d，甲亢患者 2.5～3.5h/d，循序渐进。

（7）完善术前各项检查。除血、尿、便常规，生化电解质等检查外还需做颈部 X 线片，心电图检查，喉镜检查。

（8）每天测定基础代谢率，了解甲状腺的功能状态，避免在基础代谢率高的情况下手术。

（9）术前口服碘剂以减轻甲状腺充血，使腺体缩小变硬，有利于手术进行。服用方法：用 1ml 注射器吸取碘液，按规定的滴数加于馒头、蛋糕等食物上食用，以减轻对口腔黏膜的刺激。注意用药后反应。

（二）症状护理

1. 重症浸润性突眼的护理

（1）保护角膜和球结膜，佩戴眼罩或有色眼镜防止光、风、灰尘刺激。

（2）结膜水肿、眼睑不能闭合者，经常以眼药水滴眼保持角膜湿润。睡前涂以抗生素眼膏或用生理盐水纱布湿敷，抬高床头，限制水及盐的摄入，并训练眼外肌活动。

2. 甲状腺危象的护理

（1）住单人房间，保持环境安静、避光。绝对卧床休息，呼吸困难时给予半卧位、氧气吸入。各项诊疗活动尽量集中进行，保证患者休息。

（2）建立静脉通路，及时准确遵医嘱应用药物如碘剂或激素。严密观察生命体征和病情变化，准确记录出入量。

（3）高热、腹泻、昏迷者做好对症护理。

（三）术后护理

1. 体位 麻醉清醒、生命体征平稳后取半卧位，有利于呼吸及伤口渗出液的引流。24h内减少颈部活动以减少出血。变更体位时，用手扶持头部，减轻疼痛。术后患者应减少说话，以使声带和喉部处于休息状态。

2. 饮食 术后4h可进冷流质，以减轻吞咽困难和咽部不适感。如无神经损伤可逐步过渡至正常饮食。

3. 并发症的观察及护理

（1）出血：观察伤口敷料情况，有无颈部迅速肿大、烦躁、呼吸困难等，有异常及时通知医师处理。必要时剪开缝线，清除瘀血。如患者咽部有分泌物咳嗽时，勿用力咳嗽，以免引起结扎线脱落出血。

（2）呼吸困难或窒息：由出血、喉头水肿、气管塌陷、痰液阻塞等引起。是术后最危急的并发症，多发生在术后48h内。注意观察患者病情变化，床旁常规备气管切开包。

（3）喉返神经损伤：一侧喉返神经损伤患者出现声嘶，两侧喉返神经损伤患者出现失音、呼吸困难或窒息。

（4）喉上神经损伤：若损伤外支则出现声带松弛、声调降低；若损伤内支，出现呛咳或误咽，可进半固体食物，如蛋糕、面包等。

（5）手足抽搐：甲状旁腺损伤引起，患者出现口周、四肢感觉异常，四肢震颤抽搐。发作时立即静注10%葡萄糖酸钙。

（6）甲状腺危象：临床表现为术后12～36h突发高热（>39℃）、脉快而弱（>120次/min）、大汗、烦躁不安、谵妄，甚至昏迷，常伴有呕吐、腹泻。故应严密观察患者生命体征及意识情况，发现异常及时处理。

4. 减轻疼痛 避免颈部过度伸展，过度弯曲可压迫器官，过度伸展可引起牵拉痛；活动时头部应缓慢；不应快速头部运动；起立时，请用手支持头部，以防缝线牵拉引起疼痛。

二、健康教育

（1）合理安排工作，学习与生活，避免过度紧张。指导患者了解引起甲状腺危象的诱因，尤其精神因素在发病中的重要作用。

（2）保守治疗者坚持长期服用抗甲状腺药物，手术后遵医嘱服用甲状腺素片，不可自行减量、停药。了解药物常见的不良反应。

（3）每天清晨自测脉搏、体重。脉搏减慢、体重增加、大便次数减少是治疗有效的标志。

（4）保守治疗者应进低碘、高热量、高蛋白、高维生素饮食。少量多餐。

（5）术后坚持颈部锻炼，防止因瘢痕挛缩导致的功能障碍。

（6）了解甲亢的有关知识以及眼睛的防护方法。

（7）定期门诊随访，检查血常规、肝功、甲功，及时了解病情变化。

（文清云）

第八节　乳房肿瘤

乳腺癌（brest cancer）是女性常见的恶性肿瘤，占全身各种恶性肿瘤的 7% ~ 10%，发病率约为 23/10 万。多发于 40 ~ 60 岁的女性，其中以更年期和绝经期前后的女性尤为多见，男性很少见。

一、护理评估

1. 术前评估

（1）健康史：询问患者的月经、妊娠、生育史，有无乳腺肿瘤手术、长期应用雌激素病史，有无乳腺癌家族史。

（2）身体状况：除确认肿瘤部位、生长状况、淋巴转移、分期外，需要了解患侧胸部皮肤、胸肌及肩关节的活动状况。

（3）心理社会状况：了解患者对乳腺癌的治疗，特别是对手术的认知程度和情绪变化。了解患者的工作、家庭经济状况和角色关系形态等。

2. 术后评估　了解术式、术中情况，观察伤口引流、包扎固定、上肢血液循环状况。了解患者术侧上肢功能锻炼和康复状况，患者与家属对乳腺癌手术健康内容的掌握程度和出院前的心理状态。

二、护理诊断及医护合作问题

1. 焦虑　与担心手术造成身体外观改变和预后有关。

2. 皮肤完整性受损　与手术和放射治疗有关。

3. 身体活动障碍　与手术影响手臂和肩关节的活动有关。

4. 自我形象紊乱　与乳房切除及化疗致脱发等有关。

5. 知识缺乏　缺乏乳腺癌自我检查、预防知识。

6. 潜在并发症　皮下积液、皮瓣坏死和上肢水肿。

三、护理目标

（1）患者焦虑减轻，情绪稳定。

（2）伤口愈合良好，无感染发生。

（3）掌握术后上肢康复训练方法。

（4）能适应乳房切除后的身体改变。

（5）掌握乳房自查技能，减少疾病复发的危险因素。

（6）护士及时发现、处理并发症。

四、护理措施

（一）术前护理

1. 妊娠与哺乳　妊娠期及哺乳期患者，立即终止妊娠或停止哺乳，因激素作用活跃可加速乳腺癌生长。

2. 控制感染　晚期乳腺癌患者术前注意保持病灶局部清洁，应用抗生素控制感染。

3. 皮肤准备　手术前1d备皮，对切除范围大、考虑植皮的患者，需做好供皮区的准备。

4. 心理护理　对女性来讲，除癌症带来的恐惧外，切除乳房意味着将失去部分女性象征。所以应多关心患者，解除患者和家属对切除乳房后的忧虑，使患者相信术后不但不会影响工作与生活，而且切除的乳房可以重建。

（二）术后护理

1. 病情观察

（1）注意观察血压、心率变化，防止休克发生。胸骨旁淋巴结清除的患者，观察呼吸变化，注意有无气胸发生。

（2）观察术侧上肢远端血液循环，若出现皮肤青紫、皮温降低、脉搏不能扪及，提示腋部血管受压，应及时调整胸带或绷带的松紧度。

2. 伤口护理　术后沙袋压迫时，注意保持有效压迫与合适的体位。定时调整胸带的松紧度，如压迫过紧可引起皮瓣、术侧上肢的血运障碍；松弛则易出现皮瓣下积液，致使皮瓣或植皮片与胸壁分离不利愈合。皮瓣下引流管妥善固定，保持持续性负压吸引。注意观察引流液的颜色、量。下床活动时，将引流瓶（袋）低于上管口高度。

3. 术侧上肢康复训练　手术后24h鼓励患者进行手指及腕部活动，但避免外展上臂。48h后可下床，活动时应用吊带将患肢托扶，需他人扶持时不要扶持术侧以免腋窝皮瓣滑动而影响愈合。术后3～5d指导肘部屈伸活动，术后一周开始作肩部活动。10～12d后鼓励患者用术侧上肢进行自我照顾，如刷牙、梳头、洗脸等，并进行上臂各关节的活动锻炼，如爬墙运动、钟摆运动、举杠运动或滑绳运动等。

4. 并发症防治与护理

（1）皮下积液：乳腺癌术后皮下积液较为常见，发生率在10%～20%，若已发炎，积液要及时穿刺或引流排出。

（2）皮瓣坏死：乳腺癌切除术后皮瓣坏死率为10%～30%。术后注意观察胸带勿加压包扎过紧，及时处理皮瓣下积液。

（3）上肢水肿：主要原因是上臂的淋巴回流不畅、皮瓣坏死后感染、腋部无效腔积液等。术后避免在术侧上肢静脉穿刺、测量血压，及时处理皮瓣下积液。卧床时抬高术侧手臂能够预防或减轻肿胀。出现明显水肿时，可采用按摩术侧上肢、进行适当的手臂运动、腋区及上肢热敷等措施。

5. 乳房外观矫正与护理 选择与健侧乳房大小相似的义乳，进行外观矫正。当癌症复发概率很小时，可实施乳房重建术。重建的方法有义乳植入术，背阔肌肌皮瓣转位术，横位式腹直肌肌皮瓣转位术等。

6. 综合治疗与护理 放射治疗时皮肤可能发生鳞屑、脱皮、干裂、瘙痒、红斑等。此时应加强局部护理，可用温和的肥皂和清水清洗照射部位，并保持局部干燥。选择柔软的内衣，减少对局部皮肤的摩擦，尽量不要戴乳罩，化学药物治疗时常发生恶心、呕吐、食欲减低，以及脱发、白细胞、血小板降低等，对这些药物不良反应应进行对症治疗及采取预防措施。

五、健康教育

（1）由于绝大部分乳腺癌是由患者自己首先发现乳房肿块，所以要大力宣传、指导、普及妇女乳房自查技能。每个月定期施行乳房自我检查。停经前的妇女在月经结束后4~7d进行检查为宜。检查取直立或仰卧两种姿势，将四指合并，从乳房外周开始，以圆圈状触诊方式，向内移动，直至触到乳头处；或将乳房分为四个象限，在每一象限内，以合并的四指移动触诊。

（2）术后患者定期进行另一侧乳房及手术区域的自我查体，以便早期发现复发、转移病灶，及早治疗。

（3）使用雄激素治疗者，会出现多毛、面红、粉刺增多、声音低哑、头发减少、性欲增强等不良反应，应鼓励患者坚持用药，完成治疗。

（4）出院后术侧上肢仍不宜搬动、提拉重物，避免测血压、静脉穿刺，坚持术侧上肢的康复训练。

（5）遵医嘱坚持放疗或化疗，术后五年内避免妊娠。

（6）定期来医院复诊。

六、护理评价

（1）患者焦虑是否减轻，情绪是否稳定。
（2）是否接受治疗方案并获得心理护理。
（3）术后并发症是否得到预防或及时处理。
（4）术侧上肢活动是否达到正常水平。
（5）是否知道避免乳腺癌复发的危险因素。
（6）是否学会定期自我乳房检查方法。
（7）是否知道其他疗法的重要性，并配合治疗。

（文清云）

第九节　腹外疝

腹外疝是由腹腔内某一脏器或组织连同腹膜壁层，经腹壁薄弱点或空隙向体表突出所形成。常见腹股沟斜疝、腹股沟直疝、股疝、脐疝及切口疝。临床表现为患者站立、行走、劳动或腹内压突然增高时疝内容物向体表突出，平卧时可推送同纳至腹腔，患者多无自觉症状。若疝内容物不能还纳入腹腔可造成嵌顿或绞窄性疝，出现剧烈疼痛、机械性肠梗阻表现。治疗上常采用疝修补手术。

一、护理措施

（一）术前护理

（1）观察有无引起腹内压力增高。避免重体力劳动和活动。
（2）遵医嘱行术前检查，有慢性基础疾病者应积极治疗。
（3）嵌顿疝和绞窄疝应禁食、补液、胃肠减压、抗生素治疗等术前准备。
（4）手术前嘱患者排尿，以免术中损伤膀胱。
（5）术前指导患者进行床上排尿练习，避免术后出现尿潴留。

（二）术后护理

（1）预防血肿：一般选择合适的沙袋在伤口处加压24h左右，减少伤口出血。腹股沟疝修补术后可用绷带托起阴囊，并密切观察阴囊肿胀情况。
（2）术后取平卧位：膝下垫一软枕使髋关节屈曲，以减少局部张力。2～3d后可取半卧位。术后3～5d可考虑下床活动，无张力疝修补术患者可以早期下床活动。年老体弱、复发性疝、绞窄疝、巨大疝患者应适当延迟下床活动时间。
（3）术后1d进流质饮食，次日进高热量、高蛋白、高维生素的软食或普食，多食蔬菜、水果、多饮水，以防便秘。行肠切除术者暂禁食，待肠蠕动恢复后方可进流质饮食。
（4）避免腹内压过高，预防感冒、咳嗽，避免活动过度、便秘等。
（5）按医嘱应用抗生素，保持敷料清洁，严格无菌操作，防止切口感染。

二、健康教育

（1）注意避免增加腹腔压力的各种因素。
（2）手术后14d可恢复一般性工作，3个周避免重体力劳动。
（3）复发应及早诊治。

（文清云）

参考文献

[1] 罗杰, 何国厚. 实用外科诊疗常规. 武汉: 湖北科学技术出版社, 2011.

[2] 郑树森. 外科学. 北京: 高等教育出版社, 2004.

[3] 肖振球, 吴和木, 田建利. 肛肠疾病的诊疗及微创技术. 上海: 第二军医大学出版社, 2012.

[4] 赵华, 皮执民. 胃肠外科学. 北京: 军事医学科学出版社, 2010.

[5] 黄莛庭, 王正康. 腹部外科新手术. 北京: 中国协和医科大学出版社, 2007.

[6] 李泽坚. 实用临床胸外科学. 北京: 科学技术文献出版社, 2007.

[7] 郝希山, 魏于全. 肿瘤学. 北京: 人民卫生出版社, 2010.

[8] 王少文, 蔡建辉, 闻兆章. 肿瘤科微创学. 北京: 科学技术文献出版社, 2011.

[9] 翟瑜, 苏力, 脱红苏. 外科微创学. 北京: 科学技术文献出版社, 2010.

[10] 苗毅. 普外科疾病诊断流程与治疗策略. 北京: 科学出版社, 2008.

[11] 钱礼. 腹部外科学. 第3版. 北京: 人民卫生出版社, 2006.

[12] 雷鸣, 周然. 外科疾病. 北京: 科学出版社, 2011.

[13] 黄志强. 实用临床普通外科学. 北京: 科学技术文献出版社, 2009.

[14] 石美鑫. 实用外科学. 第2版. 北京: 人民卫生出版社, 2005.

[15] 汤文浩. 普外科精要. 北京: 科学出版社, 2010.

[16] 王深明. 血管外科学. 北京: 人民卫生出版社, 2011.

[17] 姜洪池. 普通外科疾病临床诊疗思维. 北京: 人民卫生出版社, 2012.

[18] 那彦群, 叶章群. 中国泌尿外科疾病诊断治疗指南. 北京: 人民卫生出版社, 2014.

[19] 周奇, 匡铭. 肝胆胰脾外科并发症学. 广州: 广东科技出版社, 2012.

[20] 林善锬. 当代肾脏病学. 上海: 上海科技教育出版社, 2008.

[21] 黎磊石, 刘志红. 中国肾脏病学. 北京: 人民军医出版社, 2008.

[22] 关广聚. 新编肾脏病学. 济南: 山东科学技术出版社, 2009.

[23] 朱雄增, 蒋国梁. 临床肿瘤学总论. 上海: 复旦大学出版社, 2009.

[24] 陈德兴. 胆道微创外科手术学. 北京: 人民卫生出版社, 2008.

[25] 陈孝平. 外科学. 北京: 人民卫生出版社, 2003.

[26] 严律南. 肝脏外科. 第1版. 北京: 人民卫生出版社, 2002.